Übersicht über den Speziellen Teil

(erscheint im unmittelbaren Anschluß an Band I).

Band II.

Erkrankungen der Hirnhäute. Von Prof. Dr. R. Finkelnburg-Bonn.

Nervenverletzungen. Von Privatdozent Dr. Fr. Kramer-Breslau.

Neuralgie (und Myalgie).
Neuritis und Polyneuritis (und Myositis). } Von Prof. Dr. J. Wertheim Salomonson-Amsterdam.
Nervengeschwülste.

Myatonia congenita. Von Privatdozent Dr. R. Cassirer-Berlin.

Myasthenie. Von Prof. Dr. M. Lewandowsky-Berlin.

Spinale Muskelatrophie, amyotrophische Lateralsklerose. Poliomyelitis chronica, progressive Augenmuskellähmung. Von Privatdozent Dr. O. Marburg-Wien.

Die familiär-hereditären Erkrankungen. Von Prof. Dr. E. Jendrassik-Budapest.

Angeborene Defekte des Rückenmarks.
Verletzungen des Rückenmarks. } Von Dirig. Arzt Dr. W. Braun-Berlin und Prof. Dr. M. Lewandowsky-Berlin.
Entzündliche Wirbelerkrankungen.

Spondylose rhizomélique. Von Dr. Léri-Paris.

Hämatomyelie. Von Prof. Dr. M. Lewandowsky-Berlin.

Syringomyelie. Von Dr. H. Haenel-Dresden.

Rückenmarks- und Wirbel-Tumor. Von Dr. E. Flatau-Warschau.

Die Myelitis und die funiculäre Myelitis. Von Prof. Dr. Henneberg-Berlin.

Die Poliomyelitis und die Heine-Medin'sche Krankheit. Von Privatdozent Dr. J. Wickman-Stockholm.

Die multiple Sklerose. Von Privatdozent Dr. O. Marburg-Wien.

Lues cerebrospinalis. Von Privatdozent Dr. E. Forster-Berlin.

Anhang: Meningitis chronica und Pachymeningitis cervicalis hypertrophica.

Tabes. Von Prof. Dr. K. Schaffer-Budapest

Band III.

Die angeborenen Defekte und Entwicklungsstörungen des Gehirns. Von Prof. Dr. H. Vogt-Frankfurt a. M.

Verletzungen des Gehirns. Von Dirig. Arzt Dr. W. Braun-Berlin und Prof. Dr. M. Lewandowsky-Berlin.

Blutung, Erweichung, Thrombose des Gehirns. Von Prof. Dr. M. Lewandowsky-Berlin.

Hirntumor. Von Prof. Dr. E. Redlich-Wien.

Hydrocephalus idiopathicus. Von Prof. Dr. K. Bonhoeffer-Breslau.

Parasiten. Von Prof. Dr. Henneberg-Berlin.

Encephalitis non purulenta.
Cerebrale Kinderlähmung. } Von Prof. Dr. H. Vogt-Frankfurt a. M.

Hirnabscess. Von Prof. Dr. M. Lewandowsky-Berlin.

HANDBUCH DER NEUROLOGIE

BEARBEITET VON

G. Abelsdorff-Berlin, R. Bárány-Wien, M. Bielschowsky-Berlin, R. du Bois-Reymond-Berlin, K. Bonhoeffer-Breslau, H. Boruttau-Berlin, W. Braun-Berlin, K. Brodmann-Berlin, O. Bumke-Freiburg i. b., R. Cassirer-Berlin, T. Cohn-Berlin, A. Cramer-Göttingen, R. Finkelnburg-Bonn, E. Flatau-Warschau, G. Flatau-Berlin, E. Forster-Berlin, H. Gutzmann-Berlin, H. Haenel-Dresden, Fr. Hartmann-Graz, K. Heilbronner-Utrecht, R. Henneberg-Berlin, S. E. Henschen-Stockholm, E. Jendrassik-Budapest, O. Kalischer-Berlin, S. Kalischer-Berlin, M. Kauffmann-Halle a. s., Fr. Kramer-Breslau, Léri-Paris, M. Lewandowsky-Berlin, O. Marburg-Wien, P. Marie-Paris, Fr. Mohr-Coblenz, E. Neisser-Stettin, E. Phleps-Graz, F. H. Quix-Utrecht, E. Redlich-Wien, K. Schaffer-Budapest, A. Schüller-Wien, P. Schuster-Berlin, W. Spielmeyer-Freiburg i. b., H. Vogt-Frankfurt a. m., W. Vorkastner-Greifswald, O. Vulpius-Heidelberg, E. Weber-Berlin, J. Wertheim Salomonson-Amsterdam, J. Wickman-Stockholm, K. Wilmanns-Heidelberg

HERAUSGEGEBEN VON

M. LEWANDOWSKY

ERSTER BAND

ALLGEMEINE NEUROLOGIE

MIT 322 TEXTABBILDUNGEN UND 12 TAFELN

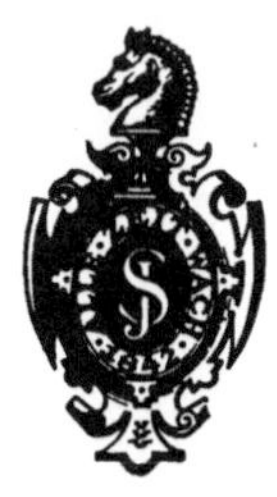

SPRINGER-VERLAG BERLIN HEIDELBERG GMBH 1910

ISBN 978-3-662-34276-3   ISBN 978-3-662-34547-4 (eBook)
DOI 10.1007/978-3-662-34547-4

COPYRIGHT 1910 BY SPRINGER-VERLAG BERLIN HEIDELBERG
URSPRÜNGLICH ERSCHIENEN BEI JULIUS SPRINGER IN BERLIN 1910
SOFTCOVER REPRINT OF THE HARDCOVER 1ST EDITION 1948

Vorwort.

Das Gebiet der Neurologie hat bisher eine handbuchmäßige Bearbeitung nicht erfahren. Als handbuchmäßig ist eine Bearbeitung zu bezeichnen, die das ganze Gebiet mit möglichst gleicher Gründlichkeit und Sachlichkeit umfaßt, und die, im Unterschiede von einem kürzeren Lehrbuch, auf einer ausführlichen Darstellung des vorliegenden literarischen Materials gewissermaßen dokumentarisch aufgebaut ist. Eine gewisse Beschränkung des Raumes ist mit diesem Charakter wohl verträglich und auch notwendig, wenn das Buch einigermaßen handlich bleiben soll. Eine solche Raumbeschränkung müssen sich in besonderem Maße gewisse Hilfs- und Grenzgebiete und die propädeutischen Kapitel gefallen lassen. Ein Handbuch der Neurologie, wenn es als solches einheitlich sein soll, kann nicht zu gleicher Zeit ein Handbuch auch etwa der Physiologie des Nervensystems sein. In solchen Gebieten muß dann naturgemäß auch eine mehr lehrbuchmäßige und dabei dem Zwecke des Ganzen angepaßte Darstellung Platz greifen.

Daß Kraft und Wissen eines Einzelnen nicht ausreichen, um heute ein Handbuch der Neurologie in dem bezeichneten Sinne zu schreiben, dürfte nicht bestritten werden.

Das Handbuch gliedert sich in einen allgemeinen und einen speziellen Teil. Der zweite Teil wird die Beschreibung der neurologischen Krankheitseinheiten enthalten. Der erste hiermit erscheinende Teil dürfte die erste umfassende Darstellung einer Allgemeinen Neurologie sein. Er bietet so ein bis zu einem gewissen Grade selbständiges Ganze, immerhin ist bei seiner Beurteilung darauf Rücksicht zu nehmen, daß bei seiner Disposition und Ausführung doch mit der Ergänzung durch den zweiten speziellen Teil gerechnet wurde, und daß, um Wiederholungen zu vermeiden, und im Interesse des inneren Zusammenhanges des zweiten Teils einige Gegenstände auf den zweiten Teil verwiesen wurden, bezw. in zusammenhängender allgemeiner Behandlung überhaupt nicht dargestellt sind, die in einer isoliert erscheinenden allgemeinen Neurologie kaum fehlen würden. Insbesondere fehlt zum Teil aus diesem Grunde eine allgemeine Ätiologie, die freilich auch an und für sich nur nach wenigen Richtungen möglich sein dürfte.

Das Handbuch erscheint zu einer Zeit, in der die Neurologie noch um ihre Selbständigkeit kämpft.

Die Neurologie dankt zwar vieles den Vertretern anderer Disziplinen, besonders der inneren Medizin und der Psychiatrie; ist sie zunächst doch erst aus deren Arbeit entstanden und erwachsen. Die Neurologie hat insbesondere eine so enge und innere Gemeinschaft mit der Psychiatrie, daß eine scharfe Grenze gerade zwischen diesen beiden Gebieten garnicht zu ziehen ist. Man darf auch zugeben, daß für manche praktischen Zwecke eine völlige Loslösung der Neurologie von den andern Disziplinen nicht in jeder Beziehung von Vorteil sein würde.

Dieses Zugeständnis ist aber sehr wohl vereinbar mit einem Protest gegen den heute in Deutschland herrschenden Zustand, daß nämlich — mit ganz wenigen und dazu unvollkommenen Ausnahmen — die Neurologie weder in einem staatlichen, noch einem kommunalen Betriebe eine gesonderte Vertretung hat.

Eine Spezialität darf ihre Selbständigkeit mit Recht dann geltend machen, wenn ihr Gebiet so groß geworden ist, daß der einzelne Arbeiter genug zu tun und alle Mühe hat, um es sich nach allen Richtungen gegenwärtig zu halten, die Beziehungen zu den Nachbargebieten zu pflegen und den wissenschaftlichen Fortschritt in jedem Augenblick praktisch auszunutzen.

Das Handbuch braucht nicht erst zu beweisen, daß die Neurologie in diesem Sinne eine Selbständigkeit innerlich schon besitzt. Indem es aber das ganze Gebiet der Neurologie und ihre Grundlagen umfassend zur Darstellung bringt, möchte es dazu helfen, daß diese Selbständigkeit immer allgemeiner auch anerkannt wird.

M. Lewandowsky.

Inhaltsverzeichnis.

I.

Allgemeine Histologie und Histopathologie des Nervensystems.

Allgemeine Histologie und Histopathologie des Nervensystems. Von Dr. Max Bielschowsky-Berlin 3

II.

Anatomie des Nervensystems.

Allgemeine Übersicht über das zentrale Nervensystem. Von Prof. Dr. H. Vogt-
Frankfurt a. M. 91
Feinere Anatomie des Rückenmarks. Von Prof. Dr. H. Vogt-Frankfurt a. M. . 136
Feinere Anatomie der Medulla oblongata, des Kleinhirns, der Brücke und des
Mittelhirns. Von Prof. Dr. H. Vogt-Frankfurt a. M. 171
Feinere Anatomie des Großhirns. Von Dr. K. Brodmann-Berlin 206
Anatomie des sympathischen Systems. Von Prof. Dr. M. Lewandowsky-Berlin 308

III.

Experimentelle Physiologie des Nervensystems.

Physiologische Prinzipien der Muskelmechanik. Von Prof. Dr. R. du Bois-
Reymond-Berlin 315
Allgemeine Physiologie der peripherischen Nerven. Von Prof. Dr. H. Boruttau-
Berlin 326
Allgemeine Physiologie des zentralen Nervensystems. Von Prof. Dr. M. Lewan-
dowsky-Berlin 333
Experimentelle Physiologie des Rückenmarks und des Hirnstammes. Von Prof.
Dr. M. Lewandowsky-Berlin 344
Experimentelle Physiologie des Kleinhirns. Von Prof. Dr. M. Lewandowsky-Berlin 358
Experimentelle Physiologie des Großhirns. Von Dr. Otto Kalischer-Berlin . . 365
Experimentelle Physiologie des sympathischen Systems. Von Prof. Dr. M. Lewan-
dowsky-Berlin 417
Physiologische Begleiterscheinungen psychischer Vorgänge. Von Prof. Dr. Ernst
Weber-Berlin 427

IV.

Allgemeine Pathologie, Symptomatologie und Diagnostik des Nervensystems.

Untersuchung der Motilität. Von Privatdozent Dr. Franz Kramer-Breslau . 453
Untersuchung der Sensibilität. Von Privatdozent Dr. Franz Kramer-Breslau 481
Periphere Motilitätsstörungen. Von Privatdozent Dr. Franz Kramer-Breslau . 515
Periphere Sensibilitätsstörungen. Von Privatdozent Dr. Franz Kramer-Breslau 559

Seite

Die Störungen der Reflexe. Von Prof. Dr. M. Lewandowsky-Berlin 582
Die motorische, sensible und Reflex-Segmentierung im Rückenmark. Von
    Dr. Edward Flatau-Warschau 623
Die zentralen Bewegungsstörungen. Von Prof. Dr. M. Lewandowsky-Berlin . . 685
Die zentralen Sensibilitätsstörungen. Von Prof. Dr. M. Lewandowsky-Berlin . 773
Die Ataxie. Von Prof. Dr. M. Lewandowsky-Berlin 815
Augenhintergrund und peripherische Sehstörungen. Von Prof. Dr. Georg Abels-
    dorff-Berlin 860
Die zentralen Sehstörungen. Von Prof. Dr. S. E. Henschen-Stockholm . . . 891
Die nervösen Störungen des Cochlear- und Vestibularapparates. Von Privat-
    dozent Dr. R. Bárány-Wien 919
Die Störungen des Geschmackssinnes. Von Dr. F. H. Quix-Utrecht 959
Die Störungen des Geruchssinnes. Von Dr. F. H. Quix-Utrecht 967
Die aphasischen, apraktischen und agnostischen Störungen. Von Prof. Dr. K. Heil-
    bronner-Utrecht 982
Die Störungen des sympathischen Systems. Von Prof. Dr. O. Bumke-Frei-
    burg i. B. 1094
Die trophischen Störungen. Von Privatdozent Dr. R. Cassirer-Berlin 1135
Nervensystem und Stoffwechsel. Von Privatdozent Dr. Max Kauffmann-Halle a. S. 1157
Lumbalpunktion und Hirnpunktion. Von Prof. Dr. E. Neißer-Stettin 1173
Röntgendiagnostik. Von Privatdozent Dr. Artur Schüller-Wien 1216
Psychische Störungen. Von Prof. Dr. M. Lewandowsky-Berlin 1237

V.

Allgemeine Therapie des Nervensystems.

Chirurgische Therapie. Von Dir. Arzt Dr. W. Braun-Berlin 1251
Lumbalpunktion und Hirnpunktion. Von Prof. Dr. E. Neißer-Stettin 1293
Orthopädische Therapie. Von Prof. Dr. Oscar Vulpius-Heidelberg 1299
Mechanotherapie (Massage und Gymnastik). Von Dr. Toby Cohn-Berlin 1322
Elektrotherapie. Von Dr. Toby Cohn-Berlin 1385
Hydrotherapie. Von Dr. Fritz Mohr-Coblenz 1445
Klimatotherapie und Balneotherapie. Von Dr. Fritz Mohr-Coblenz 1462
Medikamentöse Therapie. Von Dr. S. Kalischer-Schlachtensee b. Berlin . . . 1481
Diätotherapie. Von Privatdozent Dr. Max Kauffmann-Halle a. S. 1516
Psychotherapie. Von Dr. Fritz Mohr-Coblenz 1525
Anhang: Sanatoriumbehandlung. Von Dr. Fritz Mohr-Coblenz 1578

Sachregister 1583

ALLGEMEINE NEUROLOGIE

ERSTER TEIL

I. ALLGEMEINE HISTOLOGIE UND HISTOPATHOLOGIE
II. ANATOMIE
III. EXPERIMENTELLE PHYSIOLOGIE

MIT 123 TEXTABBILDUNGEN UND 6 TAFELN

I.

Allgemeine
Histologie und Histopathologie
des Nervensystems.

Allgemeine Histologie und Histopathologie des Nervensystems.

Von
Max Bielschowsky-Berlin.

1. Allgemeine Histologie.

Die Gewebsbestandteile des menschlichen Zentralnervensystems lassen sich auf Grund entwicklungsgeschichtlicher Tatsachen zwanglos in solche ektodermalen und mesodermalen Ursprungs sondern. Die Wandung des embryonalen Medullarrohres, welches aus einer direkten Einstülpung des äußeren Keimblattes hervorgeht, besteht im frühesten Stadium seiner Entwicklung aus einer einfachen Epithellage. Diese Epithelzellen werden, wie His gezeigt hat, die Bildner der Neuroblasten und Spongioblasten, von welchen die Ganglienzellen und Gliazellen abstammen. Die Ganglienzellen und Gliazellen mit den von ihnen im weiteren Laufe der Entwicklung gelieferten plasmatischen und faserigen Produkten bilden die eigentliche Substanz des Zentralorganes. Das gefäßführende Bindegewebe, welches Gehirn und Rückenmark von einem bestimmten Zeitpunkt an einhüllt und durchwächst, entstammt der mesodermalen Keimanlage des Embryos. Es ist gegenüber der ursprünglichen Organsubstanz ein „artfremdes" Gewebe, welches erst sekundär mit ihr in Beziehung tritt. Auch im reifen Zentralnervensystem tritt die Artverschiedenheit der ektodermalen und mesodermalen Gewebsbestandteile darin zutage, daß sich zwischen beiden, wie Held nachgewiesen hat, überall scharfe Grenzen in Gestalt mehr oder minder dichter Membranen, der sog. Grenzhäute, finden.

Ganglienzellen.

Die Ganglienzellen sind seit ihrer Entdeckung durch Ehrenberg im Jahre 1833 ein Lieblingsgegenstand der histologischen Forschung gewesen. In Übereinstimmung mit den Anschauungen der herrschenden Zellenlehre müssen wir in ihnen die wichtigsten Träger der nervösen Funktionen erblicken.

Ihrer Form nach sind sie in den reifen Zentralorganen von außerordentlicher Mannigfaltigkeit, wenngleich sie sich im allgemeinen zwanglos von der Ellipsoid- bzw. Birnenform der embryonalen Neuroblasten ableiten lassen. Die mannigfaltigen Veränderungen der Urgestalt sind dadurch bedingt, daß der Zellkörper im Laufe der weiteren Entwicklung in der Hauptachse und sehr häufig auch in zahlreichen Nebenachsen auswächst und Fortsätze treibt. So entstehen die bekannten Spindel-, Pyramiden- und multi-

1*

polaren Formen mit vielfältigen Zwischenstufen. Nur bei einem relativ geringen Teil bleibt die ursprüngliche Form erhalten. Entsprechend der Mannigfaltigkeit der äußeren Gestaltung ist natürlich auch der Rauminhalt der Zellen und ihre Oberflächenausdehnung eine sehr ungleiche. Riesigen, weit über 100 μ im größten Durchmesser erreichenden Zellformen, wie sie sich beim Menschen in der Substantia reticularis des Nachhirns und im Vestibulariskerne finden, lassen sich die kleinen Gebilde in der Körnerschicht des Cerebellums gegenüberstellen, welche kaum die Größe eines Leukocyten erlangen.

Von wesentlicher Bedeutung für den Bau und die Funktion der Ganglienzelle sind ihre Fortsätze. Fortsatzlose apolare Zellen sind im reifen Zentralnervensystem nicht vorhanden; zum mindesten besitzt jede Zelle einen Fortsatz, welcher die in ihr produzierte Kraft weiterleitet. Dieser Fortsatz, welcher in seinem weiteren Verlauf zur Nervenfaser wird, ist der für die Definition der Ganglienzelle unerläßliche Achsenzylinderfortsatz. Die Bezeichnungen Neurit, Neuraxon und Axon sind synonym für dieses Gebilde. Bei gewissen spindelförmigen Zelltypen kennen wir zwei Axone, welche meist von gegenüberliegenden Zellpolen entspringen, bei anderen, wie bei den reifen menschlichen Spinalganglienzellen, ist die Zweizahl dadurch verdeckt, daß sich die ursprünglich getrennten Axone zu einer T-Form vereinigen. Bei zahlreichen Zelltypen müssen die Axone, welche die Verbindung zwischen verschiedenen Teilen der Zentralorgane oder zwischen Zentrum und Peripherie vermitteln, naturgemäß eine enorme Länge erreichen. Man hat behauptet, daß ein direkt proportionales Verhältnis zwischen Zellvolumen und Axonausdehnung bestehe, daß also die größten Zellen mit den längsten Fortsätzen zusammenhingen, und umgekehrt. Den Wert eines Gesetzes kann diese These nicht in Anspruch nehmen, wenngleich man zugeben muß, daß sie in einzelnen Fällen zutrifft.

Neben dem Achsenzylinderfortsatz besitzen die meisten Zellformen noch eine zweite Art von Ausläufern, die Protoplasmafortsätze oder Dendriten. Die Dendriten werden niemals Nervenfasern oder Bestandteile einer Nervenfaser. Sie unterscheiden sich von den Axonen durch ihre zahlreichen Verästelungen und eine Reihe stofflicher Verschiedenheiten, von denen im weiteren noch die Rede sein wird. Wenngleich bereits Deiters (1855) das prägnanteste Unterscheidungsmerkmal zwischen beiden Arten von Fortsätzen erkannt hatte, so verdanken wir einen tieferen Einblick in ihre Anordnung erst den Inkrustationsmethoden Golgis. Diese Methoden, welche auf der Erzeugung von Metallsalzniederschlägen im Gewebe beruhen, liefern von den Zellen und ihren Ausläufern außerordentlich distinkte Silhouetten. Sie färben zwar mit unberechenbarer Launenhaftigkeit innerhalb eines Schnittes meist nur vereinzelte Zellexemplare, aber an diesen sind dann auch die Fortsätze nicht selten bis in die feinsten Verzweigungen geschwärzt. Aus diesen Bildern ging hervor, daß das Verhalten beider Fortsatzarten bei den verschiedenen Zelltypen stark variiert. Geradezu unerschöpflich sind die Verschiedenheiten in der Zahl, Länge und Anordnung der Dendriten, welche bald in großer Zahl vom Zellkörper entspringen und sich nach allen Richtungen strahlenförmig ausbreiten, bald die Gestalt eines einzigen, sich dann weiterhin baumartig verästelnden Sprosses besitzen, bald nach kurzem Verlauf verschwinden und dann wieder, wie an den großen Pyramiden der Hirnrinde, über Hunderte von Mikren verfolgbar sind. Der Entdecker der Methode erblickte in ihnen, weil er sie gelegentlich in die Nachbarschaft capillarer

Gefäße endigen sah, einen Ernährungsapparat der Zelle. Diese Anschauung hat keine Anerkennung finden können. Wir wissen heute, daß die Dendriten dem Zellkörper funktionell gleichbedeutend sind, und daß in ihrer Bildung im wesentlichen nichts anderes als das Prinzip zum Ausdruck kommt, der Zelle bei möglichst geringer Massenzunahme eine möglichst ausgedehnte Oberfläche zu verleihen. Dadurch werden sowohl für ihren Stoffwechsel wie für das Zustandekommen „nervöser" Wechselbeziehungen zu den Ausläufern anderer Zellen die günstigsten Bedingungen geschaffen.

Die Achsenzylinderfortsätze haben bei der überwiegenden Mehrzahl der Zellen in den Golgipräparaten das Aussehen mehr oder minder feiner Drähte. Während sich die Dendriten mit zunehmender Entfernung von ihrem Ursprungsgebiete verjüngen, ist das Kaliber der Axone großen Schwankungen nicht unterworfen. Bei einem Teile von ihnen zweigen sich in einer gewissen Entfernung vom Zellkörper unter annähernd rechtem Winkel Seitenäste, die sog. Kollateralen, ab, die ihrer Stammfaser vollkommen gleichen. Flechsig will an den Pyramidenzellen der Großhirnrinde gesehen haben, daß diese Seitenäste in gleicher Weise wie die Stammneuriten zu dunkelrandigen Nervenfasern werden können. Auch an den Achsenzylinderfortsätzen der Purkinjeschen Zellen des Kleinhirns, der motorischen Vorderhornzellen, der Strangzellen des Rückenmarkes und vieler Zellformen der Oblongata sind sie beobachtet worden. An ihrem Ende splittern sich die Stammfasern wie Kollateralen in den von der Golgischen Methode gelieferten Bildern zu feineren Verzweigungen auf. Es kommt zur Bildung der sog. Endbäumchen. In ihrer Form variieren diese Endverzweigungen stark; sie können ferner das Ende langer Axonstrecken bilden, aber auch schon in kurzer Entfernung von ihrer Ursprungszelle entstehen. Gemeinschaftlich ist ihnen aber, gleichviel ob sie sich im Zentralorgan an einer anderen Ganglienzelle oder in der Peripherie in einer Muskelfaser oder in einem Sinnesorgan finden, die Eigenschaft, daß sie „frei" endigen, d. h. sie berühren die Gebilde, zu denen sie in Beziehungen treten, nur an der Oberfläche, dringen aber niemals in sie ein und verschmelzen nie mit deren Substanz. Ebensowenig sieht man in Golgipräparaten, daß die Dendriten oder die Axone der Zellen untereinander zusammenhängen. Anastomosen unter den Fortsätzen sind zum mindesten von ganz verschwindender Seltenheit. Diese Beobachtungen führten zu der Vorstellung, daß jede Zelle mit ihren Ausläufern ein Ganzes für sich bildet, oder, wie man sich auszudrücken pflegte, eine „Einheit" darstellt. In konsequenter Weise wurde damit die Anschauung verknüpft, daß diese Zelleinheiten nur durch Kontakt aufeinander wirken, und daß das gesamte Nervensystem aus aneinandergereihten, sich gegenseitig nur oberflächlich berührenden „Einheiten" bestände. Die Konzeption dieses Bauplanes rührt von Forel her, der schon im Jahre 1887 den Kern der Sache in folgenden Sätzen klar gekennzeichnet hat: „Ich möchte vermuten, daß alle Fasersysteme und sog. Fasernetze des Nervensystems nichts anderes sind als Nervenfortsätze von je einer bestimmten Ganglienzelle. Mit seiner Basis geht der Nervenfortsatz aus der Zelle heraus, verästelt sich bald nahe, bald in weiter Distanz von der Zelle, umgibt sich vielfach mit Mark und zieht dann oft mit vielen Markfasern dahin, endet aber stets in Form stark verästelter, ineinandergreifender, aber niemals anastomisierender Bäume."

Zahlreiche Forscher, unter denen Ramon y Cajal, Koellicker und Retzius besonders hervorzuheben sind, haben die hier skizzierten Vorstellungen durch zahllose Einzelbeobachtungen vertieft und erweitert. Auf embryolischem Gebiete war His zu analogen Anschauungen gelangt. Nach seinen Beobachtungen ist die Entstehung des Nervengewebes auf die Tätigkeit besonderer Zellen, der Neuroblasten, zurückzuführen, welche die Eigenschaft besitzen, Fortsätze von verschiedener Länge aus sich hervorsprossen zu lassen. Die Fortsätze dringen frei in den Gewebslücken vor und erreichen erst nach einer bestimmten Frist ihr Endgebiet, wo sie mit ihren Terminalverzweigungen frei auslaufen. Jeder Nervenfaser entspreche eine einzige und bestimmte Ursprungszelle, welche ihr genetisches, nutritives und funktionelles Zentrum sei. — Es liegt auf der Hand, wie stark die auf den Golgibildern beruhenden histologischen Vorstellungen durch diese embryologische These gestützt wurden.

Waldeyer hat dann im Jahre 1891 in einer kritischen Arbeit die allgemeinen Gesichtspunkte aus der damals schon recht umfangreichen „Golgiliteratur" hervorgehoben und der Sache den sieghaften Namen „Neuron" gegeben. Das von ihm formulierte Grundgesetz lautet: „Das Nervensystem besteht aus zahlreichen anatomisch wie genetisch nicht zusammenhängenden Nerveneinheiten (Neuronen)." Schon zur Zeit ihrer Begründung war mit der Lehre von der zellularen Einheit demnach eine zweite Theorie verquickt, nämlich die Kontakttheorie: die Endbäumchen des Neurons enden frei, und Reizübertragungen finden nur durch Berührung oder Ausstrahlung statt. Obgleich Waldeyer selbst in dieser Kontaktvorstellung keineswegs den springenden Punkt der Lehre sah — denn er erklärt, daß auch netzartige Verbindungen unter den Nervenfasern mit seiner Auffassung, wenn auch mit einigen Modifikationen, in Einklang gebracht werden könnten —, so haben sie doch spätere Autoren zu einer Grundlage des ganzen Gebäudes gemacht.

Eine weitere Zutat, die später große Bedeutung gewann, war das „Gesetz der dynamischen Polarisation" (van Gehuchten, Ramon y Cajal). Nach diesem „Gesetz" ist der kerntragende Teil des Neurons, also die Ganglienzelle im engeren Sinne, ein Leiter, welcher die Erregungen, die ihm von den Endbäumchen anderer Neurone zuströmen, nur in der Richtung des Axons fortleiten kann. Damit war die ausschließlich cellulifugale Leitungsrichtung des Axons festgelegt und zugleich der kerntragende Teil der Zelle als ein für die Leitung unumgänglicher Faktor proklamiert.

Die Lehre von den „Einheiten" hat die histologische und anatomische Forschung lange Zeit fast ohne Widerspruch beherrscht. Erst in den letzten Jahren ist viel an ihr gerüttelt worden, und wenn ihr didaktischer und heuristischer Wert auch heute noch unbestreitbar ist, so hat ihr Inhalt sich mancher nicht unwesentlichen Revision unterziehen müssen. Von welcher Seite diese Angriffe kamen, davon wird noch die Rede sein.

Die Golgimethode und ihre Modifikationen liefert uns, so wertvoll sie für die Kenntnis der Zellformen und für die Faseranatomie geworden ist, keinen Einblick in den Bau der Zellen. Für die Erforschung der Zellstruktur müssen andere Wege betreten werden. Der primitivste besteht darin, das Gewebe frisch, wie es aus der Leiche kommt, in einen flüssigen Vehikel zu zerzupfen und die Zellen ungefärbt zu betrachten. Die Ausbeute dieses Verfahrens ist allerdings nur sehr gering. Man kann auf diese Weise in den Zellen nur den Kern und eine homogene Grundmasse unterscheiden, in welcher — abgesehen von den gelben oder braunen Körnchenhaufen des Pigments — irgendwelche feineren Strukturelemente nicht hervortreten. Ganz ähnliche Bilder liefern die älteren Färbemethoden mit Carmin usw., wenn sie, wie es früher allgemein üblich war, an einem Material angewandt werden, das in Chromsalzlösungen gehärtet ist. Auch die Ehrlichsche vitale Methylenblaufärbung, bei welcher die Konturen der Zelle und ihrer Fortsätze mit ähnlicher Schärfe wie in den Golgisilhouetten hervortreten, verrät von ihrem inneren Bau nicht viel.

Das Verdienst, uns auf einfache Weise eine tiefergehende Kenntnis von der Struktur der Nervenzelle verschafft zu haben, gebührt Franz Nissl. Die Methode, welche er anwandte, beruht im wesentlichen auf der Fixierung und Härtung möglichst frischer Gewebsstücke in 96 % Alkohol. Die Färbung der Schnitte erfolgt in einer basischen Anilinfarbstofflösung (Methylenblau, Thionin usw.). Betrachtet man einen nach der Vorschrift Nissls behandelten Schnitt unter dem Mikroskop, so sieht man, daß außer den Kernen aller Zellen die Zellkörper der Ganglienzellen scharf hervortreten. Das hat darin seinen Grund, daß distinkte Teilchen des Zellleibes die Farbe stark annehmen, während zwischen ihnen andere Partien ungefärbt erscheinen. Bei Betrachtung mit starken Vergrößerungen sieht man, daß die Form, Zahl und Gruppierung der gefärbten Teilchen in den einzelnen Ganglienzellarten stark variiert. Bald erscheinen sie als isolierte Körner oder unregelmäßige Schollen, bald sind sie zu Haufen, Reihen oder netzähnlichen Figuren gruppiert. An einzelnen Stellen ist eine gewisse Gleichförmigkeit ihrer äußeren Form unverkennbar, so in den gröberen Ästen der Protoplasmafortsätze, wo sie das Aussehen von langgestreckten Spindeln annehmen, an den Teilungsstellen der Dendriten, wo sie die „Verzweigungskegel“ bilden, und an der Peripherie des Kernes, an dem sie nicht selten kappen- oder napfähnliche Auflagerungen bilden. Der Achsenzylinderfortsatz und sein Ursprungsgebiet sind von gefärbten Elementen vollkommen frei. Das gleiche gilt von den feineren und feinsten Ausläufern der Dendriten. Auch in der Randzone gewisser Spinalganglienzellen und in der unmittelbaren Umgebung ihrer Kerne können sie fehlen (Abb. 1, 2 und 3 auf Taf. I). In der Literatur werden die gefärbten Bestandteile des Zelleibes meist nach ihrem Entdecker als Nisslsche Körperchen (abgekürzt N. K.) bezeichnet; nebenher begegnet man noch synonymen Ausdrücken, wie „Tigroidsubstanz“ und „chromophile“ oder „chromatophile“ Substanz. Mit Hilfe seiner überaus exakt arbeitenden Methode gelangte Nissl sehr früh zu der Erkenntnis, daß sich in bestimmten Gebieten der Zentralorgane gesetzmäßig die gleichen Zelltypen mit identischer Anordnung der färbbaren Substanzpartikel wiederfinden, und daß umgekehrt typische Strukturformen an bestimmte Örtlichkeiten der Zentralorgane gesetzmäßig gebunden sind.

Auch als Einteilungsprinzip für den unerschöpflichen Formenreichtum der Nervenzellen hat er das Verhalten der färbbaren Substanz zu verwenden gewußt. Er grenzte Zelltypen ab, in denen der Protoplasmaleib nur schwach entwickelt ist und der dunkel gefärbte Kern das prävalierende Element bildet. Diese Gruppe zerfällt in die „karyochromen“ Zellen, in denen der Kern die Größe der Neurogliazellen übertrifft, und die noch winzigeren „cytochromen“, wo er deren Größe nicht erreicht. Zu der ersten Art gehören z. B. die kleinen Zellen der Substantia gelatinosa Rolandi, zur letzteren die Körnerzellen der Kleinhirnrinde und des Bulbus olfactorius.

Diesen Typen, in denen also der morphologische Schwerpunkt auf dem

Kern ruht, steht die große Gruppe der somatochromen Zellen gegenüber, bei denen ein deutlich hervortretender Zellkörper mit chromophiler Substanz entwickelt ist. Sie umfaßt den weitaus größten Teil aller Ganglienzellen. Aus der Anordnung der Nisslschen Körperchen ergeben sich hier eine Anzahl von Unterabteilungen: die arkyochromen Zellen, in denen die gefärbte Substanz an die Gestalt eines Netzes erinnert, die stichochromen, in denen sie sich aus gleichsinnig verlaufenden Reihen zusammensetzt, die arkyostichochromen, bei denen Netze und Streifen miteinander verquickt sind, und schließlich die gryochromen, bei denen zerstreute Körnchen das bestimmende Formelement bilden.

Nach dem Dichtigkeitsgrade in der Anordnung der gefärbten Formelemente lassen sich dann bei allen somatochromen Zellen noch weitere Unterscheidungen treffen. Da, wo sie nahe aufeinander gerückt sind und der Zelle ein dunkles Aussehen verleihen, spricht Nissl von „pyknomorphen" Zellen; ihr Gegenstück bilden die hellen „apyknomorphen" Zellen, in denen die ungefärbten Partien einen erheblichen Raum einnehmen; die Zwischenstufen werden als „parapyknomorphe" Zellen bezeichnet.

Als Paradigmata einiger wichtiger Zelltypen sind auf Taf. I, Abb. 1, 2 und 3 zwei motorische und eine Spinalganglienzelle wiedergegeben worden. Abb. 1 stellt eine Vorderhornzelle aus der Sakralanschwellung des menschlichen Rückenmarkes, Abb. 2 eine Beetzsche Riesenpyramide aus der vorderen Zentralwindung dar. So verschieden die äußere Form beider Zellen ist, so ähnlich ist die Form und Anordnung ihrer gefärbten Protoplasmabestandteile. Im Zellkörper bilden die Nisslkörperchen bei beiden rundliche oder polygonale Scheiben, während sie in den Dendriten Spindelform annehmen. An den Verzweigungsstellen derselben liegen kegelförmige Schollen, deren Basis dem Öffnungswinkel zugewandt ist. Die Axone entspringen aus dem farblosen Ursprungshügel, der sich durch eine nach dem Kern gerichtete leicht konvexe Grenzlinie von der übrigen Zellsubstanz deutlich abhebt. Sie verjüngen sich weiterhin zu dünnen „Spießen". Die Anordnung der Körperchen — und darauf ist besonderer Nachdruck zu legen — ist bei beiden Zellen trotz der Unähnlichkeit ihrer äußeren Form eine deutlich reihenförmige oder stichochrome. Ihre funktionelle Zusammengehörigkeit findet darin einen ganz sicheren histologischen Ausdruck. Ein wesentlich anderes Bild bietet die Spinalganglienzelle (Taf. I, Abb. 3), welche den „gryochromen" Typus illustriert. Die einzelnen Nisslkörperchen bilden hier Körnchen von sehr verschiedener Größe; von einem bestimmten Plane in ihrer Anordnung ist hier nichts zu merken. Beachtenswert ist bei dieser Zelle der Umstand, daß sowohl ihr Randgebiet als auch eine den Kern konzentrisch umrahmende Zone frei von gefärbten Formelementen sind. In dieser Eigentümlichkeit liegt ein Unterscheidungsmerkmal dieser Zellart von anderen, die ihr im übrigen vollkommen gleichen.

Es ist eine viel umstrittene Frage, ob den Nisslschen Körperchen präformierte, bereits in der lebenden Zelle vorhandene Strukturen zugrunde liegen, oder ob sie als Fällungsprodukte des Protoplasmas zu betrachten sind, die sich erst bei der Fixierung des Gewebes unter der Einwirkung des Alkohols und anderer Reagenzien bilden. Die Ansichten der Autoren hierüber gehen auch heute noch weit auseinander. Der Wert der Methode und die Bedeutung der mit ihr vollzogenen pathologischen Beobachtungen wird durch diese Kontroverse kaum berührt. Nissl hat ihr dadurch die Spitze abgebrochen, daß er den Begriff des „Äquivalentbildes" der Nervenzelle formulierte. „Sobald es feststeht, daß immer und unter allen Umständen mit gesetzmäßiger Gewißheit bestimmte und von uns erkannte Voraussetzungen das Nervenbild hervorrufen müssen, das wir (als normal) geschildert haben, dann liegt es auf der Hand, daß jede Abweichung von diesem Bilde nur im Zustand der Zellen selbst liegen kann und in der Zelle ihre Ursache findet." Besonders zu betonen ist dabei aber, daß nur bei gleicher Behandlungsweise des Materiales der einzelne Zelltypus das gleiche Strukturbild liefert, welches als „Äquivalent" seiner Art und als Grundlage für die Feststellung pathologischer Veränderungen gelten kann.

Bei dieser Sachlage ist natürlich auch die funktionelle Bedeutung der färbbaren Substanz noch recht problematisch. Daß sie für die nervöse Reizleitung nicht in Betracht kommen kann, ergibt sich aus ihrer Anordnung im Zellkörper, aus ihrem Fehlen im Ursprungsgebiete des Achsenzylinders und in diesem selbst. Nissl hat aus seinen Befunden den Schluß gezogen, daß die zwischen den Schollen liegende farblose „achromatische" Substanz das eigenartige Strukturbild der Zelle bedingt, und die gefärbten Teile nur eine Art Füllmaterial bilden. Daß diese Annahme das Richtige trifft, haben die späteren Fibrillenmethoden gezeigt. Aber mit dieser negativen Feststellung wollte man sich nicht zufrieden geben. Cajal, Lugaro, van Gehuchten und andere Autoren haben dann eine etwas positivere Hypothese vertreten, indem sie die chromophilen Körperchen als aufgespeichertes Nährmaterial (Trophoplasma) bezeichneten. Andere sahen Isolatoren in ihnen, welche die in den ungefärbten Partien verlaufenden Fibrillenzüge voneinander trennen sollen. Eine große Zahl neuerer Autoren, von denen besonders Marinesco zu erwähnen ist, haben ihnen aber eine wesentliche Rolle bei der Funktion der Zelle zugewiesen. Marinesco sieht eine „Substanz von hoher chemischer Spannung", ein Depot latenter Energie, in ihnen. Bei ihrem Abbau wird kinetische Energie produziert, die in irgendwelchen Beziehungen zur Entstehung und Regulation des Nervenstromes stehe. Er bezeichnet sie deshalb in nicht gerade sehr glücklicher Weise als „Kinetoplasma".

Alle diese Hypothesen stehen auf schwachen Füßen, weil uns für eine vernünftige Inangriffnahme des ganzen Problems heute noch die chemischen und physikalischen Fundamente fehlen. Daß die Funktion der Zelle nicht unbedingt an die Intaktheit der N. K. gebunden ist, hat sich mit Sicherheit aus einer Reihe experimenteller Beobachtungen an den motorischen Rückenmarkszellen ergeben. Durch thermische und toxische Einwirkungen lassen sich z. B. Lähmungserscheinungen an Tieren hervorbringen, welche auf der Höhe ihrer Entfaltung mit schweren Veränderungen der chromatophilen Substanz verbunden sind. Bei geeigneter Dosierung der schädlichen Agenzien kann man die Symptome abklingen lassen und dabei feststellen, daß die Funktion erheblich früher als das Zellbild zur Norm zurückkehrt. Funktion und Äquivalentbild laufen also keineswegs immer ganz parallel miteinander.

Bezüglich der chemischen Zusammensetzung der Nisslschen Körperchen wäre noch zu bemerken, daß Mackenzie und Skott Phosphorsäure und Eisen in ihnen nachgewiesen haben. Da die gleichen Elemente auch im Chromatin des Kernes enthalten sind, so hat Skott daraus gefolgert, daß beide Substanzen genetisch miteinander verwandt sind. Kernchromatin soll allmählich auf dem Wege der Diffusion durch die Kernmembran in das

Protoplasma des Zellkörpers gelangen und dort das Material für die Nisslkörperchen abgeben. Auch Mott hat sie mit den Nucleoproteiden in genetischen Zusammenhang gebracht. Bethe ist auf Grund einer Reihe interessanter farbchemischer Beobachtungen zu der Hypothese gelangt, daß an
den N. K. eine Säure hafte, welche er „Nisslsäure" nennt. Viel Anklang
hat aber diese Annahme bisher nicht gefunden. Die gute Färbbarkeit der
Tigroidkörperchen durch basische Anilinfarbstoffe, besonders durch die
Methylenblaubase, ist jedenfalls für sich allein kein Argument für den
Säurecharakter dieser Substanz; denn, wie Peritz betont, können die
Farbbasen auch andere Substanzen, wie z. B. die Lipoide, stark tingieren.

Neben den Nisslschen Körperchen sind die **Neurofibrillen** das wichtigste Strukturelement der Ganglienzellen. Daß im Inneren einzelner Zellarten faserige Gerüste vorkommen, ist eine Beobachtung von recht ehr-
würdigem Alter. Schon im Jahre 1844 hat der ältere Remak ein Faden-
werk im Körper sympathischer Zellen beschrieben, und Koelliker, Max
Schultze, Leydig und Deiters haben ähnliche Befunde an anderen Stellen,
so besonders in den multipolaren Vorderhornzellen, erhoben. Später haben
dann Flemming, Levi, Cox und Lugaro auf fibrilläre Strukturen in
Nervenzellen hingewiesen; aber das, was die Forscher gesehen haben, waren,
genau betrachtet, wohl nur Dichtigkeitsdifferenzen von streifenförmiger Anordnung im Zellprotoplasma, aber keine klaren und faßbaren Formelemente.

In den Vordergrund des Interesses sind die Neurofibrillen erst durch
die Forschungen Apathys gerückt worden, welcher sie durch eigene Methoden mit einer auch heute noch bewundernswerten Klarheit und Schärfe
zu Gesicht gebracht hat. Seine Darstellungen beziehen sich vornehmlich
auf das Nervensystem wirbelloser Tiere, insbesondere von Hirudineen und
Lumbriciden. In den Nervenfasern dieser Würmer finden sich überall op-
tisch genau abtastbare Drähte, die während ihres ganzen Verlaufes gleiches
Kaliber behalten, sich nicht teilen und auch nirgends miteinander anastomosieren. Er bezeichnet diese Gebiete als Primitivfibrillen. Da sie allein
von allen Bestandteilen des Nervensystems sich kontinuierlich über die
ganze Länge der Bahn aus den Ganglienzellen in die Nervenfasern und
weiter in die Muskeln, Drüsen- und Sinneszellen verfolgen lassen, so müssen
sie nach seiner Ansicht als das leitende Element betrachtet werden.

Während die Primitivfibrillen in den Nerven isoliert als gesonderte
„Individuen" verlaufen, lagern sie sich an zwei Stellen zu Netz- oder
besser Gitterformationen um, nämlich im Zellkörper der Ganglienzellen und
in der zentralen Punktsubstanz oder dem Neuropil der Ganglienknoten. Diese
Umlagerung im Neuropil ist etwas problematischer Natur; sie soll mit einer
Aufsplitterung der Primitivfibrillen in feinere Gebilde, in „Elementarfibrillen",
einhergehen, die durch zahllose Anastomosen miteinander in Verbindung treten.
In den Ganglienzellen dagegen sind die Gitter von gröberem Bau und lassen
sich in allen Einzelheiten leicht übersehen.

Welche prinzipielle Bedeutung die Befunde Apathys für unsere Anschauungen vom Bau des Nervensystems erlangt haben, das wird später
noch erörtert werden. Hier interessieren uns zunächst die Ganglienzellen,
welche bei diesen Tieren am Rande der einzelnen Ganglienknötchen sitzen
und deren „zentrale" Substanz in größeren oder kleineren Gruppen umsäumen. Abb. 4 auf Taf. I zeigt die Randpartie eines Bauchganglions vom
Hirudo med. Das der Zeichnung zugrunde liegende Präparat ist zwar nicht
nach der Methode Apathys gefärbt, die leider sehr oft versagt, aber es

entspricht seinen Bildern vollkommen und zeigt den fibrillären Inhalt der Zellen mit großer Klarheit. Überraschend ist da vor allem das Kaliber der Fibrillen, welche, verglichen mit den zarten Fäden in den Nervenzellen der Vertebraten, wie Stricke aussehen. In den flaschenförmigen Zellen, deren lange Fortsätze in die Zentralsubstanz hinüberreichen, sehen wir überall weitmaschige Netzformationen. Sie gehen aus einer mannigfachen Teilung und Wiedervereinigung der Fibrillen in den Fortsätzen hervor. Die Form der Netze und die Orientierung ihrer Maschen ist in den verschiedenen Zellen nicht ganz dieselbe. Es lassen sich, wie Apathy selbst betont hat, bei den Hirudineen wenigstens zwei Hauptarten unterscheiden. Bei der einen liegen die Fibrillen, ausschließlich im äußeren Bereich des Zellkörpers. Ein Beispiel dieses Typus stellt die am weitesten nach links gelegene Zelle (a) der Abb. 4 dar, die durch ihren starken Pigmentgehalt auffällt. Die zweite Hauptart enthält Doppelnetze, von denen das eine dicht an der äußeren Zirkumferenz des Zelleibes, das andere in der Umgebung des Kernes gelegen ist. Beide Netze sind durch zahlreiche Querfäden miteinander verknüpft. Man muß sich darüber klar sein, daß es sich bei diesen Fibrillenstrukturen um dreidimensionale Gebilde handelt, die man deshalb richtiger als „Gitterkugeln" bezeichnen würde. In unseren mikroskopischen Schnitten sehen wir aber gewöhnlich nur Flächenbilder, die in dem vorliegenden Falle den Eindruck von Netzen machen. Dem zweiten Typus gehören die übrigen Zellen der Abb. 4 an. Am klarsten tritt das Doppelnetz in der mit b bezeichneten Zelle hervor. Hier sieht man auch, daß das den Kern umhüllende Innennetz aus etwas stärkeren Fibrillen wie das Außennetz besteht. Noch auf einen wichtigen Punkt ist an dieser Zelle hinzuweisen: beide Netze stehen mit verschiedenen Fibrillen des Stielfortsatzes in Verbindung; das perinucleare geht in eine dicke Zentralfibrille über, während das zartere Außennetz mit zarten Fäden an der Außenseite des Fortsatzes zusammenhängt. Für die Auffassung Apathys vom Verlauf der Neurofibrillen ist diese Tatsache, wie wir sehen werden, von Wichtigkeit.

Die Arbeiten dieses Forschers blieben lange Zeit unbeachtet. Der Straßburger Physiologe Bethe war der erste, der bei uns auf ihre weittragende Bedeutung hingewiesen hat. Ihm gebührt auch das große Verdienst, die erste Methode angegeben zu haben, welche die Neurofibrillen im Nervensystem der Wirbeltiere mit ähnlicher Schärfe zur Anschauung bringt, wie es die Apathysche bei den Wirbellosen tut. Die Bilder seiner leider recht launenhaften Molybdänmethode zeigen die Fibrillen in den Ganglienzellen als distinkte, weit verfolgbare Fäden. Eine Anastomosen- und Netzbildung im Zellinnern, welche bei den Evertebraten ja gesetzmäßig ist, kommt nach seiner Darstellung nur bei vereinzelten Zelltypen vor. Auch Teilungen sind in der Regel nicht nachweisbar. In den Dendriten laufen sie zu Bündeln angeordnet nebeneinander, weichen im Zellkörper auseinander, durchkreuzen sich dort in mannigfaltigster Weise und dringen dann in neuer Gruppierung in andre Dendriten vor. Häufig sind benachbarte Protoplasmafortsätze oder auch Teiläste von ihnen auf dem kürzesten Wege durch Fibrillenzüge verbunden. Ein Teil der Fibrillen, aber gewöhnlich nur ein ziemlich kleiner, tritt in den Ursprungskegel des Achsenzylinders ein, an dessen Spitze sie sich zu einem homogenen Bande, dem Achsenzylinder, zusammenlegen. Hier endet nach Bethes Ansicht die plasmatische Grundsubstanz der Zelle. Im Achsenzylinder sind die Fibrillen dann in eine andere vom Zellplasma verschiedene Substanz eingebettet.

In der folgenden Zeit ist eine große Anzahl von Methoden zur Darstellung der Neurofibrillen publiziert worden, von denen diejenigen von Simarro, Donaggio, Joris, Ramon y Cajal und Bielschowsky Beachtung gefunden haben. Die Methode von Ramon y Cajal beruht ebenso wie die von mir angegebene im Prinzip auf der Imprägnation des Gewebes mit Silbersalzlösungen. Mit allen den erwähnten Verfahren ist viel gearbeitet worden. Die Zahl der Mitteilungen, welche auf dem Verfahren des berühmten spanischen Histologen beruhen, ist kaum noch zu übersehen.

Jede Methode liefert ein anderes Fibrillenbild. Bald unterscheiden sich die Präparate in diesem, bald in jenem Punkte; eine vollkommene Kongruenz der Fibrillenstrukturen, wie man sie bei gleichen Objekten erwarten sollte, ist mir bisher nicht begegnet. Selbstverständlich sind es Differenzen in der Technik, besonders in der Fixierung des Gewebes, welche diese Abweichungen bedingen.

Das von mir angegebene Verfahren zeigt die intrazellulären Strukturen in einer Anordnung, welche bei vielen Zellformen der Darstellung Bethes fast vollkommen entspricht. Das hat auch Economo bestätigt, der die verschiedenen Methoden einer sehr eingehenden kritischen Vergleichung unterzogen hat. In den großen motorischen Zellen, wie z. B. in der auf Taf. II, Abb. 1 wiedergegebenen Vorderhornzelle, sehen wir die Fibrillen als getrennte Fäden von den Dendriten her in den Zellkörper einströmen, von wo sie sich nach zahllosen Überkreuzungen in andere Dendriten zurückwenden. Ganz ähnlich liegen die Dinge bei der in Abb. 2, Taf. II reproduzierten Riesenpyramide, nur ist das Bild deshalb komplizierter, weil sich in der Umgebung des Kernes die Fäden zu einem nicht mehr entwirrbaren Geflecht verdichten. Derartige perinucleare Verdichtungszonen finden sich bei zahlreichen Zellformen und sind übrigens auch schon von Bethe beobachtet worden. Der von der Mitte der Pyramidenbasis abgehende Achsenzylinderfortsatz wird sowohl von der Kernregion her wie von den benachbarten Dendriten mit Fibrillen beschickt. Man sieht hier recht gut, wie sich der Neurit spießförmig verjüngt, wie seine Fibrillen zu einem homogenen dünnen Draht verschmelzen und wie an dem Punkte der stärksten Verdünnung die Markscheide mit einem zugespitzten Anfangsstück ansetzt Hier nimmt das Kaliber des Achsenzylinders dann stets wieder etwas zu.

Als Gegenstück zu diesen motorischen Elementen sei auf die Spinalganglienzelle hingewiesen, die Abb. 3 darstellt. Hier ist der Netz- oder besser Gittercharakter des Fibrillengerüstes unverkennbar; jedes Fädchen ist durch zahllose Seitenäste mit dem benachbarten verwachsen, und als Zeichen echter Anastomosenbildung finden sich überall an den Knotenpunkten dreistrahlige Verbindungsfiguren. Der Achsenzylinder, dessen Fibrillen deutlich aus dem Gitterwerk hervorgehen, hat hier die Form eines breiten Bandes, das die fibrilläre Streifung auf einer langen Strecke beibehält. Erst nach Beendigung seiner „Glomerulusbildung" nimmt er ein homogenes Aussehen an, welches auch hier mit der Markumhüllung beginnt. Das Vorkommen von Netzstrukturen an den Spinalganglienzellen hatte auch Bethe schon erkannt; er hat ferner auch in den Purkinjeschen Zellen Netze gesehen und klar beschrieben. Für ihn waren das aber, wie schon erwähnt, Ausnahmefälle. Tatsächlich sind nach meinen Beobachtungen die Gitterbildungen nicht so selten; ich habe derartige Zelltypen auch im Hinterhorn des Rückenmarkes, in den sensiblen Kernen der Oblongata, in der Großhirnrinde und an anderen Stellen gesehen, so daß meines Erachtens ein für alle Zellarten gültiges allgemeines Strukturgesetz nicht besteht.

Ramon y Cajal vertritt auf Grund der mit seiner Methode gewonnenen Resultate einen anderen Standpunkt, welcher demjenigen Bethes entgegengesetzt ist: „Das fibrilläre Gerüst der Neurone besteht nicht aus isolierten Fäden, sondern aus Netzen, bei welchen man gewöhnlich ein oberflächliches oder corticales von einem perinuclearen sondern kann." Diese Anordnung sei bei kleineren und mittleren Zellformen ganz evident. Bezüglich der motorischen Elemente drückt er sich insofern vorsichtiger aus, als hier die optische Analyse wegen der großen Dichtigkeit der Fibrillen recht schwierig sei. Der netzartige Grundplan trete indessen auch an den embryonalen motorischen Neuronen zu einer Zeit, wo die Fäden noch spärlicher sind, deutlich hervor. Cajal unterscheidet an Fibrillen dicke oder primäre und zarte oder sekundäre, welche aus der Verästelung der ersteren hervorgehen. Sie stellen die Verbindungen zwischen jenen her und sind demnach die eigentlichen Netzbildner. Die Fibrillen der Dendriten hängen ebenso wie diejenigen des Axons mit den Netzformationen des Zellkörpers eng zusammen, woraus hervorgehe, daß das fibrilläre Gerüst der Zelle und ihrer Fortsätze „ein anatomisch und physiologisch einheitliches Ganzes" bilde. Die isoliert verlaufenden Fibrillen Bethes werden nach seiner Meinung durch mangelhafte Färbungsresultate vorgetäuscht, weil dessen Methode nur die derben Primärfibrillen zur Darstellung bringe, nicht aber die feinen Sekundärzweige, deren Verschmelzung die Netze vornehmlich ihre Entstehung verdanken. Dieser Einwand gegen die Betheschen Befunde ist, wie ich gleich an dieser Stelle bemerken möchte, nicht stichhaltig. Meine Methode zeigt die Fibrillen bei allen Zelltypen in mindestens gleicher Dichtigkeit wie diejenige Cajals; von einer Gesetzmäßigkeit der Netzanordnung kann aber, wie gesagt, nach meiner Beobachtung keine Rede sein. Abb. 4 auf Taf. II zeigt eine Pyramidenzelle aus der motorischen Region eines sechsmonatigen menschlichen Foetus, welche mit ihren glatt durchlaufenden Fibrillenbündeln gerade das Gegenteil von dem veranschaulicht, was Cajal bezüglich der embryonalen Verhältnisse behauptet hat.

Donaggio unterscheidet mit Hilfe seiner eigenen Färbungen zwei Arten von Zellen: erstens einfache Formen, in denen sich die Fibrillen nur in Netzformationen zeigen, wie z. B. im ventralen Acusticuskern, und zweitens kompliziert gebaute Typen, die neben den Netzformationen noch isolierte Fibrillen aufweisen, welche die Zelle ohne jede anastomotische Verbindung durchziehen. Der zweiten Art, welche in mehrere Unterabteilungen zerfällt, gehört nach seiner Darstellung die überwiegende Mehrzahl aller Ganglienzellen an.

Wie aus dieser Darstellung hervorgeht, gehen die Ansichten der Autoren über den fibrillären Bau der Nervenzellen ziemlich weit auseinander. Am lebhaftesten wird die Frage der intrazellulären Netze, bzw. der isoliert durchziehenden Fibrillen diskutiert. Der Grund dafür liegt darin, daß gewisse Zusätze zur Neuronenlehre, wie „das Gesetz der dynamischen Polarisation", nur bei gesetzmäßigem Vorhandensein der Netzstrukturen zu retten sind. Außerdem hängt mit dieser Frage auch das Problem von der Funktion der Fibrillen auf das engste zusammen.

Daß die Verschiedenheit der mikroskopischen Bilder auf Differenzen der Technik beruht, wurde bereits angedeutet. Bei der Cajalschen Methode liegt eine starke Fehlerquelle in der Anwendung warmer Höllensteinlösungen, welche erhebliche Schrumpfungen und zugleich Verklebungen unter den Fibrillen verursachen. Daß unter diesen Umständen aus einfachen Überkreuzungen ursprünglich getrennter Fäden leicht Netze entstehen können, liegt auf der Hand. Auch durch die Beimengung anderer Zellbestandteile kann das Fibrillenbild sehr getrübt und kompliziert werden. Neben den Nisslschollen kommt bei der Anwendung der Silbermethoden auch die plasmatische Grundsubstanz der Zelle als Fehlerquelle in Betracht. Sie wird, wie ich in voller Übereinstimmung mit Economo wiederholt betont habe, bei manchen Zelltypen fast immer etwas mitgefärbt. Ihr Bau entspricht einem Wabenwerk mit rundlichen oder polygonalen Maschen, das den ganzen Zellkörper mit den Dendriten erfüllt, und wegen seines ausgesprochenen schwammigen oder spongiösen Baues hier mit Recht als Spongioplasma zu bezeichnen wäre, während die durchsichtige, ihrer Konsistenz nach wohl weichere Substanz, mit welcher die Poren dieses Schwammes erfüllt zu denken sind, mit dem „Hycloplasma“ Leydigs zu identifizieren ist.

An gut differenzierten Präparaten meiner Methode kann man gelegentlich den Verlauf der Fibrillen durch die Längswände der Waben deutlich verfolgen. Die Wabensubstanz umhüllt dabei die Fibrille wie ein Mantel. Werden aber die Waben zu stark tingiert, dann verdecken sie die Fibrillen, und als notwendige Folge resultiert auf den Schnitten ein Netz, welches aus Spongioplasma und Fibrillen zusammengekittet ist. Man ersieht daraus, daß die „Fibrillenreticula“ und „reticulofibrillären Apparate“ vieler Autoren etwas ganz anderes darstellen als die Fibrillen Apathys und Bethes; und die Verwirrung, welche dadurch herbeigeführt worden ist, kommt schon in der außerordentlich schwankenden und wechselvollen Terminologie zum Ausdruck.

Nicht ohne Interesse ist ein Vergleich zwichen dem Nisslschen Zellbilde und Fibrillenbilde an denselben Objekten. Ein fundamentaler Unterschied tritt auf den ersten Blick hervor; die gleichen Zellen erseheinen im Fibrillenpräparate viel größer als in jenem. Das liegt daran, daß die Zellausläufer, insbesondere die Dendriten, von den Fibrillen in ihrer ganzen Länge durchzogen werden, während die chromophile Substanz im Ursprungsgebiete der Axone ganz fehlt und sich in den Dendriten auf die gröberen Äste beschränkt. Nissl hat zwar behauptet, daß unter pathologischen Verhältnissen, bei der sog. akuten Zellerkrankung, die Grenzen der Zellen infolge einer Diffusfärbung ihres Gesamtinhaltes auch bei Anwendung seiner Methode vollkommen hervortreten; aber diese Annahme entspricht dem Sachverhalt nicht ganz, wenn man auch zugeben muß, daß in diesem pathologischen Falle ein Plus von Ausläufersubstanz sichtbar wird. Das Fibrillenpräparat gibt uns deshalb bezüglich der äußeren Form einen weit vollständigeren Umriß, welcher mit der Golgisilhouette nicht selten übereinstimmt. Daher kommt es auch, daß der Ganglienzellcharakter kleiner karyochromer Zellformen, die im Nisslbilde von Gliazellen kaum unterschieden werden können, sich im Fibrillenbilde sofort offenbart.

In einzelnen großen Zelltypen, besonders in solchen, wo die stichochrome Anordnung der Tigroidsubstanz besonders ausgesprochen ist, ist die Lage der Schollen auch im Fibrillenpräparat häufig an den Lücken zwischen den Fadenbündeln zu erkennen. Man begegnet deshalb auch nicht selten der Bemerkung, daß Nisslbild und Fibrillenbild sich wie Negative zueinander verhalten, indem das eine da gefärbt erscheine, wo das andere ungefärbt sei. Das gilt aber, wie erwähnt, nur für einzelne Zellformen, und auch hier keineswegs für alle Methoden. Am besten tritt dieses Verhalten im Bethepräparat hervor.

Becker, welcher selbst eine Fibrillenfärbung ausgegeben hat, vertritt bezüglich der Beziehungen zwischen chromophiler und fibrillärer Substanz einen besonderen Standpunkt, welcher nicht unerwähnt bleiben darf. Für ihn stammen die Nisslkörperchen und Fibrillen aus der gleichen Quelle. Im homogenen Protoplasma aller Gewebszellen bilden feine Körnchen ein konstantes Strukturelement. In den Ganglienzellen sind diese Granula oder

Elementarorganismen, wie sie Altmann bezeichnet hat, oft sehr zahlreich und präsentieren sich je nach der Art der Präparation bald als Schollen, bald als fädige Strukturen. Mit der Leitung des Nervenstromes hätten sie nicht das mindeste zu schaffen; vielmehr sollen sie nur gewisse Stoffwechselvorgänge in der Zelle vermitteln helfen. Daß sie in manchen Zellen fehlen, deute darauf hin, daß sie für die Tätigkeit der Nervenzelle nicht unbedingt notwendig sind. Richtig an den Ausführungen Beckers ist ohne Zweifel, daß durch die chromophilen Schollen das Fibrillenbild nicht selten stark beeinflußt und verunstaltet wird. Um identische Substanzen könnte es sich aber nur dann handeln, wenn ein gesetzmäßiger Parallelismus ihrer Massenentwicklung erkennbar wäre. Es dürften sich Fibrillen nur dort darstellen lassen, wo Nisslschollen liegen; vor allem müßten Fibrillen in den granulafreien Zellen Beckers fehlen. Das ist aber keineswegs der Fall. Ein anderer sehr triftiger Einwand gegen diese Theorie liegt darin, daß die Fibrillen der Achsenzylinder und der nervösen Endformationen, deren präformierte Existenz Becker selbst anerkennt, eine morphologisch und chemisch ganz anders geartete Substanz sein müßten als die Zellfibrillen. Aber auch diese Annahme wird hinfällig, wenn wir sehen, daß zwischen ihnen kontinuierliche Übergänge vorhanden sind. Ein derartiger Zusammenhang kann heutzutage zum mindesten an einer Stelle, nämlich im Ursprungsgebiet des Axons, nicht mehr bestritten werden. Auch die von Bethe sicher festgestellten chemischen Differenzen zwischen chromatophiler und Fibrillensubstanz sprechen gegen die Hypothese Beckers. Bethe hat nämlich aus der Substanz der Fibrillen einen Körper dargestellt, welcher von der Substanz der Nisslkörperchen durch charakteristische Reaktionen unterschieden ist, und den er als „Fibrillensäure" bezeichnet. Ob es sich dabei wirklich um eine Säure handelt oder um Lecithine, wie Bing und Ellermann behauptet haben, das ist eine andere Frage, die dieses Problem nicht berührt.

In den Nisslkörperchen und Fibrillen haben wir diejenigen Zelleinschlüsse kennen gelernt, welche für die Ganglienzelle eigentümlich sind und fast den Wert integrierender Bestandteile besitzen. Es sind aber noch eine Anzahl anderer Formelemente in ihr vorhanden, deren histologische Bedeutung geringer einzuschätzen ist. Zu diesen Gebilden gehört zunächst das Pigment.

Es gibt zwei morphologisch und chemisch differente Arten von Pigment, ein helles feinkörniges mit gelblicher Eigenfarbe und ein dunkles, welches sich aus gröberen Körnern zusammensetzt. Das letztere, welches man zweckmäßig als „Melanin" bezeichnet hat, ist im Nervensystem auf bestimmte Örtlichkeiten beschränkt und kennzeichnet diese Stellen schon für das bloße Auge, durch die Massenhaftigkeit, mit der es hier in den Zellen aufgestapelt ist. Das ist die Substantia nigra Soemeringi und der Locus coeruleus. Zerstreut finden sich ähnliche dunkel pigmentierte Zellen auch im Vaguskern und in den Spinal- und Sympathicusganglien. Marinesco will in derartigen Zellen Hämatoidinkrystalle beobachtet haben und schließt aus diesem Befund, daß das dunkle Pigment als Derivat des Hämoglobins aufzufassen ist. Durch die Tätigkeit der Zellsubstanz wird der Blutfarbstoff nach seiner Meinung in Hämatoidin und das eisenfreie Melanin gespalten. — Das dunkle Pigment tritt in den einzelnen Kernregionen zu verschiedenen Zeiten auf. Nach Obersteiner zeigt es sich zuerst gegen Ende des ersten Lebensjahres in den Zellen des Locus coeruleus, zwischen dem dritten und vierten Jahre in der Substantia nigra und im Vaguskerne. Es nimmt dann rasch an Menge zu und erreicht sein Maximum in der Zeit der Pubertät, um von da ab konstant zu bleiben. In chemischer Hinsicht ist das dunkle Pigment ein ziemlich indifferenter Körper; es ist bekannt, daß es nur durch Mineralsäuren und starke Laugen entfärbt, bzw. zur Lösung gebracht werden kann.

Das helle Pigment hat eine viel größere Verbreitung im Nervensystem. Nach dem dreißigsten Lebensjahre ist es in der überwiegenden Mehrzahl aller Zelltypen nachweisbar. Wie das Melanin tritt es nicht überall zur gleichen Zeit auf. Zuerst soll es nach den Angaben Obersteiners mit dem sechsten Lebensjahre in den Spinalganglien, mit dem achten im Rückenmark und etwa erst um das zwanzigste Jahr in der Großhirnrinde wahrzunehmen sein. Im Gegensatz zum Melanin erreicht es aber niemals ein Wachstumsmaximum, sondern nimmt an Masse stetig mit dem Alter des Individuums zu. Chemisch steht es den Fettkörpern nahe. Es schwärzt sich mit Überosmiumsäure und akzeptiert auch die sog. Fettfarbstoffe (Sudan und Scharlach R.). Diesen Eigenschaften verdankt es die Bezeichnung „Lipochrom". Obersteiner unterscheidet beim Erwachsenen hinsichtlich des Gehaltes an hellem Pigment zwei Haupttypen; lipophobe Zellen, die bis ins Greisenalter einen nur sehr spärlichen Lipochromgehalt aufweisen, und lipophile Zellen, welche schon im mittleren Lebensalter eine beträchtliche Menge davon enthalten. In den lipophilen Zellen kann das Pigment in verschiedener Weise gelagert sein. In einem Teile derselben ist es in dichten Haufen zusammengedrängt, die bald in der Nachbarschaft des Kernes, bald an der Abgangsstelle eines Dendriten liegen, während der übrige Teil des Zellkörpers vollkommen davon frei bleibt. Hierhin gehören z. B. die motorischen Zellen des Rückenmarkes, der Oblongata und der Hirnrinde. Bei dem anderen Typus ist die Verteilung des Fettpigmentes gleichmäßiger und daher weniger dicht, wie z. B. bei den Zellen der Clarkeschen Säule und den meisten kleinen Zellformen. Man darf sich nicht vorstellen, daß in den Zellgebieten, wo die Lipoidkörnchen in größeren oder kleineren Haufen zusammengeballt liegen, alle anderen Zellsubstanzen von ihnen verdrängt werden. In gefärbten Präparaten finden sich sehr häufig an den fraglichen Stellen versprengte Schollen oder Schollenfragmente von chromatophiler Substanz, wie das z. B. an der Riesenpyramide auf Taf. I in Abb. 2 ersichtlich ist. Die Silberimprägnationen zeigen hier ein eigenartiges, außerordentlich plastisch hervortretendes Gitterwerk, welches das ganze Gebiet der Pigmentregion durchdringt. In seine Maschen sind die Körnchen bald in einzelnen Exemplaren, bald in kleinen Gruppen eingebettet. Mit den Fibrillennetzen ist dieses ziemlich grobbalkige Gerüst nicht identisch. Ein Zusammenhang mit ihnen besteht nur insofern, als vereinzelte Fädchen durch die Substanz der Balken hindurchziehen. Das Verhältnis ist das gleiche wie zwischen Spongioplasma und Fibrillen, und es ist sehr wahrscheinlich, daß wir es hier mit dem chemisch etwas modifizierten wabigen Teile der Grundsubstanz zu tun haben.

Das gelbe Pigment wird gegenwärtig von den Autoren fast übereinstimmend als Produkt regressiver Vorgänge im Zellkörper aufgefaßt. Für diese Annahme spricht die Tatsache, daß seine Menge in den Zellen mit fortschreitendem Alter und unter zahlreichen pathologischen Bedingungen zunimmt. Dabei wäre es aber verfehlt, wenn man die Pigmentbildung, wie das geschehen ist, als eine fettige Metamorphose des Zellplasmas bezeichnen würde. Davon kann schon deshalb keine Rede sein, weil die Lipoidkörnchen gar nicht aus Fett bestehen, wenn sie auch einige Farbreaktionen der Fette liefern. Außerdem spricht die scharfe Lokalisation des Pigmentes auf bestimmte Zellbezirke bei vielen Typen gegen diese Auffassung. Eine Ausstoßung der Körnchen aus dem Zellkörper, wie sie Marinesco beobachtet haben will, findet unter normalen Verhältnissen nicht statt. Das Vorhandensein körniger Gebilde von gleicher chemischer Beschaffenheit in den Lymphwegen ist kein Beweis für die Richtigkeit seiner Anschauung, weil ähnlich geformte Substanzen aus ganz anderen Quellen stammen können. Anders liegen natürlich die Dinge bei pathologischen Prozessen, wo beim Zerfall der Ganglienzelle das Pigment als ultimum moriens frei werden und dann bei der Resorption in die sog. Abbauzellen und Lymphbahnen hineingeraten kann.

Die Formelelemente der Nervenzelle sind damit nicht erschöpft. Durch die Färbung mit bestimmten sauren Farbstoffen lassen sich bei geeigneter Fixierung in ihrem Protoplasma kleine sphärische Gebilde zur Darstellung bringen, welche den von Altmann in zahlreichen Organzellen zuerst beobachteten Granula entsprechen. Es ist bekannt, daß Altmann an den Nachweis dieser Gebilde eine weittragende Hypothese geknüpft hat. Er hielt sie für Elementarorganismen, aus denen sich erst die Zellen zusammensetzen, und nannte sie Bioblasten. Diese Granula haben in den großen Nervenzellen, wo ihnen Held mit besonderen Methoden nachgegangen ist, eine parallelstreifige Anordnung. Sie sind in geringerer Menge auch in den Dendriten und Axonen nachweisbar. Besonders zahlreich sind sie da, wo die Achsenzylinder sich zu ihren Endformationen ausbreiten. Held hat sie als „Neurosomen" bezeichnet. Über ihre funktionelle Bedeutung wissen wir nichts.

Zu erwähnen wäre dann, daß v. Lenhossék in den Spinalganglienzellen des Frosches mit Hilfe von Eisenhämatoxylinfärbungen kleine Körperchen entdeckt hat, welche sich aus dicht aneinander gedrängten Partikelchen zusammensetzen. Diese Gebilde liegen im Zentrum einer hellen, ziemlich scharf begrenzten Partie des Zelleibes, und v. Lenhossék nahm wegen dieser eigenartigen Lage an, daß es sich um Centrosomen in ihrer Attraktionssphäre handle. Spätere Autoren haben ähnliche Bildungen gesehen, aber nur ein Teil von ihnen ist der Deutung v. Lenhosséks beigetreten. In embryonalen Zellen unterliegt ihr Vorkommen keinem Zweifel. Neuerdings hat Held bei seinen Untersuchungen über die Entstehung der Neurofibrillen die interessante Beobachtung gemacht, daß die fibrillenbildende Zone des Neuroblasten sich auf derjenigen Seite des Zellkernes entwickelt, wo die Centrosomen liegen.

Schließlich ist noch ein Wort über die nach Holmgren benannten intrazellulären Kanälchen zu sagen, welche sich in einer Anzahl großer Zelltypen mit bestimmten Präparationsmethoden nachweisen lassen. Es handelt sich auch hier um netzartige Strukturen. Die meist recht engen und gegenüber der benachbarten Zellsubstanz scharf begrenzten Kanäle stehen durch zahlreiche Anastomosen miteinander in Verbindung und sind mitunter, wie z. B. in den Spinalganglienzellen, zu kranzartigen Formationen angeordnet. Holmgren glaubte zuerst, daß sie in offener Kommunikation mit den sog. pericellularen Lymphräumen ständen, und wies ihnen deshalb die Bedeutung intrazellulärer Lymphbahnen zu. Später hat er diese Anschauung vollkommen verlassen und den ganzen Apparat als ein „Trophospongium" definiert. Es handle sich nicht um ein einfaches Kanälchensystem, sondern um ursprünglich solide Strukturen, welche nicht von der betreffenden Ganglienzelle selbst, sondern von den benachbarten Stützzellen gebildet werden. Die Kapselzellen, welche die Spinalganglienzellen umrahmen, und die Gliazellen, welche in der Nachbarschaft der Vorderhornzellen liegen, treiben nach seiner Meinung Fortsätze in deren Zellkörper hinein, die miteinander verschmelzen und dann ein echtes Netzwerk bilden. Durch Verflüssigung der Netzbälkchen könne sekundär ein Kanalsystem zustande kommen. Holmgren hat dabei die Vorstellung, daß die hoch differenzierten Nervenzellen die Fähigkeit der selbständigen Ernährung verloren haben. Sie werden in ihrer nutritiven Funktion vollkommen von ihren Trabantzellen abhängig, welche als „Trophocyten" aufzufassen sind und das Trophospongium zur Aufrechterhaltung des Stoffwechsels in ihnen entwickeln. Eine Reihe späterer Autoren hat auf anderen Wegen als Holmgren Spalten und Lücken im Körper großer Zellexemplare zur Darstellung gebracht. Ob es sich dabei um identische Dinge handelt, ist zum mindesten sehr zweifelhaft. Sehr oft hat man bei ihren Bildern den Eindruck von groben Kunstprodukten.

Die Kerne der Ganglienzellen sind ihrer Größe nach ebenso vielgestaltig wie die Zellkörper. Ihr Durchmesser schwankt nach Messungen Koellikers zwischen 3,4 bis 18 μ. Am ungefärbten Präparat bilden die großen Zellen rundliche Bläschen mit deutlicher Membran; in ihrem ganz hellen flüssigen Inhalt treten die Kernkörperchen deutlich hervor. Zweikernige Ganglienzellen sind Seltenheiten, dagegen begegnet man in einem Kern mitunter zwei und mehreren Nucleolen. Wie Marinesco richtig bemerkt hat, besteht für jeden Zelltypus ein fast konstantes Verhältnis zwischen dem Volumen des Zellkörpers, des Kernes und seines Nucleolus. Bei den motorischen Vorderhornzellen schwankt dieses Verhältnis zwischen drei und vier; d. h. der Zelldurchmesser ist drei- bis viermal größer als der des Kernes und dieser wieder drei- bis viermal größer als derjenige seines Kernkörperchens. Der feinere Bau der Kerne wird uns, wie wir es beim Zellkörper gesehen haben, erst durch Färbemethoden an fixierten Gewebsstücken kenntlich gemacht. Sehr brauchbar ist in dieser Hinsicht die Heidenhainsche Eisenhämatoxylinmethode; viel Ausbeute ergibt auch die Anwendung von Farbstoffmischungen, welche nach dem Prinzip der Ehrlichschen Triacidlösung von Levi und anderen kombiniert worden sind. Wenn unsere Kenntnisse vom Kern der Nervenzelle trotz der uns zu Gebote stehenden Hilfsmittel nicht auf der gleichen Höhe stehen, wie diejenigen vom Zelleib, so hat dies darin seinen Grund, daß die Mehrzahl der Autoren diesem Zellorgan bisher nicht die genügende Beachtung geschenkt hat, und daß die Universalmethode Nissls, welche sonst so Ausgezeichnetes leistet, hier nichts Besonderes bietet. Im Nisslpräparat ist der Kern meist durch eine dunkle, nur als Membran deutbare Begrenzungslinie vom Zellkörper getrennt. Auch das häufige Vorkommen sichelförmiger Faltungsfiguren an seiner Oberfläche spricht dafür, daß zwischen Kern- und Zellplasma eine dichter gefügte, membranartige Grenzschicht vorhanden ist. Das Kernkörperchen ist immer intensiv gefärbt und läßt in seinem Zentrum häufig einen helleren runden Fleck (Kristalloid) erkennen. Vom Kernplasma sehen wir im Nisslbilde nur schattenhafte Andeutungen eines Innennetzes. Bei Anwendung von Farbsäuren läßt sich ein Liningerüst erkennbar machen, in dessen Maschen eine homogene Grundsubstanz mit eingestreuten Körnchen lagert. Nicht alle diese Granula sind mit dem gleichen Farbstoff tingierbar, man hat eosinophile, fuchsinophile Elemente usw. unterschieden. Der Gehalt der Kerne an basischem Chromatin ist bei allen Nervenzellen ein relativ geringer; dabei sind aber noch deutliche Differenzen zwischen verschiedenen Zelltypen zu erkennen.

Cajal unterscheidet erstens Kerne kleiner Zellen, welche bei Alkoholfixierung des Materials eine netzartige Anordnung des Chromatins aufweisen. Hierhin gehören ausschließlich die „cytochromen" Elemente Nissls, z. B. die Körner der Kleinhirnrinde und der Retina. Zweitens Kerne, in denen das Chromatin in Gestalt größerer und kleinerer zentraler Körnchen aufgespeichert ist. Das Hauptkontingent dieser Art bilden die „karyochromen" Zellen Nissls, z. B. die Zellen der Rolandoschen Substanz und der Körnerschichten der Großhirnrinde. Es gehören aber auch die kleinen Pyramidenzellen und Strangzellen des Rückenmarkes hierhin. Drittens Kerne, deren Chromatin sich ausschließlich zu einem zentral gelegenen Nucleolus konzentriert hat. Die Repräsentanten dieser Art sind die somatochromen, großen Zelltypen. Ihnen fehlen andre basichromatische Granula im Kernsaft vollkommen. Aus den Arbeiten Levys, Scotts u. a. wissen wir, daß der meist homogen erscheinende Nucleolus kein ganz einheitliches Gebilde ist.

sondern zwei chemisch verschiedene, konzentrisch angeordnete Schichten besitzt, von denen nur die äußere noch basophile Eigenschaften hat, während die innere acidophile Reaktionen liefert. Aus dem geschilderten Verhalten der einzelnen Zellarten ergibt sich das Gesetz, daß ein umgekehrt proportionales Verhältnis zwischen der Zellgröße und dem Chromatingehalt des Kernes besteht. Die großen, in ihrem Zelleib am höchsten differenzierten Zellformen enthalten in ihrem Kern die geringste Menge dieser Substanz. Da aber das Chromatin das materielle Substrat der karyokinetischen Vorgänge bildet, läßt sich daraus zwanglos der Schluß ziehen, daß die karyokinetische Energie der Nervenzellen in dem Maße abnimmt, als ihr Zelleib an Größe wächst. Daß diese Dinge in innigem Zusammenhange mit den Regenerationsproblemen des Nervensystems stehen, sei hier nur angedeutet.

Was die Lage des Kernes im Zellkörper anbetrifft, so ist sie bei den weitaus meisten Zelltypen unter normalen Verhältnissen eine ziemlich scharf zentrale. Ausnahmen von dieser Regel sind aber bekannt. So liegt in den Zellen der unteren Olive und besonders der Clarkeschen Säule der Kern fast immer exzentrisch; bei der letztgenannten Zellart sogar nicht selten in so ausgesprochner Weise, daß der Eindruck pathologischer Bilder vorgetäuscht werden kann. Marinesco hat darauf hingewiesen, daß diese Zellen auch normalerweise keine gröberen chromatophilen Substanzteile in ihrem Zentralgebiet besitzen, und daß beide Phänomene auf Entwicklungsvorgänge zurückzuführen sind.

Nervenfasern.

Der zweite parenchymatöse Hauptbestandteil des Nervensystems wird von den Nervenfasern gebildet. Sie sind von jeher mit Leitungsdrähten verglichen worden, welche die einzelnen Zentralstationen untereinander und mit der Peripherie verbinden. In den Zentralorganen bilden sie die großen Massen der weißen Substanz, von der aus sie überall in graue Gebiete eindringen, außerhalb der Zentralorgane die peripherischen Nerven, in denen sie von fibrillärem Bindegewebe, dem Endo- und Perineurium, zu parallelfaserigen Bündeln zusammengehalten werden. An der einzelnen Nervenfaser unterscheiden wir einen zentral gelegenen Achsenstrang oder Achsenzylinder und die ihn mantelartig umschließenden Hüllen, nämlich die Markscheide, zu der sich bei der peripheren Faser noch die Schwannsche Scheide gesellt. Als Träger der nervösen Reizleitung ist der Achsenzylinder zu betrachten. Die Scheiden sind funktionell unwesentliche Bestandteile. Den zentralen Fasern fehlt die Schwannsche Scheide stets, die Markscheide kann ihnen ganz oder streckenweise fehlen. Im Gebiete des sympathischen Nervensystems gibt es zahlreiche Fasern ohne Markhülle, aber mit Schwannscher Scheide, und in den Rami communicantes des Sympathicus finden sich Übergangsformen zur gewöhnlichen peripherischen Nervenfaser, in welcher markhaltige und marklose Abschnitte miteinander alternieren.

Wie oben ausgeführt worden ist, entspringt aus jeder Nervenzelle ein Achsencylinder. Die Neuronenlehre hat diesen Lehrsatz allerdings nicht ohne Widerspruch auch im umgekehrten Sinne als Gesetz proklamiert, daß jeder Achsenzylinder aus einer Nervenzelle hervorgeht. Er besteht aus Fibrillen, die aus der zugehörigen Ganglienzelle in ihn eindringen, und einer plasmatischen Grundsubstanz. Darüber, daß die Fibrillen von ihrem Zellursprung bis zu ihrem Ende zusammenhängende Gebilde sind, ist man sich

2*

im allgemeinen einig; über die Anordnung der Fibrillen im Achsenzylinder gehen aber die Ansichten der Autoren in ähnlicher Weise auseinander, wie wir es bezüglich ihrer Lage in der Ganglienzelle gesehen haben. Dogiel und Schiefferdecker nehmen netzartige Verbindungen zwischen ihnen an, während Apathy, Bethe, Mönckeberg u. a. in Übereinstimmung mit den älteren Autoren für einen vollkommen isolierten Verlauf eintreten.

Die als Axoplasma bezeichnete homogene Grundsubstanz ist, wie wir aus den Arbeiten von Kaplan und Strähuber wissen, kein überall vollkommen gleichartiges Gebilde. Die genannten Autoren haben auf färberischem Wege den Nachweis geführt, daß im Achsenzylinder der markaltigen Nervenfasern eine besondere perifibrilläre Kittsubstanz enthalten ist, welche auf der einen Seite von der perifibrillären Substanz der Ganglienzelle und auf der anderen Seite von der perifibrillären Substanz der marklosen Endstrecke tinktoriell scharf getrennt ist. Es handelt sich mit anderen Worten um eine Substanz, welche nur auf der markhaltigen Strecke der Faser vorhanden ist, und die, wie Kaplan meint, mit der Markscheide in topographischer, qualitativ-histologischer und genetischer Beziehung eine Einheit bildet. In dem Namen „Myeloaxostroma" wird dieser Zusammenhang mit der Myelinscheide zum Ausdruck gebracht. Ich konnte mich vielfach davon überzeugen, daß diese Substanz den marklos bleibenden Fasern auf ihrer ganzen Verlaufsstrecke fehlt, und daß sie bei pathologischen Veränderungen an den Markfasern zusammen mit der Markscheide zugrunde geht (wie z. B. in den Herden der multiplen Sklerose). Man darf sich aber die Fibrillen der von Hause aus marklosen Fasern und der marklos gewordenen Fasern deshalb keineswegs als „nackte" Gebilde vorstellen; vielmehr ist auch an ihnen eine perifibrilläre Plasmasubstanz durch die Silberimprägnation nachweisbar. Ob wir auf Grund dieser Befunde zwei verschiedene Arten von plasmatischer Grundsubstanz in den Markfasern anzunehmen haben, oder ob das Myeloaxostroma nur als eine bestimmte chemische Modifikation eines allen Fasern gemeinsamen Axoplasmas aufzufassen ist, darüber läßt sich nichts Bestimmtes sagen.

Die Markscheiden umhüllen die Achsenzylinder der zentralen Fasern in Gestalt ununterbrochener glatter zylindrischer Röhren. Am gehärteten und gefärbten Material sind ihre äußeren Ränder, besonders nach Fixierung mit den üblichen Kaliumbichromatlösungen, oft höckerig und ausgebuchtet; auch perlschnurartigen Bildungen begegnet man danach nicht selten. Es handelt sich da um kadaveröse Quellungsvorgänge, zu denen gerade die Markscheiden wegen ihrer weichen Konsistenz besonders prädestiniert sind. Ganz anders liegen die Dinge an der peripherischen Nervenfaser. Von dem Punkte an, wo die Schwannsche Scheide, die spezifisch peripherische Umhüllungsmembran, hinzukommt, machen sich an ihr Einschnürungen bemerkbar, welche in größeren oder kleineren Abständen aufeinander folgen. In der Regel ist die Entfernung zwischen zwei aufeinander folgenden Schnürstellen um so größer, je dicker das Kaliber der Faser ist. Diese Stellen wurden von ihrem Entdecker Ranvier „anneaux constricteurs" genannt und als Eintrittsstellen für die Ernährungsflüssigkeit in das Innere der Faser gedeutet (cf. Abb. 8 auf Taf. V bei S). Wir bezeichnen die zwischen zwei Ranvierschen Schnürringen gelegenen Markfaserstrecken als Marksegmente („Segments interannulaires"). Innerhalb jedes einzelnen Segmentes liegt an der Innenseite der Schwannschen Scheide, welche eine ganz zarte und homogene Membran darstellt, ein platter, meist länglicher Kern, welcher sich in der Norm von den spindelförmigen Kernen der benachbarten Bindegewebsfasern durch seine etwas mehr abgerundete Form und geringeren Chromatingehalt unterscheidet. Auf Grund dieser Einkernigkeit hat Ranvier bereits die Vermutung ausgesprochen, daß jedes Marksegment einer einzigen Zelle gleichwertig sei. Koelliker und andere Forscher haben diese Auffassung später für irrtümlich erklärt. In neuester Zeit hat sich aber Reich auf Grund eigener Untersuchungen zu der Auffassung Ranviers bekannt. Auch er hält die Marksegmente für komplizierte, aber einheitliche Gebilde von zellularer Wertigkeit, deren Zellkerne eben in den Schwannschen Kernen zu suchen sind. Diese liegen in einer dünnen Protoplasmaschicht, welche eigenartige basophile, besonders an den Kernpolen stark hervortretende Granulationen enthält (Abb. 8, Taf. VI). Reich hat sie π-Granula genannt. Diese Körnchen bestehen aus einem dem Protagon nahestehenden Körper und zeichnen sich durch eine starke Metachromasie, d. h. durch die Fähigkeit aus, sich bei Anwendung bestimmter Anilinfarbstoffe nicht im Grundton der betreffenden Farbe, sondern in einer abseits liegenden Farbennuance zu tingieren. So färbt das von Reich verwandte Thionin z. B. die Kerne blau, die Granula dagegen rötlichviolett. Andere violettstichige Farbstoffe aus der Gruppe der Thiazine und Oxazine geben ähnliche und noch stärkere Kontraste (Cresylviolett, Muscarin usw.). Das granulierte Zellplasma setzt sich kontinuierlich in die Substanz der Scheide fort, welcher die Bedeutung einer Art von Zellmembran beizumessen ist.

Mit den Schnürringen sind aber die Gliederungserscheinungen an den Markscheiden der peripherischen Fasern nicht erschöpft. Es zeigen sich an ihnen nämlich, besonders deutlich an gröberen Elementen, noch schräg gestellte trichterförmige, von einer helleren Substanz erfüllte Spalten, die sogenannten Schmitt-Lantermannschen Einkerbungen. Sie ziehen von der Scheide bis zum Achsenzylinder und zerlegen dadurch den Markmantel innerhalb eines Segmentes noch in eine Anzahl ineinander gestülpter zylindrischkonischer Teilstücke, die ihm im gefärbten Präparat eine ganz charakteristische Zeichnung verleihen (Abb. 9, Taf. VI). Obgleich Koelliker und andere diese Trichterkerbe für Kunstprodukte erklärt haben, ist durch neuere histologische und farbchemische Untersuchungen (Kaplan, Reich) doch die gegenteilige Anschauung wahrscheinlicher geworden, daß es sich um präformierte Bildungen handelt. Es hat sich nämlich gezeigt, daß in ihnen eine Plasmamasse enthalten ist, welche die färberischen Eigentümlichkeiten des erwähnten Myeloaxostroma besitzt und eine innige Verbindung zwischen Achsenzylinder und Schwannscher Scheide herstellt. Man sieht, daß mit der Bezeichnung „Spalten“ eine falsche Vorstellung erweckt wird. Spaltbildungen werden durch elektive Markscheidenfärbungen nur vorgetäuscht, während es sich tatsächlich um Substanzbrücken handelt, welche die histologische und genetische Zusammengehörigkeit der einzelnen Faserkomponenten dartun.

Innerhalb des Markmantels lassen sich schließlich sowohl an zentralen, wie auch an peripherischen Fasern bei bestimmter Präparation gitterartige Gerüste zur Darstellung bringen, die einerseits an der Schwannschen Scheide, andererseits am Achsenzylinder wurzeln. Da sie chemisch sehr widerstandsfähig sind und durch die Pepsin- und Trypsinverdauung nicht wesentlich verändert werden, so glaubten ihre Entdecker, Ewald und Kühne, daß sie aus einer hornähnlichen Substanz beständen, die sie als Neurokeratin bezeichneten. Das Bestehen dieser Gerüste in vivo ist mehr als fraglich; sehr wahrscheinlich bilden sie sich unter dem Einfluß rasch wirkender Fixierungsmittel aus dem ursprünglich homogenen Mark; sie sind demnach als Gerinnungsprodukte aufzufassen (Abb. 9, Taf. VI).

Die chemische Zusammensetzung der Markscheidensubstanz oder des Myelins ist eine recht komplizierte. Außer dem eben erwähnten Neurokeratin ist im Myelin noch Cholesterin, Lecithin, Protagon und Cerebrin enthalten. Die Frage, ob es sich dabei um ein Gemisch dieser Körper handelt oder um eine sehr leicht spaltbare chemische Verbindung, ist auch heute noch nicht entschieden. Die Tatsache, daß sie sich sämtlich durch differente Lösungsmittel aus dem Myelin extrahieren lassen, spricht weder für die eine noch die andere Auffassung. Von ihren Reaktionen wird an anderer Stelle noch die Rede sein. Bei der großen Bedeutung, welche die Färbung der Markscheiden und ihrer Zerfallprodukte für die Faseranatomie und die pathologische Histologie besitzt, darf hier aber nicht unerwähnt bleiben, daß bereits eine Anzahl schöner Untersuchungen über die tinktoriellen Eigenschaften der wichtigsten Markkomponenten vorliegen (Wlassak, Reich). Wir wissen heute, daß das Lecithin bei der berühmten Methode Weigerts der Träger der Farbe ist, und daß sich das Protagon, dessen chemische Einheit allerdings auch noch sehr problematisch ist, durch metachromatische Eigenschaften kennzeichnet. Von der Überosmiumsäure werden mit Ausnahme des Cholesterins alle Myelinbestandteile gefärbt, allerdings in sehr verschiedener Intensität; am stärksten reagiert das Lecithin, welches sich fast ebenso tief wie Fett schwärzt.

Über den Bau der Schwannschen Scheiden ist oben das nötige gesagt worden. Es wäre hier nur noch hinzuzufügen, daß sich in neuester Zeit auch die Anschauungen über die histogenetische Stellung dieser Gebilde stark geändert haben. Sie wurden bisher als kernhaltige Bindegewebsmembranen aufgefaßt, die sich prinzipiell von den benachbarten endo- und perineuralen Bindegewebselementen nicht unterscheiden. Nach Koelliker sind ihre Zellen einfache platte, das Nervenmark und den Achsenzylinder umhüllende Mesoderm- oder Bindesubstanzzellen, die keine direkte Beziehung zur Bildung des Nervenmarkes besitzen. Den von Ranvier gebrauchten Vergleich der Marksegmente mit Fettzellen, hält er außer anderen Gründen schon deshalb für unzutreffend, weil auch die Nervenfasern der Zentralorgane, die keine Schwannschen Scheiden besitzen, Nervenmark enthalten. Durch embryologische Forschungen der letzten Jahre ist nun der Nachweis geführt worden, daß die Schwannschen Zellen nicht aus der mesodermalen Keimanlage, sondern teils aus den Anlagen der sogenannten Ganglienleisten, teils aus dem Medullarrohr direkt hervorgehen. Sie sind also ebenso wie die zentralen Gliazellen ektodermalen Ursprungs, und Held, der sich neben Harrison, Cohn und Froriep um die Klärung dieser Frage sehr verdient gemacht hat, bezeichnet sie geradezu als „periphere Gliazellen". Die Schwannschen Scheiden sind demnach den eingangs erwähnten Gliagrenzhäuten der Zentralorgane gleichwertig, weil ihr membranöser Teil zwischen dem Parenchym der peripherischen Nervenfaser und den benachbarten Bindegewebszügen eine ebenso scharfe und kontinuierliche Grenze bildet, wie es die Gliahäutchen gegen den Blutgefäßbindegewebsapparat in den Zentralorganen tun. Die Gleichwertigkeit der peripherischen und zentralen Gliazelle tritt aber nicht nur in diesem Grundplane der Anordnung zutage, sondern auch noch in verschiedenen Einzelheiten. So sind nach Held den Fasern der zentralen Glia zarte Fäserchen in den Marksegmenten äquivalent, welche Golgi zuerst ge-

sehen und als innere Stützapparate des Myelins aufgefaßt hat. Sie sind im
Bereich der Lantermannschen Einkerbungen als dünnere Fadennetze dar-
stellbar, welche sich von einem Zylinderkonus zum anderen ausspannen. Auch
die über die Entstehung des Myelins gesammelten Erfahrungen rechtfertigen
die einheitliche Auffassung beider Gliaarten. Das Mark der peripherischen
Nervenfasern ist das Ausscheidungsprodukt der Schwannschen Zellen. Diese
Auffassung wird heute fast ausnahmslos von allen Beobachtern vertreten
gegenüber der älteren Lehre, nach welcher der Achsenzylinder Myelinsub-
stanzen produzieren sollte. Im Zentralnervensystem sind vor dem Einwachsen
der Gefäße, wie Wlassak gezeigt hat, die Gliazellen die Bildner der lipoiden
Grundstoffe, aus denen sich die Markscheiden aufbauen. Die Analogie ist hier
eine so sinnfällige, daß man ihr fast den Wert eines Beweises zuerkennen
darf. Auch mit den Anschauungen Reichs, die auf histologischem und
histochemischem Wege gewonnen worden sind, steht das alles im vollem Einklang. Daß die Gleichstellung der Schwannschen Zellen mit den zentralen
Gliazellen auch für die Histopathologie von Bedeutung ist und ihr eine Reihe
neuer Perspektiven eröffnet, wird später noch erwähnt werden.

Eine gewisse Sonderstellung nehmen die Endstrecken der Nervenfasern in den Gebieten ihrer „Aufsplitterung" ein, wo sie an der Peripherie mit
Muskelfasern und Sinnesorganen, in den Zentralorganen mit fremden Nervenzellen in Beziehung treten. Diese Endgebiete, die von jeher ein Lieblings-
objekt der histologischen Forschung waren, sind in den letzten Jahren viel
durchforscht worden, weil die neuen Silberreduktionsverfahren sich in mancher
Hinsicht als bessere Untersuchungsmittel erwiesen haben als die Silhouetten-
methoden und die vitalen Färbungen, deren man sich früher zu ihrer Darstellung vornehmlich bedient hat. Die Endstrecken aller Nervenfasern besitzen das gemeinsame Kennzeichen, daß sie marklos sind. Bei den auch
auf der übrigen Strecke marklosen Fasern, bei den in toto marklosen „Neuronen", ist das ja nichts besonders Auffallendes; sehr bemerkenswert ist dagegen diese gesetzmäßige Übereinstimmung bei den markhaltigen Nervenfasern. Bei den motorischen Fasern finden sich an der Stelle ihrer Verbindung mit den Muskeln die bekannten Endhügel oder Endplatten (cf. Abbildung 6, Taf. V). Die Markhülle der Nervenfaser verschwindet bereits in ge-
raumer Entfernung vor dem Eintritt in die Platte. Der Achsenzylinder behält
auf dieser marklosen Strecke sein homogenes Aussehen, weicht dann in mehrere
Ästchen auseinander, und diese verbinden sich schließlich zu einem zarten
Fibrillennetz, welches ganz in die Plasmasubstanz der von vielen Kernen
umsäumten Platte eingesenkt ist Sicher steht diese plasmatische Grundsubstanz mit dem Axoplasma der zugehörigen Nervenfaser in Verbindung;
sehr wahrscheinlich ist ein solcher Zusammenhang auch nach dem Sarko-
plasma der Muskelfaser hin vorhanden. Über den Rand der Plasmazone
ziehen die Fibrillen beim Menschen und den von mir untersuchten Wirbeltieren nur selten hinaus. Gegenüber der fibrillären und plasmatischen Substanz des zuleitenden Achsenzylinders ist die Fibrillen- und Plasmamasse in
der Platte enorm vermehrt. Ähnlich liegen die Dinge in den sensiblen End-
organen der Haut, die trotz ihrer morphologischen Vielgestaltigkeit bezüglich
ihres Innervationsmodus sehr gleichförmig sind. Auch hier verlieren die Nervenfasern ihren Markmantel beim Eintritt in das Organ oder bereits eine Strecke
weit zuvor und teilen sich häufig in mehrere Endäste. Erst im Innern der
Endorgane erfolgt die Auflösung der Faser in Fibrillen, und überall lassen
sich unter ihnen Anastomosen und netzähnliche Strukturen nachweisen. Die

höher differenzierten Endgebilde dieser Art enthalten zum Teil sogenannte Wundernetze, die dadurch zustande kommen, daß die auseinanderweichenden Fibrillen eines Ästchens sich wieder zu einem soliden Faden zusammenschließen, um an einer anderen Stelle das Spiel von neuem zu beginnen. Überall wo sich derartige Netz- oder Gitterformationen finden, sind ihre Maschen in ähnlicher Weise wie in den Endplatten von einer deutlich erkennbaren homogenen Perifibrillärsubstanz ausgefüllt. Das Mengenverhältnis zwischen Fibrillen und Plasma wechselt bei den einzelnen Organen; es kann selbst in nahe miteinander verwandten Gebilden sehr verschieden sein. So zeigt Abb. 7 auf Taf. V ein Meißnersches Tastkörperchen aus der menschlichen Lippenhaut, Abb. 8 ein ganz ähnliches Körperchen aus der Clitoris; trotz vollkommener Übereinstimmung im Plane ihres inneren Baues treten in jenem die perifibrillären Plasmaanhäufungen viel stärker als in diesem hervor, während es sich mit dem Fibrillengehalt umgekehrt verhält. Derartige Schwankungen sind aber von untergeordneter Bedeutung; wichtig ist die Tatsache, daß auch in den Endverzweigungen der sensiblen Nerven eine Zunahme beider Achsenzylindersubstanzen gesetzmäßig stattfindet. Daß diese Beobachtung auch für die sensorischen Hirnnerven gilt, sei hier nur kurz erwähnt.

Die Endformationen der zentralen Fasern sind ihrer Form nach kaum weniger vielgestaltig als der peripherischen. Bald erscheinen sie als korbartige Geflechte, wie z. B. an der Oberfläche der Purkinjeschen Zellen, bald als Kelche oder Vogelklauen wie an den Zellen des Trapezkernes, bald in Gestalt von geweihartigen Gebilden wie im zentralen Kern des N. nochlearis (cf. Abb. 1—5, Taf. V). Die größte Verbreitung haben aber die sogenannten „Endknöpfe". Mit ihnen hat es folgende Bewandtnis. In den verschiedensten Gebieten der grauen Substanz, besonders in einzelnen Kernen der Oblongata (Oliva sup., Burdachscher Kern) sieht man aus dem die Ganglienzellen umgebenden Fasergewirr zarte Fädchen hervortreten, welche in mannigfachster Richtung der Oberfläche der Ganglienzellen zustreben und dort bei oberflächlicher Betrachtung mit einer ring- oder fußartigen Verbreitung zu endigen scheinen. Sie erinnern in ihrem Aussehen lebhaft an Spermatozoen, wobei der Endring dem Kopfende des Samenfädchens entspricht. Sehr häufig sind ovale und runde Varicositäten von ähnlichem Aussehen, wie die Endringe selbst, in den Verlauf dieser Endfäden eingeschaltet, und meist gehen von ihnen zahlreiche Kollateraläste ab, die sich ganz ebenso mit Ringen oder Endfüßen der Zelloberfläche anlegen. Über die Benennung dieser Gebilde ist bisher keine Einigung erzielt worden. Cajal bezeichnet sie nach Auerbach, der ähnliche Dinge beschrieben hatte, als Auerbachsche Knöpfe oder als Varicosidades terminales, von denen er die in den Verlauf der Endfäden eingeschalteten Anschwellungen als Varicosidades de trayecto unterscheidet. Held hat sie schon viel früher mit anderen Methoden gut dargestellt und als „Endfüße" bezeichnet. Alle die erwähnten Endformationen sind marklos, und die in ihnen enthaltene fibrilläre und perifibrilläre Substanz ist gegenüber den Achsenzylindern ihrer Stammfasern stark vermehrt.

Über die näheren Beziehungen dieser nervösen Endstrukturen zu den von ihnen okkupierten Ganglienzellen ist viel gestritten worden. Handelt es sich um einen bloßen Kontakt, wie ihn die Neuronenlehre postuliert, oder sind substantielle Verbindungen zwischen beiden vorhanden? Die Meinungen gehen hier weit auseinander. Cajal und mit ihm die meisten der neueren Untersucher sehen in diesen Bildern nur eine Ergänzung und

Bestätigung dessen, was die Golgische Silhouettenmethode gezeigt hatte; sie behaupten, daß die Endfäserchen immer frei auslaufen und die Zelloberflächen nur berühren. Im Gegensatz dazu haben Held, Max Wolff, Donaggio, Bielschowsky, Holmgren und einige andere darauf hingewiesen, daß diese freie Endigungsweise durch unvollkommene Färbungen vorgetäuscht wird. Wie verschieden sich die Bilder nach dem Grade der Färbung gestalten, das lehrt ein Blick auf die Abb. 1 und 2, bzw. 3 und 4 der Taf. V. Abb. 3 zeigt eine Zelle aus dem Trapezkern, welche von den Ästen einer breiten Endfaser, dem sogenannten Heldschen Endkelch, umfaßt wird. Die intracellularen Fibrillen sind hier an dieser Zelle nicht zur Darstellung gelangt, und man hat entschieden den Eindruck, daß nur eine oberflächliche Berührung zwischen beiden stattfindet. Abb. 4 demonstriert dasselbe Objekt bei gleichzeitiger guter Imprägnation der Zell- und Endfaserfibrillen, wobei erkennbar wird, daß aus den Endfasern Fibrillen in das Zellinnere eindringen und sich mit dem hier dicht gefügten Reticulum vereinigen. Analoge Verhältnisse zeigen die Abb. 1 und 2 an einer Stelle, wo die Endfasern in Knopfbildungen auslaufen. Es handelt sich hier um Zellen aus der oberen Olive. Während die Knöpfe der weniger gefärbten Zelle (Abb. 1) nur locker aufzufliegen scheinen, sieht man an der anderen (Abb. 2), daß von einem Teil von ihnen dünne Fädchen zur fibrillären Substanz des Zellkörpers hinübergehen. Dabei erscheint das Innere des Knopfes nicht homogen, wie gewöhnlich, sondern zu einer kleinen Gitterkugel differenziert. Gerade die besten Silberpräparate lehren auch, daß der Zusammenhang zwischen Nervenendfläche und Zelle nicht allein von Fibrillen hergestellt wird, sondern daß auch das Axoplasma dabei beteiligt ist. Mit seiner Neurosomenfärbung hatte Held diese Plasmabrücken schon zu einer Zeit dargestellt, als noch niemand an das Vorhandensein fibrillärer Verbindungen dachte. Ähnliche Zusammenhänge zwischen Endfaser und Zelle sind auch in der Peripherie an den Sinnesepithelien der Retina und der Vestibularorgane beobachtet worden (Held, Kolmer, Bielschowsky und Brühl).

Eine weitere viel umstrittene Frage, welche sich an die Histologie der Endfasern knüpft, ist die, ob die letzten Ausläufer der Neuriten, welche sich an der Zelloberfläche befinden, durch Anastomosen zu netzartigen Strukturen verbunden werden. Das Problem ist von prinzipieller Bedeutung, weil ja an einer und derselben Zelle Axone ganz verschiedener Herkunft endigen, und derartige perizellulare Netze einen wichtigen Apparat zur Reizübertragung von Axon zu Axon bilden können. Auerbach und Held haben diese Frage im bejahenden Sinne beantwortet, und auch Wolff und ich haben an einzelnen Zellformen zwischen Endfasern und Endknöpfen zarte Verbindungsfäden beobachtet, welche besonders da wo die Knöpfe dicht gelagert waren, den Eindruck geschlossener Netze hervorriefen. Cajal, Schiefferdecker u. a. haben sich gegen die Existenz derartiger Bildungen ausgesprochen, und die Entscheidung dieser Frage wird weiteren Untersuchungen mit verbesserten technischen Hilfsmitteln vorbehalten bleiben.

In das Kapitel der perizellularen Strukturen gehören auch die von Bethe mit seiner Molybdänmethode dargestellten Netze, welche er nach Golgi, welcher sie zuerst gesehen hatte, als Golginetze bezeichnet hat. Es handelt sich hierbei um Netze mit polygonalen ziemlich regelmäßigen Maschen, welche wie ein enganliegender Mantel über die ganze Oberfläche des Zelleibes und der Dendriten ausgespannt sind und nur die Ursprungsgebiete der Axone freilassen. Golgi hatte sie wegen einer ent-

fernten Ähnlichkeit mit den Neurokeratingittern der Markscheiden als Keratin-
hüllen der Ganglienzellen angesprochen. Bethe erklärte diese Anschauung
für unhaltbar, weil er wiederholt nervöse Endfäserchen in diese Bälkchen
des Netzes hatte eintreten sehen. Auf Grund dieser Beobachtung vertrat
er die Ansicht, daß hier ein Apparat von hoher funktioneller Bedeutung
vorliege, dessen Aufgabe darin bestehe, die Reizübertragung von den End-
fibrillen der Axone auf die intracellularen Fibrillen der Zellkörper zu vermitteln. Sie wurden, wie noch weiter ausgeführt werden soll, für ihn der
Angelpunkt einer neuen Hypothese über den feineren Bau des Nervensystems;
auch eine Reihe physiologischer Tatsachen glaubte er durch ihre Existenz
zwanglos begründen zu können. Die Deutung, welche Bethe diesen Netzen
gab, hat starken Widerspruch erregt. Cajal erklärte sie ohne genügende
Begründung für Gerinnungsprodukte flüssiger Substanzen, welche in den
perizellularen Lymphräumen unter dem Einfluß der Fixierungsmittel entstehen. Von Hans Held, welcher sich dieser Fragen wohl am eingehendsten
gewidmet hat, wurde dann in überzeugender Weise dargetan, daß es sich um
gliöse Bildungen handle, welche für nervöse Funktionen nicht in Betracht
kommen können. Mit den von ihm selbst beschriebenen nervösen Terminal-
netzen seien sie nicht identisch; vielmehr alterniere die Substanz des Golgi-
netzes stets mit derjenigen seines Terminalnetzes in der Weise, daß die
Knotenpunkte des einen in den Maschen der anderen lägen. Nachdem durch
die neuen Silbermethoden das Vorhandensein mannigfaltigster Endformationen
aufgedeckt worden ist, von denen direkte Verbindungen zu den Zellfibrillen
hinübergehen, hätte ein indirekter Übertragungsmechanismus, wie ihn Bethe
sich vorstellt, keinen rechten Sinn mehr. Allerdings ist das letzte Wort in
dieser Frage heute noch nicht gesprochen.

Die Wandlungen der Neuronenlehre.

Im Verlaufe der Ausführungen über den fibrillären Bau der Ganglienzellen und
der Nervenendverzweigungen sind wir einer Reihe von Tatsachen begegnet, welche mit
der Neuronenlehre, wenigstens in ihrer ursprünglichen Fassung, nicht mehr in vollen
Einklang gebracht werden können. Bei der Bedeutung, welche dieser Gegenstand auch
für den Physiologen und Pathologen besitzt, dürfte es gerechtfertigt sein, die wesentlichsten Einwände, welche gegen die Lehre von den Einheiten erhoben worden sind,
und die Gegenargumente, mit denen man sie verteidigt hat, in einer kurzen historischen
Übersicht zusammenzustellen.

Schon zu der Zeit, als die Neuronenlehre ihren Siegeslauf antrat, waren gewisse
Tatsachen bekannt, welche sich dem Schema nicht einfügen ließen. Sie betrafen vornehmlich die phylogenetisch am tiefsten stehenden Nervensysteme der Wirbellosen
(Coelenteraten), deren Ganglienzellen durch vollkommene gleichartig geformte Fortsätze, die sich nicht in Axone und Dendriten scheiden lassen, zu echten Netzen verbunden sind. Besonders Bethe hat auf die weite Verbreitung derartiger Nervennetze
hingewiesen und hervorgehoben, daß sie auch bei denjenigen Arten, welche bereits ein
zentralisiertes Nervensystem besitzen, noch in der Peripherie des Körpers vorkommen.
Bei den Vertebraten sind sie in der Wandung der Blutgefäße und des Herzens besonders ausgeprägt. In der Retina hat Dogiel netzartig anastomosierende Ganglienzellen beschrieben, welche eine besondere Schicht bilden. Es sind die sogenannten
Horizontalzellen, bei denen auch ich ein Übertreten von Fibrillen aus einem Zellbereich
in das andere durch breite Verbindungsbrücken beobachtet habe. Ferner sind in dem
symphatischen Plexus der Darmwandungen wiederholt derartige Zellbrücken gesehen
worden.

Aber nicht die Anastomosen und Nervennetze bildeten den Ausgangspunkt der
Opposition, welche sich in den letzten zwölf Jahren gegen die Neuronentheorie bewegte.
Was aus diesen Befunden gegen diese Lehre gefolgert wurde, verhallte ungehört. Die

Gegenströmung gewann erst Bedeutung, als sie in den Bildern der Fibrillenmethoden neue Grundlagen erhielt.

In erster Reihe stehen hier die Arbeiten Apathys, der bei Wirbellosen durch Goldimprägnationen die Neurofibrillen mit einer Klarheit zu Gesicht brachte, die auch heute noch unübertroffen ist. Das Hauptergebnis seiner Untersuchungen bestand darin, daß er in den Neurofibrillen das einzige nervöse Gewebselement entdeckt zu haben glaubte, welches kontinuierlich von den Ganglienknoten zur Peripherie und umgekehrt verfolgbar ist; sie mußten deshalb von ihm als das leitende Element des Nervensystems betrachtet werden. Durch diese Feststellung allein wäre der Inhalt der Neuronenlehre zunächst nicht tangiert worden; aber seine Fibrillen haben noch Eigenschaften, welche in das Schema der histologischen Einheit des Neurons nicht hineinpassen. Er sah nämlich, daß ein und dieselbe Fibrille nicht selten ihren Lauf durch mehrere Ganglienzellen nimmt, und daß die Fäden in der zentralen Punktsubstanz der Ganglienknötchen, im sogenannten Neuropil, eine ganz eigenartige Umlagerung erfahren. Wie bereits erwähnt, gehen die Primitivfibrillen hier in engmaschige Gitter über, welche eine entfernte Ähnlichkeit mit den intracellularen Gittern der Ganglienzellen haben, sich aber dadurch prinzipiell von ihnen unterscheiden, daß sie von allen Zellgrenzen emanzipierte, vollkommen selbständige Strukturen darstellen. Die Neuronenlehre kennt aber keine andere nervöse Substanz als Zellen und Zellausläufer. — Ferner münden in diese Gitter nicht nur zentripetale sensible Fibrillen ein, sondern es gehen auch zentrifugale motorische direkt aus ihnen hervor, und auf diese Weise wird das Neuropil für Apathy zu einem wichtigen Reflexapparat, in welchem unter Umgehung der Ganglienzellen Reizübertragungen aus der zentripetalen in die zentrifugale Leitungsrichtung erfolgen können. Auch diese Vorstellung läuft dem Neuronenschema stracks entgegen, nach welchem leitende Fasern nur aus Ganglienzellen hervorgehen können. In konsequenter Weiterführung seiner Anschauungen läßt Apathy die Neurofibrillen auch embryologisch nicht aus den Ganglienzellen hervorsprossen, sondern von außen in sie hineinwachsen. Als ihre Bildungsstätten nimmt er besondere Zellformen an, die er im Gegensatz zu den Ganglienzellen als Nervenzellen bezeichnet. Das histologische Substrat hat er für diese Seite seiner Lehre allerdings nicht erbracht.

Bethe hat dann auf Grund eigner Forschungen mit seinen Methoden der Apathyschen Grundanschauung, daß die spezifisch nervöse Substanz nicht von Zellindividuen, sondern von den Neurofibrillen gebildet wird, für das Nervensystem der Wirbeltiere Geltung zu schaffen versucht. Daß auch hier nur die Fibrillen für die Reizleitung in Betracht kommen, schließt er aus ihrem Verhalten in den Achsenzylindern. In den Ranvierschen Schnürringen sind sie der einzige Gewebsbestandteil, der nach seiner Meinung aus einem Marksegment in das nächstfolgende übergeht. Das perifibrilläre Axoplasma erfährt daselbst nach seinen Befunden eine totale Unterbrechung. Auch die Plasmasubstanz der Ganglienzelle setzt sich nicht in den Achsenzylinder fort, denn, wo an der spießförmigen Spitze des Ursprungskegels die Fibrillen sich zu einem homogenen Bande zusammenlegen, höre die Grundsubstanz der Zelle mit einer scharfen Grenze auf. Demnach seien die Neurofibrillen, ähnlich wie Apathy gefolgert hatte, die einzig kontinuierlichen Elemente des Nervensystems, die an keine Zellgrenzen gebunden seien. Die Tatsache, daß verschiedene Dendriten der Zelle häufig durch direkte Fibrillenzüge verbunden sind, deute darauf hin, daß innerhalb der Zelle die Reizleitung von Dendriten zu Dendriten gerichtet sein könne. Das Ramon y Cajal-Gehuchtensche Gesetz von der dynamischen Polarisation sei auf Grund dieses Befundes vollkommen unhaltbar. —

Den Eckpfeiler der Betheschen Lehre bilden die bereits erwähnten Golginetze. In die Knotenpunkte dieser pericellularen Netze lassen sich von der einen Seite her die Fibrillen der Ganglienzelle, von der anderen Seite die Fibrillen der Nervenendfasern verfolgen. In ihnen sind sie kontinuierlich miteinander verschmolzen. Die Golginetze sind den Apathyschen Netzen im Körper der Ganglienzellen und im Neuropil vollkommen gleichwertig, denn hier wie dort handelt es sich um Apparate, durch welche rezeptorische und motorische Fibrillen miteinander in Ve bindung treten; man könnte die Golginetze demnach als ein auf die Oberflächen der Ganglienzellen ausgebreitetes Neuropil definieren. An einzelnen Stellen der Zentralorgane tritt der Neuropilcharakter der Netze dadurch besonders scharf hervor, daß sie sich von den Zelloberflächen entfernen und dreidimensionale Gitter bilden, welche möglicherweise dem hypothetischen „Grau" Nissls entsprechen, von dem sogleich noch die Rede sein wird.

Bethe hat dann durch zahllose Versuche über die Regenerationsvorgänge in peripherischen Nerven die herrschende Auffassung von der funktionellen Einheit des Neurons erschüttert, indem er den Nachweis zu führen suchte, daß von ihren Ursprungszellen losgetrennte Nervenfasern bei jungen Tieren lediglich durch die Tätigkeit der Schwannschen Zellen neugebildet werden können.

Ihren schärfsten Gegner hat die Neuronenlehre dann in Nissl gefunden, dessen Anschauungen in vielen Punkten auf den Befunden Apathys und Bethes basieren. Nissl stützt sich aber nicht etwa lediglich auf das positive Beweismaterial, welches diese Forscher gesammelt hatten; er kommt auch auf dem Wege einer indirekten Beweisführung zu dem Resultat, daß es in der grauen Substanz des Nervensystems, besonders in der Hirnrinde, einen eigenartigen nervösen Gewebsbestandteil geben müsse, der weder Zelle noch Zellausläufer sei. Für die älteren Histologen gab es in der Hirnrinde, so deduziert er, außer den Ganglienzellen mit ihren Fortsätzen, den Markfasern und den ihnen bekannten Elementen des Stützgewebes noch eine körnig-fädige Grundsubstanz, der die Mehrzahl nervöse Eigenschaften beimaß. Seit der Einführung des Golgischen Inkrustationsverfahrens sei von dieser Grundsubstanz nirgends mehr die Rede. Das kritiklose Vertrauen zu den Bildern dieser im eigentlichen Sinne gar nicht histologischen Methode habe zu der Anschauung geführt, daß es nichts anderes „Nervöses" geben könne, als das, was diese Methode zur Darstellung brachte, nämlich Zellen und Zellausläufer. In der funktionell hochwertigsten mittleren Zone der Hemisphärenrinde, dem sogenannten Rindengrau im engeren Sinne, welches die Schicht der kleinen und großen Pyramiden und stellenweise auch noch Teile des inneren Körnerschicht umfaßt, ist der Raum, den man der unbekannten Grundsubstanz einräumen muß, ein sehr beträchtlicher. Beim Vergleich identischer Rindenpunkte bei verschiedenen Säugern wird er um so größer, je höher die Art in der phylogenetischen Reihe steht. Im Nisslpräparat kommt diese Tatsache darin zum Ausdruck, daß die Ganglienzellen weiter auseinanderrücken. Dasselbe Verhältnis tritt beim Vergleich funktionell verschiedener Rindengebiete der menschlichen Hemisphäre zutage: die phylogenetisch älteren Sinneszentren enthalten weit mehr Zellen als die später entwickelten Windungen des Stirnlappens. In den Stirnwindungen erreicht die Grundsubstanz oder das „Grau", wie sie Nissl kurz bezeichnet, die höchste Entfaltung. Alle uns bisher bekannten, nervösen, gliösen und bindegewebigen Elemente zusammengenommen genügen nicht, um das hier in der mittleren Rindenzone vorhandenen Terrain auszufüllen, und der freibleibende Raum könne nur von einer spezifisch nervösen Substanz besetzt sein. Nissl vermutet, daß das „Grau" nach der Art des Apathyschen Neuropils gebaut sei und auf der einen Seite mit den Fibrillen der Ganglienzellen, auf der anderen Seite mit Nervenfasern im Zusammenhange stehe. Die parallel verlaufenden Axonfibrillen, der in die Rinde eintretenden Nervenfasern erfahren, genau wie die Neurofibrillen der Wirbellosen in der Punktsubstanz, eine Auflösung in ihre Elementarbestandteile, die „Neurotagmen", und zugleich eine Umlagerung zu polygonalen Gitterstrukturen. Da, wo diese Gitter an die Golginetze der Ganglienzellen stoßen, erfolge eine Umlagerung im umgekehrten Sinne zu längsverlaufenden intracellularen Fibrillen. Von Bethe weicht Nissl insofern ab, als er eine direkte Verbindung der Zellfibrillen mit den Fibrillen fremder Axone durch die Golginetze ablehnt; aber als Umlagerungsstätten der elementaren Neurotagmen behalten sie auch in seiner Hypothese eine hohe Bedeutung. In histologischer Hinsicht fußt Nissl also ganz auf Apathy und Bethe; in seinen physiologischen Schlußfolgerungen geht er noch weiter als diese Autoren. Das Grau der Wirbeltiere muß der Träger wichtiger nervöser Funktionen sein. Die Argumentation für seine Existenz in der menschlichen Hirnrinde, „der höchsten Differenzierungsstufe der organisierten Welt", führe auch zu dem Schluß, daß es sich um eine aktiv funktionierende Substanz von größter Bedeutung handle.

Daß diese Anschauungen noch weniger als diejenigen Apathys und Bethes mit dem Neuronenschema vereinbar sind, bedarf keiner Ausführung. Die Mehrzahl der Neurologen verhielt sich ihnen gegenüber ablehnend; und das ist begreiflich, denn die Theorien, welche anstatt der Zelleinheit die Neurofibrillen als histologische Individuen auf den Schild erhoben, standen für die meisten auch in einem unüberbrückbaren Widerspruch zu den Grundanschauungen der Cellularphysiologie und -pathologie. „Die Zelle", sagt Virchow, „ist das letzte Formelement aller lebendigen Erscheinungen sowohl im Gesunden wie im Kranken, von welcher alle Tätigkeit des Lebens ausgeht."

Wie die histologische, so ist auch die genetische Einheit des Neurons der Gegenstand zahlreicher Kontroverse gewesen. Es würde zu weit führen, alle auf embryologischem Gebiete in Betracht kommenden Arbeiten auch nur kurz zu referieren; nur die ausgezeichneten Forschungen Helds seien kurz erwähnt, weil sie auch für die histologische und physiologische Seite des Problems große Wichtigkeit erlangen und sicher den Ausgangspunkt neuer Wandlungen und Kämpfe bilden werden. Held, der ein sehr mannigfaltiges Embryonenmaterial mit der Cajalschen Methode untersucht hat, gliedert die Frage nach der genetischen Einheit des Neurons in drei Unterfragen: 1. sind die Neuroblasten die primären Bildungszellen der Nervenbahn, 2. sind sie die alleinigen Elemente, 3. sind sie die neuroblastischen Zellsubstanzen neuronenmäßig verteilt?

Im Gegensatz zu Apathy und Bethe und in Übereinstimmung mit seinem Lehrer His beantwortet er die erste Frage mit ja; die Neuroblasten sind die einzigen bis jetzt bekannten Ursprungsgebilde des Nervengewebes. Bei der Beantwortung der zweiten Frage entfernt er sich bereits weit von der Hisschen Lehre. Der sprossende Axonfortsatz der Neuroblasten wächst nicht frei in die Gewebslücken hinein, sondern bewegt sich in vorgebildeten intercellularen Plasmabrücken (Plasmodesmen), deren Substanz er in sich aufnimmt und dadurch in Neurodesmen verwandelt; er ist also zum Teil auch Bildungsprodukt dieser Zellen. — Auch die dritte Frage verneint er, und zwar in doppeltem Sinne. Die neurofibrillären Substanzen, die aus den Neuroblasten herauswachsen, sind nicht neuronenmäßig ausgebreitet; denn ohne Rücksicht auf histologische Zellgrenzen erscheinen sie im Innern von Neuroblasten wie von Glioblasten (z. B. im Randschleier) oder auch von gewissen peripherischen Zellen und solchen der Innervationsorgane selbst. Es werden also ganz verschiedene Zelleinheiten durch die sich entwickelnde Nervenbahn miteinander verschmolzen. Das gleiche antineuronistische Prinzip tritt auch in den gegenseitigen Beziehungen verschiedener Neuroblasten zutage; denn es dringen in einem sehr frühen Stadium der Entwicklung Neurofibrillen auf dem Wege präformierter syncytialer Verbindungen aus einem Neuroblasten in den anderen ein, so daß wir im Neurofibrillengerüst einer jeden derartigen Zelle die komplizierte Vereinigung der spezifischen Zellprodukte verschiedener Neuroblasten zu einer Gesamtstruktur erblicken müssen. Dementsprechend ist auch jeder aus einem Neuroblasten sprossende Nervenfortsatz in seinen Fibrillen das Produkt nicht einer, sondern vieler Zellen. Die erwachsene Ganglienzelle wird durch die geschilderten Verbindungen zum „Sammelpunkt zahlreicher Fibrillenbahnen“, welche von verschiedenen Gebilden gleicher Bedeutung herstammen und hier eine neue Gruppierung und Ordnung erhalten. — So viel über die Forschungen Helds, durch welche eine Reihe neuer und fruchtbarer Vorstellungen für die embryologische Seite des Problems gewonnen worden sind. Von der alten Neuroblastenlehre lassen sie allerdings nicht viel übrig.

Auch auf den Gebieten der experimentellen Pathologie und der pathologischen Anatomie liegen eine ganze Reihe von Beobachtungen vor, welche dem Neuronenschema widersprechen. So ist diese Lehre von allen Seiten angegriffen worden, und auch heute ist der Kampf noch lange nicht beendet; die Meinungen stehen sich in vielen Punkten schroffer denn je gegenüber. Ramon y Cajal hat von allen histologischen Einwänden gegen die Neuronentheorie nicht einen einzigen als stichhaltig anerkannt. Alle Befunde, welche auf eine Kontinuität der nervösen Substanz im embryonalen und reifen Zustande hindeuten und für die Existenz extracellularer Gitterstrukturen ins Feld geführt worden sind, hat er als fehlerhafte Beobachtungen oder als falsche Deutungen mikroskopischer Bilder zu kennzeichnen versucht. Es ist hier nicht der Ort, das Für und Wider noch länger zu erörtern. So viel steht aber heute wohl bereits fest, daß das Gesetz von der histologischen „Einheit“ des Neurons keine allgemeine Geltung mehr besitzt, denn der Begriff der Einheit beruht auf der Vorstellung, daß die Neurone scharf gegeneinander begrenzte Zellgebiete sind, und gerade diese Vorstellung ist durch den unbestreitbaren Nachweis von fibrillären und plasmatischen Substanzbrücken zwischen ihnen hinfällig geworden. Daß damit auch die Kontakttheorie im histologischen Sinne erledigt ist, versteht sich von selbst. Als unhaltbar muß ferner das Gesetz von der dynamischen Polarisation bezeichnet werden. Es fragt sich, ob wir unter diesen Umständen den Neuronenbegriff in seiner reinsten und ursprünglichsten Fassung, nach welchem das Nervensystem nur aus Zellen und Zellfortsätzen besteht, verlassen müssen und genötigt sind, als Grundelement des Bauplanes anstatt der Zellen die Fibrillen zu setzen. Ein solcher Zwang besteht nicht; er wäre nur dann vorhanden, wenn der Nachweis dafür erbracht worden wäre, daß die Fibrillen an irgendeinem Punkte des Nervensystems sich von den Zellen vollkommen emanzipieren und außerhalb jeder plasmatischen Grundsubstanz als freie Fäden oder irgendwie anders angeordnete Strukturen vorkommen. Diese Bedingung ist bisher für das Nervensystem der Wirbeltiere von niemandem erfüllt worden. Was Bethe in dieser Hinsicht behauptet hat, kann nicht als stichhaltig anerkannt werden; denn in den Achsenzylinder setzt sich die plasmatische Substanz der zugehörigen Ganglienzelle fort, und auch im Bereich der Schnürringe sind im Gegensatz zu seinen Angaben von anderen Autoren Plasmabestandteile (Neurosomen) nachgewiesen worden. Es ist deshalb seinen histologischen Bildern kein sicherer Beweis dafür zu entnehmen, daß nur die Fibrillen den leitenden Bestandteil innerhalb der Zellen und Nervenfasern bilden. Die mikroskopischen Befunde stimmen ebenso gut zu der alten Leydig-Nansenschen Hypothese, nach welcher eine homogene flüssige Grundsubstanz das Leitende im Nervensystem ist. Die Tatsache, daß Fibrillen und Plasma stets zusammen erscheinen, rechtfertigt aber die Vermutung, daß das Wesen der nervösen Leitung in einer chemisch-physikalischen Wechselwirkung zwischen beiden besteht (Schieferdecker, Bielschowsky). Boruttau hat unter Anlehnung an die Herrmannsche Kernleitertheorie die Neurofibrille als den Kern und die perifibrilläre Substanz, welche sie einhüllt, als den feuchten Leiter betrachtet; der Polarisationsstrom, der sich an der Grenze beider Teile entwickle, wäre der im Nervengewebe fortschreitende Erregungsvorgang. Mit besonderer Betonung muß darauf hingewiesen werden, daß die Existenz neuropilartiger Gitter im Sinne Apathys in den Zentralorganen der Wirbeltiere nicht bewiesen ist. (Die pericellularen Terminalnetze sind nicht mit ihnen zu identifizieren.) Das hypothetische Grau Nissls, welches mit einer ehemals sehr berechtigten und konsequent durchgeführten Spekulation über die Raumverhältnisse in der Hirnrinde begründet worden ist, läßt sich heute auch ohne Zuhilfenahme Apathyscher Gitterstrukturen ausfüllen. Gute Silberimprägnationen zeigen uns, daß in den fraglichen Gebieten viel mehr Dendriten und Axone vorhanden sind, als Nissl mit seinen damaligen Hilfsmitteln feststellen konnte. Auch die Neuroglia ist heute als raumfüllender Faktor viel höher einzuschätzen, als es noch vor wenigen Jahren der Fall war. Die Tatsache, daß in der Hirnrinde eines niederen Säugers viel mehr Ganglienzellen liegen und viel weniger „Grau" vorhanden ist als beim Menschen, verliert ihre Beweiskraft, wenn wir sehen, daß in der aufsteigenden Tierreihe die Abnahme der Zellenzahl durch die Zunahme des Zellvolumens und besonders der Zelloberfläche mehr als ausgeglichen wird: der größere Zellabstand ist nicht die Folge der stärkeren Entwicklung einer eigenartigen, funktionell hochwertigen nervösen Substanz, sondern vornehmlich Folge einer enormen Vermehrung und Verlängerung der Protoplasmafortsätze. Aus alledem ergibt sich, daß wir auch heute noch die Neuronenlehre gelten lassen können, wenn wir sie unter Beseitigung der verschiedenen Einheitsdogmen als einfache Zellenlehre auffassen.

Neuroglia.

Das Gehirn und Rückenmark der Wirbeltiere besitzt im Gegensatz zu allen anderen Organen eine Stützsubstanz ektodermalen Ursprungs, die Neuroglia. Virchow hat ihr diesen Namen gegeben, mit dem er zum Ausdruck bringen wollte, daß es sich um ein ganz besonderes, vom gewöhnlichen Bindegewebe grundverschiedenes Zwischengewebe handle, welches die nervösen Bestandteile der Zentralorgane, die Ganglienzellen und die Nervenfasern, wie ein Kitt zusammenhalte. Er hatte bereits richtig erkannt, daß diese Substanz aus eigenartigen Zellen und einer schwer analysierbaren weichen oder körnigen Zwischenmasse besteht, und daß die Blutgefäße innerhalb der Neuroglia verlaufen, „welche daher von der Nervenmasse fast überall noch durch ein leichtes Zwischenlager getrennt sind und sich nicht in unmittelbaren Kontakt mit derselben befinden." In den folgenden Jahrzehnten waren besonders die Zellen der Gegenstand guter Beobachtungen. Koelliker und besonders Deiters dürfen das Verdienst für sich in Anspruch nehmen, die markantesten Typen unter diesen Zellen, die sternförmig verästelten Gebilde, im wesentlichen richtig dargestellt zu haben. Koelliker vertrat dabei zunächst die Ansicht, daß das ganze Stützgerüst des Rückenmarks nur aus einem Netzgeflecht anastomotisch verbundener Zellen dieser Art bestände, während Deiters außer den Zellen noch eine von ihnen unabhängige poröse Grundmasse mit freien Fasern beschrieb. Die Golgimethode, welche für die Morphologie der Ganglienzellen so viel geleistet hat, wurde dann auch von zahlreichen Autoren für die Erforschung der Neuroglia verwandt. Sie liefert von ihr sehr charakteristische, aber außerordentlich lückenhafte Bilder. Sie bringt nämlich nur isolierte Zellgebilde zur Darstellung, bei denen von einem dem Zellkörper entsprechenden zentral gelegenen Knotenpunkt außerordentlich zahlreiche strahlenförmige Fortsätze abgehen. Wegen dieser stereotypen Form hat man sie als Spinnenzellen oder auch als Astrocyten bezeichnet (Jastrowitz, v. Lenhossék). Es lassen sich, wie Koelliker gezeigt hat, zwei Varietäten unterscheiden; einmal Zellen mit kürzeren, stark verästelten Ausläufern, sogenannte Kurzstrahler, und zweitens Zellen mit sehr langen, wenig geteilten Fortsätzen, die er Langstrahler nennt. Zwischen beiden Arten gebe es zwar Übergangsformen; aber die Unterscheidung sei deshalb gerechtfertigt, weil die Kurzstrahler vorwiegend in der grauen, die Langstrahler hauptsächlich in der weißen Substanz angetroffen werden. Durch die Silhouettenbilder wurde die Vorstellung, daß die gesamte Neuroglia ausschließlich aus diesen reichverzweigten Sternzellen bestände, und daß ihre sich überall zwischen die nervösen Parenchymbestandteile schiebenden Fortsätze eine mechanische Stütze bilden, stark gestützt. Diese Auffassung, die Golgi selbst am entschiedensten vertreten hat, stand der alten Koellikerschen Darstellung sehr nahe; nur ließ man die Fortsätze nicht mehr anastomosieren, sondern frei endigen. Ihres Charakters als Stützgewebe war die Neuroglia bei dieser Art der Betrachtung vollkommen beraubt; denn die zur Bildung eines Gewebes notwendige Intercellularsubstanz, die eigentliche Glia Virchows, löste sich bei dieser Darstellung vollkommen im Zellausläufer auf. v. Lenhossék schlug deshalb auch vor, gar nicht mehr von der Neuroglia, sondern nur noch von Stützzellen oder Spongiocyten zu reden, damit der Gedanke, daß es sich um eine besondere Gewebsart handle, recht gründlich ausgemerzt werde. Diese Auffassung war ein Irrtum; und er war auch hier wieder durch eine einseitige Verwendung und Überschätzung der Golgimethode bedingt. Man kann in Silhouetten eben keine histologischen Einblicke gewinnen. Einen großen Fortschritt auf dem Gebiete der Gliaforschung brachten die Arbeiten Carl Weigerts. Er führte mit einer neuen elektiven Färbemethode den Nachweis, daß neben den Zellen eine Intercellularsubstanz vorhanden sei, welche aus selbständigen kleinen Fäserchen besteht. Diese Fasern seien nicht nur räumlich vom Protoplasma der Zellen getrennt, sondern auch stofflich durchaus von ihm verschieden. Der winzige Zelleib bilde unter normalen Verhältnissen nur einen ganz schmalen, kaum wahrnehmbaren Saum um den Kern, und Ausläufer seien überhaupt nicht vorhanden. Was in den Bildern anderer Methoden als Ausläufer erscheint, sei das Produkt einer mangelhaften technischen Darstellungsweise. Diese Fortsätze entpuppen sich in seinen Präparaten stets als Fasern, welche bogenförmig an der Zelle vorüberziehen und ihre stoffliche Differenzierung dadurch veranschaulichen, daß sie am Zellkern keine Unterbrechung erfahren. Abb. 5 auf Taf. IV ist nach einem Weigertschen Neurogliapräparat aus der weißen Substanz der Med. oblong. gezeichnet. Man sieht hier etwa in der Mitte (bei A) des Gesichtsfeldes einen Zellkern, welcher von Bogenfasern umrahmt ist, und man kann sich an einer derartigen Stelle leicht vergegenwärtigen, wie bei einer weniger klaren Differenzierung die bekannte Astrocytengestalt einer fortsatzreichen Zelle vorgetäuscht wird. Im Lichte der Weigertschen Lehre erscheint die reife Neuroglia also wieder als ein echtes Zwischengewebe, das aus Zellen und freien Fasern besteht. Weigerts großes Verdienst ist es ferner gewesen, die topographische Verteilung dieser beiden Gewebsbestandteile in den verschiedenen Gebieten der Zentralorgane in allen wesentlichen Punkten festgestellt zu haben, wenn auch auf diesem Gebiete bereits vor ihm einzelne bemerkenswerte Anfänge vorhanden waren. So ist es als gesetzmäßig zu betrachten, daß unter dem Epithel der Ventrikel und des Zentralkanals stets eine dicke Schicht sehr eng verwebter Fasern liegt. Diese Fasergeflechte sind die dichtesten, die normalerweise im Zentralorgan vorkommen. Daß die Ependymregion in vieler Hinsicht eine Sonderstellung einnimmt, steht mit den embryologischen und vergleichend anatomischen Tatsachen in engem Zusammenhange. Die Zellen halten hier die epitheliale Anordnung fest, welche ihre Vorfahren im Medullarrohr innehatten. Im frühen Embryonalleben wird das Stützgerüst ausschließlich von diesen Epithelzellen geliefert, von denen jede einen starren langen Fortsatz bis an die Oberfläche des Organs entsendet. Bei Fischen und Amphibien können sich ähnliche Verhältnisse bis zur vollkommenen Reife der Individuen erhalten. Derartige Verdichtungszonen der fasrigen Glia hat Weigert dann auch als einen fast gesetzmäßigen Befund an der äußeren Oberfläche der Zentralorgane und überall da nachgewiesen, wo sich in der Tiefe oberflächenartige Abgrenzungen finden. Hierhin gehören die Randgebiete der Fasersysteme in der weißen Substanz und die an die Blutgefäße angrenzenden Gewebspartien. Cf. Abb. 5, Taf. IV im untersten Teil des Gesichtsfeldes. An den größeren Gefäßen können die Verdichtungsstreifen einen ganz beträchtlichen Dickendurchmesser erreichen. Ferner ist die Feststellung von Interesse, daß die Gliafasern in der weißen Substanz ein ziemlich weitmaschiges Geflecht bilden, durch welches die einzelnen markhaltigen Fasern voneinander getrennt werden. In den verschiedenen Gebieten sind zwar Dichtigkeitsdifferenzen ganz unverkennbar, aber der Gesamteindruck ist im großen und ganzen ein ziemlich einheitlicher. Wesentlich anders ist das Verhalten der Neuroglia in der grauen Substanz, für die sich ein allgemeines Schema nicht entwerfen läßt. Während sie z. B. im Rückenmark — abgesehen von der Subst. gel. Rolandi — einen dichten Faserpilz bildet, ist sie in gewissen Schichten der Großhirnrinde (dem sog. Rindengrau) und in der Körnerschicht des Kleinhirns sehr arm an fasrigen Elementen.

Was Weigert über die topographische Verteilung der fasrigen Glia angegeben hat, ist von späteren Untersuchern nur bestätigt und in einzelnen Punkten ergänzt worden. Seine Arbeit ist in dieser Hinsicht auch heute noch ein festes Fundament, das uns besonders für die Feststellung quantitativer Unterschiede in pathologisch veränderten Gebieten unentbehrlich ist. Dagegen sind seine Anschauungen vom allgemeinen Bauplan der Glia in der Folgezeit stark angefochten worden. Held kann mit einer neuen Methode zu neuen Resultaten, welche in einigen wichtigen Punkten zu einer Revision der Weigertschen Lehre führen mußten. Zunächst gelang ihm der Nachweis, daß die morphologische Trennung von Faser und Zelle, welche Weigert stets betont hatte, tatsächlich nicht überall vorhanden sei, sondern an vielen Stellen durch die Eigenart seiner Färbetechnik bedingt werde. An einer weitgehenden chemischen Differenzierung der Gliafasern vom Protoplasma ihrer Mutterzellen besteht auch für Held kein Zweifel, aber diese Fasern liegen zum größten Teil in einer vom Zelleib ausgehenden Protoplasmahülle, sind also intracellulare und nicht ganz selbständige, vom Zellkörper emanzipierte Gebilde. Durch diesen Befund kommt die Zelle als das grundlegende Formelement mehr zur Geltung als in der Weigertschen Darstellung, aber doch in einem ganz anderen Sinne als es Golgi und seine Anhänger gelehrt hatten. Die Ausläufer der Zellen endigen nämlich nicht frei, wie es die Silhouettenbilder zeigen, sondern sind bei benachbarten Exemplaren zu netzigen oder gitterartigen Strukturen verbunden. In die protoplasmatischen Netzbalken, die dem Protoplasma des Zellkörpers gegenüber in irgendeiner Weise chemisch modifiziert sein mögen, sind nun fast überall die Fasern eingebettet, welche der Versteifung des ganzen Apparates dienen. Der Schwerpunkt der Heldschen Forschung liegt in dem Nachweis dieser dreidimensionalen Plasma-

gitter; durch welche die Neuroglia als ein Syncytium mit eingestreuten Kernen und Fasern gekennzeichnet ist. Die wiederholt
erwähnten „Golginetze" an der Oberfläche der Ganglienzellen und ähnliche
Bildungen in der weißen Substanz, die Bethe bereits früher als „Füllnetze"
beschrieben, aber als Gerinnungsprodukte gedeutet hatte, sind als Teilerschei-
nungen dieses Syncytiums aufzufassen. Nur an wenigen Stellen erscheinen
die Gliafasern als eine vom Zellorganismus ganz losgelöste Interzellularsub-
stanz.

Von großer Bedeutung sind die Ausführungen Helds über die „marginale
Neuroglia". Unter diesem Namen wird die Glia aller Grenzgebiete, in
denen sich zentrales Nervengewebe und mesodermales Bindegewebe berühren,
zusammengefaßt. Weigert und andere Autoren hatten ja schon darauf
hingewiesen, daß an den äußeren und inneren Oberflächen (an den Gefäßen)
der Zentralorgane die fasrige Substanz der Glia mehr oder minder breite
Verdichtungszonen bildet. Held zeigte, daß an solchen Stellen auch die
plasmatischen Zellbestandteile ein eigenartiges Verhalten aufweisen. Die
Fortsätze der hier gelegenen Zellen fügen sich mit kleinen Endverbreitungen,
sogenannten Fußstücken, zu flächenhaften endothelartigen Strukturen zusammen, durch welche die Grenze zwischen beiden Gewebsarten außerordentlich
scharf markiert wird. Dadurch, daß diese „Membranae limitantes" die Blutgefäße überall dicht umschließen, nehmen sie zugleich an der Bildung des
zentralen Lymphgefäßapparates teil. Nach zwei Gesichtspunkten hin bedeutet
die Darstellung Helds gegenüber derjenigen Weigerts einen Fortschritt.
Erstens überbrückt sie den schroffen Gegensatz, welcher bei Weigert zwischen
dem Bau der embryonalen und reifen Glia besteht, die Fortsätze der embryonalen Spongioblasten verschwinden nicht spurlos, sondern bleiben auch im
Leben der reifen Individuen ein wichtiger Bestandteil des Zwischengewebes.
Die Tatsache, daß die Zellen der embryonalen Glia, wie His gezeigt hat,
von einem frühen Stadium der Entwicklung an durch breite Plasmabrücken
besonders an den Oberflächen des Neuralrohrs netzartig verbunden sind,
steht also mit der Lehre Helds in gutem Einklang. Die Annahme eines das
ganze Nervensystem durchdringende Syncytiums gibt zweitens aber auch dem
Physiologen und Pathologen viel weitere Perspektiven, als es die Weigertsche
Lehre getan hatte. Die Neuroglia war für diesen Forscher, der ihren Hauptbestandteil in den freien Fasern sah, im wesentlichen nur ein rein mechanisch
wirkendes Gerüst. Ihr Verhalten unter pathologischen Bedingungen bekräftigte
ihn in dieser Anschauung, denn die Fasern und Zellen liefern ganz nach
Art des gewöhnlichen Bindegewebes das Ersatzmaterial bei Substanzverlusten
des nervösen Parenchyms. Die Heldschen Befunde bringen uns aber mehr;
sie führen uns vor Augen, daß die Glia der Hauptträger der Lymphbewegung
und damit auch des gesamten Stoffwechsels der Zentralorgane ist. Abgesehen
von ihrer Teilnahme an der Bildung der Grenzhäute an den großen Lymphräumen sehen wir überall Nervenfasern und Ganglienzellen von gliösen Plasma-
netzen umsponnen; und diese Bilder zwingen uns den Gedanken auf, daß
die Glia nicht nur ein Stützgerüst, sondern auch den Ernährungsapparat
der nervösen Gewebsbestandteile bildet. Die Saftbewegung erfolgt in den
feinsten Wegen, wahrscheinlich intrazellular, d. h. in dem Protoplasma der
Zellen selbst, welche ja überall miteinander zusammenhängen und deshalb
ein günstiges Substrat für diese Art der Zirkulation bilden. Eine interzellulare
Strömung kommt unter normalen Verhältnissen nur nebenher in Betracht.
In letzter Zeit hat Held noch eine Reihe interessanter Tatsachen über

den Bau der marginalen Glia mitgeteilt. Bei vorsichtiger Fixierung des Gewebes läßt sich an vielen Stellen unterhalb der eigentlichen Grenzhaut eine Reihe von unter- und übereinander geordneten Kammern nachweisen, die aber nicht miteinander kommunizieren. Diese Kammerbildung kommt dadurch zustande, daß Teile der Zellen resp. ihrer Fortsätze durch Flüssigkeitansammlungen ausgedehnt werden. Insbesondere scheinen in ihren nach den Grenzhäuten hinstrebenden Fußfortsätzen derartige kammerförmige Erweiterungen leicht zu entstehen. „Es muß die Gliazelle, welche an der marginalen Glia nur einen geringen Anteil hat oder vollständig und allein in ihr ausgebreitet ist, wenige oder sehr zahlreiche Kammern im Verlaufe ihrer Entwicklung gebildet haben, welche mit denen zahlreicher anderer zu einem einheitlichen und höchst auffallenden Bau vereinigt sind." Welche Faktoren die Produktion des Zellsaftes bedingen und unterhalten, und welche Momente umgekehrt die Rückbildung solcher Gliakammern in gewöhnliche Zellteile und Zellfortsätze herbeiführen, das sei heute noch unmöglich zu ergründen. Es liegt natürlich sehr nahe, die Formveränderungen an den Zellen mit der Ausscheidung des Liquor cerebrospinalis in Zusammenhang zu bringen; da aber die Kammerbildung lediglich eine Eigentümlichkeit der marginalen Gliazellen ist, so bedarf diese Annahme noch sehr der weiteren Begründung.

Von Bedeutung ist ferner die Tatsache, daß Held unter scheinbar ganz normalen Verhältnissen granuläre Prozesse in der Randglia feststellen konnte. Feine Granula, welche sich teils als Ring-, teils als Vollkörner präsentieren, finden sich sowohl in den Lücken des Gliagewebes, als auch innerhalb des Protoplasmas seiner Zellen; sie können in den Gliafüßen, wie längs der Weigertschen Gliafasern und in den erwähnten Kammern liegen.

Daß in derartigen mikroskopischen Bildern sich ein Stoffwechselvorgang verrät, wird Held kaum jemand bestreiten. Aller Wahrscheinlichkeit nach stoßen die Zellen ihre Protoplasmagranula in die intramarginale Lymphflüssigkeit des Gehirns ab. Allerdings fehlt noch das letzte Glied der Beobachtungskette, nämlich die Feststellung, wie dann weiter der Transport durch die Grenzhaut hindurch erfolgt; aber das sind Fragen, welche bereits die Grenze histologischer Erkenntnis berühren und in das physikalischchemische Gebiet der Diffusionserscheinungen hinübergreifen. In Verbindung mit den später zu erörternden pathologischen Befunden bei krankhaft gesteigerten Abbauvorgängen im Nervensystem sprechen auch diese Bilder entschieden dafür, daß die Glia eine wesentliche Rolle im Stoffwechsel des Nervensystems spielt. Held hat an dem gleichen normalen Gehirn, an dem er diese wichtigen Entdeckungen gemacht hat, auch an einzelnen Stellen aus Gliazellen die Bildung von Körnchenzellen beobachtet. Mit den Körnchenzellen tritt eine besondere Form des Transports geformter Stoffwechsel- und Abbauprodukte aus dem Nervengewebe in die extramarginale Lymphe in Erscheinung. Wird nämlich der Zellkörper einer Gliazelle mit Abbauprodukten überlastet, dann rundet er sich ab und löst sich aus seinem syncytialen Verbande. Die Gliazelle wird so zum wandernden Phagocyten, welcher durch Lücken der Grenzhaut in die Lymphräume hindurchschlüpfen kann. Der Weg dorthin ist von Held genau verfolgt worden. Da aber die Körnchenzellen im allgemeinen bereits als ein Produkt pathologischer Prozesse gelten, so wollen wir uns erst später mit ihnen beschäftigen.

Betrachten wir einen Rückenmarksquerschnitt oder einen Schnitt aus anderen Gebieten der Zentralorgane, der nur nach einer der üblichen Kernfärbungen oder der Nisslschen Verfahren tingiert ist, so ist das Bild, welches uns die Neuroglia bietet, von demjenigen der elektiven Methoden Weigerts und Helds weit verschieden. Es treten hier nur die Kerne in befriedigender Weise hervor, während die Zellkörper und deren Fortsätze mit den Fasern zu homogenen Flecken, Bändern oder Balken verschmolzen erscheinen, welche von einer feineren Differenzierung nichts verraten. An Stellen, wo die Glia nur schwach entwickelt ist, kommen bei dieser Behandlung häufig überhaupt nur die Kerne richtig zum Vorschein. Es lassen sich zwei Arten unterscheiden: größere von ovaler Form, welche den Kernen der Schwannschen Scheiden ähnlich sind und wegen ihres ziemlich spärlichen Chromatingehaltes hell aussehen, und kleine mehr rundliche von dunkler Farbe, deren Chromatinkörnchen dicht beieinander sitzen.

Wir haben gesehen, daß die Schwannschen Scheiden der peripherischen Nerven, welche man früher für Bindegewebsprodukte hielt, nach dem heutigen Stande der Forschung als hochdifferenzierte Gliazellen aufzufassen sind, welche die Markfasern gegen die mesodermalen Elemente des Endo- und Perineuriums abschließen. Einen ganz ähnlichen Scheidenapparat besitzen auch die Nervenzellen der Spinal- und Kopfganglien. Jede Nervenzelle dieser Art ist auf Schnitten von einem Kranz kleiner Zellen umrahmt, welcher eine scharfe Grenze gegen das intraganglionäre Bindegewebe bildet. Diese Begleitzellen oder „Satelliten" der Ganglienzellen gehen an den Axonen direkt in die Zellen der Schwannschen Scheiden über. Ihre ektodermale Abstammung von den Ganglienleisten steht ganz außer Frage und ist in frühen Embryonalstadien bei allen Vertebraten leicht zu erweisen. So sehen wir, daß überall auch im peripherischen Nervensystem die nervösen Gewebsbestandteile in eine ektodermale, oder besser, gliogene Matrix eingebettet sind, und daß die Bildung der Grenzmembranen gegen das kollagene Bindegewebe im gesamten Nervensystem eine gesetzmäßige ist.

Gefäße und Lymphbahnen.

Echtes Bindegewebe besitzen die nervösen Zentralorgane, wenn man von ihren Häuten absieht, nur in den Gefäßen. Der Bau der Gefäßwände stimmt im allgemeinen mit demjenigen der übrigen Körpergefäße überein. An den größeren Arterien und Venen unterscheidet man, wie überall, drei Schichten; die Intima, Media und Adventitia. Die Intima besteht aus einer zarten Endothelmembran, die von einer einfachen Lage langgestreckter rhombischer Zellen gebildet wird. Ihre Grenzen lassen sich durch Höllensteinbeizungen leicht sichtbar machen. Die Kerne der Endothelzellen sind spindelförmig und stehen zur Längsrichtung der Gefäße parallel. Ihr Chromatingehalt ist stark entwickelt, und häufig imponieren zwei größere Körnchen oder Körnchenkonglomerate als Kernkörperchen. Nissl hat auf kleine stark lichtbrechende Kerneinschlüsse hingewiesen, welche im gefärbten Präparat wie Vakuolen aussehen und allem Anschein nach in den Zelleib ausgestoßen werden. Über ihre Bedeutung lassen sich nicht einmal Vermutungen äußern. Bei senilen Individuen und unter pathologischen Verhältnissen sind nicht selten im Zelleib mit Hilfe von Fettfarbstoffen kleine Körnchen von lipoider Beschaffenheit nachweisbar.

An der Grenze von Intima und Media liegt eine an den Arterien besonders derb erscheinende elastische Membran, welche im kollabierten Zustande der Gefäße immer eine starke Längsfaltung erfährt und deshalb auf

Querschnitten den Eindruck eines wellig verlaufenden Bandes macht. Ob der Name Membrana fenestrata, den sie bei vielen Autoren führt, durch das Vorhandensein wirklicher Lücken begründet ist, muß fraglich erscheinen; wahrscheinlich handelt es sich bei diesen Fenstern oft nur um stark verdünnte und zugleich scharf gegen die Umgebung abgegrenzte Stellen.

In der Tunica media, sind in den Arterienwänden zwischen die Muskelzellen gleichfalls zahlreiche elastische Fasern eingestreut. An den feinen Arterien der Pia soll man sich, wie, Schröder angibt, leicht davon überzeugen können, daß jede Muskelfaser von elastischen Elementen umsponnen wird. Auch die Adventitia birgt an den großen und mittleren Gefäßen eine Menge elastischer Fasern.

Ein besonderes Interesse bietet an den größeren Hirn- und Rückenmarksgefäßen nur die Adventitia. Sie bildet eine nach der Media hin gut abgrenzbare, locker gefügte Bindegewebsschicht. Ihre Zellen sollen nach den Angaben einzelner Autoren sowohl an der nach der Media hinblickenden Innenfläche als auch auf der zur Gliagrenzhaut hingewandten Außenseite eine endothelartige Anordnung besitzen. Ein kontinuierlicher Endothelbelag ist aber an der Innenseite nicht nachweisbar; dagegen steht fest, daß die äußersten Adventeliazellen echten Endothelien in ihrer Tendenz zu Neubildungen vollkommen gleichen. Hier entstehen die „Peritheliome" der Gehirngefäße, die viel häufiger sind, als man nach der Darstellung der Lehrbücher annehmen sollte, und wegen ihres meist multiplen Auftretens der operativen Therapie schon manche Enttäuschung bereitet haben.

Als Besonderheit der Gehirnkapillaren wäre noch zu bemerken, daß an ihren zarten Endothelwänden spärliche elastische Fasern haften. Lapinsky will auch an den feinsten Röhrchen dieser Art noch Ausläufer der Media und Adventitia in Gestalt besonders geformter Kerne gesehen haben.

Eine Sondereinrichtung des Gehirns stellen schließlich die Aderhäute oder Plexus chorioidei der Ventrikel dar. Es handelt sich hier um dünnwandige kapillare Gefäße, die von einer pialen Bindegewebslage eingeschlossen sind und durch zahlreiche Windungen ein zottenartiges Aussehen erhalten. An ihren dem Ventrikel zugewandten Oberflächen tragen diese Gefäße ein meist einschichtiges kubisches Epithel. Im Protoplasma dieser Zellen finden sich zahlreiche, den ganzen Zelleib erfüllende helle Körnchen und vereinzelte gröbere lipoide Schollen, welche sich mit Osmiumsäure schwärzen. Der Epithelüberzug ist als Derivat der embryonalen Hirnbläschenwandung aufzufassen. Das Epithel der Uranlage erhält sich hier in seinem primitiven Zustande und erfährt nach dem Einwachsen der gefäßtragenden Pia eine Umwandlung zu Drüsenepithel. Nach den Untersuchungen von Wainmann-Findlay kann es nämlich keinem Zweifel unterliegen, daß die Epithelzellen intra vitam einem dauernden Zerfall und Wiederaufbau unterliegen, und daß der Liquor cerebrospinalis zum guten Teil von ihnen sezerniert wird. — In gefärbten Präparaten erinnern die Plexusgefäße lebhaft an umgestülpte Drüsentubuli. Der Bau der einzelnen Gefäßchen gestaltet sich auf dem Querschnitt so, daß auf die äußere Epithellage eine dünne Bindegewebelage folgt, welche pialen Ursprungs ist, und daß innerhalb von dieser erst die eigentliche Gefäßwand liegt, welche aus einer einfachen Endothelzellenschicht besteht.

Der gröbere Zirkulationsapparat der Lymphe besteht nach der Darstellung der meisten Autoren in zwei zylindrischen Hohlräumen in der Umgebung der Gefäße, die mit den großen Lymphsäcken der Hirnhäute in Zusammenhang stehen. Des erste Raum dieser Art liegt innerhalb der lockeren Bindegewebszüge der Adventitia, die man sich, wie nochmals hervorgehoben werden soll, nicht als eine fest zusammenhängende dichte Membran, sondern als ein weitmaschiges, lockeres Fasergeflecht vorzustellen hat. Es ist der adventitielle oder Virchow-Robinsche Raum. Die Lymphe fließt hier also nicht zwischen den glatten Wänden eines überall gleichmäßigen geformten Rohres oder Spaltes, sondern sickert durch ein Labyrinth von Maschen, das am besten mit den Poren eines Badeschwammes verglichen werden kann. In den Lehrbüchern wird der adventitielle Lymphraum mitunter als ein zwischen Media und Adventitia gelegener Spalt geschildert. Das ist unrichtig. Ein präformierter Raum ist hier nicht vorhanden; richtig ist nur, daß unter der schrumpfenden Wirkung der Fixierungsmittel sich die Adventitia gelegentlich von der Muskelhaut ablöst, wodurch in den Präparaten Spalten vorgetäuscht werden.

Der zweite, seinem Wesen nach viel problematischere Lymphraum soll zwischen Adventitia und der gliösen Grenzmembran liegen, welche alle Gefäße vom zentralen Parenchym trennt. Er wird als perivasculärer oder Hisscher Raum bezeichnet. Seine innere Auskleidung würde demnach von dem Endothel- resp. Perithelbelag der Adventitia, seine äußere von den plasmatischen Endplättchen an den Fortsätzen der nächstgelegenen Gliazellen gebildet werden, die hier, wie schon erwähnt wurde, zu einem lückenlosen Mosaikpflaster zusammengefügt sind. Weigert und Lloyd Andriezen haben gezeigt, daß auch die Fasern der Neuroglia hier dichter gelagert sind und zur Versteifung des ganzen Apparates viel beitragen. Es darf aber nicht verschwiegen werden, daß die Existenz des Hisschen Raumes in neuester Zeit durch die Arbeiten Helds sehr in Frage gestellt worden ist. Held fand nämlich mit Hilfe einer verfeinerten Technik, daß die gliöse Grenzhaut auf ihrer äußeren Oberfläche eine zarte, ziemlich kernarme Bindegewebshaut trägt, welche als kontinuierliche Fortsetzung der innersten Piaschicht aufgefaßt werden muß. „Zwischen den häutchenartigen Grenzzellen dieser Intima Piae und der Membrana limitans der Glia liegt nichts weiteres dazwischen. Beide Membranen treffen unmittelbar aufeinander; sie müssen auch irgendwie miteinander verbunden sein . . .'' Spalten, welche sich gelegentlich zwischen ihnen finden, seien lediglich durch eine ungeeignete Konservierung des Gewebes hervorgebracht, welche die flüssigkeitsgefüllte Randglia zugrunde gehen lasse, statt sie zu fixieren. Damit wären der epicerebrale Raum und die mit ihm zusammenhängenden Hisschen Räume als Kunstprodukte gekennzeichnet. Für die Auffassung des cerebralen Lymphsystems ist das eine große Vereinfachung, die besonders den Beifall des Histopathologen finden wird. Denn die Vorgänge, welche bei der Resorption der Zerfallsprodukte nach Zerstörungen nervösen Parenchyms zu beobachten sind, sprechen sehr zugunsten der Annahme, daß es nur einen einzigen größeren Lymphraum in der Umgebung der Gefäße gibt, und dieser muß im Bereich der Adventitia liegen.

Unter dem Einfluß der Härtungsprozeduren hebt sich auch die Membrana limitans gliosa leicht von ihrer Unterlage ab, und der so entstehende Schrumpfraum ist schon oft mit dem Hisschen Raum verwechselt werden. Kunstprodukte sind ferner die Obersteinerschen, die Ganglienzellen umgebenden Räume, welche durch die Retraktion der leicht schrumpfenden Ganglienzellen von dem benachbarten Gewebe zustande kommen.

Das Lumen der Lymphräume ist unter normalen Verhältnissen, wenn man das Gewebe in schonender Weise fixiert und Schrumpfungen nach Möglichkeit vermeidet, oft kaum zu erkennen, und von geformten Gebilden ist nicht viel in ihnen zu sehen. Immerhin findet man hier und da kleine Blutpigmenthäufchen in ihnen und bei älteren Individuen auch Körnchenzellen, die fettiges Material enthalten. Lymphocyten und Leukocyten werden dagegen in der Norm nur selten in ihnen angetroffen.

2. Allgemeine Histopathologie.

Ganglienzellen.

Wie in der normalen Histologie, so hat die Ganglienzelle auch in der pathologischen Forschung von jeher im Vordergrunde des Interesses gestanden. Seitdem es eine Färbetechnik gibt, haben die Autoren bei allen Krankheiten des Nerventystems auf die Beschreibung der Zellveränderungen großen Nachdruck gelegt, und bei der Durchsicht der älteren Literatur wird man oft von Bewunderung darüber ergriffen, wieviel mit dem primitiven Hilfsmittel der Carminfärbungen geleistet worden ist. Für die Feststellung grober quantitativer Differenzen in der Zahl der Ganglienzellen innerhalb einer bestimmten Region der grauen Substanz gegenüber den normalen Verhältnissen, sowie für die Erkennung grober Formveränderungen an Zellkörpern und Kernen genügten die alten Methoden meist. Histologische Einblicke im engeren Sinne gewährten sie nicht; denn von feineren Strukturveränderungen im Zellprotoplasma und über deren Entwicklung konnten sie nichts verraten.

Mit der Nisslschen Methode, deren Bedeutnng oben eingehend gewürdigt worden ist, beginnt auch auf dem Gebiete der Zellpathologic eine neue Ära. Mit ihr bekam der Pathologe ein Forschungsmittel in die Hand, welches einen bestimmten wichtigen Zellbestandteil, die chromatophile Substanz, mit absoluter Zuverlässigkeit und Klarheit zur Darstellung brachte, welches zugleich die Kerne genügend tingierte und dabei keine technischen Schwierigkeiten bot. Das war ein bedeutender Fortschritt. Dazu kommt, daß die Nisslkörperchen in einzelnen Zellformen ein sehr feines und sicheres Reagens bei Einwirkung der verschiedensten Schädlichkeiten bilden. So hat diese Methode während der letzten beiden Jahrzehnte eine Hochflut von Arbeiten gezeitigt, und auch heute ist ihre Brauchbarkeit für die Erforschung der kranken Zellen keineswegs erschöpft.

Es ist schwer, in die Unzahl der einschlägigen Arbeiten eine gewisse Ordnung hineinzubringen. Den Ausgangspunkt der Darstellung bildet wohl am besten eine Arbeit von Nissl selbst aus dem Jahre 1892, die zwar zuerst wenig beachtet, später aber in vieler Hinsicht grundlegend geworden ist. Er zeigte in ihr, daß die großen motorischen Zellen des Rückenmarkes nach Durchschneidung ihres Achsenzylinders nicht, wie man es nach dem Wallerschen Gesetz erwarten müßte, intakt bliebcn, sondern eine Reihe schwerer Veränderungen durchlaufen. Ihre färbbare Substanz fängt bereits nach einem Tage im Bereich des Zellkörpers abzublassen an und ist nach kurzer Zeit in eine staubartige Masse aufgelöst. Am dritten Tage greift der Prozeß auf die Schollen der Dendriten über, und während der folgenden Tage vollzieht sich dann eine Wandlung in der äußeren Form der Zelle: sie rundet sich allmählich ab, ihre Fortsätze verschwinden bis auf kurze Strümpfe, und das ganze Gebilde wird schließlich einer runden blaßblauen Mattglasscheibe vergleichbar. Mit der

Veränderung der Zellform geht eine Verlagerung des Kernes Hand in Hand, der aus dem Zentrum bis hart an die Peripherie des Zellleibes rückt und häufig sogar eine buckelförmige Vorwölbung der benachbarten Randzone veranlaßt (cfr. Abb. 1 und 2 auf Taf. IV). Da diese Umgestaltung sich an allen Zellen mit verletzten Axonen in gesetzmäßiger Weise vollzieht und experimentell leicht hervorzurufen ist, so war damit ein neuer Weg für die Lösung lokalisatorischer Fragen in der grauen Substanz gegeben. In der Hand von Marinesco, van Gehuchten, Lugaro, Cohnstamm und vielen anderen Forschern hat die Methode sich nach dieser Richtung glänzend bewährt und unsere Kenntnisse von der Lage der spinalen und bulbären Kerngebiete ungemein gefördert. Marinesco hat die von Nissl entdeckten Reaktionserscheinungen der motorischen Zellen an zahlreichen Durchschneidungsversuchen bestätigt und dessen Darstellung in einigen Punkten ergänzt. Das erste Zellphänomen nach Kontinuitätserscheinungen, die Nervenfortsätze, besteht für ihn in einer leichten Schwellung des Zellkörpers, des Kerners und Kernkörperchens. Dann folgt die Schwellung der Dendriten und die Abrundung der ganzen Zelle. Die Schwellung macht sich in den folgenden Tagen stärker bemerkbar und wird von dem staubförmigen Zufall der chromophilen Schollen begleitet. Dieser Zerfall beginnt im Zentralgebiet der Zelle, und zwar in der Nachbarschaft des Axonkegels (siehe Abb. 4, Taf. IV). Von dort breitet er sich allmählich bis in die Randzone aus. Abb. 1 auf Taf. IV entspricht einem etwas weiter vorgerückten Stadium des Prozesses. Die Verlagerung des Kernes geht mit dem fortschreitenden Zerfall der Nisslkörperchen Hand in Hand. Marinesco glaubte, daß die Veränderungen an der Zelle und speziell an ihrer färbbaren Substanz durch eine gesteigerte Flüssigkeitsabsorption aus der Umgebung zustande kommen, und hat deshalb die Bezeichnung „Chromatolyse" für sie vorgeschlagen. Van Gehuchten braucht dafür den Ausdruck „Chromolyse", während von Lenhossék von einer „Tigrolyse" spricht.

Es kann als sicher gelten, daß die Intensität dieser „retrograden" Zellveränderungen je nach der Art des Traumas erheblichen Schwankungen unterworfen ist. Je brüsker die Verletzung des Axons ist, und je näher der Ort der Läsion zur Zelle liegt, um so stärker treten die Reaktionserscheinungen im Äquivalentbilde Nissls hervor. Die einfache Durchschneidung erweist sich als ein viel leichterer Eingriff, als die Resektion eines Nervenstückes oder gar die Herausreißung des ganzen zentralen Nervenstumpfes. Ferner sieht man nicht selten, daß auch nach schweren Eingriffen die Chromatolyse nicht an allen Zellen derselben Kerngruppe eine vollkommene wird, sondern daß bei einzelnen Exemplaren die Schollen in der Randzone lange erhalten bleiben. Auch das Tempo in der Reaktion ist nicht für alle motorischen Nerven und Kerne das gleiche.

Bemerkenswert ist dann das Verhalten der Spinal- und Kopfganglienzellen nach Verletzungen der zugehörigen sensiblen Nerven resp. ihrer Wurzelfasern. Während die Kontinuitätstrennung der hinteren Wurzeln, in welchen wir ihre zentralen cellulifugal leitenden Zellfortsätze vor uns haben, nur sehr langsam verlaufende und unscheinbare Veränderungen hervorruft, hat die Zerstörung der peripherischen zellulipetal leitenden Fasern eine sehr prägnante und rasche Chromatolyse zur Folge. Das gilt aber nur für die großen hellen Zellformen der Ganglien, während die kleinen sich oft ganz refraktär verhalten.

Was wird nun aus diesen sekundär veränderten Zellen? Es sind da zwei

Wege möglich. Die Chromatolyse kann den Zerfall der Zelle einleiten; sie kann aber auch das Zeichen einer vorübergehenden Alteration sein, die bis zur Wiederherstellung des ursprünglichen Zustandes rückbildungsfähig ist, Daß nach schweren Verletzungen motorischer Nervenfasern ein Teil der Ursprungszellen zugrunde geht, läßt sich daraus entnehmen, daß man nach Ablauf mehrerer Wochen in den entsprechenden Kerngebieten häufig ganz blasse, oft bereits sehr zerklüftete Exemplare findet, von deren chromatophiler Substanz nichts mehr zu erkennen ist. Man hat diesen Terminalzustand als „Achromatose" bezeichnet. Es handelt sich hierbei um eine Nekrobiose des Zellindividuums. Das wird durch das Verhalten des Kernes bestätigt, dessen Grenzen ganz verwaschen erscheinen, und der sich allmählich in seiner Umgebung auflöst.

Über die Reparationserscheinungen an sekundär veränderten Zellen besitzen wir ausführliche Schilderungen von Marinesco, van Gehuchten und ihren Schülern. Zunächst ist hierzu zu bemerken, daß der Übergang von dem Zustande, der dem Bilde der Chromatolyse entspricht, zum Normalzustande ganz allmählich erfolgt und in seinem ersten Anfängen etwa drei Wochen nach der Läsion bemerkbar wird. Die Reparation tritt darin zutage, daß sich neue Nisslschollen im zentralen Gebiete der Zellen bilden, und daß gleichzeitig der Kern aus seiner Randstellung in die Mitte zurückkehrt. Später dringen dann die Schollen auch in die äußeren Zellgebiete ein, und die Schwellung des Zellkörpers, welche bis dahin bestehen geblieben war, verschwindet langsam. Nach etwa hundert Tagen soll sein ursprüngliches Volumen wiederhergestellt sein. Derartige Zellen halten eine Eigentümlichkeit sehr lange fest: die Ersatzproduktion der chromophilen Elemente geht nämlich zu guter Letzt über das ursprüngliche Maß hinaus; die Schollen werden zahlreicher und auch voluminöser als in den normalen Zellen, und die Folge davon ist das Zustandekommen desjenigen Äquivalentbildes, welches Nissl als pyknomorphen Zustand bezeichnet hat.

Die Frage, weshalb in dem einen Falle die sekundären Reaktionserscheinungen zum Verschwinden der Zelle, im anderen Falle zu ihrer Wiederherstellung führen, ist in befriedigender Weise trotz zahlreicher Deutungsversuche auch heute noch nicht zu beantworten. Vom Standpunkte der Neuronenlehre aus war es am nächstliegenden, das Schicksal der Zellen von demjenigen ihres Achsenzylinders abhängen zu lassen. Verwachsen seine beiden Stümpfe wieder, dann kehrt auch seine Ursprungszelle zur Norm zurück; geschieht das aber nicht, dann sei der Untergang der Zelle besiegelt. Auf diese Weise hat Marinesco das Verschwinden der motorischen Zellen im Rückenmark von Amputierten zu erklären versucht. Auf den ersten Blick erscheint diese Deutung ganz plausibel; sieht man sich die Dinge aber etwas näher an; dann stimmt die Rechnung nicht. In den Vorderhörnern der entsprechenden Rückenmarkssegmente finden sich nach Amputationen, die viele Jahre zurückliegen können, stets viel mehr Zellen, als vorhanden sein dürften, wenn das Exempel richtig wäre.

Man sieht auch gar nicht selten, daß das typische Bild der Chromatolyse einen dauernden Zustand repräsentieren kann. Abb. 2 auf Taf. IV zeigt eine motorische Zelle aus der Sakralanschwellung eines Mannes, dem die untere Extremität der entsprechenden Seite 12 Jahre vor dem Tode im Hüftgelenk exartikuliert worden war; und zwar handelt es sich hier nicht um ein vereinzeltes Exemplar, sondern um eine von sehr vielen gleichartig veränderten Zellen, denen auf der gesunden Seite ganz normal aussehenden gegenüberstanden.

Nach der Ansicht van Gehuchtens ist die Rückkehr der lädierten Zellen zur Norm unabhängig von den Regenerationsprozessen, die an der Durchschneidungsstelle eintreten. „Ob die Verlötung der beiden Enden (des Achsenzylinders) sich vollzieht oder nicht, ob der Nerv regeneriert oder nicht, die Erscheinungen, die sich in der lädierten Zelle abspielen, durchlaufen stets die beiden Phasen, welche für die experimentell erzeugte Chromatolyse charakteristisch sind; nämlich die Phase der Auflösung und diejenige der Neubildung der chromophilen Elemente." Es ist hierzu aber ausdrücklich zu bemerken, daß sich diese Darstellung van Gehuchtens nur auf Tierversuche stützt. Beim Menschen liegen die Verhältnisse etwas anders, wie aus dem oben mitgeteilten Falle hervorgeht, welcher mit analogen Beobachtungen von Flatau und Sano übereinstimmt. — Was bedeutet die retrograde Veränderung für das Leben der Zelle? Auch diese Frage ist heute nicht mit voller Klarheit zu beantworten. Während die meisten Autoren ein Degenerationszeichen in ihr erblicken, betrachten sie Benda und Held als ein Phänomen, welches der Regeneration der Nervenfaser zugewandt ist. Held begründet diese Auffassung mit dem Verhalten der Fibrillen in derartigen Zellen. Daß ein geringer Teil der Nervenzellen nach Kontinuitätstrennungen ihrer Axone zugrunde geht und nicht wieder zur Norm zurückkehrt, ist nach seiner Meinung durch die traumatische Wirkung des Eingriffes auf die Zellen selbst zu erklären. Mit dieser Auffassung steht die Tatsache im guten Einklang, daß Ausdehnung und Intensität der sekundären Reaktion dann am stärksten ist, wenn durch den Eingriff am Nerven wie bei der Herausreißung direkte Zerrungen an den Zellen ausgeübt werden.

Der sekundären oder retrograden Zellveränderung lassen sich, wenn man ätiologische Gesichtspunkte auf histologische Fragen anwenden will, diejenigen Prozesse gegenüberstellen, bei welchen die Schädlichkeit direkt auf dem kerntragenden Teil des Zellorganismus einwirkt. Diese Klassifikation hat auf den ersten Blick etwas sehr Bestechendes; und in der Tat haben zahlreiche Autoren für diese „primären" Veränderungen ganz charakteristische Äquivalentbilder beschrieben. Den gemeinschaftlichen Grundzug aller dieser primären Veränderungen sieht Marinesco in einer vom Rande der Zelle nach dem Kern hin fortschreitenden Auflösung der färbbaren Substanz. Der Weg, den die Chromatolyse zurücklegt, ist hier also gerade der umgekehrte wie bei der retrograden Reaktion. Zu diesen primär wirkenden Schädlichkeiten werden die heterogensten Faktoren gerechnet, die nur das eine Gemeinsame haben, daß sie in akuter oder subakuter Weise das Nervensystem angreifen. Man zählt hierhin thermische Einwirkungen, Zirkulationsstörungen, die Inanition, Intoxikationen mit metallischen und organischen Giften und schließlich eine ganze Reihe von Infektionskrankheiten. Sieht man sich die einzelnen Gruppen dieser Noxen näher an, so findet man, daß alle ohne Ausnahme keine reinen Zellzerstörer sind, sondern daß sie das Parenchym in toto angreifen, mit den Zellen auch Nervenfasern vernichten. Die Gegenüberstellung von „primären" und „sekundären" Veränderungen entspricht also nicht den realen Verhältnissen, sondern nur dem Bedürfnis nach einem Schema. Es ist unendlich viel Zeit und Mühe darauf verwendet worden, die Wirkungsweise aller der genannten Schädlichkeiten auf die Ganglienzellen durch die Nisslfärbung aufzudecken, und bei den meisten der diesbezüglichen Arbeiten tritt offen oder verhüllt das Bestreben hervor, für jede Noxe eine spezifische Zellveränderung beizubringen. Man hat auf diese Weise eine Reihe interessanter pathologischer Zelldetails entdeckt; auch manches klinische

Symptom ist durch diese Arbeiten dem Verständnis näher gerückt worden; im großen und ganzen hat sich aber diese ganze Forschungsrichtung als eine recht unfruchtbare erwiesen. Von den vielen „spezifischen" Äquivalentbildern hat kein einziges der Kritik standgehalten, und man kann sich dem Eindruck nicht verschließen, daß die Histopathologie des Nervensystems bei dieser Jagd nach pathognostischen Einzelbefunden, die bald auch auf andere Gewebskomponenten ausgedehnt wurde, auf Irrwege geraten ist. Die Bedeutung der Nisslschen Methode liegt auf einem ganz anderen Felde; sie verrät uns nichts vom Wesen der ätiologisch wirksamen Faktoren; die Ganglienzellenbilder für sich allein sind — von verschwindenden Ausnahmen abgesehen — für die Stellung bestimmter Diagnosen ganz unzulänglich. Die Methode gibt uns aber hinsichtlich des jeweiligen vitalen Zustandes der Zellen brauchbare Fingerzeige; sie sagt uns, ob sich die Zelle auf dem Wege einer raschen, minder schnellen oder chronischen Degeneration befindet, welche Phase der Destruktion sie bereits erreicht hat, und ob die vorhandenen Veränderungen reparabel sind oder zu ihrem Untergange führen.

Nach diesen Gesichtspunkten hat Nissl selbst eine Einteilung der hauptsächlichsten Erkrankungstypen gegeben. Am besten folgen wir hier seinen eigenen Darstellung. Die „akute Erkrankung" der Nervenzellen gibt sich dadurch zu erkennen, daß die sonst nicht färbbaren Teile die Farbe annehmen und die Dendriten auf weite Strecken sichtbar werden. Auch der Axon wird deutlich wahrnehmbar. Zellkörper und Kern schwellen an, und die chromophile Substanz bekommt ein körnig-krümliges Aussehen. Wie bei der retrograden Reaktion rückt dann der Kern an die Wand des Zelleibes, welcher nunmehr eine leicht gekörnte, blaß gefärbte Masse bildet, die zu der kompakten Substanz der dunklen Nervenfortsätze in einem auffallenden Kontrast steht. Schreitet der Prozeß weiter fort, dann bilden sich helle Lücken im Zellkörper, die Dendriten bröckeln ab, und der Kern geht zugrunde, indem er über die Zellgrenzen hinausrückt oder im Zellleib verschwindet.

Bei der „chronischen Erkrankung", die Nissl als den am häufigsten vorkommenden Erkrankungsprozeß der Hirnrindenzellen bezeichnet, wird das ganze Gebilde allmählich kleiner, und die nicht färbbaren fibrillenführenden Teile färben sich, wobei aber regelmäßig einzelne ungefärbte Bahnen lange erhalten bleiben. Dabei wird der Kern kleiner, und sein Inhalt färbt sich intensiver. Die Veränderung schreitet weiter fort, indem die Zellform immer stärker schrumpft, die ursprünglich farblosen Zellsubstanzen sich stetig mehr tingieren, bis schließlich auch der Kern sich so zusammenzieht, daß er spitze oder eckige Ränder bekommt. In extremen Fällen ist die ganze Zelle zu einem intensiv gefärbten wurzelförmigen Gebilde aus getrocknet, in welchen von der ehemaligen Struktur nichts mehr zu erkennen ist. Die Dendriten sind dann nur noch als feinste Fäden nachweisbar, die meist stark geschlängelt verlaufen.

Ein dritter, nicht seltener pathologischer Typus ist die „wabige Zellerkrankung", die sich im wesentlichen darin äußert, daß im ganzen Zellbereich helle Wabenräume auftreten, die von auffallend dicken Wänden umgeben sind. Die Pyramidenformen der Rindenzellen gehen dabei in Birnengestalten über. Nissl führt dieses Bild auf pathologische Vorgänge im undifferenzierten Protoplasma der Ganglienzellen zurück, für welches auch in der Norm eine wabige Struktur anzunehmen ist. Schaffer hat in den letzten Jahren bei familiärer amaurotischer Idiotie in einer großen Reihe von Fällen Zellbefunde erhoben, welche den extremsten Grad dieser Erkrankung darzustellen scheinen. Er hat gezeigt, daß bei dieser Krankheit alle Zelltypen der Zentralorgane in Mitleidenschaft gezogen werden, und daß durch ballonartige Auftreibungen der Zelleiber und der Dendriten das ursprüngliche Zellbild in monströser Weise verzerrt wird.

Des weiteren beschreibt Nissl noch als häufige Erkrankungsart die Rarefizierung der Nervenzellen, bei welcher die gefärbten Substanzportionen zunächst ohne Formveränderung kleiner werden. Die farblosen Fibrillenbahnen treten in diesem Stadium deutlich hervor, da sie durch nichts verdeckt werden. Später kann bei andauernder Wirkung der Schädlichkeit auch Zellform und Kern verändert erscheinen. Nissl kennt noch einige andere speziell für die Hirnrinde geltende Krankheitsformen und eine Reihe von Mischformen zwischen den verschiedenen Typen, deren Aufzählung hier zu weit führen würde. Aus dem Mitgeteilten geht auch zur Genüge hervor, was uns seine Zellbilder leisten, und worauf es bei ihrer Beurteilung ankommt. Wir dürfen sie nicht als Schlüssel zur Lösung speziell diagnostischer Fragen, sondern nur als Indikatoren und Gradmesser allgemeiner pathologischer Zustände betrachten. Daß bei den Zellveränderungen neben der chromophilen Substanz auch das Bild des Kernes von großer Bedeutung ist, hat Nissl wiederholt betont. Aus seinem Verhalten können wir oft entnehmen, ob die Zelle noch restitutionsfähig ist oder untergehen muß. Zu bemerken wäre hier noch, daß nicht alle schweren pathologischen Formenveränderungen der Zellen auch zu prägnanten Veränderungen der Nisslkörper führen müssen. So finden wir besonders bei spinalen Myatrophien nicht selten stark geschrumpfte Exemplare motorischer Zellen, deren chromophile Schollen nach Form und Anordnung ganz gut erhalten geblieben sind. (Cfr. Abb. 3 Taf. IV, welche eine Vorderhornzelle eines Falles von amoytrophischer Lateralsklerose darstellt.)

Neben den Nisslkörperchen kommen neuerdings auch die intrazellulären Fibrillen für die Feststellung von Zellveränderungen in Betracht. Die Donaggiosche Färbung und besonders die Silbereduktionsmethoden von Cajal und Bielschowsky, welche keine erheblichen technischen Schwierigkeiten bieten, sind in den letzten Jahren von zahlreichen Autoren für pathologische Zwecke verwandt worden. Trotz der schon recht beträchtlichen Menge einschlägiger Publikationen ist aber die Ausbeute bisher nicht sehr ergiebig gewesen. Das liegt hauptsächlich daran, daß den Methoden noch Fehlerquellen anhaften, welche die Beurteilung der Präparate erschweren und bei nicht genügender Erfahrung sehr leicht Irrtümer veranlassen. Ein so konstantes und klares Äquivalentbild, wie es die Nisslsche Färbung von der färbbaren Zellsubstanz hervorbringt, liefert bisher keine einzige Fibrillenmethode. Dazu kommt, daß wir für pathologische Zwecke neben einem klaren Einblick in die Struktur der einzelnen Zelle auch quantitativ vollständige Bilder brauchen. In dieser Hinsicht lassen aber besonders die Blockimprägnationen Cajals, die von den nichtdeutschen Autoren sehr bevorzugt worden sind, viel zu wünschen übrig.

Gute Beobachtungen besitzen wir auch hier über die sekundären Zellveränderungen nach Läsionen der Achsenzylinder. Die Formveränderungen, welche die einzelnen Zellen im Fibrillenbilde zeigen, stimmen natürlich im wesentlichen mit denjenigen überein, welche wir in den verschiedenen Stadien der Chromatolyse kennen gelernt haben. Nach einfachen Durchscheidungen erfolgt eine ganz gesetzmäßige Änderung des Fibrillengerüstes. Zunächst wird dasselbe etwas verwaschen und hebt sich nicht mehr klar von der dunkler gewordenen Grundsubstanz der Zelle ab. In Cajalpräparaten scheinen die Netzbilder noch engmaschiger als unter normalen Verhältnissen zu werden (Da Fano). Zu einem Fibrillenschwund oder deutlichem Zerfall kommt es aber nach Durchschneidungen niemals. Der verwaschene Zustand der Fibrillen entspricht, wie man aus der Wandständigkeit des Kernes, sowie der Abrundung und Schwellung des Zellkörpers mit Sicherheit entnehmen kann, dem Höhepunkt in der Aufstäubung der Nisslschollen. Im Stadium der sog. Reparation, wenn der Kern in seine zentrale Lage zurückkehrt, werden auch die Fibrillen wieder deutlicher. Ihre Anordnung ist dann eine ganz charakteristische, denn sie bilden langausgezogene, weit verfolgbare Bündel, die sich nicht selten quer durch den ganzen Zelleib von einem Dendriten bis zu einem gegenüberliegenden erstrecken. Auch Wirbelbildungen der Fibrillen um den Kern sieht man dann gelegentlich. Bemerkenswert ist, daß auch bei Anwendung der Cajalschen Methode das ihr sonst eigentümliche Netzbild verschwindet und einem streifigen Zustande oder „Etat strié", wie ihn Marinesco genannt hat, Platz macht.

Da Fano nimmt an, daß die erste Periode der Verschwommenheit so lange dauert, bis die Achsenzylinder, die sich vom zentralen Stumpfe her regenerieren, durch die junge Narbe an der Schnittstelle durchgedrungen sind. Die zweite Phase, die ihren Ausdruck im „Etat strié" findet, beginne in dem Augenblick, wo sich die neugebildeten Axone mit dem peripherischen Stumpfe vereinen, und dauere so lange, bis sie mit den für sie bestimmten Organen in Verbindung treten. Diese Hypothese ist natürlich kaum zu beweisen und verliert dadurch viel an Wahrscheinlichkeit, daß nach Amputationen und Extraktionen der peripherischen Stümpfe durchschnittener Nerven ähnliche Zellbilder beobachtet werden können. In einer Beziehung reden aber diese Bilder eine ziemlich deutliche Sprache; sie zeigen, daß die Reaktionserscheinungen der Zelle nach einfachen Kontinuitätstrennungen von vornherein progressiver Natur sind; denn sie bringen eine unverkennbare Überproduktion fibrillärer Zellsubstanz zu Gesicht.

Nach schweren Verletzungen der peripherischen Nerven, wie nach Herausreißungen ihrer zentralen Stümpfe finden sich dagegen frühzeitig regressive Veränderungen an den Fibrillen. Die Abbildungen (1 und 3 auf Taf. III) stellen zwei motorische Zellen aus dem Facialiskern eines Kaninchens dar, und zwar drei, resp. fünf Tage nach Extraktion des zentralen Stumpfes. Hier sind die Fibrillen in den zentralen Zellgebieten verschwunden, und an ihrer Stelle finden wir eine fein granulierte Substanz, von der es aber fraglich ist, ob sie als direktes Zerfallprodukt der Fibrillen aufzufassen ist. Degenerationsbefunde ähnlicher Art sind schon vor längerer Zeit mit den Methoden von Donaggio und Cajal, von Donaggio und Fragnito, Marinesco und da Fano erhoben worden. In der überwiegenden Mehrzahl gehen die Fibrillen in den betroffenen Zellen wohl immer rasch zugrunde: aber ganz nach dem Schema vollziehen sich die Dinge nicht, denn da Fano konnte zeigen, daß sich noch nach Monaten in den betreffenden Kernregionen geschrumpfte und deformierte Zellformen finden, deren fibrillärer Apparat wohl verändert, aber doch noch gut erkennbar ist.

Der Parallelismus zwischen dem Fibrillen- und Nisslbilde liegt bei diesen sekundären Zellprozessen so auf der Hand, daß er einer eingehenden Durchführung nicht bedarf. Hervorzuheben wäre nur die Tatsache, daß man aus dem Verhalten der Fibrillen etwas früher als aus dem der Nisslkörper entnehmen kann, ob die Zelle noch erholungsfähig oder verloren ist; denn, wo große Lücken in der fibrillären Substanz auftreten, scheint das unter allen Umständen selbst bei noch gut erhaltener Kernstruktur ein Signum mali ominis zu sein.

Über die Veränderungen des Fibrillenäquivalentbildes bei den verschiedenen Arten „primärer" Zelläsionen ist die Literatur noch umfangreicher als bezüglich der sekundären Reaktion. Das irrige Streben nach pathognostischen, für bestimmte Schädlichkeiten charakteristischen Zelltypen hat sich auch in den Fibrillenforschungen bemerkbar gemacht, allerdings in viel schüchterner Weise, als es in der ersten Blütezeit der Nisslfärbungen der Fall war. Erwiesen ist, daß auch die fibrilläre Substanz sich unter dem Einfluß der mannigfachsten Noxen leicht verändert. Im allgemeinen kann man sagen, daß dieselben Faktoren, welche das Äquivalentbild der färbbaren Substanz zu beeinflussen vermögen, auch eine Umgestaltung der Fibrillen herbeiführen. Aus der Fülle der Einzelbeobachtungen lassen sich bisher noch keine Zusammenfassungen zu scharf begrenzten Erkrankungstypen, wie sie Nissl auf Grund seiner Zellbilder vorgenommen hat, durchführen; dazu ist das

Material noch zu lückenhaft und wegen der Verschiedenartigkeit der angewandten Methoden auch zu reich an Widersprüchen. Deswegen sei hier nur auf einige der hauptsächlichsten pathologischen Grundformen hingewiesen. Die fibrilläre Substanz kann unter pathologischen Bedingungen eine Volumenzunahme ihrer Einzelbestandteile erfahren; häufig läuft diese Verdickung der Fibrillen parallel mit einer Abnahme ihrer Zahl. Veränderungen dieser Art sind bei langen Kälteeinwirkungen, während des Winterschlafes, bei experimentellen Vergiftungen mit Strychnin, bei einigen Infektionskrankheiten (Lyssa) und bei seniler Demenz beobachtet worden. Es ist im einzelnen schwer zu bestimmen, ob das veränderte Aussehen der Fäden nur durch eine einfache Volumenvermehrung oder durch ein Verschmelzen mehrerer ursprünglich getrennter Fäden oder durch beide Faktoren zusammen bedingt ist. Bei einigen Prozessen läßt sich leicht erkennen, daß die schon oft erwähnten Wabenstrukturen des „undifferenzierten‘‘ Plasmas an der Entstehung derartiger Bilder stark beteiligt sind. Dafür spricht der Umstand, daß in solchen veränderten Zellen die Fibrillen auch dort zu dickbalkigen Netzen angeordnet sind, wo sie im Bilde meines Verfahrens in der Norm als isolierte Gebilde erscheinen, und daß speziell in der Hirnrinde die wabige Zellerkrankung Nissls nicht selten mit dieser Fibrillenveränderung zusammenfällt. Abb. 5 auf Taf. III, welche eine Riesenpyramide aus der vorderen Zentralwindung eines Falles von amyotrophischer Lateralsklerose darstellt, illustriert diesen eigenartigen Fall.

Eine zweite häufige Art der Fibrillenläsion ist die Fragmentation oder der körnige Zerfall. Die einzelnen Fädchen verlieren an Färbbarkeit, werden zarter und schmächtiger und lösen sich in mehr oder weniger feine Körnchenreihen auf. In der Regel beginnt diese Art der Erkrankung nicht gleichzeitig in allen Teilen der Zelle, sondern in kleinen, ziemlich scharf umschriebenen Gebieten des Zellkörpers, die sich von den benachbarten Stellen durch ihre hellere Färbung abheben. Die Abbildungen 6 und 7 auf Taf. III zeigen verschiedene Phasen dieser „Fibrillolyse‘‘ an Pyramidenzellen eines Falles von Dementia paralytica. Daß übrigens Lücken auch bei der zuerst geschilderten Erkrankungsform auftreten können, das zeigt die in Abb. 8, Taf. III wiedergegebene Pyramidenzelle, welche einer senilen Demenz entstammt.

Eine schwere Erkrankung kann sich ferner im Fibrillenbilde durch eine Homogenisierung der genannten Zellsubstanz äußern, wie sie in Abb. 2, Taf. III dargestellt ist. Es handelt sich um eine motorische Vorderhornzelle eines Falles von rasch letal verlaufener ascendierender Myelitis. Hier sind nur in den kurzen Dendritenstummeln noch einige Fibrillen erkennbar, während im Zellkörper alles in eine gleichartige Masse zusammengeflossen ist. Der Kern ist dabei nicht sehr geschrumpft und nur wenig aus seiner zentralen Lage abgewichen.

Den geschilderten Veränderungstypen der fibillären Substanz ließen sich noch einige andere anfügen. Da es sich aber nur um Varianten und Übergangsformen handelt, sei hier davon Abstand genommen. Nur ein Punkt von allgemeiner Bedeutung verdient noch eine kurze Erwähnung. Man sieht in Fibrillenpräparaten noch viel prägnanter als in Nisslfärbungen, daß die Zellfortsätze schädlichen Einflüssen meist länger Widerstand leisten als der Zelleib. An sehr schwer veränderten Zellen finden sich gar nicht selten noch gut erhaltene Dendriten, deren Fibrillen in keiner Weise vom normalen Bilde abweichen, und auch bei den Axonen dauert es lange, bis sie in der äußeren Form etwas von den Vorgängen an ihrer Ursprungsstätte verraten.

Außer den Fibrillen und der chromophilen Substanz kann das gelbe lipoide Pigment zu einem Indikator pathologischer Zustände werden. Nissl beschreibt die Pigmentdegeneration als eine Zellerkrankung sui generis, bei welcher durch eine erhebliche Überproduktion des Lipochroms den ungefärbten Bahnen, welche die Fibrillenzüge enthalten, der Weg versperrt wird. Später kommt es zu einer Schrumpfung der Dendriten, der Kern wird verschoben und zeigt weitgehende Umwandlungen. An derartigen Zellen bildet das Pigment förmliche Anhänge, Ausbuchtungen und richtige Säcke. Mit fortschreitender Degeneration des Kernes blassen die Pigmentdrusen schließlich ab, und an ihrer Stelle sieht man Vakuolen, die die Neigung haben, zu großen Hohlräumen zusammenzufließen.

Außer dieser Pigmentdegeneration können aber auch noch andere krankhafte Zellprozesse zu einer abnormen Pigmentansammlung führen. Vor allen Dingen ist daran festzuhalten, daß das Pigment ja mit dem zunehmenden Alter des Individuums eine stetige Volumenszunahme in der Zelle erfährt, so daß es im Senium schon unter sonst normalen Verhältnissen einen beträchtlichen Teil derselben anfüllt. Als Degenerationszeichen wird die Pigmentansammlung nur dann in Betracht kommen, wenn auch an anderen Zellbestandteilen Veränderungen nachzuweisen sind. Eine Pigmentatrophie der Zellen wird nicht selten dadurch vorgetäuscht, daß der nicht pigmenthaltige Teil der Zelle schrumpft. Dann nimmt das Pigment im Zellkörper allmählich einen immer größeren Raum ein und drängt sich dem Auge des Beobachters stark auf, ohne daß es absolut das geringste an Masse zugenommen zu haben braucht. Daher ist wohl auch bei chronischen Prozessen, wie bei der progressiven Paralyse, wo das Pigment das ultimum moriens der Zelle sein kann, so häufig von einer Pigmentatrophie die Rede. Im Fibrillenbilde sind bei pathologischen Pigmentanhäufungen die Plasmabalken, welche zwischen den Körnchengruppen die erwähnten netzartigen Geflechte bilden, häufig stark verdickt, und dieses Reticulum tritt dann bei der mikroskopischen Betrachtung oft viel stärker hervor als das Pigment selbst.

Auch das schwarze Pigment, das Melanin, kann ein pathologischer Zellbestandteil werden und ist immer als solcher zu betrachten, wenn es in Zelltypen auftritt, in denen es unter normalen Verhältnissen fehlt, wie z. B. in den verschiedenen Pyramidenformen der Hirnrinde. Wie hoch seine Anwesenheit als pathologisches Merkzeichen zu bewerten ist, dafür fehlt uns noch jeder Maßstab. Noch dürftiger sind unsere Kenntnisse von dem Verhalten der Holmgrenschen Kanälchen bei krankhaften Zellzuständen. Nageotte und Ettlinger haben einen „spaltenförmigen Zustand" des Zellprotoplasmas durch Vergiftungen und Exstirpation der Nebennieren experimentell hervorgerufen. In den Spinalganglien mit Lyssa- und Tetanuskeimen infizierter Tiere hat Nélis knäuelförmige Bildungen außerordentlich derber und stark lichtbrechender Fäden beobachtet, welche er als präformierte Gebilde, und zwar als die pathologisch dilatierten Kanälchen deutet. Er bezeichnet dieses Zellbild als „Etat spirémateux". Dieselbe Deutung gibt Marinesco auch den von Nageotte und Ettlinger beobachteten Spaltbildungen, die er selbst nach verschiedenartigen Giftwirkungen auftreten sah. Ob diese Erklärungsversuche berechtigt sind, darüber fehlt der Diskussion noch jede Grundlage.

Als eine Begleiterscheinung vieler pathologischer Zellprozesse ist schließlich noch die Vakuolisation zu erwähnen. Es handelt sich hier um die Bildung scharf begrenzter rundlicher oder ovaler Hohlräume, deren Inhalt bei Anwendung der üblichen Färbungen immer hell bleibt. Ihre Zahl ist großen Schwankungen unterworfen; bald sieht man nur ein oder wenige Bläschen in der Randzone einer Zelle, wo ihr Lieblingssitz ist, bald sind sie so zahlreich, daß das Protoplasma der betreffenden Zellpartie siebartig durchlöchert erscheint. (Cf. Abb. 4 auf Taf. III.) Am häufigsten finden sie sich bei denjenigen Prozessen, welche mit einer starken Schwellung des Zellkörpers und deutlicher Karyokinese einhergehen, also bei den sekundären Zellreaktionen nach schweren

Verletzungen (Amputationen, Neuritiden) resp. bei der akuten Zellerkrankung Nissls. Über den Entstehungsmodus dieser Gebilde ist nichts Sicheres bekannt; man darf vielleicht die Vermutung aussprechen, daß sie aus einer Einschmelzung der Wabenwände bei gleichzeitiger Vermehrung des Wabeninhaltes hervorgehen.

In den Spinalganglienzellen des Kaninchens wollen van Gehuchten und Nélis Vakuolen unter sonst normalen Strukturverhältnissen beobachtet haben; wahrscheinlich handelt es sich hier aber um Fenestrationserscheinungen, von denen noch die Rede sein wird. — Zu den durch die Härtung bedingten Kunstprodukten oder zu den Fäulniserscheinungen, wie einzelne Autoren es gewollt haben, gehören die Vakuolen sicher nicht.

Nervenfasern.

Unsere Kenntnisse von den histopathologischen Vorgängen an den Nervenfasern haben ihren Ausgang von der sekundären Degeneration genommen. Nach dem Wallerschen Gesetze zerfällt nach Durchschneidungen oder anders gearteten Kontinuitätstrennungen der von seinem Zentrum getrennte peripherische Stumpf der Degeneration, während der zentrale Abschnitt bestehen bleibt. Dieser gesetzmäßige Gegensatz zwischen dem Verhalten des peripherischen und zentralen Stumpfes war ursprünglich nur an den Nervenfasern der Peripherie beobachtet worden. Spätere Untersucher haben festgestellt, daß das Gesetz auch für die Nervenfasern der Zentralorgane gilt, und auf dieser Grundlage sind dann vornehmlich mit Hilfe des Experiments und elektiver Färbungen (Weigert und Marchi) große Fortschritte in der anatomischen Analyse der zentralen Fasersysteme erzielt worden.

Das Wallersche Gesetz kann heute in seinem vollen Umfange nicht mehr aufrechterhalten werden. Es hat sich gezeigt, daß nach Kontinuitätstrennungen, besonders nach unüberbrückbaren Defekten, auch in den zentralen Abschnitten der Nerven und an den Ursprungszellen ihrer Kerngebiete Veränderungen auftreten, welche man unter dem Sammelnamen der „retrograden Degeneration" zusammengefaßt hat.

Uns interessiert zunächst der Degenerationsprozeß im peripherischen Nervenstumpf, der stets in ganz typischer Weise verläuft, gleichviel, auf welchem Wege die Trennung der Fasern herbeigeführt worden ist. Es gehen stets zwei Reihen von Veränderungen miteinander parallel: regressive Erscheinungen an der Markscheide und am Achsenzylinder mit progressiven an den Schwannschen Zellen.

Schon 24 Stunden nach der Läsion macht sich eine Quellung und Zerklüftung des Markmantels bemerkbar. Seine Oberfläche wird uneben und zackig; es bilden sich tiefe Einschnürungen, und bald wird überall eine Fragmentation in rundliche oder ovale Klumpen und Schollen sichtbar. Im weiteren Verlauf zerfließen diese groben Zerfallsprodukte in immer kleinere Kügelchen und Tropfen. Mit diesem Zerfall sind auch tiefgehende Veränderungen in der chemischen Zusammensetzung des Myelins verbunden; es spaltet sich in seine Grundsubstanzen, die Schollen und Tröpfchen zeigen Farbreaktionen, welche dafür sprechen, daß sie zum Teil aus Protagon, zum Teil aus Lecithin, resp. einer diesem nahestehenden fettähnlichen Substanz bestehen. (Siehe Abb. 1 S. 48). Auf der Reduktionsfähigkeit der fettähnlichen Komponente gegenüber der Osmiumsäure in Chromsalzlösungen beruht ja die ausgezeichnete Methode Marchis, während Reich die metachromatische Färbbarkeit des Protagons als Indikator für destruktive Vorgänge an den Fasern erfolgreich benutzt hat.

Daß der Achsenzylinder beim sekundären Zerfall der Nervenfaser frühzeitig in Mitleidenschaft gezogen wird, ist lange bekannt. Aber erst durch Untersuchungen von Mönckeberg und Bethe haben wir etwas Genaueres über das Verhalten der Neurofibrillen erfahren.

Nach den Angaben dieser Autoren schmelzen die Fibrillen entweder zu einem Strang zusammen, oder sie dokumentieren den pathologischen Zustand in seinem ersten Beginn durch eine starke Schlängelung und wirren Verlauf. Später treten an den Fädchen Anschwellungen auf, es bilden sich grobkörnige Fragmente, die schließlich in feine staubförmige Körnchen zerfallen. Neuerdings sind die verschiedenen Stadien des Achsenzylinderverfalles auch mit Hilfe der Silberreduktionsverfahren untersucht worden. Unter normalen Verhältnissen sind ja die Fibrillen mit den perifibrillären Substanzen auf der markführenden Strecke der Faser im Bilde dieser Methoden zu homogenen schwarzen Bändern verklebt; dementsprechend zeigen sich auch die pathologischen Veränderungen in anderer Gestalt. Die erste krankhafte Erscheinung besteht in einer erheblichen Anschwellung des gesamten Achsenzylinders, der seine Färbbarkeit stellenweise einbüßt und auf solchen Strecken dann eine eigenartige Netzstruktur erkennen läßt. Marinesco glaubt, daß es die Neurofibrillen sind, die sich in dieser Weise bemerkbar machen. Diese Auffassung scheint mir nicht das Richtige zu treffen; viel eher könnte man an eine schaumartige Metamorphose der Grundsubstanz denken.

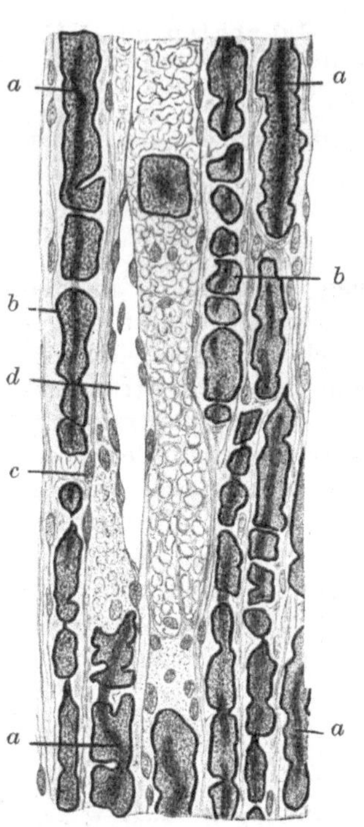

Abb. 1. Degeneration des Nerv. ischiad., 6 Tage nach der Durchschneidung. (Flemmingsche Flüssigkeit.)

a Achsenzylinderreste; *b* zerfall. Myelinscheid.; *c* Schwannsche Scheide, *d* Spalte. (Nach Ziegler.)

In dem verbreiterten und abgeblaßten Achsenstrange werden dann die Randpartien durch Ausbuchtungen und Einschnürungen zerklüftet, bis schließlich das ganze Gebilde in zuerst gröbere, dann immer kleiner werdende Teilstücke zerfällt. Derartigen Fragmenten kann man noch drei bis vier Wochen nach einfachen Durchschneidungen begegnen (cf. Abb. 6 und 7 auf Taf. II). Verfolgt man den Prozeß, wie Marinesco das getan hat, in seinen verschiedenen Etappen an einer größeren Anzahl von Tieren, so gewinnt man den Eindruck, daß der Achsenzylinder langsam zerfließt. Die von ihm vorgeschlagene Bezeichnung „Axolyse“ ist daher ganz am Platze.

Mit diesen regressiven Veränderungen sind von Anfang an intensive Proliferationsvorgänge an den Schwannschen Scheiden auf das engste verbunden. Zu der gleichen Zeit, wo die ersten Quellungserscheinungen an der Markscheide und am Achsenzylinder sichtbar werden, fangen sich die Kerne der Scheiden zu vergrößern an, ihr Chromatingehalt wird stärker, und am zweiten Tage ist bereits an zahlreichen Mitosen und direkten Teilungen zu sehen, daß die Proliferation im Gange ist. Das Protoplasma der neugebildeten Zellen, die zunächst in einer syncytialen Verbindung zu bleiben scheinen, dringt überall in die Lücken und Hohlräume der zerfallenden Fasern ein und nimmt, wenn die Fragmentation weiter vorgeschritten ist, die Schollen und Körnchen in sich auf. Sie üben also, wie Büngner, Stroebe u. a. gezeigt haben, eine phagocytäre Tätigkeit aus und verwandeln sich dabei in sogenannte Körnchenzellen. Dabei runden sie sich ab, und durch die Einlagerung der feinen Zerfallsprodukte erhält ihr Zelleib bei Anwendung einfacher Färbungen ein ganz charakteristisches gitterartiges Gefüge. Durch Osmiumsäure läßt sich das resorbierte Lipoidmaterial im Inneren der Zellen leicht schwärzen, und dann bekommt man ein noch prägnanteres positives Bild von ihrer resorptiven Tätigkeit. Gitterzelle und Körnchenzelle verhalten sich also wie photographische Negative und Positive zueinander. Kern und Plasmabälkchen sind allerdings im Osmiumpräparate oft vollkommen von den aufgenommenen schwarzen Körnchen und Brocken verdeckt. Auf der Höhe des Degenerationsprozesses, etwa 10 bis 14 Tage nach der Durchtrennung der Nerven, sind die Körnchenzellen so zahlreich geworden, daß sie das mikroskopische Bild vollkommen beherrschen. Der Raum, den vorher Markscheide und Achsenzylinder innehatten, wird von ihnen vollkommen ausgefüllt. Betrachtet man einen solchen Nerven auf Längsschnitten, so sieht man ganze Reihen von Körnchenzellen dicht nebeneinander liegen. Man versteht dann auch, wie die ersten Beobachter dieser Dinge zu der Vorstellung gelangen mußten, daß hier die Leukocyten mächtig an der Arbeit seien. Sie stellten sich vor, daß weiße Blutzellen aus den eröffneten Gefäßen der Durchschneidungsstelle auswandern und in die Scheiden eindringen, um von hier die Zerfallprodukte fortzuschaffen. Ihrer Herkunft nach müssen wir zwar heute die Körnchenzellen als Abkömmlinge der „peripheren Gliazellen" betrachten; die alten Anschauungen über die phagocytären Eigenschaften dieser Zellen sind aber von den späteren Beobachtern durchaus bestätigt worden. Aus dem Vergleich verschiedener Degenerationsstadien läßt sich ersehen, daß das anfänglich noch ziemlich grobkörnige Zerfallmaterial innerhalb ihres Zellkörpers in immer feinere Körnchen umgewandelt wird. Ist diese Emulsionierung eine vollkommene geworden, dann werden die staubförmigen Partikelchen zu einem guten Teil an die benachbarten Lymphspalten abgegeben.

Auf diesem Wege werden die Trümmer beseitigt, und es ist deshalb ganz gerechtfertigt, wenn neuerdings für diese Körnchenzellen, die unter anderen Verhältnissen auch aus echten Bindegewebszellen hervorgehen können, die Bezeichnung „Abbauzellen" oder „Abräumzellen" gebraucht wird.

Im Beginn der sekundären Degeneration machen alle Abkömmlinge der Schwannschen Zellen bis zu einem gewissen Grade die Metamorphose zu Abräumzellen durch. Ein Teil von ihnen löst sich dann auf der Höhe des Prozesses aus dem syncytialen Verbande und geht an Ort und Stelle oder in den benachbarten Lymphscheiden nach Abgabe des resorbierten Materiales regressive Veränderungen ein; er wird, wie Schröder sagt, bei den Abräumungsarbeiten verbraucht. Der größere Teil aber bleibt an Ort und Stelle und entwickelt sich in progressiver Richtung weiter: ihre Kerne nehmen Spindelform an, und in kurzer Frist bilden sich bandförmige Zellstreifen, die bei der Regeneration der nachwachsenden Nervenfasern eine große Rolle spielen. Die in ihnen aufgestapelte lipoide Substanz wird wahrscheinlich für den Anbau der nervösen Elemente mit verwandt. Ihrer Funktion entsprechend könnte man die Zellen nach dem Erscheinen der jungen Nervensprossen als „Anbauzellen" definieren. Allerdings geht der Anstoß zur Bildung neuer Nervenelemente unter gewöhnlichen Verhältnissen von den Fasern des zentralen Stumpfes aus, welche ihrerseits auch den wesentlichen Teil des Baumateriales liefern. Bei der Erörterung der Regenerationserscheinungen wird davon noch die Rede sein. — Wird durch irgendwelche Hindernisse die Vereinigung der beiden Stümpfe vereitelt, dann hören die progressiven Vorgänge an den Zellbändern sehr bald auf. Die Kerne werden kleiner, nähern sich immer mehr der Stäbchenform, und die Scheiden schrumpfen zusammen. Das histologische Bild wird einer Narbe sehr ähnlich, und funktionell entspricht ihm ein vollkommener Ruhezustand.

Bei der sekundären Degeneration der zentralen Nervenfasern stimmen die Veränderungen an den Markscheiden und Achsenzylindern mit denjenigen der peripherischen Nerven vollkommen überein. Nach einfachen Durchschneidungen liegt der Höhepunkt des Zerfalls, wie wir aus den mit der Marchimethode gesammelten Erfahrungen wissen, am Ende der zweiten Woche. Durch die Quellung der Fasern werden die sie umgebenden Gliamaschen stark erweitert. In gliareichen Gebieten weißer Substanz, wie z. B. im Rückenmark, macht sich bei Anwendung von Markscheidenfärbungen diese Erweiterung auf Querschnitten in sehr prägnanter Weise bemerkbar. Das Gewebe sieht dann wie ein großporiger Sieb aus, weil die zerfallenden Myelinscheiden die Farbe nur wenig oder gar nicht akzeptieren, während die Gliabälkchen um so deutlicher hervortreten. Das hieraus resultierende Bild ist von Leyden als blasiger Zustand, von anderen Autoren (Mager) als Lückenfeld bezeichnet worden. Es versteht sich von selbst, daß sein Zustandekommen nicht auf ein bestimmtes Stadium der sekundären Degeneration beschränkt ist, sondern daß wir ihm überall begegnen müssen, wo wir bei intakter Glia Markfasern in größerer Zahl nebeneinander auf der Höhe des Zerfalles zu Gesicht bekommen. Die progressive Seite des Prozesses wird hier von den den Schwannschen Zellen eng verwandten Gliazellen übernommen. Schon 24 bis 48 Stunden nach der Verletzung schwellen im Bereich der Degenerationszone ihre Kerne an, und ihr sonst kaum sichtbarer Zellkörper tritt als ein deutlicher Ring hervor, von dem breite Fortsätze radienförmig ausstrahlen. Bald wird eine Vermehrung der Kerne und Zellen bemerkbar, deren Protoplasma immer massiger wird und sich zwischen die Fragmente vorschiebt. Im weiteren Verlauf werden dann die Zerfallsprodukte ganz von ihm eingehüllt und langsam emulsioniert. Die Abräumung des Trümmerfeldes erfolgt hier also im wesentlichen durch die Gliazellen, welche sich im Laufe des Prozesses zum Teil aus ihrem normalen Verbande loslösen, das Aussehen freier Körnchenzellen annehmen und durch amöboide Eigenbewegungen in die Lymphscheide der Gefäße wandern können. Davon wird weiter unten noch ausführlicher die Rede sein.

Der durch den Zerfall der Markfasern bedingte Substanzverlust wird gleichzeitig durch die Proliferation fasriger Gliaelemente gedeckt. Das Lückenfeld verschwindet und wird durch einen gliösen Faserfilz ersetzt. Während sich im Tierversuch, wenn unter aseptischen Kautelen und mit möglichster Schonung des Gefäßapparats operiert wird, die sekundären Reaktionserscheinungen der Glia langsam hinziehen, ja über Monate erstrecken können, verlaufen sie beim Menschen in der Regel viel stürmischer. Auf diesen Gegensatz haben besonders Schröder und Knick hingewiesen und mit Recht betont, daß die Faktoren, welche eine Unterbrechung in der Kontinuität zentraler Fasern beim Menschen herbeiführen, ungleich komplizierter sind als experimentelle Durchschneidungen. Meist handelt es sich hier um die

Wirkung von Tumoren, bei denen neben der örtlichen Läsion noch Schädlichkeiten allgemeiner Art, wie Kachexie, Zirkulationsstörungen und Fieberbewegungen (Cystitis, Decubitus), als schädigende Faktoren in Betracht kommen. Unter diesen Bedingungen erfolgt der Zerfall der Nervenfasern rascher, die Lückenfelder erscheinen ausgedehnter und dementsprechend treten auch die progressiven Erscheinungen an den Gliazellen mehr in den Vordergrund. Es bilden sich nicht selten mehrkernige Riesenformen (Monstrezellen), und später liegen in der Degenerationszone zwischen den gewucherten Gliafasern und in den Lymphbahnen der Gefäßscheiden oft massenhaft Körnchenzellen.

Auf dem gleichen Niveau wie die sekundären Degenerationsphänomene im peripheren Stumpfe eines Nerven stehen die Erscheinungen, die unmittelbar an der Läsionsstelle im zentralen Stumpf sowohl peripherischer wie zentraler Nervenfasern auftreten. Man hat ihnen als „traumatische Degeneration" eine Sonderstellung eingeräumt. An den zentralen Fasern der Zentralorgane ist eine exakte Begrenzung ihrer Ausdehnung nicht möglich, an den peripherischen Fasern läßt sie sich stets nur über die nächst gelegenen Marksegmente verfolgen. Sie verläuft im einzelnen genau so wie die Wallersche Degeneration. Auch am peripherischen Stumpfe hat man die durch das Trauma unmittelbar bedingten Veränderungen von den sekundären trennen wollen, obgleich irgend ein Unterschied in ihrem histologischen Verhalten, wenn man von den Blutungen an der Wundstelle absieht, nicht besteht.

Es ist bereits oben darauf hingewiesen worden, daß derjenige Teil des Wallerschen Gesetzes, welcher die Integrität des zentralen Stumpfes der Nervenfaser betrifft, in seinem vollen Umfange nicht mehr aufrechterhalten werden kann. Da zu ihm die Nervenzelle selbst gehört, die ja durch Fibrillen und plasmatische Substanz mit dem Achsenzylinder zusammenhängt, so ist im gewissen Sinne die retrograde Zellreaktion bereits eine Ausnahme von der Regel.

Es kommt aber auch zu Veränderungen in den Fasern des zentralen Stumpfes selbst, wenn sie auch nie die Ausdehnung und Intensität der Wallerschen Degeneration erreichen. (Von der „traumatischen" Degeneration sei hierbei ganz abgesehen.) An den Nervenstämmen und Wurzeln amputierter Extremitäten lassen sich zwei verschiedene Arten retrograder Destruktion beobachten. Die eine ist in ihrem Ablauf der Wallerschen Form sehr ähnlich; sie betrifft nach blanden Durschneidungen nur wenige Fasern und beschränkt sich zeitlich auf die ersten Wochen und Monate nach der Operation. Bei schweren Verletzungen tritt sie deutlicher zutage. Der Zerfall scheint von den Ursprungszellen nach der Unterbrechungsstelle hin vorzuschreiten. — Die zweite äußert sich in einer Atrophie der Nervenfasern, bei welcher die Markscheide mehr als der Achsenzylinder beteiligt zu sein scheint. Nach Untersuchungen von Elsholz wird diese Atrophie um so klarer erkennbar, je mehr man sich dem Ende des Stumpfes nähert. Hier handelt es sich um einen exquisit chronischen Prozeß, der sich über viele Jahre erstrecken kann und schließlich bei einer gewissen Zahl der betroffenen Elemente zum Untergange führt.

Man hat, um das Wallersche Gesetz zu retten, auch diese retrograden Veränderungen an den Nervenfasern als sekundäre umzudeuten versucht, indem man für ihr Auftreten die Reaktionserscheinungen an den Ursprungszellen verantwortlich gemacht hat, die ja besonders nach schweren Verletzungen nicht selten zu manifesten Degenerationszuständen überleiten (Lugaro). Diese Anffassung läßt sich für gewisse Fälle aufrechterhalten, jedoch muß man sich darüber klar sein, daß sie nur den Ausgangspunkt der Degeneration verschiebt. Für das Gesetz ist damit nichts gewonnen.

Allen bisher beschriebenen Veränderungen an den Nervenfasern ist die Eigenschaft gemeinsam, daß der Zerfall sich kontinuierlich durch ihre ganze Länge oder eine bestimmte Strecke fortpflanzt. Es kommen aber noch andre Krankheitszeichen an ihnen vor. Siegmund Mayer hat schon vor fast vierzig Jahren darauf hingewiesen, daß in den Nerven sonst gesunder Menschen immer einzelne Fasern vorkommen, welche deutliche Veränderungen aufweisen. Neben Fasern, welche in ihrer ganzen Länge degeneriert sind, finden sich andere, deren Markscheiden nur an einzelnen circumscripten Stellen gequollen und zerklüftet sind. In dem erkrankten Gebiet sind dann auch die Scheidenkerne vergrößert und vermehrt.. An anderen Fasern erscheint dann dieser fleckförmige Zerfallsprozeß einen Schritt weiter gerückt: hier sind dann die Markscheiden in Schollen und Körner aufgelöst. Schließlich verschwinden sie bis auf Spuren feiner Fetttröpfchen vollkommen, und der Achsenzylinder bleibt von der Faser allein übrig; aber auch er kann auf dem Wege einer langsamen Fragmentation schließlich zugrunde gehen. Was Mayer hier geschildert hat, ist später wiederholt, nur in quantitativ weit ausgedehnterem Maße, als Substrat neuritischer Prozesse beschrieben worden. Gombault hat bei langsamen Bleivergiftungsversuchen an Meerschweinchen in den Nervenstämmen der Tiere zahlreiche Fasern gefunden, bei welchen nur einzelne Segmente erkrankt waren. Die Veränderungen bestanden, wie bei den Beobachtungen Mayers, in einer Zerbröcklung der Myelinscheide und ließen den Achsenzylinder intakt. Dabei konnte, nach Gombaults Darstellung, kein Zweifel darüber bestehen, daß zwischen den veränderten Segmenten stets ganz normale lagen. Dieser Autor meint ferner, daß nicht immer ganze Segmente, sondern oft nur Teilstücke von ihnen betroffen werden; und auch er hat an denjenigen Stellen, wo das Mark gelitten hatte, stets progressive Erscheinungen an den Schwannschen Zellen beobachtet. Gombault bezeichnet den Prozeß als „Névrite segmentaire périaxile“ und betont als Hauptunterscheidungsmerkmal gegenüber der Wallerschen Degeneration das Erhaltenbleiben des Achsenzylinders und das diskontinuierliche Auftreten des Markzerfalls. Ähnliche Befunde sind dann bei vielen anderen Formen der Nervenentzündung erhoben worden (cf. Abb. 10 auf Taf. VI). Stransky hat neuerdings die Histogenese der Veränderungen mit feineren Methoden verfolgt und dabei noch eine Reihe interessanter Details beobachtet. So konnte er feststellen, daß die Proliferationserscheinungen an den Schwannschen Zellen eine beträchtliche Höhe erreichen können, und daß die Abräumung der zerstörten Marksubstanz auf dem gleichen Wege wie bei der Wallerschen Degeneration erfolgt. Wie Gombault selbst zugibt, bleibt bei dieser periaxialen Neuritis der Prozeß nicht unbedingt auf die Markscheide beschränkt. Bei einer Anzahl von Fasern wird in dem erkrankten Segment auch der Achsenzylinder zerstört und damit natürlich eine sekundäre Degeneration auf der peripher liegenden Faserstrecke eingeleitet. Einzelne Autoren halten deshalb eine prinzipielle Trennnng dieser primären segmentalen Erkrankung von der Wallerschen Degeneration, so groß die Unterschiede des histologischen Bildes zuweilen erscheinen mögen, für nicht gerechtfertigt. Beide Prozesse seien nur graduell voneinander verschieden. Im anatomischen Sinne wird selbstverständlich die leicht reparable Veränderung der Markscheiden als der Ausdruck der leichteren Erkrankung aufzufassen sein.

Der segmentale Markzerfall ist noch nicht die geringfügigste Veränderung, die wir an den Nervenfasern kennen. Es lassen sich bei allgemeinen Intoxikationen und Infektionen mit der Marchimethode veränderte Farbreaktionen der Markscheiden (gegenüber der Osmiumsäure) nachweisen, ohne daß ihre Form die mindeste Abweichung verrät; die Markhüllen sind nur durch einen tiefbraunen, resp. braunschwarzen Farbenton gekennzeichnet, während sie in der Norm gelb aussehen. Da aber gerade diese dunklen Markscheiden an anderen Stellen eine große Tendenz zu segmentaler Zerbröckelung verraten, so geht man kaum fehl, wenn man in diesen Fällen die Verfärbung als Frühsymptom einer Nervenschädigung betrachtet (Bielschowsky und Nartowski, Stscherback).

In den segmentalen Degenerationserscheinungen der Nervenfasern kommt ein Gesetz zum Ausdruck, welches nicht nur für das peripherische, sondern auch für das zentrale Nervensystem gilt, daß nämlich der Achsenzylinder bei der Einwirkung subakut und chronisch wirkender Noxen viel widerstandsfähiger als die Markscheide ist und deren Untergang lange überdauern kann. Derartige marklos gewordene Fasern oder „nackte Achsenzylinder", wie sie unrichtigerweise häufig genannt werden, sind auf dem Gebiete der zentralen Erkrankungen ein nicht seltener Befund. Das klassische Objekt für ihren Nachweis bilden die Herde der multiplen Sklerose, in denen sie sich lange Zeit in ganz überraschender Menge erhalten können. Der Markverlust erfolgt bei dem zur Sklerose führenden Prozesse in ganz ähnlicher Weise wie bei der Névrite périaxile; nur geschieht dies auf einer etwas längeren Strecke. Die Myelinscheide zerbröckelt an bestimmten Stellen, und ihre Zerfallsprodukte werden durch den zentralen Abräumapparat der Gliazellen beseitigt, während gleichzeitig durch eine intensive Produktion von Gliafasern der durch den Schwund des Markes freiwerdende Raum gedeckt wird. Welche Faktoren den Markzerfall und seine eigenartige herdförmige Lokalisation bedingen, das ist freilich eine andere Frage, die hier nicht zu erörtern ist. Man hat das Persistieren des Achsenzylinders geradezu als pathognostisches Zeichen für die Herde der Sclerosis multiplex angesprochen. Das ist aber keineswegs der Fall. Es gibt kaum eine diffuse oder herdförmige Erkrankung, bei der nicht die größere Widerstandsfähigkeit der Achsenzylinder zutage träte. Man braucht, um sich davon zu überzeugen, nur Weigertsche Markscheidenpräparate mit den Bildern der Reduktionsmethoden zu vergleichen (Bielschowsky, Herxheimer und Gierlich). In Tumoren von rein infiltrativem Wachstum (Gliomen) stehen die persistierenden Achsenzylinder mitunter sogar noch dichter als in den Herden der multiplen Sklerose. Eine Ausnahme von dieser Regel bilden nur die ganz akuten Prozesse, insbesondere die rasch verlaufenden Myelitiden; hier sterben unter der Einwirkung schwerer exogener Schädlichkeiten die Nervenfasern in toto ab. In den foudroyanten Formen der Polyneuritis haben wir in dieser Hinsicht das Gegenstück für das peripherische Nervensystem. Wie bereits gesagt wurde, ist bei vielen subakuten und chronischen Krankheiten die Phase der Marklosigkeit nur das mehr oder weniger ausgedehnte Übergangsstadium zum völligen Untergang; wie lange diese Phase sich hinzieht, das hängt im wesentlichen von der Art der Schädlichkeit, von den Zirkulationsverhältnissen und der Ernährung des erkrankten Gewebes ab. Als Ergänzung hierzu ist noch zu bemerken, daß zusammen mit den Markscheiden stets auch **eine** Achsenzylindersubstanz, das Myeloaxostroma Kaplans, verschwindet.

Die Degenerationsphänomene der Wallerschen Entartung sind im peripherischen Nerven unter bestimmten Bedingungen von einem frühen Zeitpunkte an mit Regenerationserscheinungen an den Nervenfasern verquickt. Obgleich sich seit Johannes Müller Kliniker, Anatomen und Physiologen um die Erforschung der Regeneration in zahllosen Arbeiten bemüht haben, gehen auch heute noch die Anschauungen der Autoren über die wesentlichen Punkte des Prozesses weit auseinander.

Bezüglich des Ausgangspunktes der Faserneubildung stehen sich zwei Lehren schroff gegenüber; die „monogenetische" oder „zentrogenetische", die die jungen Fasern aus den alten des zentralen Nervenstumpfes hervorgehen läßt, und die polygenetische oder autogenetische, die ihre Produktion in die Schwannschen Zellen des peripherischen Stumpfes verlegt. Die Dinge liegen hier ganz ähnlich wie bei dem embryologischen Problem der Entstehung der Axone und ihres Wachstums. Als die Schöpfer der Theorie von der autogenen Regeneration sind Philipeaux und Vulpian zu bezeichnen, die nach Excisionen langer Nervenstücke nach Ablauf einiger Monate im peripherischen Stumpfe normal aussehende und physiologisch erregbare Fasern fanden. Da sie innerhalb der excidierten Strecken keine nervösen Verbindungsbrücken mit dem Zentralstumpfe entdecken konnten, so mußten sie den Befund im Sinne einer autogenen Regeneration deuten. Vulpian hat diese Annahme später auf Grund neuer Versuche selbst verworfen, und die Theorie geriet eine Zeitlang in Vergessenheit.

Durch die Arbeiten von Tizzoni und Büngner wurde sie später neu belebt. Büngner fand, daß die nach jeder Kontinuitätstrennung peripherischer Nervenstämme auftretenden Proliferationsvorgänge an den Schwannschen Zellen auch die Regeneration der Nervenfasern einleiten. Die Zellen schwellen an, und das Protoplasma der spindelförmigen Zellkörper konfluiert nach seiner Meinung an den Polen. Auf diese Weise sah er lange Zellbänder entstehen, die er als Bandfasern bezeichnete. In der Nähe der Kerne machen sich dann fibrilläre Streifen bemerkbar, die nach den Zellpolen fortschreiten, dort mit den gleichartigen Gebilden in den Nachbarzellen verschmelzen und sich so durch das ganze Band ausbreiten. Die Fibrillen entstehen demnach an sehr vielen Punkten zu gleicher Zeit, und ihre Ausbreitung ist eine diskontinuierliche. In ähnlicher Weise erfolgt nach seiner Darstellung später die Bildung der Markscheiden, die gleichfalls von den Schwannschen Zellen hervorgebracht werden.

Howell und Huber haben die Beobachtungen Büngners in vielen, aber nicht in allen Punkten bestätigen können. Mit Nachdruck hat Bethe erst die ursprünglichen Anschauungen Vulpians vertreten. Durch eine enorme Zahl geistvoll variierter Versuche an jungen Tieren hat der Straßburger Physiologe das Problem der Wiederherstellung der Nervenfasern und ihrer Funktion zu lösen versucht. Seine Resultate deutete er entschieden im Sinne der autogenen Theorie: er betrachtete es als sichergestellt, daß ein peripherer, vom Zentrum dauernd abgetrennter Nerv sich aus sich selber heraus regenerieren kann. „Der Nerv besitzt die Fähigkeit, sich nach stattgehabter Degeneration selbständig und bis zur Leistungsfähigkeit wiederherzustellen." Der Schwerpunkt der Betheschen Arbeiten liegt auf physiologischem Gebiete; bezüglich der histologischen Seite des Prozesses folgt er im wesentlichen der Darstellung Büngners. Auch er gibt an, in den Bandfasern etwa zwanzig Tage nach der Durchtrennung eine Differenzierung des Protoplasmas der Zellen in einen inneren Axialstrang von fibrillärer Streifung und einen äußeren Mantel gesehen zu haben. Die späteren Phasen konnte er nicht mehr genau verfolgen; doch glaubte er aus seinen Beobachtungen den Schluß herleiten zu dürfen, daß die Regeneration am zentralen Ende des peripherischen Stumpfes schnellere Fortschritte macht als in den peripherischen Partien, und daß deshalb die Regenerationskraft einer Nervenstrecke um so höher einzuschätzen sei, je näher sie sich dem Zentrum befinde.

Bethe betont ausdrücklich, daß positive Resultate nur bei jugendlichen Tieren zu erzielen seien; bei älteren Exemplaren bleibe die Umgestaltung der Bandfasern in Nervenröhren auf halbem Wege stehen. Es komme wohl zur Bildung von Axialsträngen und Mantelzonen, aber niemals zur Entwicklung von Fibrillen und Markscheiden. Zwar liefern nach seiner Meinung die Bandfasern auch bei älteren Individuen das Grundmaterial zum Aufbau der neuen Nervenröhren, aber es bedürfe doch für das Zustandekommen einer vollständigen Regeneration einer vom zentralen Stumpfe ausgehenden Anregung, die schwer zu definieren sei. Es liege aber keine Veranlassung vor, diese unbekannte Größe in der trophischen Funktion der Ganglienzelle zu suchen.

Die zentrogenetische Theorie, deren Grundlagen durch die Arbeiten von Ranvier, Vanlair, Stroebe und Ramon y Cajal geschaffen worden sind, nimmt an, daß nach Kontinuitätstrennungen die Versorgung des peripherischen Stumpfes mit jungen Fasern ohne eine aktive Beteiligung des Zentralstumpfes unmöglich ist. Aus den Achsenzylindern der Nervenfasern sollen oberhalb der durch die traumatische Läsion bedingten Demarkationszone neue Achsenzylinder hervorsprossen, durch die Narbenzone der Läsionsstelle vordringen und schließlich den peripherischen Stumpf bis in seine letzten Ausläufer durchwachsen. Über diesen Generalplan waren sich alle Vertreter der Lehre einig; nur über gewisse Einzelheiten, wie über die Dauer des Prozesses, über den Zeitpunkt der Markumhüllung an den jungen Fasern und über ihre topographischen Beziehungen zu den Schwannschen Zellen, resp. den Zellbändern wurde debattiert. Es erübrigt sich, auf diese Streitfragen der älteren Literatur hier näher einzugehen, weil sie zum größten Teil in den letzten Jahren durch Forschungen mit den neuen Reduktionsmethoden, die sich gerade auf diesem Gebiete sehr bewährt haben, erledigt worden sind. Die Arbeiten von Cajal und besonders von Perroncito haben uns eine überraschende Menge neuer Befunde geliefert. Perroncito hat zunächst mit ganz unbestreitbarer Klarheit nachgewiesen, daß „die am äußersten Ende des zentralen Stumpfes vor sich gehende Neubildung von Nervenfasern mit ungeahnter Raschheit" erfolgt. Schon nach drei bis vier Stunden nach einer Durchschneidung machen sich hier Sprossungsvorgänge bemerkbar. Wenige Millimeter über der verdickt erscheinenden Schnittstelle — also eigentlich noch innerhalb der traumatisch lädierten Zone, von der nur die äußerste Spitze zugrunde geht — tritt an den Achsenzylindern, die unter normalen Verhältnissen ja wie homogene schwarze Drähte aussehen, eine sehr markante Längsstreifung auf. Es ist, als ob seine Fibrillen auseinandergetrieben wären und nach der Außenschicht des Axoplasmas hinstrebten (cf. Abb. 3 Taf. VI). Der Regenerationsprozeß vollzieht sich nun in doppelter Weise; erstens dadurch, daß diese aufgefaserten Achsenstränge seitliche Sprossen, sogenannte Kollateralzweige, treiben, und dadurch, daß sie an ihren Enden in zahlreiche neue Fibrillenbündel auseinanderweichen, die ihrerseits wieder Seitensprossen entwickeln können. Alle diese Elemente haben die Tendenz, in das junge Narbengewebe vorzudringen, daß sie bereits nach zehn Tagen kreuz und quer zu durchwachsen beginnen. Zunächst verlaufen sie in ihm als isolierte Fädchen, später legen sie sich zu Bündelchen zusammen, und in dieser Anordnung dringen sie in den peripherischen Stumpf ein, welchen sie dann mit großer Geschwindigkeit bis in seine entferntesten Verzweigungen durchwandern.

Über den Zeitpunkt des Eintreffens der neugebildeten Fasern am oberen Ende des peripherischen Stumpfes lassen sich bestimmte Zahlen nicht angeben, weil dabei das Alter des Tieres, die Entfernung der beiden Stümpfe und wohl auch noch andere Faktoren mitsprechen.

Bei diesen Vorgängen haben Cajal, Perroncito, Bielschowsky und andere Autoren an den jungen Fasern im Bereich der Stümpfe und der Narbenzone eigentümliche Formationen beobachtet, die so typisch sind, daß sie fast den Wert von Indikatoren für nervöse Regenerationsprozesse besitzen. Perroncito beschreibt büschel- oder pinselförmige Strukturen, die aus der Endaufsplitterung neuer Fasern hervorgehen, dann flache Ausbreitungen, die wie Plättchen aussehen, ring- und knopfförmige Gebilde, die mit den Wachstumskugeln der embryonalen Fasern vergleichbar sind (Abb. 3 Taf. VI), und schließlich noch schraubenförmige Gewinde, die „Appareils en spirale", wie sie Marinesco später genannt hat.

Mit diesen Gewinden hat es folgende Bewandtnis: Sie finden sich nach Perroncitos Angaben manchmal schon zwei Tage nach der Durchschneidung im Zentralstumpf, werden aber erst in den späteren Stadien des Prozesses zahlreicher und sind dann am häufigsten in den äußeren Schichten der Narbe anzutreffen. In ihrer einfachsten Form bestehen die Gewinde aus einer stärkeren Faser, die von einer schwächeren in mehr oder minder zahlreichen Spiraltouren umwickelt wird. In der Regel entspringen die Spiralfasern aus dem in der Achse des Gewindes liegenden Faserstrang, wie dies auch bei dem in Abb. 4 auf Taf. VI wiedergegebenen Exemplar der Fall ist; nicht selten kommen sie aber auch von benachbarten oder weiter entfernten Fasern her. Diese relativ durchsichtige Selenoidgestalt kann in der mannigfaltigsten Weise dadurch kompliziert werden, daß sich mehrere Fasern an dem Gewinde beteiligen, und daß Seitensprossen aus ihm hervorwachsen, die sich gleichfalls aufrollen. Auch in der Achse des Gewindes werden zuweilen mehrere Nervenfasern angetroffen. Mitunter bewegen sich die Spiralfasern entgegengesetzt zur Wachstumsrichtung ihrer Stammfasern. Derartige Elemente können natürlich für die Wiederherstellung der Funktion nicht in Betracht kommen. An ihnen tritt ein den Regenerationsprozessen an den Nerven eigentümlicher Grundzug am prägnantesten in Erscheinung, nämlich die Neigung zu einer starken Überschußproduktion an neuen Fasern. Es wird in den ersten Monaten nach der Läsion im zentralen Stumpf und in der Narbe viel mehr angelegt, als funktionell verwendbar ist; und es kann keinem Zweifel unterliegen, daß ein beträchtlicher Teil des neuen Materials nach kurzer Frist zugrunde geht. Über den Entstehungsmodus der Spiralgewinde läßt sich noch nichts Sicheres angeben. Cajal glaubt, daß mechanische Faktoren ihre Entstehung bedingen. Fasern, die an Länge zunehmen, sollen, wenn sie auf ein Hindernis stoßen, zur Bildung solcher Formationen gezwungen sein. Marinesco nimmt an, daß die gewucherten Scheidenzellen der Stammfaser bestimmend auf ihre Wachstumsrichtung einwirken.

Die geschilderten Befunde sprechen entschieden zugunsten der zentrogenetischen Lehre. Es steht jetzt fest, daß nach Kontinuitätstrennungen gewöhnlicher Art die Nervenfasern des zentralen Stumpfes nicht als ein „undefinierbares Etwas" auf die Regenerationsvorgänge im peripherischen Stumpfe einwirken. Man kann vielmehr deutlich verfolgen, wie bestimmte Formbestandteile von den persistierenden Achsenzylindern des Zentralstumpfes neu gebildet werden und später durch die Narbe in das periphere Nervenstück vordringen.

So wichtig diese Feststellung ist, so ist damit das Regenerationsproblem im Sinne der zentrogenetischen Lehre noch nicht als restlos gelöst zu betrachten. Cajal und Perroncito würdigen in ihren ausgezeichneten Arbeiten nur die progressiven Vorgänge an den Fibrillen in genügendem Maße, weil sie diese allein mit ihren Forschungsmitteln genau verfolgen konnten. Die Fibrillenversorgung der Narbe und der Stümpfe ist aber nur eine Komponente des Prozesses; die zweite, nicht minder wichtige, die Proliferation der Begleitzellen und ihre Beziehung zu den Wachstumserscheinungen der Fibrillen, kommt bei ihnen sehr zu kurz. Daß die Wachstumsrichtung der jungen Fasern, die eine eigne Zielstrebigkeit ja nicht besitzen, von den Abräumzellen beeinflußt wird, das bestreitet heute kaum noch jemand. Schon die Tatsachen, daß Regenerations- und Abräumungsvorgänge zeitlich ziemlich genau parallel gehen, und daß die Wegsamkeit des peripherischen Stumpfes für die nachwachsenden Fibrillen in dem Maße abnimmt, wie die Abräumzellen verschwinden, zeigen, wie stark diese Beeinflussung ist. Auch in dem quantitativen Parallelismus zwischen Zellentfaltung und Fibrillenproduktion tritt der innige Zusammenhang beider Prozesse zutage. Die meisten Vertreter der zentrogenetischen Lehre begnügen sich mit der Vorstellung, daß die Zellen des peripherischen Stumpfes eine chemotrope Attraktion auf die sprossenden Fasern ausüben und sie durch das junge Narbengewebe in die alten Wege hinüberlocken; man hat ihnen sogar eine sekretorische Funktion bestimmter chemotaktischer Substanzen vindiziert (Cajal, Marinesco). Eine solche Wirkung mag vorhanden sein, kann aber aus vielen Gründen für sich allein nicht alles erklären. Offenbar liegen die Dinge ähnlich wie beim Wachstum embryonaler Fasern. Die ausgezeichneten Untersuchungen Helds über die Entwicklung des Nervensystems werfen auch auf die Regenerationsvorgänge neues Licht. So wenig wie die embryonalen Fasern in den Gewebsspalten zwischen den Zellen wachsen, so wenig darf man das von den regenerierenden Fibrillen annehmen. Vielmehr weist die Analogie ebenso wie die tatsächliche Beobachtung darauf hin, daß die sprossenden Fädchen sich intrazellular auf plasmatischen Bahnen vorwärtsbewegen. Im peripherischen Stumpf werden diese von den oft erwähnten Zellbändern gebildet, die ja wegen ihrer gliogenen Herkunft eine adäquate Matrix für sie darstellen. In Übereinstimmung mit Marinesco habe ich selbst an guten Präparaten wiederholt beobachten können, daß sich hier die Fibrillen wirklich innerhalb von Zellen befinden und sich nicht, wie Cajal, Perroncito u. a. behauptet haben, zwischen ihnen hindurchschlängeln. Im Bereich der Narbe sind die Verhältnisse schwerer zu beurteilen. Hier ist die Anordnung der Zellen eine ganz unregelmäßige. Verbindungen zwischen sind mit unseren Hilfsmitteln nur selten mit Sicherheit festzustellen; auch ihre Herkunft ist keine einheitliche, denn neben zahlreichen Fibroblasten sind aus den Stümpfen eingewanderte Schwannsche Zellen in großer Menge vorhanden. Wenn also auch hier die Fibrillen präformierten Zellbrücken folgen, welcher Art und Herkunft sind sie? Kommen neben den gliösen Elementen solche mesodermaler Herkunft in Betracht? Dringen hier die Fasern gelegentlich auch in die durch Extravasate gebildeten und mit flüssigem Material erfüllten Spalten ein? Das sind Fragen, welche noch der Entscheidung harren. Auf Grund eigener Beobachtungen der letzten Zeit kann versichert werden, daß auch innerhalb der Narbe intrazellular gelegene Fibrillen keine allzu seltene Erscheinung sind. Es wäre aber verfrüht, daraus zu schließen, daß das encytiale Wachstum hier das einzig mögliche ist. Ebenso läßt sich über die Dignität der beteiligten Zellen nur die Vermutung aussprechen, daß beide Zellarten an der Bahnbildung mitwirken. Ihre Anziehungskraft auf die Fibrillen scheint demnach nicht von ihrer histogenetischen Abstammung, sondern von einem ganz anderen Umstande abzuhängen; nämlich davon, welchen Anteil sie am Abbau der zerfallenden Nervensubstanz haben. An der Abräumung nehmen beide Zellarten teil, die mesodermalen unter den gewöhnlichen Bedingungen allerdings in geringerem Maße als die gliogenen, und im gleichen Verhältnis bestimmen wohl auch beide die Wachstumsrichtung der jungen Sprossen. Bei dieser Auffassung erhalten die Abräumzellen, wie oben bereits angedeutet wurde, eine wichtige Bedeutung für den Aufbau der jungen Fasern: sie nehmen teil an der Bildung ihrer perifibrillären Substanz und produzieren später die Markhülle, die ihnen das Gepräge der Reife gibt. Die Abräumzellen sind zugleich Anbauzellen und arbeiten mit den Ganglienzellen zusammen an der Vollendung der Faser. Der schroffe Gegensatz zwischen der zentrogenen und autogenen Lehre wird bei dieser Art der Betrachtung wesentlich gemildert.

Unter diesen Umständen macht sich doch die Frage geltend, ob die autogene Theorie in der von Büngner und Bethe vertretenen radikalen Form ein- für allemal erledigt ist, oder ob sie nicht für bestimmte Ausnahmefälle noch zutrifft. Obgleich Langley und Anderson die Beweiskraft der Betheschen Versuchsergebnisse vom physiologischen Standpunkte mit großem Nachdruck bestritten haben, und von Lugaro, Münzer, Cajal und Perroncito auch die Deutung seiner anatomischen Befunde für unrichtig erklärt worden ist, glaubt ein so kritischer und erfahrener Forscher wie Held, daß eine beschränkte Regeneration bei jungen Tieren, aber auch nur bei solchen, durch die Tätigkeit der Schwannschen Zellen allein bewerkstelligt werden kann. Allerdings erklärt sich Held das Zustandekommen dieser sehr dürftigen und rasch wieder in Zerfall umschlagenden Regeneration nicht, wie Bethe, aus der eigenen formativen Potenz dieser Zellen; er glaubt vielmehr, daß diese Fähigkeit auf der Aufspeicherung einer aus den embryonalen Fibrillen entlehnten Substanz beruht, die sie eine Zeitlang festzuhalten vermögen. Bei dieser Auffassung bleibt die Suprematie der Ganglienzelle, die die Fibrillen bildet und vorwärtstreibt, wenn auch in etwas veränderter Form, gewahrt. Man kann demnach nur sagen, daß das letzte Wort auch über diese Frage noch nicht gesprochen ist.

Während über die Regenerationserscheinungen nach experimentellen Kontinuitätsbestimmungen eine unerschöpfliche Literatur vorhanden ist, sind unsere Kenntnisse über diese Vorgänge unter anderen Bedingungen noch recht lückenhaft. Wir haben gesehen, daß schon in normalen Nervenstämmen an einzelnen Fasern ein diskontinuierlicher Markzerfall vorkommt, dem unter Umständen der totale Untergang der betreffenden Faser nachfolgen kann. Seit den erwähnten Untersuchungen von S. Mayer wissen wir auch, daß diesen Degenerationsphänomenen immer Regenerationsvorgänge gegenüberstehen. Aus dem Vorkommen von sehr dünnen, nur mit einer zarten Myelinscheide bekleideten Fasern in den Nerven und dem Vorhandensein mehrerer solcher Fasern im Innern einer Schwannschen Scheide schloß er, daß der durch die Degeneration bedingte Verlust an leitenden Elementen von einer entsprechenden Faserneubildung gedeckt wird. Er nahm deshalb an, daß im peripherischen Nervensystem während des ganzen Lebens ein Werden und Vergehen der spezifischen Formbestandteile stattfinde. Wie weit diese Anschauung in ihrer Verallgemeinerung berechtigt ist, können wir heute noch nicht entscheiden. So viel steht aber fest, daß die histologischen Beobachtungen S. Mayers durchaus richtig sind. Mit Hilfe der Fibrillenmethoden können wir jetzt etwas tiefer in die Details eindringen. Untersucht man einen Nervenlängsschnitt eines älteren normalen Individuums, so begegnet man immer nervösen Gebilden, welche nur aus einem Regenerationsprozeß hervorgegangen sein können. Innerhalb einer und derselben Scheide findet sich hier und da, wie die Abb. 2 auf Taf. VI zeigt, eine große Anzahl von zarten Achsenzylindern, welche mitunter durch langgestreckte, spindelförmige Auftreibungen gekennzeichnet sind, wie sie an embryonalen Fasern häufig vorkommen. Zuweilen sieht man an solchen Stellen noch deutliche Spuren des früheren Insassen in Gestalt wurstförmiger oder klecksartiger Achsenzylinderfragmente (cf. Abb. 5 Taf. VI). An anderen Orten begegnet man ganzen Knäueln dünner Fäserchen (Abb. 1 auf Taf. VI), von denen manche in kleine Endknöpfe auslaufen und andere rückläufige Schlingen bilden. Sie gehen aus einer regen „kollateralen" Seitensprossung am alten Achsenzylinder hervor, dessen Aussehen an den betreffenden Stellen ganz der Norm entsprechen kann. Aus einer Kombination der verschiedenen Bilder läßt sich aber entnehmen, daß er weiter peripherwärts in irgendeiner Weise gelitten haben muß. Natürlich ist es eine Sache des Zufalls, ob es gelingt, die Läsionsstelle in dem gleichen Präparat ausfindig zu machen. In ähnlicher Weise vollziehen sich die Heilungsvorgänge nach neuritischen Prozessen.

Ein altes, noch in allen Lehrbüchern wiederkehrendes Dogma lautet, daß beim Menschen und den Säugern die zentralen Nervenfasern im Gegensatz zu den peripherischen nicht regenerationsfähig sind. Dieser Unterschied wird in der Regel damit begründet, daß die zentralen Fasern keine eigenen Scheidenapparate haben, deren Besitz für die Produktion neuer nervöser Substanz unerläßlich sein soll. Obgleich diese Auffassung mit der zentrogenetischen Lehre nicht gut im Einklang steht, haben gerade deren entschiedenste Vertreter dieses Argument mit Vorliebe gegen andere Anschauungen gebraucht. In den letzten Jahren macht sich aber auch in dieser Frage ein Umschwung bemerkbar. Durch die Untersuchungen von Stroebe, Fickler, Borst und Saltykow wurden schon mit Hilfe älterer Methoden Nervenfasern von eigenartiger Beschaffenheit in krankhaft veränderten Gebieten der Zentralorgane nachgewiesen, welche ihrer Lage und Anordnung nach als regenerierte angesprochen werden mußten. Neuerdings sind mit den Reduktionsmethoden noch eine ganze Reihe von Befunden erhoben worden, welche zugunsten einer zentralen Faserregeneration sprechen. Bielschowsky fand in Kompressionsgebieten in der Randzone

infiltrativ wachsender Tumoren marklose Fäserchen von atypischer Verlaufsrichtung mit Endgebilden und Teilungsfiguren von der gleichen Art, wie
sie bei den Regenerationsphänomenen des peripherischen Nervensystems so
häufig vorkommen. Auch Ansätze zur Bildung der Perroncitoschen
Schraubengewinde und neuromartigen Knäuelformationen wurden hier von
ihm beobachtet. Nageotte beschrieb marklose Fäserchen mit verschiedenartigen Endstrukturen im Rückenmark von Tabikern, welche er als Re-
generationsprodukte endogener zentraler Fasern deutete.

Pfeifer hat an linearen Narben des menschlichen Cortex (nach
Neisserschen Punktionen) eine allmähliche Durchwachsung ihrer binde-
gewebigen Matrix mit neugebildeten Axonen schrittweise verfolgen können.
Marinesco berichtet über lebhafte Sprossungsvorgänge an den lädierten
Markfasern im Grenzgebiet alter Entweichungsherde. Sehr interessante
Versuche rühren von Cajal und Sala her. Nach Durchschneidungen im
subcorticalen Mark junger Tiere fanden sie, daß die durch den Eingriff
bedingten Quellungserscheinungen am zentralen Abschnitt der unterbrochenen
Fasern sich allmählich in retrograder Richtung den Ursprungszellen nähern.
Nach einiger Zeit entwickelt sich eine kugelförmige Demarkationsstelle
zwischen der untergehenden und der bestehen bleibenden Axonstrecke, welche
nach Cajal an den Achenzylindern der motorischen Riesenpyramiden die Abgangsstelle der letzten Kollateralen nicht überschreiten soll. Sala hat dann
weiter festgestellt, daß die verdickte Partie des Achenzylinders allmählich
wieder verschwindet und daß frische Seitenästchen aus seinem Ursprungs-
teile hervorgehen. Die jungen Narben an den Schnittstellen können nach
seinen Beobachtungen schon nach 14 Tagen von ganzen Bündeln frischer
Nervenfäserchen durchwachsen sein. —

Nach alledem darf man wohl sagen, daß die Regenerationsfähigkeit der
zentralen Nervenfasern im Prinzip sicher gestellt ist. Allerdings haben
einige Autoren (Marburg, Miyake u. a.) die Beweiskraft der Befunde,
auf welche sich diese These stützt, angezweifelt, und zwar haben sie hauptsächlich die Möglichkeit bestritten, mit unseren jetzigen Hilfsmitteln Re-
generations- und Degenerationsprodukte, Glia- und Nervenfasern immer
exakt voneinander unterscheiden zu können. Allein diese Einwände,
welche für manchen Einzelbefund zutreffen mögen, können an dem Gesamt-
resultat nicht das mindeste ändern. Mit unseren Vorstellungen über die
Wechselbeziehungen zwischen Nervenfasern und Begleitzellen stimmen diese
neuen Anschauungen auch weit besser überein als die alte Lehre. Da
nach dem heutigen Stande unseres Wissens die Schwannschen Zellen nicht
mehr als Abkömmlinge der mesodermalen Keimanlage, sondern als aus-
gewanderte Spongioblasten aufzufassen sind, fällt die Voraussetzung fort,
auf welcher der prinzipielle Gegensatz zwischen peripherischen und zentralen
Fasern in der Regenerationsfrage beruhen sollte.

Wie sich das Wachstum der Nervenfasern in den Zentralorganen beim
Regenerationsprozeß im einzelnen vollzieht, darüber sind unsere Erfahrungen
noch ziemlich lückenhaft, weil wir an pathologischen Objekten in der
Regel nicht seine ersten Anfänge, sondern erst spätere Phasen zu Gesicht
bekommen, und weil auch das Experiment hier keine so klaren Bilder wie an
der Peripherie liefert. Daß die Abbauzellen aber auch hier für das Zustandekommen der Regeneration von großer Bedeutung sind, dafür spricht schon
die Tatsache, daß die lebhaftesten Sprossungserscheinungen an den Nervenfasern häufig da anzutreffen sind, wo jene Zellen in besonderer Menge auf-

treten. Ob man ihnen eine rein chemotaktische Fernwirkung auf die jungen Faserelemente, oder, wie an der Peripherie, eine direkte plastische Funktion beizumessen hat, das sind Fragen, über welche eine Entscheidung noch nicht zu treffen ist. Abgesehen von den entwicklungsgeschichtlichen Tatsachen deutet aber das Vorkommen starker syncytialer Verbindungen zwischen gliogenen Gitterzellen darauf hin, daß auch hier die Fibrillen nicht in die Lymphe der Gewebsstücke, sondern in präformierte Plasmabrücken hineinwachsen, welche später in die Substanz der Faser aufgehen. — Bei pathologischen Prozessen, welche mit starken progressiven Veränderungen an den Gefäßen einhergehen, können sich die Verhältnisse dadurch noch erheblich komplizieren, daß auch Abräumzellen bindegewebiger Herkunft in erheblicher Menge auf der Bildfläche erscheinen. Die von Pfeifer an frischen Narben der Hirnrinde beobachteten Bilder und eine Reihe experimenteller Erfahrungen scheinen dafür zu sprechen, daß nicht nur die gliogenen Abräumzellen, sondern auch Fibroblasten, wenn sie mit Zerfallsprodukten beladen sind, den Regenerationsprozeß aktiv beeinflussen. In den Narben der peripherischen Nerven kommen ja, wie wir gesehen haben, wahrscheinlich auch Zellen bindegewebiger Herkunft für den Anbau der Nervenfasern, wenn auch nur nebenher, in Betracht. In den Zentralorganen scheinen aber die Elemente des Blutgefäßbindegewebsapparats gelegentlich gegenüber den gliogenen Zellen die Oberhand gewinnen zu können. Dabei drängt sich die Frage noch mehr in den Vordergrund, ob überhaupt die Herkunft der Abbauzellen von einschneidender Bedeutung für ihre Beteiligung an reparatorischen Vorgängen ist, oder ob nicht ganz differente Zellarten die gleiche Wirkung auszuüben vermögen, wenn sie nur Zerfallsprodukte in ihrem Zellkörper aufspeichern und verarbeiten; ob also nicht jede Abbautätigkeit auch Ansätze einer Regeneration bedingt.

In einem wichtigen Punkte besteht ein starker Unterschied zwischen den Regenerationsvorgängen der Zentralorgane und denjenigen des peripherischen Nervensystems; nämlich in der Wiederherstellung der Funktion. An der Peripherie können Ausfallserscheinungen auch nach beträchtlichen Substanzverlusten verschwinden. Die Sprossen des Zentralstumpfes finden allmählich auch bei erheblichen Hindernissen ihren Weg in den degenerierenden peripherischen Stumpf. Ihr Vorrücken erfolgt „planmäßig“, weil die bei der Degeneration entstehenden Zellbänder im wesentlichen die gleiche Lage und denselben Verlauf wie die vorher vorhanden gewesenen Nervenfasern besitzen. Diese Leitbahn bringt die jungen Fibrillen wieder richtig an ihr altes Ziel. Im Gehirn und im Rückenmark gestalten sich die Dinge aus folgenden Gründen ganz anders. Erstens ist hier die deletäre Wirkung des pathologischen Prozesses, welcher den Parenchymuntergang bedingt, meist eine progressive; die kaum gebildete Nervensubstanz wird wieder zerstört. Zweitens fehlen die mechanischen Faktoren, welche eine Wiederherstellung der alten Bahn befördern könnten. Röhrenförmige Scheiden und parallelfasrige Bindegewebszüge, welche die Abbauzellen in Reih und Glied halten, gibt es hier nicht. Den wuchernden Zellen fehlt jede Orientierung; sie erscheinen als regellose Haufen, und die nachrückenden Fasersprossen bilden dementsprechend wirre Knäuel und Geflechte. Der alte Weg wird von ihnen nie erreicht, und für die Wiederherstellung der Funktion bleibt ihr Dasein bedeutungslos.

Während nach dem heutigen Stande unseres Wissens die zentralen Nervenfasern zum mindesten mit großer Wahrscheinlichkeit als regenerationsfähig zu betrachten sind, hat bisher an den Ganglienzellen niemand sichere Proliferationserscheinungen nachgewiesen. Bei der retrograden Zellveränderung kann vorübergehend, möglicherweise im Zusammenhang mit den Sprossungsvorgängen am Ende des Zentralstumpfes, eine Zunahme ihrer Protoplasmabestandteile erfolgen, und auch an den Kernen sind von Orzechowski und Saltykow nach Kontinuitätsstörungen der Axone Ansätze zu Mitosen beobachtet worden; aber die Tendenz zur Regeneration bleibt immer nur angedeutet.

Eine ganz eigenartige Verquickung von Degeneration und Regeneration begegnen wir nicht selten in den Spinalganglien in Gestalt atypischer Zellformen mit gefensterter Randzone und mit fadenförmigen Fortsätzen. Es handelt sich hier um Zellen, die schon unter normalen Verhältnissen vorkommen, und zwar um so zahlreicher, je höher das Alter des betreffenden Individuums ist. Unter pathologischen Bedingungen, besonders bei Läsionen der hinteren Wurzeln, wie bei der Tabes, können sie in recht beträchtlicher Menge auftreten. Bei dem ersten Typus, den „Células fenestradas" von Ramon y Cajal handelt es sich um sehr auffällige Gebilde, deren Peripherie auf den ersten Blick wie vakuolisiert aussieht (siehe Abb. 2). Bei näherer Betrachtung unterscheiden sich die Hohlräume aber von gewöhnlichen Vakuolen dadurch, daß die sie umrahmenden Protoplasmastreifen als Halbbogen oder Henkelformen über den Zellrand hervorragen. Die Neurofibrillen in diesen Fensterrahmen sind etwas verdickt und im Gegensatz zu den netzartig verbundenen Fibrillen des Zellkörpers zu parallelen Zügen angeordnet, die an die Pars glomerularis des Axons erinnern. In den Fensteröffnungen liegen proliferierte Kapselzellen, in denen sich häufig ein feines Körnchenmaterial nachweisen läßt. Da die Randbogen sich in der wunderlichsten Weise teilen und wieder vereinigen können, so entwickeln sich mitunter außerordentlich komplizierte Netzformen aus ihnen, die der Zelle ein sehr phantastisches Aussehen

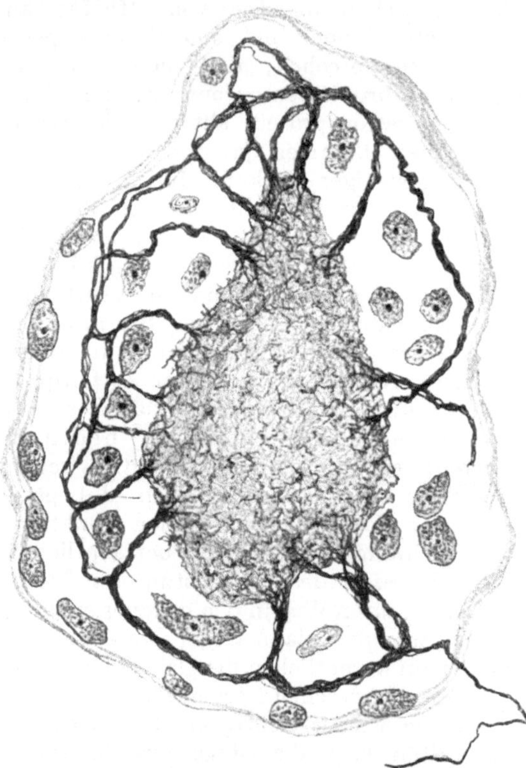

Abb. 2. Spinalganglienzelle mit Fensterbildung in der Randzone. In den Fensteröffnungen sieht man die Kerne von Kapselzellen.

verleihen. Beim Menschen und den höheren Säugern hält sich diese Gliederung meist in übersehbaren Grenzen; bei poikilothermen Vertebraten sind aber besonders von G. Levi ganz unentwirrbare Geflechte solcher Herkunft beobachtet worden. Fast alle Fensterzellen erscheinen geschrumpft und verkleinert; ihr Zellkörper hat sich weit von der Kapsel zurückgezogen und steht meist nur noch durch die Henkel mit ihr in Verbindung, während der frei gewordene Raum von gewucherten und geschwollenen Kapselzellen erfüllt ist. Auch ihre fibrilläre Differenzierung hat zum mindesten in den zentralen Partien in den meisten Fällen gelitten.

Die Zellen mit den fadenförmigen Fortsätzen sind von Huber bei einer in Nordamerika heimischen Amphibienart entdeckt worden. Das Verdienst, sie auch beim Säuger und speziell dem Menschen gefunden, und ihre weite Verbreitung erkannt zu haben, gebührt R a m o n y C a j a l. Diese Zellen sind, wie ihr Name sagt, dadurch gekennzeichnet, daß aus ihren Rändern zarte Fäden hervorgehen, die nach längerem oder kürzerem Verlauf mit kugelförmigen Anschwellungen endigen. Die Ursprungsart der Fäden entspricht genau dem Verhältnis zwischen einer gewöhnlichen Nervenfaser und ihren kollateralen Seitensprossen. Auch diese H u b e r schen Zellen weisen in der überwiegenden Mehrzahl regressive Veränderungen der Form und Struktur auf, denen, wie bei den gefensterten Exemplaren, progressive Erscheinungen an den Kapselzellen gegenüberstehen.

　　Das prinzipiell bedeutungsvolle Moment liegt bei diesen atypischen Zellbildungen darin, daß an ihnen die innigen Wechselbeziehungen zwischen Abbau und Anbau nervöser Substanz mit besonderer Klarheit zutage treten. M a r i n e s c o hat die hier geschilderten Formationen auf eine „plastische Aktivität" der Ganglienzelle zurückgeführt. Diese Ansicht kann aber deshalb nicht akzeptiert werden, weil sie nur dem Anteil der Ganglienzelle an dem Prozeß Rechnung trägt, die gleichbedeu-
tende Rolle der Begleitzellen aber nicht zum Ausdruck bringt. Bei den Fensterzellen steht den destruktiven Zeichen der Raumverminderung und des Fibrillenzerfalls als Regenerationsphänomen die Bildung des Randgerüstes gegenüber, dessen Gliederung ins Phantastische gehen kann. Was dem kerntragenden Teile der Zellen an Substanz verloren geht, wird am Rande wieder angesetzt. Das vermittelnde Glied zwischen beiden Vorgängen bilden die Kapselzellen, die hier dasselbe leisten, was wir an den S c h w a n n schen Zellen beim Zerfall und der Neugestaltung der Nervenfaser gesehen haben. C a j a l hat ihre Funktion nicht unzutreffend mit derjenigen der Osteoklasten verglichen, die bei der Bildung der Knochensubstanz eine halb destruktive, halb formative Tätigkeit entfalten. Bei den H u b e r schen Zellen liegen die Verhältnisse ganz analog; nur vollzieht sich der Anbau hier nicht an der ganzen Peripherie der Zelle oder an einer größeren Strecke ihres Randes, sondern er bleibt auf einen oder wenige Punkte beschränkt, und die Wachstumsrichtung der neugeformten

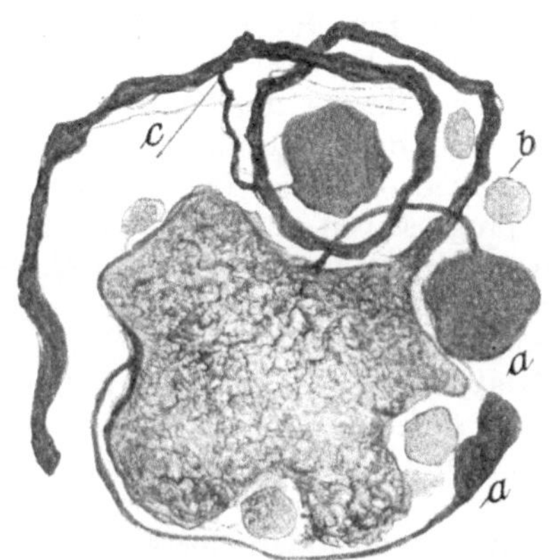

Abb. 3. Spinalganglienzelle mit Achsenzylinderfortsatz *(b)* u. fadenförmigen Auswüchsen *(a)*, die in Terminalanschwellungen auslaufen. Auch aus dem Achsenzylinderfortsatz geht ein solches Gebilde hervor *(c)*.

Fibrillen unterliegt etwas veränderten Bedingungen. Man hat den Mechanismus dieser eigenartigen Sprossungsphänomene chemisch und physikalisch zu erklären versucht. M a r i n e s c o ist geneigt, Änderungen in der Oberflächenspannung des Zellprotoplasmas, N a g e o t t e abnorme Schwankungen im osmotischen Druck als ursächliche Momente anzunehmen. Daß bei diesen Bildungen derartige Faktoren mitwirken, ist kaum zu bestreiten; wir sind aber noch lange nicht so weit, das Problem von dieser Seite methodisch in Angriff zu nehmen. Man kann sich wohl vorstellen, daß in den Ganglienzellen im Verlauf einer Degeneration die Kohäsion der Substanzteilchen vermindert wird, und daß die Kapselzellen eine gesteigerte Attraktion auf bestimmte Bestandteile, insbesondere auf die Fibrillen, ausüben. Aus dieser Gleichgewichtsschwankung muß sich ein Circulus vitiosus entwickeln, indem die Substanz der Nervenzelle verbraucht wird. Experimente von N a g e o t t e über die Transplantation ganzer Spinalganglien in das subcutane Bindegewebe sprechen zugunsten dieser Auffassung. Die Nervenzellen solcher Ganglien gehen nämlich trotz der durch die Operation bedingten Durchtrennung ihrer Axone und ihrer ganz unzulänglichen Ernährung in dem fremden Gewebe nicht auf dem einfachen Wege der Nekrobiose zugrunde, sondern die regressiven Erscheinungen werden vielmehr in den ersten Tagen von stürmischen Sprossungsvorgängen an ihren Zellkörpern und Achsenzylinderfragmenten begleitet. Es bilden sich an allen Ecken und Enden neue Fortsätze, die sich miteinander verflechten und mit Vorliebe dichte intracapsuläre Knäuel bilden. Ihr Wachstum wird auch hier in ganz unverkennbarer Weise von den Kapselzellen beeinflußt. Die absterbende nervöse Substanz wird also durch die Satelliten noch einmal zum Leben erweckt. Allerdings ist dieses Leben nur von kurzer Dauer, denn mit dem Untergang des kerntragenden Zellteiles verschwinden auch die neugebildeten Sprossen bald wieder. Auf dem Wege zum definitiven Zerfall ist diese Art von Regeneration für die Ganglienzellen und ihre Fortsätze also nur ein kurzer U m w e g.

Neuroglia.

Während demnach die Proliferationskraft der Nervenzellen unter pathologischen Verhältnissen nur eine sehr beschränkte ist, sehen wir bei den Gliazellen die Fähigkeit zu produktiven Leistungen in hohem Maße ausgesprochen. Die Neuroglia verhält sich in dieser Hinsicht wie jedes Zwischengewebe. Sie liefert Neubildungen, die Gliome, die wie die Bindegewebstumoren eine außerordentliche Mannigfaltigkeit in ihren Zellformen, in dem quantitativen Verhältnis zwischen Fasern und Zellen, der Wachstumsart und dem Tempo ihrer Entwicklung aufweisen. Sie liefert, wie das Bindegewebe in anderen Organen, das Ersatzmaterial, wenn durch den Untergang nervöser Gewebsbestandteile Raum frei wird. Dabei ist es, wie Weigert betont hat, ganz gleichgültig, ob dieser Untergang nur die Markscheiden betrifft, wie das bei der multiplen Sklerose der Fall sein kann, oder die ganze Nervenfaser, wie bei der Tabes und der sekundären Degeneration, ob ganze Nervenzellen zugrunde gehen, wie bei der Poliomyelitis anterior, oder Teile derselben, wie bei der progressiven Paralyse, oder ob das ganze Nervenmaterial zerstört wird, wie bei ischämischen Nekrosen; immer sehen wir eine dem Defekt entsprechende geringere oder größere Menge von Neuroglia die entstandenen Lücken ausfüllen. Als selbstverständliche Voraussetzung gilt dabei, daß durch den pathologischen Prozeß die Ernährung der erkrankten Gebiete nicht unter ein gewisses — objektiv schwer bestimmbares — Mindestmaß heruntergeht, weil sonst mit der nervösen Substanz auch die Glia eingeschmolzen wird. Wenn aber infolge schwerer Zirkulationsstörungen oder aus anderen Gründen der Fall eintritt, daß das Gesamtgewebe in größerer Ausdehnung zerfällt, dann bildet die Glia auch wieder nach Art einer Bindesubstanz in der Demarkationszone derbe Grenzschichten, welche das zerstörte Gebiet einkapseln. Beschränkt sich die Wirkung der Ischämie auf ein kleines Gebiet, dann kann die nekrotische Partie von den benachbarten Gliaelementen so durchwachsen werden, daß es zur Bildung solider dicht gewebter Narben kommt, die aus enormen Fasermassen bestehen. Weigert hat auch darauf hingewiesen, daß man mit seiner Methode eine Ersatzwucherung der Gliafasern häufig an solchen Stellen nachweisen kann, wo primäre regressive Veränderungen an den Nervenfasern und Ganglienzellen mit unseren Hilfsmitteln sonst kaum zu Gesicht zu bringen sind. Diese Beobachtung trifft besonders für die Hirnrinde zu, in deren mittleren Schichten der Gehalt an Gliafasern unter normalen Verhältnissen ja nur sehr spärlich ist. Hier können also Proliferationserscheinungen an der Glia zu einem Merkzeichen für beginnende Degenerationsvorgänge am nervösen Parenchym werden.

In welcher Weise spielt sich dieser Wucherungsprozeß ab? Es kann heute keinem Zweifel unterliegen, daß trotz des frühzeitigen Auftretens neuer Fasern die Gliazellen den Reigen eröffnen. In Gebieten einer frischen sekundären Degeneration entwickelt sich zunächst an dem unter gewöhnlichen Umständen fast plasmafreien Gliakerne, ein deutlicher Zelleib, der die bekannte Astrocytenform oft klar erkennen läßt. Die perinucleare Plasmaanhäufung nimmt bald langsamer, bald schneller an Umfang zu, und es kommt dann zur Bildung großer Spinnenzellen, deren Körper von halbbogenförmigen derben Fasern oder Faserbündeln flankiert ist. Während bei der einfachen sekundären Degeneration sich die Kerne ruhig verhalten und nur etwas an Größe zunehmen, machen sich bei allen rasch verlaufenden

Degenerationsprozessen des nervösen Parenchyms viel lebhaftere Proliferationserscheinungen an den Kernen bemerkbar. Die Bewegung äußert sich zunächst in ihrem Aussehen; ihr Chromatin konzentriert sich zu einem oder mehreren dunklen Kernkörperchen; dann werden Mitosen und direkte Teilungen sichtbar, die zu einer deutlichen Vermehrung ihrer Zahl führen. Gleichzeitig nehmen auch die Zelleiber rasch an Umfang zu, und ihre Fortsätze schwellen an (cf. Abb. 4). So bilden sich mächtige Zellformen heran, die an Größe mit den großen Pyramidenzellen der Hirnrinde rivalisieren können. Man hat sie deshalb auch als Monstrezellen bezeichnet. In den extremsten Fällen erinnern derartige Zellen mit ihren großen, schwach granulierten Zellkörpern und den zahlreichen an ihren Rändern reihenförmig angeordneten Kernen an die bekannten Riesenzellen der Granulationsgeschwülste. Wir müssen das Auftreten der kernreichen Zellformen als den Ausdruck der lebhaftesten und reichlichsten Proliferation betrachten; und da, wie bereits angedeutet, ein konstanter Parallelismus zwischen Tempo und Schwere des Parenchymzerfalls einerseits und den progressiven Phänomenen der Glia andererseits besteht, so werden wir durch ihre Anwesenheit auf eine rasche und tiefgehende Destruktion der nervösen Elemente hingewiesen. Diese kernreichen Zellen können sich weiterhin teilen und Bildungsstätten gewaltiger

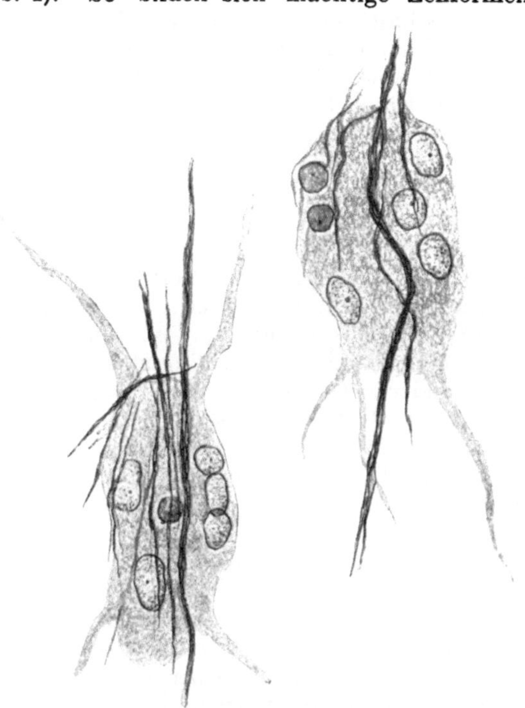

Abb. 4. Große plasmareiche und vielkernige Gliazellen aus einem Herde von subakuter multipler Sklerose. Die marklosen Nervenfasern werden vom Zelleib vollkommen umhüllt.

Fasermassen werden. — Unter normalen Verhältnissen ist die morphologische Trennung von Gliafasern und Gliazellen, wie Held gezeigt hat, nur selten eine ganz vollkommene. Bei diesen Wucherungsvorgängen müssen sich dagegen die meisten Gliafibrillen schließlich vollkommen von ihren Mutterzellen emanzipieren. Das geht schon daraus hervor, daß von dem Zeitpunkt an, wo der Verlust an nervöser Substanz räumlich ausgeglichen ist, sich die Zellen zum größten Teil zurückbilden, während die Fasern unvermindert bestehen bleiben. Untersucht man alte Herde der multiplen Sklerose oder alte Narben mit der Methode Helds, welche auch den protoplasmatischen Anteil der Glia zur Darstellung bringt, so ist immer nur ein verschwindend kleiner Teil der Fäserchen in der Nachbarschaft der großen Astrocyten als Zellbestandteil erkennbar; die Hauptmasse ist eine „katabiotische" von ihren Bildungsstätten völlig unabhängige Intercellularsubstanz geworden. In Abb. 6 auf Taf. IV, die einem Längsschnitt durch den Rückenmarksherd eines Falles von multipler Sklerose entnommen ist, bilden diese freien Fibrillen dichte parallelfasrige Züge und erinnern mit ihren Wellenlinien an aufgelöstes Frauenhaar. Nebenher sei nur kurz erwähnt, daß trotz der gedrängten Anordnung der Gliafäserchen immer noch eine Unmenge markloser Nervenfasern in diesem sklerotischen Gewebe steckt, von denen man in dem elektiv gefärbten Gliapräparate nichts sieht. Betrachtet man umgekehrt ein elektives Achsenzylinderpräparat, so ist es schwer faßlich, daß in dem gleichen Schnitt ein so dichtes gliöses Faserwerk enthalten sein soll. Die elektiven Methoden, so wertvoll sie sind, haben in dieser Hinsicht etwas irreführendes, weil eben das jeweilig gefärbte Gewebselement sich mit übergroßer Eindringlichkeit' geltend macht und unsere Raumvorstellungen zu stark nach der positiven Seite beeinflußt.

Ist der räumliche Defekt durch die Ersatzwucherung der Glia ausgefüllt, dann macht sich die „sklerotische" Partie schon für das bloße Auge durch eine Volumenverminderung gegenüber ihrem ursprünglichen Umfange bemerkbar. Das Gewebe erscheint geschrumpft, und dies um so mehr, je vollständiger die Vernichtung des nervösen Apparates gewesen ist. Für die echten Narben, die akut entstandene totale Parenchymverluste zu decken haben, ist das nichts auffälliges, weil sie unter ähnlichen mechanischen Bedingungen wie die gewöhnlichen Bindegewebsnarben anderer Organe stehen. Aber auch bei chronischen langsam fortschreitenden Systemerkrankungen ist die Schrumpfung in der Regel gut erkennbar. Die hintere Circumferenz der Hinterstränge ist z. B. in alten Fällen von Tabes fast immer etwas eingesunken, und bei abgelaufenen sekundären Degenerationen einer Pyramidenbahn kann die Raumverminderung in den betreffenden Fasergebieten des Rückenmarkes, in der Medulla oblongata und im Pons zu einer deutlichen Asymmetrie beider Organhälften führen. In einem Punkte unterscheiden sich aber die durch akute Defekte veranlaßten Narben nicht unwesentlich von den sklerotischen Partien alter chronisch entstandener Degenerationsgebiete. Dort ist die fasrige Glia zu einem regellos gewebten, derben Filz zusammengeballt, während sie hier den Grundriß ihrer ursprünglichen normalen Anordnung dauernd festhält. Der Unterschied erklärt sich leicht aus der verschiedenen Art des Parenchymzerfalls. Bei den chronischen Prozessen wird auch der Bauplan der nervösen Substanz zunächst wenig oder gar nicht geändert; die persistierenden Elemente, insbesondere die Nervenfasern, bleiben eine Leitbahn für die neugebildeten Gliafibrillen, die vorwiegend aus den praeformierten Zellen des erkrankten Gebietes selbst hervorgehen. Bei akuten Massenzerstörungen, bei welchen die Parenchymbestandteile ganz oder zum größten Teil auf einen Hieb vernichtet werden, fehlte der nachwuchernden Glia jede mechanisch wirksame Direktive. Je schwerer die Erkrankung ist, um so weniger treten auch die Gliazellen aus der betroffenen Gewebspartie selbst in Tätigkeit, weil ihre Reaktionsfähigkeit mitgelitten hat. Das kranke Gebiet wird dann vorwiegend von neugeformten Spinnenzellen aus dem angrenzenden gesunden Gewebe okkupiert, und zwar zu gleicher Zeit von vielen Punkten aus. So wird es verständlich, daß sich als Endprodukt des Proliferationsprozesses ein unentwirrbares Fasergeflecht bildet. Storch hat den Unterschied in der Anordnung der Gliafäserchen dadurch zum Ausdruck bringen wollen, daß er die zuerst geschilderte Art der Sklerose als isomorphe, die letztere als reparatorische bezeichnet hat. Da beide Arten der Gliawucherung aber im Grunde genommen „reparatorische" sind, so kommt in diesen Termini die gewollte Betonung der Gegensätze nicht recht zum Ausdruck; man müßte dann schon von einer isomorphen resp. anisomorphen Sklerose reden.

Daß die großen Spinnenzellen die ergiebigsten Anbaustätten der neugebildeten Gliafasern sind, kann keinem Zweifel uuterliegen. Aber nicht

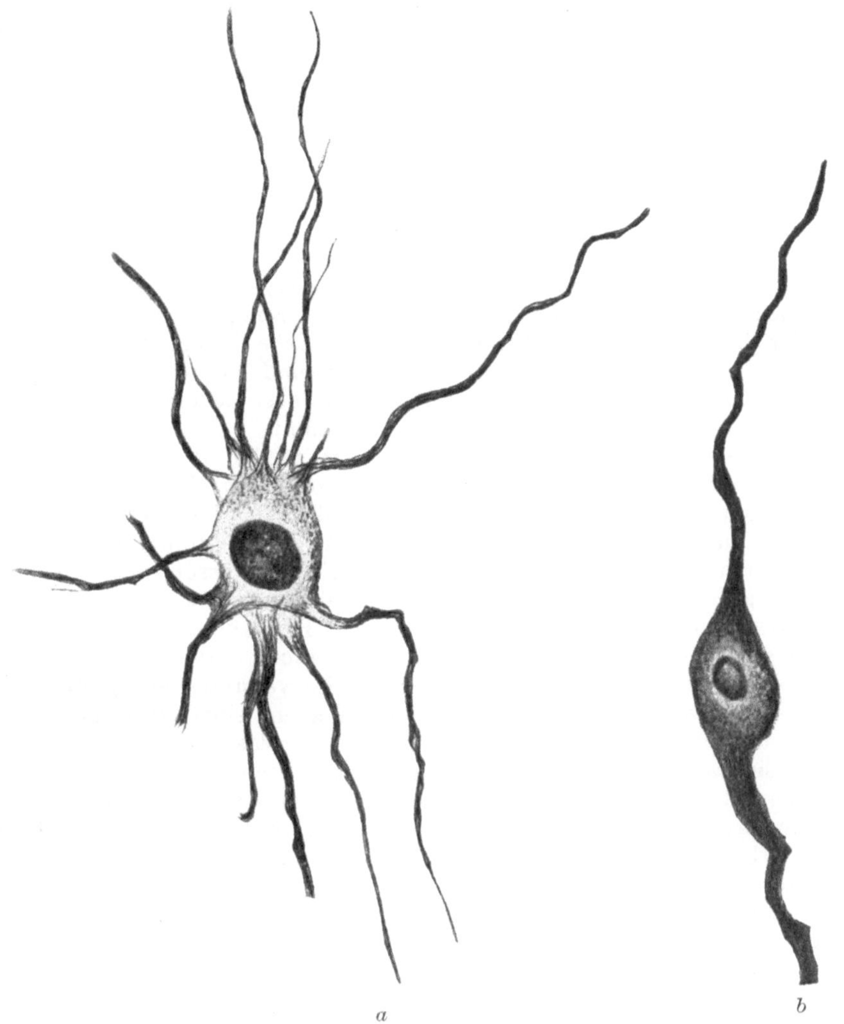

Abb. 5. Monstregliazellen, *a* aus der Hirnrinde eines Paralytikers; *b* aus einem Rindenherde von tuberöser Hypertrophie.

in jedem Falle erreichen diese Zellen das Stadium der Faserproduktion. Bei einer Reihe diffuser Rindenprozesse begegnet man großen Astrocyten mit veränderten Kernen und zerklüfteten Ausläufern, an denen offenbar regressive Veränderungen in Gang kommen, bevor sie ihren Beruf als Faserbildner erfüllt haben (cf. Abb. 5a).

5*

Bei gewissen Prozessen scheinen einzelne Zellen niemals über das Plasmastadium hinaus zu gelangen; die Fähigkeit, Fibrillen zu bilden, kommt bei ihnen trotz einer langen Lebensdauer nicht zur Entfaltung. Das gilt z. B. für bestimmte Gliomarten, die trotz einer enormen Produktion von fortsatzreichen Spinnenzellen wenig oder gar keine Fasern hervorbringen. Hierhin gehören auch die eigenartigen Zellgestalten, die nicht selten, zu Haufen angeordnet, in den erkrankten Gebieten der tuberösen oder hypertrophischen Hirnsklerose angetroffen werden. Je nach der angewandten Darstellungsmethode erscheinen sie als ovaläre oder als spindelförmige, oft mit langen Spitzenfortsätzen versehene Gebilde (cf. Abb. 5b, S. 67). Man hat daran gedacht, daß es sich hier um Zwischenstufen zwischen Ganglien- und Gliazellen handeln könne, die einer mangelhaften embryonalen Differenzierung der Urepithelien ihre Entstehung verdanken. Ob diese Auffassung berechtigt ist, darüber werden erst neue Untersuchungen mit neuen Hilfsmitteln Klarheit bringen können.

Mit der Bildung des Ersatzgewebes für parenchymatöse Substanzverluste ist die Reaktionsfähigkeit der Neuroglia nicht erschöpft. Wie unter normalen Verhältnissen ihre Funktion als Stützgewebe in engem Zusammenhange mit der Ernährung von Ganglienzellen und Nervenfasern steht, so ist bei destruktiven Prozessen die Produktion des lückenfüllenden Stützmaterials mit progressiven Erscheinungen verknüpft, welche die Resorption der neurogenen Zerfallsprodukte bewirken. Schon bei der Erörterung der sekundären Degenerationserscheinungen an den zentralen Nervenfasern wurde darauf hingewiesen, in welcher Weise die Glia an der Beseitigung der Trümmer teilnimmt. Knick hat neuerdings auf diese Seite der Gliatätigkeit bei sekundären Veränderungen des Rückenmarks sein besondres Augenmerk gerichtet und die Entwicklung der lokalen Beziehungen zwischen den Zellen und Markfaserfragmenten genau verfolgt. Am Rückenmark von Kaninchen sind vom achtzehnten Tage nach der Durchschneidung in den degenerierenden Stranggebieten im Protoplasma einzelner bereits vergrößerter Spinnenzellen Erscheinungen wahrnehmbar, die auf den Beginn einer Resorption hindeuten. Um die Kerne wird ein zartes Gitterplasma sichtbar, dessen Bälkchen sich an das umgebende Gliagewebe anheften. Dieser Gitterleib der Zellen umgreift die Zerfallsprodukte bogenförmig und zieht sie so allmählich in sich hinein. In der fünften und sechsten Woche sind dann neben den beschriebenen großen faserbildenden Astrocyten zahlreiche Gitterzellen vorhanden, die zunächst noch sämtlich in ihrem ursprünglichen engen Zusammenhange mit dem benachbarten Gliareticulum bleiben. Sie drängen sich nur nach dem Lumen der zwischen den Gliasepten gelegenen Hohlräume des Lückenfeldes vor, wo sie den Kontakt mit den Zerfallsprodukten suchen. In voller Übereinstimmung mit Stroebe und anderen früheren Untersuchern folgert Knick aus diesen Befunden mit Recht, daß besonders differenzierte Zellen des reaktiv wuchernden Stützgewebes eine phagocytäre Tätigkeit entfalten und sich aktiv an der Resorption beteiligen. Ein kleiner Teil dieser Gitterzellen löst sich später aus dem Gliareticulum los und rundet sich ab: sie bilden dann die wiederholt erwähnten freien Körnchenzellen, welche sich vom Orte ihrer Entstehung entfernen und mit dem in ihrem Zelleib aufgestapelten lipoiden Material in die Lymphscheide der Gefäße gelangen können. Die von den fixen Gitterzellen aufgenommenen Schollen werden an Ort und Stelle durch die „fermentative" Wirkung der Zellsubstanz in stetig kleiner werdenden Körnchen oder Tröpfchen verwandelt, die sich gegenüber chemischen Farbreaktionen wie Fett verhalten. Was in dieser Hinsicht von den Schwannschen Zellen bei der Degeneration der peripherischen Nerven gesagt worden ist, gilt auch von ihnen. Schließlich verschwindet der fettartige Inhalt in ihnen. Wie das geschieht, darüber läßt sich eine detaillierte Darstellung noch nicht geben. Zum Teil werden die Tröpfchen wohl von den Zellen assimiliert, zum Teil werden sie auch von der in dem syncytialen Reticulum der Glia bestehenden Strömung bis in die Lymphscheiden befördert. Daß eine solche Strömung besteht, dafür spricht ja der ganze Bauplan der plasmatischen Glia. Diese Annahme wird auch durch Versuche von Forster u. a. gestützt, die nach Einspritzungen von fein verriebener Tusche in Tiergehirne die Tuschekörnchen von den Injektionsstellen nach den adventitiellen Räumen wandern sahen, wo sie schließlich in den Adventitiazellen abgelagert werden. An den freien Körnchenzellen der Lymphräume hat Held Formveränderungen beobachtet, die darauf hindeuten, daß dort eine Ausstoßung der Granula in die Lymphflüssigkeit stattfinden kann.

Die sekundäre Degeneration beim Menschen bietet gegenüber der experimentell erzeugten keinen wesentlichen Unterschied; nur laufen hier entsprechend dem beschleunigten Zerfall auch die der Resorption zugewandten Reaktionsphänomene an den Zellen stürmischer. Das gilt vor allen Dingen von den durch Kompression bedingten sekundären Strangveränderungen der Medulla spinalis. Welche Faktoren diese Differenz bedingen, wurde bereits angedeutet. Es kommen hier neben ausgedehnten Zirkulationshemmungen, welche sich weit über die eigentliche Druckstelle hinaus geltend machen können, noch allgemeine Ernährungsstörungen in Betracht, die durch den Decubitus, durch septische Fieberbewegungen und andere Komplikationen veranlaßt werden. Frische Degenerationen nach aseptischen Stichverletzungen sind bisher am menschlichen Rückenmark noch nicht genau untersucht worden; wahrscheinlich würden die Abweichungen von den experimentellen Befunden dann noch geringfügiger sein. Die gesteigerte Resorptionstätigkeit kommt darin zum Ausdruck, daß die Gitterzellenbildung sich rascher vollzieht, und daß vor allen Dingen die Loslösung dieser Abräumzellen aus ihrem syncytialen Verbande in weit ausgedehnterem Maße als beim Versuchstier vonstatten geht. Je rascher die Degeneration verläuft, um so mehr stehen dann die freien Körnchenzellen im Vordergrunde des histologischen Bildes. Dementsprechend finden wir auch auf der Höhe der Resorption in den Lymphscheiden in der Regel sehr viel freie Körnchenzellen, die im Marchipräparat die Gefäßwände wie breite schwarze Wälle umrahmen können.

Gelegentlich der Erörterung der Regenerationserscheinungen an den zentralen Nervenfasern wurde bereits erwähnt, daß die mobilen Abräumzellen, die gewöhnlich als Körnchenzellen bezeichnet werden, nicht unter allen Umständen und ausschließlich gliogener Herkunft sind. Unter gewissen Bedingungen können auch mesodermale Zellen aus den Gefäßwänden in das zentrale Gewebe vordringen und an der Abräumung vorhandener Parenchymtrümmer teilnehmen. Derartige angiogene Körnchenzellen, die sich ihrer Form und Struktur nach von den gliogenen nicht unterscheiden lassen, treten da in Aktion, wo die Kontinuität der Gefäßröhren und der Gliagrenzhäute durch den pathologischen Prozeß unterbrochen wird. Das prägnanteste Beispiel für diesen Fall bilden die hämorrhagischen Herde und die Erweichungsherde. — In der älteren Literatur werden die Körnchenzellen von den meisten Autoren für Abkömmlinge der Leukocyten gehalten. Diese

Herkunft wurde als etwas ganz Selbstverständliches betrachtet, weil sie Wanderzellen sind und die Eigenschaft der amöboiden Beweglichkeit nur von den weißen Blutzellen bekannt war. Heute wissen wir, daß auch Zellen anderer Provenienz zu aktiven Lokomotionen befähigt sind, und die genauere Untersuchung pathologischer Prozesse hat ergeben, daß in den Zentralorganen die Leukocyten nur bei sehr wenigen akuten Prozessen, wie beim Abszeß, in größerer Menge in das Gewebe eindringen. **Ihr Vorkommen bildet bei anderen Erkrankungen eine seltene Ausnahme.** Die Membranae limitantes der Neuroglia bilden eine sehr widerstandsfähige Barriere gegen ihr Vordringen auch bei solchen Prozessen, wo über ihre Anwesenheit in den Lymphspalten kein Zweifel besteht. Abgesehen vom Abszeß, lassen sie sich nur bei den bösartigen Formen der akuten ascendierenden Myelitis mit Sicherheit im Zentralgewebe nachweisen; aber hier sind dann auch stets hochgradige Veränderungen von nekrotischem Charakter an der gliösen Substanz vorhanden, durch die die Grenzhäute zerstört werden. Daß die Leukocyten in diesen seltenen Fällen dann Parenchymbrocken aufnehmen und zu Körnchenzellen werden können, darf als sicher gelten; aber diese Metamorphose macht immer nur ein kleiner Teil von ihnen durch; in der überwiegenden Mehrzahl gehen sie rasch zugrunde. Das zeigen die schweren Veränderungen, die sich an ihren Kernen finden. Für die Abräumung der Parenchymtrümmer kommen sie also auch dann nur nebenher in Betracht.

Bezüglich der gliogenen Gitter- und freien Körnchenzellen wäre noch die Frage zu berühren, wie sich ihr Schicksal gestaltet, nachdem sie ihre Funktion erfüllt haben. Auch auf diese Frage kann heute noch keine für alle Fälle genügende Antwort gegeben werden. Unzweifelhaft besitzen die Abräumzellen, die freien wie die mobilen, eine starke Tendenz zu regressiven Veränderungen. Bei den mobilen Elementen, die sich aus ihrer Matrix losgelöst haben, kann das nicht wundernehmen. Diese Zellen werden allmählich kleiner, teils wohl dadurch, daß sie ihren körnigen Inhalt in die benachbarte Lymphe ausstoßen, teils dadurch, daß ihre intergranulären Plasmabälkchen zusammenschrumpfen. Ihre Kerne, welche ganz an den Rand des Zellkörpers geraten, werden klein, unregelmäßig gezackt und sehr dunkel. Eine feinere Differenzierung von Chromatin und Karyoplasma ist dann nicht mehr zu erkennen. In einem weiteren Stadium erinnern diese Zellen in ihrer Form oft an Siegelringe: ihre plasmatische Substanz ist auf eine schmale ringförmige Randzone reduziert, die nur im Bereich des dem Siegel entsprechenden Kernes etwas breiter erscheint. Im Zentrum können in diesem Stadium noch Reste von Abbauprodukten vorhanden sein. Schließlich verschwinden auch die letzten Körnchen, und dann haben wir eine „Rundzelle" mit homogenem Kern und mit einer schmalen Plasmazone vor uns, die ganz wie ein Lymphocyt aussieht, und deren Herkunft aus der Glia nur aus dem Vorhandensein der Zwischenstufen erschlossen werden kann.

Bei den fixen Abräumzellen ist es fraglich, ob die Körnchenabgabe unter allen Umständen mit Rückbildungserscheinungen einhergeht. Daß bei einem großen Teil von ihnen Zellkörper und Kern stark zusammenschrumpfen, darüber läßt ihr Aussehen in älteren Degenerationsgebieten keinen Zweifel; nur darüber könnte man diskutieren, ob die regressiven Erscheinungen sich an allen Exemplaren entwickeln, und ob sie da, wo sie einmal entstanden sind, als Zeichen einer irreparablen Störung aufzufassen sind, die unbedingt mit dem Untergang der Zelle endet.

Bei der bisherigen Darstellung der Resorptionsvorgänge waren nur die Reaktionserscheinungen der Glia gegenüber zerstörten Nervenfasern ins Auge gefaßt worden. Beim Untergang der Ganglienzellen gehen ganz analoge Veränderungen in der Glia vor sich, welche Marinesco unter dem nicht sehr glücklichen Namen der „Neuronophagie" zusammengefaßt hat.

Die Gliazellen, welche die zentralen Nervenzellen umgeben, und die gliogenen Kapselzellen, die in den intervertebralen und sympathischen Ganglien deren Stelle einnehmen, proliferieren, sowie die ihnen zugehörige Ganglienzelle einer nicht allzu rapiden Nekrobiose anheimfällt. Die Proliferation ist wie in degenerierten Fasergebieten auf die Ausfüllung des leer gewordenen Raumes und auf die Entfernung der Abbauprodukte gerichtet. Ein Unterschied gegenüber den analogen Erscheinungen in der weißen Substanz besteht zunächst darin, daß die Umgestaltung der Begleitzellen in Gitter- und Körnchenzellen sich in einer unvollkommeneren, oder besser, in einer für uns vorläufig nicht so klar erkennbaren Weise als dort vollzieht. Es kann auch hier ein fein granulierter Plasmaleib an ihnen zur Entwicklung gelangen, aber die Volumenszunahme hält sich im Vergleich zu den Gitterzellen stets in einem engen Rahmen. Wahrscheinlich ist die differente, chemische und morphologische Beschaffenheit der von den Ganglienzellen gelieferten Zerfallsprodukte die Ursache für diese Abweichung. In

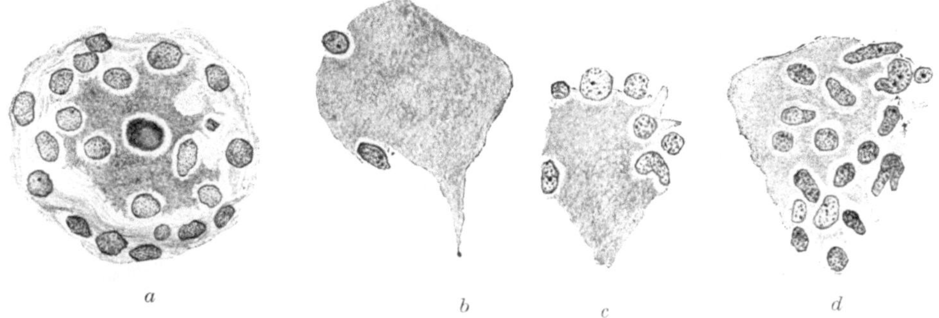

Abb. 6. Neuronophagie in verschiedenen Entwicklungsphasen bei alkoholischer Polyneuritis.
a Spinalganglienzelle mit Kapsel, *b*, *c*, *d* motorische Vorderhornzellen.

vielen Fällen dringen die Gliazellen in das Innere des erkrankten Ganglienzellkörpers ein, wodurch bei oberflächlicher Betrachtung der Eindruck vielkerniger Ganglienzellen vorgetäuscht werden kann. Die Zahl der Eindringlinge unterliegt dabei großen Schwankungen, die von dem Typus der betroffenen Zelle, dem Tempo und der Schwere der Veränderungen abhängen. Nicht selten sieht man von den eingedrungenen Gliazellen nur die Kerne, die von einem hellen Hof umgeben sein können (vgl. Abb. 6a—d Die Ganglienzellen sehen dann oft in ihrer Randzone aus, als ob sie mit dem Locheisen ausgestanzt worden wären. Einzelne Autoren haben die Höfe als Zeichen einer Verflüssigung des Zellprotoplasmas in der Umgebung der vordringenden Trabantzellen betrachtet. Bei den in Abb. 6 abgebildeten Exemplaren, die einem Fall von schwerer Polyneuritis entnommen sind, tritt diese Erscheinung besonders an den Spinalganglienzellen hervor. Wie energisch die Kapselzellen in den Spinalganglien als „Neuronophagen" in Aktion treten können, das zeigt ihr Verhalten bei einzelnen Infektionskrankheiten, insbesondere bei der Hundswut. Hier können sie sich in relativ kurzer Zeit so stark vermehren, daß sie den ganzen Kapselhohlraum ausfüllen und unter dem Mikroskop als knötchenförmige Ansammlungen erscheinen. Van Gehuchten und Nélis haben diesen „Nodules rabiques" eine pathognostische Bedeutung für die Hundswut beigemessen; davon kann aber keine Rede sein, weil derartige Zellkonglomerate auf der einen Seite nicht bei allen Fällen dieser Krankheit vorkommen und auf der anderen Seite auch bei ganz anders gearteten Affektionen beobachtet worden sind.

Ist die Wucherung der Trabantzellen stets nur durch das Absterben der Ganglienzelle bedingt, oder können diese Gebilde auch gesunde Nervenzellen attackieren? Marburg ist der erste gewesen, welcher der sekundären Neuronophagie eine primäre scharf

gegenübergestellt hat. René Sand hat später diese Auffassung akzeptiert und in
vielen Punkten weiter durchgeführt. Nach der Darstellung Marburgs fällt die primäre
Neuronophagie mit dem „Begriff der Entzündung" zusammen. Sind in der Umgebung
der angegriffenen Ganglienzellen entzündliche Veränderungen produktiver Art im Inter-
stitium vorhanden, dann sei die Annahme gerechtfertigt, daß auch die Wucherung der
Kapselendothelien der Ausdruck einer primären Irritation sei. Daß diese Definition für
die Begründung eines prinzipiellen Gegensatzes nicht genügt, liegt auf der Hand. Der

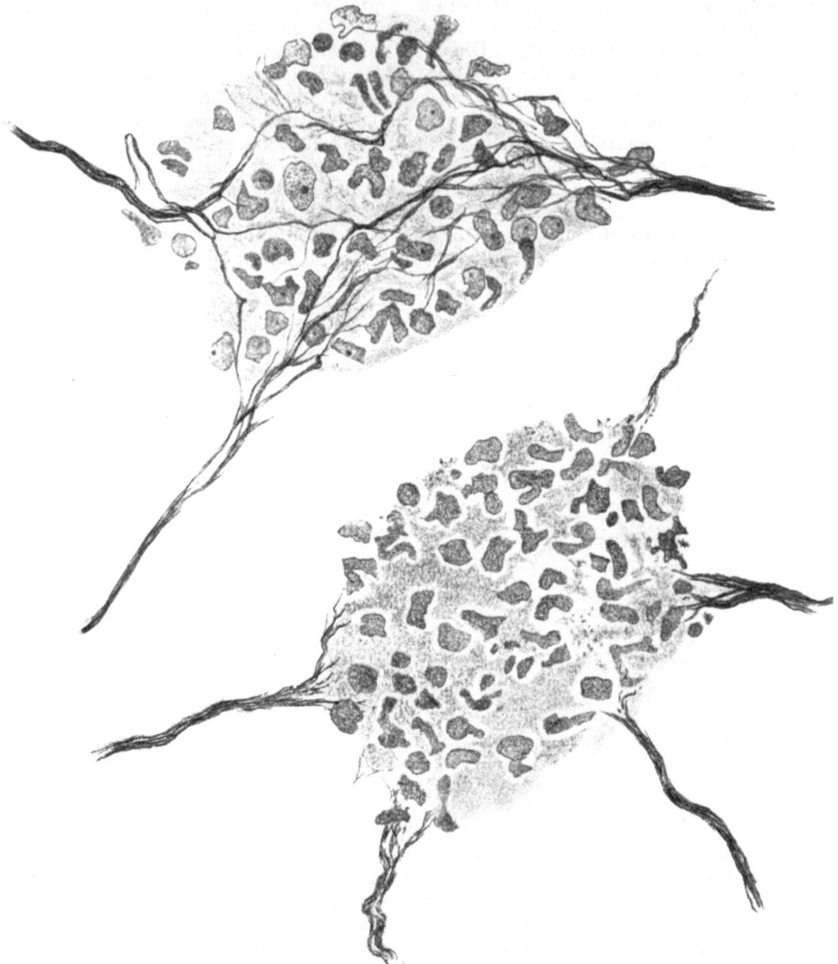

Abb. 7. Neuronophagie an zwei motorischen Vorderhornzellen aus dem Rückenmark
eines Falles von akuter ascendierender Myelitis (Landryscher Paralyse).

Begriff der Entzündung ist so schwankend und auf zentrale Krankheitsprozesse meist
so schwer anwendbar, daß auf dieser Basis am besten überhaupt keine Unterschiede
begründet werden. Warum soll bei einer produktiven Reizung der Zwischensubstanz
das krankmachende Agens nicht gleichzeitig destruktiv auf die Ganglienzellen wirken
können? Eine derartige Wirkung ist aus vielen Gründen bei den meisten Prozessen
sehr wahrscheinlich. Dann aber wäre trotz primärer Veränderungen an anderen Stellen
der Zwischensubstanz die Neuronophagie eine sekundäre. Das mitunter normale Aussehen der attackierten Ganglienzellen läßt sich nicht als Argument für die Richtigkeit
der Anschauung Marburgs verwenden; denn zur Entwicklung histologisch erkenn-

barer degenerativer Strukturveränderungen am Parenchym gehört oft mehr Zeit als zur produktiven Reaktion der Zwischensubstanz.

Daß in den seltenen Fällen, wo eine ausgiebige Intervention der Leukocyten stattfindet, die hämatogenen Wanderzellen am Abbau der zugrunde gehenden und an der Abräumung der bereits abgestorbenen Ganglienzellen teilnehmen können, ist ebenso unbestreitbar wie die Tatsache, daß diese Gebilde überhaupt in das Zentralgewebe einzudringen vermögen. Das ist aber natürlich kein Grund, eine besondere Art der Neuronophagie aufzustellen. Abb. 7 zeigt zwei Vorderhornzellen aus dem Rückenmark eines Falles von ascendierender diffuser Myelitis, die klinisch unter dem Bilde einer Landryschen Paralyse verlaufen war. Hier sind massenhaft runde Zellen in die Körper der Ganglienzellen eingedrungen, die zum Teil von den angrenzenden Gliazellen abstammen, zum Teil aber, wie aus der gelappten Form der Kerne hervorgeht, Leukocyten sind. Die Umrisse des Ganglienzellkörpers werden dabei von den „Neuronophagen" sehr gut markiert, von seiner Substanz ist aber nicht viel übrig geblieben; an der einen Zelle sind außer den geschrumpften Dendriten noch einige intracellulare Fibrillen zu erkennen, von den anderen sind nur noch einige Dendritenstümpfe vorhanden.

Die Frage der primären Neuronophagie ist im wesentlichen nur ein Teil oder eine Seite des allgemeinen Problems, welche Momente die Wucherung des Stützgewebes veranlassen. Ist diese Proliferation immer nur eine Folgeerscheinung des Zerfalles nervöser Gewebsbestandteile oder können die Schädlichkeiten, die deren Untergang bedingen, auch direkt oder primär eine Hyperplasie der Gliaelemente anregen, die dann ihrerseits wieder auf Nervenfasern und Ganglienzellen destruktiv wirkt? Die Antwort auf diese Frage wird von den meisten Autoren in dem Sinne gegeben, daß beide Möglichkeiten zutreffen. Es ist hier nicht der Ort, das Für und Wider im einzelnen zu erörtern. So viel aber geht bereits aus der bisherigen Darstellung hervor, daß die Entscheidung der Frage auf rein histologischem Wege in den meisten Fällen ganz unmöglich sein wird. Wir besitzen eben keine sicheren Kriterien dafür, ob neben dem Reiz, den das zerfallende Parenchym auf das Stützgewebe ausübt, noch andere formative Reize wirksam sind. Sieht man von den exsudativen Prozessen ab, so unterscheiden sich die interstitiellen Veränderungen, die speziell als Kennzeichen der Entzündung angegeben worden sind, von einfachen Reaktionserscheinungen nicht im mindesten. Ebensowenig gestatten die Zerfallserscheinungen des nervösen Apparates einen sicheren Rückschluß auf das Wesen des Prozesses; und da, wie wir noch sehen werden, auch die Gefäßbefunde im erkrankten Gewebe außerordentlich vieldeutig sind, so ist es sehr begreiflich, daß der Versuch gemacht worden ist, den alten Entzündungsbegriff auf histologischem Gebiete möglichst auszuschalten (Nissl).

Schröder hat einer neuen Einteilung der akuten und subakuten Krankheitsprozesse Geltung zu schaffen versucht, bei denen er die Reaktionsweise des Zwischengewebes zur Grundlage nahm. Alle Prozesse, bei denen die regressiven Erscheinungen an Ganglienzellen und Nervenfasern lediglich mit progressiven Vorgängen an dem aus der ektodermalen Keimanlage stammenden Zwischengewebe der Neuroglia, resp. den Schwannschen Scheiden einhergehen, werden von ihm unter den Sammelbegriff des „ektodermalen Typus" zusammengefaßt. Dieser ersten Hauptgruppe stellt er eine zweite gegenüber, bei der an der Resorption der Zerfallsprodukte und der Deckung der Substanzverluste der mesodermale Blutgefäßbindegewebsapparat hauptsächlich beteiligt ist. Sie wird dementsprechend als „mesodermaler Typus" bezeichnet. Es läßt sich nicht leugnen, daß dieses Einteilungsprinzip, so wenig es den Kliniker befriedigen mag, viel für sich hat, weil es nichts präjudiziert und nichts voraussetzt, was außerhalb der histologischen Erkenntnis liegt.

Gefäße.

Veränderungen der Gefäßwandungen kommen im Nervensystem als Folgeerscheinungen von destruktiven Vorgängen in ihrer Umgebung und als Ursache destruktiver Prozesse in Betracht. Die beiden häufigsten Erkrankungen, die zu tiefgehenden Veränderungen des zentralen Gefäßapparates führen können und den Boden für die Bildung von ischämischen und hämorrhagischen Herden vorbereiten, sind die Syphilis und die Angiosklerose. Während beim syphilitischen und auch dem ihm histologisch nahestehenden tuberkulösen Gefäßprozeß produktive Vorgänge in der inneren Haut, die bis zur Obliteration des Lumens führen können, im Vordergrund des histologischen Bildes stehen, sind bei der Angiosklerose progressive Veränderungen in Verbindung mit regressiven in allen Wandschichten anzutreffen. Allerdings ist die Angiosklerose kein ganz einheitlicher Prozeß, sondern, wie von vielen Autoren angenommen wird, mehr ein Sammelbegriff für ihrer Entwicklung und Bedeutung nach verschiedenartige Dinge. — Wie sich die Veränderungen der Gefäßwände bei diesen Erkrankungen im einzelnen vollziehen, und in welcher Weise sie auf die Zirkulation einwirken, das wird in den betreffenden Kapiteln der speziellen Pathologie zu erörtern sein.

Hier interessieren uns weniger diese primären Wanderkrankheiten als diejenigen Veränderungen, die man als sekundäre oder konsekutive zusammenfassen kann. Es gibt kaum einen Krankheitsprozeß in den Zentralorganen, bei dem nicht derartige Veränderungen beschrieben worden sind. Allerdings sind die Autoren sich oft selber nicht recht klar darüber, wie sie deren Zusammenhang mit den übrigen Erscheinungen des jeweiligen Komplexes auffassen sollen. Wie häufig ist das als Ursache der Degenerationsvorgänge am nervösen Apparat gedeutet worden, was in Wirklichkeit nur deren Folge war! Das prägnanteste Beispiel dieser Art ist die „perivasculäre Zellinfiltration", ein Befund, dem man bei den heterogensten Erkrankungen begegnet.

Unter dem Einfluß der Arbeiten von Nissl und Alzheimer sind wir in der Beurteilung dieser Dinge vorwärts gekommen, wenngleich das zu erstrebende Ziel, den Gefäßveränderungen in allen Fällen die richtige Stellung innerhalb des histopathologischen Komplexes zu geben, auch heute noch lange nicht erreicht ist. Den besten Ausgangspunkt für die Darstellung der fraglichen Verhältnisse bilden diejenigen Veränderungen, die von Schröder unter dem Begriff des mesodermalen Typus zusammengefaßt worden sind. Das sind mit anderen Worten diejenigen produktiven Vorgänge, die im Gefolge totaler herdförmiger Gewebsnekrosen entstehen. Sie lassen sich zwanglos in zwei Reihen zerlegen, nämlich erstens in solche, welche die Abräumung der zerstörten Substanz (und des Extravasates) vollziehen, und zweitens in solche, welche die Abkapslung des nekrotischen Gewebes gegen das benachbarte Gewebe bewirken.

Es ist ganz selbstverständlich, daß dieses Schema nicht allen zum mesodermalen Typus gehörigen Krankheitsformen gerecht wird und daß die beiden Seiten der Proliferation nicht immer scharf von einander trennbar sind; es dient wie jedes Schema nur dem didaktischen Zweck, dem Anfänger den Einblick in diese hier recht komplizierten Verhältnisse etwas zu erleichtern. Beginnen wir mit den Abräumungsvorgängen, so wäre zunächst daran zu erinnern, daß neben der Neuroglia die Bindegewebszellen der Gefäße Bildungsstätten von freien Körnchenzellen sein können. Es wurde ja schon erwähnt, daß dieser Bildungsmodus vornehmlich bei denjenigen Prozessen in Frage kommt, wo eine herdförmige Zertrümmerung oder Erweichung des Gewebes stattfindet, dabei aber die nekrotische Hirnsubstanz von reaktionsfähigem lebendem Gewebe umgeben bleibt. Nissl hat an einem großen Beobachtungsmaterial die Entstehung solcher Zellen aus den Bindegewebselementen der sprossenden Gefäße exakt nachgewiesen. Neuerdings hat Merzbacher den Mobilisierungsvorgang auf experimentellem Wege an Rindenläsionen verfolgt und festgestellt, daß schon 40 Stunden nach der Zerstörung mesodermale Zellen von embryonalem Typus, sog. Fibroblasten, aus den Gefäßen in der Umgebung der zerstörten Substanz hervorsprossen, von denen ein Teil zu Abräumzellen wird; sie sind durch den starken Chromatingehalt ihrer Kerne und die schollige Beschaffenheit des Protoplasmas besonders gekennzeichnet. Ursprünglich sind diese Zellen nur Glieder zusammenhängender Zellketten, bald aber lösen sie sich aus ihren Verbänden und zeigen dann bald in ihrem Zelleib die oft erwähnte eigenartige Gitterstruktur. Ihre Form ist eine außerordentlich mannigfaltige; viele erinnern an abgerundete Epithelien und diese Jugendformen mögen nach der Ansicht Merzbachers die Bezeichnung „epitheloide Zelle" veranlaßt haben. Je älter die Zellen werden, um so stärker machen sich die Erscheinungen der regressiven Metamorphose an ihren Kernen und Plasmastrukturen bemerkbar. Auf der Höhe des Abräumungsprozesses können diese mesodermalen Körnchenzellen mit gliogenen vermischt im Gewebe liegen, ohne daß morphologisch auch nur der geringste Unterschied zwischen ihnen bestände.

Bei anderen Erkrankungen kann sich der Bindegewebsapparat der Gefäße noch in anderer Weise an der Bildung der Körnchenzellen beteiligen. Wie von der Neuroglia außer den freien Körnchenzellen auch fixe Gitterzellen produziert werden, so können auch die Gefäße mit ihren an Ort und Stelle bleibenden fixen Elementen an der Resorption von Zerfallsprodukten teilnehmen. Daß in der Adventitia der kleineren Gefäße bei Degenerationsvorgängen in ihrer Umgebung massenhaft Körnchenzellen sichtbar werden können, ist eine alte Erfahrung; nur ist die Entscheidung sehr schwer, ob es sich um in loco entstandene oder um eingeschwemmte Gebilde handelt; denn da in den Spalträumen der Adventitia ein Lymphstrom fließt, so können sich hier leicht Abräumzellen verschiedener Herkunft ansammeln. Von großer Bedeutung sind in dieser Hinsicht neuere Untersuchungen von Held, der die Bildung von Körnchenzellen in den adventitiellen Scheiden schon unter normalen Verhältnissen beobachten konnte. Er sah, daß hier von den häutchenartigen Zellen der äußeren Wandschicht gelegentlich einzelne Exemplare eine Umwandlung ihrer Form und Struktur erfahren. Sie beginnt mit einer Granulierung des Zellkörpers, die bald zu einer Abrundung seiner äußeren Form und zu einer deutlichen Schwellung führt. Später können diese in der Adventitia selbst entstandenen Abräumzellen sich nach den Angaben Helds aus ihrem Verbande lösen und dann als freie Körnchenzellen imponieren. Da die Gefäße, an denen sich derartige Zellen finden, nicht selten in größerer Entfernung vom Krankheitsherde liegen, so kann das lipoide Material nur auf dem Wege der Lymphströmung zu ihnen gelangt sein. Alzheimer hat bei akuten Verblödungsprozessen durch spezifische Färbungen erhebliche Fettmengen in Körnchen und Klumpenform in den Adventitiazellen nachgewiesen, die nur durch einen Transport aus der Ferne in sie hineingelangt sein konnten. Merzbacher vertritt ähnliche Anschauungen. Es gelang ihm, die Metamorphose der Wandzellen zu Abräumzellen in seinen künstlich erzeugten Herden schrittweise zu verfolgen. Er sah, daß schon in einer früheren Periode der Abwanderung freier Zellen einzelne fixe Gefäßwandelemente spärliche Mengen von Zerfallsprodukten in Gestalt kleiner Kügelchen aufnahmen. Mit der Zunahme des Alters der Herde wird die Zahl dieser fixen Zellen und der von den Lipoidkörnchen in ihnen besetzte Raum stetig größer. — Bei den subakuten herd- und strangförmigen Rückenmarkskrankheiten bilden diese perivascularen fixen Fettkörnchenzellen einen sehr konstanten Befund, der hier freilich durch die Intervention eingeschwemmter Elemente etwas getrübt wird. Wenn wir aber sehen, daß die Gefäße auch an solchen Stellen von mehrschichtigen breiten Zellkränzen umrahmt sind, wo sonst im Gewebe nur vereinzelte freie Körnchenzellen liegen, so weist schon die enorme Menge derartiger adventitieller Elemente darauf hin, daß ihre Genese in der Gefäßwand selbst zu suchen ist. Bei diesen Rückenmarksprozessen läßt sich auch mit Sicherheit feststellen, daß die Adventitiazellen, bevor sie die vom Lymphstrom mitgeführten Fettpartikel aufnehmen, ein Proliferationsstadium durchlaufen. Der Gedanke liegt nahe, auch dieses Phänomen auf die Vermehrung gelöster und geformter Lipoidsubstanzen in der Lymphe zurückzuführen. Die Analogie mit den Reaktionserscheinungen der Glia fordert eine solche Annahme geradezu heraus. Da bei diesen „Myelitiden" aber exogene Krankheitsursachen in Betracht kommen oder wenigstens in Betracht kommen können, so ist nicht auszuschließen, ob nicht nebenher noch formative Reize anderer Art auf die Zellen einwirken. Wie dem auch sein mag, darüber kann heute kein Zweifel bestehen, daß die äußere Bindegewebshaut der Gefäße durch die Produktion freier und fixer Abräumzellen für die Resorption von Zerfallsprodukten von großer Bedeutung ist.

Kehren wir nach dieser Abschweifung zu den Reaktionserscheinungen in der Nachbarschaft nekrotischer Gewebsgebiete zurück, so hätten wir noch diejenigen Vorgänge ins Auge zu fassen, die der Abkapslung der Herde dienen. Die Fibroblasten, welche von den lädierten Capillaren und gröberen Gefäßen abwandern, und die wir als Hauptquelle der freien Körnchenzellen kennen gelernt haben, dringen in Gestalt langer Zellketten in die erweichte Gewebsmasse vor und produzieren später eine Menge fasriger Bindegewebssubstanz, die bei kleineren Defekten einen narbigen Ersatz des zerstörten Gewebes, bei größeren Herden eine Abschlußmembran des sich verflüssigenden Zentralgebietes gegen die organisationsfähige Randzone bilden. Als Teilerscheinung dieser Bindegewebsproduktion findet regelmäßig eine Neubildung von Blutgefäßen statt. Sie geht vornehmlich von den Capillaren in die Nachbarschaft der Herde aus und wird durch Sprossungsvorgänge an deren Endothelien eingeleitet. Es bilden sich zuerst solide Zellbuckel an den Capillarwänden, die sich unter lebhaften Zellteilungen verlängern und häufig mit entgegenwachsenden Sprossen vereinigen. Die Bildung des Lumens erfolgt in der Regel erst, wenn die jungen Auswüchse eine gewisse Strecke vorgedrungen und mit anderen verschmolzen sind.

Wie schon erwähnt, ist im frühesten Stadium der Reparation eine so reinliche Scheidung der einzelnen Elemente in Abräumzellen, Faserbildner und Gefäßsprossen, wie sie hier dargestellt wurde, nicht durchführbar; in den ersten Tagen nach einer Verletzung finden sich in der Reaktionszone stets nur ziemlich gleichartige junge Bindegewebszellen. Eine deutliche Differenzierung erfolgt immer erst in etwas späterer Zeit, und auch dann hält sie sich nicht immer an die zuerst eingeschlagene Bahn; denn in der Umgebung hämorrhagischer Herde kann man mitunter die Umwandlung junger Gefäßsprossen in Gitter-, resp. Körnchenzellen deutlich erkennen. Merzbacher hat in den experimentell erzeugten Hirnwunden die gleiche Beobachtung gemacht, wobei es nach seiner Meinung allerdings schwer zu entscheiden sei, ob gewucherte Endothel- oder Adventitiazellen dieser Metamorphose anheimfallen. — Daß die Glia sich bei diesen Vorgängen in der Nachbarschaft nekrotischer Herde nicht ruhig verhält, versteht sich nach den oben durchgeführten Erörterungen von selbst. Ihr Reaktionsgebiet liegt meist nach außen von der Zone der Bindegewebs- und Gefäßneubildung. Sie proliferiert, bildet Spinnen-, Gitter- und Körnchenzellen in derselben Weise, wie das bei dem reinen „ektodermalen" Destruktionstypus geschieht. Ihre Wirksamkeit tritt aber in der ersten Zeit hinter derjenigen des Blutgefäßbindegewebes weit zurück. Später, wenn die Resorption der zerstörten Gewebsmassen ihrem Ende entgegengeht, wird das produzierte Bindegewebe allmählich von einem Wall neugebildeter Gliafasern eingeschlossen. Die Gegensätzlichkeit zwischen Bindegewebe und zentralem Gewebe macht sich auch hier wieder geltend. Das Bindegewebe, welches das wie einen Fremdkörper wirkende nekrotische Material entfernt oder eingekapselt hat, wird nunmehr selbst als artfremdes Gewebe wieder durch eine derbe Gliaschicht von der übrigen Organmasse getrennt. Ein ganz planloses Durcheinanderwachsen von neugebildeten Glia- und Bindegewebselementen sieht man nur selten bei kleineren Herden im Frühstadium der Narbenbildung, und auch hier findet schließlich eine Verdrängung, resp. Einengung des Bindegewebes durch die Neuroglia statt.

Die Gefäßsprossung, welcher bei diesen Reparationsvorgängen an nekrotischen Herden eine so erhebliche Bedeutung innewohnt, spielt auch unter anderen pathologischen Verhältnissen eine große Rolle. In den histologischen Komplexen, welche den diffusen Rindenerkrankungen zugrunde liegen, bildet sie eine ziemlich konstante Teilerscheinung; das gilt besonders vom paralytischen Prozeß, wo Alzheimer ihrer Genese bis in die feinsten Einzelheiten nachgegangen ist. Die Entwicklung vollzieht sich hier etwas anders als in dem Grenzgebiet nekrotischer Bezirke, weil sie von geschlossenen, in ihrer Kontinuität nicht verletzten Gefäßröhren ausgeht. Ein Prodromalzeichen der Sprossung bilden bei der Paralyse Zellteilungsvorgänge an den Endothelien, die von einer starken Chromatinaufspeicherung in den Kernen, und einer wabigen oder netzförmigen Umgestaltung des Zellkörpers eingeleitet werden. Die Neubildung beginnt dann häufig in der Weise, daß Endothelzellen mit einem weit ins Gewebe hineinziehenden Protoplasmafortsatz die Gefäßwand durchbrechen und sich weiterhin teilen. Auf diese Weise entstehen solide Zapfen, in denen die Aushöhlung des Lumens erst später erfolgt. Als neugebildete Gefäße sind sie auch nach ihrer Einbeziehung in die Zirkulation durch die langgestreckte Form und den starken Chromatingehalt ihrer Endothelkerne noch kenntlich. Ein Teil der neuen Sprossen verfällt aber bei den gefäßproduzierenden diffusen Rindenerkrankungen regressiven Veränderungen, bevor er noch für den Blutstrom passierbar wird.

Durch die primäre Wucherung der Endothelzellen kann noch eine andere Art von Gefäßvermehrung herbeigeführt werden. Diese vollzieht sich in der Weise, daß die jungen Zellen hier nicht nach außen, sondern hügelartig nach innen in das Lumen des alten Gefäßes hineinwuchern, bis sie mit den gegenüberliegenden Wandelementen verschmelzen. Dadurch, daß dieser Prozeß sich lange wiederholt, kann die ursprüngliche Gefäßwand eine ganze Anzahl neuer Lichtungen erhalten. Die Bildung der sogenannten Gefäßpakete, denen man gelegentlich auch bei syphilitischen Prozessen begegnet, sind auf derartige „endovasale" Sprossungsvorgänge der Endothelien, wie sie Alzheimer bezeichnet hat, zurückzuführen. Wo neue Gefäßsprossen in die Gehirnsubstanz vordringen, sind in der Regel auch Veränderungen progressiver Art in der Randglia wahrnehmbar. In der Nachbarschaft der jungen Kapillaren liegen häufig große Monstrezellen, die mit ihren langen Fortsätzen die Eindringlinge abzufangen scheinen. Die Tendenz zur Wahrung der scharfen Grenzen zwischen beiden Gewebsarten tritt hierin wieder deutlich zutage.

Als gelegentliche Begleiterscheinung produktiver Gefäßprozesse ist noch das Vorkommen eigenartiger Zellen zu erwähnen, die von Nißl ihrer Form wegen Stäbchenzellen genannt worden sind. Es handelt sich um Gebilde mit sehr dünnen langgestreckten Kernen, deren Zellkörper meist nur als ein blasses fadenförmiges Anhängsel der beiden Kernpole sichtbar wird. Sie liegen meist frei im Gewebe, aber ihre Nachbarschaftsbeziehungen zu den Gefäßen weisen auf einen angiogenen Ursprung hin. Alzheimer hat sie in der Hirnrinde der Paralytiker an solchen Stellen besonders häufig und zahlreich angetroffen, wo auch die Zellen der Adventitia stark gewuchert waren. Er ist deshalb geneigt, ihre Abstammung von neugebildeten Elementen dieser Wandschicht herzuleiten.

Zum Schluß wäre noch der banalste aller in dieses Kapitel gehörigen pathologischen Gefäßbefunde, das „perivasculäre Infiltrat", einer kurzen Betrachtung zu unterziehen. Daß man ihm bei den verschiedenartigsten Krankheitsprozessen begegnet, wurde bereits erwähnt, und dieser Umstand allein weist schon darauf hin, daß es sich um kein einheitliches histologisches Bild handelt.

Nissl darf das Verdienst für sich in Anspruch nehmen, auch hier eine exakte Analyse angebahnt zu haben. — Als perivasculäres Rundzelleninfiltrat im weitesten Sinne wird jede pathologische Ansammlung runder Zellen im Bereich des Lymphscheidenapparates der Gefäße betrachtet. Diese Zellen stammen aber aus ganz verschiedenen Quellen. Erstens kommen da die Abräumzellen in Betracht, die durch den Lymphstrom aus Destruktionsgebieten der Umgebung in die Lymphspalten eingeschwemmt worden sind. Da diese Zellen, gleichviel ob sie gliogenen oder mesodermalen Ursprungs sind, sich fast stets auf dem Wege regressiver Veränderungen befinden und nach Abgabe ihres Fettgehaltes sich zu kleinen, lymphocytenähnlichen Gebilden umwandeln können, so wird diese ihre Herkunft nicht immer auf den ersten Blick festzustellen sein.

Zweitens kann das „Infiltrat" durch Wucherungsvorgänge in der Adventitia selbst vorgetäuscht werden. Die fixen Adventitiazellen können sich, wie oben ausgeführt wurde, unter mehr oder minder lebhaften Proliferationserscheinungen in Abräumzellen verwandeln, die zum Teil in ihrem ursprünglichen Verbande bleiben, sich zum Teil aber später in mobile Phagocyten verwandeln und in die angrenzende Lymphbahn abwandern. Diese beiden Arten von Zellen sind ihrem Wesen nach auf das engste verwandt und auf der Höhe der Abräumungsvorgänge nicht voneinander trennbar. Da nun Wucherungsvorgänge an der Adventitia aber auch ein Ausdruck primärer Gefäßerkrankungen sein können, und da ferner diese primären Proliferationserscheinungen sich häufig mit Abräumungsvorgängen in mannigfaltigster Weise kombinieren, so leuchtet ein, wie schwer die Beurteilung der einzelnen Komponenten und des Gesamtbildes werden kann. Damit ist aber die genetische Mannigfaltigkeit der in den Lymphscheiden vorkommenden Zellformen nicht erschöpft. Es kommen noch aus dem Blute stammende Elemente hinzu, unter denen die Lymphocyten mit dunklem runden Kern und schmalem Protoplasmaleib obenan stehen. Nebenher finden sich gelegentlich auch polynukleare Leukocyten. Daß die letzteren bei akuten eitrigen Prozessen in großen Massen auftreten können, versteht sich von selbst.

Als besonders bemerkenswerte hämatogene Ansiedler in den Lymphbahnen sind dann weiter die sogenannten Plasmazellen hervorzuheben. Alzheimer hat auf ihr Vorkommen in der paralytischen Rinde zuerst aufmerksam gemacht, und Nissl später ihre Identität mit den von Unna und Marschalko beschriebenen Plasmazellen erkannt. Es handelt sich hier um ziemlich große einkernige Gebilde, die sich von gewöhnlichen Lymphocyten durch die Anwesenheit grober Granula in ihrem Zelleib unterscheiden. Bei Behandlung mit violettstichigen Anilinfarben zeigen diese Körnchen eine starke Neigung zu metachromatischer Färbung. Vgl. Abb. 7 Taf. IV. Ihr Vorkommen wurde von Vogt ursprünglich als pathognostisch für den paralytischen Prozeß betrachtet. Dem ist aber nicht so; sie finden sich auch, wenngleich in quantitativ . geringerem Maße, bei anderen Erkrankungen. Nach der Darstellung Alzheimers besitzen sie eine besondre Neigung, sich in den Lymphscheiden anzustauen. „Manchmal sieht man die Kapillaren von ihnen überdeckt, so daß sie mit einem Pflasterepithel umkleidet zu sein scheinen." Vgl. Abb. 8 Taf. IV.

Schließlich wäre noch das vereinzelte Auftreten von Mastzellen, besonders bei diffusen Rindenprozessen, zu erwähnen. Es sind das histogene, meist aus Pia- oder Adventitiazellen hervorgehende Gebilde, welche wie die Plasmazellen in ihrem Zelleib metachromatisch färbbare, aber viel feinere und gleichmäßiger verteilte Granula bergen. In Abb. 7 Taf. IV ist bei Mz neben zahlreichen Plasmazellen auch eine solche Zelle zu sehen. Nebenher sei bemerkt, daß Mastzellen gar nicht selten vereinzelt im endo- und perineuralen Bindegewebe der peripherischen Nerven auch unter ganz normalen Verhältnissen vorkommen. — Damit wäre die Aufzählung der an der Bildung der perivasculären Infiltrate teilnehmenden Zellarten beendet; und es bleibt die Frage zu beantworten, welche Bedeutung diesen Befunden im gegebenen Falle beizumessen ist. Früher war der Nachweis derartiger Zellanhäufungen den meisten Autoren ein untrügliches Kennzeichen der „Entzündung". Ohne der Herkunft der Rundzellen weiter nachzuforschen, sprach man sie samt und sonders als Lymphocyten an; und da der Durchtritt weißer Blutelemente durch die Gefäßwände nach der Cohnheimschen Definition das mikroskopisch zuverlässigste Merkmal der Entzündung darstellt, so war die histologische Diagnose damit festgelegt. Aus der Analyse der Zellformen geht hervor, daß die Deutung der perivasculären Infiltration keine einheitliche sein kann. Als Kennzeichen für die entzündliche Natur einer Erkrankung ist sie nur dann zu verwerten, wenn die Herkunft ihrer Elemente aus dem Blute einwandfrei nachzuweisen ist. Nur da, wo die Diapedese weißer Blutkörperchon durch die Gefäßmembranen verfolgt werden kann, wo überhaupt die Beteiligung der Blutgefäße im Sinne exsudativer Erscheinungen zutage tritt, ist für Nissl der entzündliche Charakter des Prozesses unbestreitbar. Beim Gehirnabszeß und bei gewissen Formen der akuten Myelitis, wo die Exsudation flüssiger und geformter Blutbestandteile in die gliösen Grenzscheiden der Lymphbahnen und über dieselben hinaus in das zentrale Gewebe vordringt, unterliegt die Deutung des histologischen Bildes als eines entzündlichen keinem Zweifel. Auch der paralytische Prozeß ist von diesem Gesichtspunkte aus in seiner Gefäßkomponente als entzündlich zu definieren. Aber die perivasculären Infiltrate, die sich ausschließlich oder vorwiegend aus exsudierten Blutzellen zusammensetzen, sind selten gegenüber denjenigen, wo histogene Abräumungszellen verschiedener Provenienz das Feld beherrschen. Hier ist die Infiltration nur eine Teilerscheinung der reaktiven Vorgänge, die auf die Entfernung der Abbauprodukte gerichtet sind. Als Charakteristikum der Entzündung kann sie dann ebensowenig gelten, wie eine jenseits der Grenzhaut gelegene Anhäufung gliogener oder mesodermaler Körnchenzellen. Und doch sehen wir, daß sie von den Autoren bei vielen Erkrankungen der Zentralorgane als Ausdruck eines entzündlichen Prozesses aufgefaßt wird. Sie teilt in dieser Hinsicht das Schicksal der übrigen Reaktionsphänomene, bei deren Beobachtung immer die Vorstellung der Entzündung auftaucht, sowie sie an Ausdehnung und Intensität eine gewisse Grenze überschreiten. Schmaus hat den inflammatorischen Charakter solcher ihrem histologischen Wesen nach rein degenerativen Komplexe dadurch zu retten gesucht, daß er sie als Endglieder einer kontinuierlichen Reihe von Krankheitsformen hinstellte, an deren entgegengesetztem Ende die exsudativen Formen lägen. Aus dem Bestehen fließender Übergänge von den unzweifelhaft entzündlich exsudativen zu den rein degenerativen Veränderungen glaubte er ein Argument für die Wesensgleichheit oder mindestens die innere Verwandtschaft der histologischen Bilder entnehmen zu können. Demgegenüber hat Schröder mit Recht betont, daß eine solche Verknüpfung durch Zwischenstufen eine bloße Fiktion ist. Es entspreche der pathologischen Erfahrung nicht, daß die Veränderungen der Reihe noch ineinander übergehen können; eine Eiterung ist stets von Anfang als solche gekennzeichnet, und die Reaktionsvorgänge, die im Anschluß an Blutungen oder Erweichungen auftreten, führen niemals, wenn nicht eine sekundäre Infektion erfolgt, zur Abszeßbildung. Deshalb ist der Vorschlag Schröders durchaus konsequent, die prinzipielle Verschiedenheit der Dinge auch in der Terminologie zum Ausdruck zu bringen, und die mit Exsudation einhergehenden Veränderungen, unter völligem Verzicht auf das irreführende Prädikat „entzündlich", als besonderen exsudativen Typus gegenüber dem ektodermalen und mesodermalen abzugrenzen.

Daß diese Gruppierung den Beifall der Kliniker finden wird, ist allerdings kaum zu erwarten, denn für ihn ist die Entzündung ein komplexer Begriff, in dem die histologische Seite gegenüber der klinischen und ätiologischen nicht selten ganz zurücktritt. Zukünftigen Forschungen wird es vielleicht gelingen, die auf diesem Gebiete überall hervortretende Divergenz der Anschauungen durch Aufdeckung neuer Tatsachen und neuer Gesichtspunkte auszugleichen.

Literatur[1].

Allgemeine Histologie.

Lehrbücher und Monographien.

Altmann, Die Elementarorganismen. Leipzig 1890.

Athias, Anatomia da Cellula nervosa. Lisboa 1905.

Bechterew, Die Leitungsbahnen im Gehirn und Rückenmark. Leipzig 1899.

Bethe, Allgemeine Anatomie und Physiologie des Nervensystems. Leipzig 1903.

Ramon y Cajal, Textura del sistema nervioso del hombre y de los vertebrados. Madrid 1904.

Edinger, Vorlesungen über den Bau der nervösen Zentralorgane. Leipzig 1904.

Deiters, Untersuchungen über Gehirn und Rückenmark des Menschen und der Säugetiere. Braunschweig 1865.

van Gehuchten, L'anatomie du système nerveux de l'homme. Louvain 1906.

Gerlach, Rückenmark. Strickers Handbuch. 2. 1871.

Held, Die Entwicklung des Nervensystems bei den Wirteltieren. Leipzig 1909.

Herxheimer und **Gierlich,** Studien über die Neurofibrillen im Zentralnervensystem. Wiesbaden 1907.

Kölliker, Handbuch der Gewebelehre des Menschen. 1. u. 2. Leipzig 1896.

Kölliker, Über die Entwicklung der Nervenfasern. Jena 1904.

von Lenhossék, Der feinere Bau des Nervensystems im Lichte neuester Forschungen. Berlin 1895.

Marinesco, La cellule nerveuse. Paris 1909.

Michaelis, Einführung in die Farbstoffchemie für Histologen. Berlin 1902, Karger.

Nissl, Die Neuronenlehre und ihre Anhänger. Jena 1903.

Obersteiner, Anleitung beim Studium des Baues der nervösen Zentralorgane. Wien 1901.

Ranvier, Traité technique d'histologie. Paris 1880.

Retzius, Biologische Untersuchungen. 1—8.

Schiefferdecker, Neurone und Nervenbahnen. Leipzig 1906.

Schultze, Max, Über die Strukturelemente des Nervensystems. Strickers Handbuch. 1871.

Thudichum, Die chemische Konstitution des Gehirns des Menschen und der Tiere. Tübingen 1901.

Weigert, Beiträge zur Kenntnis der normalen menschlichen Neuroglia. Frankfurt 1895.

Einzelne Arbeiten.

Apathy, Das leitende Element des Nervensystems. Mittlgn. der Zool. Station Neapel. 12. 1897.

Apathy, Nach welcher Richtung hin soll die Nervenlehre reformiert werden? Biol. Zentralbl. 9. 1889/1890.

Apathy, Bemerkungen zu den Ergebnissen Ramon y Cajals hinsichtlich der feineren Beschaffenheit des Nervensystems. Anat. Anz. 31. 1907.

Auerbach, Das terminale Nervennetz in seinen Beziehungen zu den Ganglienzellen. Monatsschr. f. Psych. u. Neurol. 1899.

---

[1] In den Index konnten nur die im Text besonders berücksichtigten und verwerteten Arbeiten aufgenommen werden.

Auerbach, Extra- sowie intracelluläre Netze nervöser Natur in den Zentralorganen von Wirbeltieren. Anat. Anz. **25.** 1904.

Becker, Zur Physiologie der Nervenzelle. Neurol. Zentralbl. 1906. Nr. 19.

Benda, Über die Bedeutung der durch basische Anilinfarben darstellbaren Nervenzellstrukturen. Neurol. Zentralbl. 1895. Nr. 17.

Bethe, A., Studien über das Zentralnervensystem von Carcinus Maenas. Arch. f. mikr. Anat. **44.** 1894 u. **50.** 1897.

Bethe, A., Über die Primitivfibrillen in den Ganglienzellen vom Menschen und anderen Wirbeltieren. Morphol. Arb. Jena 1898.

Bethe, A., Über die Neurofibrillen in den Ganglienzellen von Wirbeltieren und ihre Beziehungen zu den Golginetzen. Arch. f. mikr. Anat. **55.** 1900.

Bethe, A., Über die Regeneration periph. Nerven. Arch. f. Psych. 1901. **84.**

Bethe, A., Neue Versuche über die Regeneration der Nervenfasern. Arch. f. die ges. Physiol. **116.** 1907.

Bielschowsky, M., Die fibrilläre Struktur der Ganglienzellen. Journ. f. Psychol. u. Neurol. **18.** Nr. 5. 1907.

Bielschowsky, M., Die Silberimprägnation der Neurofibrillen. Neurol. Zentralbl. 1903. Nr. 22.

Bielschowsky, M., Die Silberimprägnation der Neurofibrillen. Journ. f. Psychol. u. Neurol. **3.** 1904.

Bielschowsky, M., Die histologische Seite der Neuronenlehre. Journ. f. Psychol. u. Neurol. 1905. **5.**

Bielschowsky und **Brodmann,** Zur feineren Histologie und Histopathologie der Großhirnrinde. Journ. f. Psychol. u. Neurol. **5.** 1905.

Bielschowsky und **Wolff,** Zur feineren Histologie der Kleinhirnrinde. Journ. f. Psychol. u. Neurol. **4.** 1905.

Brock, Untersuchungen über die Entwicklung der Neurofibrillen des Schweinefötus. Monatsschr. f. Psych. u. Neurol. **18.** Nr. 5.

Ramon y Cajal, Variaciones morfologicas, normales y patologicas del reticulo neuro fibrillar. Trabajos 1904. **3.**

Ramon y Cajal, Tipos celulares des los ganglios sensitivos del hombre y mamiferos. Trabajos. **4.**

Ramon y Cajal, Mécanisme de la régénérescence des nerfs et critiques de la théorie de l'autorégénération des nerfs. Compt. rend. de la Soc. biol. à Paris 1905.

Ramon y Cajal, La polarisation dynamique des éléments nerveux. Rev. d. sciences méd. Barcelone 1891.

Ramon y Cajal, Consideraciones criticas sobre la teoria de A. Bethe etc. Trabajos del labor. de investigaciones biol. de la Univers. de Madrid. **2.** 1903.

Ramon y Cajal, Un sencillo metodo de coloracion del reticulo protoplasmico etc. **2.** Trabajos 1903.

Ramon y Cajal, Die Struktur der nervösen Protoplasma. Monatsschr. f. Psych. u. Neurol. **1.**

Ramon y Cajal, Die histologischen Beweise der Neuronentheorie von His und Forel. Anat. Anz. **30.** 1907.

Ramon y Cajal, Nouvelles observations sur l'évolution des Neuroblastes avec quelques remarques sur l'hypothèse neurogénetique de Hensen-Held. Anat. Anz. **82.** 1908.

Chenzinski, Zur Frage über den Bau der Nervenzellen. Neurol. Zentralbl. 1903.

Dejerine, Quelques considérations sur la théorie du neurone. Rev. neurol. 1904.

Dogiel, Der Bau der Spinalganglien bei Säugetieren. Anat. Anz. 1896.

Dogiel, Zur Frage über das Verhalten der Nervenzellen zueinander. Arch. f. Anat. u. Physiol., Anat. Abt. 1893.

Dohrn, Die Schwannschen Kerne, ihre Herkunft und ihre Bedeutung. Mittlgn. d. Zool. Station. **15.** Neapel 1901.

Donaggio, Sulla presenza di un reticolo nel citoplasma della cellula nevrosa. Riv. sperim. di freniatria. **22.** 1896.

Donaggio, Il reticolo fibrillare endocellulare et il cilindrasse della cellula nerv. Riv. sperim. di freniatria. 1904. **30.**

Economo, Beiträge zur normalen Anatomie der Ganglienzelle. Arch. f. Psychiatrie. **41.** H. I.

Ehrlich, Über die Methylenblaureaktion der lebenden Nervensubstanz. Deutsche med. Wochenschr. **12.** 1886.

Evensen, Beiträge zur normalen Anatomie der Hirngefäße. Histol. u. histopathol. Arb. herausgeg. von Nissl. **2.** Jena 1908.

van Gehuchten, La structure des centres nerveux. La moëlle épinière et le cervelet. La cellule. **7.** 1891.

van Gehuchten, Boutons terminaux et réseau péricellulaire. **6.** Névraxe 1904.

van Gehuchten, Considérations sur la structure des cellules nerveuses et sur les connexions anatomiques des neurones. **6.** Névraxe 1904.

Garbowski, Apathys Lehre von den leitenden Nervenelementen. Biol. Zentralbl. **18.** 1898.

Forel, Einige hirnanatomische Betrachtungen und Ergebnisse. Arch. f. Psych. u. Nervenheilk. 1887.

Flatau, Einige Betrachtungen über die Neuronenlehre usw. Fortschritte der Med. 1896.

Golgi, Méthode à l'argent. Arch. ital. de biol. 1883.

Golgi, Imprégnation au sublimé. Arch. ital. de biol. 1886.

Golgi, Stud. della fina anatom. degli organi del system. nerv. Riv. sperim; di freniatria. 1882. Pag. 8.

Golgi, Appareil réticulaire endocellulaire. Arch. ital. de biol. **30.** 1898.

Halliburton, Proteids of nervous tissue. Journ. of Physiol. 1893.

Harrison, Further experiments on the development of periph. nervs. Americ. Journ. of anat. **V.** 1906.

Harrison, Experiments in transplanting limbs and their bearing upon the problem of the develop. of nerves. Journ. of exper. Zool. **6.** 1907.

Held, Beiträge zur Struktur der Nervenzellen. Arch. f. Anat. u. Physiol. 1897.

Held, Über den Bau der grauen u. weißen Substanz. Arch. f. Anat. 1902.

Held, Über den Bau der Neuroglia und über die Wand der Lymphgefäße in Haut und Schleimhaut. Abhdlgn. d. math.-phys. Klasse d. Kgl. Sächs. Ges. d. Wissensch. **28.** Nr. IV, Leipzig 1903.

Held, Zur weiteren Kenntnis der Nervenendfüße und zur Struktur der Sehzellen. Abhdlgn. d. math.-phys. Klasse d. Kgl. Sächs. Ges. d. Wissensch. **29.** Nr. II. Leipzig 1904.

Held, Zur Kenntnis der neurofibrillären Kontinuität im Zentralnervensystem der Wirbeltiere. Arch. f. Anat. u. Physiol. Anat. Abt. 1905.

Held, Die Entstehung der Neurofibrillen. Neurol. Zentralbl. 1905.

Held, Kritische Bemerkungen zur Verteidigung der Neuroblasten- und Neuronenlehre durch Ramon y Cajal. Anat. Anz. 1907.

Held, Zur Kenntnis der marginalen Neuroglia. Verhandl. der Ges. deutscher Naturf. u. Ärzte. Dresden 1907.

Held, Über die Neuroglia marginalis der menschlichen Großhirnrinde. Monatsschr. f. Psych. u. Neurol. **26.** 1909.

His, Über die Anfänge des peripherischen Nervensystems. Arch. f. Anat. u. Physiol. 1879.

His, Die Entwicklung der ersten Nervenbahnen beim menschlichen Embryo. Arch. f. Anat. u. Physiol. 1887.

His, Die Neuroblasten und deren Entstehung im embryonalen Mark. Abhdlgn. der math.-phys. Klasse der Kgl. Sächs. Ges. d. Wissensch. **15.** 1889.

His, Über ein perivasculares Kanalsystem in den nervösen Zentralorganen. Zeitschr. f. wissenschaftl. Zoologie. **15.**

Holmgren, Studien zur feineren Anatomie der Nervenzellen. Anat. Hefte. 1900.

Holmgren, Zur Kenntnis der Spinalganglienzellen des Kaninchens und des Frosches. Anat. Anz. 1899.

Holmgren, Über die Trophospongien der Nervenzellen. Anat. Anz. **24.** 1904.

Jacobsohn, Über das Aussehen der motorischen Zellen im Vorderhorn des Rückenmarkes nach Ruhe und Hunger. Neurol. Zentralbl. 1897. Nr. 20.

Jäderholm, Endocellulare Netze oder durchlaufende Fibrillen in den Ganglienzellen. Arch. f. mikr. Anat. **67.** 1905.

Joris, A propos d'une nouvelle méthode de coloration des neurofibrilles. Structure et rapports des cellules nerveuses. Bull. de l'Acad. royale de Bruxelles. 1904.

Kaplan, Nervenfärbungen. Ein Beitrag zur Kenntnis des Nervensystems. Arch. f. Psychiatrie. **35.** Heft 3.

Kopsch, Die Darstellung des Binnennetzes in Spinalganglienzellen und anderen Körperzellen durch Osmiumsäure. Sitzungsber. d. Kgl. preuß. Akad. d. Wissensch. Berlin 1902.

Kupffer, Über den Achsenzylinder. Sitzungsber. d. bayer. Akad. d. Wissensch. München 1883.

v. Lenhossék, Kritisches Referat über Bethes Arbeit: „Die anatomischen Elemente des Nervensystems und ihre physiologische Bedeutung." Neurol. Zentralbl. 1899.

v. Lenhossék, Zentrosom und Sphäre in den Spinalganglien des Frosches. Arch. f. mikr. Anat. **46.**

Levi, G., Intorno alla cosiditta rigeneracione collaterale dei neuroni etc. Monitore zool. ital. 1907.

Levi, G., Considerazione sulla struttura del nucleo delle cellule nervose. Rivista di patol. nervosa e ment. 1898.

Leydig, Der reizleitende Teil des Nervengewebes. Arch. f. Anat. u. Physiol. 1897.

Mahaim, Les terminaisons cylindraxiles péricellulaires de Held. Bull. de Acad. de méd. de Belgique. Avril 1905.

Marinesco, La cellule nerveuse. Paris 1909. Enthält eine ausführliche Zusammenstellung der zahlreichen Arbeiten dieses Autors.

Marinesco, Recherches cytométriques et caryométriques des cellules radiculaires motrices après section du cylindraxe. Journal de neurol. 1901.

Meyer, Semi, Über eine Verbindungsweise der Neurone usw. Arch. f. mikr. Anat. **47.** 1896.

Michotte, L'histologie fine de la cellule nerveuse. **6.** Névraxe.

Mott and Halliburton, The chemistry of Nerve degeneration. 1901.

Mott, Halliburton and Edmunds, Regeneration of nerves. Verhandl. der „Royal Society". **78.** 1906.

Nageotte, La structure fine du système nerveux. Paris 1905.

Nissl, Kritische Fragen der Nervenzellenanatomie. Neurol. Zentralbl. 1896.

Nissl, Der gegenwärtige Stand der Nervenzellenanatomie und -pathologie. Zentralbl. f. Nervenheilk. u. Psych. 1895.

Nissl, Über die Untersuchungsmethoden der Großhirnrinde. Zeitschr. f. Psych. 1891.

Nissl, Über eine neue Untersuchungsmethode der Zentralorgane. Zentralbl. f. Nervenheilk. u. Psych. 1904.

Nissl, Über die sog. Granula der Nervenzellen. Neurol. Zentralbl. 1894.

Nissl, Über die Nomenklatur in der Nervenzellenanatomie und ihre nächsten Ziele. Neurol. Zentralbl. 1895.

Nissl, Die Beziehungen der Nervenzellensubstanzen zu tätigen, ruhenden und ermüdeten Zellzuständen. Allg. Zeitschr. f. Psych. 1896.

Obersteiner, Zur Histologie der Gliazellen in der Molekularschicht der Großhirnrinde. Arbeiten a. d. neurol. Inst. Wien 1900.

Obersteiner, Über das hellgelbe Pigment in den Nervenzellen und das Vorkommen weiterer fettähnlicher Körper im Zentralnervensystem. Arbeiten a. d. neurol. Inst. Wien 1903.

Reich, Über den zelligen Aufbau der Nervenfasern auf Grund mikrohistiochemischer Untersuchungen. I. Teil. Journ. f. Psych. u. Neurol. **7.** 1908.

Rothmann, Über das Lipochrom der Ganglienzellen. Deutsche med. Wochenschr. 1901.

Ruzicka, Zur Geschichte und Kenntnis der feineren Struktur der Nucleolen zentraler Nervenzellen. Anat. Anz. **16.**

Schaffer, Recherches sur la structure dite fibrillaire de la cellule nerveuse. Rev. neurol. 1905.

Scott, The structure micro-chemist. and development of nerve cells, with special reference to their nuclein compounds. Transact. of the Canad. Instit. **6.** 1898/1899.

Simarro, Nuovo metodo histologico de impregnacion por los sales fotograficas. Rev. trimestr. micrograf. 1900.

Soukhanoff, Réseau endocellulaire de Golgi dans les éléments nerveux des ganglions spin. Rev. neurol. 1901.

Soukhanoff, Réseau endocellulaire de Golgi dans les cellules nerveuses de la moëlle épinière. Rev. neurol. 1902.

Soukhanoff, Sur le réseau endocellulaire de Golgi dans les éléments nerveux en général et dans les cellules nerveuses des gangl. sympath. Journ. de Neurol. 1902.

Stefanowska, Sur les appendices piriformes des cellules nerveuses cérébrales. Arch. ita. de Biol. 1902.

Studnicka, Beiträge zur Kenntnis der Ganglienzelle. Ein neuer Befund von Zentrosomen; die intracellularen Kanälchen. Sitzungsber. der kgl. böhm. Ges. d. Wissensch. in Prag. 1900.

Turner, Notes on the chromoph. material in the motor cells of brain etc. Brain 1899.

Venatti, Sul alcune particolarità di struttura dei centri acustici nei mammiferi. Pavia 1900.

Verworn, Das Neuron in Anatomie und Physiologie. Jena 1900.

Wainmann-Findlay, Observ. on the norm. and pathol. Histology of the chorioid. plex. Journ. of mental sciences. 1898.

Waldeyer, Über einige neuere Forschungen im Gebiete der Anatomie des Zentralnervensystems. Deutsche med. Wochenschr. 1891.

Wlassak, Die Herkunft des Myelins. Arch. f. Entwicklungsmechanik. 6. 1898.

Wolff, Max, Zur Kenntnis der Heldschen Nervenendfüße. Journ. f. Psych. u. Neurol. 1905.

Wolff, Max, Neue Beiträge zur Kenntnis des Neurons. Biol. Zentralbl. 1905.

Wolff, Max, Über die Kontinuität des perifibrillaren Neuroplasmas. Anat. Anz. 23. 1903.

Allgemeine Histopathologie.

Lehrbücher und Monographien.

Alzheimer, Histologische Studien zur Differentialdiagnose der progressiven Paralyse. Nissls histol. u. histopath. Arb. 1. 1904.

Bielschowsky, M., Myelitis und Sehnervenentzündung. Berlin 1901, Karger.

van Gehuchten, Pathol. Anatomie der Nervenzellen. Handb. d. pathol. Anatomie des Nervensystems. Herausgeg. von Flatau, Jacobsohn und Minor. 1903. 1.

Herxheimer und **Gierlich,** Studien über die Neurofibrillen im Zentralnervensystem. Wiesbaden 1907.

Lugaro, Allgemeine pathol. Anatomie der Neuroglia. Handb. d. pathol. Anatomie des Nervensystems. Herausgeg. von Flatau, Jacobsohn und Minor. 1903.

Lugaro, Allgemeine pathol. Anat. der Nervenfasern. Ibid. 1903.

Nissl, Zur Histopathologie der paralytischen Rindenerkrankung. Histol. und histopathol, Arb. 1. Jena 1904.

Nonne und **Luce,** Pathologische Anatomie der Gefäße. Handb. d. pathol. Anatomie des Nervensystems. Herausgeg. von Flatau, Jacobsohn und Minor. Berlin 1903.

Obersteiner, Anleitung beim Studium des Baues der nervösen Zentralorgane. Wien 1901.

Monakow, Gehirnpathologie. Nothnagels spez. Pathol. u. Ther. 9. 1. Wien 1905.

Sand, La Neuronophagie. Bruxelles 1907.

Schiefferdecker, Neurone und Nervenbahnen. Leipzig 1906.

Schmaus, Vorlesungen über die pathologische Anatomie des Rückenmarks. Wiesbaden 1901.

Schröder, Einführung in die Histologie und Histopathologie des Nervensystems. Jena 1908.

Ziegler, Lehrbuch der pathologischen Anatomie. 1898.

Einzelne Arbeiten.

Alzheimer, Beiträge zur pathologischen Anatomie der Gehirnrinde usw. Monatsschr. f. Psych. u. Neurol. 1897.

Alzheimer, Histologische Studien zur Differentialdiagnose der progressiven Paralyse. Histologische und histopathologische Arbeiten über die Großhirnrinde. Jena 1904. Herausgeg. von Nissl.

Alzheimer, Über den Abbau des Nervengewebes. Allgem. Zeitschr. für Psych. **63.** S. 568.

Arnold, Über „Fettkörnchenzellen". Virch. Arch. **163.** 1901.

Babès, Sur certains caractères des lésions histologiques de la rage. Annal. Pasteur. **14.** 1892.

Ballet et **Dutil,** Sur quelques lésions expérimentelles de la cellule nerveuse. Congrès de Moscou. 1897.

Bielschowsky, Max, Über Regenerationserscheinungen an zentralen Nervenfasern. Journ. f. Psych. u. Neurol. **14.** 1909.

Bielschowsky, Max, Zur Histologie der Kompressionsveränderungen des Rückenmarkes. Neurol. Zentralbl. 1901.

Bielschowsky, Max, Zur Histologie der multiplen Sklerose. Neurol. Zentralbl. 1903.

Bielschowsky, Max, Das Verhalten der Achsenzylinder in den Herden der multiplen Sklerose. Neur. Zentralbl. 1904.

Bielschowsky, Max, Über den Bau der Spinalganglien unter normalen und pathologischen Verhältnissen. Ein Beitrag zur Kenntnis der Regenerationsvorgänge an Ganglienzellen und Nervenfasern. Journ. f. Psych. u. Neurol. **11.** 1908.

Bielschowsky, Max, Über das Verhalten der Achsenzylinder in Geschwülsten des Nervensystems und in Kompressionsgebieten des Rückenmarkes. Journ. f. Psych. u. Neurol. **7.** 1906.

Bonome, Bau und Histiogenese des pathologischen Neurogliagewebes. Virch. Arch. **163.**

Borst, Neue Experimente zur Frage der Regenerationsfähigkeit des Gehirns. Zieglers Beitr. z. Path. u. path. Anat. 1904. **36.**

von Büngner, Über die Degenerations- und Regenerationsvorgänge an Nerven nach Verletzungen. Zieglers Beitr. z. Path. u. path. Anat. **10.** 1891.

Cassirer, Über Veränderungen der Spinalganglienzellen und ihrer zentralen Fortsätze nach Durchschneidung der zugehörigen peripheren Nerven. Deutsche Zeitschr. f. Nervenheilk. 1898.

Ceni, Sur les fines altérations histologiques de la moëlle épinière dans les dégénérescensces secondaires ascend. et descend. Arch. ital. de Biol. **26.**

Cox, Beiträge zur pathologischen Histologie und Physiologie der Ganglienzellen. Internat. Monatsschr. f. Anat. u. Physiol. 1898. Nr. 9.

Elsholz, Zur Histologie alter Nervenstümpfe in amputierten Gliedern. Jahrb. f. Psychiatrie. **19.** 1900.

Da Fano, Über die feineren Strukturveränderungen der motorischen Kernzellen infolge verschiedenartiger Verletzungen der zugehörigen Nerven. Zieglers Beitr. z. Path. u. path. Anat. **44.** 1908.

Donaggio und **Fragnito,** Lesioni del reticolo fibrillare endocellulare nelle cellule midolari per lo strappo dello sciatico etc. Congresso della Soc. ital. di Freniatr. Genova 1904.

Farrar, On the Phenomena of repair in the cerebral cortex. A study of mesodermal and ectodermal activities following the introduction of a foreign body. Histol. u. histopatholog. Arb., herausgegeben von Franz Nissl. **2.** Jena 1908.

Flatau, Über Veränderungen des Rückenmarkes nach Wegfall größerer Gliedmaßen. Deutsche med. Wochenschr. 1898.

Flatau, Neue experimentelle Arbeiten über die Pathologie der Nervenzelle. Fortschritte d. Med. 1897. Nr. 8.

Foerster, Experimentelle Beiträge zur Lehre der Phagocytose der Hirnrindenelemente. Histol. u. histopathol. Arb., herausg, von Nißl. **2.** Jena 1908.

Fragnito, Sul alcune alterazioni dell' apparato neurofibrillare delle cellule corticali nella demenza senile. Annal. di neurol. 1904.

Friedmann, M., Studien zur pathologischen Anatomie der akuten Encephalitis. Arch. f. Psychiatrie. **31.** 1890.

van Gehuchten und Nélis, Les lésions histologiques de la rage chez les animaux et chez l'homme. Bull. de l'acad. roy. de Belgique 1900.

Goldscheider und Flatau, Beiträge zur Pathologie der Nervenzellen. Fortschritte d. Med. 1897. Nr. 7.

Hoche, Experimentelle Beiträge zur Pathologie des Rückenmarkes. Arch. f. Psychiatrie₁ **30.** 1899.

Juliusburger, Bemerkungen zur Pathologie der Ganglienzellen. Neurol. Zentralbl. 1896. 9.

Knick, Über die Histologie der sekundären Degeneration im Rückenmark. Journ. f, Psych. u. Neurol. **12.** 1908.

Lugaro, Nuovi dati e nuovi problemi nella patologia della cellula nervosa. Riv. di pat. nerv. e ment. **8.** 1896.

Lugaro, Autogene Regeneration. Neurol. Zentralbl. **24 u. 25.** 1905 u. 1906.

Lugaro, Sulle alterationi delle cellule nervose dei gangli spinali in seguito al taglio delle brance periferica e centrale del loro prolungamento. Riv. di patol. nerv. e ment. 1896 u. 1897.

Marburg, Zur Pathologie der Spinalganglienzellen. Arbeiten an d. neurol. Instit. Wien. 1902.

Marinesco, Des lésions primitives et des lésions secondaires de la cellule nerveuse. Compt. rend. Soc. biol. à Paris. 1896.

Marinesco, Recherches sur la structure de la partie fibrillaire des cellules nerveuses à l'état normal et pathologique. Rev. neurol. 1904. Journ. de neurol. 1905.

Marinesco, Le mécanisme de la régénerescence nerveuse. Rev. générale d. sc. 1907.

Marinesco, La nature intime des processus de dégénérescence. Presse méd. 1907.

Marinesco, Pathologie générale de la cellule nerveuse. Presse méd. 1897. Nr. 6.

Marinesco, L'évolution et l'involution de la cellule nerveuse. Rev. scientifique 1900.

Marinesco, Cf. „La cellule nerveuse". Paris 1909.

Marinesco et Minea, La loi de Waller et la régénerescence autogène. Rev. stüntelor med. 1905.

Marinesco et Minea, Nouvelles recherches sur la transplantation des ganglions nerveux. Compt. rend. Ac. Sc. 1907.

Merzbacher, Zur Biologie der Nervendegeneration Neurol. Zentralbl. 1905. Nr. 4.

Merzbacher, Untersuchungen über die Morphologie und Biologie der Abräumzellen im Nervensystem. Nissls histol. u. histopathol. Arb. **3.** Heft 1. Jena 1909.

Mönckeberg und Bethe, Die Degeneration der markhaltigen Nervenfasern bei Wirbeltieren unter hauptsächlicher Berücksichtigung des Verhaltens der Primitivfibrillen. Arch. f. mikr. Anat. **54.** 1899.

Mott, The pathology of nerve degeneration. Lancet. **5.** 1902.

Mühlmann, Über die Veränderungen der Nervenzellen in verschiedenem Alter. Arch. f. mikr. Anat. u. Entwickelungsgesch. 1901 u. Anat. Anz. 1901.

Münzer, Zur Frage der autogenen Nervenregeneration. Neurol. Zentralbl. 1903.

Nagotte, Greffe des ganglions rachidiens. Soc. de Biol. 1907.

Nagotte, Étude sur la greffe des ganglions rachidiens etc. Anat. Anz. **31.** 1907.

Nagotte, Régénération collatérale des fibres nerveuses terminées par des massues de croissance. Nouv. iconogr. de la Salp. 1906.

Nélis, Un nouveau détail de structure du protoplasme des cellules nerveuses. État spirémat. Bull. de l'acad. de Belgique. 1899.

Nissl, Über einige Beziehungen zwischen Nervenzellenerkrankungen und gliösen Erscheinungen bei verschiedenen Psychosen. Vortrag, geh. auf der 24. Versammlg. der südwestdeutsch. Neurol. u. Irrenärzte in Baden-Baden. Arch. f. Psychiatrie. **32.** 1899.

Nissl, Die Hypothese der spezifischen Nervenzellenfunktion. Allg. Zeitschr. f. Psychiatrie. **54.** 1898.

Nissl, Über die Veränderungen der Nervenzellen nach experimentell erzeugter Vergiftung. Jahresvers. d. Vereins d. deutschen Irrenärzte in Heidelberg. 1896.

Nissl, Über die Veränderungen der Ganglienzellen am Facialiskern der Kaninchen nach Ausreißung der Nerven. Allg. Zeitschr. f. Psychiatrie. **48.** 1892.

Nissl, Über experimentell erzeugte Veränderungen an den Vorderhornzellen des Rm. bei Kaninchen. Ibid. 1892.

Oppenheim, Zum Kapitel der Myelitis. Berliner klin. Wochenschr. 1891. S. 761.

Perroncito, Sulla questione della rigenerazione autogena delle fibre nervose. Nota prevent. Bollet. della Soc. med. di Pavia. 1905.

Perroncito, Sur la question de la Régénération autogène des fibres neuveuses. Arch. ital. de Biol. **44.** 1905.

Perroncito, Die Regeneration der Nerven. Zieglers Beitr. z. Path. u. path. Anat. **42.** 1907.

Philipeaux et **Vulpian,** Note sur des expériences, que des nerfs séparés des centres nerveux peuvent se régénérer etc. Compt. rend. 1859 u. Journ. de la Physiol. de l'homme et des animaux. **8.** Paris 1860.

Philipeaux et **Vulpian,** Recherches expérimentales sur la réunion bout à bout de nerfs de fonctions différentes. Journ. de la physiol. **6.** 1863.

Pugnat, Recherches sur les modifications histologiques des cellules nerveuses dans l'état de fatigue. Journ. de physiol. et de pathol. 1901.

Redlich, Zur Kenntnis der Rückenmarksveränderungen nach Amputationen. Zentralbl. f. Nervenheilk. u. Psychiatrie. 1893.

Rossi, Normaler Bau und pathologische Veränderungen der Nervenzellen. Berliner klin. Wochenschr. **36.** 1899.

Saltykow, Versuche über Gehirnreplantation, zugleich ein Beitrag zur Kenntnis reaktiver Vorgänge an den zelligen Gehirnelementen. Arch. f. Psychiatrie. **40.**

Schaffer, Über die Anatomie und Klinik der Tay-Sachsschen amaurotisch familiären Idiotie mit Rücksicht auf verwandte Formen. Zeitschr. f. d. Erforschg. u. Behandl. d. jugendl. Schwachsinns. **3.** 1909.

Schiefferdecker, Über Regeneration, Degeneration und Architektur des Rückenmarks. Virchows Arch. **67.** 1876.

Schmaus, Die Anwendung des Entzündungsbegriffes auf die Myelitis. Deutsche Zeitschr. f. Nervenheilk. **26.** 1904.

Schröder, Zur Lehre von der akuten hämorrhagischen Poliencephalitis (Wernicke), Nissls Arbeiten. **2.** Jena 1908.

Spielmeyer, Klinische und anatomische Untersuchungen über eine besondere Form von familiärer amaurotischer Idiotie. Nissls histol. u. histopathol. Arb. **2.** Jena 1900.

Storch, Über die pathologisch-anatomischen Vorgänge am Stützgerüst des Zentralnerven-systems. Virchows Arch. **157.** 1899.

Stransky, Über diskontinuierliche Zerfallsprozesse an den peripheren Nervenfasern Journ. f. Psych. u. Neurol. **1.** 1903.

Stroebe, Experimentelle Untersuchungen über Degeneration und Regeneration peripherer Nerven nach Verletzungen. Zieglers Beitr. z. Path. u. path. Anat. **13.** 1893.

Stroebe, Die allgemeine Histologie des degenerativen und regenerativen Prozesses im zentralen und peripheren Nervensystems nach den neuesten Forschungen. Zentralbl. f. allg. Path. u. path. Anat. **6.** 1895.

Vassale, G., Sulla differenza anatomo - patologica fra degenerazioni sistematiche primarie e secondarie d. med. spin. Riv. sperim. di Frenietria. **22.** 1896.

Waller, Expérience sur les sections des nerfs. Compt. rend. Soc. biol. à Paris 1857.

Weigert, Zur pathologischen Histologie des Neurogliafasergerüstes. Zentralbl. f. allg. Path. **1.**

Tafelerklärung.

Tafel I.

Abb. 1. Motorische Vorderhornzelle aus der Sakralanschwellung vom Menschen. Zeiß ap. Immers. 2 mm. Ok. 1. Nisslsche Methylenblaufärbung.

Abb. 2. Beetzsche Riesenpyramidenzelle aus dem Parazentralläppchen vom Menschen. Nisslsche Färb. Zeiß apochr. Immers. 2 mm.

Abb. 3. Spinalganglienzelle von großem Typ. Färb. u. Vergröß. wie bei Abb. 1 und 2.

Abb. 4. Ganglienzellengruppe am Rande eines Ganglions von Hirudo med. Fibrillenimprägnation nach Bielschowsky. (Unvergoldetes Präp.) Zeiß ap. Immers. 2 mm.

Tafel II.

Abb. 1—4 sind Fibrillenfärbungen nach Bielschowsky. Die Vergrößerung ist bei allen Fig. dieser Tafel: Leitz Immers. $\frac{1}{12}$, Ok. 3.

Abb. 1. Motorische Vorderhornzelle aus dem Brustmark eines Kindes.

Abb. 2. Riesenpyramidenzelle aus der vorderen Zentralwindung vom Menschen. Man sieht die Abgangsstelle des Axons und den Ansatz seiner Markumhüllung.

Abb. 3. Spinalganglienzelle mit Kapsel und der intracapsulären Strecke des Axons. Der Schnitt geht nicht ganz durch den größten Zelldurchmesser.

Abb. 4. Fötale Riesenpyramidenzelle.

Tafel III.

Abb. 1—8. Fibrillenfärbungen nach Bielschowsky. Vergr. Leitz Immers. $\frac{1}{12}$. Ok. III.

Abb. 1 und 3. Zellen aus dem Facialiskern eines Kaninchens nach Kontinuitätstrennung des Nervenstammes.

Abb. 2. Motorische Vorderhornzelle aus dem Rm. eines Falles von akuter Myelitis. Homogenisierung des Zellinhaltes.

Abb. 4. Vakuolenbildung in einer motorischen Vorderhornzelle eines Falles von Polyneurit. alc.

Abb. 5. Riesenpyramidenzelle mit Axon. Verklebung und Verdickung der intracellularen Fibrillen. (Amyotr. Lateralsklerose.)

Abb. 6 und 7. Pyramidenzellen aus der Rinde eines Falles von seniler Demenz. Vergröberung des Fibrillengerüstes und Lückenbildung. Das innerhalb des Pigmentlagers am Kern gelegene Plasmabalkennetz tritt stark hervor.

Tafel IV.

Abb. 1—4. Motorische Vorderhornzellen gefärbt nach Nissl.

Abb. 1 und 4. Sekundäre Zellreaktion nach Durchschneidung des Axons. Zentraler Zerfall der Nisslkörperchen und exzentrische Lagerung des Kernes. Abb. 4 früheres, Abb. 1 etwas vorgerückteres Stadium. Kaninchen.

Abb. 2. Vorderhornzelle aus dem Sakralteil des menschlichen Rm. nach 12 Jahre vorher erfolgter Amputation.

Abb. 3. Geschrumpfte motorische Zelle. Amyotr. Lateralsklerose.

Abb. 5. Gliafasern in normaler Anordnung aus der weißen Substanz der Medulla oblongata. Mensch. Bei A von Bogenfasern umrahmter Kern. Weigertsche Gliafärbung.

Abb. 6. Verdichtete Neuroglia aus einem Rückenmarksherde von multipler Sklerose. Längsschnitt. Bei A große Spinnenzellen. Weigertsche Gliafärbung.

Abb. 7. Gefäß aus der Hirnrinde eines Paralytikers nach Alzheimer; l = Lumen des Gefäßes, ez = Endothelzellen, adz = Adventitiazellen, plz = Plasmazellen, mz = Mastzelle.

Abb. 8. Von Plasmazellen bedecktes capillares Gefäß aus der Hirnrinde eines Paralytikers nach Alzheimer. Bezeichnungen wie in Abb. 7.

Tafel V.

Abb. 1—8 sind Fibrillenfärbungen nach Bielschowsky. Die Vergrößerung ist bei allen Figuren dieser Tafel: Leitz Immers. $\frac{1}{12}$. Ok. III.

Abb. 1. Zelle aus der oberen Olive eines Kaninchens, welche von Endfäserchen mit Auerbachschen Knöpfen bedeckt ist. Scheinbarer Kontakt.

Abb. 2. Zelle derselben Herkunft mit Endfäserchen. Die Endknöpfe zeigen ein fibrilläres Reticulum, welches mit Zellfibrillen kontinuierlich zusammenhängt.

Abb. 3. Zelle aus dem Trapezkern eines Kaninchens, welche von einer Endfaser umfaßt wird (Heldscher Endkelch). Scheinbarer Kontakt.

Abb. 4. Zelle der gleichen Art aus dem Trapezkern einer jungen Katze. Hier ist eine scharfe Grenze zwischen intra- und paricellularen Fibrillen nicht erkennbar.

Abb. 5. Zelle aus dem ventralen Kern des Nervus cochlearis mit pericellularen Endfaserformationen. Mensch.

Abb. 6. Quergestreifte Muskelfaser mit Nervenendplatte. Mensch.

Abb. 7 und 8. Sensible Endorgane der Haut vom Typus der Meißnerschen Körperchen. Abb. 7 aus der menschlichen Lippe, Abb. 8 aus der menschlichen Clitoris.

Tafel VI.

Abb. 1—7 sind Fibrillenfärbungen nach Bielschowsky. Vergrößerung wie bei den Fig. d. Tafel V.

Abb. 1. Einander benachbarte Nervenfasern aus dem N. rad. eines senilen Individuums. Die linke Faser erscheint normal; die rechte enthält innerhalb der Schwannschen Scheide zahlreiche, z. T. mit Endanschwellungen versehene junge marklose Elemente.

Abb. 2. Junge Nervenfasern in einer alten Schwannschen Scheide.

Abb. 3. Fibrilläre Längsstreifung und Auffaserung eines Achsenzylinders aus dem Zentralstumpfe eines durchschnittenen Nerven. Aus dem rechts gelegenen Aste gehen junge Seitensprossen mit Endkugeln hervor.

Abb. 4. Schraubenartiges Gewinde als Regenerationsphänomen an einer peripheren Nervenfaser.

Abb. 5. Periphere Nervenfaser mit Zerfallsprodukten des alten Achsenzylinders und jungen Sprossen.

Abb. 6 und 7. Degenerationsprodukte zerfallender Achsenzylinder.

Abb. 8. Schwannsche Zellen mit den Reichschen π-Granula. Kresylviolettfärbung.

Abb. 9. Peripherische Nervenfaser, deren Markscheide das Neurokeratingerüst erkennen läßt und die Lantermannschen Einkerbungen zeigt. Weigertsche Färbung.

Abb. 10. Markscheiden im Beginn des Zerfalls. Färbung nach Marchi.

II.

Anatomie des Nervensystems.

Allgemeine Übersicht über das zentrale Nervensystem.

Von

H. Vogt-Frankfurt a. M.

Entwicklungsgeschichtliche Einleitung.

Das Zentralnervensystem entsteht aus dem äußeren Keimblatt. Die erste Anlage tritt schon bald (Kollmann) nach Sonderung in die drei Keimblätter auf. Es zeigt sich hier eine längs verlaufende Rinne, die Medullarfurche, die vom vorderen Ende

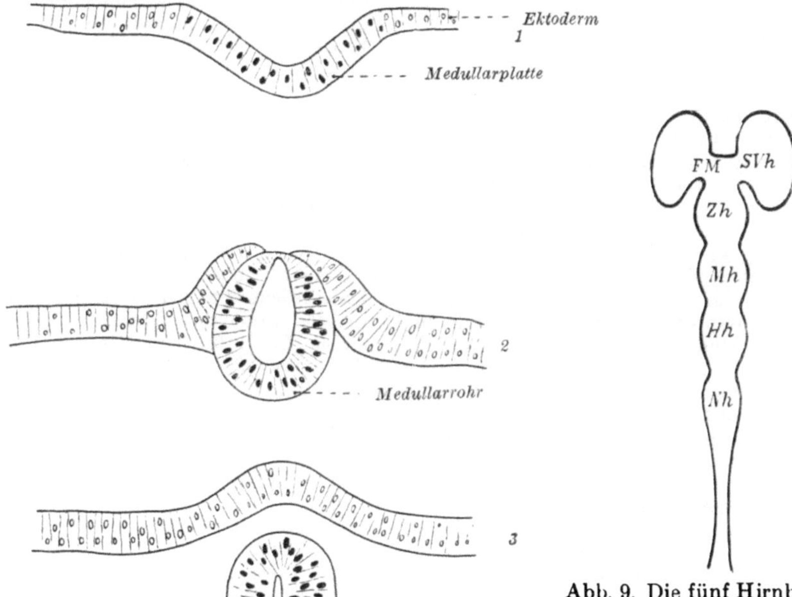

Abb. 9. Die fünf Hirnbläschen, schematisch, nach Obersteiners Horizontalschnitt.

SVh sekundäres Vorderhirn, *Zh* Zwischenhirn, *Mh* Mittelhirn, *Hh* Hinterhirn, *Nh* Nachhirn, *FM* Foramen Monroi.

Abb. 8. Abschnürung des Medullarrohrs aus dem äußeren Keimblatt.

auf dem Rücken des Embryo nach dem hinteren zieht. Bald schließt sich die Rinne zum Rohr (Medullarrohr) (Abb. 8), das nun bald in seinen verschiedenen Partien eine sehr verschiedene Intensität des Wachstums erkennen läßt. Das Rückenmark bleibt ein langer, stabförmiger Körper, der nach bedeutender Verdickung seiner

94   H. Vogt.

Wand im Innern, zentral, den Medullarkanal beherbergt. Das hintere Ende der ganzen
Anlage (das mit dem Darm durch den Canalis neurentericus kommuniziert) schließt
sich von diesem ab, das vordere Ende wächst aber sehr gewaltig und wird für das
vordere Ende des Embryo zum form- und wachstumbestimmenden Teil. Zunächst
treten (beim Embryo von 20 mm Länge) drei Erweiterungen des vorderen Endes auf: das vordere, mittlere und hintere Gehirnbläschen, die sich sehr bald abermals erweitern, so daß wir fünf Hirnbläschen (das sekundäre Vorderhirn, das Zwischenhirn, das Mittelhirn, Hinterhirn und Nachhirn) vor uns haben. Der ganze Prozeß geht, wie im Bereich der Entwicklung überhaupt, durch Faltungen, Ein- und Ausstülpen vor sich, wozu als besonders charakteristischer Vorgang die Knikkungen der wachsenden Hirnblasen kommen: diese liegen nämlich nicht, wie im Schema (Abb. 9), direkt hintereinander, sondern es treten ganz gewaltige Faltungen auf: durch die Abwärtsbiegung des Vorderhirns entsteht die sogenannte Kopfbeuge, der Übergang zwischen Mittelhirnblase und den sich caudal anschließenden Teilen krümmt sich nach abwärts (Brückenbeuge), hinter dem Nachhirn wendet sich das Medullarrohr wieder der Längsrichtung des Körpers zu (Nackenbeuge); die topographische Anordnung der Teile ist aus den Abb. 10 und 11 ersichtlich.

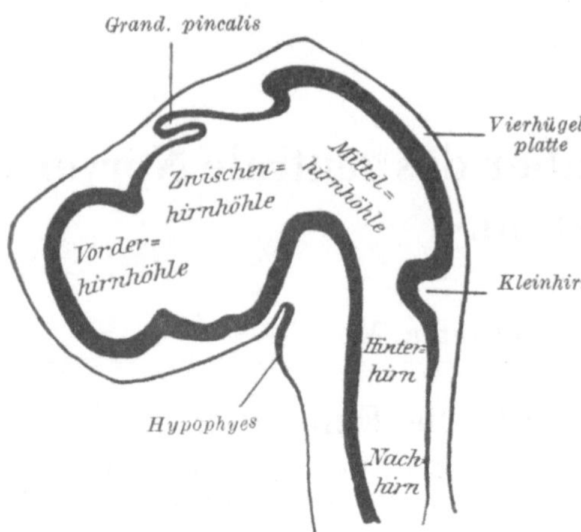

Abb. 10. Anlage der 5 Hirnbläschen beim
Hühnerembryo von 4¹/₂ Tagen. Sagittalschnitt nach Mihalcovisc.

Nächst Faltungs- und Knickungsvorgängen spielt beim Werden der Gestalt des
Zentralnervensystems namentlich die Verdickung der Wand, die in den einzelnen
Teilen durchaus verschiedene Wege nimmt, eine große Rolle. Die größten Umänderungen erfahren in dieser Beziehung die Wände des sekundären Vorderhirns, die sich
zu den Großhirnhemisphären umgestalten. Dabei tritt aber (vierte Woche Kollmann)
eine Scheidung in eine rechte und linke Hälfte durch einen medianen Längssulcus ein.
Der diesem entsprechende Teil der Hirnwand bleibt dauernd ein feines, epitheliales Blatt
(Lamina terminalis). Der Ventrikel der beiden Großhirnhemisphären setzt sich, seiner
Entstehung entsprechend, in den mittleren Ventrikel (durch das Foramen Monroi)
fort. An den Hemisphären selbst legen sich unten die Lobi olfactorii mit den Riechlappen an, dahinter das Corpus striatum. Dieser Teil entwickelt sich auch bei niederen
Formen, während das übrige, das Pallium (Hirnmantel), namentlich beim Menschen
eine dominierende Ausbildung erfährt. Dieser faltet sich im weiteren Laufe der Entwicklung gewaltig und geht eine ganz ungeheuere Vermehrung seiner Oberfläche ein.
Er legt sich dadurch (Furchen und Windungen) in zahlreiche Falten. Nur an der
Stelle (Edinger), wo das Corpus striatum an den basalen Teil des Palliums angrenzt,
bleibt letzterer gewissermaßen in der Tiefe haften. Die anderen Teile überwuchern daher diesen Abschnitt bei ihren großen Faltungsanlagen. Der in der Tiefe sitzenbleibende Teil ist die Insel, die durch diesen Vorgang entstehende Furche, die Fossa
Sylvii (Abb. 12). Durch die Auswachsung des Hirnmantels nach den verschiedenen
Seiten tritt schon ziemlich früh eine Scheidung in Stirn-, Scheitel-, Schläfen- und Hinterhauptslappen ein. Bis zum siebenten Embryonalmonat werden dann die Hauptfurchen
(primäre Furchen) angelegt (Abb. 13), daran schließt sich das Auftreten der feineren
(sekundären und tertiären Gliederung). Die mediale Verbindungsplatte der Hemisphären,
die zugleich das Dach des Zwischenhirns bildet, bleibt epithelial. Sie wird durch einwachsende Gefäß- und Piateile nach dem Ventrikel zu vorgewölbt. Dadurch entsteht,
indem diese Gefäßplatte in die verschiedenen Hohlräume sich einstülpt, die Tela chorioidea mit dem Plexus. Den Übergangsrand des Hirnmantels in die mediale Verschlußplatte bildet der später sich verdickende Fornix. Er umzieht bogenförmig das Zwischenhirn. In der epithelialen Verschlußplatte werden schließlich auch Commissuren (Balken
und Commissura anterior) angelegt.

Vom Zwischenhirn haben wir die dorsale Wand kennen gelernt, nachzutragen ist
nur, daß aus dem hinteren Teil die Epiphysis hervortritt. Die seitlichen Wände ver-

dicken sich stark und werden zu den Thalami optici, aus den Seitenteilen gehen die zentralen Anteile der Augenanlage hervor. Der Boden stülpt sich zur Hypophysis aus. Aus dem Mittelhirn bildet sich in seinem dorsalen Teile die Vierhügelplatte, die nach rückwärts sich rasch verdünnend in das Cerebellum übergeht (Velum medullare anterius), die Basis und Seitenteile werden zu den Hirnschenkeln; im Bereich des Hinterhirn- und Nachhirnbläschens ergeben sich folgende Umgestaltungen: das Dach setzt sich hinter dem Kleinhirn wie vor demselben abermals in eine dünne Platte (Velum medullare posterius) fort, an die sich nach hinten der dorsale Teil des Rückenmarks anschließt. Das Kleinhirn selbst geht nicht aus dem Dach, sondern aus den Seitenteilen der Anlage hervor, die Teile vereinigen sich dorsal. Die übrigen Teile und unteren Teile verdicken sich in verschiedener Weise und bilden so Brücke und Medulla

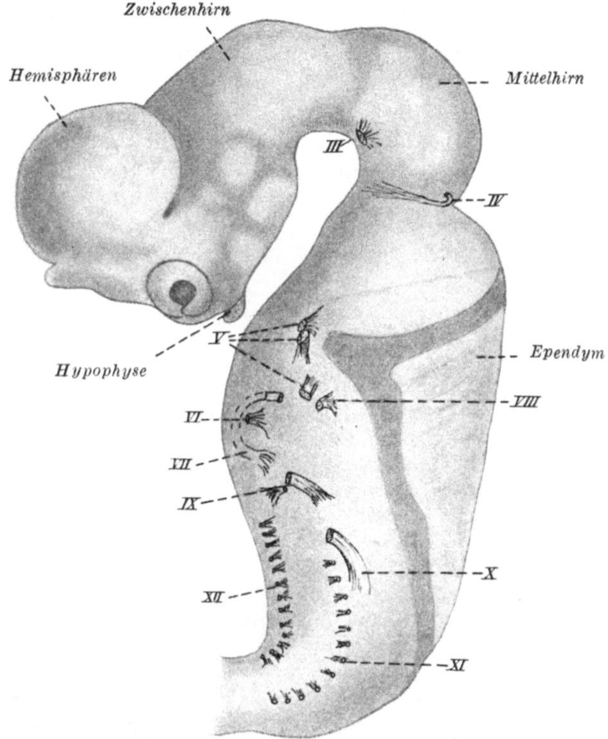

Abb. 11. Hirnanlage eines menschlichen Embryo von 10 mm
Nackenlänge nach His. III—XII. Die Hirnnerven.

oblongata. Der Ventrikel, der im Bereich des Zwischenhirns spaltförmig sich gestaltet, bleibt im Mittelhirnbereich ein feines Rohr, erweitert sich dann zur Rautengrube und geht von da in den Zentralkanal des Rückenmarks über. Ähnlich wie im vorderen Teil stülpt sich auch im Bereich der Rautengrube eine gefäßreiche Platte von hinten und seitlich in den Ventrikel vor, von der hier epithelialen Verschlußplatte bedeckt: Tela und Plexus des vierten Ventrikels.

Aus den einzelnen Abschnitten der Anlage des Gehirns im Fünf-Bläschenstadium gehen (nach Obersteiner) folgende definitive Abschnitte hervor:

1. Sekundäres Vorderhirnbläschen (Vorderhirn): Großhirn, Hirnmantel mit Balken, Fornix und vordere Commissur, Linsenkern und Schwanzkern; die Augenblasen.

2. Primäres Vorderhirnbläschen (Zwischenhirn): Sehhügel mit Infundibulum, Sehnervenkreuzung, Corpora mamillaria.

3. Mittelhirnbläschen (Mittelhirn): Vierhügel und Großhirnschenkel.
4. Vorderes Hinterhirnbläschen (Hinterhirn): Kleinhirn mit seinen Armen und Brücke.
5. Hinteres Hinterhirnbläschen (Nachhirn): Medulla oblongata.

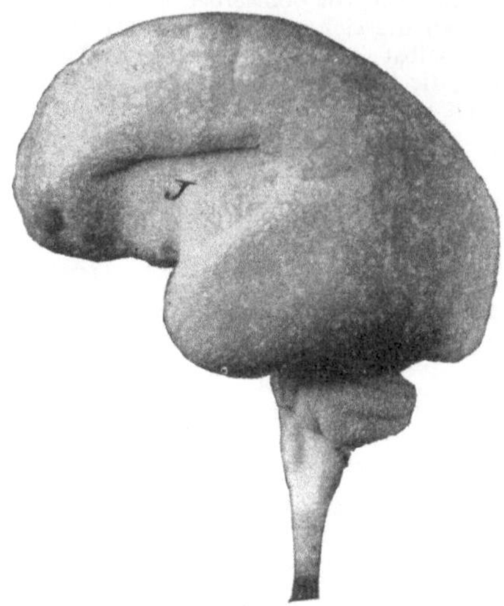

Abb. 12. Gehirn eines menschl. Embryo im 4. Fötalmonat. Natürl. Größe. Die Hemisphären umwachsen die Insel *(J)*.

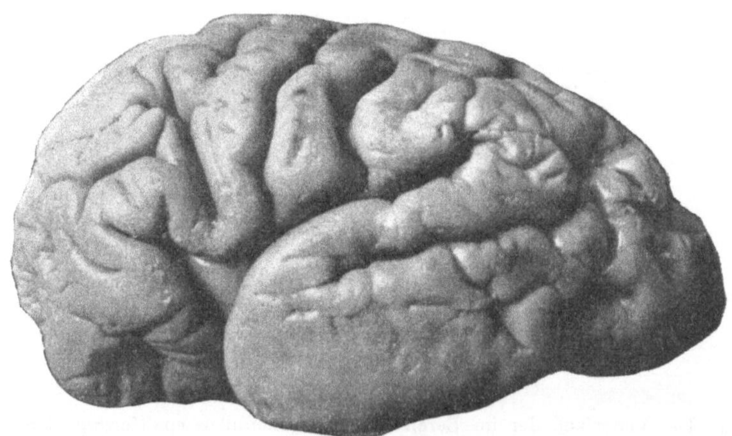

Abb. 13. Gehirn eines menschlichen Embryo im 7.—8. Fötalmonat. Primäre Furchung vollendet. Beginn der Anlage der sekundären Furchen. Natürl. Größe.

Histogenese.

Die Zellen des Zentralnervensystems gehen aus dem ursprünglich einschichtigen Epithel hervor. Am einfachsten liegen die Verhältnisse im Rückenmark, wo das Ektoderm des Medullarrohrs durch die energische Teilung der Zellen bald mehrschichtig wird. Das Epithel läßt zahlreiche Mitosen erkennen. Die daraus hervorgehenden Zellen differenzieren sich schon bald in verschiedener Richtung, sie geben teils nervöse Elemente, teils Stützelemente ab. Die ersteren gehen aus den sogenannten „Keimzellen" hervor, große Elemente, die aus dem Verbande des Epithels bald in die Tiefe der Rückenmarksubstanz wandern. Sie lassen z. T. schon früh einen spitzen Fortsatz erkennen. In diesem Stadium heißen sie Neuroblasten. Die nervöse Zelle durchläuft eine große Reihe von Stufen (Schaper), ehe sie sich zur fertigen Ganglienzelle differenziert. Die Nervenfaser entsteht nach der älteren Lehre durch Auswachsen aus der Nervenzelle (His, Cajal u. a., Monogenetische Entstehung der Nervenfasern, Neurontheorie), nach der neueren Anschauung durch Verschmelzung von Zellen und anderen Produkten, die kettenförmig aneinander liegen (Bethe, Apathy u. a., Polygenetische Entstehung). Nicht alle Zellen des nervösen Ektoderm werden Ganglienzellen, ein Teil wird zu Stützelementen. Diese Elemente setzen mit ihren Fortsätzen an der ventrikulären und konvexen Oberfläche des Rückenmarks an (Ependymzellen). Bei Tieren bleiben sie vielfach dauernd in dem Zustande, beim Menschen nur in geringer Zahl an der Vorderseite der Rückenmarkperipherie, wo Zentralkanal und Basis der vorderen Incisur dauernd benachbart bleiben (Abb. 14). Durch das Wachstum des Rückenmarks werden die Fortsätze dieser Zellen lang ausgezogen, die meisten verlieren dabei den Konnex mit beiden Oberflächen. Elemente, deren Körper nahe dem Zentralkanal liegen und deren innere Fortsätze an die Oberfläche des letzteren heranreicht, findet man noch während des ganzen Lebens in der Peripherie dieses Kanals. Die Stützelemente haben nicht

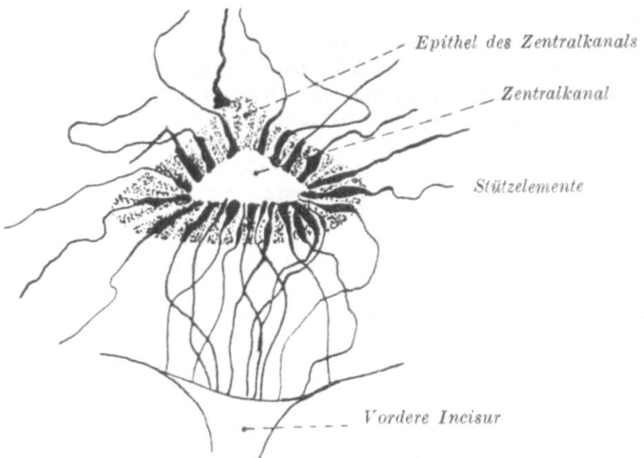

Abb. 14. Querschnitt durch das Rückenmark eines menschlichen Embryo. Histogenese. Nach Kollmann.

alle diesen Charakter, es entstehen auch von vornherein solche mit kurzen Ausläufern und solche von sternförmigem Typus aus dem Epithel des Medullarrohrs, sie werden schon frühzeitig nach der Tiefe verlagert. Im Prinzip ist der geschilderte Vorgang in allen Teilen des Zentralnervensystems der gleiche. Am Gehirn wird er dadurch sehr verwickelt, daß die Vermehrung der Zellen eine ganz enorme ist, daß die Wand außerordentlich stark in die Dicke wächst, daß eine verwickelte Architektonik sich im Laufe der Entwicklung ausgestaltet. Drei Vorgänge spielen hierbei eine Rolle, die geschilderte Reifung der Zellen (Histogenese im engern Sinn), dann Vorgänge der Wanderung der Zellen; es werden Elemente nur an der ventrikulären und auch der konvexen Oberfläche des Gehirns in größerer Masse neugebildet. Von hier aus erfolgt deren Verlagerung und Wanderung nach der Tiefe in die Hemisphärenwände herein; die schließlich sich zu geordneten Verbandsteilen zusammenlagernden Zellen (Rinde, graue Verbände) müssen sich durch den Vorgang der Gruppierung in ihre schließliche Lagerung einordnen (H. Vogt).

Das Auswachsen der Achsenzylinder erfolgt in den einzelnen Strängen am Rückenmark verschiedenzeitig, es erstreckt sich über die Zeit von der vierten Woche an bis in den fünften Monat hinein. Die Zeiten, in denen sich die einzelnen Markbahnen im Rückenmark mit Mark umkleiden, sind im einzelnen etwa folgende (Flechsig, Trepinski u. a.): die Vorderwurzeln werden im 5., die Hinterwurzeln in zwei Abteilungen im 4. und 8.—9. Monate markhaltig. Am frühesten im Rückenmark selbst beginnt ein Teil der Hinterstränge; sonst aber ist die Markumkleidung der Hinterstränge ein sehr ungleicher Prozeß, er erfolgt in 4—5 Abschnitten. Auch der sogenannte Seitenstrangrest beginnt schon früh zu reifen, im 5. Monat, ebenso der laterale Teil des Vorderstranges (Bechterew). Die Kleinhirnseitenstrangbahn wird im 7. Monat markhaltig. Zuletzt kommt die innere und ventrale Zone der Hinterstränge und vor allem die Py-Bahnen, welche sich erst (die im Vorderstrang sowohl, wie die im Seitenstrang) etwa im 9.—10. Monat mit Mark umkleiden.

Fibrillen sind in den Rückenmarkzellen schon im 3. Fötalmonat nachzuweisen (Gierlich und Herxheimer). Im 9./10. Embryonalmonat sind die Fibrillen in der Py-Bahn des Menschen schon voll entwickelt. In den Py-Zellen der Zentralwindungen sind um diese Zeit noch keine Fibrillen zu sehen. In Rückenmark und Hirnstamm beginnt gleichmäßig die Bildung der Fibrillen etwa im 6. Monat. Die Anlage geht zentralwärts vor sich, zuerst erscheint die Anlage der Fibrillen der peripheren motorischen Bahn. Im 3. Monat sind demgemäß die Fibrillen der extra- und intraspinalen Wurzeln bereits als Stränge sichtbar, während die Vorderhornzellen noch keine Fibrillen aufweisen: diese zeigen im 5. Monat ausgebildete Fibrillenbüschel. Der Beginn soll sich multicellulär, auf der ganzen spinalen Bahn ziemlich gleichzeitig vollziehen (Gierlich).

Die Entwicklung des gesamten Zentralnervensystems des Menschen ist entsprechend dem Bau dieses Organs dadurch gekennzeichnet, daß die gegenseitige Anordnung der Teile, der Zusammenschluß zu logisch neben- und übereinander gegliederten Verbänden, sich hinzuaddiert zur autochthonen Ausbildung der einzelnen Verbände. Es greifen im Laufe der Entwicklung sukzessive einzelne Teile in die Entwicklung anderer ein (v. Monakow). Manche Teile treten so schon frühzeitig in Abhängigkeit von andern, besonders höheren Hirnteilen, andere Teile sind in ihrer Entwicklung durchaus selbständig und differenzieren sich auch ohne jede Verbindung mit andern Gliedern der ganzen Kette (Gesetz der Selbstdifferenzierung und der abhängigen Differenzierung); diese Tatsache ist für das Verständnis mancher pathologischer Fakta, besonders der Mißbildungen unentbehrlich (H. Vogt). Nach den prinzipiell verschiedenen Vorgängen während der Entwicklung des Gehirns kann man unterscheiden eine erste formative Phase, in der die Anlage der einzelnen Teile und ihre Gestaltung im groben durch die Vorgänge der Faltung, der Einstülpung usw. geschieht, und eine zweite, eigentlich organogenetische Phase, in der sich der innere Ausban des Gehirns vollzieht durch Reifung, Wanderung und Gruppierung seiner Teile. Der Prozeß der Histogenese ist natürlich über die ganze Entwicklung ausgedehnt.

Der Abschluß der Hirnentwicklung erfolgt erst lange nach der Geburt. Das Gehirn des Neugeborenen ist ein durchaus unfertiges Organ: die Markreifung ist dort erst in einzelnen Teilen (Hinterlappenabschnitte, Teile des Balkens, der Zentralwindungen) zu erkennen. Auch die Histogenese ist noch in vollem Gang. Die Rinde ist noch angefüllt mit zahlreichen unfertigen Neuroblastenelementen, sie enthält viel mehr Elemente als die fertige Rinde, viel weniger differenzierte Formen als diese. Dazu kommen sog. Körnchenzellen, mit Fettstoffen beladene Aufbauzellen. Die Ausbilduung der feinsten Assoziationsfasern dauert über die Kinderjahre hinaus bis in das zweite und dritte Lebensjahrzehnt (Tangentialfasern, Fibrae propriae der Rinde).

Vergleichend-anatomische Einleitung.[1]

Das Gehirn erleidet im Laufe seiner phylogenetischen Entwicklung eine Reihe ganz gewaltiger Umwälzungen. Wie Edinger, der Begründer der vergleichenden Anatomie des Gehirns, gezeigt hat, sind die mächtigen Großhirnhemisphären, die beim Menschen fast den ganzen Hohlraum des großen Schädels erfüllen, das Endprodukt einer langen Entwicklungsreihe. Dieser Hirnteil, der also erst im Laufe der stammesgeschichtlichen Entwicklung in der Säugetierreihe erworben und ausgestaltet wird, wird als das Neencephalon bezeichnet; er entspricht dem sekundären Vorderhirn der menschlichen Entwicklungsgeschichte. Ihm steht gegenüber das sogenannte Paläencephalon, das durch alle caudal vom Neencephalon sich entwickelnden Teile repräsentiert wird. Edinger charakterisiert den fundamentalen Unterschied zwischen diesen Abschnitten in folgender Weise: „Während alle paläencephalen Teile des Zentralapparates nicht nur im wesentlichen bei sämtlichen Säugern gleich gebaut und in ihrer Entwicklung wesentlich durch die Körpermasse ihrer Träger bestimmt sind, verhält es

---

[1] Ich verdanke für diesen Abschnitt Herrn Direktor Dr. Ariens-Kappers in Amsterdam wertvolle Beihilfe. H. V.

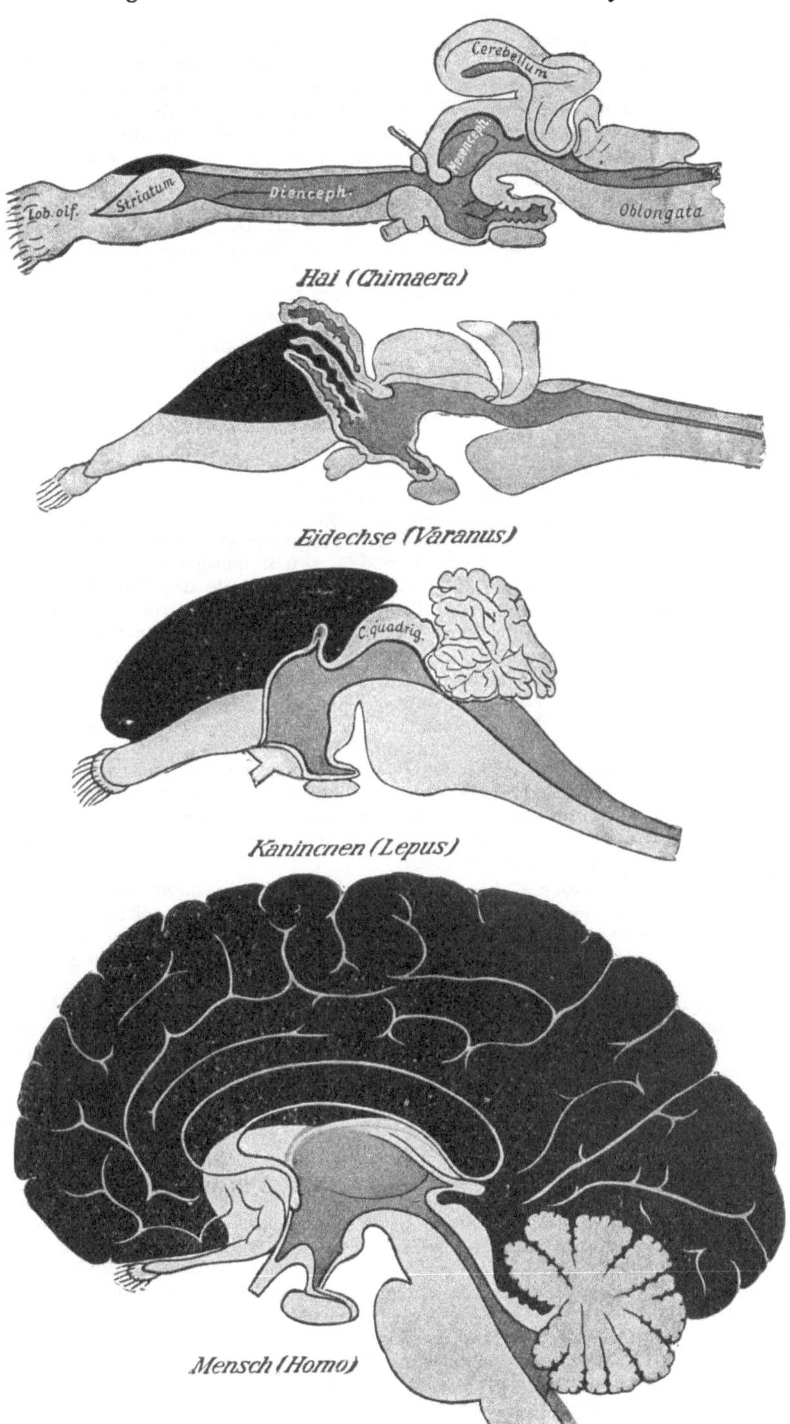

Abb. 15. Phylogenese des Gehirns nach Edinger.

Paläencephalon grau, Neencephalon schwarz. Man sieht, wie sich die letzteren Teile im Laufe der Entwicklung hinzuaddieren.

sich mit den Hemisphären durchaus anders. Schon die oberflächliche Beobachtung lehrt, daß die Hemisphären sich im gleichen Maße vergrößern, wie die geistige Gesamtleistungsfähigkeit eines Tieres zunimmt. Man hat den Eindruck, wenn man die Gesamttierreihe überblickt, als schalte sich über den Grundapparat des Zentralnervensystems, denselben, der (Fische, entrindete Tiere) im wesentlichen ausreicht zum Rezipieren der Außenwelt und zu den notwendigsten Bewegungen, die die Existenz ermöglichen, ein neues Organ, und man kann, wenn man die Stammesentwicklung überblickt, leicht erkennen, wie dieses neue Organ sich aus ganz kleinen Anfängen (Cyclostomen, Selachier) nur sehr allmählich zu dem mächtigen Gebilde entwickelt, das die Stellung des Menschen unter seinen Mitgeschöpfen bedingt. Innerhalb dieses Entwicklungsganges kommen die allergrößten Unterschiede zustande. Nicht nur die Gesamtmasse nimmt zu, sondern auch einzelne Abschnitte der Hemisphären können sich speziell entwickeln oder auch in ihrer Entwicklung stehen bleiben oder gar sich zurückbilden."

Das Neencephalon, der Hirnmantel, überwuchert auf den höheren Entwicklungsstufen, einem Mantel gleich, die tieferen Hirnteile. Es gibt bei den niedrigstehenden Wirbeltieren und auch noch bei den niederen Säugern Entwicklungsstufen, wo das Neencephalon erheblich kleiner ist als der paläencephale Apparat (Abb. 15, S. 99).

Anatomisch läßt sich das Prinzip der Entwicklung in folgender Weise formulieren:

Erstens fügen sich den primitiven Hirnteilen, die in allen Gehirnformen wiederkehren, bei den höheren Tieren neue Gebiete hinzu, so daß man in den höheren Gehirnen phylogenetisch ältere Teile den phylogenetisch jüngeren Teilen oft scharf gegenüberstellen kann. Die zweite Art von progressiven Veränderungen, die sich zeigen, sind begründet in dem Einfluß, den die neu hinzugefügten Gebiete auf die älteren ausüben. So erben sich wohl die Bestandteile des Paläencephalon von niederen auf höhere Gehirnformen fort (Bulbas olfactorius, Tectum opticum, sensible und motorische Kerne usw.), aber nicht unbedingt und nicht stets in derselben Form, die sie in primitiveren Hirntypen aufwiesen: also 1. Addierung neuer Territorien und 2. die Beeinflussung der älteren dadurch beherrscht die Evolution. Die phylogenetische Weiterbildung des Gehirns zeigt sich am auffallendsten am Vorderhirn und dem damit stets in Verbindung stehenden Thalamus. Im kurzen sind diese additionelle Veränderungen des Vorderhirns, Palliam, Striatum und Thalamus, folgende: Das Vorderhirn der Fische ist im wesentlichen ein Lobus olfactorius, es kann sehr verschiedene Gestalten annehmen, je nachdem die striatalen Teile überwiegen unter Verkümmerung der Mantelpartien (Ganoiden und Teleostier) oder das Umgekehrte stattfindet (Cyclostomen, Selachier). Bei den ersteren existiert eine eigentliche Hirnrinde überhaupt noch nicht.

Der striatale Teil dieser Gehirne, wenn auch meistens nicht sehr erheblich ausgebildet in Vergleich zu dem Striatum der höheren Vertebraten, steht ebenfalls in Verbindung mit dem Riechsystem. Ein ähnlicher Anordnungstypus, wie bei den Selachiern, findet sich bei den Amphibien, wo auch eine ziemlich erhebliche Ausbildung der Mantelschicht mit geringer Ausbildung des Striatums vorliegt. Auch bei den Amphibien wird fast der ganze Hirnmantel eingenommen von Ausstrahlungen der sekundären Riechbahnen. Immerhin findet sich aber bei den Amphibien bereits eine Andeutung einer tertiären Riechrinde (primordialer Hippocampus) an der medialen Seite der Hemisphäre, die sich dokumentiert durch die Aufnahme tertiärer Riechbahnen.

Erst bei den Reptilien finden sich erheblichere weitere Fortschritte, die diese Tiere als die Vorstufe der Säuger erkennen lassen. In erster Stelle kommt es zu einer erheblichen Ausdehnung der tertiären Riechrinde.

In der Entwicklung der Hirnrinde dokumentiert sich folgendes Prinzip: Die ursprünglichste Rindenanlage ist, wie schon hervorgehoben, Riechrinde; ihr gesellt sich später eine prinzipiell davon verschiedene Rindenanlage, die höheren Funktionen dienstbar wird, hinzu. Die erstere auf den niederen Stufen ausschließlich vorhandene, hauptsächlich an der medialen Seite der Vorderhirnblase sich entwickelnde Rinde ist das Archipallium. Ihr gesellt sich später, aus kleinen bei den Reptilien anfangenden Spuren jener höhere Rindentypus, das Neopallium, hinzu. (Man nennt diese Teile auch Archicortex und Neocortex.) Das Neopallium entwickelt sich an der dorsolateralen Seite des Gehirns und verdrängt die älteren Rindenabschnitte in medioventraler Richtung. Das Neopallium ist in der weiteren Entwicklung der dominierende Abschnitt: nur die dem Riechsinn dienenden Teile (Hippocampus usw.) repräsentieren auf höheren Stufen noch jene ältesten Hirnmantelabschnitte.

In Parallele zur Entwicklung des Mantels stehen die Entwicklung von Thalamus und Corpus striatum.

Dem dem Paläocortex direkt anliegenden unteren Teil des Striatums, der etwa dem Striatum der Fische gleich zu stellen ist, liegen bei den Säugern zwei neue striatale Teile auf, die von verschiedener Bedeutung sind. Der hintere Teil des oberen Abschnittes steht mittels tertiärer Bahnen mit der sekundären Riechrinde in Verbindung (Nucleus amygdalae).

Der vordere Teil des oberen Abschnittes dagegen hat keine olfactorischen Verbindungen, bekommt aber Fasern aus den primitiven Schleifenkernen des Thalamus, und zwar hauptsächlich aus dem medialen und vorderen Kern. Dieser Striatumteil ist also das dem Neocortex gleichzustellende Neostriatum. Bei den Säugetieren findet nun in erster Stelle eine noch stärkere Vergrößerung der thalamischen, namentlich der zentralen und lateralen Schleifenkerne statt, und diese senden wieder eine sehr viel größere Anzahl Verbindungen zum Vorderhirn aus, wodurch eine ganz erhebliche Entfaltung namentlich des Neocortex, aber doch auch des Neostriatums sich einstellt, die schließlich bei den Primaten ihren Höhepunkt erreichen.

Auch in histologischer Beziehung scheint ein ganzes bestimmtes Prinzip der Entwicklung zu bestehen. Wir können im großen und ganzen drei Zelltypen unterscheiden: 1. kleine rundliche, wenig differenzierte Körnerelemente (Granula), 2. Pyramidenzellen kleineren Typs mit kurzen Fortsätzen, 3. große Pyramidenzellen mit langen Axonen.

In der primitiven Rinde ist der granuläre Zelltyp außerordentlich überwiegend, er steht in Verbindung mit Endigungen der Riechstrahlung, während ihre meist kurzen Axone untereinander und mit etwas mehr in der Tiefe gelegenen Teilen Verbindungen eingehen. Zellen eines größeren Typus zeigen sich unterhalb dieser granulären Masse und geben längere Bahnen ab (zum Zwischenhirn).

Cytologisch bleibt auch der Hirnmantel der Amphibien, speziell der wasserlebenden Sorten, auf einer entwicklungsgeschichtlich niederen Stufe stehen, da die Anordnung der Ganglienzellen in der direkten Nähe des Ependyms bleibt, wie wir dies auch finden in den ersten Stufen der menschlichen Gehirnentwicklung.

Die Neocortex legt sich überall nach einem (ontogenetischen) sechsschichtigen Grundtypus an (Brodmann), auch hier zeigt es sich, daß die kleineren infragranulären Pyramiden phylogenetisch eher zur Entwicklung kommen, als die supragranulären. Dies geht namentlich aus den Beobachtungen Motts über die Sehrinde, auch aus denen Brodmanns hervor. Ähnliches gilt auch ontogenetisch (H. Vogt und Rondoni). Auch in der Neocortex dienen die infragranulären Schichten als Ursprungsgebiet von Projektionsfasern (Gordon Holmes u. a) und bilden Commissurfasern (van Valkenberg), die höheren, zuletzt akquirierten, dienen den höheren Assoziationen, wofür namentlich die Pathologie Belege gibt.

Die Addierung neuer Zentren in dem Vorderhirn ist also architektonisch und histologisch der entscheidende Punkt.

Der Einfluß der Evolution tritt ferner als Folge der gegenseitigen Beeinflussung (H. Vogt) der älteren durch die neueren Teile zutage. Durch die Ausbildung höherer Zentren werden die niedrigeren (phylogenetisch älteren) umgestaltet und in ihrer Funktion abgelöst. So begleitet die weitere Ausbildung des Ganglion geniculatum laterale, das die Gesichtseindrücke auf das Vorderhirn überträgt, eine Atrophie des Tectum opticum (Vierhügel), das früher (Fische) als hauptsächliche End- und Vermittlungsstelle der optischen Eindrücke fungierte (Gesetz der Wanderung nach dem Kopfende (Steiner).

Ein anderes typisches Beispiel dieser Art ist die Verlagerung der motorischen Oblongatakerne, welche doch exquisit paläencephale (primitive) Teile sind. Gleichzeitig mit der Entwicklung des (neencephalen) Pyramidensystems, durch das diese Kerne ihre höheren zentralen Impulse erfahren, wandern die Fascialiskerne und der Larynxteil des Kehlkopfkerns von dorsal in der Richtung der Pyramidenbahn nach ventral, der sie influenzierenden Bahn zu: der VII. Kern usw. erfährt also durch das Auftreten der Pyramidenbahn einen höheren Impuls und zugleich eine andere topographische Anordnung.

Sektionstechnik.

Bei den Hirnsektionsmethoden sind von jeher eine Reihe ganz verschiedenartiger Wege eingeschlagen worden. Präparationsmethoden, Lösung des Gehirns in seine organischen Bestandteile, besonders entsprechend der Forderung einer Wägung der einzelnen Komponenten, Zerfaserungsmethoden, Zerschneiden nach verschiedenen Ebenen. Ursprünglich betrachtete man das Gehirn in inniger Verbindung mit dem Schädel. Nach der alten sogenannten Galenschen Methode wurde nach Abnahme des Schädeldaches (in Form des heute noch üblichen Zirkelschnitts) das Cerebrum in situ durch Horizontalschnitte zerlegt (Spiegel und Lyser, zitiert nach Siemerling). Varol eröffnete nach Decapitatio den Schädel von unten her und betrachtete das Hirn so in situ und auf verschiedenen Schnittflächen. Sylvius kombinierte beide Methoden. Zu Zerschneidungsmethoden sind auch die späteren Verfahren zurückgekehrt, nachdem besonders in der ersten Hälfte des 19. Jahrhunderts die namentlich von dem großen Hirnforscher Stilling gebrauchte Methode der Zerfaserung lange üblich gewesen war.

Nachdem bereits früher neben horizontalen und senkrechten Schnittrichtungen noch verschiedene andere, zum Teil willkürlich gewählte Richtungen üblich gewesen waren, wurden besonders durch die Methoden von Meynert und Virchow ganz neue Bahnen betreten, da sie von ganz bestimmten Fragestellungen bei der Hirnzerlegung ausgingen. Die Meynertsche Methode erstrebt eine Zerlegung des Gehirns in seine organischen Komponenten, sie isoliert logisch die einzelnen Bestandteile, ursprünglich, um sie für sich wägbar zu bestimmen. Die Virchowsche Methode bezweckt unter möglichster Erhaltung der Topographie der Teile einen genauen Einblick in alle Abschnitte des Gehirns.

Die Methode der Hirnsektion von Meynert besteht darin, daß das Gehirn in seine Entwicklungskomponenten zerlegt wird, und daß daher präformierte Furchen und Linien als Führungslinien für die Schnittrichtungen verwendet werden. Meyneit entfernt (im Gegensatz zu Virchow) die Pia nicht. Erst wird durch Auseinanderziehen der Sylvischen Grube die Insel freigelegt: man verschafft sich durch Lösung des hinteren Balkenendes von der Vierhügelplatte und Abheben der Medulla und des Kleinhirns (das Gehirn liegt mit der Basis nach oben) Einblick in den Seitenventrikel. Dann wird durch eine Schnittführung (von dem Zwischenraum zwischen Orbitalwindungen und Lamina perforata anterior angefangen) in nach innen konkavem Bogen der Stammteil vom Hirnmantel getrennt; vorn wird der Kopf des Nucleus candatus umschnitten, seitlich wird der Schläfeteil abgetrennt und hinten (seitlich vom Corpus geniculatum internum) der Occipitalteil. Schließlich wird in senkrechter Senkung des Messers der Markteil der Hemisphären bis in den Ventrikel durchtrennt und dann Fornix, Septum und Knieschenkel des Balkens abgetrennt. Man erreicht so eine fast ideale Isolierung des Hirnmantels: der abgeschnittene Teil besteht nur aus der Insel (24 g Gewicht), ferner aus Corpus striatum, Thalamus und den caudalen Partien. Von den letzteren kann man das Kleinhirn durch Durchschneidung seiner drei Arme noch besonders abtrennen.

Die Virchowsche Methode ist in Kürze folgende: Nach Betrachtung des Gehirns von der Konvexität und der Basis erfolgt nach Auseinanderdrängung der Hemisphären ein Schnitt von medial oben über dem Balken zur Eröffnung der Ventrikel (Cella media des Seitenventrikels). Von hier aus werden die Seitenventrikel auf Horizontal- (oder richtiger mehr Schräg-) Schnitten nach vorn und hinten (auch Unterhorn!) eröffnet und aspiziert. Man trennt nun den Balken über dem Foramen Monroi ab, legt ihn mit Fornix und Tela chorioidea nach hinten um und hat nun von oben her Einblick in den 3. und beide Seitenventrikel; man schlitzt nun vom Eingang in den Aquädukt unter der Commissura posterior durch einen Längsschnitt den Aquädukt und 4. Ventrikel völlig auf, so daß nun alle Ventrikel von oben eröffnet sind. Nun zertrennt man die nach der Seite gefallenen Hemisphären von oben her in Längsschnitten, indem man stets auf die Mitte der stehen gebliebenen Teilstücke wieder in Längsschnitten einschneidet. So entfaltet man von medial nach außen allmählich den ganzen Innenteil der Hemisphären (indessen mit Ausnahme des Schläfelappens!). Die Basalganglien werden frontal zerlegt, dann das Kleinhirn in Fächerschnitten, Brücke und Medulla von unten her in Schnitten senkrecht zur Längsachse. Die Virchowsche Methode gestattet, das Gehirn wie ein Ausziehbilderbuch (besonders für die Großhirnhemisphären gilt es) wieder zusammenzufalten und so einigermaßen die topographische Lage pathologischer Herde auch nach der Zerlegung zu definieren. Sie ist in bezug auf die Führung einzelner Schnittreihen mannigfach modifiziert, im wesentlichen aber nicht abgeändert worden. Sie ist auch fast in alle amtlichen Regulative aufgenommen worden.

Von sonstigen Methoden seien hier kurz erwähnt: Griesinger empfahl, den vorderen Schädelquadranten (zwischen Horizontalebene und Ohrbogen) in einem Stück, also Gehirn plus Schädeldach zu entfernen und von hier aus mit der Herausnahme weiterzugehen. Ihm schwebte besonders die Erhaltung des Situs bei großen Läsionen, Verwachsungen usw. vor.

Weigert gab eine Modifikation der Virchowschen Methode an; sie beruht im ganzen auf einer Kombination der Virchowschen mit der Meynertschen Methode: nach Eröffnung der Seitenventrikel geht Weigert längs der Fornix ins Unterhorn, die Stammganglien werden um-, bzw. ausgeschnitten, die Hemisphären werden in Horizontal- und Frontalschnitten zerlegt. Die Nauwerksche Methode ist gleichfalls eine Modifikation der Virchowschen Methode.

Alle genannten Methoden haben sich ebenso wie eine von Flechsig angegebene keinen allgemeinen Eingang verschafft, mit Ausnahme der Virchowschen.

Die Erfordernisse der Hirnsektion sind zu verschiedenen Zeiten natürlich durchaus verschiedene gewesen. Eine heutzutage notwendige Kritik an alten früher bewährten Methoden schließt daher durchaus die Anerkennung derselben ein. Wir müssen aber heute bei der fortgeschritteneren Kenntnis von der Anatomie des Gehirns, bei der größeren Feinheit der topischen Diagnostik, die uns bei der Sektion ganz andere Fragen vom klinischen Standpunkte aus vorlegt als früher, bei der damit zusammenhängenden Wichtigkeit, nicht nur die erkrankten Teile selbst, sondern auch andere damit nach unseren physiologischen Vorstellungen zusammenarbeitende Partien bei der Hirnsektion unter Erhaltung dieses Zusammenhanges zu untersuchen, darauf dringen, daß in erster Linie die topographische Integrität der Teile zueinander bei der Sektionsmethode gewahrt wird. Für die Notwendigkeit dieses Gesichtspunktes sprechen auch Erfordernisse, die seit den Ergebnissen der Brodmannschen Untersuchungen es unumgänglich erscheinen lassen, die Bestimmung der Identität der Windungen und die Abgrenzung der Oberflächenpartien vor und nach der Sektion zu ermöglichen. Diesen Erfordernissen entspricht keine der alten Methoden, die oben genannt sind, und sie tragen alle auch dem Gesichtspunkte zu wenig Rechnung, der uns heute die Forderung stellt, nach grob makroskopisch-anatomischer Orientierung eine mikroskopische Untersuchung des einzelnen Falles mit allen den individuell zu variierenden Methoden, die uns heute zu Gebote stehen, wenigstens nicht illusorisch zu machen. Die oben dargestellten Sektionsmethoden und vor allem die Virchowsche Methode macht die Erfüllung einer derartigen Forderung aber durchaus illusorisch. Ist ein Gehirn nach dieser Methode seziert, so ist es für jede detailliertere Untersuchung, wie wir sie heute bei jeder auf Wissenschaftlichkeit Anspruch machenden Klarlegung und Bearbeitung eines Falles fordern müssen, verloren. Zu denjenigen Voraussetzungen, die die Neurologie zu einer selbständigen Wissenschaft erheben, gehört auch die Ausübung einer besonderen Sektionstechnik des Gehirns, einer Sektionstechnik, die es ermöglicht, den klinischen Fragestellungen auch eine adäquate anatomische Methodik zu bieten. Die generelle Handhabung einer ungenügenden Sektionstechnik, die biologische Zusammenhänge unlogisch so zerreißt, daß uns keine Rekonstruktion und damit auch keine einwandfreie Orientierung an dem sezierten Organ übrig bleibt, schädigt die Interessen des Klinikers ebensosehr wie die des Anatomen und Histologen und beeinträchtigt damit den Fortschritt der neurologischen Disziplin. Es liegt in den physiologisch-anatomischen Eigenschaften des Gehirns ebenso wie in den Beobachtungsergebnissen der neurologischen Klinik begründet, daß das erste Erfordernis einer brauchbaren Sektionstechnik des Gehirns heutzutage die Erhaltung der architektonischen

Beziehungen der einzelnen Teile des Seelenorgans ist. Da, wo es darauf ankommt, danach zu streben, die hieraus fließenden Fragen zu beantworten, muß eine von den oben dargestellten Methoden abweichende Technik gewählt und die in diesem Sinne als barbarisch zu bezeichnende Zerstückelung vermieden werden. Es gibt nur eine Technik, die diese Forderung erfüllt, dies ist die Sektion des Gehirns in frontaler planparalleler Schnittrichtung.

Es waren in Deutschland vor allem Siemerling und Edinger, die diese Forderung zum erstenmal planvoll erhoben und systematisch begründet haben. Früher hatte Pitres eine Untersuchung auf transversalen, etwas schräg gestellten, dem Verlauf der Rolandoschen Furche entsprechenden Schnitten empfohlen. In der Diskussion zu dem Siemerling-Edingerschen Referat waren es namentlich Möli und Fürstner, die für eine Ersetzung der Virchowschen Methode durch die Methode der Frontalschnittsektion eintraten.

Für die Ausübung dieser Methodik ist es vor allem notwendig, auch wirklich frontale Scheiben zu bekommen, d. h. anatomisch gleiche Ebenen mit dem Messer zu durchschneiden. Am frischen Organ ist dies nicht leicht. Vor allem aber werfen sich die am frischen Organ hergestellten Scheiben bei eventuell nachträglicher Härtung; Mark und Rinde quellen und retrahieren sich in nicht übereinstimmender Weise. Es ist daher eine weitere, zur Frontalschnittsektion gehörige Forderung, womöglich nicht das frische, sondern das wenigstens durch einige wenige Tage dauernde Formol-, Chromusw. Härtung etwas fester gewordene Organ zu sezieren. Methoden, die hierauf abzielen, sind von Bramwell (Chromhärtung) angegeben worden, sowie von Burkhardt (Einschmelzung des frischen Organs in Hektographenmasse, ähnlich der Guddenschen Methode für gehärtete Objekte). Man wendet heute am besten die Härtung des ganzen Organs in Formol (10 Proz.) oder Formolmüller (10:90) an; für histologische Untersuchungen kann man wichtige Rindenteile usw. zur Alkoholfixation, Fluorchromfixation usw. vorher herausnehmen.

Man kann von den Frontalschnitten an, die den frontalen Abschnitt des Mittelhirns treffen, die nun folgenden (caudaleren) Schnitte in einer schrägen, mit dem oberen Ende nach hinten abweichenden Ebene anlegen, um Mittelhirn, Brücke, Medulla in einer zu ihrer Längsachse möglichst senkrechten (nicht wie bei reinen Frontalschnitten schiefen) Ebene zu sezieren. Die Orientierung auf reinen, durchweg parallelen Frontalschnitten ist indessen nur Übungssache und sie ist für die Genauigkeit späterer Schlüsse und Berechnungen zu bevorzugen.

Wie van Walsem sehr richtig ausgeführt hat, ist diejenige Methode ideal, die sich zwischen den Aspekt des intakten Organs und die mikroskopische Untersuchung logisch einreiht. Dies ist für das Zentralnervensystem die Frontalschnittsektion. Aber auch ohne die Möglichkeit oder ohne das Erfordernis, daß diese Untersuchung nachfolgt, ist sie allein klinisch und anatomisch befriedigend.

Am gehärteten Organ ist einige Übung bei dem Zerlegen für eine gute Sektion ausreichend. Man erleichtert sich die Ausführung, wenn man den ersten Schnitt durch das mit der Basis nach oben liegende Organ etwa in der Ebene der Corpora mamillaria anlegt und dann von hier aus — nun besser Konvexität nach oben! — frontalwärts und caudalwärts fortschreitet. Das einfache Edingersche Makrotom ermöglicht am (frischen und) angehärteten Organ Planscheiben bis 4 mm Dicke gut auszuführen. Bei Fällen, die von vornherein zur späteren feineren Zerlegung bestimmt sind, wählt man dickere Scheiben, mindestens von 2—3 cm Dicke. Eine ideale Parallelzerlegung leistet das Makrotom von O. Vogt für gut gehärtete Organe.

Bei der Rückenmarksektion ist die natürliche Methode die Sektion in Querschnitten. Der Schwerpunkt ruht hier in der tadellosen Herausnahme: genügend breite Eröffnung des knöchernen spinalen Kanals! Eine Zerrung und Quetschung erzeugt leicht Verschiebungen der Tektonik und künstliche Heterotopien (Ira van Gieson).

Beschreibung des Zentralnervensystems.

Aus der schon bei der Entwicklungsgeschichte kurz bemerkten Tatsache der übermächtigen Größenzunahme des Großhirns erklärt sich die wesentlichste Eigenschaft der äußeren und inneren Gestaltung, die das menschliche Gehirn zeigt. Das menschliche Gehirn läßt, von welcher Seite man es auch betrachtet, in erster Linie nur Teile des Großhirns sehen; von

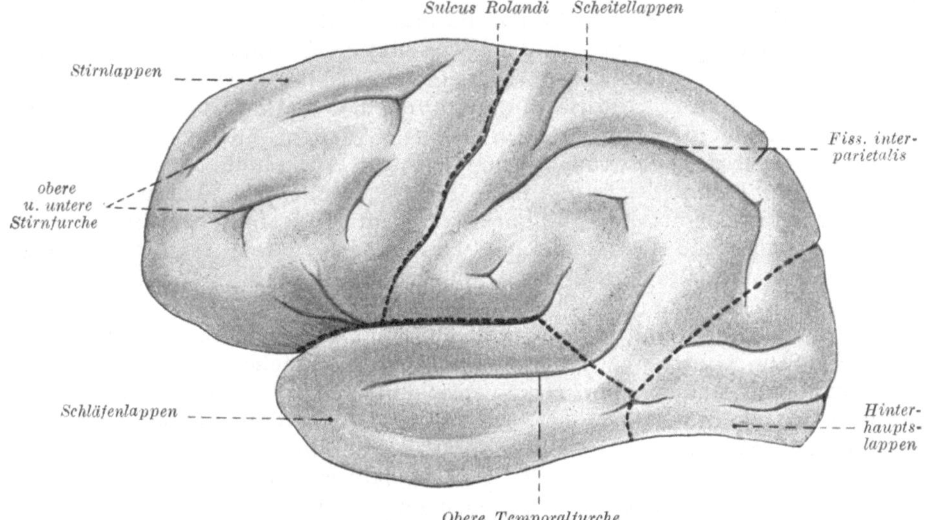

Abb. 16. Totalansicht des menschlichen Gehirns von der Seite. Nur die Hauptfurchen (etwas schematisiert) eingezeichnet. Abgrenzung der Lappen. $^1/_2$ natürl. Größe.

oben gesehen gewahren wir nur die konvexen der inneren oberen Schädelfläche anliegenden Oberflächen der beiden Hemisphären; der breitere Stirnpol mit seiner massiveren Furchung steht im Gegensatz zu dem mehr zugespitzten Occipitalpol mit der feineren und detaillierteren Furchenbildung. Durch einen Spalt sind die Hemisphären voneinander abgetrennt. Von der Seite sehen wir gleichfalls, daß das Großhirn alle anderen Teile überdeckt, hinten unter dem Occipitallappen ragen Teile des Kleinhirns, Brücke und Medulla hervor (Abb. 16).

Wir teilen aus Gründen der Orientierung bekanntlich die Oberfläche des Großhirns in vier Lappen: Frontal-, Parietal-, Temporal- und Occipitallappen; man kann deren Abgrenzung voneinander, die zum Teil durch prä-

formierte Hauptfurchen, zum Teil durch konventionelle Linien gegeben ist,
am besten bei der Betrachung des Gehirns von der lateralen Seite erkennen
(Abb. 16). Wir haben bei der entwicklungsgeschichtlichen Betrachtung gesehen, daß sog. Hauptfurchen als erste auftreten; diese bilden auch den
konstantesten Teil der definitiven Furchung, und sie werden deshalb zur
Abgrenzung der Lappen zum Teil herangezogen: eine tiefe, von vorn-unten
nach oben-hinten ziehende Grube ist die Sylvische Furche; aus der Gegend
ihres vorderen Endes zieht schräg nach aufwärts bis zur Mantelkante die
Zentralfurche; hinter dem oberen Ende dieser zieht die Fissura parieto-
occipitalis mit ihrem kleineren äußeren Stück eine kurze Strecke auf der
Außenseite der Hemisphäre nach abwärts. Diese drei Furchen werden zur
Begrenzung der Lappen benützt. Nach vorn von der Zentralfurche und
nach aufwärts und vorwärts vom vorderen Ende der Sylvischen Furche
liegt der Frontallapen; hinter diesem, nach unten von der Sylvischen
Furche, nach hinten von der Fissura parieto-occipitalis begrenzt, der Parietallappen, an diesen reiht sich nach rückwärts der Occipitallappen an; nach
abwärts von der Sylvischen Furche liegt der Schläfenlappen; am unsichersten
ist die hintere Abgrenzung des Schläfen- gegen den Hinterhauptslappen;
letzterer bildet einen Keil zwischen Parietal- und Temporallappen. Gegen
letzteren wird er gewöhnlich in der Weise abgegrenzt, daß man vom Winkel,
an dem der horizontale in den aufsteigenden Teil der Sylvischen Furche
übergeht, nach schräg abwärts hinten durch das hintere Ende der mittleren
Schläfenwindung eine Linie gezogen denkt. An der inneren Oberfläche ist
keine präformierte Abgrenzung vorhanden, mit Ausnahme der Furchen, die
Frontal- und Parietal- sowie Parietal- und Occipitallappen abgrenzen. Noch
sei hier als für die äußere Konfiguration wichtig folgendes erwähnt: Trennt
man den Stirn- und Schläfenlappen auseinander, indem man die Ränder
der Sylvischen Spalte voneinander abdrängt, so gewahr man in der Tiefe
einen Hirnteil, die Insel.

Eine reichere Gestaltung zeigt die untere, basale Oberfläche des Gehirns
(Abb. 17). Die vorderen zwei Drittel der unteren Fläche werden durch das
Großhirn eingenommen, und zwar vorn durch die Basis des Stirnlappens,
der nach hinten durch den vorderen Pol des Schläfenlappens begrenzt wird,
die hinteren Abschnitte durch die Basis des Schläfenlappens und ev. noch
durch ein ganz kleines Stück des Occipitallappens. Die Stirnlappen sind
durch den hier bis zur Basis durchreichenden medianen Spalt getrennt, an
ihrem hinteren inneren Ende gehen sie in eine graue, unpaare, den Boden
bildende Platte über, aus der r. und l. nach vorn der Nervus olfactorius
entspringt. Die Platte ist die Lamina terminalis, die nach hinten in die
Substantia perforata anterior übergeht. Der Ursprung des Nervus olfactorius
erfolgt aus dem Tuberculum olfactorium (Peccari, Edinger). Die Substantia perforata anterior trägt ihren Namen von dem Vorhandensein kleiner
Durchbrechungen und Einsenkungen der Oberfläche: sie grenzt nach vorn,
wie schon gesagt, an den Stirnlappen, geht seitlich in die Windungen des
Schläfenlappens über und ist nach hinten begrenzt durch den Vorderbogen
des Chiasma nervorum opticorum (II)[1]. Damit begeben wir uns an der
Basis in das Bereich des Zwischenhirns. Wie nach vorn die abgehenden
Stämme der Sehnerven, so divergieren nach hinten vom Chiasma die Tractus

---

[1] Es ist unlogisch, den N. olfactorius und opticus zu den Hirnnerven zu zählen,
wie es die allgemeine Nomenklatur verlangt: sie sind abgeschnürte Hirnteile.

nervorum opticorum: die Tractus steigen, nachdem sie die Hirnschenkel überquert haben, nach rück- und aufwärts, wo sie bei der basalen Ansicht hinter dem inneren unteren Rande des Schläfenlappens verschwinden, zwischen sich fassen sie eine graue, den Boden des mittleren Hirnventrikels bildende Platte, die trichterförmig ausgezogen ist, das Tuber cinereum. Seine Spitze wird das Infundibulum genannt, an dieser heftet sich ein rundlicher Körper von verschiedener Göße, erbsen- bis kirschkerngroß an, der schon makroskopisch eine drüsenartige Beschaffenheit zeigt, die Hypophyse. Nach

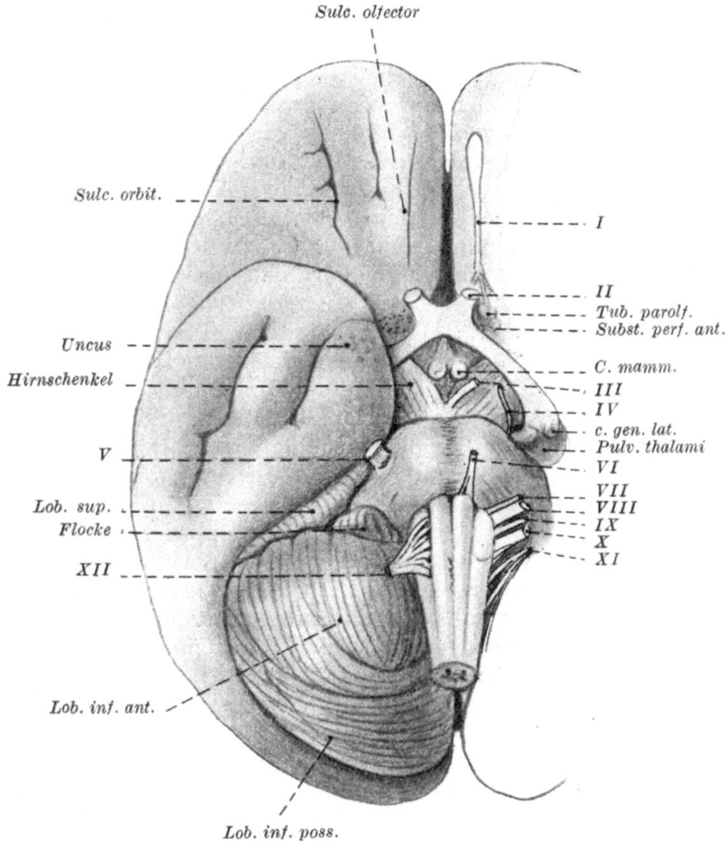

Abb. 17. Menschliches Gehirn von unten. Nur die Hauptfurchen (etwas schematisiert). $^1/_2$ natürl. Größe.

rückwärts wird dieses Feld von zwei kleinen auffallend weißfarbigen Höckern, den Corpora mammillaria gebildet, sie begrenzen nach vorn ein dreieckiges Feld (Trigonum interpedunculare), das nach rückwärts durch die auseinanderweichenden Hirnschenkel, die die Verbindung der tieferen Hirnabschnitte mit dem Großhirn herstellen, eingefaßt werden. An der Basis kommt nur deren Unterfläche (jederseits der Pes pedunculi) auf eine ganz kleine, individuell aber verschieden lange Strecke zum Vorschein. Um die Hirnschenkel schlingt sich seitlich herum der Stamm des N. trochlearis (III), er tritt mit seinem feinen Stämmchen am äußeren Rande der Hirnschenkel zutage; an der unteren inneren Fläche des Hirnschenkels entspringt jederseits der Stamm des N. oculomotorius (IV). Die Fläche des Trigonum interpedunculare ist ähnlich wie die Partie weiter vorn von feinen Löchern durchbohrt (Subst. perforata posterior). Die Oberfläche des Pes pedunculi ist durch die längs verlaufenden Faserzüge streifig: das Gebiet vom hinteren Rande der Corpora mamillaria bis einschließlich der Hirnschenkel wird zum Mittelhirn gerechnet (Abb. 17).

Über die caudalen Enden der Hirnschenkel wölbt sich nach vorn und ventral der vordere Rand der Brücke (von basal gesehen) vor. Damit betreten wir das Gebiet des Hinterhirns. Die beim Menschen sehr mächtige Brücke zeigt einen medianen (durch die Arteria vertebralis verursachten) Sulcus und außerdem eine deutliche Querstreifung; diese wird jederseits durch ein schrägfrontal ziehendes vorspringendes Bündel (Fasc. obliquus) unterbrochen. Seitlich geht die Brücke mit dem Kleinhirnbrückenarm in das Kleinhirn über, nach hinten ist sie durch einen scharf eingekerbten, quer verlaufenden Rand vom Hinterhirn abgeteilt. Seitlich tritt aus der Brücke mit einer feineren vorderen (motorischen) und breiten hinteren (sensiblen) Wurzel der N. trigeminus hervor (V), weiter nach hinten, gleichfalls seitlich hart nebeneinander der N. facialis und acusticus, am Ursprung durch Verbindungsfäden (Portio intermedia Wrisbergi) verbunden: die Verbindungslinie des V. nach dem VII./VIII. Nerv wird nach Henle als Grenze des Kleinhirnbrückenarms gegen die Brücke angesehen. Ziemlich in der Mitte entspringt am hinteren unteren Rande der Brücke der N. abducens (VI). Seitlich von der Brücke sind die unteren Flächen der Kleinhirnhemisphären jederseits sichtbar. An die Brücke schließt sich nach hinten das Gebiet des Nachhirns an. Wir wollen hier zur Orientierung für die Ursprünge der Nervenstämme nur zwei Hauptmerkmale der Konfiguration batrachten: die basale Fläche des Nachhirns (Medulla oblongata) zeigt nach vorn zwei unmittelbar an der Medianlinie gelegene kolbenförmige Anschwellungen, die beiden Pyramiden, seitlich von diesen jederseits zwei ähnliche Bildungen, die Oliven, die nach außen von weiteren Wülsten, den Corpora restiformia, begrenzt werden. Diese Wülste schließen natürlich Furchen in sich, und aus diesen Furchen entspringen die letzten sogenannten „Hirn"-Nerven: zwischen Pyramide und Olive mit zahlreichen einzelnen, sich erst nach einigem freien Verlauf zum Stamm sammelnden Wurzelästen der N. hypoglossus (XII), zwischen Olive und Corpus restiforme von vorn nach hinten der N. glossopharyngeus und vagus (IX und X), gleichfalls mit je 2—3 Stämmchen entspringend, diesem folgend, weiter nach rückwärts mit distal in das Halsmark sich fortsetzenden Wurzeln der N. accessorius Willisii (XI). Die Medulla oblongata verjüngt sich distal in den obersten cervicalen Abschnitt des Rückenmarks. Dieses letztere liegt im Kanal der Wirbelsäule als zylindrischer Strang und gibt den Spinalnerven den Ursprung. Diese entspringen oben segmentweise, nach unten immer dichter; sie verlaufen je mehr nach abwärts, um so mehr eine Strecke längs, ehe sie den Wirbelkanal verlassen; dadurch entsteht als unteres Ende des Zentralnervensystems ein Büschel von Nervenstämmen: die Cauda equina; sie umschließt in ihrem Innern eine geradlinige, fadenförmige Fortsetzung des Rückenmarks, das Filum terminale.

Die Oberflächengestaltung der einzelnen Abschnitte des Zentralnervensystems.

Rückenmark.

Das Rückenmark ist vom Gehirn nicht scharf getrennt. Es setzt sich aus der sich caudalwärts verjüngenden Medulla oblongata in den Rückenmarkskanal hinein fort. Die topographische Abgrenzung ist dadurch gegeben, daß das Rückenmark vom oberen Ende des Rückenmarkskanals an gerechnet werden kann. Die Grenze des Rückenmarks gegen die Medulla oblongata ist keine scharfe, sie wird im großen und ganzen durch das untere Ende der Py-Kreuzung bestimmt. Für die Frage der Abgrenzung ist ferner wichtig, daß auch die Ursprungsstellen der beiden letzteren „Hirn"nerven weit in den Anfangsteil des Rückenmarks hineinragen.

Die Form des Rückenmarks ist die eines zylindrischen Strangs (Abb. 18), der in der Hals- und Lendengegend je eine Anschwellung zeigt und sich nach unten, bald unterhalb der Lendenanschwellung in einen dünnen Faden fortsetzt. In demselben ist meist eine, manchmal zwei kleine Anschwellungen zu sehen. Aus dem Rückenmark entspringen in segmentaler Anordnung die peripheren Nerven.

Das Rückenmark füllt den Wirbelsäulenkanal weder in der Länge noch in der Breite völlig aus. Vielmehr reicht es (cf. Näheres im topographischen Abschnitt) nach unten etwa nur bis in die Höhe des zweiten Lendenwirbels, der Durchmesser des Wirbelkanals ist in den einzelnen Höhen sehr wechselnd, immer viel größer als der des Rückenmarks, der folgende Masse zeigt: Cervicalanschwellung 13 (frontaler Durchmesser), 9 (sagittaler Durchmesser). Dieselben Zahlen für andere Höhen sind: Mitte des Dorsalmarks 8:10, Lendenanschwellung 12:8, dann verjüngt sich das Rückenmark rasch.

Das Rückenmark ist im Wirbelsäulenkanal fest aufgehängt dadurch, daß von dem äußeren Blatt der Arachnoidea sich feine Brücken nach der Innenseite der Dura hinüberspannen (Retzius).

Die Länge des menschlichen erwachsenen Rückenmarks beträgt 44,8 und 41,7 cm für beide Geschlechter (nach Ravenel), nach neueren Messungen (Ziehen u. a.) etwas mehr. Das Filum terminale ist 16 cm lang.

Die Oberfläche des Rückenmarks ist überall von Pia überzogen. Löst man sie, was nicht ohne Gewalt geschehen kann, so gewahrt man am Rückenmark folgenden Bau: eine tiefere vordere und eine flache hintere Einkerbung, die beide längs verlaufen, trennen das Rückenmark in bilateralem Sinne in zwei Hälften. An der Vorder- und Rückseite treten die Nervenwurzeln mit

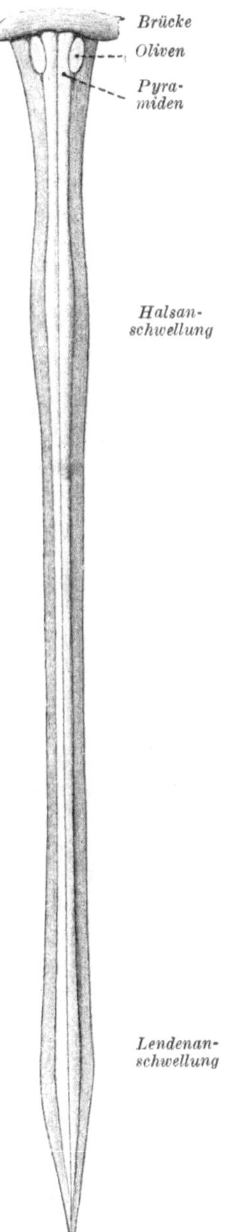

Abb. 18. Menschliches Rückenmark ohne Spinalnerven. Hals- und Lendenanschwellung.

dem Rückenmark in Beziehung; dies geschieht je in einer Längslinie, die sich auch an den Stellen, an denen Nervenfasern nicht herantreten — da der Ein- und Austritt segmental geschieht —, durch eine leichte Längskerbe anzeigt; man kann diese als die vorderen und hinteren lateralen Längsfurchen bezeichnen. Ziehen hat sie als vordere und hintere, rechts- und linkseitige Wurzellinie bezeichnet. Deutlich zu erkennen als Furche ist nur die hintere. Es entspringen, wie man sehen kann, nicht alle Fasern eines Nervs auf einmal, sondern sie entspringen nacheinander und vereinigen sich dann, je die vorderen und hinteren zu einem Stamm. Im hinteren Stamm liegt in kurzer Entfernung vom Ursprung aus dem Rückenmark eine Anschwellung, das Spinalganglion. Unmittelbar distal von diesem erfolgt dann die Vereinigung der ventralen (motorischen) und dorsalen (sensiblen) Wurzeln zum gemischten Nerven. Schwalbe hat darauf aufmerksam gemacht, daß die hinteren Wurzelfäden in etwa einer geraden Linie eintreten, daß aber die vorderen Wurzelfäden mehr felderweise angeordnet eintreten, so, daß sie stets eine halbmondförmige Linie bilden, die nach medianwärts offen ist: Area radicalis anterior. Der Eintritt der hinteren Wurzeln in das Rückenmark erfolgt ziemlich kompakt in einem Stück. Die Oberfläche des Rückenmarks läßt an der Rückseite zwischen der hinteren Median- und Lateralfurche noch eine längs verlaufende feine Kerbe, den Sulcus intermedius posterior, erkennen. Auch der übrige Teil des Rückenmarks erscheint nicht völlig glatt, sondern zeigt in verschiedener Ausprägung längs verlaufende Furchen. (Alles Nähere cf. im Abschnitt „Rückenmark".)

Die Nerven entspringen, wie schon angedeutet wurde, segmental. Man unterscheidet 31 Paare von Spinalnerven, 8 cervicale, 12 dorsale, 5 lumbale, 5 sakrale und 1 coccygealen. Die Zahl der Segmente entspricht der der Wirbel in der ganzen Tierreihe, nicht aber ihrer Lage (cf. hierzu Topographie). Die 31 Segmente sind durchaus nicht gleich lang, d. h. die Ursprünge der einzelnen Nerven liegen nicht gleichweit voneinander entfernt. Sie sind am längsten im Dorsalmark, am kürzesten im Lenden- und Sakralmark. Genaue Längenangaben über die Längenausdehnung der einzelnen Segmente stammen von Lüderitz: diese Ungleichheit bildet sich erst allmählich aus, beim Embryo sind sie gleichlang. Die Grenzen eines Segmentes und des Ursprungs der Fasern einer entsprechenden Nervenwurzel R und L stimmen nicht völlig überein. Nach der Stärke sind die einzelnen Wurzeln durchaus verschieden: sowohl die vorderen wie die hinteren sind im Bereich der Anschwellungen am stärksten, S_2 ist die stärkste. Die hintere Wurzel ist gewöhnlich (mit Ausnahme von C_1) etwas dicker als die vordere. Die Vereinigung der hinteren und vorderen Wurzel erfolgt im Duralsack, das Spinalganglion liegt im Invertebralkanal: es pflegt C_1 und dem Ram. coccygeus, öfter auch C_5 zu fehlen.

Medulla oblongata und 4. Ventrikel (Abb. 19).

Das Rückenmark schwillt nach proximal am Austritt aus der Rückenmarkssäule an; hier ist der Übergang des Rückenmarks in die Medulla oblongata. Die Konfiguration, die wir am Rückenmark kennen gelernt haben, setzt sich teilweise auf die Medulla fort; so vor allem die vordere und hintere Medianfissur; wir haben bei der Betrachtung der Hirnoberfläche bereits am proximalen Rande der Medulla zwei Wülste kennen gelernt, die beiden Pyramiden; sie spitzen sich nach unten zu und sind hier von einer seitlichen

Furche, die in den vorderen Medianspalt einmündet, flankiert, Sulcus parapyramidalis (Abb. 18). An der Stelle der Einmündung sieht man Bündel von beiden Seiten der Oberfläche übereinander kreuzen, es ist dies die Stelle der Pyramidenkreuzung. Die seitliche Umgrenzung der Py und zugleich ihre Abgrenzung von den Oliven bildet die proximale Forsetzung des Sulcus, der den vorderen Wurzelaustritten entspricht; hier entspringt der XII. Nerv. Über die Oliven ziehen die Fibrae arcuatae externae quer hinweg. Der hintere Längsspalt setzt sich gleichfalls auf die Medulla fort, ebenso, und zwar deutlicher werdend, der Sulcus intermedius dorsalis; seitlich davon tritt der Sulcus lateralis dorsalis auf. Diese Furchen fassen am Rückenmark die Hinterstränge, nach oben etwas auseinander weichend die Kerne der Hinterstränge zwischen sich. Die dadurch entstehenden Anschwellungen werden als Clava und Tuberculum cuneatum bezeichnet. Der letzgenannte Sulcus tritt dann seitlich bis in die Brückengegend heran, er wird nach

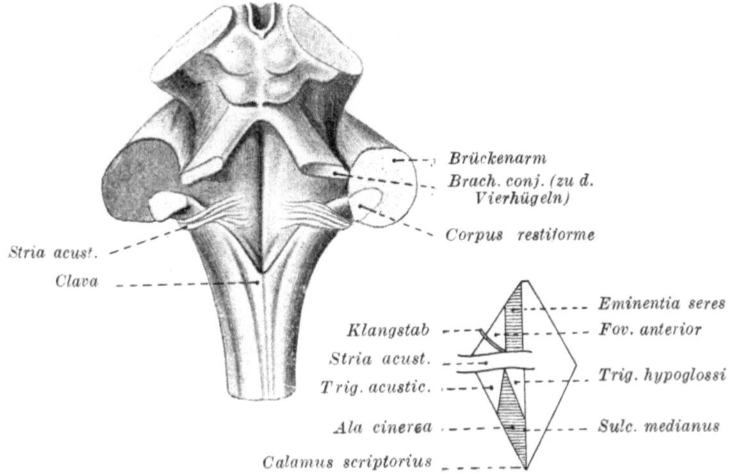

Abb. 19. Vierter Ventrikel. Ansicht von oben. Natürl. Größe.
Unter Benutzung einer Figur von Hirschfeld.

dorsal in der Gegend weiter vorn vom Corpus restiforme flankiert. Nach unten von ihm liegen die Ursprünge der Nervi IX—XI. Zu den Nervenursprüngen ist noch zu bemerken, daß (Obersteiner) das Ursprungsgebiet des C_1 noch in die Medulla hineinreicht; andererseits entspringt der Accessorius mit seinen Fasern bis tief in das Halsmark hinab. Entsprechend dem hinteren Rande der Olive weicht dorsal die hintere Längsfurche auseinander, dadurch wird der Zentralkanal seines dorsalen Abschlusses beraubt und öffnet sich zum 4. Ventrikel. Der 4. Ventrikel wird auch Rautengrube genannt, weil seine Umrahmung die Form einer längs gestellten Raute hat (2 cm transversal, 3 cm longitudinal). Die Umrandung bilden hinten die Corpora restiformia, vorn die Bindearme des Kleinhirns. Der Boden wird von einer Längsfurche durchzogen. Derselbe wird durch quer verlaufende Fasern, die individuell sehr variieren (Striae acusticae), in ein vorderes und hinteres Feld geteilt. Die Striae acusticae gelten als Grenzlinie des Hinterhirns vom Nachhirn. Ein aberrierender Teil wird nach Bergmann als Klangstab bezeichnet. Im hinteren Feld unterscheidet man drei Dreiecke;

es sind kleine durch die hier liegenden Nervenkerne gebildete Erhebungen: das Trigonum acustici, Trigonum hypoglossi und die Ala cinerea (letztere durch den Vaguskern gebildet). Der Teil vor den Striae acusticae enthält medial eine Erhebung: Eminentia teres, lateral davon erstens eine dunkelstreifige Partie: Locus coeruleus, und eine seichte Grube: Fovea anterior. Der proximale, sich mehr und mehr zuspitzende Teil wird durch das Velum medullare anterius bedeckt; unter diesem ist der Eingang in den Aquaeductus Sylvii.

Dorsal vom 4. Ventrikel, also sein Dach bildend, entwicklungsgeschichtlich allerdings nicht aus seinem ursprünglichen Dach hervorgegangen, liegt das Kleinhirn.

Kleinhirn (Abb. 17, 20, 21).

Das Kleinhirn hängt durch drei Stiele mit den benachbarten Hirnteilen zusammen: nach vorn durch die Bindearme mit dem Mittelhirn, nach der Seite durch die Brückenarme des Kleinhirns mit der Brücke und nach rückwärts

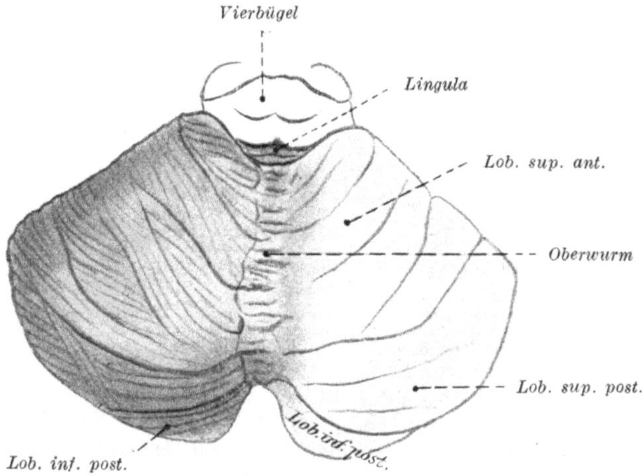

Abb. 20. Menschliches Kleinhirn von oben. $^2/_3$ natürl. Größe.

durch die Corpora restiformia mit dem Rückenmark (Abb. 19). Vor ihm liegt, von den Bindearmen eingefaßt, das Velum medullare anterius, das das wahre Dach des Hinterhirns, wenigstens einen Teil davon, bildet. Dieses Dachstück setzt sich nach rückwärts direkt in die Lingula, den vordersten mittleren Teil des Kleinhirns selbst fort. Hinten unter dem Kleinhirn öffnet sich der Eingang in den 4. Ventrikel. Das Kleinhirn besteht aus dem Mittelstück, Wurm, und den Seitenteilen, den beiden Hemisphären. Man unterscheidet am Wurm in der Reihenfolge von vorn-oben nach hinten-oben und von da auf die ventrale Seite wieder in der Richtung nach vorn zu folgende Abschnitte: oben von vorn nach hinten: Lingula, Lobus centralis, Monticulus mit Culmen und Declive, Folium cacuminis und Tuber vulvulae (am hinteren oberen Rande), dann am hinteren unteren Rande des Wurms: Tuber vermis und in der Reihenfolge unten von hinten nach vorn Pyramis, Uvula und Nodulus. Den beiden letzten Teilen sind je kleine Lappen der Hemisphären flankiert: beiderseits von der Uvula liegen die Tonsillae, beiderseits vom Nodulus die Flocculi; im übrigen lassen die Kleinhirnhemisphären folgende Lappen erkennen: auf der dorsalen Seite den Lobus quadrangularis, dahinter den Lobus semilunaris superior, auf der unteren Seite hinten den Lobus semilunaris inferior, der den Teil eines großen Abschnitts (Lob. post. inf.) bildet, davor fast die ganze ventrale Fläche der Hemisphäre einnehmend, den Lobus cuneiformis. Die Maße des Kleinhirns sind: frontaler Durchmesser 10, sagittaler 11, größte Höhe 5 cm (Serres u. a.).

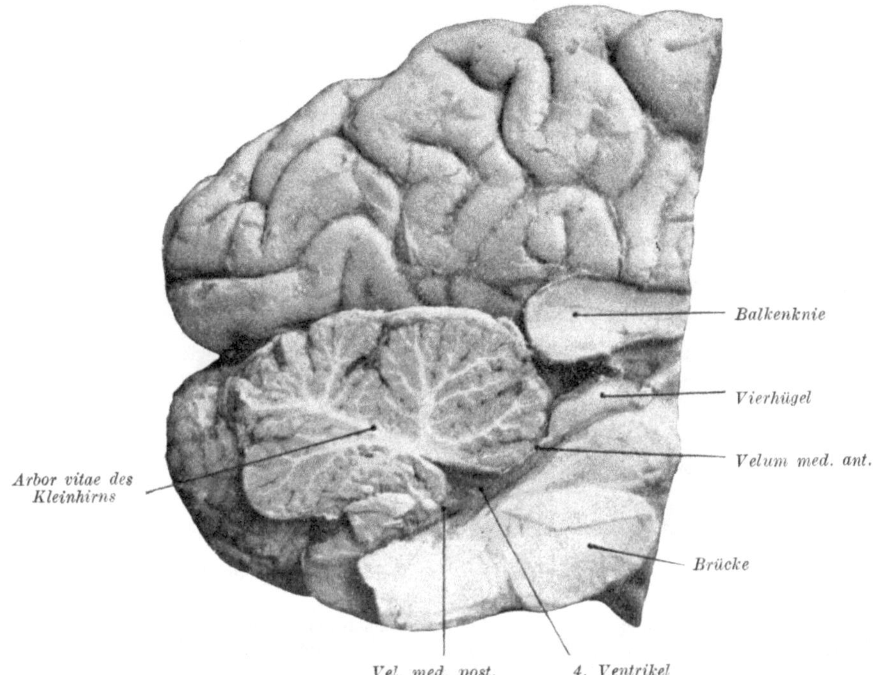

Abb. 21. Topographie des Kleinhirns und seiner Teile auf dem Sagittalschnitt.

Die Nomenklatur ist ziemlich willkürlich und weder genetisch noch biologisch begründet. Auf vergleichend anatomischem Wege suchten Elliot Smith u. a. (cf. bei Edinger) eine bessere Einteilung zu schaffen, sie läßt sich aber für den Menschen einstweilen schwer durchführen. Edinger und Comolli haben gleichfalls von vergleichend anatomischen Gesichtspunkten ausgehend eine genetische Einteilung des Kleinhirns in seine palaeencephalen Teile (Wurm und Flocc.) und neencephalen Anteile (den übrigen Teilen der Hemisphäre) angegeben.

Brücke und Mittelhirn (Abb. 17, 22).

Nach vorn von der Medulla oblongata, von ihr scharf getrennt, liegt basal die Brücke, die wir schon bei der Betrachtung der Oberfläche des Gehirns kennen gelernt haben. Die Maße der Brücke sind basal 25—31 mm Länge, 30—34 mm Breite (Henle, Ziehen u. a.). Seitlich treten aus ihr, wie gleichfalls bereits erwähnt, die Brücken-Kleinhirnarme heraus, nach vorn setzt sie sich in die Hirnschenkel, die aus ihr divergierend nach den beiden Hemisphären hervortreten, fort. Die Brücke bildet in dieser Gegend

den Boden des Aquaeductus Sylvii genannten Hirnventrikels, eines dünnen
Rohres, das hinten dorsal vom Velum medullare anterius bedeckt ist;
seitlich tritt im proximalen Teil der Brücke eine tiefe Furche auf, Sulcus
lateralis mesencephali, der sich in der Seite der Hirnschenkel fortsetzt: er
trennt hier den dorsalen vom ventralen Teil des Mittelhirns (Obersteiner).
Den letzteren bildet die Fußetage der Hirnschenkel: den dorsalen Teil
stellt das Gebiet der Vierhügel dar. Betrachtet man diese von oben, so

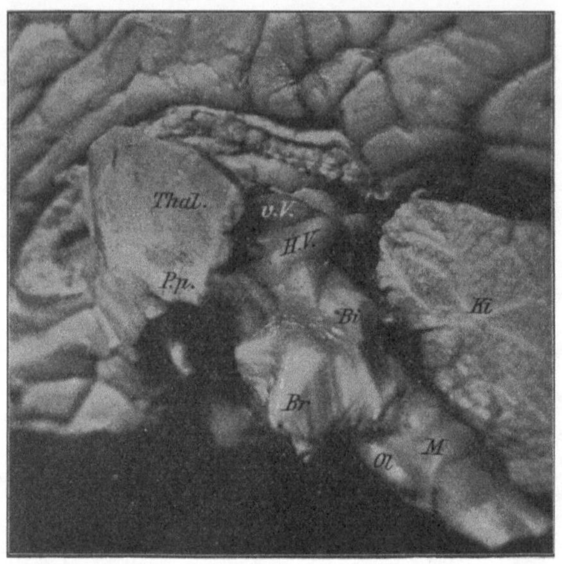

Abb. 22. Mittelhirngegend. Abtragung der l. Hemisphäre, der größeren Teile
des l. Thalanues.
(Schnittfläche bei Thal.). *Ki* Kleinhirnsagittalschnitt. *Bi* linker Bindearm,
Br Brückenarm, *Ol* Oliva, *M* Medulla obl. *P.p.* Pes pedunculi, *v.V. H.V.*
vorderer und hinterer Vierhügel.

stellen sie sich als zwei vordere und zwei hintere, durch eine quer und
eine längs verlaufende Furche getrennte Höcker dar; vor den vorderen
Vierhügel liegt ein kleines dreieckiges Feld, auf diesem ein bohnengroßer
Körper, die Glandula pinealis, an ihrem nach vorn reichenden Stiel;
nach hinten geht das Gebiet hinter den hinteren Vierhügeln in das
Velum medullare anterius über. Die Vierhügel besitzen jederseits seitliche
Arme, Wülste, die sie kammartig mit frontaleren Hirnteilen verbinden:
das Brachium conjunctum der vorderen Vierhügel setzt sich in die Gegend
des Tractus opticus und des Corpus geniculatum laterale, das des hinteren
in das Corpus geniculatum mediale fort.

Zwischenhirn (Abb. 17, 23).

Das Zwischenhirn ist nach der Seite fest mit dem sekundären
Vorderhirn verwachsen; nach außen sind nur seine basalen Teile sichtbar.
Nach hinten und zum Teil nach innen medial hängt es mit dem Mittelhirn

zusammen. Unter ihm tritt der Hirnschenkel ein, dessen Faserbündel hier nach den verschiedenen Richtungen zu divergieren beginnen. Den ventrikulären Hohlraum des Zwischenhirns bildet der III. Ventrikel, um diesen sind die Teile so gelagert, daß das Zwischenhirn jederseits einen etwa

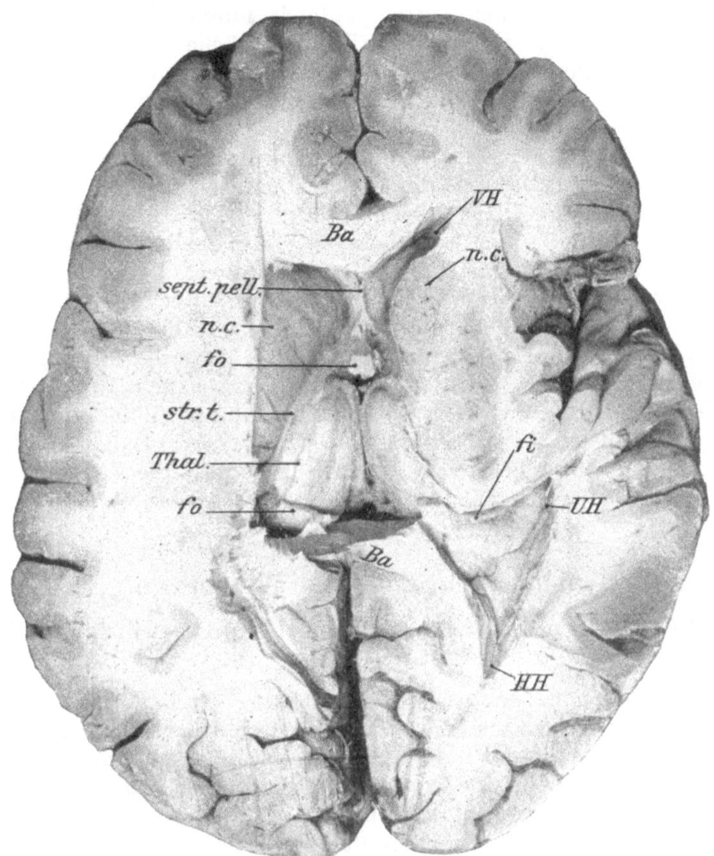

Abb. 23. Topographie der Seitenventrikel.

Beide Hemisphären sind durch einen Horizontalschnitt von oben abgetragen. L. eröffnet der Schnitt eben den Seitenventrikel. Man sieht den Nucleus caudatus von oben (*n. c.*), den die Stria terminalis (*str. t.*) vom Thalamus (*Thal.*) trennt. Der Balken ist vorn und hinten (*Ba.Ba.*) abgeschnitten. Man sieht die Einstrahlung der Balkenfasern in die l. Hemisphäre. R. ist der Schnitt tiefer geführt. Der Nucl. caudatus durchschnitten (*n. c.*), vor ihm sieht man das Vorderhorn (*VH*) des Ventrikels; nach rückwärts ist Hinterhorn (*HH*) und Unterhorn (*UH*) eröffnet. In die Wände des letzteren steigt die Fimbria hinab, die Fortsetzung des Fornix. Der schmale Spalt zwischen den Thalami optici ist der 3. Ventrikel. Vor ihm liegen die aufsteigenden Fornixsäulen, zwischen diesen und dem Balkenrostrum das Septum pellucidum (*sept. pell.*).

eiförmigen Körper bildet, der mit seiner freien medialen Seite die innere Wand des genannten Ventrikels bildet. Beide Teile hängen in der Mitte in vielen Fällen durch eine Verwachsungsstelle (fälschlich „Commissura" media genannt) und hinten oben durch eine echte Commissur (Comm. posterior) zusammen; über letzterer liegt eine zweite Commissur, die Commissura habenularis: an dieser Faserbrücke hängt nach hinten an einem kurzen Stiel, auf den vorderen Vierhügeln liegend, die Zirbeldrüse, Glandula pinealis; unter ihrem Ansatz geht von vorn nach hinten der Eingang in den Aquädukt. Die innere und obere Fläche des Zwischenhirnkörpers stellt die freiliegenden Teile des Thalamus opticus dar. Dieser zeigt nach außen auf der Oberfläche eine quer nach hinten laufende Furche, die ihn vom Nucleus caudatus abgrenzt, Stria terminalis. Die Oberfläche des Thalamus selbst hat vorn einen leichten Höcker, das Tuberculum anterius, von hier aus geht eine Furche nach hinten, der Sulcus chorioideus. Die hinten gleichfalls freie Oberfläche des Thalamus bildet einen Vorsprung, das Pulvinar, der nach unten einen Höcker, das Corpus geniculatum laterale, zeigt: nach einwärts von diesem hebt sich der Tractus opticus ab, der von hier nach unten medial über den Hirnschenkel hinwegzieht. Über dem Corpus geniculatum laterale sitzt das Corpus geniculatum mediale. Die Stiele dieser beiden Höcker zu den Vierhügeln sind oben erwähnt. Unter dem Thalamus liegt das hypothalamische Gebiet (jederseits), nach der Mitte zu bildet den Boden des Zwischenhirns die basale Verschlußplatte, deren Teile Substantia perforata posterior, Sehnervenkreuzung, Corpora mamillaria, Infundibulum und Hypophyse wir schon bei der äußeren Betrachtung des Gesamthirns kennen gelernt haben. Das Dach des Zwischenhirns bildet die epitheliale Verschlußplatte: in und an diese lagern sich Fornix, Balken und vordere Commissur, so daß also beim erwachsenen Menschen die Zwischenhirnhöhle von diesen Gebilden nach vorn und oben abgeschlossen ist.

Großhirn, Furchen und Windungen.

1. Die Oberfläche des Hirnmantels mit Ausschluß der medialen Oberfläche.

Wie wir gesehen haben, ist die Entwicklung des Palliums des Großhirnmantels das Hauptcharakteristikum des menschlichen Gehirns. Zwischen der Wachstumstendenz der Rinde und dem verfügbaren Raum entsteht ein Mißverhältnis, das dadurch ausgeglichen wird, daß die Rinde sich in Falten legt: das ist — wenigstens teilweise — allgemeines Problem der Windungsbildung. Es ist aber nicht das Spezielle und erklärt nicht den Typus der Windungsbildung. Die ganze Windungsbildung wird vor allem von inneren Faktoren bestimmt. Allerdings findet sich da, wo die Hirnoberfläche sich zuerst im embryonalen Leben in Windungen legt, die größte Wachstumsenergie (Retzius), aber, wie schon Eberstaller, Retzius u. a. gezeigt haben, geht eben die Bildung und Formation der Rinde von inneren Momenten und Gesetzen aus. Auch Experimente v. Monakows sprechen dafür. Obwohl im Wachstum die Windungen mehr den energischer wachsenden Teilen entsprechen (und nicht die Furchen), so liegen doch die funktionell wichtigsten Teile der Oberfläche nicht ein für allemal auf der Windungskuppe, sondern ebensowohl im Tal der Furchen verborgen. Auch die funktionelle Abgrenzung stimmt nicht ein für allemal mit der morphologischen überein. Dazu kommt die ungeheuere, fast von Mensch zu Mensch wechselnde Art der Ausbildung dieser Formation. Das Problem ist ungeheuer verwickelt und die Verwertung der morphologischen Gestaltung der Hirnoberfläche für rein anatomische sowohl wie für biologische und klinische Schlußfolgerungen immerhin recht gewagt. (Für die Nomenklatur der

Furchen und Windungen sind die Namen von Retzius in dessen aus-
gezeichnetem Werk „Das Menschenhirn" zugrunde gelegt.)

Wir haben bei der Betrachtung der Entwicklungsgeschichte einige
Hautfurchen kennen gelernt, die schon frühzeitig in der Entfaltung des
Palliums eine Rolle spielen: diese Furchen können auch für das spätere
Leben als die konstanteren und die Konfiguration am meisten bestimmenden
angesehen werden.

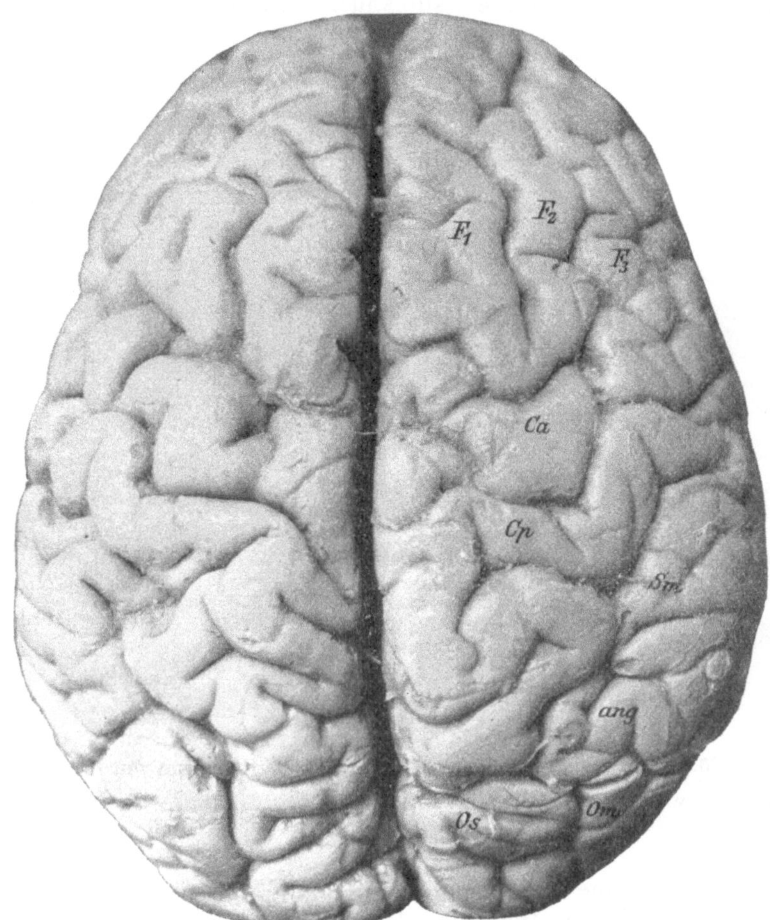

Abb. 24. Normales menschliches Großhirn von oben.

F_1—F_3 die drei Frontalwindungen, *Ca Cp* Gyrus centralis anterior und posterior, *Sm*
Gyrus supramarginalis, *ang* Gyrus angularis, *Os Om* Gyrus occipitalis superior, medius.

Die Fissura Sylvii (Abb. 13, 14, 17, 25) trennt, wie wir gesehen
haben, den Stirnlappen vom Schläfenlappen. Sie ist die tiefste „Furche"
des Gehirns. Entsprechend ihrer Entstehung (sie ist keine Furche, sondern
ein Spalt, der durch die Aneinanderlagerung der die Insel umwachsenden
Teile des Palliums entsteht) wird sie im größten Teil ihres Verlaufs nicht
einfach von Windungen begrenzt, sondern es sind die konvexen und gewölbten Oberflächen ganzer Hirnlappen (Operculum frontale, fronto-orbitale,

temporale und parietale, parieto-frontale), die ihren Rand bilden (Abb. 20).
Dementsprechend läuft die Sylvische „Furche" an der Basis frei in des
Spalt aus, der den Schläfenlappen vom Orbitalteil des Stirnlappens trennt:
man nennt diesen Teil den Truncus der Fissura Sylvii. Von der lateralen
Seite gesehen, besteht sie hauptsächlich aus einem großen horizontalen Ast,
der am vorderen Ende zwei in den Stirnlappen einschneidende Äste (Rami
horizontalis anterior und horizontalis ascendens, ihrem Verlauf entsprechend,
genannt) abgibt und nach hinten, allmählich aufsteigend in einen aufsteigenden
Ast (Ramus ascendens posterior) ausgeht.

Vom hinteren Ende des vorderen Drittels der Fissura Sylvii steigt etwas
schräg aufwärts die Zentralfurche (Abb. 17, 25) empor; sie ist von ersterer

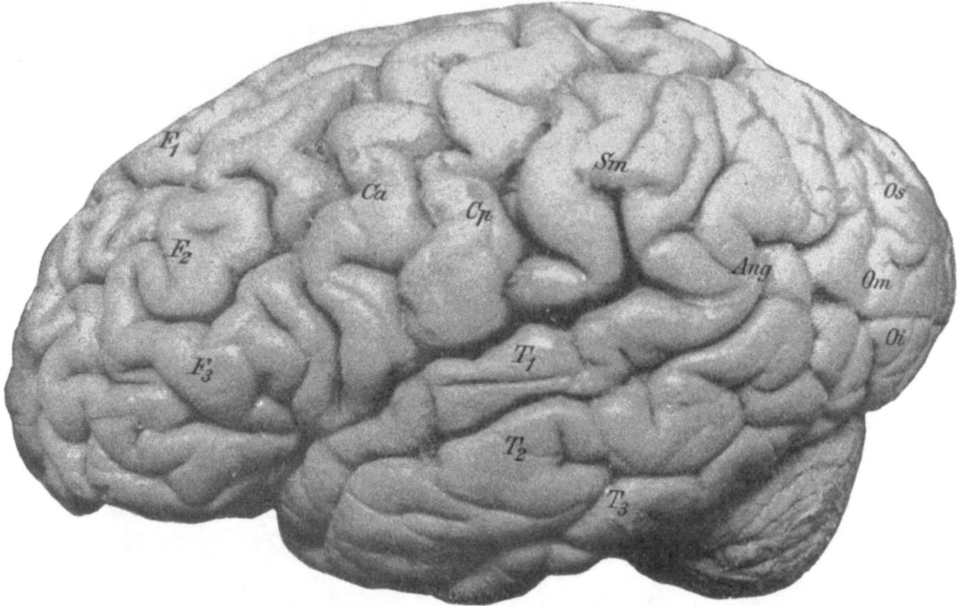

Abb. 25. Normales menschliches Großhirn (und Kleinhirn) von der Seite.
Bezeichnungen wie in Abb. 24 cf. auch Abb. 16, T_1, T_2, T_3 Gyri temporalis super.,
med., inf.; *Oi* G. occip. inf.

gewöhnlich durch eine Windung getrennt, läuft aber doch in etwa 20 Proz.
der Fälle in eine kleine, unter dem Opercularrand gelegene Windung (Sulcus
subcentralis anterior oder posterior) aus (Eberstaller, Retzius, Cunning-
ham), so daß sie mit der Fissura Sylvii zu kommunizieren scheint. Die Zentralfurche schneidet fast stets die obere Mantelkannte ein (64 Proz. der Fälle),
in 16 Proz. wird diese von ihr ungefähr erreicht, in 20 Proz. nicht erreicht
(Retzius). Der Verlauf der Zentralfurche läßt fast stets zwei leichte
Knickungen erkennen, in sehr seltenen Fällen kommen Unterbrechungen
der Furche vor. Was vor der Zentralfurche liegt, gehört zum Stirnlappen.
In seinem Bereich ziehen vor der Zentralfurche, ihr parallel die Sulci
praecentrales superior und inferior, die nur sehr selten zu einer Furche
verschmelzen. Der Stirnlappen selbst zeigt vor der Präzentralfurche eine
sagittale Furchung: es sind im wesentlichen drei Furchen, die Sulci frontales

superior, medius und inferior[1]), die parallel nebeneinander verlaufen. Es gibt in diesem Bereiche ungeheuer viel Variationen. Die oberen und unteren Stirnwindungen sind die stärkeren, sie entspringen meist aus der Präzentralfurche, sie treten meist noch über die vordere Fläche des Stirnlappens bis auf die Orbitalfläche desselben über. Hier ist das Furchenrelief ein ungemein vielgestaltiges, konstant ist der Sulcus olfactorius entsprechend dem Verlauf des Tractus olfactorius und eine Querfurche, die zuweilen die unteren Enden der hier auslaufenden Frontalfurchen verbindet (Sulcus orbitalis oder orbitalis cruciatus) (Abb. 25).

Die Windungen des Stirnlappens sind vor allem die vor der Zentralfurche liegende vordere Zentralwindung; sie ist nur selten unterbrochen durch Querfurchen; zwischen den Stirnfurchen liegen die oberen, mittleren und unteren Stirnwindungen; die erstere reicht über die Mantelkante. Die letztere (Gyrus frontalis inferior) bildet das frontale Operculum der Insel (vorderer Rand der Sylvischen Furche): durch die vorderen Äste der Sylvischen Furche wird er in drei auch physiologisch sehr wichtige Teile getrennt: die Pars opercularis superior (auch einfach Pars opercularis) zwischen vorderer Zentralfurche und aufsteigenden Vorderästen der Sylvischen Furche; die Pars opercularis intermedia (Pars triangularis) zwischen den beiden genannten Ästen der Sylvischen Furche und die Pars opercularis inferior (Pars orbitalis), vor und unterhalb der letztgenannten Furche. Die Oberfläche des Stirnlappens erstreckt sich dann noch nach unten auf die Oberfläche des frontalen Operculums: hier liegen einige inkonstante Furchen (Marchand, Retzius).

Im Bereich der übrigen Lappen tritt uns auch noch am menschlichen Gehirn ein Windungstypus entgegen, den Meynert als den Ringtypus bezeichnet hat. Er besteht darin, daß um den hinteren aufsteigenden Teil der Sylvischen Furche als Mittelpunkt sich die ganzen Furchen in konzentrischen $^3/_4$-Kreisen herumlegen. Von diesen $^3/_4$ wird der obere Teil durch die Windungen des Parietal-, der untere durch die des Temporal-, der mittlere Teil durch die des Occipitallappens gebildet.

Im Bereich des Parietallappens (Abb. 25) finden wir zunächst eine der Zentralfurche parallel verlaufende Furche, den Sulcus retrocentralis, er ist bald einheitlich, bald in zwei Teile getrennt (superior und inferior, ersterer erreicht die Mantelkante meist nicht). Aus dieser entspringt, bogenförmig nach hinten laufend, der Sulcus interparietalis. Die Ursprungsverhältnisse derselben aus dem Sulcus postcentralis sind die denkbar verschiedensten, in den meisten Fällen (55 Proz.) entspringt er aus ihm, in 18 Proz. sind sie getrennt, in anderen Fällen bestehen andere Kombinationen (Retzius). Auch mit anderen benachbarten Furchen geht die Interparietalfurche nicht selten Anastomosen ein. In nicht ganz seltenen Fällen ist sie doppelt (6 Proz.). Parallel zu ihr weiter oben zieht der Sulcus parietalis superior. Vor der hinteren Zentralfurche liegt der Gyrus postcentralis. Die vordere sowohl wie die hintere Zentralwindung sind fast stets einheitlich, in einzelnen Fällen aber doch durch Anastomosen der Sulci unterbrochen. Die Interparietalfurche teilt den Lappen in den oberen und unteren Scheitellappen. Der obere Lappen zeigt an der Mantelkante mehrere Einschnitte, den des Sulcus cinguli, des Sulcus parietalis superior und hinten des Sulcus parietooccipitalis. Letzterer bildet die hintere Grenze des Scheitellappens gegen

---

[1]) Es empfiehlt sich, in der klinischen Nomenklatur die bei Furchen und Windungen wiederholt wiederkehrende Bezeichnung sup., med., infer. durch I, II, III zu ersetzen, also t II oder s. t_2 (2. Schläfenwindung).

den Occipitallappen, die beiden ersteren trennen ebensoviel Windungszüge,
die Gyri arcuati, voneinander ab. Der untere Scheitellappen umzieht den
hinteren aufsteigenden Ast der Sylvischen Furche, er heißt hier Gyrus supra-

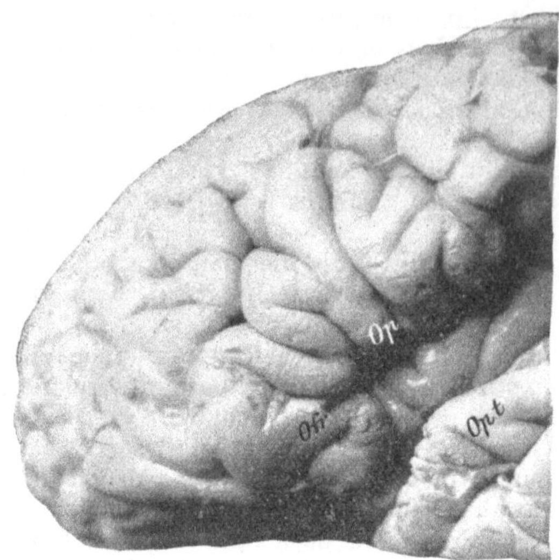

Abb. 26. Stirn- und Schläfelappen sind auseinander gedrängt. Man sieht die Insel mit ihren
Windungen. *Ofr. Op, Opt* die Opercula (frontale, parietale, temporale).

marginalis: an diesen schließt
sich nach caudal eine Windung
an, die das hintere aufsteigende
Ende der 1. Schläfenwindung
umfaßt: Gyrus angularis. Er
reicht nicht selten weiter nach
oben als der vorhergehende Gyrus. Der vordere untere Teil
des Scheitellappens überhaupt
bildet die Pars parietalis des
Operculums (Abb. 26).

Am inkonstantesten in seinen Furchen ist von allen Lappen der Occipitallappen, und
zwar vorwiegend in seiner lateralen und oberen Fläche. Hier
ist zunächst die in einer in-
konstanten Weise auf die Außenseite überhaupt übergreifende
Fissura parieto-occipitalis zu
nennen; wenn sie nur die Mantelkante anschneidet, oder auch
dies nicht tut, so geht nicht
selten die Interparietalfurche

nach hinten direkt über in eine auch noch den Occipitallappen einschneidende
Furche, sie endet dann meist in einer Querfurche, Sulcus occipitalis transversus; dieser parallel etwas weiter nach unten liegt der Sulcus occipitalis
lateralis; die Fortsetzung der 2. Schläfenfurche in den Occipitallappen hinein
bildet nicht selten ein eigener Sulcus, der Sulcus occipitalis anterior. Die
genannten Furchen trennen drei in sehr variabler Weise konstituierte Windungen, Gyri occipitalis superior, medius und inferior voneinander ab. Konnte
doch Retzius einen Sulcus occipitalis lateralis überhaupt nur in 60 Proz.
der Fälle nachweisen. Der Occipitallappen ist dagegen sehr reich an sekundären und tertiären, höchst unregelmäßigen Furchen. Die untere Fläche wird
von Eberstaller, Retzius u. a. zum Schläfenlappen gerechnet.

Der Schläfenlappen zeigt zuuächst eine sehr konstante der Sylvischen
Furche parallele Furche, den Sulcus temporalis superior, ihm parallel ziehen
der Sulcus temporalis medius; der Sulcus temporalis inferior liegt bereits
auf der unteren Fläche des Schläfenlappens. Verfolgen wir die Konfiguration
auf der unteren und inneren Fläche des Occipital- und Schläfenlappens
fort, so sehen wir weiter eine Anordnung in parallelen Zügen: der Fissura
temporalis inferior läuft parallel die sehr konstante Fissura collateralis, der
wieder parallel die Fissura calcarina zieht. Diese Anordnung läßt nun sehr
leicht die Abgrenzung der Gyri erkennen: an der Außenseite ist ein Gyrus
temporalis superior, medius und inferior zu sehen. Zwischen Fissura
calcarina und collateralis zieht der Gyrus lingualis: am hinteren Ende spitz,
nach vorn breiter und dann wieder schmäler (Abb. 27). Von ihm durch den Sulcus
collateralis getrennt, zwischen diesem und dem Sulcus temporalis inferior

der Gyrus fusiformis; er läßt sich (Obersteiner) stets an die Spitze des Occipitallappens verfolgen. Ein Teil des Gyrus temporalis superior bildet die Pars temporalis des Operculums der Insel: so ist auch ein Teil der Oberfläche des Temporallappens in die Tiefe versenkt, einige Furchen (S. transversi temp.) überziehen ihn.

Die Insel (Stammlappen, Insula Reili) ist der in der Tiefe sitzen gebliebene Teil der Hemisphärewand; man kann seiner nur ansichtig werden, wenn man das Operculum abdrängt. Die Oberfläche der Insel zeigt parallele Windungszüge (Abb. 26).

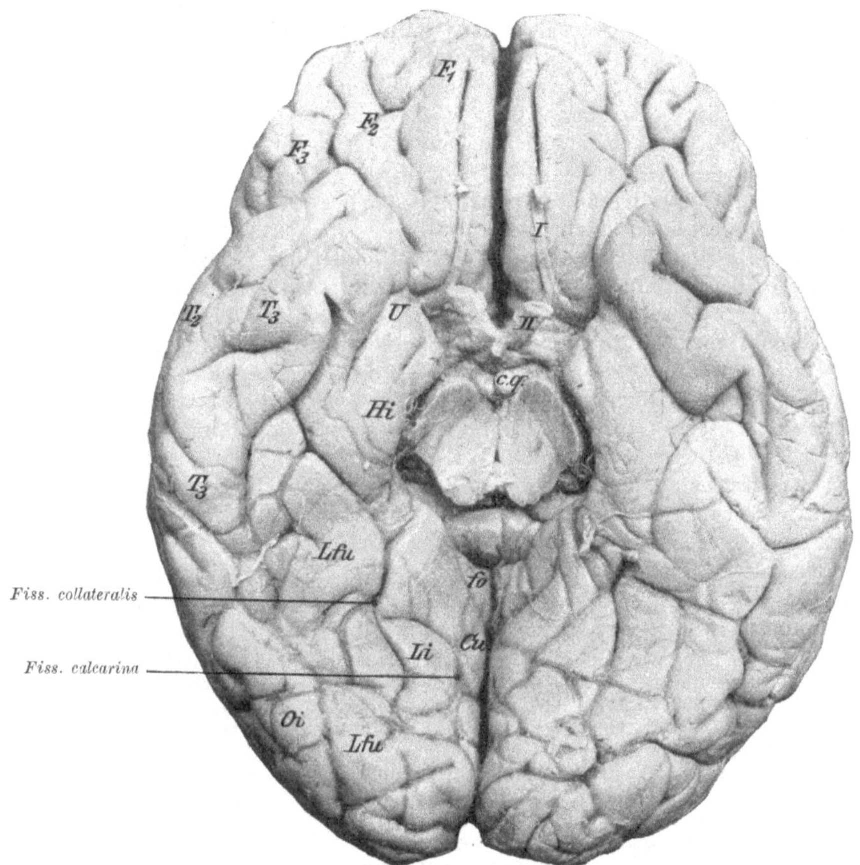

Abb. 27. Normales menschliches Großhirn von unten. Bezeichnung cf. Abb. 16 und 18.
Lfu Gyrus (Lobulus) fusiformis. *Li* Gyrus lingualis. *U* Uncus. *Hi* Hippocampus *c.q.* Corp. quadrigem. *I, II* Nerv. olfact. und opticus. *Fornix Cu* Cuneus.

2. Mediale Oberfläche des Großhirns.

In der medialen Oberfläche der Hemisphäre läßt sich noch am ersten erkennen, wie sehr innere Gestaltungsfaktoren im Laufe der Entwicklung auch die Konfiguration der Oberfläche, der Windungen beherrschen. Die Windungen der medialen Hemisphäre stehen konzentrisch zum Auswachsungsrande des sekundären Vorderhirns und demgemäß zu Balken und Fornix. Der Balkenoberfläche zieht zunächst parallel der Sulcus cinguli (S. calloso-marginalis), der sehr oft in mehrere Teile zerspalten ist. Einige Furchen, seinem vorderen Ende parallel unter dem Balkenrostrum, werden als Sulci rostrales bezeichnet. Der Teil oberhalb derselben wird zur ersten Stirnwindung gerechnet. An der oberen Mantelkante sieht man eine kürzere oder längere Strecke den Einschnitt des Sulcus centralis. Hinter diesem liegt bis zur Fissura parieto-occipitalis das mediane Gebiet des Scheitellappens, der ganze viereckige Abschnitt heißt Praecuneus, derselbe wird zuweilen durch eine kurze Furche, Sulcus subparietalis, nochmals geteilt; in den Sulcus parieto-occipitalis mündet unter spitzem Winkel die Fissura calcarina. Zwischen den beiden letztgenannten Furchen liegt ein Dreieck, der Cuneus, er stellt die mediane Fläche des Occipitallappens dar. Unterhalb der Fissura calcarina liegt die Gyrus lingualis. Damit kommen wir in den Bereich des Schläfenlappens, wir haben diesen bereits oben kennen gelernt.

Die ganzen Windungen reichen nicht bis an den Balkenrand heran, sondern lassen überall, schmäler oder breiter, einen die mediale Hemisphärenwand ringförmig gegen den Balken zu abschließenden Gyrus frei. Der obere vordere Teil ist der vom Sulcus cinguli umsäumte Gyrus fornicatus, dieser beginnt vorn unter dem Balkenrostrum; der Gyrus setzt sich hinten um das Balkenknie herum bis in die Spitze des Schläfenlappens fort, er stellt in seiner Totalität die den medialen Hemisphärenrand umsäumende Randwindung dar. Der untere Teil heißt Gyrus hippocampi, er endet mehr medial an der Spitze des Schläfenlappens mit dem Uncus. Der Gyrus hippocampi ist in seinem medialen Teil durch eine tiefe Furche vom Gyrus dentatus abgetrennt, der zuweilen von einer großen schmalen Windung begleitet ist, Gyrus fascicularis. Von dieser setzt sich ein ganz winziger rudimentärer Streif, parallel dem Gyrus fornicatus um das Balkenknie herum auf dessen Oberfläche fort, wo er als Striae longitudinales Lancisii bezeichnet wird. Nach einwärts vom Gyrus dentatus liegt die Fimbria, die sich nach aufwärts in den Fornix fortsetzt.

Die äußere Konfiguration ist ähnlich wie Größe und Gewicht des Gehirns zu allen Zeiten benützt worden, um daraus Schlüsse auf die geistige Beschaffenheit des Trägers zu ziehen. Die Ausbildung der nervösen und psychischen Qualitäten eines Menschen hängt aber ab von solchen Gestaltungen, die weit über das sichtbare Maß hinaus die Anordnung und Diffenzierung seiner feinsten Elemente betreffen. Untersuchungen über die äußere Gestaltung von Gehirnen berühmter Männer sind in neuerer Zeit vor allem von Spitzka, Hansemann, Stieda, Spernio, Lattes, Auerbach u. a. angestellt worden. Schon früher hatte namentlich Rüdinger aus der besonderen Gestaltung einzelner Teile besondere Qualitäten abzulesen versucht. Es liegt ja nahe, derartige Beziehungen anzunehmen, aber sie müssen nach unserer heutigen Kenntnis nicht nur als ein zu grober Maßstab, sondern vor allem für eine Verkennung des Lokalisationsprinzips gehalten werden.

Commissuren des Großhirns.

Der Balken bildet die große, die beiden Hemisphären median verbindende Commissur. Er zeigt, entsprechend dem Verlauf der Fasern in ihm eine ausgesprochene Querstreifung, nur auf seiner oberen und hinteren Fläche sind ganz feine Längsstreifen, die Reste der Randwindungen, sichtbar: Striae longitudinales Lancisii. Auf dem Querschnitt zeigt der Balken vorn ein abgerundetes Ende (Genu), das mit einem Schnabel, Rostrum, nach unten hinten umbiegt, hinten eine stark verdickte, gewulstete Anschwellung: Splenium.

Deckt man den Balken von oben her ab, so findet man unter ihm, mit seiner Unterfläche verklebt, zwei rundliche, feste, überall scharf isolierte Bündel, die einen bogenförmigen Verlauf zeigen: sie sind besonders auf Medianschnitten durch das Gehirn gut sichtbar. Es ist dies (Abb. 28) der sog. Fornix, der mit seinen vorderen Schenkeln (Colummae fornicis) jederseits in der Nähe des Corpus mamillare beginnt (seine Fasern enden dort). Die Bündel ziehen in der Seitenwand des 3. Ventrikels nach vorn und treffen sich nahe dem hinteren Ende des Rostrums des Balkens. Sie ziehen nun vereint im Bogen um das vordere Thalamusende herum und legen sich aufsteigend an die untere Fläche des Balkens an. An dieser ziehen sie nach rückwärts, senken sich unter dem Splenium des Balkens wieder nach abwärts. Hier trennen sich die Schenkel beider Seiten wieder: jeder zieht nach rückwärts und auswärts über das Pulvinar thalami hinweg und endet

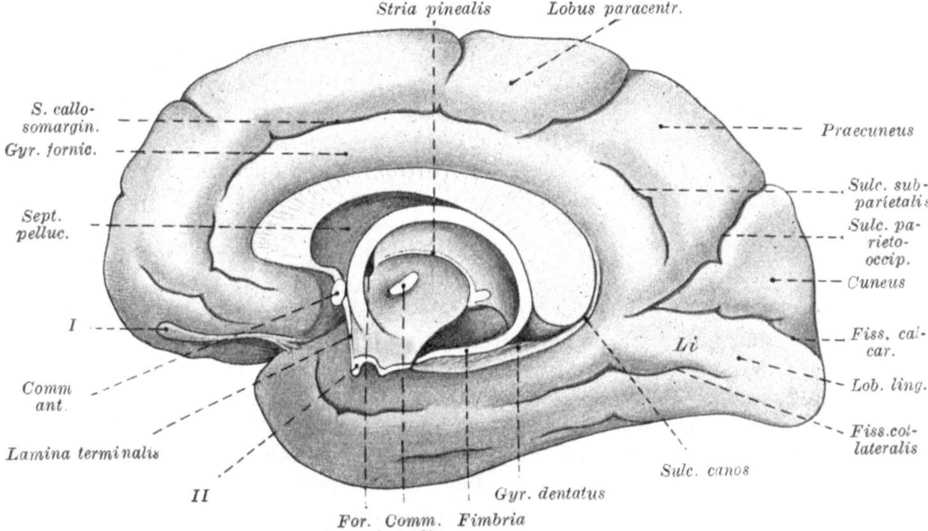

Abb. 28. Mediale Oberfläche des menschlichen Großhirn. Etwas schematisiert. Nur die Hauptfurchen eingetragen. *Li* Gyr. lingualis.

schließlich in der Fimbria des Ammonshorns (Abb. 22, 28, 29). Die hinteren auseinander weichenden Fornixschenkel sind durch eine quere Commissur, die ein dünnes Blatt bildet, Psalterium, miteinander verbunden. Der Fornix bildet so in seinem Verlauf einen fast völlig geschlossenen Kreisbogen.

Das Dreieck, das vorn zwischen den aufsteigenden Schenkeln und dem Balkenrostrum freibleibt, wird jederseits durch ein feines Markblatt überzogen. Der Hohlraum ist der Ventriculus septi pellucidi (Abb. 23, 28), seine Wand, das Septumpellucidum, setzt sich nach unten in zwei Stiele fort, die an der Basis nach der Schläfenlappenspitze ziehen. Hinten ist der Raum zwischen Balken und absteigenden Fornixsäulen durch einen schmalen Hohlraum, den Ventriculus Verga, gebildet.

In dem Winkel, wo das Ende des Balkenrostrums und die von beiden Seiten sich vereinenden aufsteigenden Fornixsäulen zusammenstoßen, am unteren Ende des Septum pellucidum, ist auf dem Medianschnitte noch eine kleine Commissur beider Hemisphären, die Commissura anterior, zu sehen. Dies sind die Commissuren des Vorderhirns. Die Commissura posterior und Commissura habenularis gehören, wie wir sahen, in das Bereich des Zwischenhirns, die Commissura media, die keine echte Commissur ist, ebenfalls.

Ventrikel und Plexus.

Das Zentralnervensystem entsteht durch Faltung einer Rinne zur Röhre; der Hohlraum erleidet nun entsprechend den kolossalen Veränderungen der Wand auch entsprechende und mannigfache Umgestaltungen. Am Gehirn des Erwachsenen unterscheiden wir jeweils in den Großhirnhemisphären den rechten und linken Seitenventrikel, in der Mitte zwischen diesen und dem Thalami optici den 3. Ventrikel, der sich nach hinten durch den Aquaeductus Sylvii in den 4. Ventrikel und den Zentralkanal des Rückenmarks fortsetzt (Abb. 19, 23).

Am einfachsten sind die Verhältnisse natürlich noch im Bereich des Rückenmarks: hier haben wir (cf. oben) den Hohlraum in Gestalt einer Röhre, die im späteren Leben meist obliteriert, nur im Bereich des Conus terminalis bleibt eine kleine Erweiterung zuweilen erhalten. Der Zentralkanal öffnet sich, wie wir sahen, nach oben im Bereich der Medulla oblongata. Hier weichen die oberen Enden der Hinterstränge auseinander und öffnen sich in eine viereckige Grube, die Rautengrube, zum 4. Ventrikel. Wir haben das Relief der Basis desselben bereits kennen gelernt. Dieses ist rhombenförmig: die hintere Spitze entspricht dem Calamus scriptorius, die vordere geht unter dem Velum medullare anterius und der Lingula des Kleinhirns in den Aquädukt über. Die seitlichen Winkel ziehen sich in sehr verschieden lange schmale Spalten (Recessus lateralis) aus (Abb. 19). Das Dach des 4. Ventrikels bleibt in seinen meisten Teilen ein feines Blatt und erfährt außerdem Veränderungen, die es am Erwachsenen schwer erkennbar machen. Ganz vorn, haben wir gesehen, bedeckt ein feines Markblatt, das Velum medullare anterius, den Ventrikel, dieses verlängert sich nach hinten in das Velum medullare posterius, das letztere geht nun in den epithelialen Überzug eines Gefäßgeflechts über, das den Ventrikel erfüllt. Die Pia wächst nämlich mit ihren Gefäßen von hinten her in den Ventrikel ein und stülpt dessen epitheliale Decke vor sich her. Über dieses Gebilde wölbt sich das Kleinhirn. Dadurch erfüllt ein dickes Blatt der Pia (die Tela chorioidea posterior) den 4. Ventrikel. Die erwähnte Genese kann man erkennen 1. aus dem nach vorn hin bestehenden Zusammenhang mit dem Velum medullare anterius, 2. aus dem Zusammenhang mit denselben feinen Markblättchen, die von der Tela nach den Seitenwänden des Ventrikels ziehen (Obersteiner). Die Tela trägt als ihren wesentlichsten Bestandteil ein Konvolut von Gefäßschlingen, die vom hinteren spitzen Ende des Ventrikels nach vorn (Plexus chorioideus ventriculi IV medialis) ziehen. Etwa in der Mitte der Rautengrube wenden sie sich seitlich und drängen sich neben den seitlichen Recessus zwischen Medulla und Kleinhirn durch nach auswärts: Plexus chorioidei laterales. Die ganze Anlage ist paarig. So ist streng genommen der 4. Ventrikel überall geschlossen, da sein dorsales Markblatt, von der Pia und den Gefäßen mannigfach vorgestülpt, ihn bedeckt. Indessen bestehen hier doch an drei Stellen Öffnungen: Zwischen den hinteren Enden der Plexus mediales unmittelbar über dem

Calamus scriptorius liegt eine rundliche Öffnung, das Foramen Magendie, und ebenso seitlich, da, wo die lateralen Plexus hervortraten, die Foramina Luschka. Letztere sind nicht konstant (Obersteiner).

Nach vorn setzt sich der 4. Ventrikel in den Hohlraum des Mittelhirns, den Aquaeductus Sylvii, fort, der nach vorn unter der Commissura posterior sich in den 3. Ventrikel öffnet. Dieser wird nach hinten von der Vorderseite des Mittelhirns, nach der Basis von den an der basalen Hirnfläche vorhandenen, bereits betrachteten Gebilden (Trigonum interpedunculare bis Chiasma opticum) begrenzt, an der Seite von den inneren Flächen der Thalami, als sein Dach können wir zunächst den Fornix betrachten. Vorne seitlich führt jederseits eine Öffnung zwischen aufsteigenden Fornixsäulen und dem vorderen Rande des Thalamus (Foramen Monroi) in den rechten und linken Seitenventrikel (Abb. 9, 28). Die Grenze zwischen Seiten- und mittlerem Ventrikel bildet die Stria terminalis, die an der Oberfläche Thalamus und Nucleus caudatus trennt. Der letztere bildet also mit seiner freien Oberfläche den Boden des Seitenventrikels, wenigstens von dessen vorderem und mittlerem Teil. Im übrigen wird der Seitenventrikel begrenzt vorn und dorsal vom Balken, auch die laterale Wand, namentlich hinten wird von den Fortsetzungen des Balkens gebildet. Die innere Wand bildet vorn das Septum pellucidum, dann der Fornix und die Tela chorioidea mit ihren Fortsätzen; weiter nach hinten Teile des Markweißes der Hemisphären, dieses begrenzt auch den Ventrikel rückwärts und in seinem vorderen und hinteren Teile von unten. Man unterscheidet (Abb. 23) das Vorderhorn (im Stirnlappen) entsprechend der Ausdehnung des Kopfes des Nucleus caudatus, die Cella media etwa bis zum hinteren Balkenende reichend und den hinteren in zwei Teile gespaltenen Abschnitt: das Hinterhorn (im Occipitallappen) und Unterhorn (im Temporallappen). Starke Ausstrahlungen weißer Massen begrenzen es von allen Seiten, es sind dies außen das Tapetum (Fortsetzung des Balkens) und Teile der Sehstrahlung, sowie Assoziationszüge aus dem Hinterhaupts- zum Schläfenlappen, nach einwärts meist Fasern aus dem Balken. Diese bilden hinter dem Splenium ein Konvolut, das die Ventrikelwand dammförmig vorwölbt, Forceps major; die mediale Wand des Hinterhorns zeigt etwas tiefer eine zweite Vorwölbung, die durch die von außen oft einschneidende Fissura calcarina entsteht, den Calcar avis. Der vom Hinterhorn sich abzweigende Hohlraum des Schläfenlappens ist das Unterhorn, auch ihn umkleiden (von außen) Balkenfasern: Forceps minor. In der medialen Wand des Unterhorns sind zwei Erhebungen: die Eminentia collateralis, durch die gleichnamige Furche außen bedingt, darüber das Cornu ammonis (Abb. 23).

Die Frage nach Abschluß und Kommunikation der vorderen Ventrikel, sowie die der Plexus ist nur genetisch zu verstehen: das Dach des Zwischenhirns bleibt (Obersteiner) ebenso wie ein Teil der medialen Hemisphärenwand dauernd epithelial. Das Dach des Mittelhirns setzt sich nach vorn von der Commissura posterior in diese epitheliale Platte direkt fort. Die Konfiguration beim Erwachsenen wird dadurch gegeben, daß Pia und Gefäße diese epitheliale Deckplatte vor sich her stülpen. Dadurch entsteht ein dreieckiger Belag, der, wenn man Balken und Fornix entfernt hat, von oben her den ganzen 3. Ventrikel zudeckt: die Tela chorioidea des 3. Ventrikels, die an ihrer Unterseite zwei zottige, längs verlaufende, gefäßreiche Wülste, die Plexus chorioidei medii, trägt, die vom hinteren Rande des 3. Ventrikels bis nach vorn reichen, wo sie jederseits durch das Foramen Monroi sich in die Seitenventrikel fortsetzen. Seitlich davon geht die Tela

in ein dünnes Markplättchen über, das mit der Oberfläche des Thalamus,
etwa dessen Mitte entsprechend, verwachsen ist. Durch diese Anwachsungs-
linie kommen die hinteren zwei Drittel des Thalamus extraventrikulär zu
liegen. Edinger macht auf die Wichtigkeit dieser Tatsache für den Verlauf intracranieller Eiterungen aufmerksam. Die Tela sendet nun auch in
die Seitenventrikel hinein Fortsätze, analog den Plexus des 3. Ventrikels.
Auch die mediale Hemisphärenwand bleibt epithelial, auch sie wird zum
epithelialen Überzug des eingestülpten Plexus. Die Hemisphären wachsen
ursprünglich aus dem Zwischenhirn hervor; der Verwachsungsrand hat eine
ovale Linie, er wird durch den unteren Rand des Fornix repräsentiert.
Dieser selbst bildet also das verdickte Ende der medialen Hemisphärenwand. Er geht direkt in die epitheliale Lamelle über, die den Plexus
bedeckt, d. h. praktisch setzt sich der laterale Fornixrand in den Plexus
fort und andererseits der Plexus wieder in die Thalamusoberfläche. Letzteres
erfolgt längs der Übergangslinie des Zwischenhirns in das Vorderhirn, der
Stria terminalis. So erklärt sich also durch die Einstülpungsstelle der bogen-
förmige Spalt, der dem unteren Fornix entlang reicht und der von medial

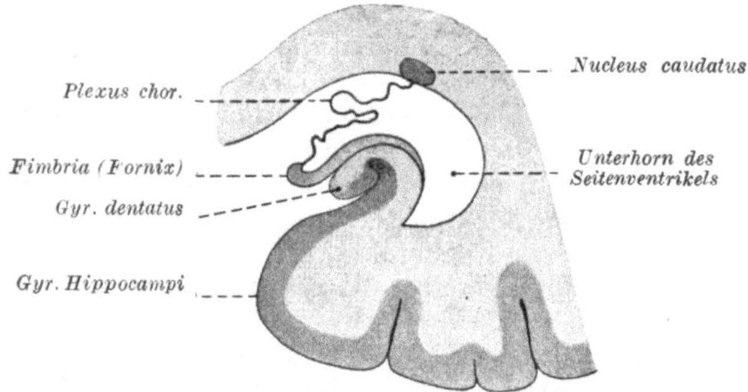

Abb. 29. Topographie des gyr. Hippocampi, gyr. dentatus und fimbria.
Querschnitt des Unterhorns. Z. T. nach Edinger.

her in den Seitenventrikel hereinzuführen scheint. Eine Öffnung ist aber
hier nirgends vorhanden; die einzige Kommunikation bildet nur das Foramen
Monroi. Hier hängt der Plexus chorioideus medius mit dem Plexus chorioideus
lateralis zusammen, letzterer verfolgt, was nach dem Gesagten selbstverständlich ist, von lateral her den Fornixrand, er endigt mit einer Verdickung im
Unterhorn (Abb. 29). Das Hinterhorn hat keinen Plexus. Die ganze Anordnung kann man bis in die mediale Wand des Unterhorns verfolgen, und
man kann nun genau beurteilen, in welcher Weise sich die einzelnen Teile
zur Hemisphärenwand verhalten. Der Gyrus Hippocampi bildet die untere
Fortsetzung des Gyrus cinguli, die Fascia dentata die der beim Menschen
atrophisch gewordenen Randwindungen (Stria Lancisii); den freien Hemisphärenrand bildet die Fortsetzung des Fornix, die Fimbria. Die nun
folgenden Gebilde (Cornu Ammonis und Eminentia collateralis Meckellii)
liegen bereits im Bereiche des Unterhorns. Die ganzen Verhältnisse sind
beim Menschen dadurch so kompliziert, daß der Balken, obwohl ursprünglich wahrscheinlich in der Verschlußplatte entstanden (Goldstein), die
ganzen median und im Zwischenhirndach gelegenen Gebilde teils durch sein
Auswachsen nach hinten vor sich her schiebt, teils anderweitig umgestaltet.

Hirngewicht, Volumen und Schädelkapazität.
Sonstige Maße.

Die Hirngewichtszahlen sind individuell außerordentlich verschieden. Der Wert der Individualzahlen ohne Rücksicht auf Todesart usw. ist ein geringer, bis jetzt können wir nicht viel damit anfangen. Es handelt sich meist nur um Registrierungen. Die Messung selbst unterliegt ganz außerordentlich großen Schwierigkeiten; denn das Hirngewicht ist nun zunächst durch die Todesursache erheblich beeinflußt. Namentlich die leichter durchtränkbaren kindlichen Gehirne zeigen hierin recht große Schwankungen. Auch die Gehirne Erwachsener schwanken je nach der Todesart, besonders infektiöse und Zirkulationskrankheiten verändern das Hirngewicht recht sehr infolge von Stauung, Hyperämie, Ödem, Exsudation usw. Dasselbe gilt natürlich von Neubildungen, wie anderseits atrophische Prozesse die Zahlen herabdrücken. Auch der so wechselnde Gehalt an Liquor beeinflußt die Zahlen nicht unerheblich. Die Messungen der Gewichtszahlen unter Berücksichtigung vorausgegangener Krankheiten, die unmittelbar jene Zahl beeinflussen, versprechen bedeutungsvoll zu werden. Huschke hat das Gewicht von Liquor und der Plexus zu 50—60 g, Weisbach zu 32—72 g berechnet. Auch das Gewicht der (zum Gehirn unbedingt zugehörigen) Pia wurde von Bischoff (auch von andern) zu 25—40 g extra berechnet. Namentlich Weigner hat neuerdings auf Fehlerquellen bei Messungen Rücksicht genommen.

Dann aber ist die Methode der Messung an und für sich eine schwierige Frage: es ist fast rein willkürlich, wie man nach unten das „Hirngewicht" rechnet. Gewiß beeinflußt ein Stück Medulla mehr oder weniger das Gewicht nicht allzusehr, dem steht aber die Tatsache gegenüber, daß man schon kleine Unterschiede wiederholt statistisch zu verwerten gesucht hat. Bei diesen Dingen handelt es sich um Schwierigkeiten, die schon der Feststellung des absoluten Gewichtes im einzelnen Falle entgegenstehen.

Noch größer werden die Schwierigkeiten, wenn man aus den gewonnenen Zahlen für Rasse, Stamm, für ein Volk eine „Normalzahl" konstruieren will. Auch Ziehen hat mit Recht gegen diese Methode der Berechnung Einwände geltend gemacht. Die üblichen Durchschnittszahlen haben keinen Wert, weil sie dem individuellen Moment und den relativen Faktoren des Gewichtes nicht gerecht werden. Man kann nur durch die Beobachtung der sogenannten Breite der größten Häufigkeit einigermaßen Anhaltspunkte gewinnen: eine Durchschnittszahl kann ja zustande kommen einmal dadurch, daß alle Fälle um eine gewisse mittlere Höhe herumliegen oder dadurch, daß die Fälle ziemlich gleichmäßig über einen großen Spielraum verteilt sind. Während z. B. (Ziehen) die Durchschnittszahl für das Hirngewicht der Schotten 1424 und 1262 für beide Geschlechter nach Reid beträgt, verteilen sich $^3/_4$ bis $^5/_7$ aller Fälle auf die Zahlen zwischen 1300 und 1530 für die Männer, 1220 und 1420 für die Frauen. Ähnliches ergibt sich aus den Beobachtungen von Marchand: den Durchschnittszahlen (für die Hessen) von 1405 und 1275 steht hier gegenüber: bei den Männern liegen 83$^0/_0$ der Fälle zwischen 1250 und 1550, und 50$^0/_0$ (der Gesamtsumme) zwischen 1300 und 1450; bei den Weibern liegen 65$^0/_0$ der Fälle zwischen 1150 und 1350, dann 43$^0/_0$ (der Gesamtsumme) zwischen 1200 und 1300. Die Berechnungen, die verschiedene Volksstämme, Geistesgesunde und Geisteskranke durcheinanderwerfen, haben keinen Wert. Für den

„Europäer" hat Ziehen unter möglichster Vermeidung dieser Fehlerquelle (indem er die einzelnen Mittelgewichte der Volksstämme im Verhältnis der Bevölkerungsziffern betrachtete) ein Mittelgewicht von 1353 und 1256 g für beide Geschlechter berechnet.

Aus den angegebenen Gründen sind die von Davis für den Europäer berechneten Durchschnittszahlen von 1367 und 1204 wenig zuverlässig, ebenso die von Vierordt (1358 und 1235) und von Buschan (1372 und 1251). Gleichwohl sieht man, daß sie von der Ziehenschen Zahl nur unerheblich abweichen: die Unterschiede bewegen sich ja sogar innerhalb der für jeden einzelnen Fall möglichen Fehlerquellen.

Die einzelnen Volksstämme sind aber auch bei der rein statistischen Berechnung in den Zahlen recht verschieden, wie aus einem Überblick über die nachfolgenden Zusammenstellungen hervorgeht:

Zahlen für verschiedene europäische Volksstämme (nach Ziehen):

Krause	Hannoveraner	1461	1341
Marchand . . .	Hessen	1400	1275
Arnold	Badener	1431	1312
v. Bischoff . . .	Bayern	1362	1219
Huschke . . .	Sachsen	1358	1230
Hoffmann . . .	Schweizer	1350	1250
Weisbach . . .	Deutsch-Österreicher	1298	1145
Boyd	Engländer	1325	1183
Parchappe . . .	Franzosen	1323	1210
Sappey	,,	1358	1256
Reid	Schotten	1424	1262
Dieberg . . .	Russen	1328	1237
Techini	Norditaliener	1378	1235

Eine weitere sehr große Schwierigkeit ist die Frage der Abgrenzung des normalen Hirngewichtes nach oben und unten. Auch hierbei fehlt es, schon weil wir die Bedeutung des Hirngewichts für die Funktion des Organs ganz und gar nicht kennen, an einem Maßstabe. Wenn man die pathologischen Fälle mit hereinzieht, so erhält man einen ganz ungeheuren Spielraum: das schwerste von van Walsem beschriebene Gehirn wog 2400 g, es betraf einen epileptischen Idioten; ähnliche Fälle sind die von H. Vogt (1740, Idiot), von Dowall (2000, Paralytiker) u. a., diesen gegenüber sind die niedrigsten Zahlen die der sogenannten Mikrocephalen: v. Andell beschrieb das Gehirn eines 21jährigen Idioten von 288 g; bei jüngeren Fällen sind noch erheblich niedrigere Zahlen bekannt, so das von H. Vogt beschriebene (3jähriger Idiot) 125 g, das von Westphal beobachtete eines Kindes im ersten Lebensjahr von 109 g usw. Nach unten zu haben Thurnam, Broca u. a. Grenzen aufgestellt; nach ersterem liegt sie bei 1062—920 für die Männer, bei 990—900 für die Frauen. Nach letzterem bei 1049 für die Männer, bei 907 für die Frauen. Nach oben zu hat Marchand für die Männer das Gewicht von 1600 g, bei Frauen das von 1450 g als dasjenige bezeichnet, „das nur selten überschritten wird". Wie die Fälle der sogenannten „Makrocephalien" zeigen, gibt es auch eine untüchtige Massenentfaltung (der obengenannte Fall von van Walsem war ein solcher) des Gehirns, wobei das hohe Gewicht nicht durch Neubildung, Hydrocephalie, sondern durch die Hirnmasse ohne makroskopisch erkennbare Abweichung vom normalen bedingt ist.

Den angegebenen Zahlen muß man aber einen nur sehr beschränkt gültigen Wert zuerkennen: das höchste Gewicht, das von normalen Menschen gewogen wurde, ist das von Obersteiner mitgeteilte, das einen normalen, geistig nicht besonders ausgezeichneten Menschen betraf, von 2028 g, ein ähnliches von Rudolphi mitgeteiltes wog 2222 g; das Gehirn Turgenjeffs wog 2012, das von Cuvier 1830 g. Am anderen Ende der Reihe stehen bei Normalen recht niedrige Zahlen, so die von 1198 für das Gehirn von Gall, 1320 das von Pettenkofer u. a. m. Schon aus dieser Zusammenstellung ergibt sich das außerordentliche Schwanken der absoluten Zahl, wobei auch aus den angegebenen Berichten hervorgeht, daß die Höhe der Hirngewichtszahl kein Maßstab ist für die geistige Größe. (Eine Zusammenstellung der ungeheuer verschiedenen Hirngewichtszahlen berühmter Männer gibt Spitzka.) Für die bei hervorragenden Menschen allerdings nicht gerade selten zu findenden besonders hohen Zahlen wird von manchen (besonders Perls, dem sich auch Edinger anschloß) die Vermutung ausgesprochen, daß hier ein in früher Jugend überstandener Hydrocephalus zugrunde liegt, der dann nach Abheilung dem Gehirn die Möglichkeit einer besonders starken Entfaltung verschafft hat. Eine Reihe von hervorragenden Menschen (Rubinstein, Helmholtz, Mentzel, G. Keller, Cuvier) zeigt in der Tat eine an hydrocephalische Form erinnernde Schädelbildung.

Nach all dem bisher über den weiten Spielraum Gesagten, in dem sich Hirngewichtszahlen bewegen und nach dem problematischen Wert ohne Rücksicht auf die Todesursache wie in fast allen Berechnungen derselben, gibt es nur den einen Standpunkt: größte Vorsicht in der wissenschaftlichen Verwertung! Trotz dieser Einschränkungen muß darauf hingewiesen werden, daß Berechnungen, die in der oben angedeuteten Weise angestellt sind (cf. die Zahlen, die bei der Schädelkapazität angegeben sind), doch Unterschiede nach Intelligenzklassen ergeben: so fand Buschan, daß unter 106 Gelehrten- und Künstlergehirnen sich doppelt so viel Zahlen über 1450 g fanden als bei der einfachen ländlichen Bevölkerung (ähnliches bei Marchand, Spitzka u. a.).

Schon die oben gegebene Zusammenstellung der Zahlen einer Reihe europäischer Volksstämme haben zum Teil nicht unerhebliche Zahlendifferenzen erkennen lassen. Noch größer sind die Verschiedenheiten, wenn man auch außereuropäische Stämme zum Vergleich heranzieht. Das mittlere Hirngewicht der anderen Rassen ist größtenteils recht erheblich niedriger, das niedrigste bis jetzt näher bekannte ist das der Hindu (1253 und 1133 nach Davis); ebenso sehr niedrig, scheinbar sogar noch niedriger als das der Hindu ist das Gewicht der australischen Eingeborenen (Duckworth u. a.), der Papuas u. a. m. Die natürlich gleichfalls sehr niedrigen Gewichte der innerafrikanischen Zwergvölker sind noch nicht genauer bekannt geworden. Andere fremde Rassen haben aber recht hohe Gewichte, so vor allem die Chinesen (1357 und 1239 nach Davis), die Eskimos (Hrellicka), die afrikanischen Neger zeigen teilweise gleichfalls recht hohe Gewichte. Die Primitiv-Rassen zeigen nach Berechnungen aus den Schädelinhalten wesentlich geringere Gewichte als die jetzt lebenden: (Buschan, cf. bei Schädelkapazität), Dubois berechnete das Hirngewicht des Pithecanthropus zu 850 g.

Die Unterschiede der Rasse hängen wenigstens zum Teil mit Unterschieden zusammen, die die relative Hirngewichtszahl beeinflussen. Dies gilt zum Teil auch von den aus den angegebenen Zahlen einleuchtenden Unterschieden des Geschlechtes. Eine eigenartige Tatsache ist, daß Geschwister oft ähnliche Hirngewichtszahlen aufweisen, namentlich stimmen die von Zwillingen oft recht weitgehend überein (Marchand, H. Vogt). Es steht namentlich das Hirngewicht in einem gewissen Zusammenhang mit Körpergröße und Körpergewicht; das ist ganz natürlich, da zwischen den Organgewichten doch ein gewisser innerer Zusammenhang besteht. Das gilt insofern, als kleinere Menschen ein leichteres, größere ein schwereres Gehirn haben. Ebenso sind von der andern Seite die Idioten fast stets mit verminderten Organgewichten neben der verminderten Hirngewichtszahl, mit verminderter Körpergröße und Körpergewicht ausgestattet. In der Norm ergibt sich ein unzweifelhaftes Ansteigen der Hirngewichtszahl entsprechend der Körpergröße (Handmann). Marchand berechnet:

Männer.

	20—49 Jahre	50—80 Jahre	Über 80 Jahre
Körpergröße 139—160 cm	1335	1314	1324
„ 161—170 cm	1405	1371	1391
„ 171—192 cm	1422	1377	1404
Gesamtmittel	1404	1362	1387

Weiber.

	20—49 Jahre	50—80 Jahre	Über 80 Jahre
Körpergröße 126—150 cm	1257	1203	1232
„ 151—160 cm	1261	1220	1243
„ 161—180 cm	1302	1263	1290
Gesamtmittel	1271	1224	1252

Es ergibt sich sonach ein Mittelgewicht von 7,7—8,8 g pro 1 cm Körpergröße für den Mann, dieselben Zahlen für die Frau sind 7,6—8,0 (Marchand). Indessen ist die relative Hirngewichtszahl aber keineswegs, wie schon die Tabelle zeigt, eine konstante. Es nimmt vielmehr mit zunehmender Körperlänge die relative Zahl für das Gehirn ab. Dazu kommen noch Verschiedenheiten für die Altersstufen. Nach Mies wächst in den ersten drei Lebensjahren die Körpergröße langsamer als das Gewicht, im Alter wird das relative Gewicht zunehmend kleiner wegen der Gewichtsabnahme des Gehirns (cf. hierzu weiter unten).

In ähnlicher Weise bestehen auch Beziehungen zwischen Körpergewicht und Hirngewicht; hier nimmt aber das Hirngewicht bei größerem Körpergewicht noch langsamer zu, als es für die Beziehungen zur Körpergröße gilt. Die richtigste Verhältniszahl ist nach Ziehen die von Junker angegebene; er berechnet für den Mann das Verhältnis des Hirngewichts zum Körpergewicht 1 : 42, für das Weib 1 : 40.

Schließlich ist noch das Hirngewicht in den einzelnen Altersperioden, speziell das Wachstum des Gehirns zu beachten:

Nach Marchand beträgt das mittlere Hirngewicht des Neugeborenen
für das männliche Geschlecht: 371 g (nach Mies),   340 g (nach Pfister)
für das weibliche Geschlecht: 361 g   ,,   330 g   ,,
Man kann also mit einigen Ungenauigkeiten das Gewicht des normalen Neugeborenen zu ungefähr 350—400 g annehmen.

Das Wachstum des menschlichen Gehirns ist in der ersten Zeit des Lebens ein sehr großes, so beträgt nach Pfister das Gewicht nach $^1/_2$ Jahr: 734 und 664, nach 1 Jahr: 822 und 689, nach Marchand, der sehr viel größere Zahlen verwertete, 967 und 893 für beide Geschlechter.

Die Zahlen der Autoren in der ersten Zeit des Lebens sind außerordentlich inkonstant: es kommt dies daher, daß auch innerhalb einer Beobachtungsreihe die Zahlen sehr inkonstant sind (cf. auch Michaelis), weil die in der ersten Lebenszeit sterbenden Kinder ein anatomisch betrachtet sehr ungleichwertiges Material abgeben, es sind frühgeborene, schlecht entwickelte Kinder usw. darunter. Man muß daher mit der Verwertung dieser Zahlen ganz besonders vorsichtig sein. Erst vom 2. Lebensquartal an etwa macht sich ein konstanteres Verhältnis der Zahlen und somit auch ein deutlicheres Ansteigen der Zahlen mit dem Wachstum bemerkbar.

Die Durchschnittsgewichte für die folgenden Altersstufen sind nach Marchand:

	M.	W.
2. Lebensjahr	1011	896
3. ,,	1080	1099
4.—6. ,,	1305	1140
6.—14. ,,	1353	1230
15.—49. ,,	1405	1275

Das relative Gewicht verschiebt sich (s. o.) im Laufe des Wachstums ganz erheblich: Es ist namentlich nach Mies das Verhältnis zwischen Körpergröße und Hirngewicht bei Knaben im Alter von $^1/_4$ Jahr 1 : 5,9, mit 1—2 Jahren 1 : 6,9, mit 7—10 Jahren 1 : 13,8, mit 16—17 Jahren 1 : 31,68, mit 19 Jahren 1 : 35. Dann tritt (nach Peacock) ein Stillstand ein.

Dem entspricht die von Mies, Marchand gefundene Tatsache, daß das menschliche Gehirn etwa mit 20 Jahren den Abschluß seines Wachstums findet.

Die Wägungen einzelner Hirnabschnitte, der rechten und linken Hemisphäre allein, des Kleinhirns usw., die vielfach ausgeführt worden sind, haben

noch weniger exakten Wert als das ganze Hirngewicht. Sie sind höchstens
für sich bei groben Abweichungen in ganz weiten Grenzen ein ungefährer
Anhaltspunkt. Von einzelnen Zahlen sei kurz erwähnt: die linke Hemi-
sphäre soll gewöhnlich etwas schwerer sein als die rechte (Boya, Rübel u. a.).
Eine Hemisphäre (Hirnmantel) wiegt ca. 500 g, das Gewicht der einzelnen
Lappen ist ganz unsicher, weil es keine objektiv sichere Grenzlinie gibt.
Das Kleinhirn wiegt 150 und 135 g (Manouvrier u. a.) bei beiden Ge-
schlechtern (beim Neugeborenen ca. 20); der „Hirnrest" (Vierhügel, Pons,
Med. obl.) wiegt beim Erwachsenen 27—28 g, beim Kind ca. 5—6 g
(Vierordt, Danielbekof, Pfister u. a.). Das Rückenmark wiegt nach
Henle 25—30 g, nach Krause 34—38 g. Beim Neugeborenen beträgt das
Gewicht nach Mies 2—6 g.

Das relative Gewicht des Rückenmarks in bezug zum Körpergewicht ist insofern
von etwas größerer Bedeutung als die gleichen Zahlen für das Gehirn, weil sich aus
biologischen Gründen hier gewisse Beziehungen von vornherein ergeben. Das Rückenmark enthält (mit Ausnahme seines Großhirnanteils, der Py-Bahn) nur solche Teile, die
den rein körperlichen Funktionen dienen, und deren Mächtigkeit daher durch die Ausbildung und Größe des Körpers und seiner Muskulatur bestimmt ist (Edinger). Dem
entspricht z. B. die Tatsache, daß die Hals- und Lendenanschwellung sich nach der
Größe und Ausdehnung der vorderen und hinteren Extremitäten des Körpers richtet;
cf. z. B. die kleine Halsanschwellung und die mächtige Lendenanschwellung des
Straußes usw. (andererseits hat der Mensch eine größere Halsanschwellung als der
Gorilla, obwohl letzterer ja viel größere und stärkere Arme hat [Waldeyer]). Nach
Mies beträgt das relative Gewicht des Rückenmarks in Beziehung zum Körpergewicht
1 : 1848,5, beim Neugeborenen 1 : 851,4. Bei den Tieren ist das Verhältnis entsprechend
dem Gesagten viel niedriger. Ich gebe einige Zahlen von Ziehen hier wieder: Haus-
katze 1 : 385, Macacus res. (Keith) 1 : 301. Interessanter für das Gesagte ist das
Verhältnis zwischen Rückenmarksgewicht und Hirngewicht, denn es ist, was sich mit
den Edingerschen Auffassungen der ne- und palä-encephalen Hirnteile deckt, das
Verhältnis: Rückenmarksgewicht zu Hirngewicht am niedrigsten beim Menschen. Es
beträgt nach Mies 1 : 51 beim Mann und 1 : 49 bei der Frau. Die älteren Zahlen
sind ähnlich. Dieses Zahlenverhältnis ist nur während der Entwickelungszeit kein
konstantes, sondern es scheinen hier (Mies, Ziehen u. a.) ganz eigenartige Zahlen-
verschiebungen stattzufinden. Mies gibt nämlich an, daß das angegebene Verhältnis
betrug: im 3. Foetalmonat 1 : 18, im 5. 1 : 101, bei der Geburt 1 : 117 (Mädchen 1 : 113),
so daß also demnach nach der Geburt das Rückenmark relativ wieder mehr wächst
als das Gehirn. Den bezüglichen Dimensionen des Körperwachstums (Schädel und
übriger Körper) entsprechen diese Zahlen durchaus. Bei Tieren ist das Verhältnis viel
niedriger, bei der Maus (Ziehen) 1 : 3,8, beim Affen (Macac.) 1 : 7,1.

Eine allgemeine kritischere Verwertung der Gewichtszahlen geht von den Edingerschen Einteilungen des Gehirns in Palä- und Ne-encephalon aus. Einen Maßstab für
die psychische Höhe eines Menschen (oder eines Tieres) könnte man demnach vielleicht
gewinnen, wenn es möglich wäre, diese Teile einzeln zu wiegen und sie relativ und
absolut genau zu bestimmen. Die Schwierigkeit ist aber darin gegeben, daß namentlich
auf den höheren Stufen (Mensch) eine innige Durchwachsung dieser Teile stattfindet.
Hier ist vor allem eine Wägung des Hirnmantels (der Rinde) für sich zu erstreben.

Von größerer Bedeutung scheinen neuerdings die Betrachtungen zu werden,
die das Hirnvolumen und das Verhältnis desselben zur Schädelkapazität
als Maßstab nehmen. Hierfür beansprucht zunächst das spezifische Gewicht
des Gehirns Interesse, dieses beträgt für das ganze Gehirn nach Bolk
1,026—1,039 beim Erwachsenen. Beim Neugeborenen ca. 1,02—1,03, in
der letzten Foetalzeit 1,020—1,029. Nach Obersteiner beträgt das spezifische Gewicht:

Für das Großhirn:

Linke Hemisphäre				Rechte Hemisphäre			
Front.	Par.	Occ.	Temp.	Front.	Par.	Occ.	Temp.
1,0308	1,0325	1,0360	1,0330	1,0308	1,0325	1,0362	1,0326

Kleinhirn:

Mark	Rinde	Pons	Med. obl.
1,0412	1,0376	1,0413	1,0371

Die höheren Zahlen einzelner Teile sind durch den größeren Reichtum an Markfasern bedingt. Die Zahlen der einzelnen Autoren (cf. Gompertz, Bischoff, Peacock u. a.) sind einigermaßen übereinstimmend.

Das absolute Hirnvolumen beträgt nach Krause 1172—1285 ccm; die Schädelkapazität beträgt nach Ranke 1525 ccm bei der Stadt-, 1503 ccm bei der Landbevölkerung für die Männer; für die Frauen ergeben sich 1261 und 1335. Es ergeben sich hier natürlich ähnliche Verschiedenheiten und Unterschiede wie für die Zahlen des Hirngewichts. Für die Bestimmung der Schädelkapazität haben auch die am Lebenden zu gewinnenden Maße (Horizontalumfang des Kopfes und Schädelhöhe besonders) einen Wert. Unterschiede für die einzelnen Kategorien der Bevölkerung nach Intelligenzklassen scheinen besonders aus den Untersuchungen von Manouvrier, Broca und Buchon hervorzugehen. Manouvrier fand, daß von den Gelehrten eine Kapazität über 1400 ccm 72,2 Proz. hatten, von der sonstigen Pariser Bevölkerung nur 17 Proz; unter 1300 waren unter der allgemeinen Bevölkerung 54, unter den Gelehrten 8 Proz. Buschan stellte durch Vergleich von Steinzeitschädeln und neolithischen Schädeln mit den Maßen der modernen Menschen fest, daß sich die Maße allmählich zugunsten der höheren verschieben: cf. hierzu das oben beim absoluten Hirngewicht Gesagte.

Sehr wichtig für die Beurteilung dieser Dinge, namentlich hinsichtlich physiologischer und pathologischer Fragen, ist nun die Beziehung der Schädelkapazität zum Hirnvolumen: Das Gehirn quillt (durch Wasserimbibition) sehr leicht in den verschiedensten Krankheitszuständen auf, und man kann daher das für den einzelnen Fall „normale" Hirngewicht nur aus der Berücksichtigung der genannten beiden Faktoren gewinnen (Reichardt, Rieger, Zanke, Apelt u. a.). Als „normal" ist demnach dasjenige Hirngewicht zu betrachten, das (Reichardt) 10—16 Proz. kleiner ist, als die zugehörige Schädelkapazitätszahl (Apelt 10 Proz.). Nach Bolk ergeben sich folgende Relationen, die bei beiden Geschlechtern demnach ziemlich übereinstimmend sind (wie man sieht, weichen die Zahlen von den von Reichardt geforderten erheblich ab):

Beziehung zwischen Hirnvolumen und Schädelkapazität in Proz.

Alter in Jahren	Männer	Frauen
10—20	—	96,4
20—30	93,9	94,5
30—40	93,1	93,8
40—50	93	91,8
50—60	92,2	91,2
60—70	90	87,7
70—80	87,6	87,6

Reichardt und Apelt haben auf die Bedeutung des Verhältnisses dieser beiden Zahlen in Krankheitszuständen hingewiesen. Die Zahlen differieren ganz außerordentlich stark bei absolut ziemlich übereinstimmenden Maßen, und schon daraus geht die Bedeutung dieser Dinge für die Pathologie hervor; die Zahlen von Bolk sind wahrscheinlich zu hoch und betreffen schon krankhafte Zustände: hier können die Differenzen zwischen 2 Proz. (bei Schwellungen durch akute Infektion usw.) und 16 Proz. (atrophische Zustände des Gehirns) schwanken. Die Berücksichtigung dieser Zustände ist also auch für die Beurteilung normaler Zahlen von größter Wichtigkeit.

Die Härtungs- und Konservierungsmethoden verändern natürlich das Gewicht zum Teil erheblich, teils nach aufwärts, teils nach abwärts. Hierüber näheres im Abschnitt Technik.

Von den Längenmaßen des ganzen Gehirns sei hier angegeben: der sagittale Durchmesser beträgt beim Erwachsenen ca. 17—18 cm, 15—16$^1/_2$ cm bei der Frau; der größte frontale Durchmesser wird mit ca. 14, der größte vertikale mit 12—13, alles am frischen, der Leiche entnommenen Objekt angegeben. Die Maße sind natürlich von der Schädelform beeinflußt.

Die Blutgefäße und die Blutversorgung des zentralen Nervensystems werden im Zusammenhang mit den Erkrankungen der Blutgefäße im zweiten (speziellen) Teil dargestellt werden.

Literatur.

Die makroskopische Beschreibung richtet sich im wesentlichen nach den Darstellungen von Edinger, Vorlesung über den Bau der nervösen Zentralorgane, 7. Aufl., Leipzig 1904, Obersteiner, Nervöse Zentralorgane, 4. Aufl., Wien 1901, und Retzius, Das Menschenhirn, Stockholm 1885.

Apelt, Schädelkapazitätsmessungen und vergleichende Hirngewichtsbestimmungen. Deutsche Zeitschr. f. Nervenheilk. **35.** 1908. S. 306.

Barker, The nervous system. Neuyork 1899.

Bartels, Über das Gehirngewicht bei Geisteskranken. Allg. Zeitschr. f. Psych. **44.** 1888. S. 180.

Beau, Negro Brain. Amer. Journ. of Anat. **5.** 1905. S. 353.

von Bischoff, Th., Das Hirngewicht des Menschen. Bonn 1880.

Bolk, Hirnvolumen und Schädelkapazität. Camper. **2.**

Bolk, Cerebellum der Säugetiere. Camper. **3.** Aft. 1 u. **4.** 1. 2.

Bolk, Beiträge zur Affenanatomie. Morph. Jahrb. **31.** 1902. Heft 1.

Bolk, Development of cerebell. in men. Ak. Wet. Amsterdam 1905, June, Aug.

Bradley, Developement and Homology of mammalian cerebellar fissures. Journ. of Anat. and Physiol. **37** u. **38.**

Bramwell, Section of the brain. Brain. **10.** 1887. S. 435.

Brissaud, Anatomie du cerveau de l'homme. Paris 1893.

Burkhardt, Die Mikrotomie des frischen Hirns. Zentralbl. f. d. med. Wiss. 1881. Nr. 29.

Buschan, Über Hirngewicht. Eulenburg, Realenzykl.

Cajal, Histoire du syst. nerv. Paris 1909.

Dejerine-Klumcke, Anatomie des centr. nerv. Paris 1895.

Dräsecke, Vergl. Anatomie der Med. obl. Monatsschr. f. Psych. u. Neurol. 1900. Sep.-Abdr.

Edinger, Vergl. Anatomie des Zentralnervensyst. 5. Aufl. Leipzig 1909. Ferner dessen Studien z. vergl. Anatomie des Nervensyst. in Abh. Senkenb. Naturf.-Ges. Frankfurt a. M. Ferner: Einteilung des Cerebell. An. Anz. 1909.

Edinger und **Wallenberg,** Fornix und Corpus callosum. Arch. f. Psychiatrie. **35.** Heft 1.

Flachmann, Brain of Australian Aborig. etc. Rep. histol. laborat. Sydney 1908.

Flatau-Jacobsohn, Vergl. Anat. des Zentralvervensystems. Berlin 1899.

van Gehuchten, Anat. de syst. nerv. de l'homme. Louvain 1906.

Grünwald, Kleinhirnarme. Leipzig-Wien 1903.

Haeberlin, Topographie der Hirnventrikel. Arch. f. Anat. u. Physiol. 1909. Anat. Abt. S.77.

Handmann, Hirngewicht. Arch. f. Anat. u. Physiol. 1906.
Hansemann, Gehirn v. Helmholtz. Zeitschr. f. Psych. Leipzig 1899.
Hansemann, Gehirn v. Mommsen, Bunsen, Menzel. Stuttgart 1907.
His, Entwicklung des menschlichen Gehirns. Leipzig 1904.
His, Zur allgemeinen Morphologie des Gehirns. Arch. f. Anat. u. Physiol. Anat. Abt. 1892. S. 346.
Hochstetter, Nichtexistenz der sogenannten Bogenfurchen usw. Anat. Anz. 1904.
Hofmann, Die obere Olive der Säugetiere. Leipzig-Wien. Oberst. Arb. **14.** 1908.
Horsley, Brain of Barbage. Phil. Trans. **200.** Ferner: Cerebellum. Boyl. Sect. 1905.
Huschke, Schädel, Hirn und Seele. 1854.
Ilberg, Das Gewicht des Gehirns und seiner Teile von 102 an Dementia paralytica verstorbenen männlichen Sachsen. Allg. Zeitschr. f. Psych. **60.** 1903. S. 330.
Jensen, Untersuchungen über 453 nach Meynerts Methode geteilte und gewogene Gehirne von Geisteskranken Ostpreußens. Arch. f. Psychiatrie. **20.** 1888.
Johnston, Nerv. syst. of vertebrates. Philadelphia 1906.
Karplus, Australiergehirn. Oberst. Arb. **9.** 1902.
Karplus, Familienähnlichkeiten an den Großhirnfurchen des Menschen. Oberst. Arb. 1905.
Karplus, Variabilität und Vererbung am Zentralnervensystem. Leipzig-Wien 1907.
Koblbrügge, Gehirn der Javaner. Ak. Wet. Amsterdam. **12.** 1906.
Kollmann, Lehrbuch der Entwicklungsgeschichte. 1905.
Lugaro, Sulla genesi delle circonvol. cer. Riv. di pathol. nerv. e ment. 1897. März.
Mall, Several anatom. Char. of humain brain. Journ. of Anat. 1909. Februar.
Manouvrier, La quantité dans l'encephale. Paris 1885.
Marburg, Atlas des menschlichen Zentralnervensystems. Leipzig-Wien 1910.
Marchand, Hirngewicht des Menschen. Leipzig 1902.
Meynert, Methode der Gehirnwägungen. Mitt. der Anthrop. Gesellsch.
Meynert, Das Gesamtgewicht und die Teilgewichte des Gehirns in ihren Beziehungen zum Geschlechte, zum Lebensalter und dem Irrsinn, untersucht nach einer neuen Wägungsmethode an den Gehirnen der in der Wiener Irrenanstalt im Jahre 1866 Verstorbenen. Vierteljahresschr. f. Psychiatrie. **1.** 1867. S. 125.
Meynert, Zur Mechanik des Gehirnbaus. Wien 1874.
Mies, Gewicht des Rückenmarks. Zentralbl f. Nervenheilk. 1893. November.
Mies, Über das Hirngewicht des heranwachsenden Menschen. Korrespondenzbl. d. deutschen Gesellsch. f. Anthropol., Ethnol. u. Urgeschichte. 1894. Nr. 10.
Mies, Über das Hirngewicht neugeborener Kinder. Vortrag 61. Vers. Naturf. u. Ärzte. Ber. Neurol. Zentralbl. 1888. S. 551.
Nauwerk, Sektionstechnik. Jena 1899.
Nothnagel, Topische Diagnose der Hirnkrankheiten. Berlin 1879.
Obersteiner, Ein schweres Gehirn. Zentralbl. f. Nervenheilk. **13.** 1890. Heft 1.
Parchappe, Sur le volume de la tête et de l'encephale chez l'homme. 1837.
Pick, Technik der Rückenmarksektion. Zentralbl. f. path. Anat. 1893.
Pitres, Récherches sur les lésions du centre ovale etc. Paris 1877.
Pfister, Gewicht des Gehirns beim Säugling usw. Neurol. Zentralbl. 1903, Nr. 12 und Arch. f. Kinderheilk. 1903 u. 1904.
Reichardt, Über die Hirnmaterie. Monatsschr. f. Psych. u. Neurol. **24.** Heft 4.
Rübel, Gewicht der rechten und linken Gehirnhemisphäre. Diss. Würzburg 1908.
Rynberk, Beitr. zur Anatomie und Physiologie des Kleinhirns der Säuger. Fol. neurol. **1.** 1908. Nr. 3.
Schnopfhagen, Entstehung der Windungen des Großhirns. Leipzig-Wien 1881.
Schuster, Chinese brains. Journ. of Anat. and Physiol. 42 u. **43.** 1909.
Seitz, Bedeutung der Hirnfurchung. Jahrb. f. Psychiatrie. 1887.
Siemerling, Die zweckmäßigste Art der Hirnsektion. Arch. f. Psychiatrie. **25.** 1895. S. 530.
Siemerling, Zweckmäßigste Art der Hirnsektion. Münchner med. Wochenschr. 1893.
Siemerling und Edinger, Hirnsektion. Ref. Arch. f. Psychiatrie. 1893.
Siemerling und Edinger, Gehirnsektion. Münchner med. Wochenschr. 1893. S. 460.
Sklarek, Körperlänge und Körpergewicht bei idiotischen Kindern. Zeitschr. f. Psychiatrie. **58.** 1901. S. 1102.

Smith, Elliot, Morph. of limbic lobe, corp. call., sept. pell. and fornix. Journ. of Anat. and Physiol. **30** u. **32.** Ferner Proc. Lin. Soc. 1894.

Smith, Elliot, Origin. of corp. callosum. Transact. of Linnean Soc. of London. 1897.

Smith, Elliot, Morph. of the hum. cerebell. Rev. of Neurol. and Physiol. 1903. Oktober.

Smith, Elliot, So called Affenspalte in Humain Brain. Anat. Anz. 1903. Nr. 2.

Soury, Système nerveux central. Paris 1899.

Spitzka, Brain of educated men. Med. Rec. 1901 and Brain of Powell. Amer. Anthrop. 1903. Nr. 4.

Spitzka, Brainweights of men notable etc. Phil. Med. Journ. 1903. May.

Spitzka, Encephal. Anat. of races. Amer. Journ. of Anat. **2.** 1903. S. 25.

Spitzka, Brains of Andaman etc. Journ. of Anat. etc. 1908. April.

Staderini, Quarto ventr. Publ. Iss. R. St. sup. Firenze 1896.

Stieda, Gehirn eines Sprachkundigen. Zeitschr. f. Morph. 1907.

Strasser, Probleme entwicklungsgeschichtlicher Forschung usw. Ergebn. d. Anat. u. Entwicklungsgesch. **2.** 1892.

Tamburini, L'encefalo di Giacomini. Riv. sp. di fren. 1901.

Tigges, Das Gewicht des Gehirns und seiner Teile bei Geisteskranken. Allg. Zeitschr. f. Psychiatrie. **45.** 1888. S. 97.

Tuczek und **Cramer,** Ein Hydrocephalus ungewöhnlichen Umfangs. Arch. f. Psychiatrie. **20.** S. 354.

Turner, The convolutions of the hum. cerebr. etc. Edinburgh 1862.

Vogt, O., Makrotom. Journ. f. Psych. u. Anat. **7.**

Wagner, Rudolph, Vorstudien zu einer künftigen wissenschaftlichen Morphologie und Physiologie des menschlichen Gehirns als Seelenorgan, mit besonderer Rücksicht auf die Hirnbildung intelligenter Männer. Abh. Gesellsch. der Wiss. Göttingen. **9.** 1860. S. 59.

Wagner, Rudolph, Über die typischen Verschiedenheiten der Windungen der Hemisphären und über die Lehre vom Hirngewicht mit besonderer Rücksicht auf die Hirnbildung intelligenter Männer. Göttingen 1860.

Waldeyer, Hirnfurchen und Hirnwindungen.

Waldeyer, Gehirne südwestafrikanischer Völker. Ak. Wiss. Berlin 1906. Januar.

van Walsem, Über das Hirngewicht des schwersten bis jetzt beschriebenen Gehirns. Neurol. Zentralbl. 1899. S. 578.

van Walsem, Systematische Methodik der Untersuchung des Zentralnervensystems. Ak. Wet. Amsterdam. **7.** 1899. Heft 1.

Warncke, Gehirn- und Körpergewichtsbestimmungen. Journ. f. Psych. u. Neurol. **13.** 1908.

Weigert, Technik. Zentralbl. f. allg. Path. u. path. Anat. 1893. S. 590.

Weigner, Hirngewicht. Anat. Hefte. 1903.

Weinberg, Gehirnwindungen der Esten. Bibl. méd. 1896.

Weißbach, Gehirngewicht, Kapazität und Umfang des Schädels. Wiener med. Jahrb. 1869.

Wiedersheim, Kenntn. des menschlichen Ammonshorns. Anat. Anz. 1904. Nr. 5 u. 6.

Zanke, Über Messung des Schädelinnenraums. Neurol. Zentralbl. 1897. S. 488.

Ziehen, Nervensystem in Bardeleben. Handb. d. Anat. **6** u. **10.** Jena.

Feinere Anatomie des Rückenmarks.

Von

H. Vogt - Frankfurt a. Main.

I. Allgemeines Querschnittsbild.

Legt man Querschnitte durch das Rückenmark, so kann man einen
auf allen Höhen im wesentlichen übereinstimmenden Plan der Anordnung
der grauen und weißen Substanz erkennen. Die letztere bildet überall die
Peripherie.

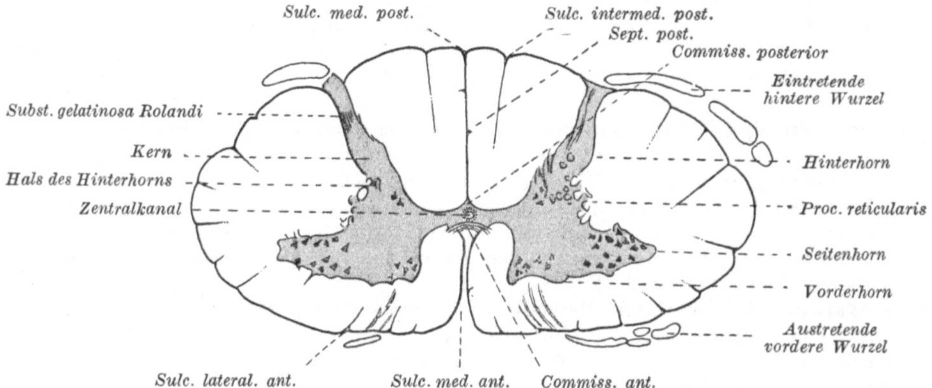

Abb. 30. Querschnitt des Rückenmarks (Halsmark).

Zunächst zeigt der Querschnitt (Abb. 30) an der Peripherie eine Reihe
von Gestaltungen, welche den auch äußerlich makroskopisch sichtbaren Einkerbungen usw. entsprechen; in der Medianlinie der Vorderseite erkennen
wir den Sulcus medialis anterior; die Tiefe dieses Sulcus beträgt 2—3 mm,
die tiefste Stelle ist nicht selten etwas erweitert; wie man schon makroskopisch erkennen kann, senkt sich ein Piablatt, das meist starke Gefäße
enthält, in den vorderen Sulcus ein. In der Mitte der Rückseite ist eine
spitzwinklige, aber ganz seichte Incisur, die Incisura posterior; sie setzt
sich nach vorn in ein deutliches, mit dem bloßen Auge zu erkennendes
Septum fort. In der Incisur ist das Piablatt fest eingewachsen. Das Septum
verläuft oft nicht rein sagittal, sondern schräg. Rechts und links von der
mittleren hinteren Incisur verlaufen zwei ebensolche, aber flachere Einschnitte,
die sich gleichfalls nach vorn zu in Septen fortsetzen; doch sind auch letztere
nicht so tief wie das mediane hintere Septum (Sulcus intermedius posterior).
Der Querschnitt läßt erkennen, daß an der hinteren seitlichen Längsfurche die

hinteren Wurzeln eintreten; auch wo keine hinteren Wurzeln eintreten, erkennt man auf dem Querschnitt die hintere seitliche Längsfurche, entsprechend der Spitze des grauen Hinterhorns. Eine Kerbe, welche dem Austritt der Vorderwurzeln entspräche, ist auf den meisten Querschnittfiguren nicht zu sehen. Die übrige Peripherie des Rückenmarks entspricht nicht einer glatt durchlaufenden ovalen Linie, sondern es finden sich überall kurze Einkerbungen; hier treten überall Gefäße und Piateile mit der Oberfläche des Rückenmarkes in innigere Verbindung.

Unter besonderen Verhältnissen können am Rückenmark noch weitere Veränderungen der äußeren Gestalt hervortreten. So hat O b e r s t e i n e r als Sulcus accessorius lateralis dorsalis eine Furche beschrieben, welche sich an der Peripherie des Seitenstranges, nahe der Eintrittsstelle der hinteren Wurzeln vorfand. Es handelte sich in dem Falle um ein starkes Überwiegen des Py-Vorderstranges der anderen Seite; es verlief also die Mehrzahl der Py-Fasern im gleichseitigen Vorderstrang, wodurch natürlich die Py-Seitenstrangbahn der anderen Seite reduziert war; durch diesen Ausfall im Areal des rechten Seitenstranges war dann die genannte Oberflächenbildung zustande

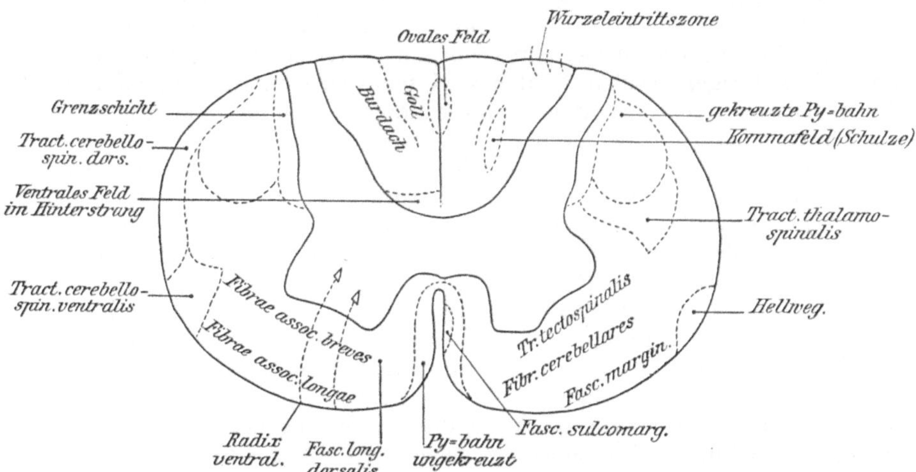

Abb. 31. Schema der Rückenmarksbahnen im Querschnitt. Verhältnisse im Halsmark zum Teil nach E d i n g e r.

gekommen. Dieselbe Furche hatte auch F l e c h s i g schon beschrieben. Auch im Bereich des H e l l w e g schen Bündels kann ein ähnlicher Vorgang (der Unterentwicklung) statthaben, die dadurch entstandene Furche liegt, gemäß der Lage der H e l l w e g schen Bahn, an der äußeren Grenze von Vorder- und Seitenstrang und wird als Sulcus accessorius lateralis ventralis bezeichnet (cf. S t r ä u ß l e r). Das kindliche Rückenmark läßt in sehr früher Lebenszeit, etwa bis zur sechsten Woche, eine Reihe von Furchen erkennen, die später verschwinden. So hat Z a p p e r t Einkerbungen in der Gegend des H e l l w e g schen Bündels, zwischen G o l l schem und B u r d a c h schem Strang, und an der Seite der hinteren Wurzel gefunden. Ob es sich dabei um konstante Verhältnisse handelt, läßt sich nicht sagen. Dagegen scheint eine Furche für diese Altersstufe charakteristisch zu sein; sie sitzt an der Außenseite (dorsal) am Seitenstrang und erreicht meist eine Tiefe von $^1/_4$—$^1/_2$ mm; die Kleinhirn-Seitenstragbahn zeigt an ihrer hinteren Grenze eine dieser Furche entsprechende Einsenkung. Die Furche hat keine Beziehungen zu dem Verhalten und der Stärke oder zu bilateralen Symmetrien und Assymmetrien der Py-Seitenstrangbahn.

Die graue Substanz ist in allen Höhen in der Form eines H angeordnet, wobei freilich die Dicke der einzelnen Schenkel sich sehr verschieden verhält. Die Schenkel des H teilen die weiße Substanz in eine Reihe von

Feldern. Vergegenwärtigt man sich kurz, daß von dem Querschenkel des H je nach hinten und vorn, rechts und links zwei Säulen grauer Substanz, die grauen Vorder- und Hinterhörner (Abb. 31), ausgehen, so ergibt sich, daß ein Teil der weißen Substanz zwischen den Hinterhörnern eingeschlossen liegt: die Hinterstränge. Ein Abschnitt liegt ebenso zwischen den Vorderhörnern; die Vorderstränge und der Rest liegt seitlich und nach vorn von den Hinterhörnern und seitlich von den Vorderhörnern: die Vorderseitenstränge. Die Hinterstränge und Vorderstränge jeder Seite werden nach der Mitte zu von der vorderen Incisur, bzw. dem hinteren Septum begrenzt. Die Abgrenzung zwischen Hintersträngen und Seitensträngen ist durch das bis an die hintere Peripherie heranreichende Hinterhorn scharf gegeben, die zwischen Vordersträngen und Seitensträngen ist nicht präformiert; die Grenze entspricht dem Verlauf der austretenden vorderen Wurzeln. Die einzelnen Stränge zerfallen nun (s. u.) in verschiedene Felder von gesetzmäßigem Verlauf. Die Gestaltung der Felder ist aber nur im Hinterstrang auch durch den Aufbau gegeben; es liegt nämlich medial vom Sulcus intermedius posterior zwischen diesem und dem Septum posterius, der Gollsche Strang, lateral von diesem, bis an das Hinterhorn heranreichend, der Burdachsche Strang. Die übrigen weißen Felder sind nicht voneinander in präformierter Weise abgegrenzt, man kann nur mikroskopisch während der Entwicklung und nach Degeneration die Grenzen erkennen.

In der weißen Substanz ziehen die Markfaserstränge teils absteigend, teils aufsteigend. Die Fasern haben natürlich einen sehr verschiedenen Verlauf, sie verbinden sehr verschiedene Teile des Nervensystems untereinander. Im allgemeinen liegen solche von gleichartigem Verlauf in mehr oder weniger geschlossenen Bündeln beisammen.

Die Seitenstränge enthalten folgende Felder: Am äußeren Rande liegt, von der Spitze des Hinterhornes bis ziemlich weit nach vorn und außen reichend, eine aufsteigende Bahn, die Kleinhirn-Seitenstrangbahn, nach innen von ihr, bis an die graue Substanz heranreichend, eine große vom Gehirn absteigende Bahn: die gekreuzte Py-Bahn, deren zugehöriger Teil, die ungekreuzte Py-Bahn, im Vorderstrang gelegen ist. Absteigende Bahnen sind noch die vor der Py-Bahn gelegene rubrospinale Bahn, ferner ein in den oberen Gegenden durch seine hellere Färbung schon makroskopisch zuweilen sichtbares Bündel an der vorderen äußeren Grenze des Seitenstranges, das Hellwegsche Bündel. Somit bleibt noch ein großes Feld zwischen Vorder- und Seitenstrang übrig, der sogenannte Vorderseitenstrangrest, der Fasern verschiedener Art enthält. Wir werden uns später damit beschäftigen. Die Hinterstränge sind von aufsteigenden Bahnen eingenommen, es finden sich auch kleinere absteigende Felder darunter. Man unterscheidet medial den Gollschen, lateral den Burdachschen Strang. Die Größe und die Topographie der Bahnen bleiben nicht in allen Höhen dieselben.

Das Grau ist in Form eines H, wie gesagt, angeordnet. In der Mitte des queren grauen Verbindungsstückes und des Rückenmark-Querschnittes überhaupt liegt die Öffnung eines feinen Kanales, des Canalis centralis. Er ist bei dem erwachsenen Menschen sehr klein, bei Tieren und beim Neugeborenen größer, wir haben in ihm das Residuum des Lumens des Neuralrohrs vor uns; der Zentralkanal ist von einer opak erscheinenden grauen Masse umgeben (Subst. gelatinosa centralis). Der Querschenkel des Kreuzes ist in den meisten Höhen sehr schmal, vor und hinter dem Zentralkanal mit seiner nächsten Umgebung liegt eine schmale, die rechte und linke

Seite der H-Figur verbindende Brücke grauer Substanz, die nach vorn und
hinten von einer noch schmäleren Markbrücke (vordere und hintere Commissur) abgegrenzt wird. Die graue Substanz zeigt folgende Formen-
verhältnisse: Abgesehen von Modifikationen, welche die Gestaltung dieser Teile
in den einzelnen Höhen des Rückenmarkes erfährt, kann man allgemein sagen:
das Vorderhorn ist breit, stumpf und erreicht nirgends die Oberfläche, das
Hinterhorn ist mehr spindelig, vielfach schlank und reicht mit seiner meist
etwas lateral gerichteten Spitze bis in die Peripherie des Rückenmarkes
heran. Das Vorderhorn läßt zuweilen einen seitlichen Ansatz erkennen.
Davon verschieden ist ein größerer breiter Fortsatz der grauen Substanz,
der namentlich im Hals- und Brustmark deutlich wird, der außen hinten
an das Hinterhorn angrenzt und als Seitenhorn einen eigenen Processus
bildet. Die Oberfläche des Vorderhorns ist gegen die weiße Substanz überall
ziemlich scharf abgegrenzt; diese Abgrenzung bildet sich erst im Laufe der
Entwicklung aus.

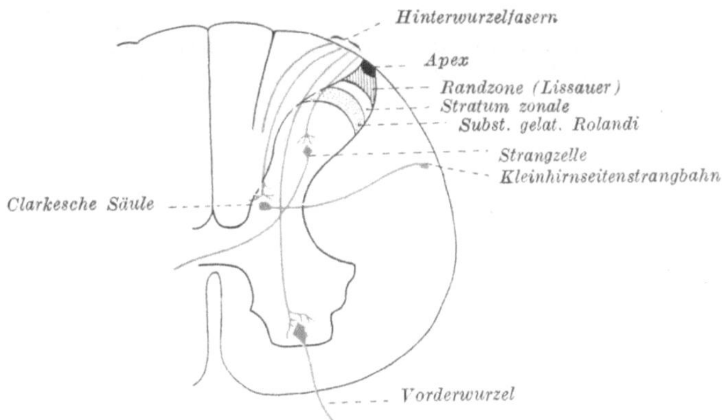

Abb. 32. Schema des Verlaufs der wichtigsten Anteile der Hinterwurzelfasern.

Am Hinterhorn kann man schon von vornherein mehrere regelmäßige,
überall nachzuweisende Zonen erkennen; einmal ist die Ursprungszone des
Hinterhorns aus dem Gesamtkörper der grauen Substanz meist etwas ein-
geschnürt; man bezeichnet diese Partie als Hals des Hinterhorns. An der
Stelle des Halses zeigt sich besonders in der Höhe des Dorsalmarkes eine
medialwärts gerichtete Vortreibung, welche der Lage der Zellen der Clarkeschen Säule (cf. später) entspricht. An den Hals schließt sich peripheriewärts der Kern (Waldeyer) oder Kopf des Hinterhorns an; dieser wird
nach außen von einer Kappe gelatinöser Substanz, die schon frisch durch
ihr mehr opakes Aussehen sich abhebt, überzogen: Substantia gelatinosa
Rolandi (cf. hierzu Abb. 32).
Nächst dieser Gestaltung zeigt auch das Hinterhorn weiterhin gewisse
Aufbaubesonderheiten, die sich schon bei schwächerer Vergrößerung erkennen
lassen. Zunächst erscheint im Hinterhorn die innere Schicht, Hals und
Kern umfassend, welche an den Grundteil der grauen Substanz anschließt,
ebenso wie das Vorderhorn; die peripheren Teile lassen dagegen eine besondere
Schichtung erkennen. An die auf den Kern nach außen folgende Rolando-
sche Substanz folgt eine Partie, welche sich durch ihren Reichtum an marklosen Fasern auszeichnet, die Zonalschicht, und auf diese nach außen folgt

eine Zone, welche markhaltige Nervenfasern in Menge enthält, die Lissauersche Randzone. In manchen Teilen reicht die Lissauersche Zone bis zur Peripherie, in anderen Partien ist sie von der Peripherie durch eine, hauptsächlich aus gliösen Teilen bestehende Brücke (Subpia, Peridym) abgegrenzt. Diese Partie wird auch als Apex des Hinterhorns bezeichnet.

Der vordere und hintere Rand des Zentralteiles bildet je eine scharfe, durch das Septum posterius und die vordere Incisur unterbrochene Bogenlinie. Die äußere Begrenzung der grauen Substanz, da, wo die lateralen Seiten des Vorder- und Hinterhornes aufeinanderstoßen, ist der am wenigsten scharf begrenzte Teil der grauen Substanz. Diese ist hier vielmehr stark zerklüftet und gezahnt, vielfach einem Maschenwerk, das man eventuell mit bloßem Auge erkennen kann, gleichend; hier trennen längs und schräg verlaufende Markzüge einzelne Teile der grauen Substanz ab; man nennt diese Partie den Processus reticularis. Nach einwärts von diesem liegt im Halsmark ein dichtes, ziemlich fest zusammengeschlossenes Bündel, das Beziehungen zur Atembewegung hat.

Auf vielen Schnitten gewahrt man, daß die graue Substanz in direkter Verbindung steht mit den ein- und austretenden Nervenfasern. Die letzteren, vom Vorderhorn ausgehend, verlassen mit auswärts konkavem Bogen, von der vorderen Fläche des Vorderhorns entspringend, dieses selbst und wenden sich der Peripherie zu, welche sie an der Grenze von Vorder- und Seitenstrang nach auswärts überschreiten. Die eintretenden Wurzelfasern treten in der Spitze des Hinterhorns in den Querschnitt des Rückenmarkes ein, wo sie meist an der medialen Seite des Hinterhorns noch eine Strecke in größeren Bündeln entlanglaufen.

Aufbauprinzipien.

Bei der Betrachtung des Rückenmarkaufbaues müssen wir uns vergegenwärtigen, daß wir im Rückenmark (Edinger) zwei prinzipiell verschiedene Teile zu unterscheiden haben: 1. die Verbindungtteile von und zu höheren Hirnzentren und 2. die autochthonen Anteile des Rückenmarkes, den sogenannten Eigenapparat. Der letztere nimmt die aus der Peripherie und den Nerven zuleitenden sensiblen Bahnen auf und gibt die motorischen Nerven ab. Der Eigenapparat wird im wesentlichen gebildet durch die grauen Rückenmarksanteile und die Fasern, die diese untereinander verbinden, und er ist um so mächtiger, je größer die zu versorgende Muskulatur ist. Die Größe des Rückenmarks bei den einzelnen Tieren steht in direktem Verhältnis zu ihrer Körpergröße (was für das Gehirn natürlich nicht zutrifft), ferner zeigt der Rückenmarkseigenapparat Vergrößerungen da, wo die Gebiete für größere Muskelpartien liegen, also z. B. im Halsund Lendenmark in den Anschwellungen.

Veränderung der Querschnittsfigur in den einzelnen Höhen des Rückenmarkes.

Trotzdem, wie aus Obigem hervorgeht, die Topographie der grauen und weißen Teile im Querschnitt des Rückenmarkes in allen Teilen eine übereinstimmende ist, zeigt doch die nähere Betrachtung nicht unerhebliche Unterschiede.

Wir betrachten die Konfiguratian des Rückenmarkes von unten nach oben, weil wir dann vom einfacheren Bau zum komplizierteren fortschreiten. Der Querschnitt ist unten ein kreisrunder, wird etwas verzogen im oberen Lendenmark, im Dorsalmark wieder kreisförmig, im Halsmark queroval.

Die graue Substanz ist im Sakralmark von plumper Gestalt, bereits an der Grenze des Sakralmarkes wird die in eine Spitze ausgezogene Gestalt des Hinterhorns und die breite abgestumpfte Gestalt des Vorderhorns erkennbar. Bald erscheint auch der Processus reticularis; er bleibt in wechselnder Stärke über den ganzen Verlauf des Rückenmarkes erhalten. Eine für die Gesamtfiguration wichtige Eigentümlichkeit der grauen

Substanz besteht im unteren Teile in der außerordentlichen Breite des Zentralteils. Diese Breite nimmt aber rasch ab, und schon im oberen Sakralmark ist der mittlere Teil der grauen Substanz eine schmale Brücke geworden.

Namentlich auf der Höhe der Lendenanschwellung, wo die graue Substanz besonders mächtig ist, zeigt sich die für die unteren Rückenmarkteile charakteristische Tatsache, daß auf dem Querschnitt ein weit überwiegender Teil des ganzen Areals von der grauen Substanz gebildet wird, um welche die weiße nur einen schmalen Mantel bildet.

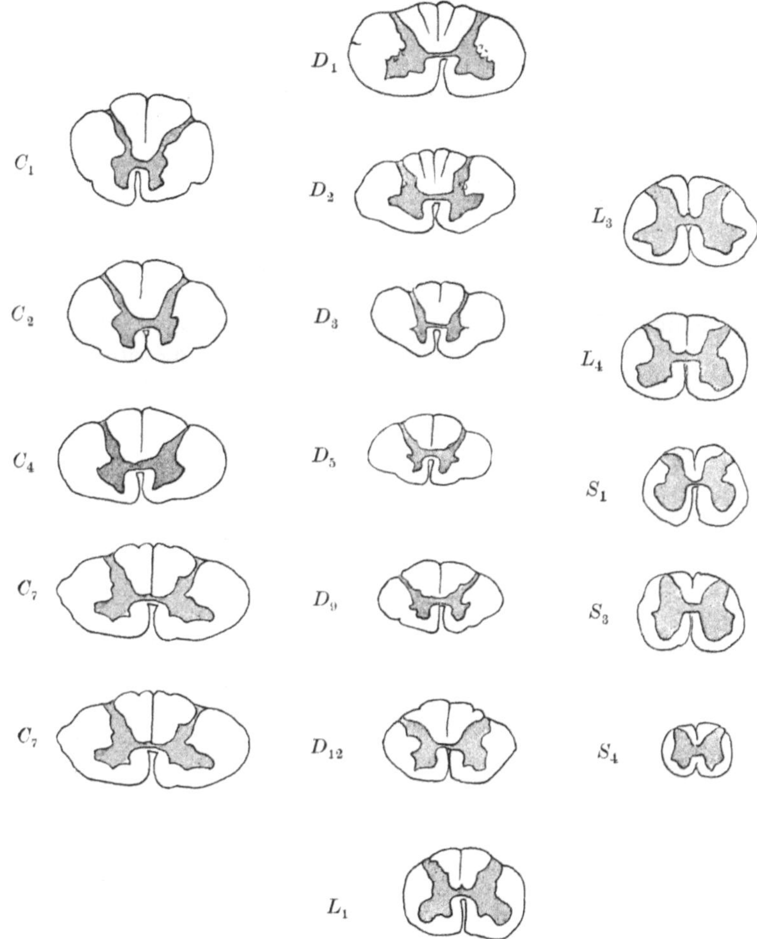

Abb. 33. Veränderung des Querschnitts des Rückenmarks in den einzelnen Höhen.
Vergrößerung = 2.

Gegen das untere Brustmark und obere Lendenmark hin tritt nun sehr rasch eine ganz gewaltige Veränderung der Form der grauen Substanz auf, welche sich schon vom zweiten Lendensegment nach aufwärts vorbereitet. Die graue Substanz schwillt mächtig ab, die weiße Substanz wird mächtiger, besonders fällt die zunehmende Stärke der Hinterstränge — weil allmählich die von den Extremitäten kommenden zentripetalen Fasern eingetreten sind — und der Seitenstränge, besonders im Py-Areal — weil die für die unteren Extremitäten mittelbar bestimmten Py-Fasern noch nicht erschöpft sind — auf. Andererseits fallen in der grauen Substanz selbst die Zentren des Lendenmarkes für die motorischen Nerven der unteren Extremitäten weg, das obere Lenden- und Dorsalmark enthält ja nur solche für die viel weniger starke

Rumpfmuskulatur; dadurch wird die Masse der grauen Substanz an sich geringer. Der ganze Querschnitt verkleinert sich nach der Lendenanschwellung erheblich. An das Vorderhorn schließt sich, was besonders von den mittleren Teilen des Brustmarkes an deutlich ist, ein nach hinten und lateral gerichteter Zipfel, das Seitenhorn, an, hinter welchem wieder der Processus reticularis liegt. Das Hinterhorn ist sehr schmal und lang ausgezogen, seine Spitze steht sagittal. Das Hinterhorn läßt schon vom ersten Lendenwirbel an nach aufwärts einen deutlichen Hals erkennen; die Vortreibung durch die Clarkesche Säule ist in der Gegend des neunten bis elften Dorsalsegmentes am besten ausgeprägt. Vom zweiten Dorsalsegment aufwärts tritt das Seitenhorn noch stärker hervor und es erfolgt nun im Bereich des ersten Dorsalsegments die durch den Bereich des Cervicalsegments bedingte Veränderung: das Rückenmark schwillt wieder mächtig an, es wird zugleich mehr lang in der frontalen, flach in der sagittalen Achse. Die graue Substanz wird mächtig und stark, scharf gezeichnet und mit deutlich ausgezackten Rändern. Das Vorderhorn ladet mächtig aus. Nach oben, gegen die oberen Cervicalsegmente nähert sich der Querschnitt wieder mehr einem rundlichen und die graue Substanz schwillt wieder ab, der Querschnitt bleibt aber durch das Vorhandensein der frontalwärts gerichteten und von da kommenden Verbindungsbahnen ein größerer.

Wurzeln des Rückenmarks.

Das Rückenmark ist die Ursprungs- und Aufnahmestelle der peripheren Nerven. Der periphere Nerv ist bekanntlich gemischt motorisch-sensibel. Verfolgt man den Stamm eines Spinalnerven zentripetal, so teilt er sich

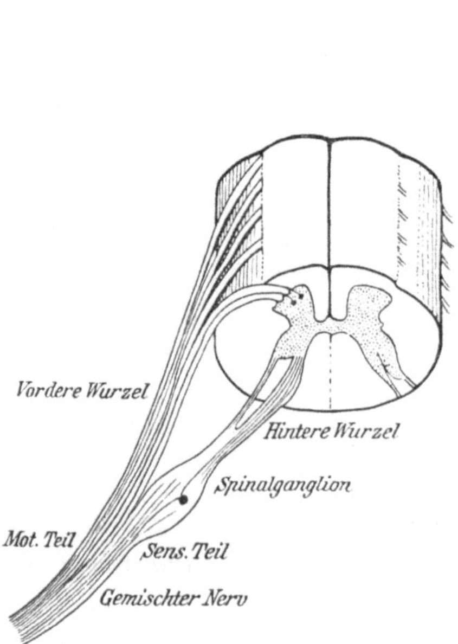

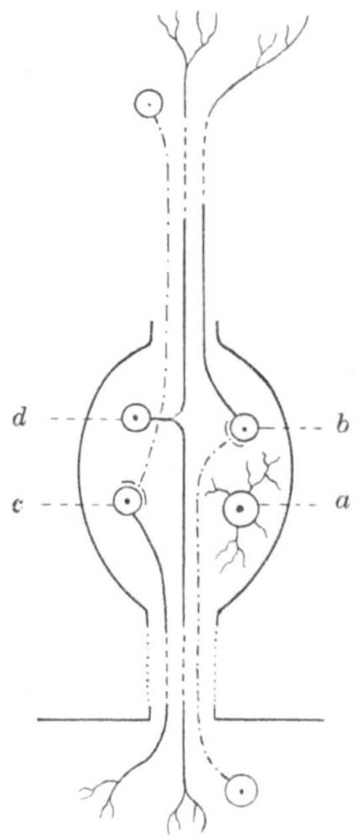

Abb. 34. Rückenmark, vordere und hintere Wurzel. Spinalganglion und peripherer Nerv (nach Edinger).

Abb. 35. Schema des Verhaltens der Elemente eines menschlichen Spinalganglions (nach Kleist).

bald nach seinem Eintritt in das Foramen intervertebrale in zwei Äste, einen vorderen, die motorische Vorderwurzel, und einen hinteren, die (im wesentlichen) sensible Hinterwurzel. In die letztere ist auf dem Wege zwischen

Bifurkationsstelle des Nervenstammes und Eintritt in das Rückenmark eine keulenförmige Anschwellung, das Spinalganglion, eingeschaltet (Abb. 34).

Die Vorderwurzeln enthalten die austretenden motorischen Nervenfasern, sie stammen aus den großen Vorderhornzellen. Die Achsenzylinder verlassen in sanft absteigendem Verlaufe an der Grenze von Vorder- und Seitenstrang die Rückenmarksubstanz. Da das Vorderhorn nicht an die Peripherie heranreicht, so verläuft die Vorderwurzel erst eine Strecke durch die weiße Substanz.

Die hinteren Wurzeln enthalten im wesentlichen die zentripetalen sensiblen Fasern. In ihrem extraspinalen Teil enden ihre Fasern größtenteils im Spinalganglion.

Die Spinalganglien enthalten also in den Spinalganglienzellen die primären Endstätten des sensiblen Nerven. Es treten nach Messungen in das Spinalganglion von der Peripherie etwa ebensoviel Fasern ein, wie aus dem Ganglion an der inneren Seite in der Richtung nach dem Rückenmark austreten. Die Fasern sind sich aber nicht alle gleichwertig.

Nach neueren Untersuchungen (besonders Kleist) kann man (Abb. 35) in den Beziehungen der aus- und eintretenden Fasern zu den Zellen im Ganglion folgende Beziehungen feststellen: 1. Ein Teil der Fasern, die peripheren Neurone der sensiblen Leitungsbahn, stammt direkt aus den Zellen (es sind dies weitaus die Mehrzahl im Ganglion). Die Fortsätze dieser Zellen teilen sich bald dichotomisch und setzen sich peripherie- und zentralwärts fort; dies sind also Fasern, welche sowohl im peripheren wie im zentralen Stamm des Ganglions auftreten. 2. Im dorsalen Zellenlager des Ganglions entspringen direkt aus den dort liegenden Zellen Fasern, die direkt nach dem Rückenmark ziehen; die Fasern treten also nur im zentralen Stamm zutage. (Die Zellen werden von peripher eintretenden Sympathicusfasern umsponnen); 3. treten wahrscheinlich aus Zellen (Dogiel), die in der Achse und dem ventralen Randzellenlager des Ganglions liegen, Fasern aus, welche nur nach der Peripherie ziehen. Babes, Kremnitzer u. a. haben Fasern beschrieben, die aus dem Rückenmark zu diesen Zellen heranziehen; 4. liegen im Spinalganglion Zellen vom Charakter der (v. Monakow) sogenannten „Schaltzellen", also Elemente mit nur kurzem Axon, das sich um andere Zellen des Ganglions aufsplittert. (Die dritte Zellkategorie muß noch als hypothetisch gelten, die vierte ist mehr durch begründete Überlegungen postuliert als tatsächlich nachgewiesen; sie ist aber sehr wahrscheinlich.)

Was die histologischen Verhältnisse der Zellen in den Spinalganglien anlangt, so sind die Spinalganglienzellen rundliche Elemente, unter denen man verschiedene Typen unterscheiden kann (Cajal, Bielschowsky u. a.) Eine Reihe ist groß, auffallend hell, mit peripherem lichtem Saume. Die Nißlkörper sind hier vor allem zentral um den Kern gelagert. Ein zweiter Typ ist kleiner, sehr dunkel und ohne den hellen Randstreifen. Beide Formen sind reich an Fibrillen. Die beiden Formen lassen an der einen Seite einen Achsenzylinder entspringen, der sich nach Ursprung aus der Zelle aufknäuelt und dann eine T-förmig verlaufende Faser bildet. Die Zellen sind einzeln je von einer bindegewebigen Kapsel umgeben: der Knäuel des Axons liegt in dieser Kapsel; hier kann man auch am Achsenzylinder eine deutliche fibrilläre Streifung erkennen. In diesem Teile seines Verlaufes entspringen nicht selten feine Kollateralen aus dem Achsenzylinder, welche dann als marklose Fasern das Ganglion durchziehen. Die bindegewebige

Kapsel setzt sich direkt in die Schwannsche Scheide des Axons fort; auch die Markumhüllung tritt erst im Augenblick des Verlassens der Kapsel auf. Andere Formen sind in weit geringerer Zahl vertreten: einmal Zellen mit „gefensterter Randzone", d. h. das Protoplasma und die Fibrillen bilden hier am Rande henkelförmige Ansätze; diese Zellen zeigen allerlei Abarten. Eine weitere seltene Art sind Zellen mit feinen fadenförmigen Fortsätzen, die nach kurzem oder langem Verlauf in Anschwellungen enden (Cajal, Huber, Bielschowsky u. a.). Der Kern der Spinalganglienzelle ist auffallend groß, blaß, und er soll nach Lenhossek kein Basichromatin (im Gegensatz zu allen anderen Körperzellen) enthalten. Die Zellen zeigen einen ausgesprochenen fibrillären Bau; ganz besonders geartete Gebilde in denselben (Saftkanälchen zum Zwecke der Ernährung usw.) sind von Holmgren, Sjövall, Studnicka, Adamkiewicz u. a. beschrieben worden. Das Golginetz der Zellen haben Smirnoff u. a. studiert. Viele von den Zellen zeigen sich umgeben von einem dichten Fasergeflecht; nach Dogiel wurde es als das Endstück sympathischer Fasern aufgefaßt; so hat es auch Cajal gedeutet. Nach Nageotte und Bielschowsky soll es sich dabei um kollaterale markhaltige Fasern, welche aus benachbarten Neuronen stammen, handeln. Bemerkenswerte Unterschiede hat Bielschowsky hinsichtlich der verschiedenen Altersstufen an den Ganglien nachgewiesen; Fensterzellen und marklose Fasern werden mit den Jahren zahlreicher. Es spielen hier die eigentümlichen, unter pathologischen Verhältnissen ganz besonders stark in den Vordergrund tretenden Regenerationsverhältnisse der Elemente des Ganglions eine Rolle.

Die Hinterwurzeln (nach Eintreten in das Rückenmark).

Jede Wurzel tritt in den lateralsten Teil des Hinterstranges ein; dieser Teil wird deshalb auch Wurzeleintrittszone (Zone cornu-radiculaire) genannt. Die Fasern dringen hier in ziemlich horizontalem Verlauf ein, biegen aber bald, sich dabei etwas voneinander entfernend, in die vertikale Richtung um. Der Verlauf der einzelnen Fasern ist besonders von Schaffer studiert worden (isolierte Degeneration von L_5-Wurzel beim Menschen). Ein Teil der Hinterwurzelfasern tritt in die Hinterstränge ein, wo er sich in einen auf- und absteigenden Ast teilt. Die Fasern sind dabei außerordentlich verschieden an Länge (cf. Lapinski). Ein anderer Teil endet in Zellen der grauen Substanz, und zwar in ganz verschiedenen Kernen derselben. Wir haben also, vom Verlauf ganz abgesehen, Teilungen der Wurzelfasern in horizontaler und vertikaler Richtung vor uns. Nicht alle Endstätten einer Faser im Bereich der grauen Substanz liegen in derselben Höhe (in der Ebene eines Querschnitts).

Zunächst das Verhalten in der Höhe der Wurzeleintrittszone (Schaffer) (Abb. 36): Hier sieht man aus jeder Hinterwurzel Fasern hervorgehen: 1. Fasern zur Zona spongiosa (zwischen Substantia gelatinosa und Randzone), 2. Fasern zur Rolandoschen Substanz, 3. Fasern zu den Vorderhörnern. Der Verlauf dieser Kategorien ist zum Teil ein recht komplizierter. Zunächst treten einige Stammfasern der Hinterwurzeln durch den medialen Teil der Substantia spongiosa ein (v. Lenhossek); dies sind teils direkte Stammfasern zur grauen Substanz, teils teilen sie sich bald in Äste auf. Die feinen Fasern zur spongiösen Substanz, welche meist die Rolandoche Substanz umziehen, sind Kollateralen. Auch die Bogenfasern

.zum Vorderhorn sind Kollateralen; es sind starke Fasern. Soweit das Verhalten im Bereich der Wurzeleintrittszone.

Ein wichtiger Zug der Hinterwurzeln geht zur Clarkeschen Säule; dieser tritt aber nach Schaffer erst aus der aufstrebenden Hinterstrang-

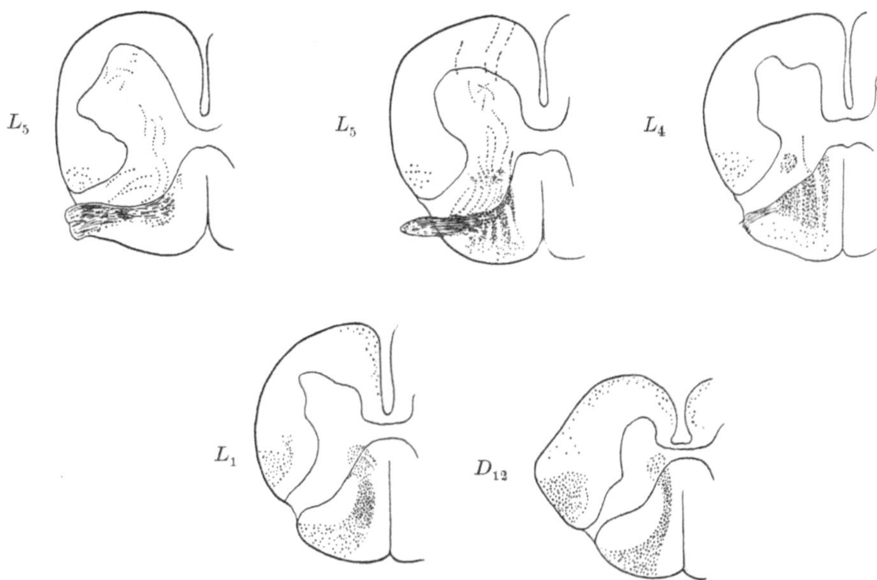

Abb. 36. Verlauf der Hinterwurzelfasern (Marchi-Präparat) nach Schaffer. Isolierte Degeneration der L5-Wurzel.

faser, etwa im Bereich der viertnächsten Wurzel nach oben (auch Bing, Moß u. a.) aus, aus dem Bereich der sogenannten Bandelette externe (Pierret, s. unten); es wenden sich hier starke Fasern medianwärts, diese enden um die Zellen der Clarkeschen Säule; nach Schaffer sind es, wegen des Umfangsverlustes, den im Bereich der Bandelette das Wurzelareal erfährt, Stammfasern (Fig. 36, a bis e).

Graue Substanz. Lagerung der Ganglienzellen.

Der wichtigste Bestandteil der grauen Substanz sind die Ganglienzellen. Wir betrachten zunächst die Anordnung der Ganglienzellen in den grauen Vorderhörnern. Die dort liegenden Ganglienzellen geben bekanntlich den motorischen Nervenwurzelfasern den Ursprung; sie bilden mit diesen und den von ihnen innervierten Muskeln zusammen ein genetisches Ganzes. Die Anordnung auf dem Querschnitt ist natürlich nur in Beziehung zu der Lage im Längsschnitt zu verstehen. Die ganze Gruppe muß ursprünglich aus einer metameren hervorgegangen gedacht werden, wenn auch im reifen Rückenmark des Erwachsenen davon nicht mehr viel — in der Anordnung der Zellsäulen — zu sehen ist. Die Zellsäulen sind natürlich im Hals- und Lendenmark, wo die motorischen Nerven für die oberen und unteren Extremitäten mit ihrer massigen Muskulatur entspringen, am stärksten ausgeprägt. Man hat die Zellen des Vorderhorns in eine mediale und laterale Gruppe geschieden, wovon wieder je nach Anhäufungen, welche an der vorderen oder hinteren Seite des Vorderhorns stärker sind, eine vordere und hintere Gruppe, also im ganzen eine medio-ventrale, medio-dorsale und eine latero-ventrale und latero-dorsale unterschieden werden. Schon Stilling hatte die

(Fortsetzung des Textes auf Seite 149).

Abb. 37 (S. 146—149). Lagerung der Nervenkerne in den einzelnen Rückenmarkshöhen. Unter Benutzung der Figuren von Jacobsohn, Bruce und Borda nach eigenen Präparaten gezeichnet. Rot: motorische; blau: sympathische; schwarz: sensible Kerne.

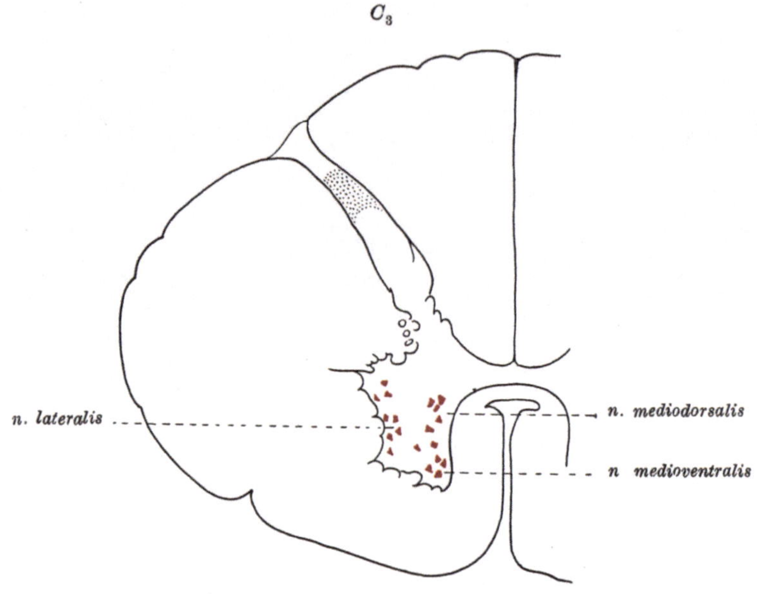

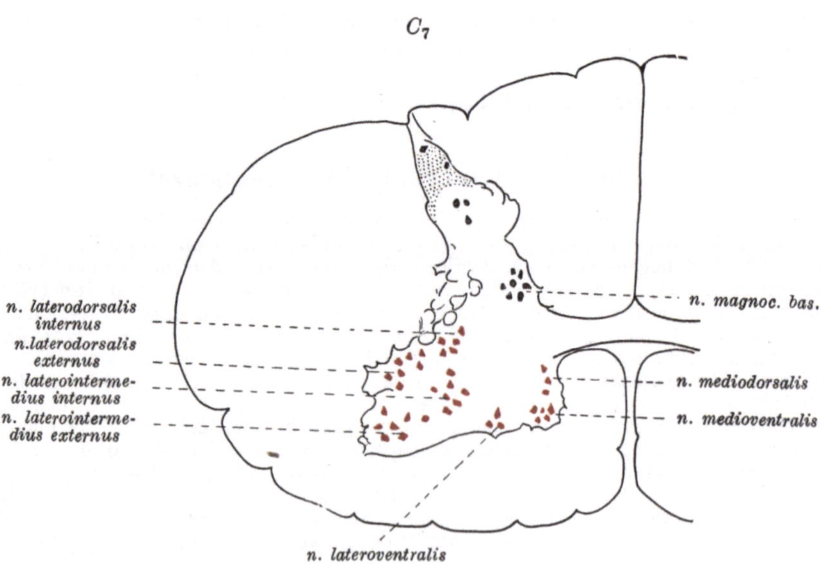

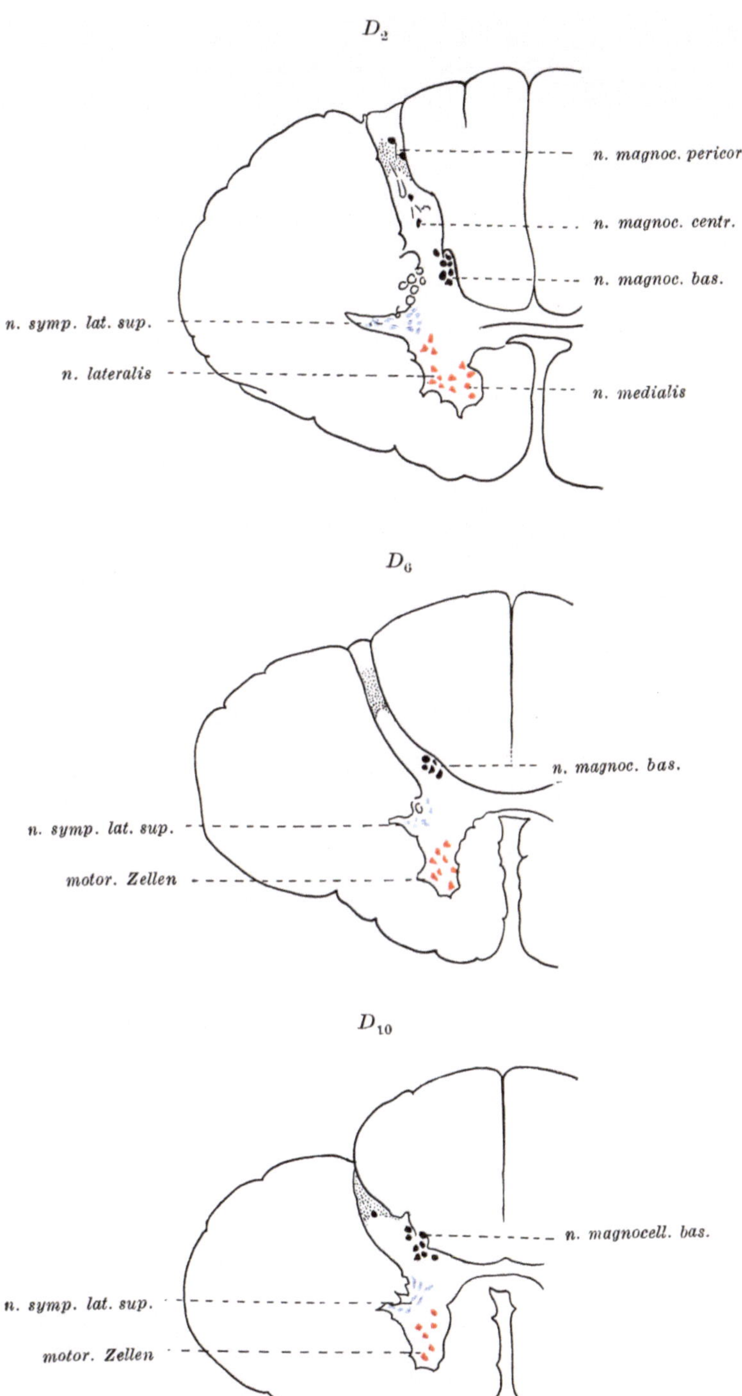
D₂
n. magnoc. pericorn.
n. magnoc. centr.
n. magnoc. bas.
n. symp. lat. sup.
n. lateralis
n. medialis
D₆
n. magnoc. bas.
n. symp. lat. sup.
motor. Zellen
D₁₀
n. magnocell. bas.
n. symp. lat. sup.
motor. Zellen

    H. Vogt.

L₁
n. magnoc. bas.
n. symp. lat. sup.
n. lateralis
n. mediodorsalis
n. medioventrali
L₃
n. magnoc. bas.
n. retrodorsalis
n. laterodorsalis
n. lateroventralis
n. medioventralis
n. centralis
n. ventralis
L₅
n. magnoc. centr.
n. retrodorsalis
n. laterodorsalis
n. lateroventralis
n. symp. medialis
n. medioventralis
n. centralis

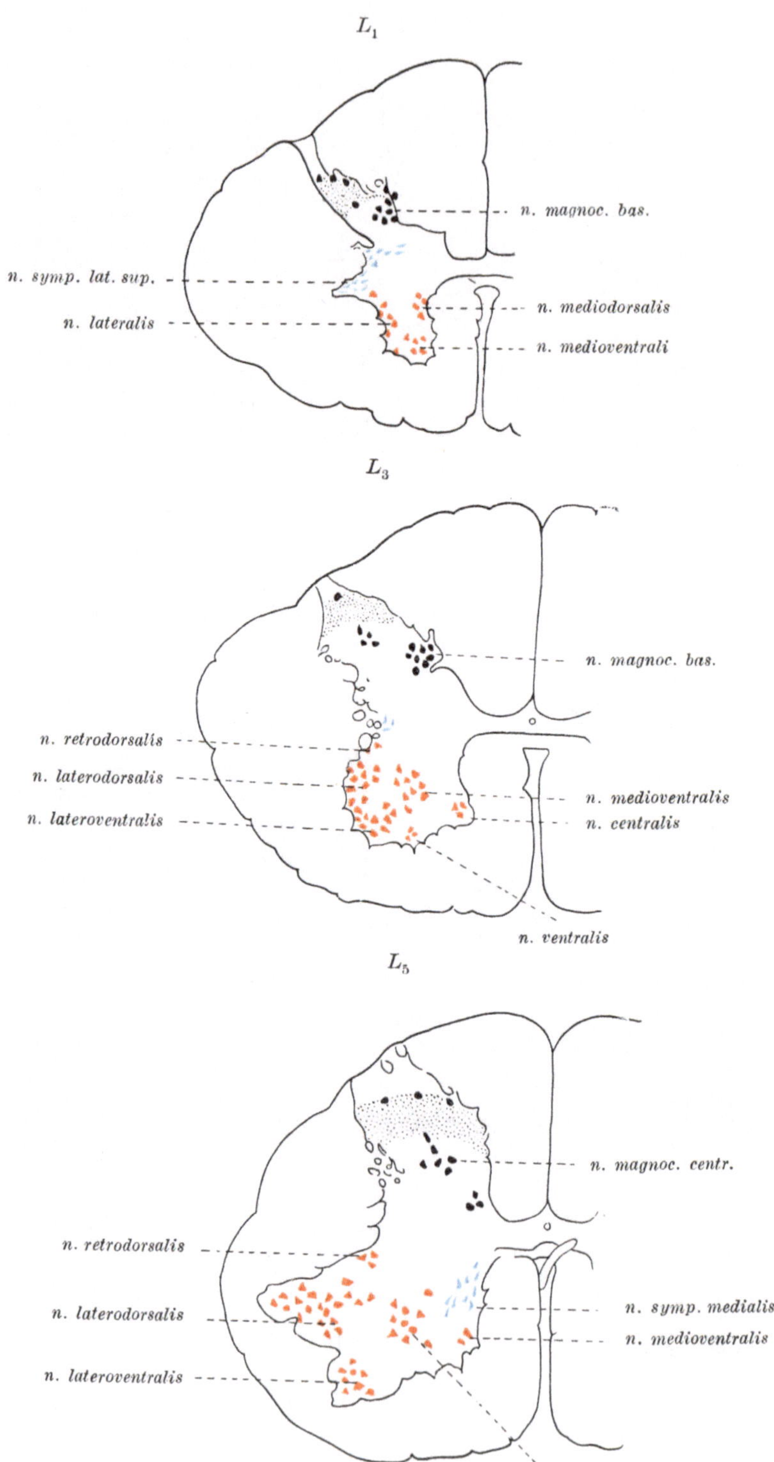

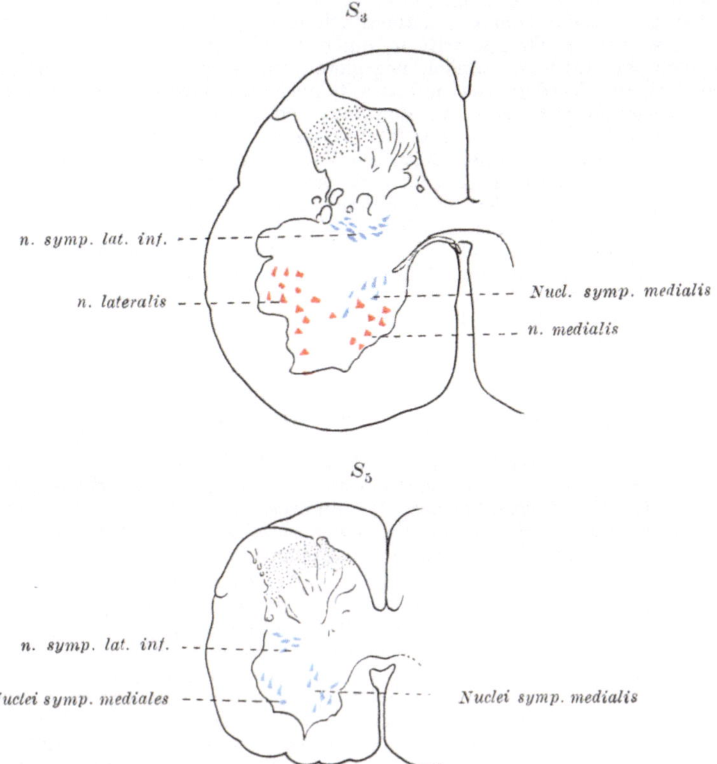

allgemeinen Gruppierungen durchgeführt, wenn auch unter anderen Bezeichnungen; Beisso und vor allem Waldeyer hatten dann die nähere Einteilung gegeben. Neuere eingehende Arbeiten stammen von Bruce, Ziehen und Borda; die neueste ist von Jacobsohn; an sie, die als die beste und eingehendste zu betrachten ist, lehnen die folgenden Darstellungen an. Obersteiner unterscheidet: eine mediale Gruppe, eine zentrale Gruppe, ferner zwei laterale (speziell Lumbalmark). Die Tiere haben (Krause und Philippson) zum Teil noch weit mehr Zellkerne.

I. Zellgruppen der Vorderhörner.

Sakralmark. Die caudalst gelegene Gruppe der motorischen Zellen des Rückenmarks ist eine medio dorsale, sehr prägnante Gruppe, die aus großen multipolaren Zellen besteht und die von S_4 an nach oben sichtbar wird. Bereits in S_3 und von da nach aufwärts läßt sich leicht eine Scheidung in eine medio-dorsale und medio-ventrale Gruppe erkennen; abermals weiter proximal von S_2 an wird die mediale Gruppe rasch kleiner, und in L_5 ist (cf. Lumbalmark) nur noch ein kleiner Rest davon vorhanden. In S_3 tritt dann auch die laterale Zellgruppe auf; zuerst tritt die latero-dorsale Gruppe (S_3) auf, die sich in den folgenden Segmenten nach ventral zu verlängert; es erscheint dann etwa in der Höhe von S_2 der ganze Außenrand des Vorderhorns ziemlich gleichmäßig mit großen Zellen besetzt. In S_1 sehen wir einen N. (nucleus) latero-dorsalis, latero-ventralis und N. centralis (van Gehuchten, Neef, Onuf, Waldeyer).

Lumbalmark. Die Zellen zeigen natürlich auf der Höhe der Lendenanschwellung (S_1—L_3) ihre größte Ausprägung. Die Hauptveränderung gegen das proximale Ende des Sakralmarkes besteht: 1. in dem Kleinerwerden und fast völligen Verschwinden der medio-ventralen und medio-dorsalen Gruppe, welche nach Jacobsohn in S_1 und L_5

fehlt, in L_2 und L_3 wieder anfängt hervorzutreten und nach oben zu deutlicher wird. Daneben tritt, nicht konstant. namentlich in L_3 und L_4, eine kleine Gruppe auf, N. medialis. Die laterale Gruppe tritt in einer Anordnung hier zum ersten Male auf, wie sie uns auch im Halsmark ähnlich begegnen wird: sie wird dadurch, daß zwischen den medialen Teil des Vorderhorns und das Bereich der lateralen Gruppen eine neue Kerngruppe dazwischentritt, ganz an den lateralen Rand des Vorderhorns gedrängt; die beiden Kerne N. latero-ventralis und latero dorsalis bilden in der Lendenanschwellung eine, die ganze Breite der lateralen Seite des Vorderhorns einnehmende große Gruppe; der dorsalen Abteilung benachbart liegt eine kleine, ziemlich konstante Gruppe, die retrodorsale Gruppe. Die Lendenanschwellung zeigt nun noch eine besondere Gruppe, die im Zentrum des Vorderhorns ziemlich in der Mitte liegt, den Nucleus centralis. Er scheint bald in eine rechte und linke, bald in eine vordere und hintere Gruppe getrennt zu sein. Nach dem oberen Ende der Lendenanschwellung tritt nun vor allem die mediale Gruppe wieder stärker hervor; hier trennt sie sich bereits wieder in eine medio-ventrale und medio-dorsale Kerntruppe; von letzterer liegen (Jacobsohn) nicht selten einige Zellen im Vorderstrang.

Dorsalmark (D_3—D_{12}). Das Dorsalmark läßt zunächst hinsichtlich des Reichtums an motorischen Zellen größere Unterschiede erkennen: im unteren Dorsalmark sind diese — im Übergang auf die Verhältnisse der Lendenanschwellung — und zwar von D_{12}—D_{10} zahlreicher, und ebenso in den oberen Segmenten D_4, D_3 in Vorbereitung der Verhältnisse der Cervicalanschwellung ebenfalls reichlicher als in den mittleren Abschnitten. D_1 und D_2 müssen aus anatomischen Gründen zu den Halssegmenten gerechnet werden. In allen Segmenten des Dorsalmarks, also in denen, welche die Rückenmuskeln versorgen, findet man keine Sonderung in einzelne Nervenkerne, die Zellen sind in der vorderen Region des Vorderhorns nur regelmäßig verteilt.

Cervicalmark (sowie D_1 und D_2 proximal). Zunächst tritt eine Absonderung der lateralen Gruppe schon in D_2 hervor. Auch die mediale Zellgruppe nimmt zu. In den Segmenten C_7—C_5 ist die Zellanordnung des Halsmarks am ausgeprägtesten. Man kann hier zunächst eine deutliche medio-ventrale und eine medio-dorsale Gruppe abtrennen. Auch die laterale Gruppe tritt in ihren Unterabteilungen hervor; zunächst ist eine latero-ventrale und latero-dorsale Gruppe sichtbar. Die erstere Gruppe pflegt klein zu sein. Um so größer ist die letztere, welche namentlich in C_7 deutlich eine Trennung in zwei Abschnitte: Nucleus latero-dorsalis externus und internus erkennen läßt. Damit ist aber die laterale Gruppe nicht erschöpft, sondern es schiebt sich zwischen die latero-ventrale und latero-dorsale Gruppe noch eine weitere Gruppe von Zellen ein, die Jacobsohn als N. latero-intermedius bezeichnet hat; auch an ihm ist eine externe und eine interne Abteilung zu erkennen. Die Anordnung der Kerne ist ungefähr so, daß die einzelnen Gruppen in radiären Linien liegen, die von der Grenze des vorderen Teils des Hinterhorns ausgehen und nach den verschiedenen Seiten des Vorderhorns zu divergieren. Dabei ist zu beachten, daß der N. intermedius sich zwischen den latero-ventralen und latero-dorsalen Kern einschiebt, diese also auseinanderdrängt, während die besondere (zentrale) Kerngruppe des Lendenmarks sich nach innen von der gesamten lateralen Gruppe anlegt. Wie die Figur von C_7 zeigt, liegt die latero-ventrale Gruppe in einer Spitze des Vorderhorns; dies ist nach Jacobsohn und Beißo als die Fortsetzung der lateralen Vorderhornkerne zu bezeichnen (ebenso Waldeyer, Obersteiner). Ziehen hält den Teil seitlich davon für nicht mehr zum Vorderhorn gehörig. — Die eben gegebene Darstellung stellt den vollentwickelten Typus der Halsanschwellung dar; von hier aus vereinfacht sich das Bild nach oben und unten. Nach oben zu geht zuerst die intermediäre Gruppe verloren, mehr und mehr gehen aber auch die einzelnen Gruppen in eine diffuse, dünn gesäte Anordnung der Zellen über; in C_3 kann man deutlich eine medio-ventrale und medio-dorsale Gruppe unterscheiden, während im lateralen Teil keine Abtrennung in einzelne Kerne mehr statthat. Die Anordnung wird weiter proximal auch dadurch zunehmend unklarer, daß die hintere Abteilung der lateralen Gruppe mehr und mehr in den wachsenden Processus reticularis versprengt wird. Die Veränderung geschieht aber nicht nur im Sinne einer Abnahme; es wird bald nach der Halsanschwellung nach oben zu die mediale Gruppe, die in C_7 ziemlich schwach war, stärker; dieses Verhalten bleibt bis an die obere Grenze des Halsmarks bestehen. Diese Gruppe erstreckt sich im ganzen Bereich des Halsmarks, auch da, wo sie in eine medio-ventrale und -laterale gesondert ist, vielfach bis in den Bereich der vorderen Commissur hinein.

Über die vor allem wichtige Frage der Ausdehnung der Kerne in der Längsausdehnung des Rückenmarks macht Jacobsohn folgende Angaben: die Anordnung entspricht ungefähr der eines Rosenkranzes mit segmentalen An- und Abschwellungen,

was schon Schwalbe und Waldeyer angenommen hatten — doch handelt es sich
hierbei nur um ungefähr zutreffende Angaben. Die mediale Zellgruppe erstreckt sich
durch die ganze Länge der Rückenmarksäule; sie beginnt in S_4 und bleibt bis S_2 deutlich, verschwindet dann fast total, um erst in L_3 wieder zu erscheinen; von da bis D_{12}
ist sie stark, dann sehr wechselnd im ganzen Dorsalmark, mit Ausnahme von D_3 und
D_2, wo sie stärker ist. Von D_1 bis C_4 ist sie recht schwach, sehr gut entwickelt dagegen im oberen Halsmark. Die laterale Gruppe geht nach der Ansicht derselben
Autoren nicht durch die ganze Rückenmarksäule hindurch; sie ist im Lumbosakral- und
im Cervical- und oberen Brustmark vorhanden (D_2—C_1). Demnach erscheinen die gelegentlich im Bereich des oberen Brustmarks auftretenden Zellenabspaltungen der
größeren medialen Gruppe nur als Abzweigungen dieser und nicht als selbständige
laterale Kerngruppe. „Ebenso, wie die Extremitäten besondere Anhängsel des Rumpfes
darstellen, so bilden auch die beiden lateralen Zellsäulen besondere Anhängsel an der
medialen Stammsäule" (Jacobsohn). Nur Bruce vertritt eine ähnliche Anschauung;
die neueren Autoren, auch Ziehen, glauben, daß auch die laterale Gruppe durchgeht
(van Gehuchten, de Neef u. a.). Die Anordnung der Gruppen wird erst im Laufe
des embryonalen Lebens nach und nach erreicht (Argutinsky), nach Sclavunos vermehren sich die Zellen auch noch nach der Geburt.

II. Die sympathischen Kernsäulen des Rückenmarks.

Man bezeichnet als solche eine Reihe von Kerngruppen, welche im Dorsalmark
und dann im Lumbosakralmark deutlich hervortreten. Jacobsohn unterscheidet drei
derartige Kerne: 1. Den Nucleus sympathicus lateralis superior, von L_3 — C_8 reichend.
Er tritt in der Spitze des Seitenhorns auf und behält diese Lage bei (das Seitenhorn
als solches wird teils durch den Kern und seine gelatinöse Substanz, teils durch die
Fortsetzung der mittleren hinteren Teile des Vorderhorns und den angrenzenden Processus reticularis gebildet). Es tritt der Kern fast stets in zwei Reihen, welche den
ventralen und dorsalen Rand des Seitenhorns verfolgen, auf; in der letzteren Abteilung
hat Jacobsohn wieder eine pars apicalis (in der Spitze des Seitenhorns) und eine Pars
praeangularis (in und vor dem Winkel des Hinterhorns) unterschieden. Auch dieser
Kern zeigt eine segmentale Anordnung; er ist am stärksten in D_3 — D_5 und dann
wieder in D_{11} — D_1. (Stilling, Clarkes intermed.-lateral. tract. — Waldeyer,
Sherrington und Hollis haben sie als besondere Gruppen gesehen. Bruce hat die
genannte Abteilung als „apikale und retikulare" Zellen bezeichnet.) 2. Die zweite sympathische Kerngruppe wird gebildet durch den Nucleus sympathicus lateralis inferior:
er liegt im Winkel von Hinter- und Seitenhorn, von S_5 — S_2; er ist in der Mitte dieser
Längsausdehnung am stärksten und nach den beiden Enden spitzt er sich zu; dabei
ist er segmental an- und abschwellend (Waldeyer, Onuf, Jacobsohn). 3. Der Nucleus
sympathicus medialis inferior, s. lumbosacralis ist von Jacobsohn 1908 zuerst beschrieben worden. Er reicht von S_5 — L_4; unten tritt er fast im ganzen peripheren
Bereich des Vorderhorns und teilweise mit dem lateralen sympathischen Kern ver-
schmelzend hervor; er ist dann in der Mitte des Sakralmarks in viele kleinere Gruppen,
die besonders den inneren Vorderhornrand einnehmen, aufgelöst. In dieser Form reicht
er bis in die Mitte des Lendenmarks.

III. Die Nuclei magnocellulares.

Hierunter hat Jacobsohn außer dem Kern der Clarkeschen Säule die groß-
zelligen Gruppen des Hinterhorns zusammengefaßt. Der Nucleus magnocellularis basalis
(Clarkesche Säule, von Clarke posterior vesicular column genannt, Stillings Dorsal-
kern) wird in L_3 und L_2 an der inneren Seite des Hinterhorns, zunächst in Form von
2—3 großen runden Zellen sichtbar; er schwillt rasch an, hat in D_{12} seinen größten Durchmesser, er beträgt hier bis zu $^3/_4$ mm (Ziehen). Nach oben zu reicht er bis C_8 Der Kern
hat keine Unterbrechungen, sondern ist kontinuierlich (Schacherl u. a., ferner Stilling,
Clarke, Waldeyer, Mott, Absprengungen kommen vor, Musso). Ein Nucleus magnocellularis centralis aus einzelnen ganz großen Zellen bestehend, ist eigentlich nur im Lendenmark vorhanden: vereinzelte große Zellen, denen der Clarkeschen Säule ähnlich, finden
sich in der zentralen Substanz der Hinterhörner im ganzen Rückenmark, besonders im
Dorsalmark. Schließlich hat Jacobsohn einen Nucleus magnocellularis pericornualis
beschrieben (Marginalzellen von Waldeyer, Cellules limitantes, Zonalzellen [Ziehen]);

es handelt sich um einzelne, in der Außenschicht des Hinterhorns liegende Zellen im Lumbosakralmark.

Die bisher erörterten Gebilde umfassen die einigermaßen gut abgrenzbaren Zellkerne. Wenigstens trifft dies für die motorischen und den Kern der Clarkeschen Säule zu. Die Abgrenzung der übrigen Gruppen bereitet schon manchmal Schwierigkeiten. Nun ist aber mit all dem die ganze Fülle der Nervenzellen in der grauen Rückenmarksubstanz keineswegs erschöpft, sondern es finden sich überall verstreut und auch zu Gruppen vereinigt noch große Mengen, namentlich kleinerer Elemente. Diese Elemente ordnen sich (Jacobsohn) in stellenweise etwas klarer ausgesprochene Züge, die über die ganze Länge des Rückenmarks ausgedehnt sind.

IV. Tractus cellularum.

Jacobsohn faßt unter diesem Namen alle diejenigen Zellgruppen zusammen, welche von andern Autoren als Mittelzellen, Strangzellen, Zellen der Formatio reticularis usw. beschrieben worden sind; er unterscheidet: einen Tractus cellularum medio-ventralis in der medialen Vorderhornpartie bis zur Commissur. Er ist im Lumbalmark am stärksten. Der Tractus cellularum medio-dorsalis zieht an der medialen Seite des Hinterhornes bis zur hinteren Commissur: er ist meist sehr schmal, nur in den untersten Teilen stärker. Der tractus cellularum intercornualis lateralis besetzt die ganze Außenseite des Hinterhorns; er ist überall, besonders im Cervicalmark recht deutlich ausgeprägt. Es sind dies die Zellen, die bereits Henle als „zerstreute Vorderhornzellen" bezeichnete.

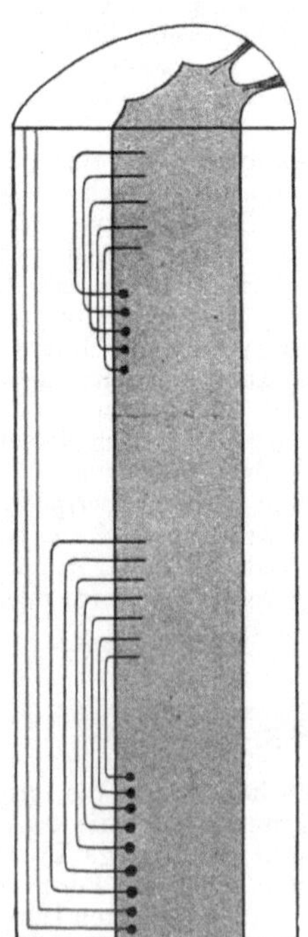

Abb. 38. Gesetz der exzentrischen Lagerung der langen Bahnen (nach Bing).

V. Schließlich liegt im Bereich der Substantia gelatinosa Rolandi eine große Menge kleinerer Elemente; die Substanz erstreckt sich in wechselnder Gestalt über die ganze Länge des Rückenmarks; Jacobsohn hat sie — da er sie aus biologischen Erwägungen für eine echte, der sensiblen Funktion dienende Endstation hält — als Nuclei sensibiles proprii bezeichnet.

Bahnen des Rückenmarks. Lagerung derselben.

Wir unterscheiden im Rückenmark, wie oben ausgeführt, den Eigenapparat; diese Bahnen, welche Teile des Rückenmarks verbinden, sind endogene Bahnen; außerdem haben wir exogene Bahnen, welche das Rückenmark mit außerhalb desselben liegenden Teilen, sei es die Peripherie, seien es andere Teile des Zentralnervensystems, verbinden.

In der ganzen Anordnung der Fasern, sowohl der endogenen wie der exogenen, herrscht ein Prinzip vor, daß, was ja mechanisch leicht erklärbar ist, die Teile, welche nahe Abschnitte des Rückenmarks untereinander verbinden, nahe der grauen Substanz liegen, und daß die Bahnen, die einen weithin reichenden Verlauf nehmen, sich diesen außen anlegen; man bezeichnet diese Tatsache (cf. Abb. 38) als das Gesetz der exzentrischen Lagerung der langen Bahnen (Edinger, L. Auerbach, Flatau, Bing); nur in der spino-cerebellaren Bahn wird, scheint es, dieses Gesetz insofern durchbrochen, als eine Apposition der kurzen zu den langen Fasern in der Richtung von dorsal nach ventral erfolgt.

Aus höheren Teilen des Zentralnervensystems absteigende Bahnen.

Die Pyramidenbahn ist der hauptsächlichste Großhirnteil (v. Monakow), ne-encephale Anteil (Edinger) des Rückenmarks. Sie entspringt dem
Gebiet der vorderen Zentralwindung. (Nur Marie hatte in der Kontroverse
mit Dejerine und Ugolotti
einen tieferen Ursprung, Pons
und Hirnstamm angenom-
men). Nach Verlauf durch innere Kapsel, Brücke und Kreuzung gelangt sie bei dem Menschen in zwei getrennte Abschnitte. Die Kreuzung ist
(cf. Abschnitt Med. obl.) bei
dem Menschen keine totale,
sondern ein Teil (wenigstens
meistens) bleibt ungekreuzt.
Der letztere Teil liegt im Vorderstrang (Py-Vorderstrangbahn). Der gekreuzte Teil
gelangt nach der Kreuzung
in den hinteren äußeren Teil
des Seitenstranges, wo er hinten und medial vom Hinterhorn begrenzt und von dessen
Winkel eingeschlossen wird,
lateral liegt sie am Rand des
Rückenmarks in den unteren
Abschnitten, während sie weiter oben (C und obere D-
Segmente) von der Peripherie
durch die Kleinhirnseitenstrangbahn abgegrenzt wird,
nach vorn schließt sich das
Seitenstrangareal an. Eine gekreuzte Py-Vorderstrangbahn
hat u. a. Sträußler beschrieben (Abb. 39).

Die Py-Areale enthalten
aber im Rückenmark durch-
aus nicht mehr — wie dies

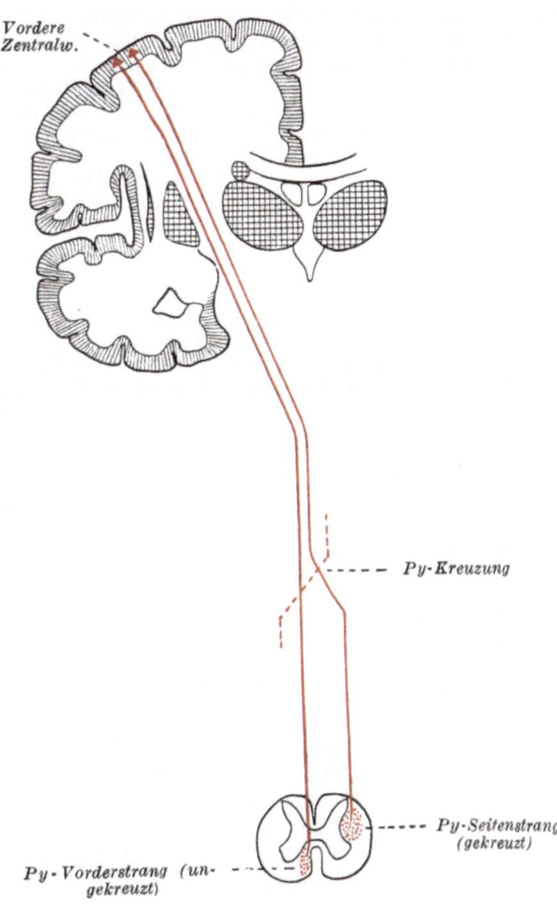

Abb. 39. Schema des Verlaufs der cortico-spinalen
(Pyramiden-)Bahn. $PK =$ Pyramidenkreuzung.

weiter oben der Fall — nur Fasern einheitlicher Provenienz. Bekanntlich
(Flatau) sind die Py-Fasern von der Rinde bis zur Brücke mit anderen
corticalen Fasern gemischt, von da bis zur Kreuzung verlaufen sie durchaus kompakt, von der Kreuzung an aber im ganzen Rückenmark sind
sie wieder mit großen Mengen anderer Fasern gemischt. Der genauere Verlauf stellt sich nach Flatau folgendermaßen dar: Die Py-Vorderstrangbahn liegt in den Vordersträngen zu beiden Seiten des Sulcus med. anterior:
sie ist im oberen Halsmark recht stark, verliert aber sehr bald an Areal;
indessen tritt nach Querläsion im Brustmark auch eine deutliche Degeneration in dem vom Py-Vorderstrang entsprechenden Areal bis tief in das
Lumbosakralmark hinein auf. Die Sache verhält sich wahrscheinlich so,

daß, wenn auch der Py-Vorderstrang sich größtenteils weit oben schon erschöpft, doch Fasern desselben bis in das unterste Rückenmarkende verlaufen. Das nach tieferen (im Brustmark usw.) Querläsionen auftretende Degenerationsfeld des Py-Vorderstrangs wird wahrscheinlich zum Teil durch endogene Fasern und anderweitigen, aus höheren Hirnteilen (aber nicht vom Cortex) absteigende Fasern gebildet.

Die Py-Vorderstrangbahn ist ein Besitz der höheren Säuger, der Anthropoiden (Grünbaum und Sherrington, Rothmann) und vor allem des Menschen (v. Lenhossek, v. Monakow u. a.). Die hauptsächliche absteigende Py-Bahn verläuft also im Seitenstrang (Dejerine, Pîtres u. a.). Die einzelnen Bündel bleiben im ganzen Verlauf da liegen, wo sie sich einmal befinden (Starlinger). Die für die einzelnen Muskeln, ja selbst für ganze Muskelgebiete. z. B. die oberen oder unteren Extremitäten, bestimmten Fasern ziehen (Hoche, Gad, Flatau) nicht in getrennten Arealen, sondern sind diffus über den Querschnitt der Bündel verteilt. Von besonderem Interesse sind die außerordentlich häufigen Variationen (Hoche, Sträußler, Matthew und Waterson u. a.), welche der Verlauf dieser Bahnen zeigt. Es bestehen große individuelle Verschiedenheiten. speziell der Vorderstrangbahn. Auch der ganze Verlauf der Py-Bahn unterliegt erheblichen Schwankungen. Nach Rothmann, Wiedersheim usw. kommt das daher, daß stammesgeschichtlich die Py-Bahn ein junger Besitz ist („ne-encephal", Edinger); Obersteiner beschrieb einen Fall mit ausgesprochener Breitenentwicklung der Py, Bumke ihre Verlagerung in die Hinterstränge. Einzelne aberrierende Bündel kann man nicht selten auch noch im Rückenmark in Präparaten mit im übrigen normalem Verlauf sehen. Die große Variabilität hatte schon Flechsig für die Tatsachen der Entwicklung nachgewiesen.

In dem Areal des Pyramidenseitenstrangs zieht außer der hauptsächlichsten Bahn (der besprochenen cortico-spinalen) der sogenannte Fasciculus reticulo — spinalis-lateralis (van Gehuchten); dieser liegt mit seinen Fasern zwischen den anderen; außerdem hauptsächlich in der Nachbarschaft des von Monakowschen Bündels liegt die präpyramidale Bahn von Thomas, die aus dem roten Kern nach abwärts zieht (Fasc. intermedio-lateralis Löwenthal). Da der erstgenannte Faserzug aus der Brücke, der zweite aus dem Zwischenhirn stammt, so erzeugt eine Läsion der Pyramidenbahn einen um so größeren Ausfall, je weiter unten sie erfolgt.

Die Fasern der Pyramidenseitenstammbahn reichen nach der allgemein herrschenden Ansicht in die untere Grenze der Lendenanschwellung. Lewandowsky hat in einem Fall von Blutung in die Brücke sie bis S$_4$ und weiter verfolgt.

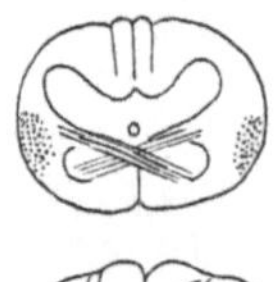
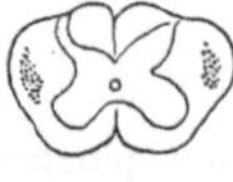
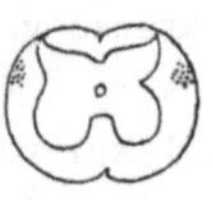

Abb. 40. Tractus rubrospinalis nach Collier u. Buzzard.

Die Endigung der Py-Fasern ist ein strittiger Punkt; nach manchen enden sie um die Vorderhornzellen, wenigstens die aus dem Vorderstrang; Bumke, Collier und Buzzard behaupten, daß sie um die Zellen der Clarkeschen Säule enden.

Eine weitere absteigende Bahn ist das rubrospinale Bündel (v. Monakowsche Bündel). (Abb. 40.) Es entspringt im roten Kern. Im Rückenmark liegt es im Areal des Py-Seitenstrangs, unmittelbar vor diesem; da es schon viel weiter oben auf die andere Seite übergetreten ist, so haben wir also gekreuzte Fasern im Rückenmark vor uns (v. Monakow, Probst, Collier und Buzzard, Rothmann, Kohnstamm). Wie wir besonders durch Rothmann wissen, alterniert in der Tierreihe die Stärke des Bündels mit der der Py-Bahn. Auch beim Menschen lassen sich die Fasern bis in das Sakralmark verfolgen, sie enden wahrscheinlich im Bereich des Vorderhorns um die Zellen desselben, und zwar um die hinteren Zellen desselben (Fraser, Held, Pawlow u. a.). Auch aus dem Bereich des Mittelhirns ziehen Fasern (tekto-spinale Bahn) wahrscheinlich im Bereich des Seitenstrangs durchdas Rückenmark abwärts. Sie sind jedenfalls nicht stark vertreten; vielleicht enden auch sie um Zellen des Vorderhorns.

Die zu frontaleren Zentren aufsteigenden Bahnen.

Die Kleinhirnseitenstrangbahn (spino-cerebellares System). Sie liegt im Querschnitt an der hinteren äußeren Peripherie des Seitenstranges, nach innen von der Py begrenzt. Ihrer Form nach bildet sie einen schmalen, halbkreisförmigen Bogen, der von der Spitze des Hinterhornes bis etwa an die vordere äußere Grenze zwischen Seiten- und Vorderstrang reicht. Den Fasern nach haben wir zwei Areale von verschiedenem Verlauf: den größeren, nach hinten gelegenen Tractus spino-cerebellaris dorsalis und den kleineren,

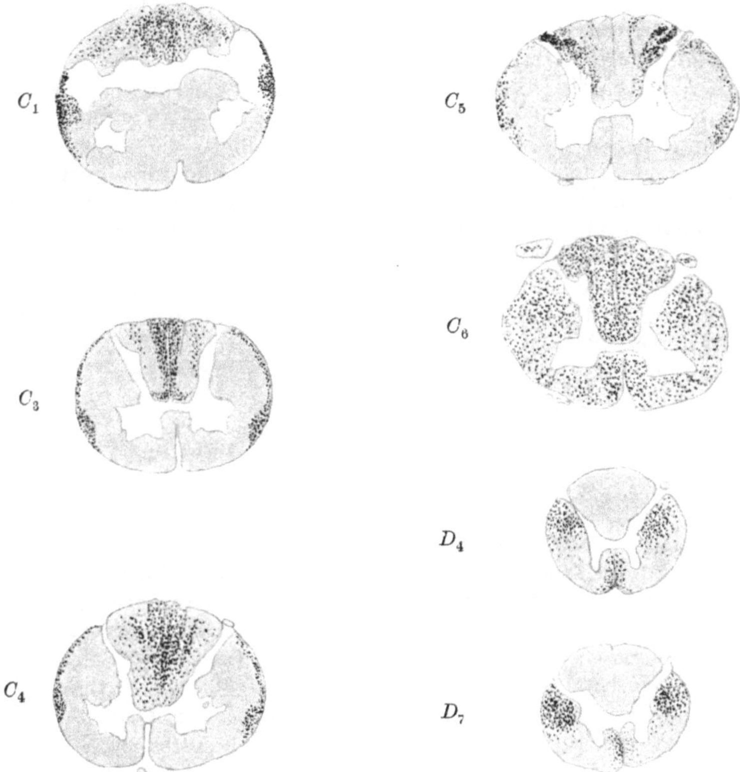

Abb. 41. Ab- und aufsteigende Degeneration (Marchi) in einem Falle von Querschnitts-
durchtrennung des Rückenmarks in C_6.

davor gelegenen Tractus spino-cerebellaris ventralis zu unterscheiden. **Beide verbinden das Grau des Rückenmarkes mit dem Kleinhirn** (cf. Abb. 40 und 41).

Die dorsale Bahn (Foville-Flechsigsche Bahn) entspringt aus Zellen der Clarkeschen Säule; die Axone wenden sich nach dem Ursprung lateral, durchqueren also die Py-Bahn und einen Teil des Seitenstranges und wenden sich, an der Seite des (also gleichseitigen) Seitenstranges ankommend, nach aufwärts. Beim Menschen ist die Bahn von unten gerechnet von L_2 an nachweisbar (Bing, Flechsig, Schultze; Kahler und Pick hatten sie wesentlich höher angenommen). Die Bahn nimmt gleich in den Anfangsstadien ihres Verlaufes sehr stark zu. Was die Lagerung der einzelnen Faserbestandteile anlangt, so liegen nach Bing die Fasern aus dem Lendenmark am meisten nach rückwärts; das Prinzip ist das, daß die längsten Fasern nach rückwärts liegen und die kürzesten sich ventralwärts anlagern. Die Fasern liegen aber im Bereich des Rückenmarks nicht stets geschlossen, sondern haben zum Teil (Bing) einen erratischen Verlauf. Auch liegen im Areal der Kleinhirnseitenstrangbahn (Bechterew, Hoche, Pîtres u. a.) Fasern anderer Verlaufsart, namentlich solche endogener Natur.

Der ventrale Trakt (Gowersches Bündel, Tractus spino-cerebellaris ventralis) hat seinen Ursprung in Zellen, welche lateral im Vorderhorn liegen; die Clarkesche Säule ist höchstwahrscheinlich nicht daran beteiligt (Mott, Kohnstamm, Dobrotworski u. a.). Die Fasern des Gowersschen Stranges kreuzen zum Teil in der vorderen Commissur. Der Beginn des Gowersschen Trakts liegt tiefer als der des dorsalen Bündels, und zwar beim Menschen etwa in L_3—L_4 (Marie, Rothmann, Bing u. a.). Nach der Anordnung liegen die längsten Bahnen nach außen, die kürzesten nach innen, sie liegen also nach dem allgemeinen — für die dorsale Bahn aber nicht gültigen — Lagerungsprinzip der Rückenmarksbahnen. Im Bereich des Gowersschen Trakts, dessen Fasern nach dem Kleinhirn ziehen (Hoche), liegt ein kleines Kontingent endogener spinaler Commissurenfasern und wenige spino-thalamische Bündel. Das Gowersche Bündel nimmt ziemlich genau die vordere Hälfte des ganzen Areals des Kleinhirnseitenstrangs ein; es ist vom dorsalen Bündel recht scharf abgegrenzt und ebenso ist auch nach vorn die Grenze eine scharfe; sie entspricht hier dem Austritt der vorderen Wurzeln.

Die aufsteigenden Hinterstrangbahnen.

Das Prinzip des Verlaufs der Hinterstränge ist darin gegeben, daß die in der Reihe von unten nach oben eintretenden hinteren Wurzeln sich jedesmal lateral zu den schon vorhandenen addieren (Kahlersches Gesetz), bekanntlich bilden die Hinterstränge zwei, auch anatomisch einigermaßen gesonderte Areale: den Gollschen und den Burdachschen Strang. Der Gollsche Strang enthält im Halsmark also die Fasern aus den unteren Extremitäten und zum Teil vom Rumpf; aus demselben Grunde ist auch verständlich, warum es im Lendenmark keinen Burdachschen Strang gibt. Nach dem Verlauf ist es klar, daß die Quertrennung des Rückenmarks eine aufsteigende Degeneration im Hinterstrang, die Wurzelläsion eine teilweise Entartung bestimmter Bündel des Hinterstranges verursachen muß.

In den Hintersträngen haben wir im wesentlichen die auf- und absteigenden Äste der hinteren Wurzeln vor uns. Vergegenwärtigen wir uns (nach Schaffer) den Verlauf der hinteren Wurzel im Hinterstrang kurz, so handelt es sich um folgendes (Abb. 36 und 41): jede Wurzel bleibt nach dem Eintritt bis zur nächsthöheren (II) Wurzeleintrittszone der Medialseite des Apex eng angelagert (Abb. 36c) jetzt tritt die nächsthöhere Wurzel ein, und die erst betrachtete (I) rückt medio-ventral an der Innenseite des Hinterhorn entlang; die erste Wurzel bleibt nun wieder nur ein Segment weit an dieser Stelle (Innenseite des Hinterhornkopfes); in der Höhe der nächst eintretenden Wurzel (III) biegt die erst betrachtete Wurzel nach medial ab, nach dem Innern des Hinterstranges, bleibt aber durch einen feinen

Streifen noch mit dem Rande des Hinterhornes in Verbindung. Noch ein
Segment weiter *(IV)* liegt die Wurzel *I* in der Mitte des Hinterstranges in
Form eines Bogens (Bandelette extérieure Pierret), von der Mitte des Hinter-
hornrandes nach der Mitte der Hinterstrangperipherie sich ausdehnend
(Abb. 36, d, e). Aus dieser Stelle wird sie noch weiter medial bis in den
innersten Teil des Hinterstranges (Lumbalwurzeln), wo sie dem Septum
mediale posterius in Form eines sagittalen Streifens anliegt, verschoben;
man bezeichnet diese Zone, welche den definitiven Platz bezeichnet, als
innere Zone, den der Bandelette als mittlere, den des Wurzeleintritts als
äußere. Die Wurzel gibt, wenn sie den definitiven Platz erreicht hat (innere
Zone) keine Fasern mehr ab. Der Fasergattung nach enthält die hintere
Wurzel kurze Fasern, die in der Eintrittszone abgehen, mittellange, die bis
zum Verlauf in die innere Zone, und zwar wesentlich im Bereich der
Bandelette abgehen, und lange, die im Hinterstrang verlaufen (Laslet und
Warrington, Soukhanow und Agapow).

Die Hinterstränge enthalten also die aus den Hinterwurzeln frontalwärts ziehenden Fasern, soweit sie nicht in der grauen Substanz ihr Ende
finden. Das Ende der Hinterstränge sind im wesentlichen die Gollschen
und Burdachschen Kerne der Medulla oblongata.

Absteigende Bahnen im Hinterstrang.

Die absteigenden Hinterwurzelfasern enthalten viel feinere Elemente
als die aufsteigenden. Auch sie folgen dem allgemeinen Gesetz, daß die
cervicalen Elemente lateral und je weiter nach unten dieselben Fasern
mehr und mehr medial liegen (Abb. 31).

1. In der medialen Zone der Hinterstränge findet sich ein Feld, das im Laufe
seines Abstieges seine Form nicht unwesentlich ändert und daher auch mit verschiedenen
Namen belegt ist; das dorso-mediale Sakralbündel von Obersteiner und das ovale
Feld von Flechsig. (Degenerationsfälle von Bruns, Schaffer, Flatau, Goldstein u. a.). Das Feld wird erst in den unteren Abschnitten erkennbar, und zwar zunächst im oberen Lumbalmark als ein feiner Streifen neben dem Septum posterius;
das Feld einer Seite hat die Gestalt einer plankonvexen Linse. „Dadurch, daß die
planen Seiten beider Hälften aneinanderstoßen, entsteht ein ovaler. Querschnitt (ovales
Feld von Flechsig)" (Obersteiner). Die beiden Felder gehen vielfach ineinander
über, doch liegt das von Flechsig mehr dorsal, das von Obersteiner mehr ventral.
Im oberen Sakralmark tritt es dann an die Peripherie heran, wo sich nach Obersteiner meist eine kleine Einsenkung findet, rückt dann, mehr und mehr Keulen-
gestalt gewinnend, ganz an die Oberfläche und erscheint schließlich als dreieckiges
Bündel neben der Medianlinie, meist auf beiden Seiten nicht übereinstimmend (Triangle
médiane von Gombault und Philippe) (Obersteiner). Es enthält also (Goldstein) der im Sakralmark gelegene Teil die absteigenden Fasern aus Hals-, Brust- und
Lendenwurzeln und Sakralwurzeln (dorso-mediales Bündel) und das ovale Feld die absteigenden Fasern aus Hals-, Brust- und eventuell auch Lendenwurzeln. Daß auch die Hals-
wurzeln dabei beteiligt sind, haben Hoche und Senator gezeigt. Das Feld enthält,
nach einer Reihe von Autoren, namentlich Goldstein, Redlich. Bruns, Schaffer
usw., absteigende Hinterstrangfasern, nach andern vorwiegend endogene. (Marie,
Gombault und Philippe, Wright, Nageotte-Ettlinger u. a.), Obersteiner
spricht sich für die Anwesenheit beider Fasernarten aus.

2. Das Hochesche Feld ist ein schmales, an der hinteren Peripherie näher der Mediane gelegenes Feld, das nach Querläsionen, aber auch nach Wurzelläsionen absteigend
degeneriert. Es führt das Hochesche Feld in der Hauptsache absteigende Fasern aus
höheren Wurzeln des Rückenmarks (Hoche, Goldstein); es reicht nach Hoche abwärts bis L_1. Es ist aber auch weiter nach abwärts degeneriert gefunden worden (Goldstein bis L_3). Auch das Hochesche Feld enthält möglicherweise (Obersteiner) neben
absteigenden Wurzelfasern solche endogener Herkunft.

3. Im Bereich des Burdachschen Stranges liegt ein Feld, das sich auf dem Querschnitt etwa vom Hals des Hinterhorns nach dorso-medial bis nahe in die Gegend der hinteren Medianlinie erstreckt. Es ist dies das Gebiet des sogenannten Schultzeschen Kommas, welches durch das ganze Cervicalmark und Dorsalmark bis in das Lendenmark herabreicht; dadurch, daß das Feld im unteren Bereich etwas nach hinten rückt, stößt es im unteren Dorsalmark mit dem einen (lateralen) Aste des Hocheschen Bündels zusammen. Das Feld ist in zahlreichen Fällen von Querläsion (Bruns, Hoche u. a.) gesehen worden. Das Feld enthält mindestens zum Teil absteigende Wurzelfasern (dagegen haben sich vor allem Marie und Gombault et Philippe geäußert). Außerdem sind auch, nach manchen hauptsächlich, endogene Fasern darin enthalten (Schaffer, Giese, Pick u. a.).

4. Im ventralen Bereich der Hinterstränge findet sich noch ein besonderes Feld, das besonders durch Redlich eine nähere Abgrenzung erfahren hat. Es hat Beziehungen zu zwei von Strümpell namhaft gemachten Vorderseitenfeldern. Das ventrale Feld liegt unten ventral nahe der hinteren Commissur (Zone cornu-commissurale Marie, Vorderseitenfelder von Strümpell) und rückt nach oben mehr lateral an die Hinterhörner heran, so daß es schließlich im ventralsten Teile des Burdachschen Stranges einen ganz schmalen Streifen bildet (Goldstein). Im Lumbosakralmark, wo es an der hinteren Commissur liegt, enthält es auf- und absteigende Fasern, und auch in den höheren Rückenmarkteilen enthält es auf- und absteigende Fasern; auch diese Fasern sind endo- und exogenen Ursprungs.

Eine ganze Reihe von Autoren haben sich dafür ausgesprochen, daß die beschriebenen absteigenden Hinterstrangbahnen im wesentlichen übereinstimmende analoge Elemente enthalten (Thiele und Horsley, Janischewsky.) Auch Marburg hat das Gebiet der absteigenden Hinterstrangbahnen im wesentlichen als einheitlich aufgefaßt. Nach ihm kann man sowohl aus dem Hocheschen, wie aus dem Schultzeschen Feld Fasern in das dorso-mediale Bündel verfolgen.

Die übrigen Rückenmarksbahnen.

Die bisher erörterten Bahnen bedecken im Querschnitt das ganze weiße Gebiet mit Ausnahme der lateralen Partien des Vorderstrangs und des Gebietes des sogenannten Vorderseitenstranggrundbündels.

Außer der besprochenen Pyramidenvorderstrangbahn, die in manchen Fällen so ausgedehnt ist, daß sie sich am vorderen Rande noch ein Stück nach seitwärts erstreckt (Fasc. sulco-marginalis) finden sich im Vorderstrang nach van Gehuchten mindestens viererlei Fasern absteigender Art: 1. thalamo-spinalé Fasern; 2. acustico-spinale, aus dem Tub. ac. lat., direkt und gekreuzt; 3. direkte und gekreuzte Fasern aus der Brücke (Fasc. reticulospin. ant.; 4. der mächtigste Anteil wird gebildet durch Fasern, welche aus dem Deitersschen Kern abstammen; es sind direkte Fasern.

Nach allen den beschrochenen Faserfeldern bleibt ein in seiner Ausdehnung sehr wechselndes Areal im Vorderseitenstrang übrig, dessen Fasergehalt sich der Herkunft nach nicht so scharf definieren läßt, wie dies von den bisher besprochenen Bündeln gilt. In diesem sogenannten Vorderseitenstranggrundbündel ziehen zerstreut tekto-spinale Fasern nach abwärts; die gekreuzten mehr innen, die ungekreuzten mehr außen liegend. Nur an einer Stelle, an der lateralen Kante unmittelbar vor dem vorderen Ende der Kleinhirn-Seitenstrangbahn läßt sich im oberen Halsmark ein dreikantiges Feld abgrenzen, die sogenannte Hellwegsche Dreikantenbahn (Obersteiner) oder Fasc. olivaris von Bechterew. Er stammt wahrscheinlich aus der oberen Olive und endet im unteren Halsmark. Bechterew hat auch die Vermutung ausgesprochen, daß er mit höheren Zentren zusammenhängt. In der unmittelbaren Nähe derselben liegt die bei den Pyramiden erwähnte präpyramidale Bahn. Den Hauptinhalt des Vorderseitenstranggrundbündels

bilden auf- und absteigende Fasern von endogener und exogener Herkunft.
Besonders seien noch die aus den Strangzellen der gleichen und der gegenüberliegenden Seite hervorgehenden Strangfasern erwähnt.

Die Verteilung der Bahnen im Querschnitt in den einzelnen Höhen
des Rückenmarks erkennt man aus Abb. 42.

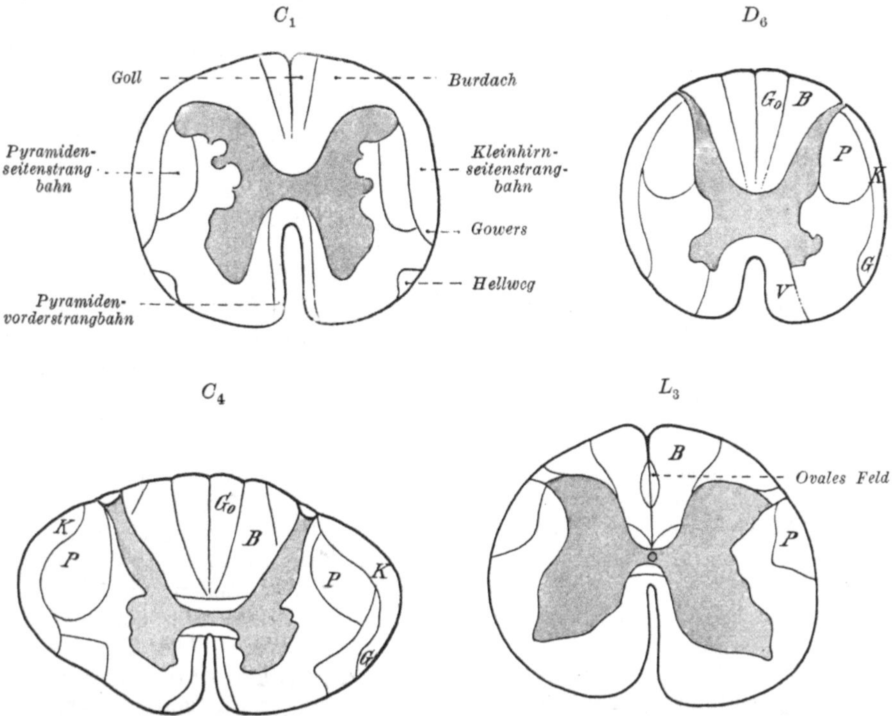

Abb. 42. Lageänderung der Bahnen in den einzelnen Höhen des Rückenmarks, nach eigenen
Präparaten schematisch unter Benutzung einiger Abbildungen von van Gehuchten und
Flechsig.

Ganglienzellen. — Rückenmark-Histologie.

Die Zellen der motorischen Kerne der Vorderwurzeln des Rückenmarks
gehören zu den bestausgeprägtesten Ganglienzellen des menschlichen Körpers
überhaupt.[1] Wenn man von „motorischen Zellen" spricht, so muß man
eingedenk sein, daß nur ein Teil und zwar hauptsächlich die in den lateralen Vorderhornkernen gelegenen Zellen (v. Lenhossek) sich in motorischen
Nervenfasern direkt fortsetzen, während ein anderer Teil, hauptsächlich die

---

[1] Die Literatur über die motorischen Zellen des Rückenmarks ist ganz ungeheuer groß. Diese Zellen sind wegen ihrer ausgeprägten Gestalt und wegen ihrer
leichten technischen Darstellbarkeit vielfach als Objekte für das Studium der Ganglienzellen überhaupt verwendet worden. Hier soll natürlich auf die allgemeinen
Zellenstudien nicht eingegegangen werden, sondern nur auf den Bau der Rückenmarkzellen als solche.

Medialen, sogenannten Kommissurenzellen darstellen; außerdem sind auch sogenannte „tautomere Strangzellen"[1]) in den Vorderkernen enthalten.

Die Ganglienzellen der Vorderhörner sind multipolar: Die Achsenzylinderfortsätze entspringen im ventral gelegenen Rande der Zellen. Die Dentriten treten zum Teil durch die vordere Commissur in das Vorderhorn der anderen Seite über, wenigstens ist dies für den menschlichen Embryo nachgewiesen. Nach dem Typus des Achsenzylinders — baldiger Übergang desselben in eine markhaltige Nervenfaser — gehören die Vorderhornzellen zum 1. Typus nach Golgi. Der Achsenzylinder läuft meist ungeteilt, doch sind auch Teilungen beschrieben; gekreuzte Vorderwurzelfasern — also Fasern aus Vorderwurzelzellen, welche in die motorische Vorderwurzel der anderen Seite eintreten (Mayser, Bechterew) — sind (Ziehen) bis jetzt nicht sicher nachgewiesen. Die Größe der Vorderwurzelzellen nach Kölliker, dem sich Ziehen anschließt, beträgt 67—135 μ. Die Zahl der Vorderhornzellen ist von Kaiser berechnet, es sei hier nur die Zahl für C_5 und D_1 wiedergegeben, sie beträgt für ersteres Segment 64230, für letzteres 27600. Die sogenannten Commissurenzellen des Vorderhorns geben einen Achsenzylinder ab, der durch die Vordercommissur auf die andere Seite übertritt und sich dort bald (Cajal) in einen auf- und absteigenden im Vorderseitenstrang verlaufenden Ast teilen. Einige Axone (v. Lenhossek) gehen aber nicht in eine Faser über, sie stammen aus Zellen vom 2. Typus nach Golgi. Histologisch stimmen auch letztere für unsere heutigen Kenntnisse mit den motorischen Vorderwurzelzellen überein. Auch diejenigen Zellenelemente (tautomere Strangzellen), welche ihren Fortsatz nach der gleichen Seite entsenden — er verläuft im vorderen Strang — sind nach ihrem Bau von den motorischen Elementen nicht unterschieden. Nach Cajal geben auch diese Zellen vielfach nicht einer einzelnen Faser den Ursprung, sondern die Faser teilt sich sehr bald in 2 oder 3 Äste, welche im Vorderstrang verlaufen. Die Beschreibung der Zellformen und des feineren Verhaltens der Zellen darf somit für die ganzen Typen der großen Vorderhornzellen gemeinsam gelten. Die Ausläufer aller dieser Zellen sind von glattem Verlauf (Geier, Souckhanoff u. a.).

Der Zellkörper sieht in frischem Zustande hell und homogen aus. Durch geeignete Färbung läßt sich in demselben der Kern, dann die Nißl-Körper, Fibrillen, die nicht färbbare Grundsubstanz, ferner Pigmente und andere Einschlüsse nachweisen. Der Kern ist groß, hell, er enthält ein Kernkörperchen, das sich sehr scharf färbt; gleichfalls stark chromatisch ist die Kernmembran. Der Kern selbst soll ein feines Netz enthalten; es handelt sich aber (Ziehen) um eine netzförmige Anordnung feiner Punkte, diese zeigen bei allen Färbemethoden im Vergleich mit den eigentlichen chromatischen Einschlüssen der Zellen eine etwas andere Farbnuance. Die Tigroidkörper der Vorderwurzelzellen des Menschen sind die bestausgebildetsten, die es gibt: Sie liegen meist um den Kern in einem engen Kranz; sind weiter ab größer, polygonal; die Anordnung ist ausgesprochen unregelmäßig, in der Peripherie liegen sie meist weniger dicht, sind heller,

---

[1]) Nach Verhalten des Achsenzylinders bezeichnet man die Rückenmarkzellen als tautomere Strangzellen, wenn deren Axon in einen Strang derselben Seite eintritt; als Commissurenzellen (auch heteromere Strangzellen) wenn der Fortsatz in einen Strang der anderen Seite eintritt und als pluricordonale Zellen: Der Axon teilt sich und gibt mehrere Strangfasern ab (Ziehen).

lockerer gebaut, und sie erstrecken sich in die Anfangsteile der Dendriten hinein. Die Tigroidkörper sind nicht homogen, sondern bestehen aus einem feinen Netzwerk, scheinen vielfach aus feinsten Teilchen und Pünktchen zu bestehen (Held). Oft sehen sie in der Mitte dichter aus als am Rande, letzterer ist nicht glatt, sondern gezahnt (Cajal, Held). Auch die chromophilen und chromophoben Typen (Flesch) lassen sich hier nachweisen. Zwischen den Nissl-Schollen bleiben Bahnen frei, welche durch achromatische Grundsubstanz eingenommen werden. In diesen Bahnen verlaufen vorzugsweise die Fibrillen (Bethe und seine Schüler, Bielschowsky, Gierlich, Herxheimer u. a.). Die Fibrillen der Vorderhornzellen werden als glatt durchlaufende Fasern ohne Netzbildung beschrieben. Sie ziehen meist von einem Fortsatz zum andern, viele durchziehen die innere Mitte der Zellen, andere bleiben ganz am Rande, so daß sie eigentlich das Zelleninnere gar nicht erreichen, sondern sie treten von einem Fortsatz, direkt am Rande bleibend in den andern über. Der Verlauf der Fibrillen ist ein gewundener, geschlängelter, aber im allgemeinen glatter. Ihre Kontur ist scharf abgesetzt gegen die Umgebung, ohne Unebenheiten. Es ist bekannt, daß die fibrilläre Innenstruktur besonders von Cajal und Golgi, auch Schaffer u. v. a. ganz anders aufgefaßt wird. Hiernach zeigen die Zellen im innern ein feines Netzwerk. Auch die Oberfläche ist nach diesen Autoren von einem feinen Netzwerk überzogen (speziell von Golgi und Martinotti an den Vorderwurzelzellen untersucht), dem sogenannten Golginetz, andere Oberflächennetze beschrieben Auerbach, Held u. a.

Schließlich sei noch erwähnt, daß die motorischen Zellen namentlich bei älteren Leuten nicht selten Pigment-Einschlüsse, zumeist in großer Menge enthalten: Dasselbe ist von hellbraun-gelber Farbe. Nach Ziehen ist es vor dem 8. Jahre nur sehr spärlich anzutreffen.

Soweit kann man die Zelle und ihre Einschlüsse als gesicherte Tatsache ansehen. Wenigstens darf man an dem Vorhandensein dieser bisher bezeichneten Gebilde heute nicht mehr zweifeln, auch die Fibrillen muß man schon wegen ihres weithin reichenden glatten Verlaufes als präformiert ansehen. Weniger sicher sind andere Bildungen, die gerade für die motorischen Vorderhornzellen wiederholt beschrieben worden sind. Dahin gehören zunächst die Heldschen Endfüßchen, das Cytospongium (eine feine, aus Längs- und Querstreifen zusammengesetzte Konfiguration der Grundsubstanz) und die feinen Knotenpunkte des Netzes, die Neurosomen, die Holmgrenschen Kanäle u. a.

Die Zellen der sympathischen Kerne sind (Jacobsohn) wesentlich kleiner als die eben beschriebenen motorischen Zellen, polygonal. Die Zellen sind einzeln und in ihrer Totalität fast stets von einer kleinen Insel gelatinöser Substanz umgeben: Ihre Größe beträgt 12—60 μ, ihre Zahl auf einer Seite über 88500 (Bruce). Eigentümlich ist, daß die Zellen bei schwächerer Vergrößerung oft eigentümlich glasig aussehen (ähnlich den Zellen der Vorderwurzeln, Jacobsohn), das Chromatin liegt meist in einem schmalen Saum um den Kern.

Zellen der Nuclei magnocellulares: Wir betrachten zunächst die Zellen der hauptsächlich in Betracht kommenden Clarkeschen Säulen (n. magnoc. basal.). Die Größe der Zellen der Clarkeschen Säulen ist meist 45—90 μ (Kölliker) nach Nott (zit. nach Ziehen) 50 (D_8) bis 109 μ (D_{12}). Die Nottschen Angaben stammen von Längsschnitten. Nach

Ziehen beträgt die Größe beim Menschen 15—70 μ, beim Gorilla nach Waldeyer 32—62 μ. Über die Zahl gibt es bislang keine Angaben.

Die Zellen haben eine charakteristische Formeigenschaft, sie sind mehr rundlich, was ihnen namentlich im Vergleich mit den Vorderwurzelzellen ein leicht erkennbares Aussehen verleiht. Ihre Achsenzylinder (Golgi) entspringen nicht, wie bei den Vorderwurzelzellen, gemeinsam an einer bestimmt gerichteten Seite der Zellen, sondern ganz beliebig; sie nehmen jedoch sehr bald einen übereinstimmenden Verlauf, nämlich ventral, dann lateral quer durch den Seitenstrang (auf diesem Verlauf heißen sie „horizontale Kleinhirnbündel" oder „Flechsigsche Bündel", v. Lenhossek, Feccosy); dann biegen sie nach der Längsrichtung in die Kleinhirnseitenbahn um. Die Zellen der Clarkeschen Säulen sind also — entsprechend dem Verlauf ihrer Achsenzylinder-Fortsätze — als Seitenstrangzellen zu bezeichnen (Ziehen). Nach anderen Angaben sollen die Achsenzylinder dieser Zellen zum Teil in den Hinterstrang übergehen (Bechterew), auch in die Vordercommissuren (Cajal), auch in die Vorderwurzeln (Gaskell, nach Ziehen). Die Protoplasma-Fortsätze verzweigen sich (Ziehen) größtenteils in der Gruppe selbst; zwei benachbarte Dendriten grenzen (Ziehen) zusammen einen ovalen Raum ab, der für eine andere Zelle der Gruppe bestimmt ist. Die Form der Fortsätze ist verschieden, doch gibt es Übergänge zu allen Formen. Hinsichtlich des feineren Baues der Zellen der Clarkeschen Säule ist bekannt, daß die Tigroidschollen sich kranzförmig, also mehr zwiebelschalenartig um den Kern anordnen. Die Nißl-Körper sind dabei auffallend groß und plump. Der Kern ist groß, er mißt (Ziehen) bis zu 15 μ. Die Pigmentierung ist nach demselben Autor spärlicher als in den Vorderwurzelzellen.

Der Nucleus magnoc. centralis. (Waldeyer trennt beim Gorilla „basale" Hinterhornzellen hinter der Clarkeschen Säule, also nicht dem Nucleus basalis entsprechend und „zentrale" ab; der Nucleus centralis entspricht den „Innenzellen" von Ziehen). Die Zellen sind groß, vielfach rundlich, teilweise ausgesprochen spindelförmig, selten multipolar. Dem Verlauf des Achsenzylinders nach, der im Seitenstrang derselben Seite aufsteigend verläuft, sind die Zellen tautomere Strangzellen (Ziehen). Fasern, die in die gekreuzten Vorderstrang übergehen (Golgi u. a.), sind beim Menschen jedenfalls sehr selten, dagegen verlaufen auch Fasern im gleichseitigen Vorderstrang und Hinterstrang; der Verlauf geschieht entweder ungeteilt, oder nach T-förmiger Teilung (Cajal), bei manchen Fasern scheinen die Teiläste in verschiedenen Strängen zu verlaufen. Ein Teil der Zellen, aber nur wenige (Ziehen) sind vom 2. Typus nach Golgi. Der Bau der Zellen ist dem der Clarkeschen Säule nicht unähnlich, doch ist das Tigroid nicht so grobschollig, während die konzentrische Anordnung oft zutrifft. Auch Kernkappen sind öfter gesehen.

N. magnoc. pericornualis (cellules limitantes, Marginalzellen von Golgi): Es handelt sich um große Zellen bis zu 57 μ (Ziehen). Der Achsenzylinder geht in einen Seitenstrang über, oder nach Teilung in diesen und den Hinterstrang. Die Dendriten bleiben meist in der Nähe der Zellen. Die Zellen sind fast alle längsgeformt und spindlig, sie sind dabei (Ziehen) so orientiert, daß sie mit ihrer Längsachse parallel dem Rande des Hinterhorns liegen. Sie enthalten viel feines Tigroid, die Fibrillen sind bisher wenig bekannt. Pigment ist oft sehr reichhaltig.

Die Tractus cellularum enthalten sehr viel kleine Elemente, die auffallend dunkel sind, größere sind selten, doch kommen hellere Elemente vor. Die größeren und kleineren Elemente wechseln nicht selten in einer Art von segmentaler Anordnung in der Zahl ab (Jacobsohn).

Nucl. sens. proprius (Gebiet der Rolandoschen Substanz): Das Gebiet der Rolandoschen Substanz darf als das ganglienzellenreichste Gebiet des ganzen Rückenmarks angesehen werden. Die Elemente sind vielfach sehr klein. Ihrer Form nach sind sie meistens rundlich. Sie enthalten vielfach so wenig Protoplasma, daß man an besondere strukturelle Besonderheiten nicht denken kann. Der Größe nach (Ziehen) schwanken sie zwischen 6 und 20 μ. Sie sollen nach Cajal in Reihen angeordnet liegen. Die Achsenzylinder sind nur bis zur Randschicht zu verfolgen. Sie sollen teilweise in den Hinterstrang übergehen („Hinterstrangzellen" der subst. Rol. nach Cajal). Zellen vom 2. Typus nach Golgi kommen sicher darunter vor.

Glia.

Die Glia bildet den äußersten Überzug des Rückenmarks; an einzelnen Stellen verbindet sie sich sogar mit der Pia selbst, indem einige Fasern feine Brücken von der äußeren Gliahülle zum inneren Blatt der Pia bilden. Die äußere Umgrenzung des Rückenmarks zeigt eine aus Gliazellen und Gliafasern aufgebaute Hülle. Die Zellen (Golgi) sind mehr zackig. Sie liegen in geringer Entfernung unter der Oberfläche und sind ziemlich zahlreich. Ihre Ausläufer bilden ein dichtes Flechtwerk. An diesem Flechtwerk kann man nach Weigert zweierlei Verlaufsarten der Fasern unterscheiden: 1. tangentiale und zirkuläre, 2. radiäre, Die ersteren überwiegen. Durch die Verschmelzung der Fasern an der Oberfläche, wobei dieselben vielfach in knopfartiger Anschwellung zu enden scheinen, entsteht eine auf dem Querschnitt als Grenzhaut imponierende feine Membran, die Membrana limitans externa, sie zeigt mikroskopisch ein ungemein dichtes Flechtwerk. Sie ist, wenn auch nicht ganz genau, identisch mit der auch den älteren Autoren bekannten Grenzhülle (Gliahülle, Gierke, Peridym, v. Lenhossek, Subpia, Waldeyer). Im ganzen verhält sich die Glia in der ganzen Umgebung übereinstimmend, nur an der Spitze des Hinterhorns zeigt sie ein besonderes Verhalten. Über diese, als Apex des Hinterhorns bezeichnete Stelle hat Ziehen nähere Angaben gemacht: Dieser Teil besteht fast ganz aus Fasern, nur ist das Flechtwerk weniger dicht wie in der Hülle. (Krause und Aguerre).

Von der peripher das Rückenmark einsäumenden Gliahülle ziehen in radiärer Richtung feine Septen zwischen die Bündel der weißen Substanz. Das Prinzip des Aufbaues ist das, daß von den größeren Bündeln sich sukzessive feinere ablösen, bis schließlich noch ganz feine, aus Netzfäserchen bestehende, übrig bleiben, die einzelne Nervenfasern umkleiden. Die Fasern verlaufen fast alle radiär oder schräg; längs den größeren Septen treten Blutgefäße in das Rückenmark ein und aus, Bindegewebe enthalten die Septen nur sehr wenig (nur in der unmittelbaren Umgebung der Gefäße). Ein konstantes Septum findet sich in der hinteren Medianlinie: das Septum posterius; es ist außerordentlich stark. Sonst ist die Anordnung der Septen individuell sehr wechselnd und entspricht nicht den Grenzen der einzelnen pysiologisch abzusondernden Stränge. Nur zwischen Gollschem und Burdachschem Strang zieht ziemlich konstant das Septum intermedium posterius, das aber nicht immer die Grenze dieser Stränge einhält. Es trifft zuweilen in der Tiefe auf das mediane Septum. Die austretenden Vorderwurzelfasern liegen nur teilweise in Septen. Da, wo die Septen auf die graue Substanz stoßen, heften sie sich (Ziehen) entweder an die Zacken dieser an, oder es folgt eine dichte Durchflechtnng mit grauer Substanz (Proc. reticularis), oder es bildet sich ein wahrer Gliagrenzstreifen (Hinterhorn). Ziehen macht auf das Vorkommen von Amyloidkörpern in der Gliahülle und den Septen aufmerksam. Sie treten nach Redlich in den 30er Jahren zuerst auf, sie sollen aus Gliakernen hervorgehen und mit den. Corpora amylacea, welche man unter rein pathologischen Verhältnissen antrifft, nichts zu tun haben.

Die Glia der grauen Substanz ist in deren einzelnen Abschnitten erheblich verschieden, im Bereich der Vorderhörner, Seitenhörner und des vorderen Teils der Hinterhörner, findet man ziemlich gleichmäßig verteilte Gliazellen und -fasern. Es scheint, daß nach dem Rande zu, und zwar namentlich nach dem Vorderrande, ferner nach dem Zentralteile der grauen Substanz zu die Zahl der Zellen etwas größer wird. Um die Gefäße bildet die Glia (speziell um deren perivaculären Raum), wie überall um die Gefäße des Zentralnervensystems, einen Grenzsaum — Membrana limitans. Die Anordnung der Fasern ist hier nicht besonders charakteristisch, die Fasern sind ziemlich lang und nicht besonders dicht. Im Hinterhorn zeigt die Glia sehr große Verschiedenheiten in den einzelnen Abschnitten. Der Apex, der eigentlich noch zur peripheren Gliahülle gehört, ist schon geschildert. Dieser Teil ist recht reich an Fasern; dasselbe gilt, wenn auch in geringerem Grade, von der Lissauerschen Randzone, und ebenso ist der Kern des Hinterhorns bis in den Bereich der Clarkeschen Säule recht reich an Glia. Die zwischen diesen Zonen gelegene Substantia Rolandi ist dagegen, wie zuerst Weigert feststellte, an Gliafasern außerordentlich arm; Ziehen, cf. auch Jacobsohn. Eine besondere Stellung auch in der Anordnung der Glia nimmt die Umgebung des Zentralkanals ein. Wir finden, daß gegen den Zentralkanal hin die Glia reichlicher wird, konzentrisch um diesen — im Bereich der Subst. gelatinosa centralis — liegen die Gliazellen sehr dicht, ihre langen Ausläufer umfassen meist konzentrisch den Kanal, Ziehen schlägt daher für die Gegend die passendere Bezeichnung Subst. gliosa centralis vor.

Überblick über die histologische Beschaffenheit der einzelnen Abschnitte der grauen Substanz.

Wenn wir uns nun nach der Betrachtung der einzelnen histologischen Elemente einen Einblick zu verschaffen suchen, wie sich die verschiedenen Abschnitte des Rückenmarks aus diesen Komponenten in komplexer Weise aufbauen und zusammensetzen, so erhalten wir etwa folgendes Bild:

Die weiße Substanz enthält zwischen den einzelnen gliösen Septen (s. o.) die Bündel der Fasern. Hier ist vor allem die Dichtigkeit und die Stärke der Fasern, welche sehr verschieden ist, zu beachten. Es enthält nach Ziehen z. B. der Vorderstrang im Bereich der Cervicalschwellung 46000, der Seitenstrang 275000, der Hinterstrang 174000. Das Faserkaliber ist äußerst verschieden, es ist im Vorderstrang größer als im Seitenstrang, am kleinsten, wenigstens ganz allgemein gesprochen, in der Regel im Hinterstrang.

Die graue Substanz zeigt in ihren Vorderhörnern die beschriebenen, in den einzelnen Höhen verschiedenen Kerngruppen der Nervenzellen, eine mäßig dicht angeordnete Glia und dazu durchziehende Nervenfasern. Diese letzteren sind (nach Ziehen) hinsichtlich ihres Verlaufes: 1. Die Fasern der Vorderwurzelzellen, welche in horizontaler Richtung (Brust- und Halsmark), dann aber in schief absteigender, von der Zelle ausgehend, die Rückenmarksubstanz durchsetzen (Dorsalmark und weiter unten). Ein Teil der Fasern geht (cf. oben) in den gleich- und anderseitigen Seitenstrang über, ein Teil sind, von den Commissurenzellen derselben oder der andern Seite stammend, Commissurenfasern. Ferner treten Fasern aus dem Hinterstrang direkt an Py-Zellen heran. Viele Autoren nehmen auch an, daß Fasern aus den Py-Strängen, und zwar sowohl der Vorder- wie der Seitenstrangbahn, sich zu den Vorderwurzelzellen begeben. Alle diese Fasern können natürlich auch Kollateralen im Reich des Vorderhorns abgeben.

Das Hinterhorn ist in seinen verschiedenen Teilen sehr verschieden gebaut, wie wir schon bei der Betrachtung der einzelnen histologischen Elemente gesehen haben. Der innere Teil bis an die Grenze des Kerns gegen die Rolandosche Substanz ist aus Ganglienzellen, Grundsubstanz, Glia und Nervenfasern aufgebaut. Die nach außen folgende Rolandosche Substanz enthält außerordentlich viel Ganglienzellen kleineren Typus und eine, vielleicht aus der Verschmelzung von Ganglienzellen hervorgegangene Grundsubstanz (v. Lenhossek). Das Stratum zonale enthält viele marklose, längs verlaufende Fasern, sie enthält keine, oder doch nur vereinzelte Ganglienzellen und ist recht reich an Glia. Sie stellt — Ziehen — eine Markbrücke, daher auch so von Lissauer genannt, zwischen Seiten- und Hinterstrang dar. Die Spitze des Hinterhorns besteht fast nur aus Glia (s. o.).

Die Nervenfasern des Hinterhorns sind sehr mannigfacher Herkunft. Makroskopisch erkennt man einmal die vielfach am medialen Rande des Hinterhorns entlangziehenden einstrahlenden Fasern der hinteren Wurzeln; ferner sieht man an der Grenze des Hinterhorns die „Randfasern" von Waldeyer. Die Substantia Rolando zeigt eine radiäre Streifung durch ihre Fasern, die Radiarbündel der Substantia Rolando. Schließlich enthält der distale Teil des Hinterhornkerns ein dichtes Fasergewirr, den „dorsalen Grenzplexus des Hinterhornkopfes" (Ziehen). Ziehen unterscheidet folgende Fasern im Hinterhorn nach ihrem Verlaufe: 1. Zuleitende Hinterwurzelfasern, unter denen die zu der Clarkeschen Säule verlaufenden eine besondere Stellung einnehmen. 2. Kollateralen aus Fasern des Hinterstrangs, namentlich des Burdachschen Strangs. 3. Zuleitende Kollateralen der Lissauerschen Randzone. 4. Zuleitende Seitenstrangfasern und deren Kollateralen. 5. Durchziehende Reflexkollateralen (Kölliker) zu den Vorderhornzellen. 6. Durchziehende Hinterwurzelfasern zum vorderen Seitenstrang. 7. Durchziehende Hinterwurzelfasern zum Seitenstrang derselben Seite. 8. Ableitende Strangzellenfasern zum gleichseitigen Seitenstrang. 9. Ableitende Strangzellenfasern zum gleichseitigen Hinterstrang. 10. Ableitende Commissurenfasern zur Commissura anterior. 11. Ebensolche Fasern zur Commissura intracentralis alba. 12. Commissurenfasern zur und von der Commissura intracentralis posterior (zu 11—12 cf. später).

Die histologische Beschaffenheit des Seitenhorns und des Processus reticularis ist durch die starke Zerklüftung der hier zuweilen ansehnliche Mengen gelatinoser Substanz enthaltenden grauen Masse durch die hindurchziehenden weißen Stränge gekennzeichnet.

Zentralteil der grauen Substanz. Der Teil der grauen Substanz, welcher am Übergang des Vorderhorns in das Hinterhorn liegt, zeigt keine von den beiden genannten Teilen wesentlich verschiedene Besonderheiten; er vermittelt auch in histologischer Beziehung den Übergang. Wichtig ist dagegen eine kurze Betrachtung des mittleren Teiles, der Umgebung des Zentralkanals.

Von vorn nach hinten sehen wir hier zunächst die vordere Commissur, die hauptsächlich aus quer und schief verlaufenden Fasern besteht. Der Faserkategorie nach sind (nach Ziehen) hier Fasern aus den Vordersträngen, aus den Commissurenzellen des Vorderhorns, aus Kollateralen der Hinterwurzelfasern und Innenzellen des Hinterhorns beteiligt. Als Reste des „vorderen Ependymseptums" durchziehen beim Erwachsenen noch einzelne Fasern den Raum der vorderen Commissur. Nach hinten von der vorderen Commissur gelangt man in den, den Zentralkanal umgebenden grauen Teil; hier hat Ziehen noch dicht vor und dicht hinter dem Zentralkanal je eine Commissura intracentralis anterior et posterior unterschieden. Soweit es sich um Fasern handelt, verlaufen in der vorderen Commissur Fasern aus dem Vorderhorn (und -strang), in der hinteren (nach Ziehen, Valenza u. a.) Commissurenfasern aus Kollateralen der Hinterwurzelfasern, Fasern aus Hinter- und Seitenstrang, Fasern aus Hinterhornzellen in den Hinter- und Seitenstrang der andern Seite.

Die zentrale graue Masse zeigt in ihrem Zentrum den (beim Erwachsenen meist auf lange Strecken) obliterierten Zentralkanal. Er wird (soweit er eben nicht obliteriert ist) von einer einfachen Lage zylindrischer Zellen ausgekleidet, den sogenannten Ependymzellen. Sie bilden (Retzius u. a.) nach der Basis zu eine Ependymfaser, sind an der freien Oberfläche mit einer Cilienschicht bedeckt. Die basale Faser reicht ursprünglich bis an die Peripherie des Rückenmarks (beim Menschen ist dieser Zustand nach

Lenhossek noch etwa beim Embryo von 12 cm Länge erhalten). Später verschwindet dieser Zustand, Reste davon bleiben nur in der vorderen und hinteren Medianlinie, aber wesentlich modifiziert erhalten (vorderer Ependymkeil nach Retzius; hier findet man ausnahmsweise beim Erwachsenen noch durchgreifende Fasern, und hinterer Ependymkeil nach Retzius, der auch später noch durchlaufende Fasern — durch das Septum posterior bis zur Peripherie reichend — enthält). Die Zellen des Zentralkanals werden vielleicht zum Teil, wenigstens bei Tieren, in einzelnen Exemplaren zu Sinnesepithelzellen, doch herrscht darüber noch keine Gewißheit (Rezeptionsorgane für die Beschaffenheit des Liquor, Großhoff, Edinger).

Beim Erwachsenen obliteriert später der Kanal; nach Weigert durch das primäre Anwachsen von Glia, nach Brissand infolge der primären Zellteilung der ependymären Zellelemente. Jedenfalls findet man meist nur einen Zellhaufen: die Bilder sind individuell äußerst different. Teilungen und hypertrophische Bildungen, Abschnürungen und Ausstülpungen sind auch im normalen Rückenmark recht häufig. Diese Verhältnisse haben für die Pathologie ein sehr großes Interesse.

Die den Zentralkanal unmittelbar umgebende graue Substanz ist die Substantia grisea centralis. Davon bezeichnet man als Substantia gelatinosa centralis (Substantia gliosa centralis, Ziehen s. o.) den den Zentralkanal unmittelbar umgebenden innern Teil. Der nach außen darauf folgende Teil wahrer grauer Substanz enthält einzelne Ganglienzellen, Glia und wenige Nervenfasern, an ihn schließt sich vorn ziemlich scharf getrennt die vordere Commissur, die hintere ist ihm eingelagert.

Literatur.

(Hier sind nur die Spezialarbeiten genannt. Betr. der Allgemeineren Literatur (Lehr- und Handbücher usw.) cfr. Literaturverzeichnis im Abschnitt Medulla und Kleinhirn.)

Amabilino, Degenerazioni ascendenti spezialmente del fascio di Gowers etc. Riv. di path. nerv. e ment. 5. 1900. S. 12.

Ansalme, Contributo allo studio delle neurofibr. etc. Annal. di Nevr. 22. 1905. S. 516.

Argutinsky, Über eine regelmäßige Gliederung in der grauen Substanz des Rückenmarks beim Neugeborenen und über die Mittelzellen. Arch. f. mikr. Anat. 48. 1898. S. 496.

Auerbach, L., Beiträge zur Kenntnis der aszend. Degeneration im Rückenmark usw. Virchows Arch. 124. 1891. S. 149.

Auerbach, Zur Anatomie der aufsteigenden Degeneration. Anat. Anz. 1890.

Barneß, Degenerations in Hemiplegia; with special reference to a ventro-lateral pyramidal tract etc. Brain 2. 1901. S. 463.

Bechterew, Über ein spezielles inneres Bündel im Seitenstrang. Neurol. Zentralbl. 1898. Nr. 15.

Bechterew, Über ein wenig bekanntes Fasersystem an der Peripherie des anterolateralen Abschnittes des Halsmarks. Neurol. Zentralbl. 1901. S. 194.

Bechterew, Das anteromediale Bündel im Seitenstrang des Rückenmarks. Neurol. Zentralbl. 1901. S. 645.

Bechterew, Leitungsbahnen. 2. Aufl. Leipzig 1895.

Beisso, Midollo spinale. Genova 1873.

Breukink, Zum Aufbau des Kaninchenrückenmarks. Monatsschr. f. Psych. 12. 1903. S. 123.

Bikeles, Zum Ursprung des dorsomedialen Sakralfeldes. Neurol. Zentralbl. 1901. S. 53.

Bing, Die Bedeutung der spinocerebell. Systeme. Wiesbaden 1907.

Bing, Beitrag zur Kenntnis der endogenen Rückenmarksfasern beim Menschen. Arch. f. Psych. 39. 1905. S. 74.

Borda, Anatomia etc. del mid. spin. Buenos Aires 1905.

Bruce, Distribution of the cells in the intermedio-lateral tract of the spinal cord. Transact. Rev. Soc. Edinb. 1906.

Bruce, A topographical atlas of the spinal cord. Edinburg. 1901.

Bruce, On a special tract in the lateral limiting layer of the spinal cord. Skott. med. and surg. Journ. 1898.

Bruce, A topographical Atlas of the spinal cord. London 1901.

Bruce, Distribution of the cells in the intermedio-lateral tract of the spinal cord. Transact. of the Roy. Soc. of Edinb. 1906.

Bruce, The endogenous fibres in the lumbosacral region of the cord. Edinb. med. Journ. New. Ser. II. 1898. S. 96.

Bruce and **Pirie,** A plea of the study of the intermedio-lateral cell-system of the spinal cord. Rev. of Neurol. and Psychiat. 5. 1907. Nr. 1.

Brugsch und **Unger,** Die Entwicklung der ventr. term. etc. Arch. f. mikr. Anat. 61. 1908. H. 4.

Bruns, Über einen Fall von totaler traumatischer Zerstörung des Rückenmarks. Arch. f. Psychiatrie. 25. 1893.

Bumke, Über die Verlagerung von Py-Fasern in die Hinterstränge beim Menschen. Neurol. Zentralbl. 1905. Nr. 20 u. 21.

Bumke, Zur Pathogenese der paralyt. Anfälle, usw. Neurol. Zentralbl. 1905. Nr. 10.

Clarke, Further Contr. on the grey subst. of the spin. cord. Phil. Transact. Roy. Soc. London 1859.

Collier and **Buzzard,** The Degen. result. from lesions of post. nerve roots etc. Brain 104. 1903. S. 559.

Dejerine, Le faisceau pyram. direct. Rev. Neurol. 1904. Nr. 6.

Dejerine et **Theohari,** Contr. à l'étude des fibres à trajet descendant dans les cord. post. etc. Journ. de la Physiol. et de la Path. gen. 1899. Mars.

Dejerine et **Thomas,** Sur les fibr. pyr. homolat. Arch. de Physiol. 1896. Nr. 2.

Dercum et **Spiller,** Fibres nerveuses à myéline dans la pie mère etc. Rev. Neurol. 1901. S. 222.

Donaldson and **Davis,** On a law determ. the number of med. nerv. Journ. of comp. Neurol. 13. 1903. S. 223.

Donetti, Et. sur le trajet des fibres exogènes de la moelle epinière. Rev. Neurol. 1898. Nr. 7.

Dydynski, Über den Verlauf der Rückenmarksbahnen. Polnisch. Ref. Jahresber. 1901. S. 47.

Figueiredo-Rodriguez, Das Rückenmark des Orang-Utan. Arch. f. mikr. Anat. 59. 1901. S. 417.

Flatau, Über die Pyramidenbahnen. Lemberg 1906.

Flatau, Sitzungsber. d. Akad. Wissensch. Berlin 1897.

Flatau, Das Gesetz der exzentrischen Lagerung der langen Bahnen am Rückenmark. Zeitschr. f. klin. Med. 33. 1898. H. 1 u. 2.

Flechsig, Leitungsbahnen im Gehirn und Rückenmark des Menschen. Leipzig 1870.

Fraser, A further note on the prepyramidal tract (Monakows bundle). Journ. of Physiol. 28. 1903. S. 366.

Gaskell, Journ. of Physiol. 7. Cit. nach Ziehen, Anat.

van Gehuchten et **de Neef,** Les noyaux moteurs de la moelle lumbo-sacrée. Le Nevraxe. 1900. I.

Geier, Über die protoplasmatischen Fortsätze der Nervenzellen im Rückenmark etc. Korsak. Journ. f. Neurop. u. Psychiat. 1903. H. 5. Russisch. Jahresb. 1903. S. 31.

Gierlich und **Herxheimer,** Studien über die Neurofibrillen im Zentralnervensystem etc. Wiesbaden 1907.

Gierlich, Über die Entwicklung der Neurofibrillen in der Pyramidenbahn des Menschen. Deutsche Zeitschr. f. Nervenheilk. 32. 1907. H. 1.

Giese, Über das sogenannte Flechsigsche ovale Feld usw. Russisch. Jahresber. 1898. S. 73.

Goldstein, Versuch einer Einteilung der Rückenmarkhinterstränge. Deutsche Zeitschr. f. Nervenheilk. 25. 1905. S. 456.

Goldstein, Zur Zusammensetzung der Hinterstränge. Monatsschr. f. Psych. u. Neurol. 14. S. 401.

Golgi, Über den feineren Bau des Rückenmarks, Ges. Untersuchungen. 1896.
Golgi, Ganglienzellen. Ergebn. d. Anat. 1. 1892. S. 315.
Golgi, Ges. Untersuchung über den feineren Bau des zentralen und peripheren Nerven-
    systems. Jena 1894.
Golgi, De nouveau de la structure des cell. nerveuses des ganglions spinaux. Arch.
    ital. de Biol. 81. 1899.
Groschuff, Über sinnesknospenähnliche Epithelbildungen im Zentralkanal usw. (Sitzungsber.
    Gesellsch. f. Morph. u. Physiol. 12. München 1896.
Grünbaum and Sherrington, Cerebral cortex of the higher apes. Liverpool 1902 und
    Proc. Roy. Soc. London 1903.
Guillani, La circulation de la lymphe dans la moelle epinière. Rev. Neurol. 1900. Nr. 21.
Hoche, Über Variationen im Verlauf der Pyramidenbahn. Neurol. Zentralbl. 1898.
    Nr. 21.
Hoche, Vergleichend Anatomisches über die Blutversorgung der Rückenmarksubstanz.
    Zeitschr. f. Morph. u. Anthr. 1900. H. 1.
Hoche, Über Variationen im Bereich der Py-Bahn. Neurol. Zentralbl. 1897. Nr. 21.
Hoche, Path. Degenerationen im Gehirn. Handb. d. path. Anat. d. Nervensystems.
Holmgren, Weitere Mitteilungen über den Bau der Nervenzellen. Anat. Anz. 16. 1899.
Homén, Patholog. und experimen. Beitr. zur Kenntnis des sog. Schulzeschen Komma-
    feldes usw. Deutsche Zeitschr. f. Nervenheilk. 20. 1901. S. 24.
Hunt, The retrograde atrophy of the pyramidal tracts. Journ. of nerv. and ment. dis.
    1905. Nr. 8.
Jacobsohn, Über die Kerne des menschlichen Rückenmarks.   Abh. Akad. d. Wissensch.
    Berlin. Anhang 1908.
Janischewsky, Über die absteigenden Bahnen in den Hintersträngen. (Russisch.) Ref.
    Jahresber. 1899. S. 58.
Kahler u. Pick, Weitere Beiträge zur Pathologie usw. Arch. f. Psychiatrie. 10. S. 179.
Kaiser, Die Funktionen der Ganglienzellen des Halsmarks. Haag 1891.
Kleist, Exper.-anat. Untersuchung über die Beziehungen der hinteren Rückenmarkswurzeln
    zu den Spinalganglien. Virchows Arch. 175. 1904. S. 381 und Diss. München 1903.
Kleist, Die Veränderung der Spezialganglienzellen usw. Ebenda. 173. 1903. H. 3.
Kohnstamm, Über die gekreuzte aufsteigende Spinalbahn. Neurol. Zentralbl. 1900.
    Nr. 6.
Kollmann, Phantom betr. Faserverlauf im menschlichen Rückenmark. Anat. Anz.
    18. 1898. H. 4 u. 5.
Kölliker, Handbuch der Gewebelehre. 1893.
Kölliker, Die Med. obl. und die Vierhügelgegend von Ornithorynchus und Echidna.
    Leipzig 1901.
Kölliker, Über einen noch unbekannten Nervenzellenkern im Rückenmark der Vögel.
    Kais. Akad. Wissensch. Wien, Math.-natw. Kl. 1901.
Krause und Aguerre, Untersuchungen über den Bau des menschlichen Rückenmarks
    mit besonderer Berücksichtigung der Neuroglia. Anat. Anz. 18. 1900. S. 239.
Lapinsky, Zur Frage der Ursachen der motorischen Störungen bei Läsionen der hinteren
    Wurzeln und des Verlaufs der Kollateralen im Rückenmark. Arch. f. Psychiatrie.
    42. 1907. S. 869.
Laslett and Warrington, Observations in the ascending tracts in the spinal cord of
    the human subject. Brain 4. 1900.
v. Lenhossek, Der feinere Bau des Nervensystems. Berlin 1895.
Long, Les voies centrales de la sensibilité générale. Thèse de Paris 1900.
Long, Margaret, On the devel. of the nuclei pontis etc. Bull. of the Johns Hopk. Hosp.
    12. 1901. S. 123.
Lüderitz, Über das Rückenmarkssegment. Arch. f. Anat. u. Physiol. 1881. An. Abt.
Marburg, Die absteigenden Hinterstrangbahnen. Jahrb. f. Psychiatrie. 22. 1905.
    Festschr. S. 243.
Margulies, Experiment. Untersuchung. über den Aufbau der Hinterstränge beim Affen.
    Monatschr. f. Psych. u. Neurol. 1898. H. 3.

Marie et Guillain, Les dégén. sécond. du cord. ant. etc. Rev. neurol. 1905. Nr. 14.

Marie et Guillain, Le faisceau pyram. homolateral. etc. Compt. rend. Soc. biol. **55.** 1903. S. 745.

Marie et Guillain, Le faiceau pyram. direct etc. Semaine méd. 1903. Nr. 3.

Marinesco, Contrib. à l'ét. du trajet des racines postérieurs dans la moelle. La roumaine méd. 7. 1900. Nr. 1.

Martinotti, Sur quelques particularités des cellules nerveuses de la moelle ep. Arch. ital. de biol. **27.** 1898.

Matthew and Waterston, Note on a variation on the course of the pyramidal fibres. Rev. of Neurol. 1903. Nr. 1.

Mott, Micr. Exam. of Clarkes column in man etc. Journ. of Anat. und Physiol. 1888.

Musso, Riv. sper. di fren., zit. nach Ziehen, Anat.

Nageotte, Contr. à l'ét. des cord. post. Nouv. iconogr. de la Salp. Nr. 1.

Nageotte et Ettlinger, étude sur les fibres endogènes descendants des cordons postérieurs de la moelle à la region lumbo-sacrée. Journ. de physiol. et de path. gén. 1900. Nr. 6.

Obersteiner, Nachträgliche Bemerkung zu den seitlichen Furchen im Rückenmark. Obersteiners Arb. 8. 1903. S. 396.

Obersteiner, Variationen in der Lagerung der Py-Bahnen. Ebenda. 1902.

Obersteiner, Bemerkungen zur Hellwegschen Dreikantenbahn. Ebenda. 1900. H. 7. S. 286.

Onuf, On the arrangement and function of cell groups of the sacral region of the spinal cord in man. Arch. of Neurol. 3. 1903.

Onuf, Note on the arrangement and function of the cell groups in the sacral region of the spinal cord. Journ. of nerv. and ment. dis. **26.** S. 498.

Pawlow, Le faisceau de v. Monakow, faisceau mésencéphalo-spinalis latéral, ou faisceau rubro-spinal. Bull. Acad. Roy. de méd. de Belgique. 1900.

Petrén, Beobachtungen über aufsteigende degenerierende Fasern in der Py-Bahn usw. Neurol. Zentralbl. 1903. Nr. 10.

Pitres, Recherches anatomo-cliniques etc. Arch de Physiol. 1884. Nr. 2.

Probst, Zur Kenntnis der Py-Bahn. Monatsschr. f. Psych. u. Neurol. 6. 1899.

Probst, Zur Kenntnis der Schleifenschichten und über zentripetale Rückenmarksfasern usw. Ebenda. 11. 1903. H. 1.

Ransohoff, Beiträge zu den Beziehungen des Pickschen Bündels zur Py-Bahn usw. Neurol. Zentralbl. 1900. Nr. 21.

Redlich, Beiträge zur Anatomie und Physiologie der motorischen Bahnen bei der Katze. Monatsschr. f. Psych. u. Neurol. 5. 1899.

Reimers, Über die Degeneration im Rückenmark nach Durchschneidung der hinteren und vorderen Wurzeln. Ärzteverein Petersburg, Mai. Jahresber. 1898. S. 75.

Retzius und A. Key, Studien in der Anatomie des Nervensystems und des Bindegewebes. Stockholm 1875.

Rothmann, Das Monakowsche Bündel beim Affen. Monatsschr. f. Psych. u. Neurol. 10. 1901. S. 303.

Rothmann, Über die Degeneration der Pybahnen usw. Neurol. Zentralbl. 1896. S. 494, und Pykreuzung. Arch. f. Psychiatrie. **33.** 1900. H. 1.

Rothmann, Die sacrolumbale Kleinhirnseitenstrangbahn. Neurol. Zentralbl. Nr. 1.

Sargent, Reissner's fibre in the canalis centralis of vertebrates. Anat. Anz. 17. 1900. H. 2.

Schacherl, Über Clarkes „posterior vesicular columns". Obersteiners Arb. 9. 1903. S. 405.

Schaffer, Über den Faserverlauf einiger Lumbal- und Sakralwurzeln im Hinterstrang. Monatsschr. f. Psych. u. Neurol. 5. 1899. H. 3.

Schultze, Beiträge zur Lehre von der sekundären Degeneration. Arch. f. Psychiatrie. 14. 1883. S. 359.

Sclavunos, Über Keimzellen in der weißen Substanz des Rückenmarks usw. Anat. Anz. 16. 1900. Nr. 17, 18.

Sjövall, Über die Spinalganglienzellen des Igels. Anat. Hefte. 18. 1901. S. 230.

Smirnoff, Sur la structure des cellules nerveuses des ganglions spinaux chez un embryo humain de 4 mois. Journ. de neuropath. et psych. du Korsakoff. 3. 1903. S. 609 (Russ.). Jahresber. 1903. S. 29.

Soukhanow, Contribution à l'étu e de la marche etc. Journ. de neurol. et d'hypn. 1898.
    Nr. 19.

Soukhanow, Réseau endocellulaire de Golgi dans les éléments nerveux des ganglions
    spinaux. Rev. neurol. 1901. S. 1228.

Soukhanow und **Agapow,** Über die sekundäre Degeneration im Rückenmark. Neurol. Bote.
    5. 1898. H. 2 (Russ.). Ref. Jahresber. 1898. S. 79.

Soukhanow et **Czarniecki,** Les prolongations protoplasmatiques des cellules nerveuses
    des cornes de la moelle etc. chez les nouveau-nés. Nouv. iconogr. de la Salp. 1905.
    Nr. 6.

Spiller, Über den direkten ventro-lateralen Py-Strang. Neurol. Zentralbl. 1903. Nr. 12.

Staderini, Annotazioni a un recente lav. sul „ventr. terminales" nell' uomo. Anat. Anz.
    23. 1903. S. 500.

Starlinger, Die Durchschneidung beider Pyramiden beim Hunde. Jahrb. f. Psychiatrie.
    15. 1898. H. 3.

Stern, Beiträge zur Kenntnis der Form und Größe des Rückenmarkquerschnittes. Ober-
    steiners Arb. 14. 1907.

Stewart, Degenerations following a traumatic lesion of the spinal cord etc. Brain. 1901.
    S. 222.

Stewart, Über den „Tractus X" in der untersten Cervicalgegend des Rückenmarks.
    Neurol. Zentralbl. 1903. Nr. 16.

Stilling, Neue Untersuchungen über den Bau des Rückenmarks. Kassel 1859.

Sträußler, Eine Variation im Verlaufe der Py-Bahn. Neurol. Zentralbl. 1901. Nr. 18.

Sträußler, Zur Morphologie des normalen und pathologischen Rückenmarks. Jahrb. f.
    Psychiatrie. 23. 1903. S. 260.

Studnicka, Über das Vorkommen von Kanälchen usw. im Körper der Ganglienzellen usw.
    Anat. Anz. 16. 1899.

Thiele and **Horsley,** A study of the degenerations observed in the centr. nervous system
    in a case of fracture dislocation of the spine. Brain. 1901. H. 4.

Ugolotti, Nuovi ricerche sulle vie pyr. Riv. d. p. nerv. e ment. 7. 1903. S. 4.

Valenza, Sur l'existence de prolongements protoplasmatiques et cylindraxiles, qui s'en-
    croisent dans la commissure grise etc. Compt. rend. Soc. biol. à Paris. 1898. Juillet.

Waldeyer, Über das Gorillarückenmark. Berliner Ak. d. Wiss. Sitzungsber. 1888.

Warnke, Über Beziehungen zwischen Extremitätenentwicklung und anatomischen Form-
    verhältnissen im Rückenmark. Journ. f. Psych. u. Neurol. 3. 1905. S. 217.

Weigert, Zur Kenntnis der normalen menschlichen Neuroglia. Frankfurt 1903.

Wiedersheim, Der Bau des Menschen usw. 1902.

Worotynski, Untersuchungen über die sekundäre Degeneration im Rückenmark nach
    einer queren Durchschneidung desselben. Neurol. Bote. 5. 1908. Nr. 2 u. 3.

Wright, A contribution to the study of the posterior columns of the spinal cord. Brit.
    Med. Journ. 1900, July.

Zappert, Über eine Rückenmarksfurche beim Kinde. Obersteiners Arb. 8. 1903. S. 281.

Feinere Anatomie der Medulla oblongata, des Kleinhirns, der Brücke und des Mittelhirns.

Von
H. Vogt-Frankfurt a. M.

I. Topographische Durchsicht von Medulla oblongata, Kleinhirn, Brücke und Mittelhirn.

Proximal von C_1 ist noch auf eine kurze Strecke der typische Bau des Rückenmarkquerschnittes zu erkennen. Sehr bald treten aber zweierlei Veränderungen auf: 1. es findet ein gewaltiges Anwachsen der Substantia reticularis statt, 2. treten durch sie hindurch aus dem Gebiet des Vorderstranges Fasern; es sind dies die sich kreuzenden Pyfasern, welche vom Vorderstranggebiet der anderen Seite nach dem Pyseitenstranggebiet ziehen. Durch diese Veränderungen wird das Hinterhorn und das Vorderhorn

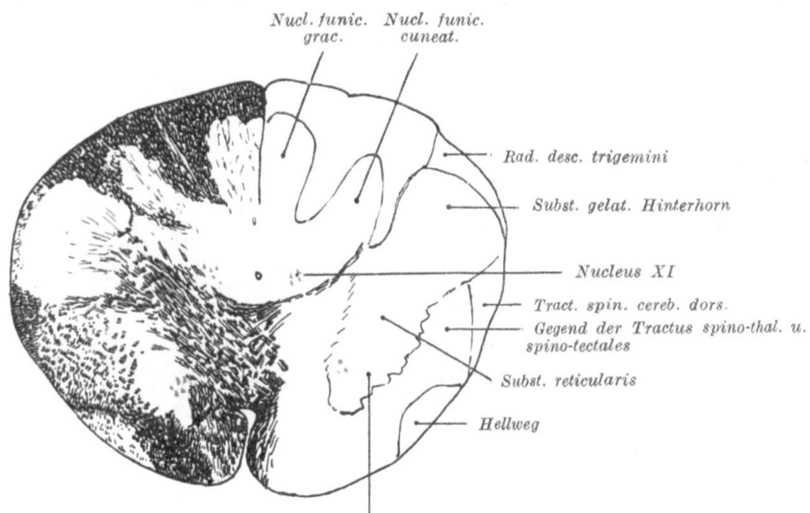

Abb. 43. Querschnitt durch die Pyramidenkreuzung.

vom Verbande mit der zentralen Masse der grauen Substanz mehr und mehr gelöst. In diesem beginnenden Teil der Medulla oblongata liegen im abgetrennten Vorderhorn, das zugleich weiter peripheriewärts verlagert wird, der Kern des XI. Gehirnnervs. Im abgesprengten Hinterhornkopf fällt die mächtige Entwicklung der gelatinösen Substanz auf, er liegt auswärts der spinalen V-Wurzel an. Sehr bald ändert sich auch das Verhalten im Bereiche der Stränge: Im Hinterstrang tritt etwas proximal von der Pykreuzung in dessen beiden Abschnitten je eine graue Kernmasse auf, die Hinterstrangkerne (Nucl. fun. cuneat. und gracilis), in denen ein Teil der Hinterstrangfasern endigt. Wie sich die zum Kleinhirn strebenden Bahnen, die Tractus spinothalamici, das rubrospinale usw. Bündel im Querschnitt verhalten, ist aus Abb. 43 ersichtlich. Eine genaue Abgrenzung ist im Normalpräparat hinsichtlich der gegenseitigen Lage dieser Bahnen nicht möglich.

Weiter nach vorn liegen die hier noch ungekreuzten Py medioventral an der Peripherie. Dorsal davon tritt ein längliches schmales Feld, die mediale Schleife, auf. Diese ist hervorgegangen aus der Schleifenkreuzung; es entspringen ferner aus den Hinterstrangkernen Fasern, die distal ziemlich dichtgedrängt, weiter nach vorn in lockerem

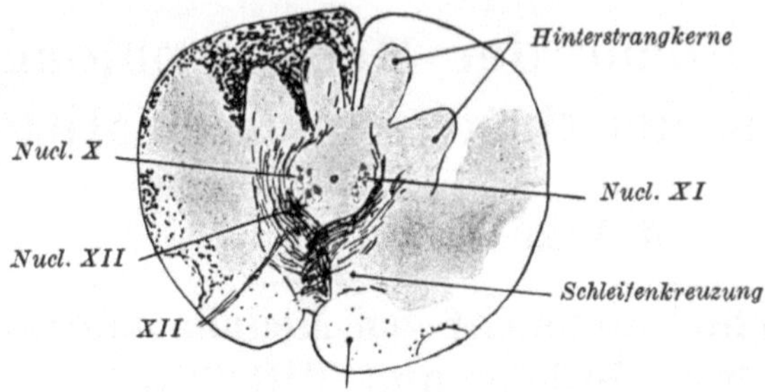

Abb. 44. Querschnitt durch die Schleifenkreuzung vom Neugeborenen.

Zusammenhang bogenförmig von hinten außen nach vorn innen ziehen und dorsal von der Py kreuzen: die Fibrae arcuatae internae. Lateral davon verschwinden bald die letzten Reste des Vorderhorns, die Substantia gelatinosa des Hinterhorns setzt sich noch weiter nach oben fort. Das Feld, das von den Fibrae arcuatae internae durchzogen wird, gehört im wesentlichen zum dorsaleren Bereich der Substantia reticularis.

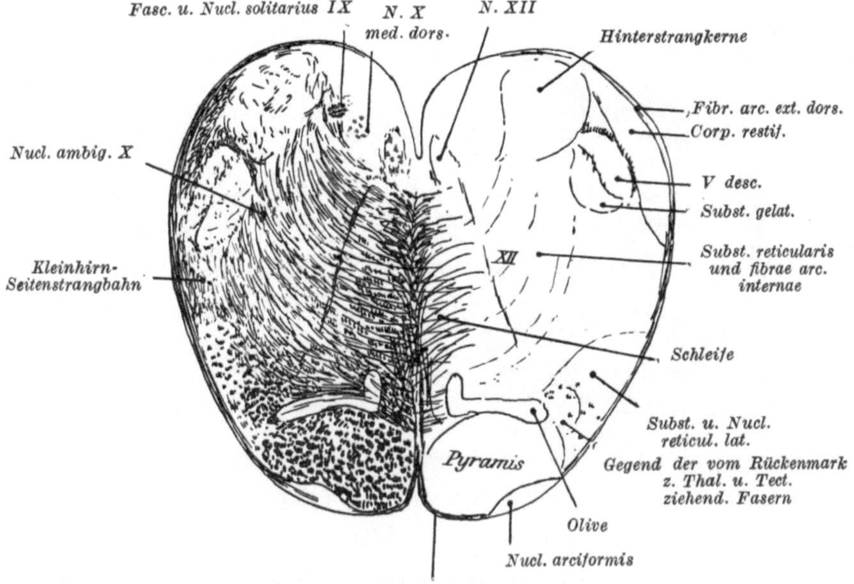

Abb. 45. Querschnitt in der Höhe des distalsten Endes der Olive.

Seitlich von den Feldern der Pyramiden liegen erst noch die Reste der Faserbündel des Seitenstranges des Rückenmarkes. Diese werden bald durch die Olive von der Pyramide abgetrennt. In diesem Bereiche umsäumen feine, der Peripherie parallel verlaufende Fasern fast die ganze Umgebung des Rückenmarkes: die Fibrae arcuatae externae ventrales und dorsales. Sie scheinen in der Gegend der V-Wurzel, auswärts von ihr, zusammenzulaufen. In die Py ist am Rande eine graue

Masse, Nucleus arcuatus, eingeschaltet: dieselbe hat Beziehung zu den Hinterstrangkernen und zum Kern des VIII-Nervs (Pitzorno); eine Verlagerung des genannten Kerns in das Innere der Pybahn ist nicht selten (Catola und Oekonomakis). Der Zentralkanal öffnet sich zum IV-Ventrikel, hier sind der motorische Kern des X- und medial der des XII-Hirnnervs; der dorsale Kern vom XI ist noch zu sehen (Abb. 44). Außen, seitlich davon sind die Hinterstrangkerne deutlich sichtbar. Ventral grenzt dieses Kerngebiet und ebenso seitlich an das Feld der Fibrae arcuatae internae. In dem unteren, der Py zunächst gelegenen Teil dieses Gebietes taucht (Abb. 45) der erste Abschnitt der Olive auf, über ihr sieht man den Stamm des XII herabziehen. Nach außen von der Olive liegt ein Gebiet quer getroffener Fasern, das die Fasciculi spino-tectales, spino-thalamici, spino-vestibulares enthält; diesen liegt der laterale Teil der retikularen Substanz an, der eine kleine graue Masse, den Nucleus reticularis lateralis enthält.

Die ganze Gliederung kann man an dem Querschnitt der Medulla des Neugeborenen recht gut übersehen. Der der Abb. 46 entsprechende Schnitt liegt etwas weiter frontal als Abb. 45. Wir sehen vor allem die große gefaltete graue Masse der Olive, medioventral von ihr die Pyramide, zwischen den Oliven die Olivenzwischen-

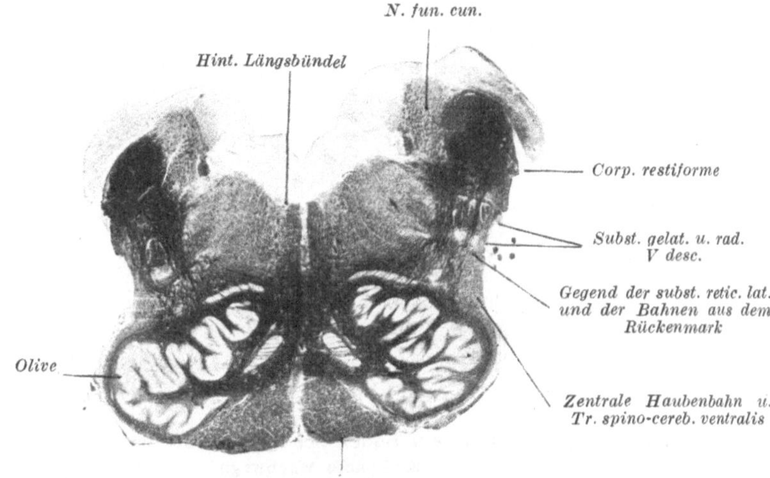

Abb. 46. Querschnitt in der Höhe der größten Ausdehnung der Olive und ihrer Nebenkerne. (Photographie.)

schicht und die Schleife, und nach außen, oben an der Peripherie, die Corpora restiformia. Neben dieser ist noch ein kleiner Rest des Burdachschen Kerns sichtbar. Man sieht aus der Olivengegend die Tractus cerebello-olivares nach dem Corpus restiforme ziehen; sie durchqueren die Gegend der Substantia gelatinosa und zersprengen sie und die Quintuswurzel in mehrere Teile. Außen und unten an die olivocerebellaren Fasern anschließend, liegt das Gebiet der vom Rückenmark kommenden Systeme, daneben die zentrale Haubenbahn; das retikulierte Gebiet medial von diesen Abschnitten enthält außer den Verbindungen der Kerne nach cerebral und spinal auch Fasern, die die Teile der Medulla untereinander verbinden: Fibr. associatoriae breves (Edinger). Die Olive ist von der dorsalen und medialen Nebenolive begleitet. Fasern verbinden (durch die Olivenzwischenschicht gehend) beide Oliven miteinander.

Wir wollen uns die Lage der am Boden der Rautengrube in dieser Gegend liegenden Kerne an einer schematischen Abbildung klarmachen. Ich folge dabei der Darstellung von Marburg. In der Höhe, die der Abb. 46 entspricht, zeigt, stärker vergrößert, der Boden der Rautengrube das folgende Bild: (Abb. 47) in der Mitte über dem hinteren Längsbündel liegt der durch besonders große und klare multipolare Zellformen ausgezeichnete Kern des Hypoglossus, ihm liegen kappenförmig zwei kleinzellige Kerngruppen auf: medial der Nucl. eminentiae teretis, lateral der Nucl. intercalatus von Staderini. Nach außen folgt der mediodorsale Kern des Vagus, kleinzelliger als der XII-Kern; ihm schließt sich ebenfalls lateral das Solitärbündel, das hier die

aufsteigenden X-Fasern enthält, an; der Kern, in dem diese Fasern hier enden, ist
der dorsolaterale Vaguskern. Von ihm nach außen und oben liegt ein zum VIII-
Gebiet gehöriges Areal, der absteigende Vestibularkern, von der spinalen VIII-Wurzel
begleitet. Lateroventral vom Fasc. solitarius, am inneren Rande der aufsteigenden
V-Wurzel, liegt (Abb. 73) der Nucl. ambiguus nervi vagi.

Weiter nach vorn wird vor allem durch das Auftreten der Verbindungen zum
Kleinhirn das Querschnittbild verändert. Das Kleinhirn selbst fällt natürlich schon
weiter rückwärts in frontal angelegte Schnittserien. Die Medulla selbst bleibt in der
Anordnung ihrer Teile einigermaßen übereinstimmend. Dorsal, am Boden des IV-
Ventrikels, liegen in wechselnder Anordnung die Hirnnervenkerne; basal sind die Pyra-
miden, darüber die Oliven, medial davon die Schleifenschicht, konstant ist das Vor-
handensein des hinteren Längsbündels; die Formatio reticularis füllt sozusagen den
Raum zwischen den grauen und den genannten basalen Teilen; die Veränderungen des
Querschnittes erfolgen nun zunächst vornehmlich unter dem Einfluß der zum Kleinhirn
aus- und eintretenden Verbindungsbahnen. Wir sehen dies in den Übersichtsbildern,
Abb. 48 bis 51. Abb. 48 und 49 beginnt sich das Corpus restiforme vom Rand der
Medulla loszulösen, in 49 strahlt es mächtig nach dem Kleinhirnmark in die Höhe, be-
sonders links, in 50 ist der Eintritt der Brückenarme nach dem Kleinhirn zu sehen,
Abb. 51 enthält noch den Vorderseitenteil derselben, hier ist die in Abb. 50 beginnende
Brückenformation mächtig geworden.

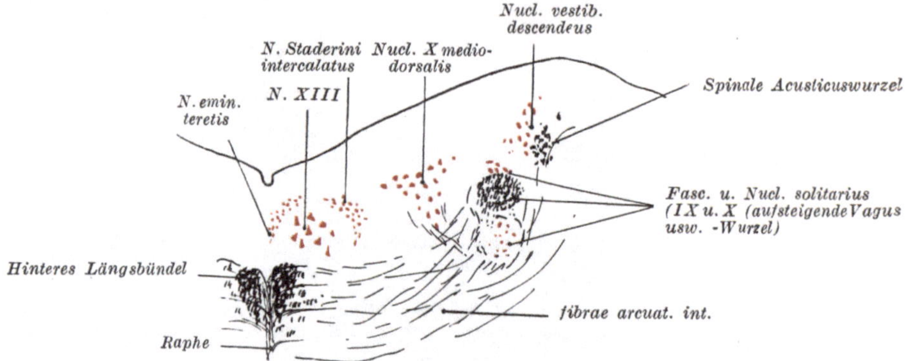

Abb. 47. Lagerung der Kerne am Boden der Rautengrube in der Höhe von Abb. 46.
(Z. T. nach Marburg.)

Das Kleinhirn bedeckt, wie wir oben sahen, den vierten Ventrikel von oben her.
Nach vorn geht es durch die Lingula und das Velum medullare anterius in die hintere
Vierhügelplatte über, nach hinten setzt es sich in ähnlicher Weise als feiner Überzug
des Plexus des IV. Ventrikels (Velum medullare post.) in den dorsalen Teil der
Medulla fort. (Über diese Verhältnisse cf. oben im makr. Abschnitt.) Die Zusammenhänge nach vorn und hinten gehen besonders deutlich aus dem Längsschnitt (Abb. 66)
hervor. Nach unten seitlich besitzt das Kleinhirn drei Paare von Armen, durch die
es nach vorn mit dem Mittelhirn, nach der Seite mit der Brücke und nach hinten mit
dem Rückenmark zusammenhängt (Brach. conjunctum ad corp. quadrig. — Brach. ad
pontem — Corpus restiforme).

Ein Durchschnitt durch das Kleinhirn zeigt überall (cf. Abb. 48 bis 51) eine
außerordentlich fein gefaltete Rinde, der Markkörper, der im Zusammenhang mit dieser
Formation eine außerordentlich fein verzweigte Gestalt erhält, wird als Arbor vitae
angesprochen. Der Markkörper beherbergt vier Paare von Kernen, die gleichzeitig nur
auf dem Horizontalabschnitt sichtbar sind. Zunächst der Mittellinie jederseits das Corpus
dentatum, in seiner Gestalt der Olive ähnlich, er ist der größte Kern; nach innen
davon, seinem Hilus vorgelagert, den länglichen Embolus, der schräg von innen und
oben nach außen und unten gelegen ist (Weidenreich), medial den Nucl. globosus
und etwas nach rückwärts den Dachkern. Wir wissen besonders aus den Untersuchungen
von Weidenreich und Hatschek, daß bei Tieren die Kerne vielfach eine zusammenhängende Masse bilden, phylogenetisch und naturgeschichtlich gehören die Kerne
zum Wurm (Edinger). Beim Menschen sind sie einigermaßen voneinander getrennt,
am wenigsten scharf ist der Dachkern begrenzt.

In der Medulla (Abb. 52) fällt in diesen Ebenen zunächst der große Querschnitt der Oliva inferior, die von den beiden Nebenoliven begleitet ist, auf; die übrigen Teile, Pyramis, Schleife, retikuläre Substanz usw. sind leicht zu erkennen; besondere Veränderungen entstehen einmal durch das starke Anwachsen des Corpus restiforme, zu dem man die Olivenfasern mächtig hinstreben sieht: diese zersprengen die aufsteigende V-Bahn und deren Kern in mehrere Teile. Die Fasern des Corpus restiforme sammeln sich bei Abb. 52 bereits zu einem eng geschlossenen Bündel, das auf den allernächsten Schnitten zum Kleinhirn emporstrebt. Weitere wichtige Veränderungen werden durch den Eintritt des VIII. Nervs bedingt, dessen Pars posterior (cochlearis) hier eintritt; die beiden Endstätten der primären Cochlearisbahn, Tuberculum acusticum und Nucleus VIII anterior, fallen in den Schnitt, von letzterem sieht man die Anfangsteile

(Fortsetzung des Textes auf nächster Seite.)

Abb. 48—51 demonstriert die Beziehung der Lagerung von Medulla und Kleinhirn und die Verbindungen beider.

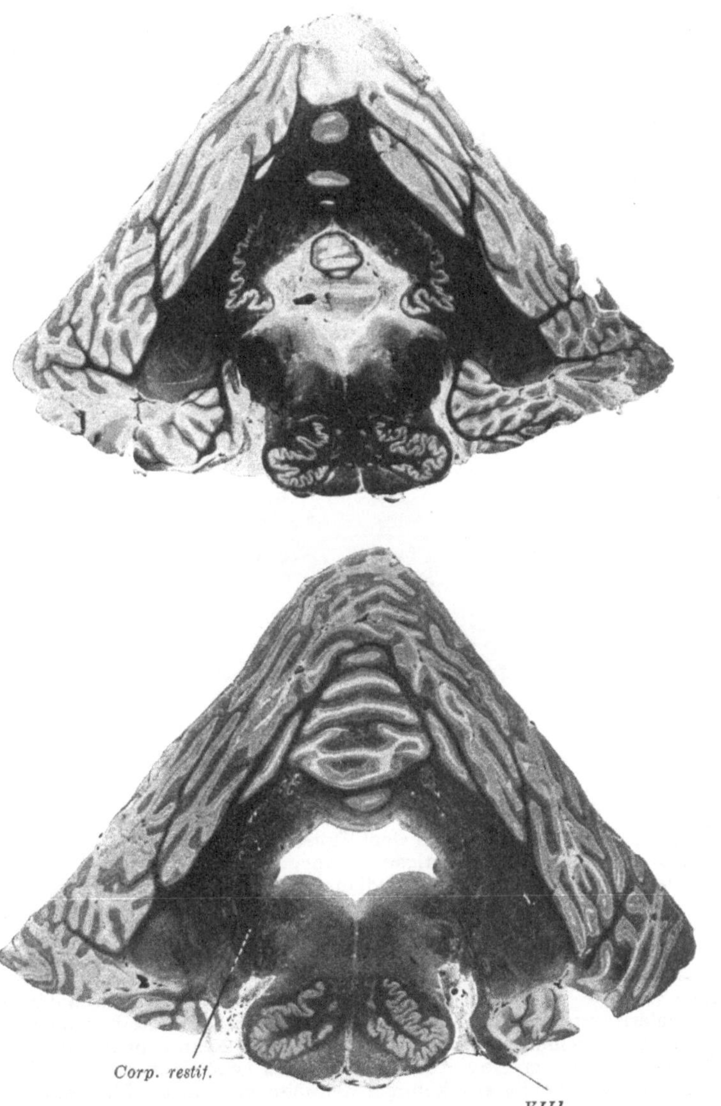

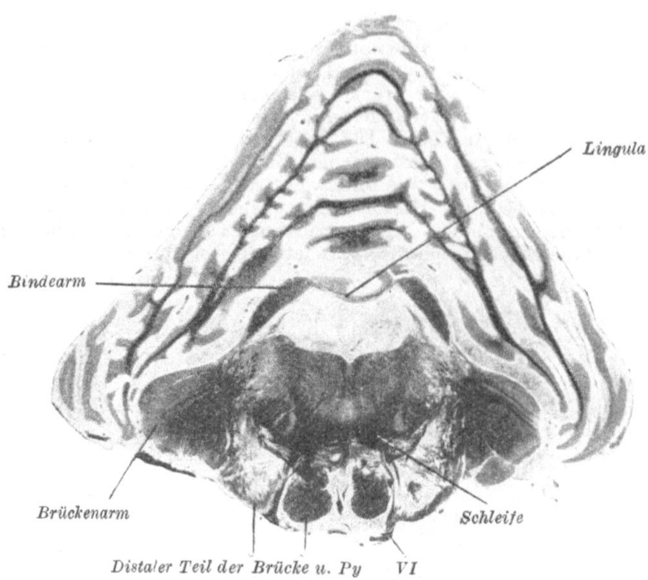

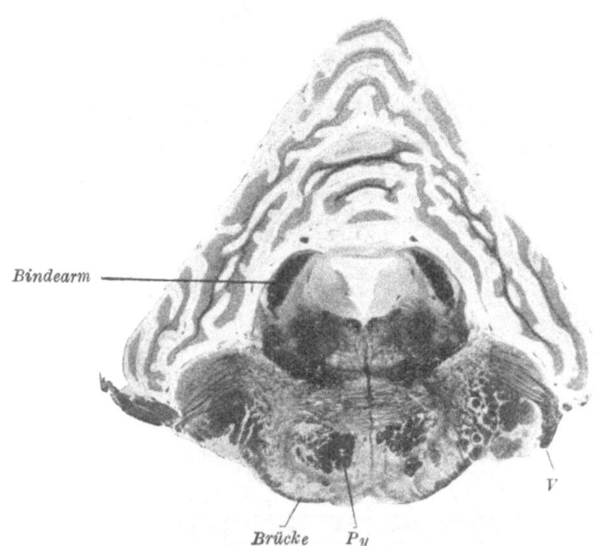

des Corpus trapezoides ausgehen: aus dem Tuberculum acusticum gehen in der Hauptsache die Fasern der Striae acusticae hervor, die einen Teil der sekundären VIII.
Bahn darstellen. Sie tauchen in der Mediane in die Tiefe, um sich der Schleife anzuschließen. Am Boden der Rautengrube liegt am meisten medial noch der XII-
Kern, neben ihm der Rest des X-Kernes (und IX-Kernes); den Stamm des letzteren
Nervs sieht man noch in einzelnen Fasern angedeutet. Außerdem finden wir hier die
spinale Acusticuswurzel mit dem sie begleitenden Kern.

Wenige Schnitte weiter nach vorwärts tritt (Abb. 53) die Pars anterior des VIII-
Nervs (vestibularis) ein, und auch ihr Eintritt bedingt eine Reihe von wichtigen Umgestaltungen. Der Stamm zieht, wie die Abbildung zeigt, nach aufwärts, um im
dorsalen VIII-Kern und im Bechterewschen Kern (vielleicht auch im Deitersschen
Kern) zu enden, bzw. die Fasern kommen teilweise von dort. Man beachte besonders

die Lage des Flockenstiels zu diesen Kernen (Abb. 48). Dem Corpus restiforme schließt sich aus diesen Kernen und zum Teil aus dem VIII-Stamm selbst, teilweise auch aus Fasern, die von der Medulla selbst herkommen, die direkte sensorische Kleinhirnbahn an (innere Abteilung des Kleinhirnstiels von Meynert). Ferner sieht man das aus dem Nucleus VIII ventralis stammende Corpus trapezoides. Die bereits in Abbildung 53 auftauchenden Kerne von VII und VI werden (cf. Abb. 54) weiter nach vorn klarer, besonders tritt hier das Lagenverhältnis dieser beiden Kerne zueinander und die Lage des VI-Kernes zum Facialis deutlich hervor.

Wir sind somit am vordersten Rande der Olive angelangt: unmittelbar davor beginnt die Formation der Brücke (Abb. 49 u. 50), wie schon das makroskopische Bild (cf. oben Abb. 52) erkennen läßt. Seitlich liegt hier das Corpus pontobulbare (Essik). Die Brücke läßt in allen ihren Teilen Inseln und Herde grauer Substanz erkennen, die von frontal und sagittal ziehenden Zügen durchsetzt werden. Diese zeigen die Abbildungen 50, 57, 58. In den hinteren Ebenen bestehen die Züge aus vor-

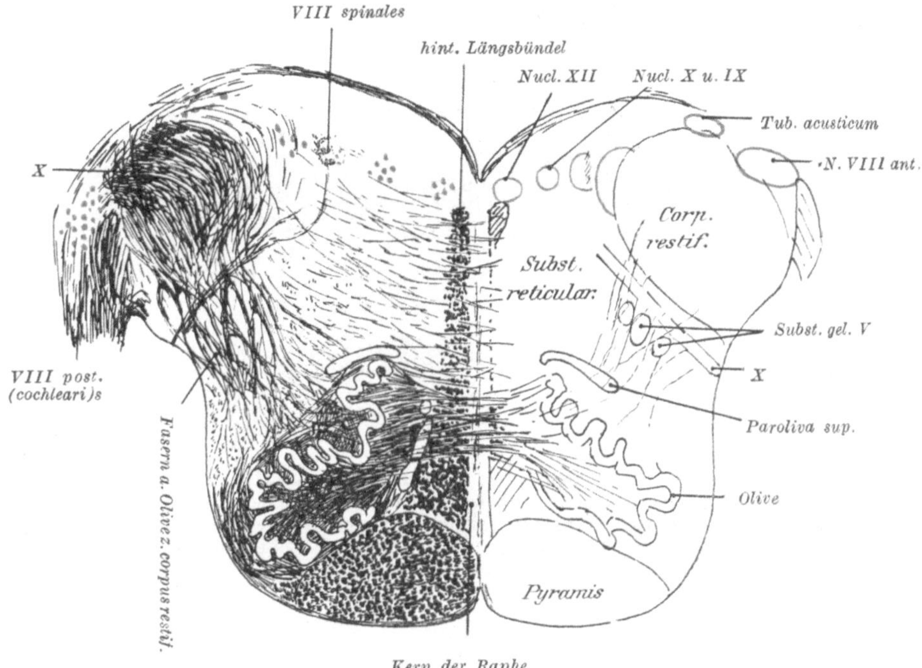

Abb. 52. Querschnitt korrespondierend Abb. 46. (Details.)

wiegend frontalen Zügen, nur in der Mitte sind ziemlich kompakte Bündel, die Pyramidenbahn, die sagittal verläuft, eingeschlossen, weiter nach vorn ist diese Bahn nicht so scharf getrennt, weil hier auch andere Züge, die in sagittaler Richtung verlaufen, erkennbar sind. Die frontalen Züge stellen in der Hauptsache die Fasern dar, die in den Brückenarm hineinziehen und aus diesem kommen, sie bilden vor allem in den mittleren Lagen der Brücke eine starke superfizielle Schicht. Die sagittalen Züge sind die vom Großhirn nach den Brückenganglien herabsteigenden Zweige — die temporopontine Bahn liegt (cf. unten) mehr außen, die frontopontine mehr innen —, außerdem die zwischen beiden liegende schon genannte Py. In der Mitte treten Fasern von einer Seite nach der anderen über, dabei ziehen diese vielfach von der Tiefe nach der Oberfläche zu: Fibrae perpendiculares pontis. Die Formation der Brücke zeigt in der Mitte einen seitlichen Anhang, den Querschnitt des Brückenarmes, ihre Konfiguration ist im übrigen eine wenig wechselnde. Variabler ist der dorsale „Haubenteil" dieser Gegend.

In der Höhe des VI-Austritts (Abb. 53 u. 54), wenn eben die ersten Teile der Brücke im Querschnitt erscheinen, beginnt sich die Schleife zu einem geschlossenen

Feld, bilateral, unmittelbar darüber zu formieren. Nach außen von ihr liegt der Facialiskern, unter dem die letzten Fasern des Corpus trapezoides einherziehen: in diesen ist hier die obere Olive eingelagert. Auch die übrigen in dieser Höhe noch vorhandenen Bahnen sind alle dorsalwärts gelagert: lateral der Schleife liegen die thalamo- und tektospinalen Bahnen, und in dieser Gegend auch der Tractus spino-

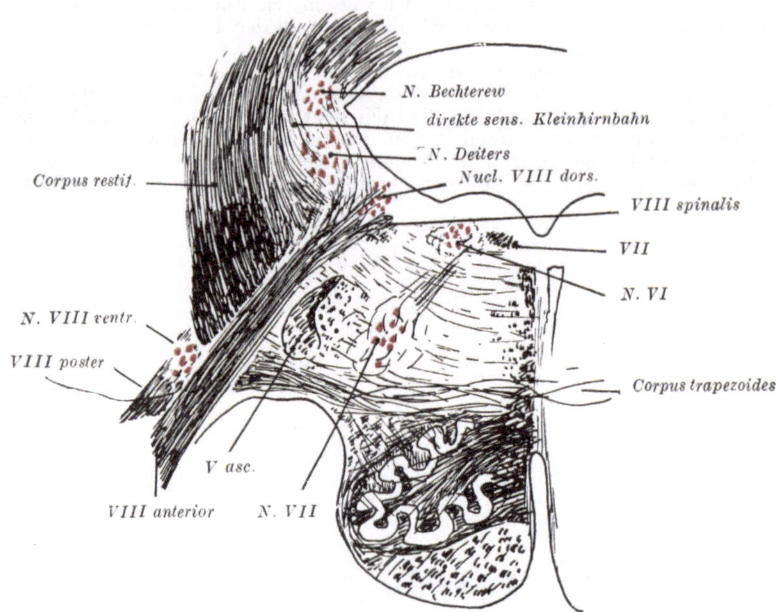

Abb. 53. Querschnitt in der Höhe des Acusticuseintritts.

cerebellaris ventralis. Darüber liegt die Substantia reticularis, die nach innen den Nucleus reticularis tegmenti, nach außen davon den Nucleus reticularis lateralis erkennen läßt; den letzteren flankiert seitlich ein schräg getroffenes Fasernbündel, die zentrale Haubenbahn; das hintere und prädorsale Längsbündel, die Wurzeln

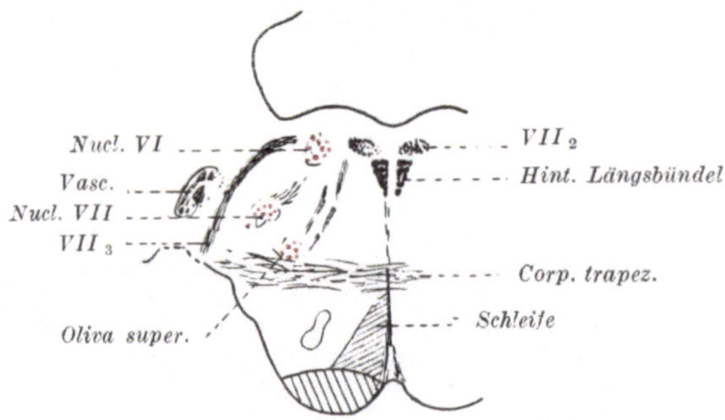

Abb. 54. Stamm und Kerne des VI. und VII. Lageverhältnis beider.
(Schema.)

des V sind zu erkennen, die letzteren lassen stärkere Fasermassen sehen. Ein kleines Stück weiter nach vorn gelangen wir in die Einstrahlungszone des Nervus trigeminus. (Abb. 57, 64). Die ascendierende Wurzel geht in ein Feld über, das zahlreiche Zellen erkennen läßt, um die die Fasern des einstrahlenden Nervs sich verzweigen. Der Kern ist der Nervus sensibilis V und liegt im seitlichen Gebiet der Haube, entsprechend der

Lage der aufsteigenden V-Wurzel in den früheren Schnitten. Neben dem Kern und etwas weiter nach vorn, aber auch schon auf dem Schnitte gleichzeitig mit ihm sichtbar, tritt dann noch ein großzelliger, mit ausgesprochen multipolaren Zellen versehener Kern auf, der Nucleus motorius V. In den Höhen des Eintritts des V hat sich sonst in Haube und Brücke nicht viel geändert.

Nur ein System kommt bereits vom hinteren Rande der Brücke an hinzu, das hier und namentlich nach vorn (Abb. 55) sehr deutlich ist. Es liegt lateral der Schleife und bildet mit dieser einen Winkel: das Feld der lateralen Schleife (es ist oft ein Kern in sie eingelagert, und graue Massen umgeben sie), das Feld heißt auch obere oder Acusticusschleife. Die großen, eben genannten Kerne des V verschwinden bald wieder, aber eine feine Kernsäule setzt sich nach frontal zu, am seitlichen Rande des Aquädukts fort: die aufsteigende V-Wurzel oder die Radix mesencephalica V, die aus Zellen und sie begleitenden Fasern besteht. Seitlich davon liegt eine Kerngruppe, Locus coeruleus, die man ebenfalls zum V rechnet (Kohnstamm, Marburg u. a.). In der ganzen Konfiguration hat sich insofern etwas geändert, als das Kleinhirn aus dem Schnitte

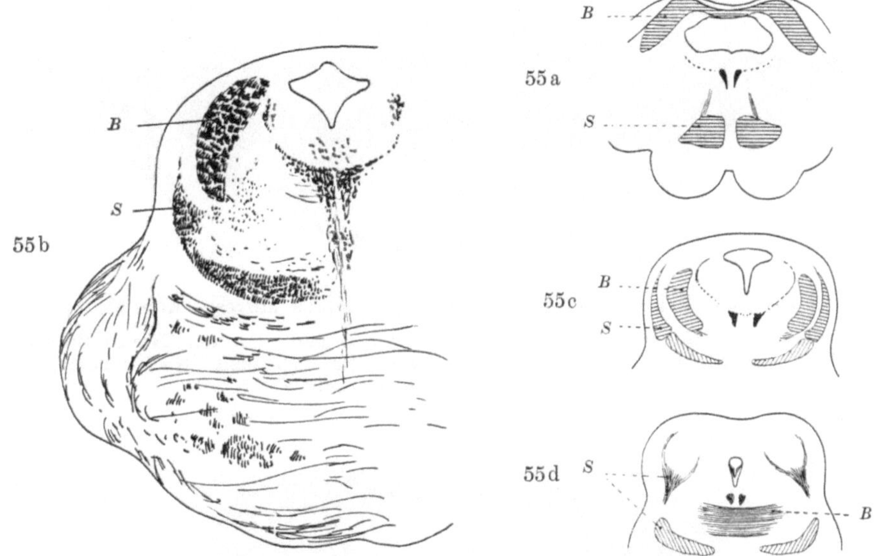

Abb. 55a—d. Lageverhältnis von Bindearm und Schleife in verschiedenen Querschnitten. a caudalster Schnitt, Höhe des Velum medullare ant., ensprechend Abb. 50; 55b etwas weiter caudal als Abb. 51; 55c Beginn der Bindearmkreuzung; 55d hintere Vierhügelgegend; korr. Abb. 57.

geschwunden ist; die vorderen Bindearme des Kleinhirns steigen neben der Lingula nach abwärts und vorn. Basal vom Ventrikel ist erst das Grau, das den Boden bildet, zu sehen, dann in gewohnter Anordnung das hintere Längsbündel, darüber der Nucleus teres; die Mediane wird durch die ganze Haube bis tief in die Brückensubstanz hinein von perpendikulären Fasern gebildet, denen hier eine graue Masse (N. centralis superior) eingelagert ist. Seitlich davon liegt die Substantia reticularis mit der zentralen Haubenbahn. Basal davon finden wir die mediale Schleife, die (cf. später) hier aber auch zentrifugale Bündel enthält; ihr stößt im Winkel die laterale Schleife an: hier liegen noch die Reste der vom Rückenmark nach oben ziehenden Bahnen (Abb. 52).

Schreiten wir weiter nach vorn, so wird die Brücke immer schmächtiger. In den Lagebeziehungen zwischen den Gebilden der Haube treten folgende wichtige Veränderungen auf: die Bindearme rücken mehr und mehr ventral vom Aquädukt und kreuzen sehr bald; die Kreuzung ist dorsal vom hinteren Längsbündel, ventral von der medialen Schleife beiderseits begrenzt. In das Feld der Kreuzung ist ein Haufen von Ganglienzellen, der Nucleus mesencephali lateralis (Edinger) eingelagert. Die

Veränderung der Lagerung vollzieht sich dadurch, daß die Bindearme seitlich vom Aquädukt herabsteigen, während die laterale Schleife, die nach dem Dach des hinteren Vierhügels strebt, nach außen davon in die Höhe steigt, gleichfalls rückt auch die mediale Schleife mehr seitwärts (Abb. 55, 56). In der Höhe der Bindearmkreuzung sind, bereits dorsal die hinteren Vierhügel deutlich, die laterale Schleife strahlt in

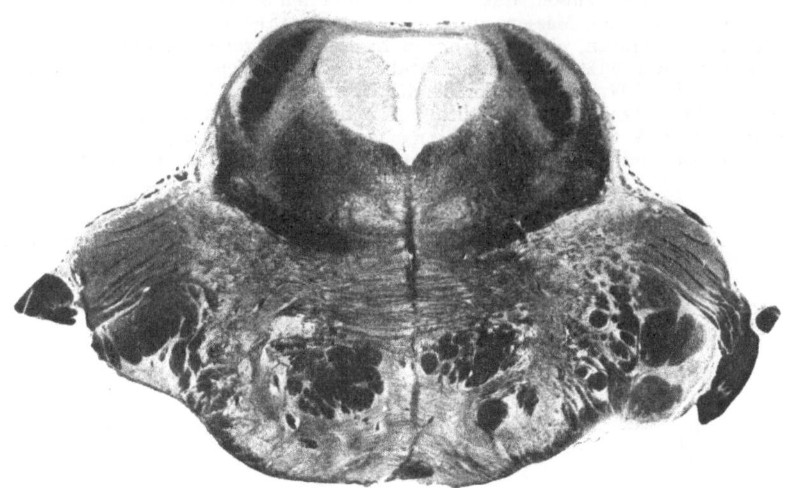

Abb. 56. Höhe des Trigeminuseintrittes, Details korresp. Abb. 51.

In der Mitte der Brückenetage des kompakten Py-Bündel. In der Haube Bindearm und Schleife, deren Lage aus einem Vergleich mit Abb. 55 erhellt. Nach einwärts vom Bindearm die Rad. mesenceph. V.

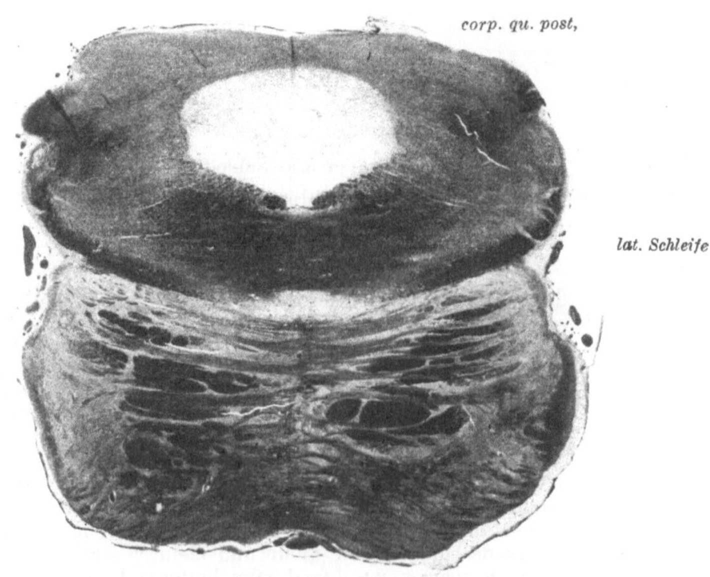

Abb. 57. Höhe der Bindearmkreuzung.

diese ein. Die übrigen Gebilde, Radix mesencephalica V, die Systeme der hinteren Längsbündel sind unverändert, zwischen und dorsal von diesen treten Gruppen von Ganglienzellen hervor (der Kern der Raphe und der Nucleus lateralis des Aquädukts von Obersteiner). Das Feld seitlich hiervon bis zur Grenze der lateralen Schleife wird als Area parabigemina Mingazzini bezeichnet; es sollen hier auch Fasern der lateralen Schleife enden.

Aus der Brücke treten nach vorn und beiden Seiten die Hirnschenkel hervor, ein Schnitt etwas frontal vor dem vorderen Ende der Brücke muß daher durch diese fallen. Damit hat auch das Fußgebiet wieder eine ganz andere Formation erfahren. Diese ist durch das ganze Mittelhirn wieder ziemlich übereinstimmend; ganz ventral liegen die vom Cortex herabsteigenden Bahnen, die Pybahn, die Bahnen zur Brücke, zur Medulla usw. (cf. später), darüber liegt ein breiter Querstreifen, arm an Fasern,

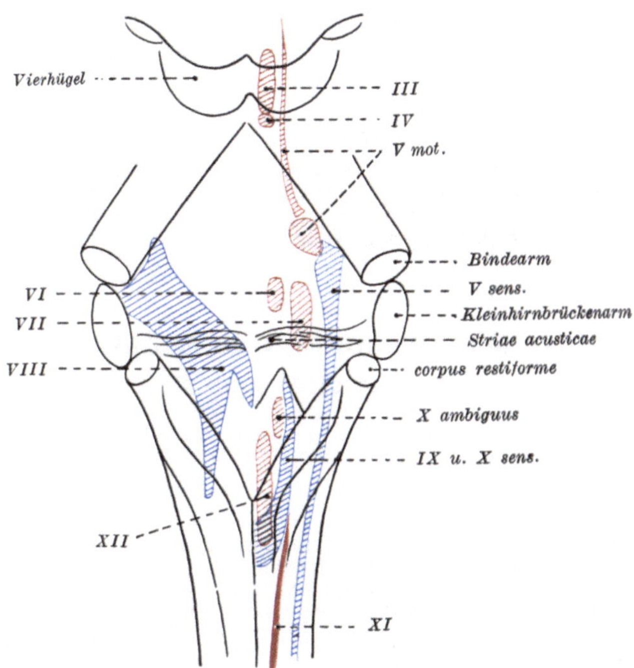

Abb. 58. Lage der Kerne am Boden der Rautengrube;
rot: motorisch; blau: sensibel. (Schema.)

reich an Zellen, die Substantia nigra Soemmeringi; ihr liegen medial zwei kleine Faserfelder an, der Pedunculus corporis mamillaris und das vom Fuß zur Haube ziehende Bündel, das sich später der Schleife anschließt (cf. später). Darüber liegt unmittelbar unter der Bindearmkreuzung das Monakowsche Bündel. In der Haubenetage nimmt erst die Mitte noch die Bindearmkreuzung ein (Abb. 57), bald aber sind sämtliche Fasern der Bindearme auf die andere Seite jeweils übergetreten, dann liegen rechts und links von der Mitte die Bündel der nunmehr gekreuzten Bindearme, die nach vorn ziehen. Sie bilden ein rundes Feld, Fasern und Zellen gemischt (Nucleus albus). Nach außen davon ist an seiner Form im Frontalschnitt leicht das Schleifenareal zu erkennen (Abb. 55). In der oberen Ecke desselben, zwischen hinterem und vorderem Vierhügel findet sich ein Kern, der Schleifenfasern aufnehmen soll, das Corpus parabigeminum Bechterew. Das Dach bildet der Vierhügel, nach außen von ihm ist der Anfang des Armes des hinteren Vierhügels (zum Corpus geniculatum mediale) zu sehen. Nach einwärts von der Schleifenschicht liegen zwei kleine Fasernfelder: das eine sind die spinothalamischen und spinotektalen Züge, das andere, mehr medial, ist die zentrale Haubenbahn. Die wichtigste Veränderung der Haube im Bereiche des Mittelhirns ist das Auftreten der

Kerne des IV- und III-Nervs: der Kern des IV tritt im Bereiche des hinteren Längsbündels hervor, die Fasern wenden sich dorsal und nach der Seite (sie treten bekanntlich dorsal — nach vorheriger Kreuzung — vom Aquädukt aus). Über dem Kern
sind noch eine Reihe von unbestimmten Zellgruppen, seitlich die Radix mesencephalica V
zu sehen (Abb. 56). Seitlich durchziehen Fasern unbestimmter Herkunft das Feld.
Das Kernfeld des IV setzt sich nach vorn in eine sich sehr rasch vergrößernde Kernsäule fort, die mehr und mehr tief herabreicht und die Bündel des Hinterlängsbündels,
das in dieser Höhe sein Ende findet, auseinandertreibt, der Kern des dritten Nervs.
Weiter nach vorn sieht man dessen Fasern nach unten im Bogen ziehen und medial
vom Hirnschenkelfuß austreten. Hier ändert sich weiter frontal nichts in der prinzipiellen Anordnung der Teile, zwischen den gekreuzten Bindearmen liegt basal die aus
den Tractus spinothalamici hervorgegangene Forelsche Kreuzung; Bindearm und die
genannten Bündel selbst ziehen nunmehr weiter frontal, um in dem bald an gleicher
Stelle auftretenden roten Kern der Haube zu enden. Über der Forelschen Kreuzung
liegt die sog. fontäneartige Haubenkreuzung von Meynert, die mit Fasern aus der
Substantia reticularis zusammenhängt. Nach außen davon und von den Kernfeldern
des III liegt diese selbst und in ihr die zentrale Haubenbahn. Die Schleife wendet
sich nun mehr und mehr im Bogen nach aufwärts, um in das Dach des vorderen Vierhügels einzustrahlen: die beiden vorderen Vierhügel lassen, wie die hinteren, eine über
dem Aquädukt sie verbindende Kommissur erkennen.

Noch ein kurzes Stück nach vorn, und die Vierhügel verschwinden seitlich, die
Hirnschenkel weichen seitlich auseinander und strahlen unter das Zwischenhirn ein;
über ihnen treten die hintersten Abschnitte der Regio subthalamica und das Pulvinar
thalami mit den beiden Corpora geniculata auf.

II. Die einzelnen Bestandteile in Medulla oblongata, Klein-
hirn, Brücke und Mittelhirn.

Die abwärts ziehenden Bahnen: der Tr. cortico-spinalis (Pyramide), Tr. cortico-bulbaris, Tr. cortico-pontinus, tectobulbaris,
tectospinalis usw.

Die vom Cortex herabziehenden Bahnen sind teils Anteile der Pyramidenbahn,
teils sind es Bahnen, die zu den motorischen Kernen in der Medulla ziehen, teils sind
es die sich im Brückengrau erschöpfenden Bahnen (I—V der Abb. 59). Eine Reihe
anderer Systeme sind nicht durchweg corticofugal, sollen aber gleichfalls hier abgehandelt
werden. Über die Lage siehe Abb. 59 (nach v. Monakow).

Die Pyramidenbahn durchzieht nach ihrem Ursprung aus der Gegend
der vorderen Zentralwindung die innere Kapsel und gelangt in den Hirnschenkelfuß, wo sie das mittlere Drittel einnimmt. Die Brückenganglien
zersprengen das Faserareal in eine Reihe immer noch ziemlich kompakter
Bündel, die ziemlich weit lateral liegen, nicht oberflächlich; sie sind auch
vom Rande durch eine ziemlich breite Schicht von Grau getrennt. Nach
dem distalen Ende der Brücke zu rückt die Pyramide mehr ventral und
lagert sich von dieser Seite her der nun auftretenden Olive vor.

Die am Ursprung aus dem Cortex nach Vertretungsbezirken getrennten
Fasern mischen sich innig in der Medulla, so daß hier keine besonderen
Areale für die einzelnen Innervationsgebiete mehr nachweisbar sind (v. Mo-
nakow, Hoche, Horsley u. a.).

Von der corticospinalen Bahn zweigt nicht selten oberhalb der Medulla
ein Bündel ab, das selbständig für sich kreuzt und sich früher oder später
oft unterhalb der Kreuzung der Haubenbahn wieder anschließt (Bündel mit
rekurrierendem Verlauf, Lewandowsky, Lewy u. a.). Variationen sind ja
(Hoche) gerade im Bereich dieser Bahnen nicht selten. Die aberrierenden
Bündel (Picksche Bündel) sind gar nicht selten, Ugolotti hat sie von

26 in 3 Fällen nachgewiesen (Rossi, v. Gehuchten, Pick, Karplus-Spitzer, Cramer, Redjeb, Reicher).

Die corticopontinen Bahnen kommen aus dem Stirn- und Schläfenlappen (frontopontine und temporopontine Bahn); ihre Lage erhellt aus Abb. 59. Die beiden Tractus erschöpfen sich in der Brücke um die dort liegenden Ganglien, sie stellen einen Teil der cerebro-cerebellaren Bahn (cf. Verbindungen des Kleinhirns) dar. Auch über die Brückenganglien siehe daselbst. Die temporopontine Bahn heißt auch Türksches Bündel.

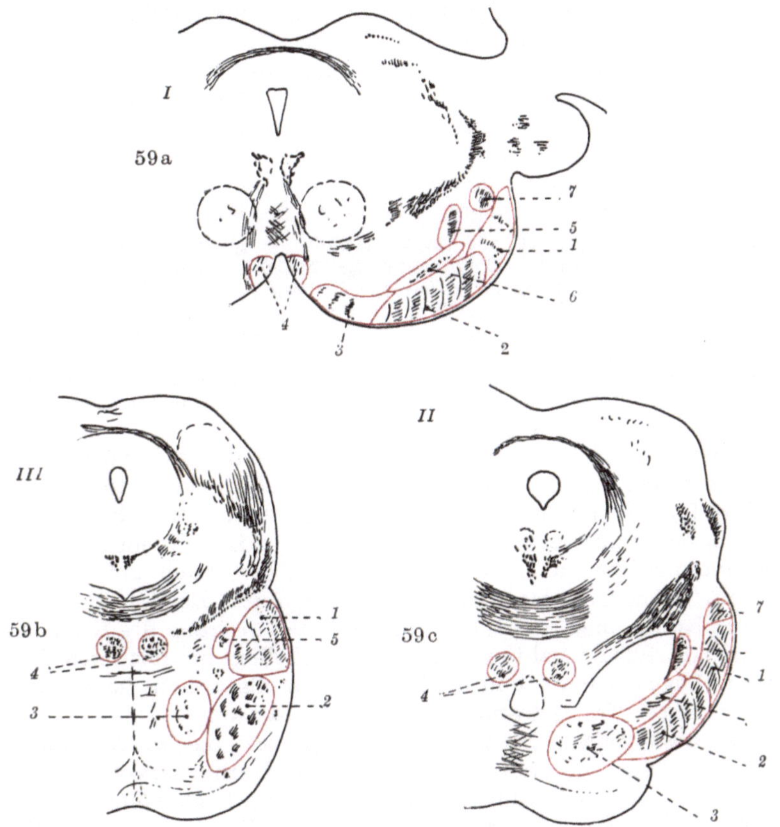

Abb. 59a—c. Lagerung der corticofugalen Bahnen im Hirnschenkel und Brücke.
(Nach von Monakow.)

1. Temporopontine Bahn; 2. Pyramide; 3. frontopontine Bahn; 4. mediale Haubenfuß-schleife: 5. laterale Haubenfußschleife: 6. Bündel zu Substantia nigra; 7. lateralstes Pedunculusbündel.

v. Monakow besonders hat auf Bahnen hingewiesen, die in diesem Areal mit den Hirnschenkelfußfasern gemeinsam ziehen (IV—VII, Abb. 59). Es sind dies nach der Darstellung v. Monakows: die mediale Haubenfuß-schleife (IV, Abb. 59) oder mediale accessorische Schleife von Bechterew und die laterale Haubenfußschleife (V, Abb. 59) oder lateropontines Bündel von Schlesinger. Das erstere stammt nach v. Monakow nicht aus dem Cortex, sondern aus der Haubengegend, nach anderen aus Insel oder Stirnhirn. Das letztere stammt aus der Rinde, und zwar wahrscheinlich aus dem Stirnhirn; die Züge liegen den temporopontinen und frontopontinen Bahnen an, erst mit ihnen ziemlich in gleicher Höhe, dann mehr dorsal rückend, und wenden sich so allmählich aus der Fußetage in die Haubenregion, in das Areal der Schleife. Hier zeichnen sie sich vielfach durch losere Lage der Fasern aus (Marburg). Wichtig ist vor allem, daß diese später mit der Schleife gemeinsam ziehenden Fasern nicht wie diese selbst corticopetal sind, sondern daß sie cortico-(oder doch zentri-)fugale Tractus darstellen. Die Fasern stellen im allgemeinen den von Edinger als Tractus cortico-bulbaris bezeichneten Zug dar. Alle Forscher (Hösel, Dejerine, Probst, Hoche u. a.) stimmen darin überein, daß die Fasern zu den Nervenkernen in der Medulla, und zwar vornehmlich zu VII, V und XII Beziehung gewinnen (auch Kohnstamm u. a.). Die Fasern vom Fuß zur Haube benutzen vielfach das Feld der Fibrae perpendicularis pontes, um zu ihren Endkernen zu gelangen (Reicher, Marburg). Ein Bündel, das von der Rinde zur Substantia nigra zieht, erwähnt v. Monakow; ebenso soll ganz lateral ein Bündel liegen, das sich der Sehstrahlung anschließt.

Die Substantia nigra ist ein im Querschnitt länglicher, oben glattrandiger, unten gezahnter Körper, zwischen Pedunculus und Schleife gelegen. Er liegt ziemlich im ganzen Bereich des Mittelhirns. Histologisch besteht die Substantia nigra aus großen, sehr pigmentreichen Ganglienzellen; die Art des Aufbaus läßt drei Abschnitte, einen medialen, einen lateralen und einen intermediären erkennen (Bauer). Der letztere Abschnitt ist vorn stärker wie hinten (nach Edinger treten hier Fasern vom Striatum ein). Döllken hat Fasern vom Corpus subthalamicum zur Substantia nigra beschrieben; aus der Substantia nigra treten Fasern als Fibrae rectae in die Haube (Karplus u. Spitzer, Marburg).

Außer den genannten ziehen aus dem Tectum des Mittelhirndaches und aus dem Zwischenhirn noch Tractus (thalamospinales und tectospinalis) zentrifugal: ihre Lage erhellt aus den Figuren; die tectospinale Bahn soll nach Kohnstamm einzig aus dem Nucl. intratrigeminalis hervorgehen; oben liegen beide genannten Bahnen nahe dem Feld der Schleife, nach unten mehr auswärts davon, schließlich laterodorsal der Olive im Bereich der lateralen retikulären Substanz und schließlich im Vorderseitenstrang des Rückenmarks. Das tectospinale Bündel geht aus den großen Zellen im mittleren Grau des vorderen Vierhügels hervor und endigt größtenteils schon im verlängerten Mark (daher besser Tr. tecto-bulbaris, v. Monakow).

Zu den absteigenden Systemen gehört ferner das v. Monakowsche Bündel, das aus den vorderen Teilen des roten Kerns hervorgeht (Collier und Buzzard): nach Kreuzung zieht es abwärts, liegt stets in der Nähe der eben erwähnten Bahnen und gelangt an den Seitenstrang des Rückenmarks (Löwenthal, Boyce, Probst, Held).

Die aufsteigenden Bahnen (mediale Schleife usw.).

Die sensible Bahn verhält sich im Rückenmark folgendermaßen: Ein Teil der eintretenden Hinterwurzelfasern endet um Ganglienzellen der grauen Hinterhörner; die von diesen ausgehenden (sekundären) Bahnen kreuzen in der vorderen Commissur und ziehen im Vorder- und Seitenstrang der andern Seite nach aufwärts: hier findet die primäre Bahn schon in der Eintrittshöhe ihr Ende. Ein anderer Teil der Hinterwurzelfasern tritt als primäre sensible Bahn in den Hintersträngen frontalwärts bis in die Kerne der Hinterstränge; hier splittern die Fasern um die daselbst gelegenen Zellen auf. Die sekundäre Bahn zieht von hier hirnwärts, sie entspringt aus den Zellen der Hinterstrangkerne und heißt Schleife (Abb. 44, 52, 55, 60).

Die Kerne der Hinterstränge (Kern des Gollschen und Burdachschen Strangs) haben ihre größte Ausdehnung im Querschnitt ungefähr in der Höhe des Calamus scriptorius. Der Kern des Fun. cuneatus zeigt zwei Abteilungen, eine laterale (v. Monakowscher Kern), in der die Fasern des gleichnamigen Strangs hauptsächlich enden. Dieser Teil und der innere sind nicht scharf getrennt. Der äußere Teil enthält besonders große Zellen (Menzel, Flechsig und Hösel). Karplus hat im ganzen einen Hauptkern, einen äußeren Kern und die Subst. gelatinosa des Kerns unterschieden. Die Schleifenfasern entspringen mehr aus der medialen Abteilung (Mahaim) und aus dem Kern des Fun. gracilis. Die Zellen der Hinterstrangkerne lassen ferner aus sich hervorgehen: Fibr. arc. externae post., Fibr. arc. ext. ant. (Pitzorno, Cramer) und einige noch nicht sicher bekannte Züge.

Die aus diesen Zellen in der Hauptsache hervorgehenden Fasern ziehen als Fibrae arcuatae (Sirleo) durch die Raphe auf die andere Seite und lagern sich als Schleifenschicht medial der Olive und anfangs auch dorsomedial (Edinger, Wiener-Münzer). Die bereits im Rückenmark gekreuzte sekundäre sensible Bahn liegt dorsolateral der Olive. Nach frontal zu bildet, nach Verschwinden der Olive, die „mediale" Schleife ein längliches Feld, das im Querschnitt transversal liegt und das an seiner inneren Seite die Fasern aus den Hintersträngen, an seiner äußeren die aus dem Rückenmark aufsteigenden enthält (Abb. 55, 60). In dieser Höhe sind namentlich in den medialen Abschnitten kleinere Nester grauer Substanz (medialer Schleifenkern von Roller, retikuläres Grau der Schleifenschicht v. Monakow) eingelagert. Nachdem die laterale Schleife (s. unten) sich vornehmlich im Grau der hinteren Vierhügel erschöpft hat, rückt die mediale Schleife weiter dorsal; sie strahlt teils in das Grau der vorderen Vierhügel ein, teils wenden

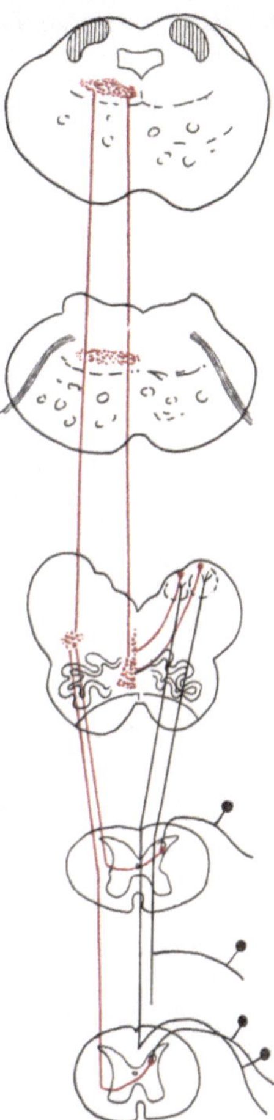

Abb. 60. Primäre (schwarz) und secundäre (rot) sensible Bahnen.
(Nach Edinger.)

sich die Fasern weiter nach frontal, um in den unteren Thalamuskernen zu endigen.

Der medialen Schleife liegt (etwa von den vorderen Ebenen der Oliva inf. an) außen die laterale Schleife an, die mit ihr einen Winkel bildet. Die laterale Schleife wird, da sie vorwiegend die sekundäre (und tertiäre) Acusticusbahn enthält, beim N. VIII besprochen.

Das Kleinhirn.

Die Rinde des Kleinhirns zeigt schon dadurch eine eigenartige Formation, daß sie außerordentlich feine und regelmäßige Falten erkennen läßt. Die

blättchenartige Anordnung zeigt schon die makroskopische Abbildung
(Abb. 21). Mikroskopisch ist — im Gegensatz zum Großhirn — die Rinde
überall gleichförmig gebaut; sie läßt drei scharf voneinander gesonderte
Schichten — gleichfalls im Gegensatz zur Bildung der Großhirnrinde überall

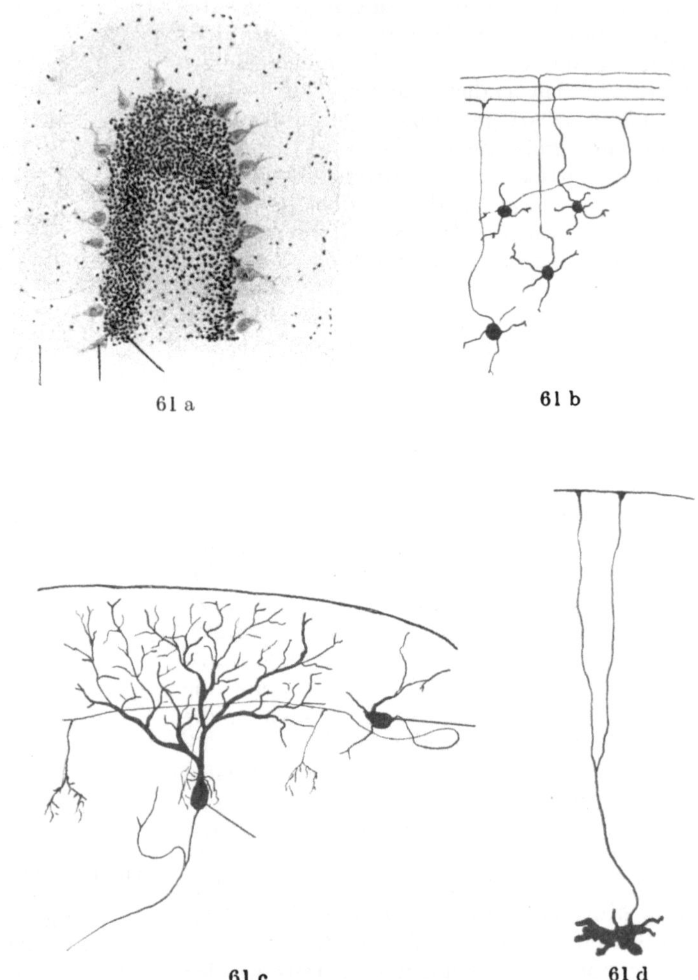

Abb. 61a—d.

a Kleinhirnrinde, Schema; b—d histologische Details; b Purkinjesche und Horizontal-
zelle und deren Verbindungen; c Zellen der Körnerschicht und ihre Fasern, nach van
Gehuchten. Die Ebene von Schnitt b steht senkrecht auf der von a; d Gliazelle und
Bergmannsche Fasern, nach Cajal.

erkennen: die äußere zellarme molekulare Schicht, die innere granulöse, die
aus sehr engstehenden Zellen besteht, und zwischen beiden die eine einfache
Zellreihe darstellende Schicht der Purkinjeschen Zelle (Abb. 61a). Das zeigt
uns schon die schwache Vergrößerung, ebenso läßt dieselbe eine sehr feine
Verteilung der Markfasern erkennen.

Das hervorstechendste Moment der Kleinhirnrinde sind die Zellen von Purkinje. Diese stellen großleibige Zellen mit deutlichem Nisslkörperchen, großem Kern und Kernkörperchen dar. Der Kern hat stets eine auffallende zentrische Lagerung. Die Zellen geben einen ungemein reich verästelten Komplex von Protoplasmafortsätzen ab. Dieses ganze System liegt in einer bestimmten Ebene, und zwar in der zur Windungsfurche senkrechten; die Dendriten sind also flächenhaft, wie Spalierobst, angeordnet, ihrem Kaliber nach sind sie auffallend grob. Die genannten Fortsätze verzweigen sich nur in der äußeren, molekularen Schicht und enden meist nahe der Oberfläche des Kleinhirns. Der Achsenzylinderfortsatz entspringt am entgegengesetzten basalen Pol und gibt einer langen Faser den Ursprung. Diese zieht durch die granuläre Schicht hindurch und verschwindet im Markkörper; über den weiteren Verlauf ist nichts bekannt. Nach Cajal gibt der Achsenzylinder bald nach Ursprung aus der Zelle eine Kollaterale (oder mehr) ab, die rückläufig in die molekulare Schicht eintritt und sich um die Zelle oder in deren Nähe verzweigt (Abb. 61 b).

Die Zahl der bisher bekannten Zellelemente und Zellarten des Kleinhirns ist eine ungemein große.

Die molekulare Schicht enthält vorwiegend folgende Elemente: einmal die sogenannten Horizontalzellen (Abb. 61 b; die auch in der äußersten Rindenschicht des Großhirns eine Rolle spielen, namentlich während der Entwicklung, Ranke, H. Vogt); es sind dies große Elemente, von deren Zelleib zunächst ein aus sehr feinen Fäden bestehendes Dendritennetz ausgeht, das sich nach der Oberfläche des Kleinhirns zu verliert. Außerdem geht aus der Zelle ein der Oberfläche parallel verlaufender Achsenzylinder hervor, der nach kürzerem oder längerem Verlauf in der Umgebung Purkinjescher Zellen sein Ende findet. In der Molekularschicht sind außerdem baumartig verzweigte, von fern her kommende (Ursprung?) Fasern zu finden, die in ihren Aufzweigungen dem Purkinjeschen Dendritengeäst nicht unähnlich, nur nicht so reich in der Anordnung ihrer Äste sind. Die einzelnen Zweige enden vielfach knopfartig und schließen sich den Verästelungen der Purkinje-Dendriten vielfach an (sogenannte „Umspinnungsfasern“).

Dann sind Zellenelemente zu erwähnen, deren Verhalten, was die Größe des Körpers und die Verzweigung der Dendriten anlangt, dem der Purkinjeschen Zellen recht ähnlich ist. Es sind dies große Zellen, deren Körper bald in der granulären, bald in der molekulären Schicht liegt. Die Dendriten von ziemlich feinem Kaliber verzweigen sich in der Molekulärschicht; der Achsenzylinder teilt sich sofort nach seinem Ursprung in ein ungemein feines Netz auf und endet mit allen seinen Ästen noch innerhalb der Granularschicht; er reicht aber oft weithin (Cajal, Lugaro, Obersteiner). Die Purkinjezellen zeigen nach Bielschowky und Wolff ein besonders feines Fibrillennetz und sind außerdem von einem ebensolchen feinen, dichten Netz umsponnen.

Die Hauptmasse der granulären Schicht bilden aber körnerartige Elemente, die ein kurzes Geäst grober Dendriten und einen geradlinigen, nach der äußeren Schicht verlaufenden Achsenzylinder zeigen (Abb. 61 c). Letzterer teilt sich, dort angekommen, T-förmig; die Äste verlaufen senkrecht zur Ausbreitungsebene der Purkinjeschen Dendriten. Außerdem liegen „kleine Zellen“ in der Schicht, deren Fortsatz sofort umbiegt und bald nach einigen Biegungen endet. Ein Ast verläuft horizontal (Achsenzylinder) (Böhm und v. Davidoff, Kölliker, Cajal, Stöhr, Eide.)

Auch in die Granularschicht treten von fern her kommend Fasern ein, die sich um die Körner aufzweigen („Moosfasern"), vielleicht aus den Oliven stammend. Die Faserung im Innern des Kleinhirns läßt natürlich zunächst Fasern erkennen, die einmal die einzelnen Rindenteile des Kleinhirns unter sich, sowie die Kerne desselben untereinander verbinden (Klimoff, Horsley und Clarke haben dabei nachgewiesen, daß die Fasern vorwiegend Kerne und Rinde derselben Hemisphäre verbinden). Eine eigentümliche Stellung nimmt die Flocke ein. Die Faserung und ihr Stiel schließt sich unmittelbar an die Bahnen aus und nach der Medulla seitlich an, doch ist deutlich zu sehen (Muskens), daß sie einen andern Verlauf (außerhalb des Corpus dent.) nehmen. Auch nach Bruck gehört die Flocke ihrer Faserung nach sicher zum Kleinhirn. Edinger rechnet sie speziell den paläencephalen Teilen desselben zu.

Die früher als „Eosinzellen" beschriebenen Körper in der Körnerschicht des Kleinhirns (Denissenko, Beevor, Berkley, Hill) wurden mehrfach schon früher mit Nervenendverästelungen in Beziehung gebracht. Dogiel und besonders Berliner wiesen dann bestimmt nach, daß wir hier nicht Zellen vor uns haben, sondern feinste Endungen von aus der weißen Substanz aufsteigenden Nervenfasern. Die Elemente sind identisch mit den von Cajal, Held, S. Meyer, Bielschowsky und Wolff beschriebenen Glomeruli cerebellares: in ihnen hatten die letzteren Autoren ein feines Nervenendgeflecht nachgewiesen; die darin befindliche Granula deutet Bethe als Untergangserscheinungen von Fibrillen, Held als Neurosomen.

Das Kleinhirn besitzt im fötalen Leben eine starke äußere Körnerschicht; die im vierten Monate nach Berliner etwa zehn Zellschichten übereinander enthält; die Lagen unterliegen einer fortschreitenden Atrophie, zur Zeit der Geburt sind es noch ca. vier Schichten, die bis Ende des ersten Lebensjahres nach und nach verschwinden (Heß, Herrick, Schaper, Berliner). Die Elemente, ursprünglich indifferent, wandern in die Tiefe und dienen im wesentlichen zum Aufbau der Rinde (Schaper, Berliner, Cajal, Lui, Retzius, Lugaro). Nach Schaper gehen sowohl Glia wie Ganglienzellen daraus hervor, nach der Ansicht anderer, die weniger gut gestützt ist, nur bestimmte Elemente (Lugaro, Bellonzi und Stefani).

Die Verbindungen des Kleinhirns.

1. Das Corpus restiforme. Vom Rückenmark steigt zwischen Flocke und Bindearm (Abb. 52, 53, 62) das Corpus restiforme in das Kleinhirnmark. Das Corpus restiforme besteht aus dem vom Rückenmark aufsteigenden Tractus spinocerebellaris dorsalis, dieser formiert im ganzen die mittleren Partien des Corpus restiforme; die äußeren werden (Edinger, Freud und Darkschewitsch) gebildet vom (gekreuzten) Tractus olivo-cerebellaris (der sich je nach Verhalten seiner Fasern zur spinalen V. Wurzel in prä-, intra- und retrotrigeminale Fasern scheidet, Mingazzini); dazu kommen die Fibrae arcuatae externae dorsales. Diese Fasern überziehen die Hinterstrangkerne außen und sammeln sich im Corpus restiforme, ebenso wie die Fibr. arc. ext. ventrales (diese stammen aus dem Nucleus arcuatus, ein weiterer Teil aus dem Nucl. reticularis lateralis, der Rest aus einem der Raphe zunächst gelegenen Kern, Nucl. centralis inferior, es ist nicht ganz sicher, ob sie cerebellopetal oder -fugal ziehen, Marburg); jedenfalls vereinigen sie sich mit dem Corpus restiforme und den kleinhirnwärts ziehenden Fasern. Nach Soll ziehen auch Fasern direkt aus den Hinterstrangkernen in das Kleinhirn. Hierzu sei noch bemerkt: der Tract. spinocerebellaris ventralis trennt sich in der Oblongata

vom dorsalen Teil, zieht an der Seitenwand (cf. oben) nach vorwärts bis in die hintere Vierhügelgegend, von da wendet er plötzlich scharf nach rückwärts und erreicht seitlich vom Bindearm von vorn her das Kleinhirn (Auerbach). v. Monakow weist darauf hin, daß die einzelnen Teile des Corpus restiforme sich zu ganz verschiedenen Zeiten mit Mark umkleiden: am frühesten die Kleinhirnseitenstrangbahn. Nach demselben Autor steigen vom Rückenmark außer den genannten noch Fasern nach dem Kleinhirn auf, die aus

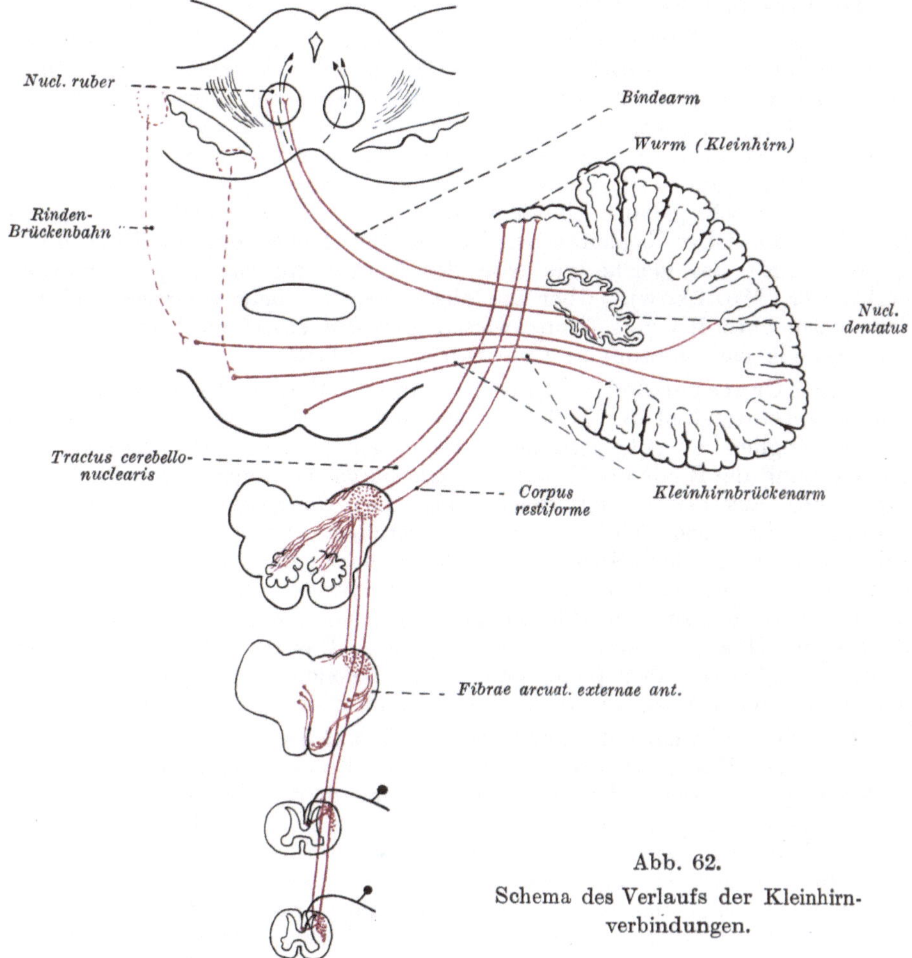

Abb. 62.
Schema des Verlaufs der Kleinhirnverbindungen.

dem Seitenstrangkern derselben Seite entstammen. Außerdem aus der Oblongata nach Bogenfasern unbekannten Ursprungs.

Ein weiterer, allgemein zugegebener Anteil des Corpus restiforme ist ein an der Innenseite desselben liegendes Faserfeld (direkte sensorische Kleinhirnbahn und Tractus cerebello-nuclearis von Edinger, innere Abteilung des Kleinhirnstiels von Meynert, v. Monakow). Es handelt sich nach Edinger hier 1. um eine Verbindung, die die sensorischen Hirnnervenkerne mit dem Kleinhirn verbindet, 2. um Fasern aus dem VIII. und V., die direkt nach dem Kleinhirn verlaufen. Die erstere Verbindung enthält Fasern, die in beiderlei Richtung verlaufen (cf. Mott). Russel läßt die Bahn eine Verbindung zwischen Kleinhirn und Rückenmark bedeuten. Was die Endungen der genannten Fasermassen anlangt, so ist zu sagen: die Bahnen aus dem Rückenmark endigen vornehmlich in der Rinde des Wurms, die olivaren Bahnen sind ihrer Endung nach noch nicht sicher bekannt. Die direkte sensorische Bahn und der Tractus cereb.-nucl. endigt, soweit bis jetzt festgestellt, doch nicht ganz bestimmt, im Dachkern, außerdem in den Kernen von Deiters und Bechterew.

Die gegebene Darstellung zeigt eine enge anatomische Beziehung zwischen Kleinhirn und Olive (Pontier, Vincenzi, Bruce, Williams). Die Olive besteht aus einem gewundenen Band von grauer Substanz, das ziemlich große, rundliche Ganglienzellen, die von reichlich Grau umgeben sind, enthält. Ein feines Geäst von Fasern durchzieht dasselbe; etwa ein Fünftel der Zellen enthält reichlich Pigment (Klinke, Vincenzi). Ganz ähnlich ist das Corpus dentatum cerebelli gebaut. Beide nehmen in ihrem Hilus große Fasermassen auf. Die die Olive begleitenden Nebenoliven zeigen ein ähnliches histologisches Bild, das gleiche gilt von den Kernen um das Corpus dentatum cerebelli (v. Monakow). Über die obere Olive cf. beim Acusticus. Neuerdings vermochte Holmes nachzuweisen, daß den einzelnen Abschnitten der Olive jeweils ganz bestimmte Gebiete der Kleinhirnrinde entsprechen.

2. Die Crura cerebelli ad pontem und die Brücke (Abb. 50, 51 56, 62). Den Hauptbestandteil der Brückenarme stellen Verbindungen zwischen den Brückenganglien der entgegengesetzten und teilweise auch der gleichen Seite einerseits und der Rinde der Kleinhirnhemisphären andererseits dar. Die Fasern entspringen aus den in der Brücke liegenden Ganglienzellen. Diese Verbindung stellt einen Teil der cerebro-cerebellaren Bahn dar. Die Tractus cortico-pontini aus dem Stirn- und Schläfenlappen gelangen mit der Pyramide in die medioventralen und lateralen Teile der Brücke, splittern sich hier auf und begeben sich zu eben den Zellen, aus denen die Kleinhirnbrückenarme hervorgehen (Karplus und Spitzer, Probst). Das Brückengrau degeneriert demnach teilweise, aber nicht ganz nach Läsionen sowohl einer Großhirnhemisphäre (Gudden), als auch einer Kleinhirnhemisphäre (Vejas u. a.).

Die Brückenarme enthalten aber (v. Monakow) noch kleinere Quantitäten anderer Fasern: 1. Fasern, die in der Brücke dorsal aufsteigen und in der Raphe zwischen den Schleifen kreuzend in die Haube (Formatio reticularis) gelangen (sogenannter „cerebraler" Anteil der Brückenarme von v. Monakow); 2. Fasern, die gleichfalls dorsal aus der Brücke aufsteigen und nach spinal gehen, wo sie in der Formatio reticularis enden (v. Monakow). Die auch äußerlich sichtbare Taenia pontis führt Fasern, die Kleinhirnteile mit den tieferen (ventralen) Brückenteilen verbinden (Head), nach Horsley handelt es sich um einen von der Fossa interpeduncularis zum Corpus dentatum ziehenden Zug.

Die Ganglienzellen im Brückengrau geben also ihrerseits Fasern den Ursprung, die durch die Kleinhirnbrückenarme nach den Hemisphären des Kleinhirns ziehen. Die Faserung der Kleinhirnarme liegt größtenteils in geschlossenen Bündeln lateral und ventral: übrigens kreuzt ein Teil der corticalen Fasern in der Brücke durch deren Raphe, und endet um die Ganglienzellen der andern Seite, aus denen dann (ungekreuzt) Fasern zum Kleinhirn gehen. Die ganze Formation wird noch dadurch kompliziert, daß das Areal der

Pyramidenfasern durch die Brücke in felderartig angeordneten Faserarealen (und zwar im mittleren Teil der Formation) abwärts zieht.

3. **Die Bindearme** (Abb. 50, 51, 53, 62). Die vorderen Arme des Kleinhirns stellen im wesentlichen eine Verbindung dar zwischen dem Nucleus dentatus einerseits und dem roten Kern der Haube (der andern Seite) andererseits (Forel und Laufer, Probst, Gudden, Thomas, Bechterew u. a.); einige Fasern sollen auch (Mahaim) im roten Kern derselben Seite, und zwar in dessen vorderem Abschnitt enden: wahrscheinlich (v. Monakow, Mingazzini) geht ein Teil der Fasern über den roten Kern hinaus nach vorn und gelangt bis z. T. zum lateralen Kern, z. T. in die hinteren und unteren Thalamusganglien. Wenn sich die Bindearmfasern völlig gekreuzt haben, bilden sie (cf. oben) wieder ein geschlossenes Feld, in diesem liegen außerdem kleine, zerstreut angeordnete Nervenzellen: Nucleus albus (v. Monakow).

Der rote Kern, wo die Mehrzahl der Bindearmfasern endigt, nimmt namentlich in seinen hinteren Abschnitten die Fasern des Bindearms der gegenüberliegenden Seite auf (Forel und Laufer, Mahaim, Preyßig, Mendel). Aus dem vorderen Teil geht das v. Monakowsche (rubrospinale) Bündel hervor (Collier und Buzzard, Rothmann, Probst). Dieser Ansicht haben sich auch Probst, Cramer, Lewandowsky, Ceni u. a. angeschlossen, einige machen besonders darauf aufmerksam, daß die ventralen Teile des Bindearms nicht völlig zu diesem System gehören und einen noch unbekannten Verlauf nehmen (Marburg, Mingazzini u. a.). Angeblich, doch ist dies nicht sicher, ziehen im rubrospinalen Bündel auch noch andere, namentlich aufsteigende Fasern (Probst u. a.). Nach den neuesten Untersuchungen von v. Monakow kann man den roten Kern in folgender Weise histologisch zerlegen: 1. Riesenzellen über den ganzen Kern zerstreut, hauptsächlich im hinteren Abschnitt, sie lassen vornehmlich das rubrospinale (und rubrobulbäre!) Bündel aus sich hervorgehen; 2. das laterale Horn, aus diesem entspringen Fasern, die in den Schleifenkern und in die Brücke übergehen; 3. Nucleus retic. dorsalis und Nucl. gelatinosus, die hauptsächlich die Bindearmfasern aufnehmen und selbst kleine Zellen enthalten; ferner gehen aus zerstreuten Zellen Fasern hervor, die in der Subst. reticularis enden (Fasc. rubroreticularis). Dazu kommen Verbindungen des Großhirns und Thalamus mit dem roten Kern. Mit den Bindearmen zieht der Tractus spinocerebellaris ventralis, der sich ihm in den Höhen hinter dem hinteren Vierhügel anschließt, ferner ein Zug — Fasc. fastigiobulbaris — (Marburg) vom Dachkern zur Medulla, der Faisceau en crochet vom Dachkern zu dem Acusticuskernen. Die Verbindung mit dem Kleinhirn wird namentlich durch die dorsale Hälfte des Bindearms repräsentiert, während die ventralen Fasern noch weniger bekannt sind (Marburg).

Zwischen den Bindearmen spannt sich das vordere Marksegel aus, das ebensowenig wie das hintere Bahnen von Wichtigkeit enthält (Steindler).

Die Kerne der Hirnnerven (XII. bis III.).

Die Hirnnerven sind entweder nur rein motorisch oder sensibel, oder sie sind gemischter Zusammensetzung. In der Anordnung des Verlaufs der Wurzeln und Bahnen herrscht ein ganz gesetzmäßiges Prinzip vor.

Die motorischen Hirnnerven entspringen (analog den Spinalnerven aus den Vorderhornsäulen des Rückenmarks) aus Kernen, die meist schon durch den Bau ihrer Zellen — groß, multipolar mit deutlichen Zellaggregaten —

sich als motorisch kundgeben. Die Kerne stehen — von anderen Verbindungen und solchen untereinander abgesehen — stets durch eine Bahn mit höheren Zentren in Verbindung, und zwar hat vor allem Hoche nachgewiesen, daß Fasern aus der Pyramidenbahn zu allen motorischen Kernen sich begeben. Die topographische Lage der motorischen Nervenkerne in der phylogenetischen und ontogenetischen Entwicklung ist von der sie influenzierenden Pybahn bedingt (Ariens-Kappers).

Die sensiblen Hirnnerven halten das Schema ein, daß die Fasern ihren Ursprung (analog dem Verhalten der Spinalganglien bei den peripheren Nerven) aus den betreffenden peripheren Ganglien der Hirnnerven nehmen: die Trigeminusfasern also beispielsweise aus dem Ganglion Gasseri; die Fasern ziehen dann zentral und finden meist in einem Kern der Medulla die Endstätte (primäre Endstätte); von da schließen sich weitere aufsteigende Bahnen 2. und 3. Ordnung an; gesetzmäßig ist für alle der Übergang von Fasern des sekundären nnd tertiären Anteils in die Schleife. Nach Edinger besitzen die sensorischen Hirnnervenkerne eine direkte Verbindung mit dem Kleinhirn: Tractus cerebello-nuclearis (zu den Nucl. tegmenti und vielleicht der Wurmrinde), einige davon (V., VIII.) auch in die peripheren Stämme direkt vom Kleinhirn aus eintretende Fasern, direkte sensorische Kleinhirnbahn.

XII. Nucleus n. hypoglossi (Abb. 43, 44, 45, 47, 58).

Der Ursprungkern des XII. ist eine langgezogene Kernsäule (8—10 mm lang), die in der Höhe der Pykreuzung auftritt; die Zellen zeichnen sich durch besondere Größe, den Vorderhornzellen ähnliche Formen aus, sie sind multipolar, mit großem Kern und Kernkörperchen und deutlichen Fortsätzen, auch größerem Reichtum an Nisslschollen. Der XII-Kern enthält außerdem ein ungewöhnlich großes Geflecht (wie es — Edinger — nur die Augenmuskelkerne wieder erkennen lassen, was den funktionellen Verhältnissen analog geht) von feinen Nervenfasern, marklosen und markhaltigen. Der Stamm sammelt sich ventrolateral und gewinnt zwischen Olive und Pyramide die Oberfläche. Der Kern läßt mehrere Gruppen von Zellen, die aber nur im distalen Abschnitt besser geordnet sind, erkennen (Edinger, Parhon). Eine Kreuzung der Fasern (Bechterew, Mihalcovisc, Koch) ist fraglich.

Zwei kleine Kerne, die den Hypoglossuskern dorsal begleiten, der Nucleus fun. teretis und der N. intercalatus Staderini haben mit dem XII. nichts zu tun (letzterer gehört zum Vestibularapparat, cf. später) (Abb. 47, 58). Ebenso hat der Rollersche Kern, der unter dem XII. Kern liegt, seitlich vom hinteren Längsbündel keine Beziehung zum XII. Nerv. Ein feines Markfeld dorsolateral vom Kern (dorsales Längsbündel v. Schütz) begleitet den Kern eine Strecke lang: seine Bedeutung ist unklar.

Der Verlauf der cerebralen Fasern in der Py ist nicht ganz sicher, vielleicht verlaufen sie mit denen zum VII. Kern gemeinsam, vom letztgenannten Kern aus gehen sie in der Raphe distalwärts, um kurz vor ihrem Ende zu kreuzen. Ganz sicher aber ist der Verlauf nur bis in die caudalen Brückenpartien, wo sie noch mit der Py gemeinsam gehen.

XI. Nucleus n. accessorii (Abb. 43, 44, 47, 58).

Der Kern des Accessorius liegt in der Medulla oblongata, seitlich vom XII. Kern, nach einwärts von der Formation des Solitärbündels. Es ist eine strittige Frage, wie weit man die Kernsäule nach aufwärts dem XI. zurechnen will, v. Monakow rechnet nur den rein spinalen Anteil zum XI.; hier liegt der Kern im medialen Teil des Vorderhorns, er reicht bis C_6, nach Lubosch weiter nach abwärts; die Fasern sammeln sich, treten seitlich nach auswärts; der Stamm geht aus den peripheriewärts zusammenfließenden Segmenten hervor.

X. Nucleus n. vagi (Abb. 47, 58, 63).

Der Ursprung des Vagus gestaltet sich folgendermaßen: Wir haben bei Betrachtung der Querschnitte einen großen, medioventral von dem Rest des Hinterhorns und der absteigenden V. Wurzel liegenden Kern (Nucl. ambiguus) kennen gelernt; derselbe stellt das Analogon des Vorderhornrestes (Edinger) dar, er enthält große multipolare Ganglienzellen, die denen des Vorder-

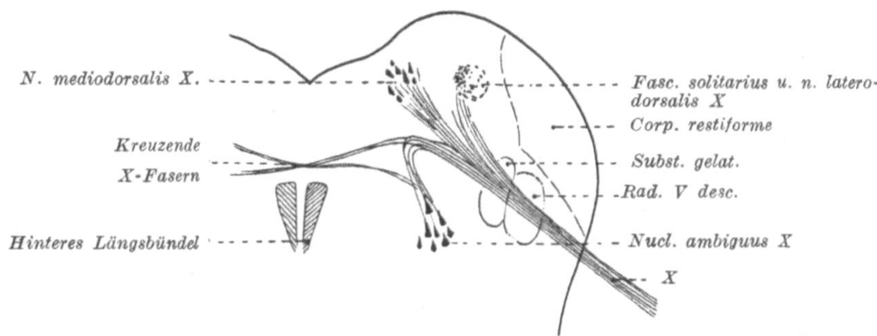

Abb. 63. Vagusursprung. (Schema.)

horns im Rückenmark durchaus ähneln. Die Fasern aus diesen sammeln sich zu einem Stamm, treten nach dorsal, hier biegen sie um nach lateral abwärts und schließen sich dem Stamm des X. an. Dieser schickt hier Fasern an den Boden der Rautengrube, die in dem Feld des Fasciculus solitarius aufgehen und der ihn begleitenden gelatinösen Substanz; letztere Formation liegt ziemlich weit auswärts neben dem Rest der Hinterstrangkerne unter dem Grau, das den Ventrikelboden bildet. Nun geht aber drittens ein weiterer Teil der eintretenden X. Fasern direkt in einem Kern auf, der medial von der Formation des Fasc. solitarius gelegen ist, dem sogenannten dorsalen Vaguskern. Er liegt am Boden der Rautengrube, ist ca. 16 mm lang und reicht von der Pykreuzung bis fast zur Brücke; er liegt medial der Ala cinerea. Die Abb. 63 zeigt die Zusammensetzung des Vagusstammes. Zu erwähnen ist noch, daß Fasern aus dem Nucl. ambiguus sich dem X. der anderen Seite beimischen. Vom letztgenannten Kern liegt nicht selten seitlich noch eine andere Kerngruppe, die aber zu ihm gehört. Was die Natur der Kerne anlangt, so ist der Nucl. ambiguus rein motorisch, nach Zellform und Lage, auch nach klinisch-pathologischen Ergebnissen (Kohnstamm und Wolffstein, Hudovernig, Marinesco und

Parhon usw.). Der Kern ist ca. 18 mm lang und reicht von der Schleifenkreuzung bis zum Brückenrand, er läßt drei Gruppen von Zellen unterscheiden (Kosaka und Yagita u. a.). Der dorsale Kern wurde seit Marinesco für mindestens auch motorisch gehalten, auch v. Monakow hält ihn dafür, ebenso v. Gehuchten. Nach neueren Angaben ist er für sympathisch anzusehen, auch Marburg faßt ihn so auf. Der Nucl. ambig. wird auch ventraler Kern, der Kern des Fasc. solitarius dorsolateraler, der dorsale sensible Kern dorsomedialer Kern genannt (Shima).

IX. Nucleus n. glossopharyngei (Abb. 47).

Die Fasern des IX. enden fast ausschließlich im Nucleus fasciculi solitarii (cf. später unter Nerv. trigem., Held, Edinger), setzen also die sogenannte latero-dorsale Kernsäule des X fort. Nach v. Monakow, Osipow u. a. sind der X. und IX. Nerv überhaupt eine zusammengehörige Formation, auch der IX. enthält Fasern aus allen drei beim Vagus beschriebenen Formationen. Die sensiblen Teile der beiden Nerven entstammen peripherwärts den in sie intercalierten Ganglien (G. petrosum, jugulare und nodosum).

VIII. Nucleus n. acustici (Abb. 52, 53, 58).

Der N. VIII besteht aus zwei Portionen, dem Ramus cochlearis (Rad. posterior der älteren Autoren) und dem Ramus vestibularis (Rad. frontalis oder anterior) (Starr, Spitzka, Freud, Sala usw.).

Der erstere Ast stammt aus dem Ganglion spirale der Schnecke (Hörnerv), die Zellen desselben besitzen einen T-förmig geteilten Achsenzylinder; ein Ast geht peripher, einer zentralwärts. In den ganzen Verlauf des Nervs sind Ganglienzellen eingelagert. Der Nerv tritt in der Gegend des Tuberculum acusticum in die Haube am hinteren Rand der Brücke ein und findet teils um die Zellen des als Tuberculum acusticum bezeichneten Ganglions, teils im Nucl. acustici ventralis . sein Ende. Die Fasern enden nach Cajal hier mit breiten Platten an den Zellen. Die Zellen dieser beiden Kerne geben ihrerseits Fasern ab; die aus dem Nucl. ventralis entspringenden wenden sich größtenteils medial und bilden mit anderen zusammen hier das Corpus trapezoides; sie gehen zu der anliegenden oberen Olive, sowohl derselben wie der andern Seite, und nehmen Fasern aus dem in das Corpus eingelagerten Nucleus trapezoides mit sich.

Das Tuberculum acusticum entsendet seine Fasern ebenfalls medialwärts, sie verlaufen außen um das Corpus restiforme herum als Striae acusticae quer über den Boden der Rautengrube (ihnen mischen sich wahrscheinlich auch aus dem Nucl. acust. ventralis kommende Fasern bei); in der Mitte senken sie sich nach unten und dann frontal und treten in das Areal der lateralen Schleife ein. In dieses gelangen nun auch jene oben genannten Züge aus oberer Olive und Trapezkörper (andererseits senken sich Fasern aus der Schleife in die Olive ein); die ganze Masse zieht im Areal der lateralen Schleife nach dem hinteren Vierhügel (Abb. 55). Die obere Olive ist demnach eingeschaltet in die sekundäre Acusticusbahn. Wahrscheinlich nehmen die Mehrzahl der Fasern diesen Weg (nicht direkt aus dem ventralen VIII. Kern in die Schleife der anderen Seite, Bumke, u. a.). Die Zellen der oberen Olive sind groß und von dichten Fasernetzen umgeben. Dieses sind vielleicht Endverzweigungen ferner Zellen (Held,

Veratti), werden von andern aber als Bestandteile der Zellen selbst aufgefaßt. Die obere Olive selbst (Hofmann) zerfällt nach ihrer Gestalt in einen äußeren und inneren Teil, die beide miteinander verschmolzen sind; der innere Teil läßt ein Zellband und faserreiche Randpartien erkennen. v. Monakow macht darauf aufmerksam, daß, wie auch Cajal hervorhebt, die Vertretung des VIII. in besonders ausgesprochener Weise eine doppelseitige ist.

Der Ramus vestibularis liegt etwas frontal von dem cochlearen Aste. Der Ursprung ist das sogenannte Ganglion Scarpae, dessen Zellen gleichfalls dichotomisch sich teilende Fortsätze abgeben. Ein Teil der vestibularen Fasern scheint indessen nach Art der motorischen Nerven zu entspringen und nach der Peripherie zu gehen. Er zieht zwischen dem ventralen Acusticuskern und dem Corpus restiforme einerseits und aufsteigender V. Wurzel andererseits zum dorsalen Kern. Ein Teil der Fasern gibt vor seinem Eintritt in den Kern (Cajal) Kollateralen ab (vielleicht biegen einzelne auch in toto um) nach caudalwärts: absteigende VIII. Wurzel (Abb. 47). Sie liegt weiter caudal am äußeren lateralen Rand des Bodengraus des IV. Ventrikels und erstreckt sich längs einer Kernsäule, die zum Vestibularis gehört: absteigender Nucl. triangularis VIII; er hängt mit dem in der Nachbarschaft liegenden Nucl. intercalatus Staderini zusammen (Marburg, Muchin).

Ein wesentlicher Anteil des vestibularen Astes macht aber einen andern Weg. Er kommt, so muß man richtig sagen, wahrscheinlich aus einem Kern, der dorsal vom sogen. Deitersschen Kern liegt, einem mit multipolaren Zellen ausgestatteten Haufen, dem Bechterewschen Kern (Onufrowicz). Einige Fasern ziehen nun wahrscheinlich am Bechterewschen Kern vorbei und enden im Nucl. tegmenti, vielleicht sogar im ventralen Abschnitt des Wurms (Edinger). Der Deiterssche Kern ist durch die Größe und multipolare Gestalt seiner Zellen ausgezeichnet. Tsuchida bestreitet, daß der Kern beim Menschen sehr zellreich ist. Die Beziehungen zum Deiterschen Kern sind strittig. Nach Edinger hat ein Teil der Fasern nähere Beziehung zu demselben; nach v. Monakow besteht eine Endung der Fasern in demselben (Baginsky, Bumke u. a.). Die Bedeutung des Systems des Deitersschen Kernes ist wahrscheinlich eine allgemeinere. Sicher sind Verbindungen desselben mit dem Dachkern und der Wurmrinde.

Es gehen nach zahlreichen Autoren vom Nuc. Deiters starke Bündel nach dem medioventralen Abschnitt der Medulla und von da caudal nach dem Rückenmark. Im letzteren liegen sie (v. Monakow) im Vorderseitenstrang. Die nach der Medulla ziehenden Fasern schließen sich in auf und absteigendem Verlauf dem hinteren Längsbündel an. Dieses selbst verbindet einerseits die Augenmuskelnervenkerne (III., IV., VI.) untereinander und setzt diese mit dem Rückenmark in Beziehung. So haben wir in den anatomischen Verbindungen des Apparats (Vestibularnerv, Kleinhirnkerne, Deitersscher Kern, Augenmuskelkerne und hinteres Längsbündel) ein logisch die für die Statik wichtigen Teile zusammenordnendes System (Cajals Fasern vom Deitersschen Kern zum hinteren Längsbündel).

[Das hintere Längsbündel (A. Cramer, Kohnstamm und Quensel u. a.) erscheint frontal zuerst in der Gegend der Commissura posterior, wo ein Zellhaufen als Ursprungskern eines Teils seiner Fasern nachgewiesen ist; seine Lage am dorsalen Rand der Raphe bleibt durch die ganze Oblongata charakteristisch. Die Ergebnisse der Untersuchungen sind einstweilen indessen

13*

nicht ganz eindeutig: Mahaim, auch Gudden. Nach Finkelnburg und Kaplan entspringt es direkt aus dem Deitersschen Kern. Wahrscheinlich sind außer den Fasen der genannten Art auch noch andere und besonders kurze Züge im Bündel enthalten (v. Monakow). Die Endung des hinteren Längsbündels an den Zellen des III. findet nach Beccari mit breiten Ansätzen statt. Übrigens ist das hintere Längsbündel, dem sich auch in der Brücke Fasern wahrscheinlich verschiedener Herkunft beigesellen, kein einheitlicher Zug, sondern ein System von zum Teil auch absteigenden Fasern (Marburg, Spitzer, Tsuchida, v. Monakow, Karplus und Spitzer), dasselbe gilt auch für das prädorsale Längsbündel.]

Aus den Striae acusticae, ferner aus dem Nucl. VIII ventralis, der oberen Olive und dem Corpus trapezoides sammelt sich die aus sekundären und tertiären Bahnen bestehende, frontalwärts ziehende Hörbahn: sie tritt etwas nach Ende der unteren Olive im Frontalschnitt als ein ziemlich kompaktes, der medialen Schleife außen anliegendes Feld (daher laterale Schleife, auch untere Schleife) auf. Das Querschnittsfeld bildet mit der medialen Schleife einen Winkel. Zwischen die Fasern sind Herde grauer Substanz eingelagert, und besonders überzieht nach außen hin ein graues Feld die Schicht der lateralen Schleife: „Kerne der unteren Schleifen" (nach v. Monakow ein dorsaler, ventraler und zentraler, die auch Fasern in die Schleife selbst abgeben). Die Fasern der lateralen Schleife steigen schräg nach vorn auf, um im Grau des hinteren Vierhügels zu enden, vielleicht zieht ein Teil, sich weiter lateralwärts wendend, durch den Arm des hinteren Vierhügels zum Corpus geniculatum mediale.

Die auch hier durchgeführte Trennung des VIII. in einen cochlearen und einen vestibularen Nerv ist nach den Arbeiten von Winkler mindestens für viele Tiere nicht in vollem Umfange gültig. Winkler beruft sich namentlich nach den Ergebnissen von Valeton auch darauf, daß die Markscheidenentwicklung zeigt, daß man eine prinzipielle Trennung der Äste des VIII. nicht vornehmen kann.

VII. Nucleus n. facialis (Abb. 53, 54, 58).

Der Kern des Facialis ist lang gestreckt, er liegt über dem Corpus trapezoides zwischen Oliva superior und absteigenden Quintuswurzeln. Nach Obersteiner hat er eine sagittale Ausdehnung von ca. 4 mm, die Zellen sind polygonal, ausgesprochen motorischen Charakters; der Kern kann im Prinzip als die frontale Fortsetzung des Nucleus ambiguus gelten (v. Gehuchten, Marinesco, Parhon und Savou). Die Fasern laufen erst in dorsomedialer Richtung bis ziemlich zur Mitte des Bodens der Rautengrube, dann (1. Knie) nach außen, dann schräg (2. Knie) nach abwärts. Nach Hudovernig besteht der Kern aus einer ventralen und dorsalen Säule, die in mehrere Gruppen jeweils zerfallen. Der ventrale Teil des Kernes gibt nach diesem Autor sowie nach Zabrizkie dem unteren Facialisast den Ursprung, der dorsale Teil dem oberen Ast (Marinesco, Bruce und Pirie, Kotelewski). Dem Stamm schließen sich (Edinger) Fasern aus der aufsteigenden Trigeminuswurzel an, und es treten aus der zentralen V. Bahn (Reflexbogen für das Gesicht, Edinger) zahlreiche Fasern in den Kern des VII. Nach Kohnstamm liegt in der Höhe des VII. Kernes in der Subst. retic. lateralis ein Kern, der aus verstreuten großen Zellen besteht: die Fasern treten nach dorsal und schließen sich dem VII., bzw. der Portio intermedia Wrisbergi an (Fasern zu den Speicheldrüsen, Nucl. salivatorius). Nach Bruce besteht eine Kreuzung der Fasern des VII., wenigstens für einen kleinen Teil derselben, ebenso nach Cajal, Flatau, Marinesco, Berg, andere widersprechen dem (Bischoff u. a.).

VI. Nucleus n. abducentis (Abb. 53, 54, 58).

Der Abducenskern liegt in der Schlinge, die der Facialis mit seinem Stamm vor dem Austritt aus der Medulla beschreibt. Die Fasern treten direkt nach unten außen in schräg absteigender Richtung aus der Medulla aus. Der Kern hat eine starke Verbindung mit der oberen Olive und wahrscheinlich eine ebensolche mit dem hinteren Längsbündel.

Eine Kerngruppe lateroventral vom VI. Kern zwischen diesem und dem VII. Kern wird von manchen dem ersteren Nerv (Kaplan und Finkelnburg), von manchen dem VII. zugerechnet (Pacetti, v. Gehuchten, Wyrubow); letztere Ansicht dürfte die richtige sein.

V. Nucleus n. trigemini (Abb. 45, 52, 58, 64).

Der Trigeminus besteht aus einer motorischen und einer sensiblen Wurzel. Die erstere hat einen aus sehr großen Zellen bestehenden Kern, der seitlich über dem VII. und vor ihm liegt. Außerdem kommen aber Fasern aus einem kleinzelligen Kern, dem Nucl. mesencephalicus V, der

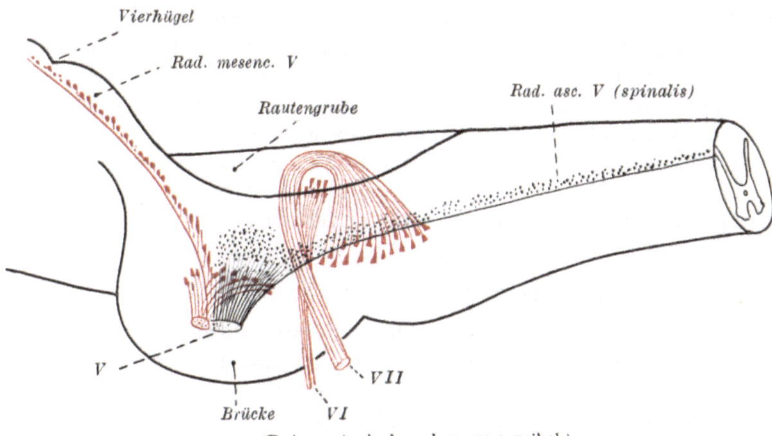

Abb. 64. Trigeminusursprung, Abducens- und Facialisursprung.
(Schema, z. T. nach Edinger.)

seitlich zum Aquädukt liegt und nach hinten bis in den Locus coeruleus (von der starken Pigmentierung der Zellen) reicht (Kure, Kohnstamm und Quensel, Johnston, Bickel u. a.). Die Fasern des letzteren Kernes treten teils direkt der Wurzel bei, teils umspinnen sie (Cajal) die Zellen des motorischen, ersten, Kernes.

Der sensible Trigeminus stammt aus dem Ganglion Gasseri und endet im sensiblen Endkern; es ist dies eine ungemein lange Säule, vom Halsmark (dem Hinterhorn anliegend) bis in die Gegend der Brücke reichend. Von der Eintrittsstelle an gehen, da die Fasern sich hier größtenteils in auf-

und absteigende Äste teilen, Fasern in beiderlei Richtung zum Kern; sie begleiten den Kern, dem sie wie eine Kappe anliegen; die aufsteigende Bahn ist in den Querschnitten vom Halsmark bis in die Brücke überall zu sehen. Die Zellen der Subst. gel. des V. sind von Cajal in drei Gruppen geteilt: kleine sternförmige, spindelförmige und solche von verschiedener Größe, die Zellen der Subst. gel. im engeren Sinn. Die spinale Wurzel des V. soll nach v. Londen mit mehreren sensiblen Endkernen in Beziehung treten (IX., VIII. usw.).

Wir sind beim X. und XI. vornehmlich einer Endstätte, dem Nucleus fasciculi solitarii, begegnet. Wir haben hier eine physiologisch ziemlich einheitliche Formation (Ascensi) vor uns, die größtenteils der Endstätte der Geschmacksfasern dient. Der Kern ist eine langgestreckte Säule, die ziemlich nahe dem Boden der Rautengrube (cf. die Querschnittsbilder 45, 52 usw.) liegt, er besteht aus einer Säule gelatinöser Substanz und einem dieselbe begleitenden Bündel. Der Kern nimmt von hinten nach vorn auf: Vagusfasern, dann die Fasern des IX., dann Fasern aus dem Facialis, und zwar die Portio intermedia Wrisbergi (aus dem Gangl. geniculi) und schließlich einen, von einigen bestrittenen, Anteil des Quintus (Wallenberg). In den Kern treten Schleifenfasern von der anderen Seite ein, er soll auch aus dem Kleinhirn einen Zuzug bekommen.

Die sekundäre Bahn geht (Wallenberg, Edinger, Cajal) aus dem Endkern nach der anderen Seite und zieht im dorsalen Bereich der Formatio reticularis (wahrscheinlich ventrolateral vom Fasc. longit. posterior) hirnwärts, im Mittelhirn seitlich von den Fasern der Commissura post. und von den eben genannten liegend; die Endstätten sind die Thalamuskerne (Wallenberg), Fasern aus der Bahn gehen in den VII. Kern. Der sensible Endkern erhält auch einen — von einigen bestrittenen — ansehnlichen Beitrag aus dem Kleinhirn (Tract. cerebello-nuclearis).

Der zentrale Verlauf der V. Bahn erfolgt, wie für alle sensiblen Kerne, zum Teil im Gebiet der Schleife, es entstehen (Cajal, Lewandowsky, Wallenberg) hier ziemlich verwickelte Verhältnisse.

IV. Nucleus n. trochlearis (Abb. 58, 65).

Der Kern des Trochlearis liegt in den hinteren Abschnitten des vorderen Vierhügelpaares zwischen ventralem Höhlengrau und Bindearmkreuzung, auf dem hinteren Längsbündel. Direkt über ihr liegen mehr oder weniger ungeordnete Haufen von Zellen, die aber nach v. Monakow nicht zum IV. Kern gehören, wie andere angenommen haben. Die Fasern des Nervs sammeln sich seitwärts vom Kern und ziehen retrodorsalwärts. Sie erreichen ziemlich am hinteren Rande des hinteren Vierhügels die Oberfläche und kreuzen sich hier unmittelbar vor dem Austritt.

III. Nucleus n. oculomotorii (Abb. 58, 65).

Der Oculomotorius hat nicht eine scharf abgesonderte Zellgruppe zum Ursprung, sondern er entspringt aus einem teils paarig, teils unpaar angeordneten Haufen von Zellen. Die Ursprungsverhältnisse sind außerordentlich verwickelt und bis heute der Gegenstand mannigfacher Diskussion. Das hintere Ende der ganzen Kernsäule liegt (v. Monakow) am hinteren Abschnitt der vorderen Vierhügel, unmittelbar vor dem IV. Kern, jedoch nach dem gleichen Autor von ihm scharf abgesetzt. Das vordere Ende fällt etwa in die Höhe der hinteren Commissur. Der Kern liegt am zentralen Höhlengrau, ziemlich an dessen Basis über dem dorsalen Längsbündel. Er ist langgestreckt, etwa, wie Edinger anschaulich sagt, zigarrenförmig, 8—9 mm lang (v. Monakow). Die Anordnung ist im ganzen die, daß man je eine paarige und eine unpaare Abteilung unterscheiden muß. Die ersteren Abschnitte zeigen einen dorsalen und einen größeren ventralen, durch Fasern abgegrenzten Bezirk; der letztere Kern ist nicht scharf gegen das dorsale Längsbündel abgegrenzt, sondern er setzt sich in eine Zellgruppe fort, die sich mit feinen Ästen in das genannte Faserbündel einschiebt. Der mittlere Kern gehört vorn sicher zum III. Gebiet. Der hintere Teil (Tsuchida) besteht aus fremdartig gebauten Elementen, seine Bedeutung ist fraglich. Außerdem gehört noch ein kleinzelliges Kerngebiet, der Westphal-Edingersche Kern (Bach) zu der ganzen Formation. Es ist dies ein paariger, im vorderen Teil zwischen zentralen und seitlichen Abschnitten liegender Kern; manche Autoren (Bernheim, v. Monakow) bezweifeln die Zugehörigkeit zum III. Gebiet (für das ganze Gebiet außerdem die Arbeiten von Bach, Bernheim, Darkschewitsch, van Biervliet, Tsuchida u. a.).

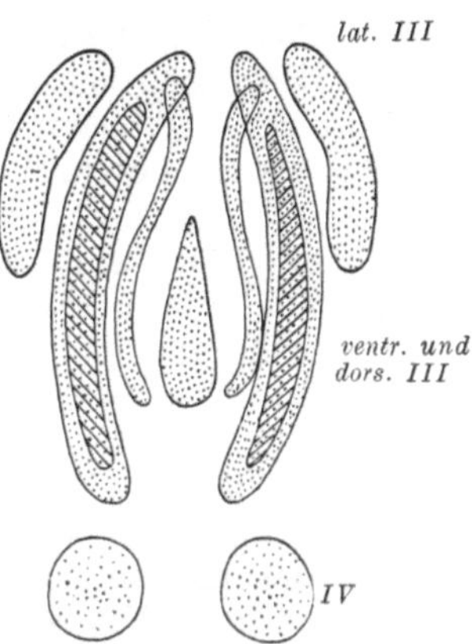

Abb. 65. Kerne von III u. IV Schema (nach v. Monakow) von oben gesehen.

Der geschwungene Kern seitlich vom unpaaren zentralen Kern, ist der Kern von Westphal-Edinger.

    Von einzelnen Autoren wird auch der „Kern des hinteren Längsbündels" (S. 195) (Edinger) als Nucl. lateralis (Bechterew, Perlia, Darkschewitsch, nach letzterem Autor oberer Kern) zum III. Gebiet gerechnet, Siemerling, Kölliker, Edinger u. a. bestreiten dies, cf. oben. Nach Bach entspringen die gekreuzten Fasern speziell im distalen Kerngebiet, nach Grasset entspricht die Kreuzung vom III. und IV. der des II.

    Die III. Fasern entspringen teils in feinen Pinseln, teils in breiteren Bündeln aus den Zellsäulen; die Fasern wenden sich in geschwungenem Bogen nach abwärts. Der Stamm durchbricht den Bindearm und zieht zum Teil an seinem medialen Rand vorbei und gelangt am inneren Rande des Pedunculus zur Oberfläche.

Das Mittelhirn.
(Dach und Haube.)

    Am Mittelhirn ist vor allem das Dach als ein eigener, phylogenetisch sehr alter Apparat von Bedeutung. Hier endet (im Dach der hinteren Vierhügel) die laterale (Acusticus-) Schleife, in der Höhe des vorderen Vierhügels beginnt die Endigung der medialen (sensiblen) Schleife, außerdem enden hier Fasern aus dem Opticus und gehen solche in die Sehstrahlung; außer den genannten sind vor allem noch Fasern zu nennen, die vom Dach der Vierhügel, namentlich des vorderen, abwärts ziehen, die Tractus tectobulbaris und tectospinalis. Bechterew hat neben dem hinteren Vierhügel einen Ganglienknoten beschrieben, den Nucleus superior lateralis, der zum Seitenstranggrundbündel des Rückenmarkes Beziehung hat.

Namentlich der vordere Vierhügel hat einen ziemlich komplizierten Aufbau. Man unterscheidet hier mehrere Schichten (Edinger), die beim Menschen (Marburg) sich in folgender Weise darstellen lassen: Es wechselt je eine Markschicht mit einer grauen Schicht ab. Nach außen das Stratum zonale aus dem Opticus stammend, dann nach innen zu eine dünne Lage grauer Substanz, der nach innen wieder das Stratum opticum, die eigentliche Ausstrahlung des Sehnervs, folgt. Auch diese graue Schicht gehört also ebenso wie die erste zum optischen System (Cajal, van Gehuchten). Dann folgt abermals eine graue Schicht und auf diese eine Markschicht, die aus den Enden der Schleifenschicht und der Tractus spinotectales besteht (Stratum lemnisci). Auf die dritte Schicht folgt nach innen wieder eine Markschicht, das tiefe Mark. Aus dem tiefen Mark gehen einmal Fasern mehr medial, nahe dem Ventrikel nach unten in die fontäneartige Haubenkreuzung über, sie wenden sich dann sagittal und schließen sich den Systemen der Längsbündel an (Edinger); die äußeren Teile dieser Marklager, denen sich Fasern aus dem Ganglion mesenc. laterale anschließen, gehen mit der Schleife nach den Kernen der Oblongata (Edinger). Den vordersten Rand des Mittelhirngebietes bildet im Dach die Commissura posterior: sie zieht vor den vorderen Vierhügeln quer frontal.

In der Haube des Mittelhirns haben wir die Kerne des III. und IV. Hirnnerven, sowie die Radix mesenc. V bei den Hirnnervenkernen betrachtet. Hier liegen noch eine Reihe wenig bekannter Ganglienzellmassen: die großen Fasersysteme des Bindearmes mit ihren Endstätten im roten Kern (cf. S. 191), die Schleifenschichten (cf. S. 184), das hintere Längsbündel (cf. S. 195) usw. haben wir gleichfalls kennen gelernt. Der Fuß wird durch corticofugale Bahnen eingenommen, er ist durch die Subst. nigra von der Haube getrennt. In dem Dreieck zwischen den Fußetagen, Trigonum interpedunculare, liegen noch eine Reihe kleinerer Felder, im Austrittsfeld des III. der Pedunculus corporis mamillaris. Darüber, am inneren Rande des roten Kernes, liegt ein anderes kleines Feld, der Fasciculus retroflexus oder Tractus habenulopeduncularis. Er kommt vom Ganglion habenulae und zieht zu einem im Dreieck zwischen den Hirnschenkeln liegenden kleinen Ganglion, dem Ganglion interpedunculare.

Literatur.

Atenusi, Sul fasciculus di Krauss. Riv. path. nerv. e ment. 12. 1907. S. 52.
Bach, Augenmuskellähmung und Störung der Pupillenbewegung. Arch. f. Ophth. 47. Heft 2 u. 3.
Bach, Über Augenmuskellähmungen. Deutsche med. Wochenschr. 1897. Nr. 22.
Bach, Vergleichende anatomische und experimentelle Untersuchungen über Augenmuskelkerne. Berlin 1899.
Baginsky, Ursprung usw. des Acusticus. Ak. Wiss. München. 32.
Bary, Kreuzung der Fac.-Wurzeln. Neurol. Zentralbl. 1899. Nr. 17.
Bauer, Subst. nigr. Soemmeringi etc. Obersteiners Arbeiten. 17. 1908.
Bechterew, Kleinhirnschenkel. Neurol. Zentralbl. 1885. Heft 11; ferner ebenda 1886. Heft 7 und 1887. Heft 6.

Bechterew, Über die Bestandteile des vorderen Kleinhirnschenkels. Arch. f. Anat. 1888. An. Abt. S. 195.

Bechterew, Schenkel des Kleinhirns usw. Neurol. Zentralbl. 1885. Nr. 6.

Bechterew, Über einen besonderen Kern der Formatio reticularis in der oberen Brücken-region. Neurol. Zentralbl. 1902. S. 835.

Bechterew, Funtionen der Nervencentra. Tena 1909.

Bechterew, Über die Kerne der mit Augenbewegungen in Beziehung stehenden Nerven. Arch. f. Anat. u. Physiol. 1897. Heft 5 u. 6.

Bechterew, Striae med. Neurol. Zentralbl. 1892. Nr. 10.

Beccari, Fasc. longit. poster. etc. Mon. Zool. ital. 20. 1909. Heft 8.

Bellongi e Stefani, Contr. all' issogen. della cort. cerebellare. Acad. di Ferrara. 1886. Luglio.

Berkley, Cerebell. cort. of the dog. Baltimore 1893.

Berliner, Histologie und Entwicklungsgeschichte des Kleinhirns. Arch. mikr. Anat. 66. 1905. Separat-Abdruck.

Bernheimer, Das Wurzelgebiet des Oculomotorius. Wiesbaden 1894.

Bernheimer, Innervation der vom Oculomotorius versorgten Muskeln. Arch. f. Ophth. 44. 1897.

Bickel, Anat. access. V-Kern. Arch. mikr. Anat. 59. 1901. S. 270.

Bickeles, Lagerung der motorischen Hirnnerven im Hirnschenkelfuß. Neurol. Zentralbl. 1901. S. 944.

Bielschowsky und Wolff, Zur Histologie der Kleinhirnrinde. Journ. f. Psych. u. Neurol. 4. 1904.

v. Biervliet, Noyau d'orig. du n. oculom. La cellule 1899.

Bischoff, Intramed. Verlängerung des Facialis. Neurol. Zentralbl. 1899. Nr. 22.

Blumenau, Vaguskerne. Neurol. Zentralbl. 1908. Nr. 14.

Böhm und v. Davidoff, Histologie. Wiesbaden 1895.

Bolk, Beiträge zur Affenanatomie. Camper. 1. S. 371 und Morph. Jahrb. 21, ferner Vergl. Anat. des Cerebellums usw. Monatsschr. f. Psych. u. Neurol. 12. 1902. S. 432.

Boyce and Horsley, I. decussat-tracts and II. Pysiol. Syst. Phil. Transact. London 1897.

Breuer-Marburg, Klinik und Pathologie der apoplektiformen Bulbärparalyse. Ober-steiners Arbeiten. 9. 1902.

Bruce, Oliva inferior. Rep. R. Coll. of Phys. Edinburg. 1904.

Bruce, On the flocculus. Brain 1895. Separat-Abdruck.

Bruce and Pirie, Origin of VII. Rev. of Neurol. and Psych. 12. 1908.

Bumm, Corp. trapez. und Hörnerv der Katze. Wiesbaden 1892.

R. y Cajal, Elementos bipol. dol cerebello etc. Gac. San. 1890. Februar.

R. y Cajal, Fibr. nervos. de la capa granulosa del cereb. Riv. trim. de hist. etc. 1889.

R. y Cajal, Élém. bip. du cervelet etc. Separat-Abdruck.

R. y Cajal, Med. obl., Kleinhirn usw. Deutsch von Bresler. Leipzig 1896.

R. y Cajal, Textura del sist. nerv. del hombre. etc. Madrid. 2. Aufl. 1908.

R. y Cajal, Endigung des äußeren Lemniscus usw. Deutsche med. Wochenschr. 1902. Nr. 16.

Calligaris, Zellen des Loc. coeruleus und der Subst. nigra. Monatsschr. f. Psych. u. Neurol. 24. Heft 4.

Catola, Ein Fall von Heterotopie des Nucl. arcif. Neurol. Zentralbl. 1897. Nr. 11.

Ceni, Vie cerebro-bulbari e cerebro-cerebellari etc. Riv. sper. di Fren. 24. 1898.

Clarke and Horsley, Intrinsic fibres of the cerebellum etc. Brain. 109. S. 13.

Collier and Buzzard, Desc. mesenc. tracts; Monakows bundle; dorsolongitudinal bundle etc. Brain. 2. 1901. S. 177.

Cramer, Kleinhirnatrophie. Zieglers Beitr. z. Path. u. path. Anat. 9. 1891. Heft 1.

Cramer, Kleinhirnatrophie. Allg. Zeitschr. f. Psych. 48. 1892.

Cramer, Beitr. feinerer Anat. d. Med. obl. Jena 1894.

Cramer, Abnormes Bündel. Zentralbl. f. allg. Path. 1890.

Cramer, Fasc. longit. dors. Wiesbaden 1899.

Darkschewitsch, Hint. Kommiss. des Gehirns. Neurol. Zentralbl. 1885.

Darkschewitsch und **Freud,** Strickkörper und Hinterstrangskern usw. Neurol. Zentralbl. 1886. Nr. 6, ferner ebenda 1885. Heft 12.

Dejerine-Klumke, Anat. des centres nerv. Paris 1895.

Denissenko, Bau der Kleinhirnrinde. Arch. micr. etc. 14.

Döllken, Schleife. Neurol. Zentralbl. 1899. Nr. 2.

Edinger, Verbindung der sensorischen Hirnnerven mit dem Kleinhirn. Neurol. Zentralbl. 1899. Nr. 20 und Anat. Anz. 1887. Nr. 6.

Edinger, Bedeutung des Kleinhirns in der Tierreihe. Ber. Senkenberg. nat. Ges. 1889.

Edinger, Fortsetzung der hinteren Rückenmarkswurzeln zum Gehirn. Anat. Anz. 4. 1889. 4.

Edinger, A Prelim. note on the comp. anat. of the cerebell. Brain. 1897. S. 483.

Eide, Kleine Rindenzellen des Kleinhirns. Zeitschr. f. wiss. Zool. 56. 1899. 4.

Eisik, Corpus pontobulbare. Amer. Journ. of Anat. 7. 1907. 1.

Ferrier-Turner, Les. of the cereb. and its peduncels etc. Phil. Transact. P. soc. London. 185.

Flatau, Peripher. Fac.-Lähmung mit retrogr. Degen. Zeitschr. f. klin. Med. 32. 1897.

Forel und **Laufer,** Hirnanat. Unters. 54. Vers. d. Ärzte u. Naturf. Salzburg 1881.

Fowler, Nucl. dentat. cereb. Journ. Hopkins Hosp. Bull. 12. 1901. Apr.

van Gehuchten, La struct. des centr. nerv., la moelle ép. et le cervelet. La Cellule. 7. 1891. 1.

van Gehuchten, Le nerf glosso-pharyng. Journ. de Neurol. 1898.

van Gehuchten, Origine des nerfs cran. II. Journ. de Neurol. 1898. ferner Le Névraxe 1903 und Trav. du laboratoire. 1899.

van Gehuchten, Dispos. anormale des fibres de la pyram. bulbaire. Ann. de Soc. Belg. de Neurol. 1900. Nr. 1.

van Gehuchten, Rech. sur l'orig. intracérébr. des nerfs mot. Le Névraxe. 5. 1903. Heft 3.

van Gehuchten, Péd. céréb. supér. Le Nevraxe. 7. 1905. S. 29, ferner ebenda S. 117.

van Gehuchten, La region du lemniscus latéral etc. Le Névraxe. 8. 1906. Heft 1.

Golgi, Sulla fin. anat. degli org. centr. nervos. Riv. di Fren. 1882.

Grasset, Chiasma oculo-moteur. Rev. neurol. 1897. Nr. 12.

Hatschek, Ventrales Haubenfeld, mediale Schleife usw. Obersteiners Arbeiten. 11. 1904.

Hatschek, Nucl. ruber tegm. Obersteiners Arbeiten. 15. 1905.

Head, Taenia. pontis. Brain. 113. 1906. S. 28.

Head, Fibr. of the cerebell. etc. Ebenda 109. 1905. S. 13.

Held, Zentralnervenbahn des VIII. Arch. f. Anat. u. Physiol. 1891.

Held, Bez. des Vorderseitenstrangs zu Mittel- und Hinterhirn. Abh. Ak. Wiss. Leipzig 1892.

Held, Zentrale Gehörsleitung. Arch. f. Anat. u. Physiol. An. Abt. 1893.

Held, Strukt. der Nervenzellen. Arch. f. Anat. u. Physiol. Anat. Abt. 1897.

Held, Fein. Anat. d. Kleinhirns. Arch. f. Anat. u. Phys. Anat. Abt. 1893.

Henschen, Beitr. z. Path. des Gehirns. Upsala 1890.

Hill, Chrome-Silver-Method. New York 1896.

Hoche, Anatomie der Py-Bahn und oberen Schleife usw. Arch. f. Psychiatrie. 30. Heft 1.

Hofmann, Die obere Olive der Säugetiere usw. Obersteiners Arbeiten. 14. 1908.

Holm, Dorsaler Vaguskern. Virchows Arch. 131. 1893.

Holmes and **Stewart,** Connect. inf. olives with cerebellum. Brain 1908.

Horsley, Taenia pontis. Brain. 113. 1906. S. 26.

Hösel, Hirnschenkelfuß und Schleifenfeld nach Herd in Insel und Fuß der unteren Stirnwind. Arch. f. Psychiatrie. 36. 1902. Heft 12, ferner ebenda 25, Heft 1.

Hudovering, Beitr. zur mikr. Anatomie usw. Journ. f. Psychol. u. Neurol. 9. 1907. S. 137.

Hudovering, Gehirnnervenkerne. Journ. f. Psychiol. u. Neurol. 10.

Jelgersma, Oorsprung mot. oog zeuuwen by d. vogels. Psych. en neurol. blad. 1897. Nr. 1.

Johnston, Rad. mesenc. V. Anat. Anz. 27.

Kahler und **Spitzer**, Abnorme Bündel im Hirnstamm. Obersteiners Arbeiten. **11.** 1904.

Kaplan und **Finkelnburg**, Anatomisches Ref. bei traumatischer Psychose usw. (zur Kenntnis des hinteren Längsbündels). Monatsschr. f. Psych. u. Neurol. **8.** 1900. Heft 3.

Kaplan und **Finkelnburg**, Beitrag zur Kenntnis des sogenannten ventralen Abducenskerns. Arch. f. Psychiatrie. **33.** 1900. S. 965.

Kappers, Verlagerung d. Oblongata-Kerne. Neurol. Zentralbl. 1907. Nr. 18.

Kappers, Mitteilungen über Neurobiotaxis. I. II. III. Folia neurobiol. Bd. II. Nr. 3, 7. Bd. III. Nr. 4. 1908. 1909.

Karplus, Graue Massen im Fun. cuneatus. Obersteiners Arbeiten. **11.** 1904.

Kattwinkel und **Neumayer**, Verlauf der sogenannten Hellwegschen Dreikantenbahn. Deutsche Zeitschr. f. Nervenheilk. **33.** 1907. S. 229.

Klinko, Über die Zellen der unteren Olive. Neurol. Zentralbl. 1897. Nr. 1.

Klimoff, Leitungsbahnen des Kleinhirns. Arch. f. Anat. u. Physiol. 1899.

Koch, Ursprung des XII. Arch. f. mikr. Anat. **31** und Kopenhagen 1887.

Kölliker, Fein. Anat. des Nervensystems Kleinhirn. Zeitschr. f. wissensch. Zoolog. **49.** 1890.

Kohnstamm, Absteigende Tektosp. Bahn usw. Neurol. Zentralbl. 1903.

Kohnstamm, Koordinationskerne des Hirnstammes. Monatsschr. f. Psych. 1900.

Kohnstamm, Nucl. salivatorius chord. tymp. Anat. Anz. **21.** 1902. S. 362.

Kohnstamm, Zentrum der Speichelsekret. usw. Verhandl. d. 20. Kongr. f. inn. Med. Wiesbaden 1907.

Kohnstamm und **Quensel**, Nucl. loci coerulei etc. Journ. f. Psych. u. Neurol. **13.** 1908.

Kohnstamm und **Lucasek**, Kern des hinteren Längsbündels usw. Neurol. Zentralbl. 1908. Nr. 6.

Kohnstamm und **Wolffstein**, Physiologische Anatomie der Vagusursprünge usw. Journ. f. Psych. u. Neurol. **8.**

Kosaka und **Yagita**, Ursprünge des XII. usw. Jahrb. f. Psychiatrie. 1903 und Mitt. d. med. Gesellsch. Okayama 1905.

Kotelewski, Zur Lehre vom Kern des oberen Facialisastes. Diss. ref. Neurol. Zentralbl. 1902. S. 160.

Kure, Cerebrale Wurzel des unt. Trigem. Obersteiners Arbeiten. **6.** 1899.

Kure, Cerebrale Wurzel des u. trig. Obersteiners Arbeiten. **5.** 1899.

Levi, Tratti tetto-bulbari. Riv. di Path. nerv. etc. 1907.

Lewandowsky, Anatomie des Hirnstammes. Journ. f. Psychol. u. Neurol. **2.** 1903. S. 24.

Lewandowsky, Leitungsbahnen des Trunc. cer. Jena 1904.

Löwenthal, Dég. sec. asc. dans le bulbe rach. etc. Rev. méd. de la Suisse romande. 1885.

Lubosch, Nerv. accessor. Willisii. Arch. f. mikr. Anat. **54.**

Luciani, Il cerveletto. Florenz 1891.

Lugaro, Histogenese der Körner der Kleinhirnrinde. Anat. Anz. **9.** S. 710.

Lugaro, Sulle connessioni tra gli elem. nerv. della cort.-cerebellare. Reggio d'Em. 1894.

Lugaro, Strutt. nucl. dent. dell uomo. Mon. Zoolog. ital. **6.** 1895. S. 1.

Lui, Svil. dell. cort. cereb. Rom 1896.

Mahaim, Sek. Erkr. des Thalamus usw. Arch. f. Psychiatrie. **25.** Heft 2 ferner Noyau rouge etc. Bruxelles 1894.

Marie et **Guillain**, Faisc. du Turk. Semaine méd. 1903. Nr. 28.

Marinesco, L'origine du VII. Rev. neurol. 1898.

Marinesco, Origine du facial. Presse méd. 1899. Nr. 65.

Marinesco e **Parhon**, Rech. sur les noyaux moteurs d'orig. etc. Journ. de neurol. 1907. Nr. 4.

Mingazzini, Ped. med. cerebelli. Journ. intern. d'Anat. et de Physiol. 1891.

Mingazzini, Fibr. arciform. ext. Intern. Monatsschr. f. Anat. u. Physiol. **10.** 1893. Heft 4.

Mingazzini, Ped. med. cerebelli. Arch. it. di sc. med. **14.** Nr. 11.

Mingazzini, Degen. cons. alle estirp. emicerebellari. Rom 1895. ferner Arch. sc. med. 14, und Intern. Monatsschr. f. Anat. u. Physiol. **8, 9, 10.**

v. **Monakow**, Striae acust. und untere Schleife. Arch. f. Psychiatrie. **22.** 1890, ferner Neurol. Zentralbl. 1885. Nr. 12.

v. **Monakow**, Gehirnpathologie. Wien 1905.

v. **Monakow**, Haubenregion, Sehhügel usw. Arch. f. Psychiatris. 25.

v. **Monakow**, Der rote Kern, Haube usw. Züricher Arb. III. 1909.

Mott, Unilateral descending atrophy etc. Brain 1898 und ebenda 1895.

Mott, Die zuführenden Kleinhirnbahnen des Rückenmarks beim Affen. Monatsschr. f. Psych. u. Neurol. **1.** 1897. S. 104.

Muchin, Schaltkern von Staderini. Deutsche Zeitschr. f. Nervenheilk. **10.** 1897. S. 396.

Muskens, Cerebr. connections. Konn. Ak. van Wetensch. Amsterdam 1904 und 1906.

Münzer und **Wiener**, Zwischen- und Mittelhirn des Kaninchens usw. Monatsschr. f. Psych. u. Neurol. Separat-Abdruck.

Obersteiner, Feinerer Bau der Kleinhirnrinde usw. Biol. Zentralbl. **8.** S. 5.

Oeconomakis, Über einen Fall von Heterot. d. Nucl. arcif. Neurol. Zentralbl. 1907. Nr. 24.

Onufrowicz, Ursprung nerv. VIII. Kaninchen. Arch. f. Psychiatrie. 1885.

Parhon et **Goldstein**, Branche desc. de l'hypoglosse. La roum. méd. **7.**

Parhon et **Goldstein**, Noyau du XII. Roum. méd. 1901 u. Rev. neurol. 1900.

Parhon et **Savou**, Cancer de face. Roum. méd. 1900. S. 2.

Pellizi, Sul decorso nel bulbo, nel cervello post. etc. Turin 1895.

Perrati, Centri acust. nei mammiferi. Pavia 1900.

Pick, Abnorme Faserbündel in der Med. obl. Le Névraxe. **5.** 1903. Heft 2.

Pitzorno, Fibr. arciformes externae ant. etc. Stud. Sass. **2.** 1902. S. 2.

Preysig, Noyau rouge etc. Journ. f. Psych. u. Neurol. VIII.

Probst, Vom Vierhügel usw. absteigender Bahnen. Deutsche Zeitschr. f. Nervenheilk. **15.**

Probst, Experimentelle Untersuchungen über die Schleifenendigung, die Haubenbahnen usw. Arch. f. Psychiatrie. **83.** 1900. S. 1, ferner ebenda S. 721.

Probst, Zur Anatomie und Physiologie des Kleinhirns. Arch. f. Psychiatrie. **35.** 1901. S. 692.

Probst, Anatomische und physiologische Leitungsbahnen des Hirnstammes. Arch. f. Anat. u. Physiol. Anat. Abt. Suppl. 1902. S. 447.

Probst, Zur Kenntnis der Schleifenschicht usw. Monatsschr. f. Psychiatrie. **11.** 1902. Heft 1.

Redjeb, Abnorme Bündel. Diss. Würzburg 1903.

Reicher, Scheinbar abnorme Bündel im Ponsgebiet. Neurol. Zentralbl. 1909. Nr. 9.

Roller, Die Schleife. Arch. f. mikr. Anat. **19.**

Rossi, Clin. and exper. contrib. anatomy of V-nerve. Journ. f. Psych. u. Neurol. **9.** 1907. S. 215.

Russel, Cert. affer. and effer. tracts in the med. obl. Brit. med. Journ. 1897. S. 1155.

Sante de Sanctis, Ric. anat. sul nucl. fun. teretis. Lab. Ist. anat.-path. Roma 1896 u. Mon. Zoolog. ital. 1895.

Schaper, Histog. Kleinhirnrinde. Anat. Anz. **10.** Nr. 13.

Schaper, Entwicklung des Kleinhirns der Teleostier. Morph. Jahrb. **21.** und Früheste Differenzierung usw. Arch. Entw. mech. **5.** Heft 1.

Schlesinger, Schleifendegenerationen. Obersteiners Arbeiten. 9 und Neurol. Zentralbl. **96.** Heft 4.

Schütz, Beziehung des unteren Längsbündels zur Schleife usw. Neurol. Zentralbl. 1902. Nr. 19.

Shima, Vergleichende Anatomie des dorsalen Vaguskerns. Obersteiners Arbeiten. **17.** 1908.

Siemerling, Chron. progr. Lähmung der Augenmuskeln. Arch. f. Psychiatrie. 1891.

Sirleo, Nuclei del funic. gracile e cuneat. Arch. it. di med. int. **8.** 1900. S. 3.

Smith, Elliot, Mamall. cerebellum. Journ. of Anat. and Phys. **86.** 1902. S. 381.

Smith, Faisceau en écharpe of Féré. Rev. of Neurol. and Psychiat. **5.** 1907. S. 360, ferner ebenda S. 363.

v. **Sölder**, Degeneration im Hirnstamm bei Läsion des unteren C-Marks. Neurol. Zentralbl. 1897. Nr. 7.

Spitzer, Tumor am Boden der Rautengrube. Obersteiners Arbeiten. **6.** 1899.

Spitzer und **Karplus,** Läsionen an der Hirnbasis. Obersteiners Arbeiten. Festschr. 1907.

Starr, Sensory tract in the centr. nerv. system. Journ. of nerv. and ment. dis. 1884. July.

Starr, Acust. tract. Journ. of nerv. and ment. dis. 1902. Nr. 6. S. 944.

Steindler, Hinteres Marksegel. Obersteiners Arbeiten. **8.** 1902.

Stöhr, Kleine Rindenzelle usw. Kleinhirn des Menschen. Anat. Anz. **12.** 1896. Nr.23.

Stroud, The Mammal. Cerebellum. Journ. of comp. Neurol. **5.** 1895.

Tsuchida, Ursprungskerne der Augenbewegungsnerven. Züricher Arbeiten. **2.** Wiesbaden 1906.

Thomas, Faisceau cerebell. desc. Soc. de biol. Janv. 1897.

Thomas, Le cervelet. Paris 1897.

Ugolotti, It fascio di Pick. Riv. di path. nerv. etc. 1902. Nr. 9.

Valeton, Vergleichende Anat. d. hinterer Vierhügel. Obersteiners Arbeiten. **14.** 1907.

Vejas, Verbindungsbahnen des Kleinhirns. Arch. f. Psychiatrie. **16.** 1885.

Veratti, Centri acust. nei mammiferi etc. Tipogr. cooper. 1900.

Vincenzi, Cell. nerv. midollo allung. Publ. Sassari. 1903.

Vincenzi, Nucl. del corpo trapez. Anat. Anz. **27.** 1905.

Wallenberg, Sek. Bahnen aus front. V-Kern. Anat. Anz. **26.,** ferner ebenda **14.** und Deutsche Zeitschr. f. Nervenheilk. 1906. Separat-Abdruck.

Wallenberg, Dorsales Gebiet der spinalen V-Wurzel usw. Deutsche Zeitschr. f. Nervenheilk. **11.** 1897. S. 391.

Wallenberg, Sek. sensible Bahn beim Kaninchen. Anat. Anz. **18.** 1900. S. 81.

Wallenberg, Zentr. Endstätten nerv. VIII. der Taube. Anat. Anz. **17.** 1900. S. 103.

Weidenreich, Zur Anatomie der zentralen Kleinhirnkerne der Säuger. Separat-Abdruck.

Williams, Oliva inferior. Obersteiners Arbeiten. **17.** 1908.

Winkler, The central course of the nervus VIII etc. Ak. Wet. Amsterdam 1907. Oktober, und ebenda 1908. Oktober.

Winkler, Invloed van N. Octavus op motiliteit, etc. Kongr. Leiden, ferner Kongr. Amsterdam und Ak. Wissensch. Amsterdam. **14.** 1907. Nr. 1, außerdem Psych. en neurol. Bladen 6. 1907. S. 470.

Wyrubow, Zentr. Endigungen und Verbindungen des VII. und VIII. Hirnnerven. Neurol. Zentralbl. 1901. S. 434.

Zabriskie, Facial Nucleus. Neurogr. **1.** 1907. S. 47.

Zingerle, Fibrae arciform. Neurol. Zentralbl. 1908. S. 194.

Feinere Anatomie des Großhirns.

Von

K. Brodmann - Berlin.

— — —

Einleitung.

Das Vorderhirn (Prosencephalon).

Das Vorderhirn zerfällt in zwei entwicklungsgeschichtlich geschiedene und auch ihrer physiologisch-klinischen Bedeutung nach zu trennende Hauptabschnitte:

1. das Zwischenhirn, Diencephalon;
2. das Endhirn, Telencephalon oder sekundäres Vorderhirn.

Das Vorderhirn differenziert sich im Laufe der Embryonalentwicklung mit seinen beiden Hauptabschnitten aus dem primären Vorderhirnbläschen durch Massenzunahme der Seitenteile einerseits, durch relative Rückbildung des Bodens und der Decke des embryonalen Hirnrohres andererseits. Gleichwie im gesamten Medullarrohr beschränkt sich auch im Vorderhirn die Entwicklung der Nervensubstanz vorwiegend auf die Seitenwandungen, die Flügelplatte von His, während die verbindenden Mittelstücke, die Deckplatte und die Bodenplatte der Röhrenwand nur eine geringe Ausbildung, oder sogar Rückbildung erfahren und daher auch im erwachsenen Organ nur als dünne und teilweise epitheliale Gebilde erscheinen. Eine ungewöhnlich mächtige, alle anderen Teile überholende Entfaltung erfährt in der ganzen Säugetierreihe der vordere Abschnitt des Vorderhirnbläschens, der zum Endhirn wird. Er wächst unter fortgesetzter Massenzunahme der Seitenteile zu den das Zwischen- und Mittelhirn, teilweise auch das Nachhirn bedeckenden Hemisphären aus. Die ventralen und dorsalen Strecken bleiben im Gegensatz dazu im Wachstum relativ zurück. Zu den aus der ventral gelegenen Grundplatte hervorgegangenen Teilen des primitiven Vorderhirnrohrs gehören das Corpus striatum, die Lamina terminalis, der Recessus opticus, Chiasma, Tuber cinereum mit Infundibulum und die Corpora mammillaria. Die dorsale Deckplatte behält ihren ursprünglich epithelialen Charakter und wird zur Tela chorioidea der Ventrikel (III. Ventrikel und Seitenventrikel). Die Seitenteile wandeln sich zu den mächigen Hemisphären um.

A. Das Endhirn (Telencephalon).

Am Endhirn, dem Produkt des sekundären Vorderhirnbläschens, sind genetisch und morphologisch zwei Hauptteile, der Großhirnmantel (Pallium) und der Streifenhügel (Corpus striatum) zu unterscheiden. Das Pallium selbst zerfällt seiner geweblichen Zusammensetzung nach wieder in zwei Bestandteile, in die graue Substanz oder Großhirnrinde (Cortex cerebri) und in die weiße Substanz oder das Großhirnmark (Album cerebri). Diese einzelnen Teile sind der Reihe nach gesondert zu besprechen in bezug auf ihren inneren Aufbau, die gegenseitige Lage und den Zusammenhang untereinander.

1. Der Bau der Großhirnrinde.

Die Großhirnrinde ist die äußerste, unmittelbar von der Pia mater bedeckte Lage der Hemisphärenwand. Sie stellt ein zusammenhängendes, die ganze Oberfläche, Windungen und Furchen gleichermaßen überziehendes Stratum grauer Substanz dar und besteht wie alle grauen Massen des Zentralnervensystems, abgesehen von dem Gefäßbindegewebeapparat und der Neuroglia, aus mannigfach geformten Nervenzellen und einem dichten Geflecht markhaltiger und markloser Nervenfasern.

Dieser Rindenbelag der Hemisphären weist, teilweise schon makroskopisch an frischem Leichenmaterial erkennbar, eine histologische Differenzierung nach zwei Richtungen auf, einmal im Querschnitt und sodann in der Flächenausdehnung.

Der Querschnitt der Großhirnrinde besitzt in allen Teilen der Hemisphärenoberfläche einen eigentümlichen tektonischen Bau, er ist geschichtet. Die in bezug auf Größe, Form und feinere innere Struktur mannigfaltig gebildeten Rindenelemente, insbesondere die Ganglienzellen, aber auch die Nervenfasern liegen auf einem senkrechten Durchschnitte nicht regellos durcheinander, sondern sind zu etagenförmig übereinandergelegenen, parallel mit der Außenfläche verlaufenden, bald dichteren, bald lockereren Lagern, den Rindenschichten (Laminae corticales) angeordnet.

Der Fläche nach bestehen durchgreifende örtliche Verschiedenheiten in dem geweblichen Aufbau der Rinde derart, daß gewisse Schichten an manchen Stellen wesentlich modifiziert sind, teilweise sich zurückbilden oder auch ganz fehlen, während an anderen Stellen eine Schichtenvermehrung oder auch Schichtenverminderung statthat. Jede Schicht besitzt nach der Art der konstituierenden Elemente bestimmte tektonische Eigentümlichkeiten, die sie — bei aller Verwandtschaft im übrigen — vor den anderen Schichten auszeichnen und die an bestimmten Örtlichkeiten der Oberfläche stets die gleichen bleiben.

Diese örtlichen Verschiedenheiten im Rindenbau waren zwar den älteren Forschern nicht entgangen, man hatte sie aber morphologisch nicht richtig bewertet und zum Schaden der Physiologie und Pathologie fast ganz vernachlässigt. Gerade in klinischen, aber auch anatomischen Kreisen war bis jüngst die Ansicht ziemlich allgemein vertreten, die Großhirnrinde sei als morphologisch einheitliches Organ aufzufassen und habe, von geringfügigen Differenzen und von einigen Ausnahmen, wie Lobus olfactorius, Ammonshorn, Fascia dentata und anderen klinisch bedeutungsloseren Teilen abgesehen, im ganzen einen gleichartigen oder jedenfalls nur unwesentlich verschiedenen Bau. Erst das letzte Jahrzehnt hat darin den entscheidenden Umschwung gebracht, und heute wissen wir, daß kaum in einem anderen Organe oder Organsysteme die histologische Spezifikation einzelner Teile so weit getrieben ist, wie innerhalb des Cortex cerebri, und daß kaum irgendwo sonst differente Teile strukturell so scharf voneinander geschieden sind wie hier. Damit ist für die Klinik, insbesondere die Lokalisationslehre, eine neue Basis geschaffen. Es wird so ermöglicht, nach anatomischen, speziell tektonischen Gesichtspunkten eine lokalisatorische Gliederung der Großhirnoberfläche von einer Schärfe und Reichartigkeit durchzuführen, wie man bis vor kurzem nicht ahnen konnte. Die Hirnrinde zerfällt, mit anderen Worten, in eine große Zahl von Gewebskomplexen, die gegen die übrigen Teile mehr oder weniger scharf abgegrenzt sind und einen spezifischen Bau besitzen. Indem jede gewebliche Differenzierung auf Arbeitsteilung beruht, ist sie gleichzeitig der Ausdruck einer Organbildung, d. h. einer Trennung nach Funktionen. Wir sind somit berechtigt, jeden derartigen durch Differenzierung aus einheitlicher Anlage hervorgegangenen Gewebsbezirk als ein Organ und somit die Großhirnrinde als eine Summe von Organen, einen Organkomplex oder ein Organsystem zu betrachten.

Da nach den verschiedenen Tinktionsmethoden die verschiedenen nervösen Elemente in elektiver Weise isoliert zur Darstellung gelangen und je nach der angewandten Technik ganz verschiedene Strukturbilder zustande kommen, ist es notwendig, um einen näheren Einblick in den histologischen Gesamtaufbau dieses Organes zu gewinnen, die einzelnen Methoden und die entsprechenden Rindenstrukturen gesondert zu behandeln. Wir werden daher der Reihe nach zu untersuchen haben: 1. den Zellenbau der Großhirnrinde oder die Cytoarchitektonik (Nisslfärbung) 2. den Markfaserbau oder die Myeloarchitektonik (Markscheidenfärbung nach Weigert, Modifikation Wolters-Kulschitzky). Im Anschluß an diese histotektonischen Methoden soll dann 3. die myelogenetische Methode von Flechsig mit ihren lokalisatorischen Ergebnissen besprochen werden. Über den Aufbau aus marklosen Elementen oder die Fibrilloarchitektonik (Fibrillenmethode von Bielschowsky und Cajal) liegen erst vereinzelte Untersuchungen vor, so daß sich eine Darstellung hier erübrigt.

I. Die Cytoarchitektonik und ihre lokalisatorischen Ergebnisse.

Um die Prinzipien der histologischen Differenzierung eines Organs zu verstehen, ist es notwendig, zunächst dessen ontogenetische Entwicklung zu kennen. Wir werden daher hier kurz die ersten Entwicklungsstadien der Großhirnrinde wenigstens in den Grundzügen zu betrachten haben. Die Kenntnis der frühen Bildungsvorgänge vermittelt vielfach erst das Verständnis pathologischer Formen; namentlich lassen sich gewisse, auf Entwicklungshemmung beruhende Mißbildungen, wie sie beispielsweise manchen, in späteren Kapiteln zu besprechenden Idiotieformen zugrunde liegen, überhaupt nur durch den Prozeß der keimesgeschichtlichen Differenzierung erklärlich machen.

Wir besprechen zunächst den Schichtenbau der Großhirnrinde und dann die daraus abgeleitete lokalisatorische Feldergliederung.

a) Der Schichtenbau und seine regionäre Differenzierung.

Wie oben ausgeführt, ist der Cortex cerebri ontogenetisch ein Differenzierungsprodukt des primitiven, aus einer einheitlichen Epithelplatte hervorgegangenen embryonalen Hirnrohres. Gleich dem gesamten embryonalen Markrohr zeigt auch dieses in den ersten Anfängen der histologischen Sonderung eine Scheidung in drei Schichten (Abb. 66):

a) die zellreiche radiärstreifige Innenplatte oder Matrix;

b) die lockergefügte, Neuroblasten führende Zwischenschicht oder Mantelschicht;

c) den kernfreien Randschleier oder die Randschicht.

Innen und außen ist die Wand des Hirnrohres von einer dichteren Membran, der Membrana limitans interna und externa, bedeckt, von denen die letztere in die Limitans meningea übergeht, während die erstere die Ventrikelhöhle unmittelbar auskleidet.

In diesen frühesten Stadien der Differenzierung des Hirnrohres fehlt
noch jede eigentliche Rindenanlage. Die ersten Anfänge einer mit pyramidenförmigen Zellen ausgestatteten Rinde finden sich beim menschlicben Embryo
erst vom zweiten Monate ab, und zwar zunächst an der Außenseite des
Corpus striatum, im sog. Stammlappen (W. His). Diese primitive Ur-
rinde ist völlig ungeschichtet; sie besteht aus einer einfachen, nicht
weiter gegliederten Zellanhäufung unter dem Randschleier. Durch ungleiches
Dickenwachstum der verschiedenen Wandabschnitte, fortgesetzte Einwande-

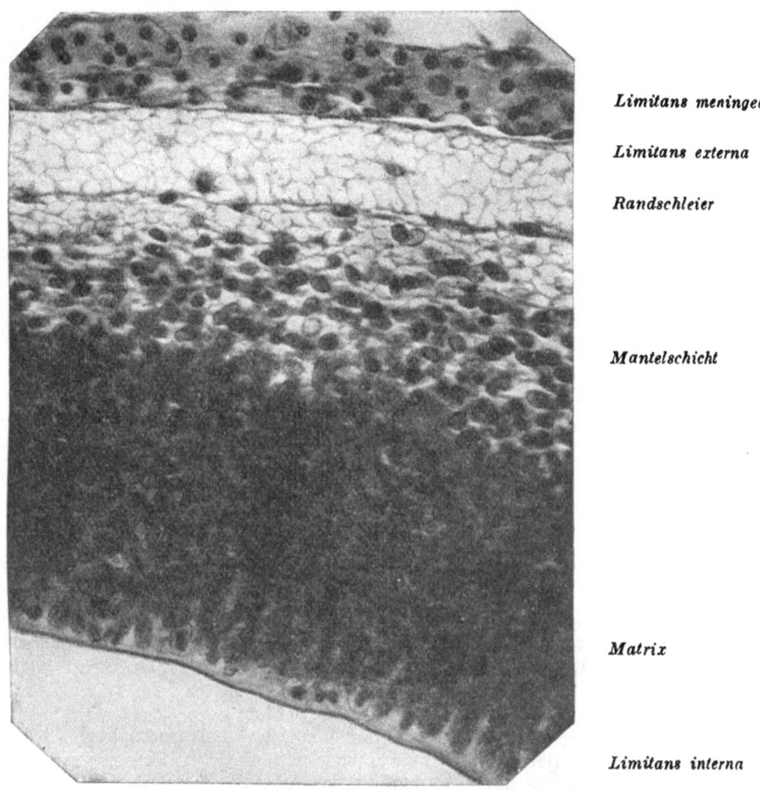

Abb. 66. Querschnitt durch die Hemisphärenwand eines menschlichen Embryo von
6 Wochen. (Nach W. His.)
Erste Sonderung der primitiven Schichtung des Medullarrohrs. Rindenfreies Vorstadium.
Die Wandabschnitte sind von außen nach innen : Limitans meningea, Limitans externa,
Randschleier, Mantelschicht, Matrix oder Grundschicht, Limitans interna.

rung von Neuroblasten aus der Matrix, verschiedenartige Anordnung der
Elemente und schließlich auch durch Einwachsen von Fasermassen be-
reiten sich sodann jene strukturellen Umwandlungen vor, welche die definitive Rindenschichtung und ihre regionären Modifikationen einleiten. Das
entscheidende Stadium liegt beim Menschen im sechsten und siebenten fötalen
Monat. Hier vollzieht sich innerhalb der Rindenplatte die Gruppierung der
zumeist noch wenig differenzierten neuroblastenförmigen Ganglienzellen zu ·
jenen abwechselnd dichteren und lockeren Zellagern, die als Schichtung in
Erscheinung treten, und zwar lassen sich in bestimmten Entwicklungsstufen

über die ganze Rindenfläche — ausgenommen einzelne zum Archipallium gehörige sog. heterogenetische Abschnitte — sechs Schichten, die tektogenetischen Grundschichten, die in Abb. 67 dargestellt sind, nachweisen. Hier finden sich von außen nach innen 3 zellärmere und 3 zellreichere Schichten miteinander abwechselnd deutlich ausgeprägt.

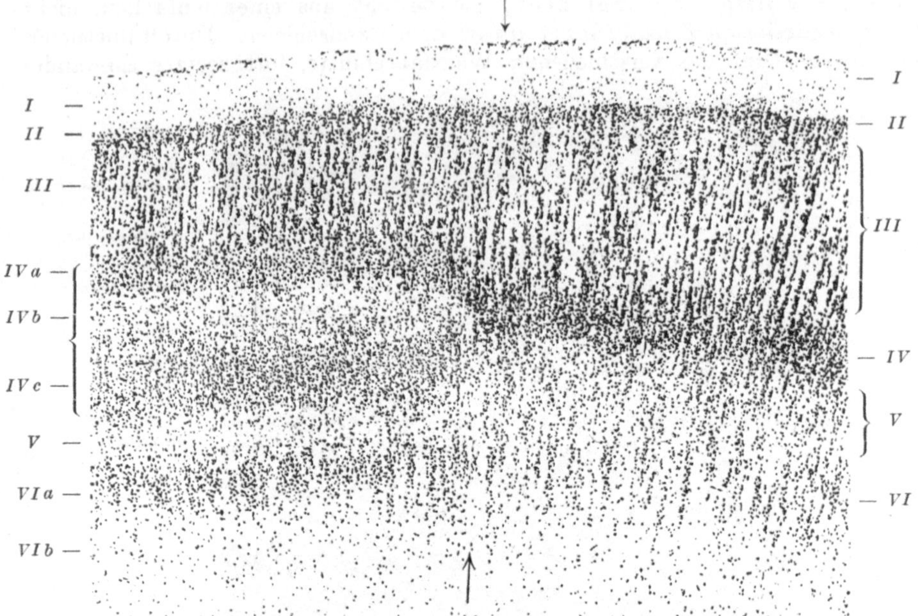

Abb. 67. Übergang des sechsschichtigen tektogenetischen Grundtypus (rechts) in den achtschichtigen Calcarinatypus (links) als Beispiel einer Schichtenvermehrung.

Querschnitt durch die Rinde des Sulcus calcarinus von einem menschlichen Fetus im 8. Monat. Bei der Pfeilmarke (↑) linearer Übergang der beiden Schichtungstypen. Die Schichtungsumwandlung nach links hin im Calcarinatypus zeigt sich von außen nach innen in

1. starker Verschmälerung der III. Schicht,
2. Spaltung der inneren Körnerschicht in 3 Unterschichten *IVa*, *IVb* und *IVc*,
3. Verschmälerung der V. Schicht,
4. Verdichtung der VI. Schicht.

Die Schichten sind (auch in allen folgenden Abb.):

I. Lamina zonalis,
II. Lamina granularis externa,
III. Lamina pyramidalis.
IV. Lamina granularis interna,
    IVa. Sublamina granularis interna superficialis,
    IVb. Sublamina granularis intermedia (Stria Gennari sive Vicq d'Azyri),
    IVc. Sublamina granularis interna profunda,
V. Lamina ganglionaris,
VI. Lamina multiformis,
    VIa. Sublamina triangularis,
    VIb. Sublamina fusiformis.

Die konstantesten von diesen Schichten sind die I. und VI., sie fehlen in keiner Rindenformation des erwachsenen Gehirns, zumeist auch nicht in den heterogenetischen und rudimentären Typen und lassen sich in der ganzen Säugetierreihe allenthalben nachweisen. Die inkonstantesten, am

meisten variierenden und an vielen Stellen beim Erwachsenen ganz fehlenden
Schichten sind die Körnerschichten (II. und IV.); eine mittlere Variabilität
besitzen die III. und V. Schicht.

Dieser sechsschichtige Zustand ist nicht in allen Rindengebieten ein
dauernder, sondern stellt für manche Regionen nur eine mehr oder weniger
rasch vorübergehende Entwicklungsphase dar. Er währt auch nicht an
allen Stellen gleich lang, setzt auch nicht überall zu gleicher Zeit ein, vielmehr haben manche Abschnitte eine beschleunigte Entwicklung und eilen
der übrigen Rinde voraus, während andere sich langsamer entwickeln und
erst später aus dem primitiven Vorstadium in die typische Sechsschichtung
eintreten.

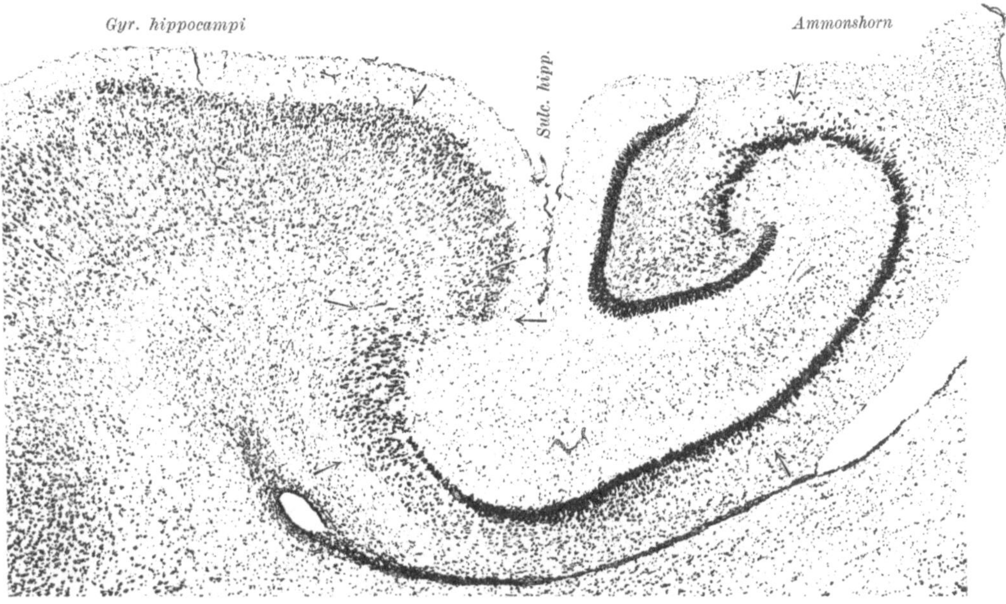

Abb. 68. Querschnitt des Gyrus hippocampi mit dem Übergang in die Ammonsrinde
(Junges Känguruh).

Auf dem G. hipp. ein Schichtenbau, der dem Cortex heterogeneticus striatus
entspricht, die Rinde des Ammonshorns als Repräsentant des Cortex rudimentarius.
Der Übergang der beiden Formationen liegt im Sulc. hipp., wo beim Beginn des
Subiculum (←) die Schichtung eine plötzliche Unterbrechung erfährt; nur die Schicht I
u. VI setzen sich in die Ammonsrinde fort.

Außerdem gibt es nun aber — allerdings beim Menschen nur in sehr
geringer Ausdehnung — einzelne Regionen, die eine Sechsschichtung auch
in der Embryonalentwicklung nicht (oder nicht mit Sicherheit) erkennen
lassen und von allem Anfang an eine abweichende Rindenstruktur zeigen.
Wir fassen diese letzteren als heterogenetische Rindenformationen
zusammen und stellen sie der übrigen oder homogenetischen Rinde
gegenüber.

Die heterogenetischen Rindentypen entsprechen im großen ganzen dem
Archipallium. Sie sind beim Menschen nur relativ schwach ausgebildet, teilweise zweifellos sogar rückgebildet und auch klinisch von geringer Bedeutung. Bei Makrosmatikern

erreichen sie eine mächtige Entwicklung und durch Differenzierung zum Teil eine reiche topische Gliederung. Man kann tektonisch drei Unterformen entscheiden:

1. den **Cortex primitivus**, Rindenbildungen ohne eigentliche Schichtung und ohne ein gesondertes subcorticales Marklager. Hierher gehören: Bulbus olfactorius, Pedunculus olfactorius, Tuberculum olfactorium, Substantia perforata anterior, Nucleus amygdalae;

2. **Cortex rudimentarius**, Rindengebiete mit Ausbildung einiger Schichten (meist der I. und VI.) und deutlich getrenntem Marklager. Diese sind: Hippocampus, Fascia dentata, Subiculum, Induseum griseum, Septum pellucidum, Area praeterminalis (Abb. 68);

3. **Cortex striatus**; das sind solche Rindentypen, die zwar nicht die Sechsschichtung in ihrer Gesamtanlage, wohl aber mehrere von den Grundschichten (meist die

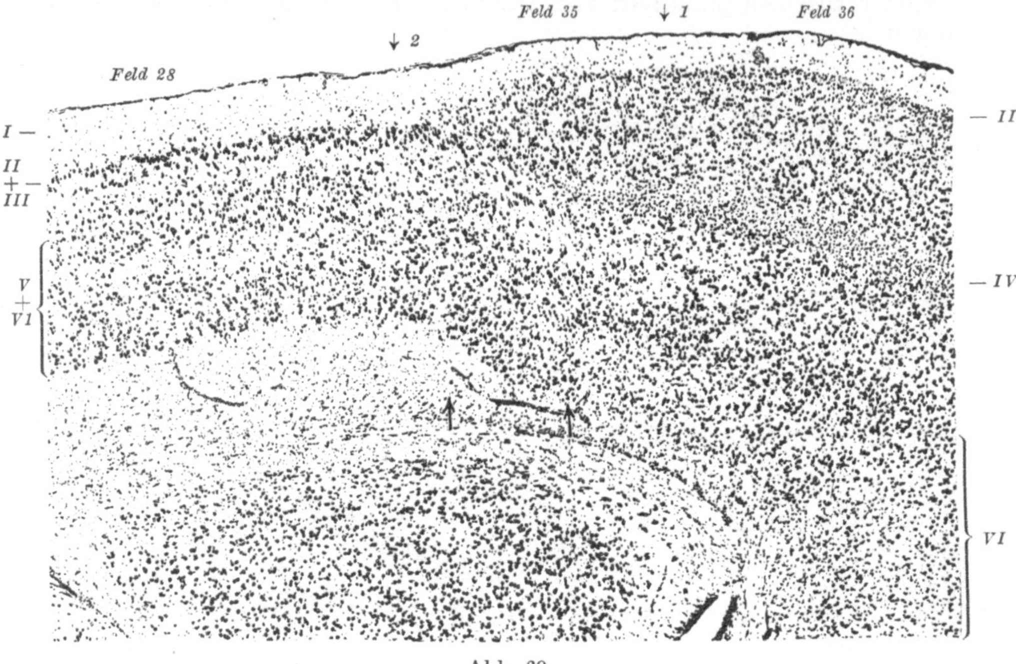

Abb. 69.

Übergang der homogenetischen Rinde des Neopallium (rechts) in die heterogenetische Formation des Archipallium (links) beim Affen: Verschmälerung des Gesamtquerschnittes, Verbreiterung der I. und VI. Schicht unter starker Reduktion der II. und III. Schicht, Auflösung der IV. Schicht (↓₁). Zwischen ↓₁ und ↓₂ liegt der Typus perirhinalis (Area 35 der Hirnkarte, Abb. 82), rechts davon der Typus ectorhinalis (Area 36), links der Typus entorhinalis (Area 28). Die Grenzen der Felder sind unabhängig von jeder Furchenbildung. Der Typus entorhinalis (Feld 28) entspricht dem **Cortex heterogeneticus striatus**; die mächtig entwickelte V. u. VI. Schicht haben sich in mehrere Unterschichten differenziert. Das entsprechende Rindenfeld findet sich in der ganzen Mammalierreihe und ist eines der konstantesten überhaupt.

I., V. und VI. Zellschicht) besitzen und von diesen einzelne durch sekundäre Weiterdifferenzierung zu einer reichen Gliederung entfaltet haben. Manche dieser Typen, wie beispielsweise die Area entorhinalis (Feld 28 unserer Hirnkarte, Abb. 82), besitzen eine reichere Schichtenentwicklung als viele homogenetische Typen (Abb. 69).

Im Gegensatz zu der heterogenetischen Rinde sind beim Menschen die aus dem sechsschichtigen Grundtypus hervorgehenden **homogenetischen Rindentypen** sehr zahlreich und auch räumlich mächtig entwickelt. Sie nehmen weit mehr als neun Zehntel der Hemisphärenoberfläche ein.

Die Differenzierungsvorgänge, durch die die Umänderung der sechs-schichtigen Grundtektonik im Laufe der Fetalentwicklung allmählich sich vollzieht und so die örtlichen Modifikationen im Rindenbau bedingt werden, sind sehr verschiedenartige. Sie betreffen teils die histologischen Elemente als solche, also die Größe, Gestalt und innere Struktur der Ganglienzellen selbst, teils das Verhalten der Schichtung, die Zelldichtigkeit in ihnen, namentlich aber die Zahl und besondere Ausbildung von Einzelschichten, teils schließlich die Gesamtbreite der Rinde und die relativen Breitenverhältnisse der Grund-schichten untereinander.

Unter Berücksichtigung dieser tektonischen Merkmale lassen sich zu-nächst zwei Hauptvariationsformen der homogenetischen Rinde unterscheiden:

1. Variationen bei erhaltener Sechsschichtung: homotypische Rindenformationen oder solche Strukturtypen, die zeitlebens die sechs Grundschichten der Fetalanlage bewahren und bei der Weiterentwicklung nur unbedeutendere sekundäre Veränderungen der Einzelschichten erfahren (Abb. 75).

2. Extreme Variationen mit abgeänderter Schichtenzahl: hetero-typische Formationen; das sind solche Rindentypen, die die ursprünglich während der Ontogenie vorhandene Sechsschichtung späterhin verlieren und im erwachsenen Gehirn dann eine ganz veränderte Schichtungstektonik dar-bieten. Bei diesem letzteren Differenzierungsprozeß kommen wieder zwei wesensverschiedene Vorgänge in Betracht:

a) eine Schichtenvermehrung. Diese kann ihrerseits teils durch wirkliche Spaltung einer Grundschicht entstehen (Abb. 67), teils durch Abgruppierung von histologischen Elementen innerhalb einer Grundschicht, wodurch Unterschichten neugebildet werden (Abb. 86 *Vg*);

b) eine Schichtenverminderung, die wiederum auf doppelte Weise zustande kommt, entweder durch völlige Rückbildung oder Auflösung einer ursprünglich vorhandenen Grundschicht (Abb. 70 u. 71), oder durch Ver-schmelzung zweier oder mehrerer Grundschichten zu einer einheitlichen Zellage (Abb. 71, 78, 80, 86).

Alle **homotypischen Rindenbildungen** zeigen dauernd den in der Onto-genie vorgezeigten Grundplan der Sechsschichtung, lassen also nur Unter-schiede in der Zelldichtigkeit, der Zellgröße, den speziellen Zellformen, sowie den Breitenverhältnissen der Rinde, nicht aber Differenzen der Schichtenzahl erkennen. Sie nehmen beim Menschen den weitaus größten Teil der Gesamthemisphärenfläche (etwa drei Viertel) ein, während sie bei manchen niederen Säugetieren im Vergleich zu den heterotypischen und heterogenetischen Formen ihrer Fläche nach ganz gering entwickelt bleiben.

Hinsichtlich des cellulären Aufbaues der sechs Grundschichten gelten im allgemeinen für alle homotypischen Formationen folgende Verhältnisse (s. dazu Abb. 72):

I. Lamina zonalis, Molekularschicht, zellfreier Rindensaum der Autoren, auch als plexiforme, Neuroglia- oder Tangentialfaserschicht bezeichnet. — Sie ist die äußerste, von der Pia unmittelbar bedeckte Lage des Rindenquerschnittes und führt im erwach-senen Gehirn nur spärliche Zellen vorwiegend gliöser Natur und von sehr wechselnder, meist sternförmiger, horizontal-spindliger oder auch multipolarer Form. Ihr Hauptbestand-teil sind, wie wir sehen werden, neben der sog. Randglia faserige Elemente, Markfasern und Neurofibrillen. In frühen Entwicklungsstadien ist der Zellreichtum der Schicht größer, und es kommen vielfach sog. „transitorische Embryonalzellen" (Kölliker, Cajal, Retzius), auch Horizontalzellen genannt, vor, die nach neueren Untersuchungen zur ersten Bildung markloser Nervenfasern in Beziehung stehen und daher wohl als Fibrilloblasten aufzufassen sind (Brodmann). Die Dichte der Schicht variiert in verschiedenen

Gegenden, namentlich bei Tieren beträchtlich. (Beim Ziesel beispielsweise zwischen
0,1 und 0,4 mm.) Man hat daraus ihre physiologische Bedeutung ableiten wollen,
doch gehen die Ansichten diametral auseinander, indem die einen die Schicht als ein
„neurologisch wertloses" Gebilde ansprechen (Meynert), während andere in ihr ein
funktionell hochwertiges „Assoziationsorgan" erkennen wollen (Schwalbe). (S. unten
Rindenbreite!)

II. **Lamina granularis externa**, äußere Körnerschicht oder Schicht der kleinen
Pyramiden. Sie ist regionär von sehr verschiedener Mächtigkeit und cellulärer Zusammensetzung. In der Hauptsache besteht sie aus sehr dicht stehenden, unregelmäßig
angeordneten kleinen Zellformen von vorwiegend pyramidaler und polygonaler Form und
dazwischen eingestreuten kleinsten Elementen mit protoplasmaarmem Zelleib und dunklem,
rundem Kern, sog. Körnern oder Granula. In manchen Gegenden tritt diese Zellage
ganz zurück und ist nur während der fetalen Entwicklung als besondere Schicht nachweisbar. (Vgl. Abb. 70, 71 u. 73.) Von den meisten Autoren wurde sie daher früher
übersehen und zur dritten Schicht als Schicht kleiner Pyramiden gerechnet.

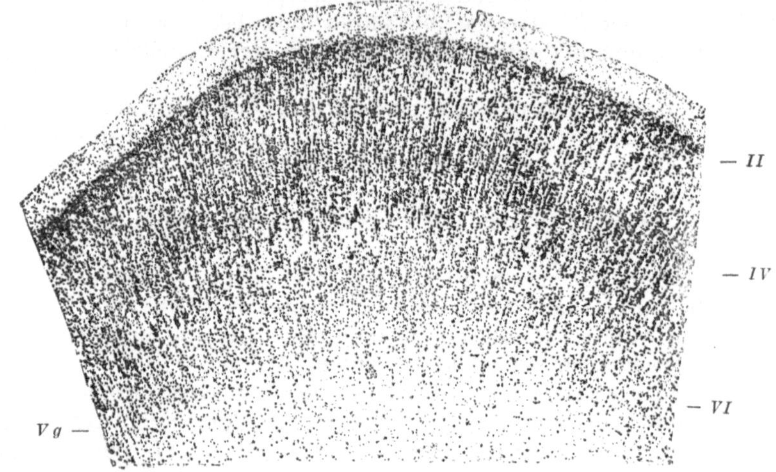

Abb. 70. Riesenpyramidentypus vom menschlichen Fetus im 8. Monat.

Die Rinde enthält eine scharf hervortretende Lamina granularis externa *(II)* und
interna *(IV)*, welche beide Schichten im erwachsenen Gehirn zurückgebildet sind (Abb. 71).
In der Lamina ganglionaris beginnt die erste Differenzierung der Betzschen Riesenzellen *(Vg)*.

III. **Lamina pyramidalis**, Pyramidenschicht Meynerts, ist beim Menschen
durchschnittlich die breiteste von allen Rindenschichten (mit Ausnahmen) und setzt sich
vorwiegend aus vertikal orientierten, mit der Basis nach innen und dem Spitzenfortsatz
(Apikaldendrit) nach außen gerichteten Pyramidenzellen zusammen. Die Zellen stehen viel
weniger dicht gedrängt als in den angrenzenden Schichten und nehmen von außen nach
innen allmählich an Größe zu. In den inneren Lagen überwiegen meist ganz große Elemente (40 μ). Vielfach lassen sich zwei durch Dichtigkeit und Größe der Elemente verschiedene Unterschichten abtrennen: eine Schicht mittelgroßer und kleinerer Pyramiden —
Sublamina mediopyramidalis (IIIa) und eine Schicht großer Pyramiden — **Sublamina magnopyramidalis** (IIIb). (Abb. 75.) Allenthalben aber liegen zwischen den
größeren Pyramiden auch kleinere vielgestaltige und pyramidenförmige Zellformen in
nicht spärlicher Zahl eingestreut.

IV. **Lamina granularis interna**, innere Körnerschicht Meynerts, auch Schicht
der Sternzellen genannt (R. y Cajal). Sie ist die zellreichste und zugleich variabelste Schicht
und besteht aus Elementen der verschiedensten Gestalt und Größe; überwiegend sind
zumeist kleinere und kleinste granuläre, polygonale, pyramidale, sternförmig multipolare Zellformen, die unregelmäßig durcheinanderliegen, stellenweise jedoch, entsprechend
den durchziehenden Radii, sich zu dichteren vertikalen Reihen (Palisaden- oder Säulenstellung) anordnen. Diese Schicht besitzt in den einzelnen Regionen eine sehr verschiedene Mächtigkeit, an manchen Orten, den sog. **agranulären Rindentypen**, ist

sie — obwohl ontogenetisch nachweisbar — im fertigen Gehirn vollkommen verschwunden, an anderen Orten erfährt sie eine Teilung in zwei und mehr Lagen (Abb. 67, 76 u. 77).

V. Lamina ganglionaris, Ganglienschicht (Clarke und Lewis, Hammarberg) früher als Schicht der tiefen oder inneren Pyramiden bezeichnet, besitzt außer der I. Schicht im allgemeinen den geringsten Zellreichtum und hebt sich dadurch meist als hellere infragranuläre Zone unter der dichten dunklen Körnerschicht deutlich ab (Abb. 67, 75, 87). Sie ist von wechselnder histologischer Zusammensetzung; an manchen Stellen enthält sie eine geschlossene Lage größter Pyramidenzellen (Abb. 71), an anderen Orten

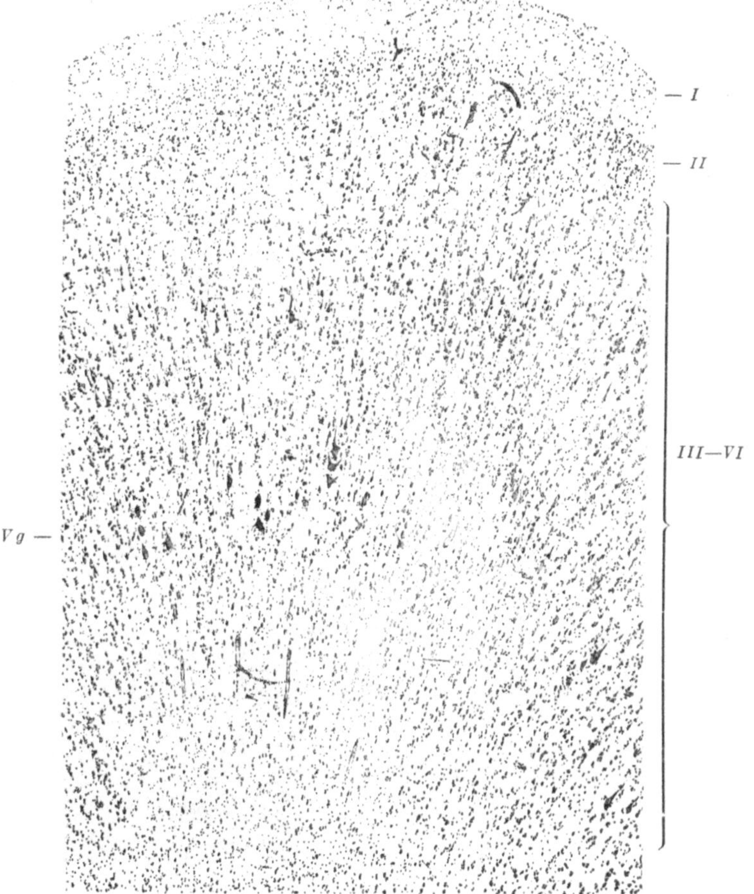

Abb. 71. Riesenpyramidentypus vom erwachsenen Menschen (Kuppe der vorderen Zentralwindung nächst der Mantelkante).

Im Gegensatz zu Abb. 70 vom Fetus ist die innere Körnerschicht *(IV)* völlig zurückgebildet, *II* nur angedeutet; es fehlt daher fast jede Schichtung des Rindenquerschnittes. In der V. Schicht liegen die Betzschen Riesenzellen in einer besonderen Lage zu „Nestern" vereinigt *(Vg)*.

besteht sie nur aus lockergefügten mittelgroßen Elementen (Abb. 75). Im Gyrus centralis anterior schließt sie die voluminösesten Zellen der ganzen Großhirnrinde, die sog. Betzschen Riesenpyramiden, ein. Häufig ist sie von der darunter gelegenen innersten Schicht nicht scharf abgesetzt und wurde demgemäß von den meisten Autoren, so auch von Meynert, als besondere Gewebslage gar nicht aufgeführt. Entwicklungsgeschichtlich ist sie schon in sehr frühen Stadien durch ihre Zellarmut zwischen der dichteren IV. und VI. Schicht scharf abgesetzt und als tektogenetische Grundschicht charakterisiert (Abb. 67, 70 u. 76).

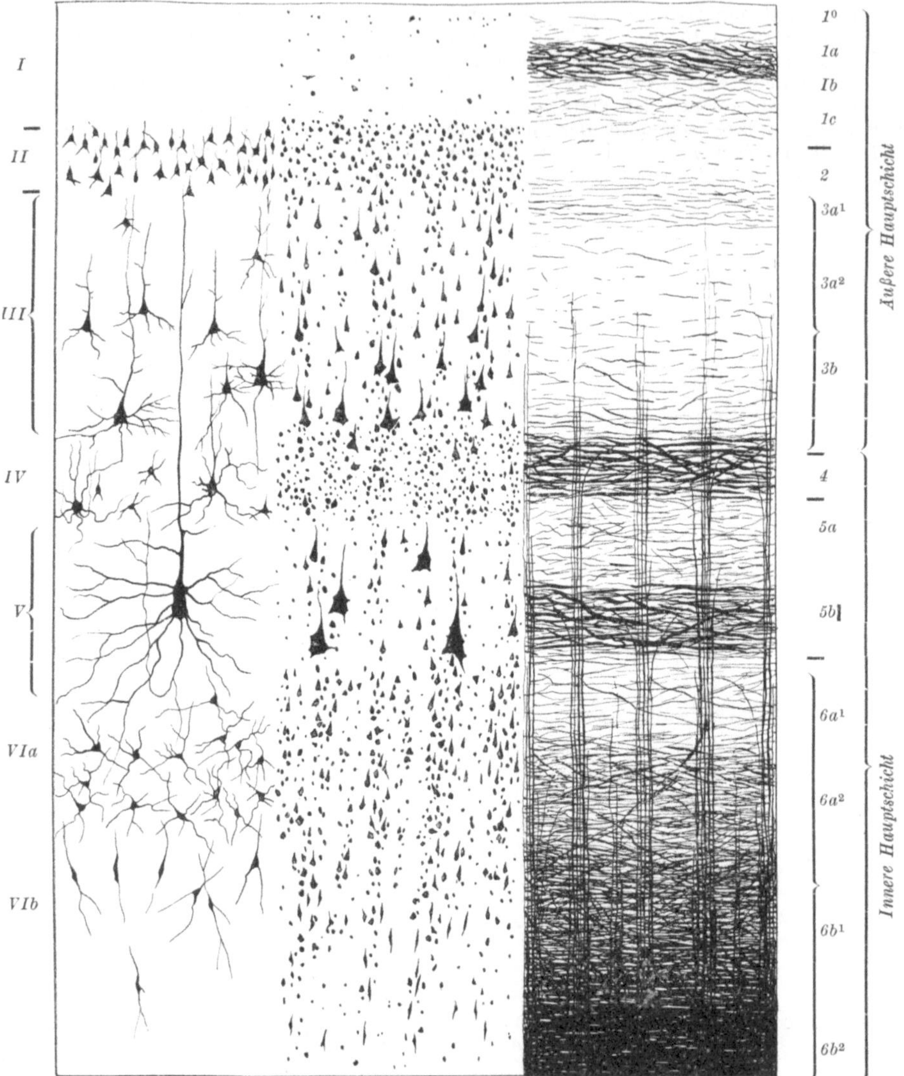

Abb. 72. Verhalten der Zell- und Faserschichten in der menschlichen Großhirnrinde.
(Schematisch.) [Kombiniert nach verschiedenen Methoden a) Golgi, b) Nissl und c) Weigert.]

Zellschichten (nach Brodmann).   **Markfaserschichten** (nach O. Vogt.)

I. Lamina zonalis.

                                                  1. Lamina tangentialis.
                                                          1⁰ Pars supratangentialis (afibrosa) lam. tang.
                                                          1a Pars superficialis lam. tang.
                                                            1b Pars intermedia lam. tang.
                                                           1c Pars profunda lam. tang.

II. Lamina granularis externa.   2. Lamina dysfibrosa.
III. Lamina pyramidalis.   3. Lamina suprastriata.
                                                                3a Pars superficialis lam. suprastr.
                                                              3a¹ Stria Kaes-Bechterewi.
                                                              3a² Pars. typica lam. suprastr.
                                                        3b Pars profunda lam. suprastr.

IV. Lamina granularis interna.
V. Lamina ganglionaris.

VI. Lamina multiformis.
    VIa. Lam. triangularis
    VIb. Lam. fusiformis.

4. Stria Baillargeri externa.
5a. Lamina interstriata.
5b. Stria Baillargeri interna.
6. Lamina infrastriata..
    $6a^1$ Lam. substriata.
    $6a^2$ Lam. limitans externa.
    $6b^1$ Lam. limitans interna.
    $6b^2$ Zona corticalis albi gyrorum.

Die Schichten I—III werden als äußere Hauptschicht oder Hauptzone, IV—VI als innere Hauptschicht (Kaes) zusammengefasst; erstere entspricht ungefähr dem supraradiären, letztere dem infraradiären Flechtwerk Edingers.

VI. Lamina multiformis, polymorphe oder Spindelzellenschicht Meynerts, besteht ebenfalls aus den verschiedenartigsten, zumeist kleineren Zellelementen, darunter vorwiegend spindlige oder fusiforme Gebilde. Sie besitzt einen viel größeren Zellreichtum als die Ganglienschicht und hebt sich dadurch sowohl von dieser wie von dem subcorticalen Mark oft scharf ab. In vielen Rindentypen läßt sie eine zellreichere, hauptsächlich aus dreieckigen und multiformen Elementen bestehende äußere Lage — Sublamina triangularis (VIa) — von einer zellärmeren, fast nur Spindelzellen aufweisende tiefen Lage — Sublamina fusiformis (VIb) — unterscheiden. Die letztere geht oft fließend in das Mark über, in manchen Typen jedoch besteht eine scharfe Grenze (Abb. 67, 69, 71, 80, 87). Die Säulenstellung der Zellen ist entsprechend der Stärke der in die Rinde einstrahlenden Markbündel in der VI. Schicht meist am ausgesprochensten.

Trotz der Übereinstimmung aller homotypischen Regionen in der sechsschichtigen Grundtektonik darf nicht übersehen werden, daß jede Schicht in jedem Typus wieder bestimmte Besonderheiten aufweist, und daß auch der Gesamtquerschnitt jedes Typus besondere tektonische oder feinere histologische Eigentümlichkeiten entwickeln kann, die ihn von anderen Typen ohne weiteres unterscheiden lassen. So werden wir unten noch sehen, daß gewisse, dem sechsschichtigen Bau zugehörige größere Bezirke als besondere Hauptzonen (temporale, parietale, frontale Hauptzone) abgegrenzt werden können, von denen jede aus einer Anzahl Einzelfeldern mit bestimmt differenzierten Merkmalen besteht. Die hauptsächlichsten und auffälligsten derartigen Merkmale sind die Rindenbreite, die Zellgröße und ganz besonders der Zellreichtum. (Diese Unterschiede gelten natürlich auch für die heterotypischen Formationen.)

Bezüglich der **Rindenbreite** oder des Tiefendurchmessers des Rindenquerschnittes steht fest, daß unter normalen Verhältnissen bei allen Säugetieren gesetzmäßige und sehr große örtliche Verschiedenheiten gerade innerhalb der homotypischen Formationen bestehen, die beim erwachsenen Menschen zwischen 1,5 und 4.5 mm im Durchschnitt variieren. Als Mittelwerte wurden an Zellpräparaten für die Hauptregionen folgende ermittelt (Brodmann). (Bezüglich der Topographie dieser Regionen vgl. Abb. 81 bis 84):

Regio postcentralis: Gyr. centr. post. (Feld 1) = 2,93 mm
                      „   „   „   (Feld 2) = 2,43 „
                      „   „   „   (Feld 3) = 1,86 „
                  Operc. Rolandi (Feld 43) = 2,53 „

Regio praecentralis: Gyr. centr. ant. (Feld 4) = 3,94 „
                  (unmittelbar benachbart Feld 3)
                  G. centr. ant. + F 1 (Feld 6) = 3.82 mm

Regio frontalis: F 1 u. F 2 (Feld 8—12 u. 46) = 3.07—3,93 mm
                  F 3 (Feld 44, 45, 47) = 3,34—3,6 mm

Regio parietalis: (Feld 7, 7a. 39, 40) = 3,08—3,35 mm
Regio temporalis: (Feld 20, 21, 22, 37, 38) = 2,97—3,81 mm
Regio occipitalis: Calcarinatypus (Feld 17) = 2,38 mm
                  Feld 18 u. 19 = 2,34—2,68 mm
Regio cingularis: (Feld 23—26 u. 29—33) zwischen 1,8 u. 3,48 mm
Regio hippocampica: (Feld 27, 28, 35, 36) = 2,07—2,93 mm

 K. Brodmann.

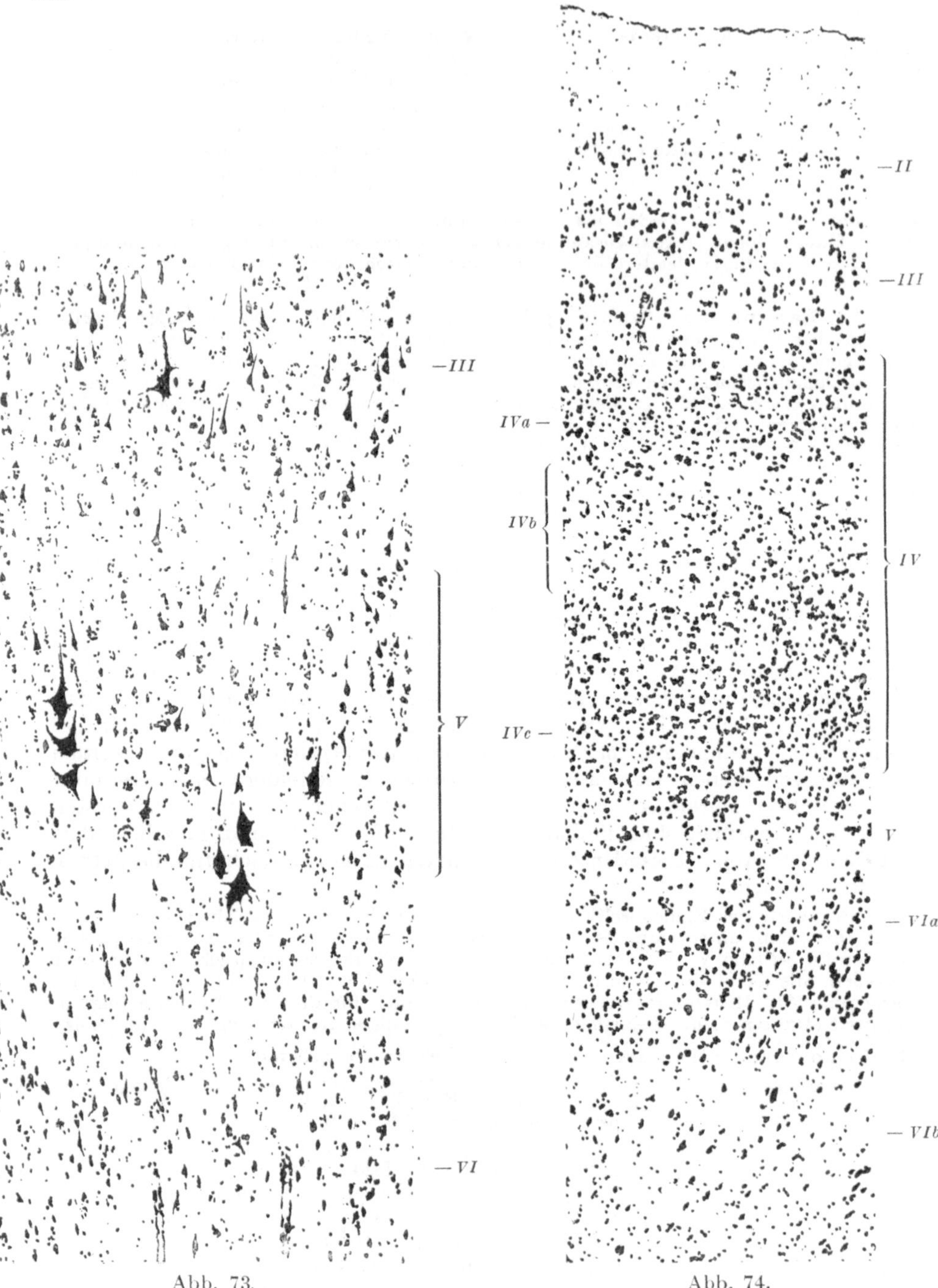

Abb. 73.   Abb. 74.

Abb. 73 Riesenpyramidentypus, Abb. 74 Calcarinatypus des erwachsenen Menschen; vom ersteren sind nur die mittleren Teile des Rindenquerschnittes dargestellt. (Schicht III—VIa).

Abb. 73, 74 und 75 geben die Differenzen von Zellgröße, Zellreichtum und Schichtenbreite an drei verschiedenen Strukturtypen des erwachsenen Menschen bei gleicher Vergrößerung (66 : 1) wieder.

Die angeführten Zahlen stellen, wie gesagt, Durchschnittswerte dar, um die bei jedem Typus nach oben und unten ziemlich erhebliche Schwankungen vorkommen, je nach der Stelle, die man auswählt für die Messung. Konstant aber entspricht einer bestimmten Rindenstelle, d. h. einem Strukturtypus auch ein bestimmter Mittelwert der Rindenbreite.

Man hat versucht, die Rindenbreite zur Funktion in Beziehung zu bringen; Kaes glaubte als allgemein gültiges Gesetz aufstellen zu können, daß die schmälere Rinde die höher entwickelte sei. Von anderen Seiten hat man genau umgekehrt angenommen, daß die Rinde um so breiter sei, je höher das Tier stehe. Nach neueren vergleichend anatomischen Untersuchungen sind beide Annahmen unzutreffend. Die mittlere Rindenbreite eines Gehirns hängt — ganz abgesehen von den großen regionären Differenzen — viel eher von der Körpergröße, bzw. der Gehirngröße des betreffenden Tieres ab, als von der Zugehörigkeit zu einer Ordnung; kleinere Tiere besitzen im allgemeinen eine geringere absolute Rindenbreite, andererseits aber eine höhere relative Rindenbreite als größere Vertreter der gleichen Ordnung.

Was die **Zellgröße** anlangt, so kommen gleichfalls außerordentliche Verschiedenheiten in den verschiedenen Typen vor. Man vergleiche einen Querschnitt vom Riesenpyramidentypus, Calcarinatypus und Occipitaltypus bei einheitlicher Vergrößerung miteinander (Abb. 73, 74, 75). Ähnliche Unterschiede bestehen zwischen anderen Gegenden, z. B. einzelnen Feldern des Parietallappens, etwa den Ganglienzellen der V. Schicht in Feld 5 und 7. Für manche besonders auffallende Zellformen hat man Beziehungen der Zellgröße zur Funktion angenommen; so be-

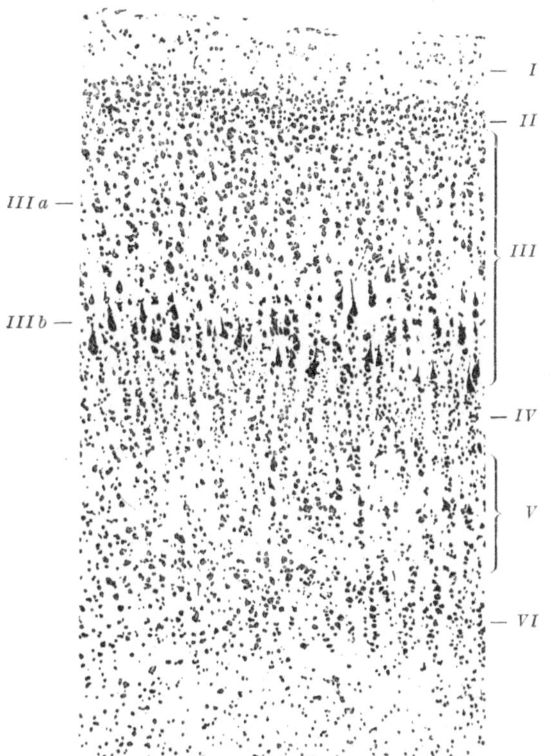

Abb. 75. Occipitaltypus vom erwachsenen Menschen. Homotypische Rinde mit dauernd persistierender Sechsschichtung. Vergr. 66 : 1 (wie Abb. 73 u. 74).

In den inneren Lagen der Lamina pyramidalis *(III)* hat sich eine besondere Unterschicht aus großen Pyramidenzellen als Sublamina magnopyramidalis *(III b)* abgruppiert.

haupten B. Lewis und Campbell, daß die Größe der Betzschen Riesenzellen, der sog. motorischen Zellen, von der Länge des aus ihr entspringenden Axons abhänge; nach der Theorie von Hughlings und Jakson besteht ein direktes Verhältnis zwischen Zellgröße und der Masse des zugehörigen Muskels, resp. dessen Bewegungsgröße. Andere Autoren wiederum setzen eine feste Relation zwischen Körpergröße und Größe der Rindenzellen fest. Auch diese Theorien sind nach neueren Untersuchungen sämtlich nicht haltbar, keine von ihnen wird den anatomischen Tatsachen, wie sie in Wirklichkeit sind, ganz gerecht, wie schon Fürbringer bei den Vögeln nachgewiesen hat. Nach Brodmann besitzen manche relativ kleinen Tiere z. B. der Wickelbär, mit rund 2 kg Körpergewicht ebenso große, teilweise größere Riesenzellen als der Mensch mit etwa 75 kg und fast so große wie der doch viel mächtigere Löwe. Zweifellos bestehen weit kompliziertere Korrelationen, als in den genannten Hypothesen zum Ausdruck kommt, und es spielen außerdem noch andere Momente eine sehr gewichtige Rolle, wie der Reichtum der intracorticalen Verknüpfungen, ins Physiologische übersetzt: die Differenziertheit der Aufgabe, also bei motorischen Zellen die Feinheit der Koordination und Assoziation der intendierten Bewegungen und vor allem auch die motorische Kraft.

Die große örtliche Verschiedenheit des **Zellreichtums** innerhalb eines und desselben Gehirns wird gleichfalls am besten durch nebenstehende Mikrophotographien erläutert (vgl. Abb. 73, 74 und 75). Es ist der Versuch gemacht worden, aus der größeren oder geringeren Zelldichtigkeit einer Rinde auf die Organisationshöhe, bzw. die Funktionswertigkeit einen Schluß zu machen, doch stehen in dieser Hinsicht wiederum die widersprechendsten Ansichten einander gegenüber. Während Niß l als Postulat seiner Theorie vom nervösen Grau folgert, daß die niedrige Organisation einem größeren Zellreichtum entspreche, vertritt Kaes (und nach ihm Marburg für die Affen) die genau entgegengesetzte Ansicht, daß die niedere (oder die minderwertigere) Rinde die zellärmere sei. Diese Frage läßt sich nur an einem umfassenden vergleichend anatomischen Material und namentlich nur unter Berücksichtigung der Lokalisation entscheiden. Es dürfen nur durchaus identische, d. h. dem gleichen Bautypus angehörige Stellen (homologe Stellen) und nur die gleichen Schichten aus verschiedenen Typen miteinander verglichen werden. Streng genommen, ist von jedem Vergleichstier jedes Rindenfeld und von jedem Rindenfeld jede einzelne Schicht (resp. der Gesamtquerschnitt) für sich gesondert daraufhin zu untersuchen, wie viele Zellelemente auf die Flächeneinheit jeweils kommen. Und da haben Stichproben gezeigt, daß irgendwelche der Rangstellung eines Tieres im System oder seiner Organisationshöhe entsprechende Gesetzmäßigkeit nicht besteht.

Die physiologische Bedeutung der Rindenschichten liegt noch in völliges Dunkel gehüllt. Man hat zwar vielfach aus spekulativem Bedürfnis heraus versucht, die Schichten zu bestimmten psychischen Leistungen, namentlich Sinnesverrichtungen in Beziehung zu bringen. Luys war wohl der erste, der eine derartige Hypothese aufstellte, indem er allgemein die kleinen Zellen der zweiten Schicht einfach als „sensorische", die großen pyramidenförmigen Zellen der III. Schicht dagegen als „motorische" Körper ansprach (Luys, Recherches sur le système nerveux cérébro-spinal). Schon Meynert wies mit aller Entschiedenheit eine solche auf die Größen- und Gestaltverhältnisse der Zellen allein gegründete Funktionstheorie zurück. In neuerer Zeit kehrten trotzdem ähnliche, meist recht unglückliche Hypothesen in größerer Zahl wieder; namentlich bei englischen Autoren (Mott, Campbell, Watson) begegnet man auf Schritt und Tritt Ausdrücken wie „sensibler" oder „perzeptiver" Schicht; andere unterscheiden (auf Grund von Golgipräparaten, also an jugendlichen Gehirnen) „akustische Spezialzellen", und „Sehzellen", und man glaubte diese Zellformen auf bestimmte corticale „Sinnesflächen" lokalisieren zu können (Cajal). Wieder andere sprechen von „Projektions- und Assoziationsschichten", und schließlich hat man sich selbst zu einer „kommemorativen" und „psychischen" Schicht verstiegen.

Daß mit solchen der Physiologie und Psychologie entlehnten Termimi nichts bewiesen ist, bedarf keiner näheren Begründung. Sie entbehren bei dem heutigen Stande unserer Kenntnisse jeder tatsächlichen Grundlage und sind nur geeignet, unklare Vorstellungen zu erwecken und Verwirrung anzurichten.

Auf vergleichend anatomischem Wege suchte Ariëns Kappers zu einem funktionellen Verständnis der Rindenschichten zu gelangen. Er geht von dem an sich nicht unrichtigen Gedanken aus, daß spezifische Elemente, die in der ganzen Säugetierreihe nachweisbar sind, auch spezifischen psychischen Leistungen zugeordnet sein müßten. Durch Vergleich der Schichtenentwicklung bei höheren und niederen Tiergruppen kommt er zu dem Schlusse, daß die Körnerschicht rezeptorischen Charakter habe, während die infragranuläre Ganglienschicht (V) niederen intraregionalen Assoziationen vorstehe und die supragranuläre Pyramidenschicht (III) die höchsten interregionalen Assoziationsleistungen vollbringe. Die Mächtigkeit der Schicht soll danach ebenfalls bestimmend sein für ihre höhere oder niedere physiologische Dignität (vgl. oben das über die I. Schicht Gesagte). Kappers setzt hierbei außerdem voraus, daß jede Schicht nur aus Elementen einer funktionellen, resp. morphologischen Kategorie besteht, was durchaus unrichtig ist. Schließlich ist auch das vergleichende Tatsachenmaterial, auf das sich K. stützt, in den entscheidenden Punkten, z. B. bezüglich der Entwicklung der „Sehrinde", nicht stichhaltig. Alle diese Hypothesen über die Funktion der Rindenschichten, so bestechend sie scheinen mögen, sind daher einstweilen abzulehnen, und der Kliniker tut gut, sich nicht auf sie zu berufen, da sie vielfach anatomischen Tatsachen widersprechen.

Von den praktisch sehr wichtigen — weil zu physiologischen Zonen in naher Beziehung stehend — **heterotypischen Rindenformationen** also den Gebieten, die einerseits eine Auflösung oder Verschmelzung ursprünglich angelegter Grundschichten (Schichtenverminderung) zeigen oder andererseits durch Teilung von Grundschichten eine Schichtenvermehrung erlangt haben, sind folgende die bedeutungsvollsten:

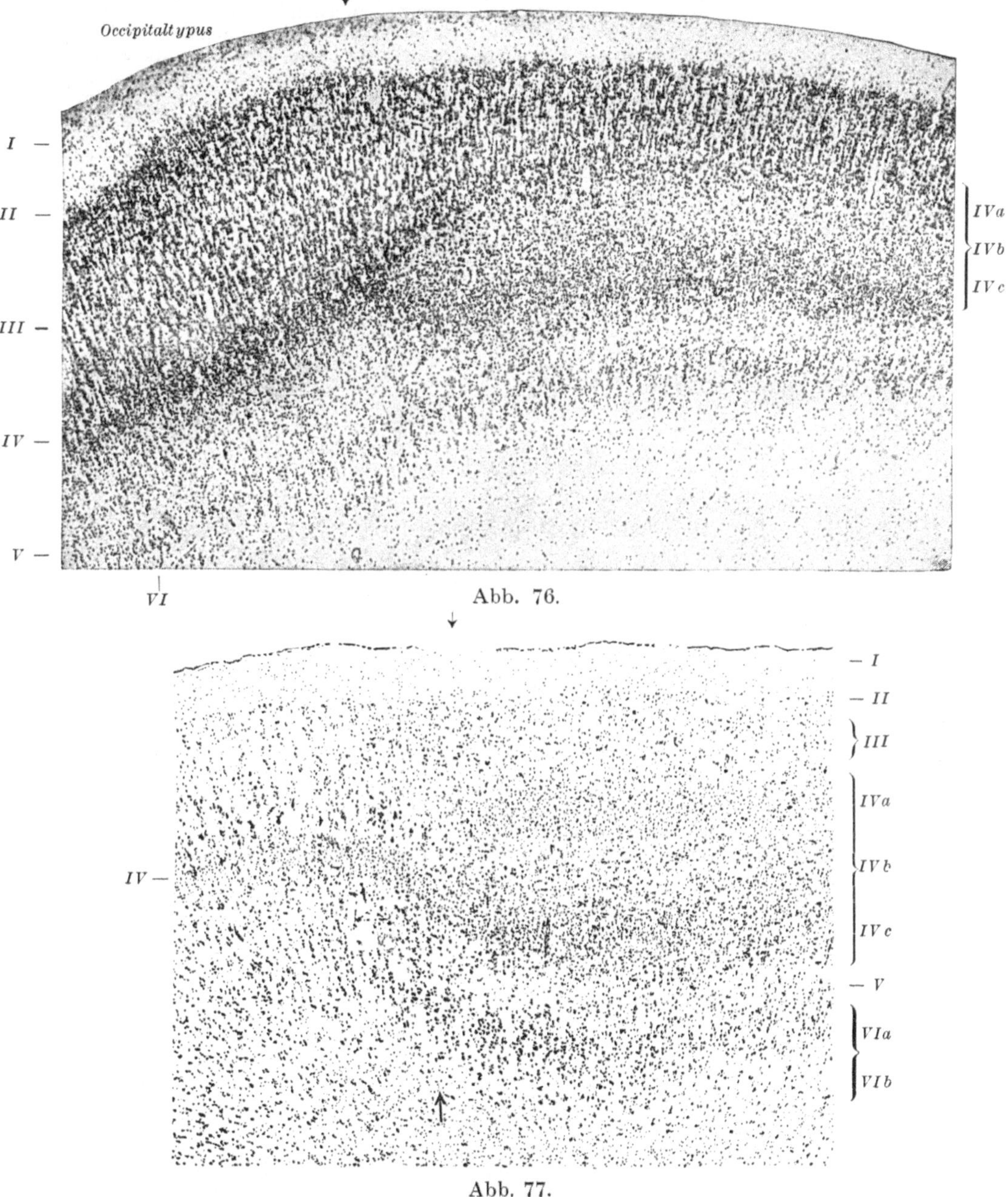

Abb. 76.

Abb. 77.

Abb. 76 u. 77. Übergangsstelle des Calcarinatypus beim fetalen (Abb. 76) und erwachsenen (Abb. 77) Menschen. Die Grenze ist durch die Pfeilmarke angegeben (↓). Links davon der homotypische sechsschichtige Occipitaltypus, rechts der heterotypische Calcarinatypus.

1. Der Calcarinatypus oder die „Sehrinde“ der Autoren (Area striata, Feld 17 auf der Hirnkarte, Abb. 81 und 82) ist sowohl strukturell wie der topischen Lage nach eine der am besten gekennzeichneten Rindenbildungen und findet sich durch die ganze Säugetierreihe in einer dem Menschen mehr oder weniger entsprechenden Ausprägung wieder. Sein tektonisches Hauptmerkmal ist die Spaltung der inneren Körnerschicht in eine oberflächliche und tiefe Lage (Lamina granularis interna superficialis, profunda und intermedia IVa, IVb u. IVc, Abb. 76 und 77) und die dadurch bedingte Dreiteilung dieser Schicht, also eine Schichtvermehrung. Besondere Kennzeichen sind außerdem die geringe Rindenbreite von durchschnittlich etwa 2,3 mm, der große Zellreichtum, das Überwiegen kleiner Elemente, das Fehlen großer Pyramidenzellen, die deutliche Schichtung, namentlich das Hervortreten der Körnerlagen und die scharfe Begrenzung gegen das Mark

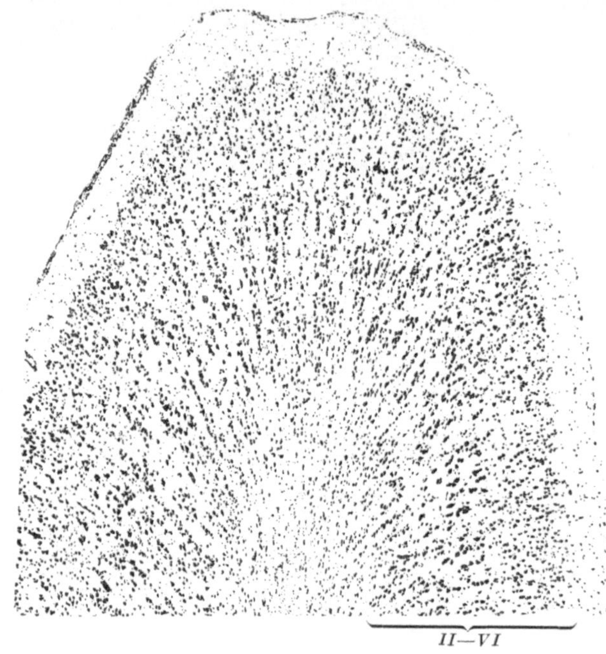

Abb. 78. Agranulärer Frontaltypus (Feld 6 der Hirnkarte, Abb. 81 u. 82) von einem Halbaffen; Beispiel von Schichtenverminderung durch Verschmelzung aller Grundschichten und Rückbildung der inneren Körnerschicht. Im Gegensatz zu dem agranulären Praecentraltypus (Abb. 71) fehlen hier die Riesenzellen völlig.

(Abb. 74). Myeloarchitektonisch ist die Rinde durch eine einzige scharf hervortretende dunkle Stria (nicht einen doppelten Gennarischen Streif) und durch sehr großen Faserreichtum ausgezeichnet; sie stellt also einen unistriären Typus dar (Abb. 88b). In den Grundzügen war dieser Strukturtypus schon Vicq d'Azyr und Meynert bekannt und wurde von letzterem bereits 1868 als achtschichtiger Occipitaltypus beschrieben und abgebildet und seinem fünfschichtigen Allgemeintypus gegenübergestellt. Die später von Henschen und Cajal beschriebenen Spezial- oder Sternzellen hat ebenfalls bereits Meynert erwähnt (Meynertsche Solitärzellen). Eine Abgrenzung des Rindentypus wurde von ihm nicht gegeben. Eine exakte topische Lokalisation des entsprechenden Feldes erfolgte vielmehr erst viel später (Bolton 1900, Brodmann 1903), obwohl seine Lage durch den makroskopisch sichtbaren Vicq d'Azyrschen Streif (IVb) an frischem Leichenmaterial gut zu bestimmen ist (E. Smith). Die Lage entspricht im ganzen der Rinde der Fissura calcarina und ihrer nächsten Umgebung auf dem Cuneus und Gyrus lingualis und deckt sich ziemlich genau mit der klinisch-pathologisch bestimmten „Sehsphäre“ Henschens. Das Rindenfeld liegt beim Menschen mit dem größten Teil seiner Fläche in der Tiefe der Calcarina und besitzt nur eine geringe Ausdehnung an der freien Oberfläche ($^1/_6$). Die genaue Umgrenzung des Feldes läßt sich nur an Schnittserien durchführen; seine Grenzen wurden von den meisten Autoren besonders lateralwärts zu weit angegeben. Das Feld erstreckt sich in der Regel nur ganz wenig um die Occipitalspitze auf die Convexität (Abb. 81 und 82, Area 17), in manchen, allerdings seltenen Fällen bleibt es ganz auf die Medianfläche beschränkt (Brodmann 1903), wodurch es sich erklärt, daß klinisch die Zugehörigkeit des Poles zur Sehsphäre noch zweifelhaft ist (Henschen). Bei manchen nicht europäischen Rassen (Sudanesen, Herero, Javaner) haben E. Smith und Brodmann eine sehr große Ausdehnung der Area striata auf die laterale Fläche ähnlich den Anthropoiden, beschrieben.

2. Der Riesenpyramidentypus oder die „motorische Rinde" der Autoren (Abb. 71 und 73) ist durch zwei tektonische Hauptmerkmale ausgezeichnet: a) die völlige Rückbildung der im fetalen Gehirn deutlich ausgebildeten inneren Körperschicht (IV, Abb. 70), also eine Schichtenverminderung, b) die Entwicklung von Riesenzellen, der sog. Betzschen Riesenpyramiden in der V. oder Ganglienschicht. Weitere Kennzeichen

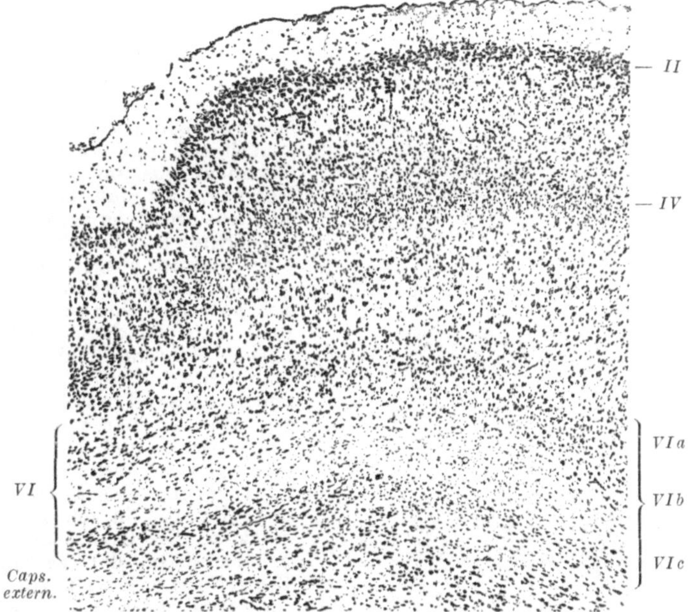

Abb. 79. Granulärer Inseltypus aus caudalen Abschnitten der Inselrinde vom Känguruh. Deutliche Ausprägung aller 6 Grundschichten. Teilung der VI. Schicht (Lamina multiformis) in drei gesonderte Unterschichten *VIa*, *VIb* u. *VIc*.

Die Schicht *VIb* entspricht der Capsula extrema, *VIc* dem Claustrum. Die Lamina granularis externa *(II)* und interna *(IV)* sind gut ausgebildet.

sind die große Rindenbreite, die relative Zellarmut, das Vorwiegen größerer Zellformen, der Mangel kleinerer, namentlich granulärer Elemente und schließlich das Zurücktreten jeder Schichtung und der fließende Übergang der innersten Schicht in das subcorticale Marklager. Myeloarchitektonisch entspricht dem Riesenpyramidentypus ein astriärer Charakter (Abb. 88d), also gleichfalls eine tektonische Bildung mit extremer Schichtungsvariation. In dorsalen Abschnitten sind diese Merkmale ausgeprägter, namentlich die Riesenzellen größer und zahlreicher als ventralwärts.

Das diesem Typus entsprechende Feld liegt auf dem Gyr. centr. ant. und dem mittleren Drittel des Lobus paracentralis genau nach vorn vom Sulcus centralis derart, daß diese Furche die eigentliche hintere Grenze desselben bildet (Feld 4, Abb. 81 und 82). Es nimmt die vordere Zentralwindung nur am obersten Ende in ganzer Breite ein, ventralwärts zieht es sich auf den hinteren Umfang der Windung zurück und liegt etwa von der Mitte der Furche ab ganz in der Tiefenrinde, nur auf der hinteren Lippe von Ca. Es hört meist schon oberhalb des unteren Endes der Zentralfurche auf.

3. Der **agranuläre Frontaltypus** ist gleich dem vorigen durch Auflösung der inneren Körnerschicht ausgezeichnet, stellt also ebenfalls ein Beispiel einer **Schichten-rückbildung**, resp. **Schichtenverminderung** dar (Abb. 78). Auch in den übrigen Eigenschaften besteht Übereinstimmung mit dem Riesenpyramidentypus, nur daß er keine Riesenzellen besitzt. Infolgedessen und durch die Verschmelzung der übrigen Schichten miteinander tritt bei ihm das Fehlen jeder Schichtung noch stärker hervor wie dort. Seiner Lage nach schließt der Typus sich unmittelbar nach vorn an das Riesenpyramidenfeld an und nimmt gleichfalls eine oben breitere, nach unten bis zum Sulcus sylviacus keilförmig sich verschmälernde Zone ein (Feld 6, Abb. 81 und 82).

Er umfaßt zusammen mit dem Riesenpyramidentypus das Gebiet der elektromotorischen Zone und bildet annähernd deren vordere Hälfte. Im Gegensatz zu den früheren Anschauungen muß man somit annehmen, daß die „motorische" Region sich zum mindesten aus zwei wesentlich verschieden gebauten Feldern zusammensetzt: einem riesenzellenhaltigen und einem von Riesenzellen freien, welche beide zusammen die agranuläre Regio praecentralis bilden (Abb. 83 und 84).

4. Die **Inselrinde** besitzt als strukturelles Hauptmerkmal eine Dreiteilung der VI. Schicht (Lamina multiformis), indem von dieser durch eine tangentiale Faserlage die Capsula extrema, eine innerste Zellage gewissermaßen abgeschnürt und zu einer besonderen Schicht, dem Claustrum, umgebildet wird (Abb. 79). Entwicklungsgeschichtlich ist der Zusammenhang des Claustrums mit der innersten Rindenschicht erwiesen. Es handelt sich also auch hier wie beim Calcarinatypus um eine Schichtenvermehrung, nur daß der Vorgang der Differenzierung der betreffenden Schicht ein anderer ist. Innerhalb dieses durch ein Claustrum ausgezeichneten Rindengebietes (Regio insularis, Abb. 83) hat sich aber nun eine weitere Differenzierung nach anderer Richtung vollzogen. Während in den caudalen Abschnitten eine deutliche innere Körnerschicht dauernd bestehen bleibt, bildet sich diese im Laufe der Ontogenie in den vorderen und basalen Teilen zurück. Es ist also eine **granuläre hintere** und eine **agranuläre vordere Hälfte** in der Insel zu unterscheiden. Die Grenze der beiden liegt annähernd in der Verlängerung der Zentralfurche nach unten, nicht etwa im Sulcus centralis insulae (Abb. 83). Die Insel stellt demnach ein Beispiel der Rindendifferenzierung im Sinne einer **Schichtenvermehrung** und gleichzeitig einer **Schichtenrückbildung** dar.

5. Von geringerer unmittelbar praktischer Bedeutung sind die Typen der **retrosplenialen Hauptzone**, da deren physiologische Stellung noch gänzlich unbekannt ist. Sie repräsentieren strukturell gleichfalls extreme Variationen vom Grundtypus, und zwar ausnahmslos auf **Rückbildung von Schichten** beruhende. Im Typus

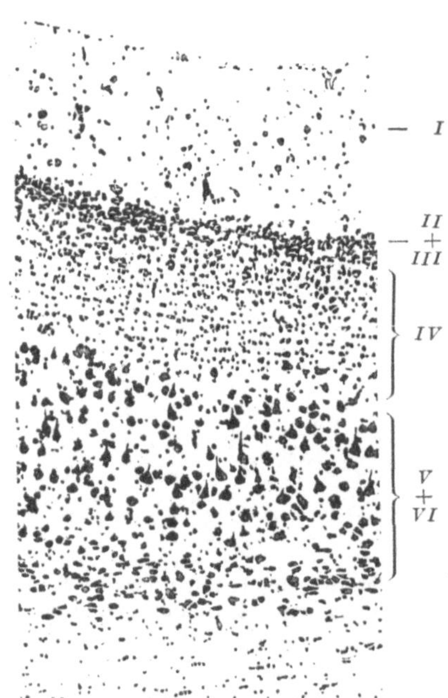

Abb. 80. Typus retrosplenialis granularis (Feld 29 der Hirnkarte, Abb. 82) vom Kaninchen. Rudimentäre Entwicklung der II. u. III. Schicht, mächtige Ausbildung der IV. Schicht, Verschmelzung der V. und VI. Schicht, ungewöhnliche Breite der I. Schicht.

retrosplenialis granularis (Feld 29, Abb. 82) sind die II. und III. Schicht völlig rudimentär geworden und zu einer schmalen Zellage verschmolzen (Abb. 80), während im Typus retrosplenialis agranularis (Feld 30 der Abb. 82) außerdem eine Auflösung der IV. Schicht stattgefunden hat.

Andere heterotypische Rindenbezirke finden sich noch in vorderen Abschnitten des Gyrus cinguli, ferner in der Umgebung des Sulcus rhinalis posterior (Feld 35).

b) Die Felderlokalisation.

Da die im vorstehenden gekennzeichneten Veränderungen der corticalen Tektonik vielfach an umschriebener Stelle der Oberfläche durch die ganze Rindenbreite einsetzen, und da ferner der tektonische Umwandlungsprozeß nicht selten derart plötzlich und unvermittelt an einer Stelle sich vollzieht, daß scharfe Trennungslinien zwischen den benachbarten Strukturen entstehen (Abb. 67, 68, 69, 85), so wird es an der Hand von Schnittserien möglich, jeden Schichtungstypus nach allen Seiten räumlich abzugrenzen. Auf diesem Wege gelangt man zu einer flächenhaften Umgrenzung von Bezirken, die durch einen spezifischen Bau ausgezeichnet sind und strukturell sich mehr oder weniger scharf von den Nachbarbezirken abheben, mit anderen Worten: zu einer histologischen Felderlokalisation (Landkartentopographie) der ganzen Hemisphärenoberfläche, wie sie Abb. 81 und 82 zeigen.

Obwohl die Mehrzahl dieser Felder zurzeit noch kein unmittelbares klinisches Interesse beanspruchen kann, da deren Erkrankung oder Zerstörung ohne sicher erkennbare Reiz-, bzw. Ausfallserscheinungen verläuft (stumme Zonen), so darf andererseits doch die Tatsache nicht übersehen werden, daß gerade die Typen mit extremer Differenzierung der Schichtungstektonik (Schichtenvermehrung oder Schichtenverminderung), also die oben beschriebenen heterotypischen Formen, in der Mehrzahl mit Rindenbezirken zusammenfallen oder zum mindesten in näherer Beziehung zu solchen stehen, denen auch physiologisch unseren heutigen Kenntnissen gemäß eine besondere Bedeutung beigemessen werden muß. Dahin gehören in erster Linie die Area gigantopyramidalis (Feld 4, Abb. 81 und 82), die Area frontalis agranularis (Feld 6), die Area striata (Feld 17) und wahrscheinlich die Area entorhinalis (Feld 28).

Das sind aber gerade diejenigen Regionen, in die wir aus klinisch-pathologischen Erfahrungen die corticale Repräsentation der Sinnesfunktionen und der Motilität zu verlegen pflegen. (Siehe das Kapitel: Hirnphysiologie.)

Wo eine solche extreme Differenzierung bezüglich der Cytoarchitektonik nicht zu bestehen scheint, wie z. B. bei der Subregio frontalis inferior und der Subregio supratemporalis (Abb. 83 und 84), also den beiden Sprachzentren, wird das fragliche Gebiet myeloarchitektonisch durch eine extreme Variation der Schichtenstruktur gekennzeichnet. Es sind dies annähernd die ganze III. Frontalwindung als Regio unitostriata (O. Vogt und Knauer) und ein großer Teil der I. Temporalwindung als Regio multistriata O. Vogts.

Aus dieser Übereinstimmung wird man ungezwungen folgern dürfen, daß in gewissen Fragen der gröberen Lokalisation unsere heutigen klinischen Anschauungen auch in Einzelheiten sich nicht allzuweit von der Wahrheit entfernen. Wo aber Abweichungen im einzelnen bestehen, wird bei der Unzulänglichkeit physiologischer Methoden die anatomische Lokalisation zumeist den richtigen Weg zeigen oder uns wenigstens Hinweise auf denselben geben. Dabei kommt zustatten, daß wiederum jene praktisch wichtigen extremen Variationstypen zumeist durch scharfe Grenzen ausgezeichnet sind, wodurch eine größere Genauigkeit ihrer topischen Lokalisation verbürgt wird, wie bei anderen Methoden.

Lineare Grenzen besitzen in Abb. 81 und 82 die Felder 17, 4 (gegen Feld 3 im Sulcus centralis Rolandi), 28, 29, 30, 35, teilweise auch die Regio insularis, also Feld 13—16 gegen die Nachbarregionen. Mittelscharfe Begrenzungen haben die Felder 1,

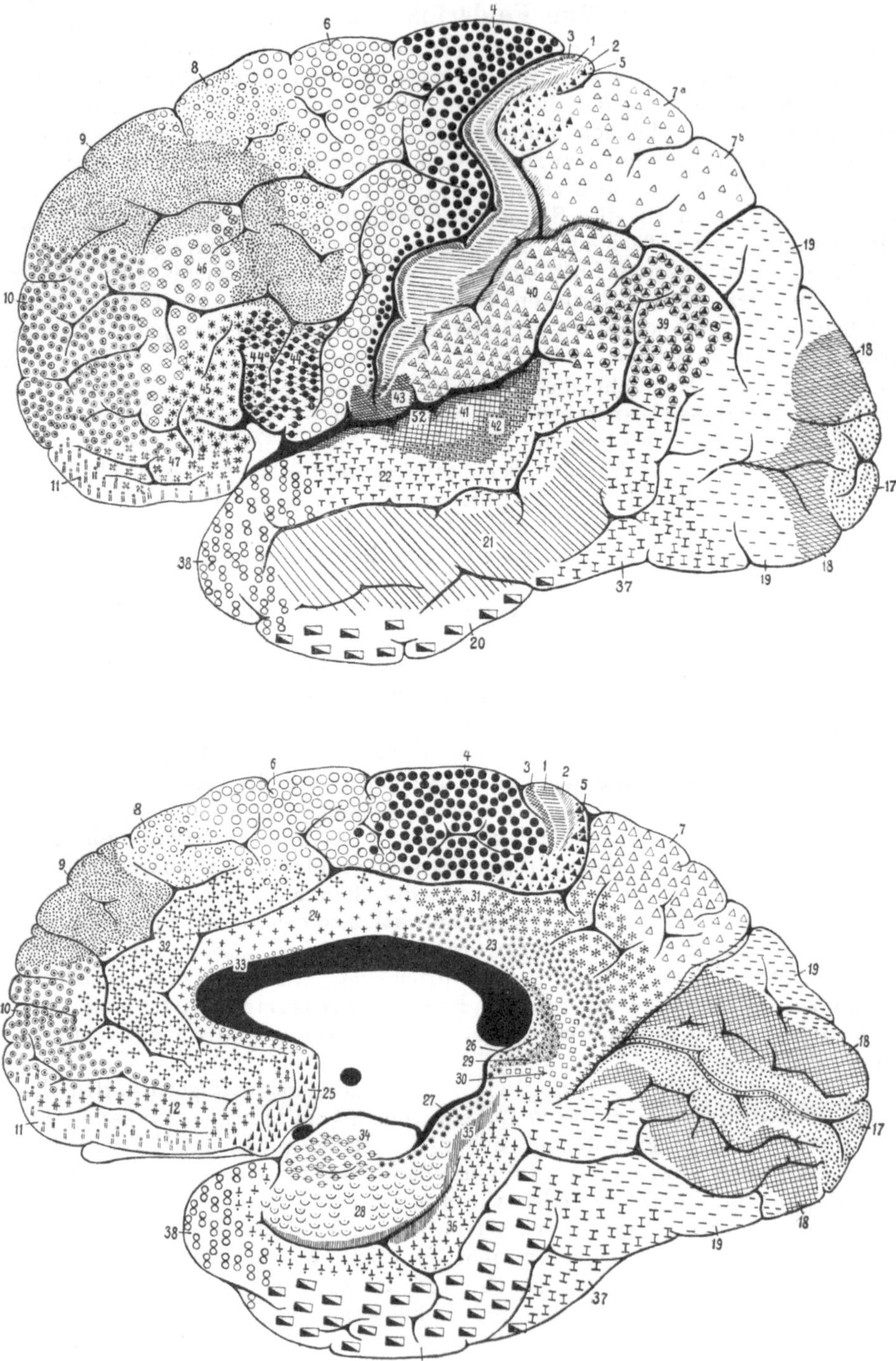

Abb. 81 u. 82. Die cytoarchitektonischen Rindenfelder nach Brodmann.

2, 3, die Regio praecentralis gegen die Regio frontalis (Feld 6 nach vorn gegen Feld 8 und 9), die ganze Regio cingularis, die Subregio supratemporalis mit Feld 41, 42 und 52, ferner Feld 47 myeloarchitektonisch (Area multistriata O. Vogts). Die übrigen Zonen und Felder sind weniger bestimmt umgrenzt. Wichtig ist es für die topische Lokalisation auch in praktischen Fragen, zu wissen, daß selbst die linearen Feldergrenzen meist mit Furchen nicht oder nicht genau zusammenfallen (abgesehen von wenigen Fällen, wie Sulcus callosomarginalis, Sulcus centralis, der die Grenze zwischen der präzentralen und postzentralen Hauptregion bildet, und dem Sulcus rhinalis).

Neben den Einzelfeldern (Areae) haben wir nun noch größere Strukturbezirke zu unterscheiden, die sich aus einer Mehrheit von durch gemeinsame tektonische Merkmale ausgezeichneten Feldern zusammensetzen, die **cytoarchitektonischen Hauptzonen oder Regionen**. Es sind dies Gruppen von Typen, die durch ihre Übereinstimmung in manchen Haupteigenschaften der cellulären Tektonik ohne weiteres als zusammengehörig erscheinen. So besitzen beispielsweise alle Occipitaltypen eine überaus deutliche Schichtung, namentlich eine stark entwickelte innere Körnerschicht, ferner einen großen Zellreichtum mit überwiegend kleinen granulären Elementen und eine relativ geringe Rindenbreite (Abb. 75). Im Gegensatz dazu sind die Frontaltypen zumeist mit schwach entwickelter Schichtung, geringem Zellreichtum mit relativ großen Elementen und wenig Körnern, und einer durchschnittlich großen Rindenbreite ausgestattet (Abb. 71 und 78). Die Frontal- und Occipitalrinde repräsentieren demnach geradezu gegensätzliche Bautypen. Ähnlich verhält es sich mit anderen Gegenden. Die beim Menschen derart unterscheidbaren cytoarchitektonischen Regionen kommen in Abb. 83 und 84 zur Anschauung. Sie entsprechen, abgesehen von einigen praktisch unerheblichen Abweichungen, fast durchweg größeren myeloarchitektonischen Bezirken (Regionen, Subregionen und Divisionen O. Vogts), finden sich mit der gleichen oder mehr oder weniger modifizierten Struktur und in ähnlicher Anordnung zumeist auch bei niederen Säugetieren wieder und stimmen vielfach auch mit physiologischen Bezirken überein. Die klinisch wichtigsten Hauptzonen sind:

1. Die **Regio praecentralis** — ein ausgedehntes vor der Zentralfurche gelegenes Gebiet, das, wie bei Affen und Halbaffen festgestellt wurde (C. und O. Vogt, Mott und Halliburton, Brodmann), im großen ganzen der elektromotorischen Region entspricht. Sie umfaßt die vordere Zentralwindung (Ca), die vorderen zwei Drittel des Lobulus paracentralis und einen Teil der angrenzenden I. und II. Frontalwindung. Strukturell ist sie ausgezeichnet hauptsächlich durch die Rückbildung der inneren Körnerschicht, die in der Tiefe des Sulcus centralis mit scharfer Grenze plötzlich eine Unterbrechung erfährt (Abb. 85). Sie setzt sich aus zwei agranulären Typen zusammen, dem Riesenpyramidentypus (4) und dem agranulären Frontaltypus (6), die oben geschildert sind. Myeloarchitektonisch findet sich in der gleichen Ausdehnung ein sehr faserreicher unistriärer Bau (die Regio unistriata grossofibrosa O. Vogts) mit einer Reihe Einzelfelder, von denen der Riesenpyramidentypus einen astriären Faserbau zeigt.

2. Die **Regio postcentralis** liegt hinter dem Sulcus centralis und wird durch diesen von der Regio praecentralis ziemlich genau geschieden. Ihr Umfang entspricht im ganzen der hinteren Zentralwindung (Cp) und annähernd dem hinteren Drittel des Operculum Rolandi. Tektonisch ist sie durch eine wohlausgeprägte Schichtung, eine deutliche innere Körnerschicht, großen Zellreichtum namentlich an kleineren granulären Elementen, eine sehr geringe Rindenbreite und eine scharfe Trennung der VI. Schicht gegen das Mark ausgezeichnet. Sie steht demnach strukturell in schroffem Gegensatze zur Regio praecentralis, so daß die Zentralfurche als Scheidelinie zwischen zwei wesensverschiedenen Hauptzonen, einer heterotypischen und einer homotypischen Region, aufzufassen ist. (Vgl. Abb. 85, ferner 86 und 87.)

3. Die **Regio frontalis** umfaßt das ganze nach vorn von der Regio praecentralis sich ausdehnende weite Gebiet des Stirnlappens, auf der Medianfläche bis zum Sulcus callosomarginalis reichend, und besitzt im Gegensatz zur Regio praecentralis eine deutliche innere Körnerschicht, gehört also gleichfalls zur homotypischen Rinde. Als besondere Unterabteilung läßt sich tektonisch die **Subregio frontalis inferior**, annähernd F 3 entsprechend, von der Regio frontalis abtrennen. (Siehe auch Myeloarchitektonik S. 234.)

15*

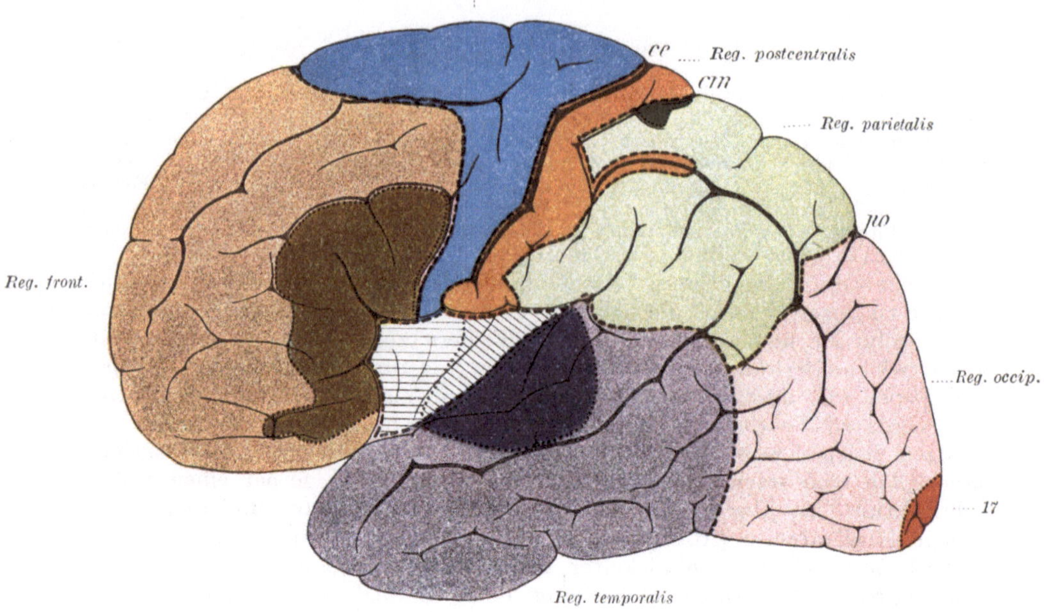

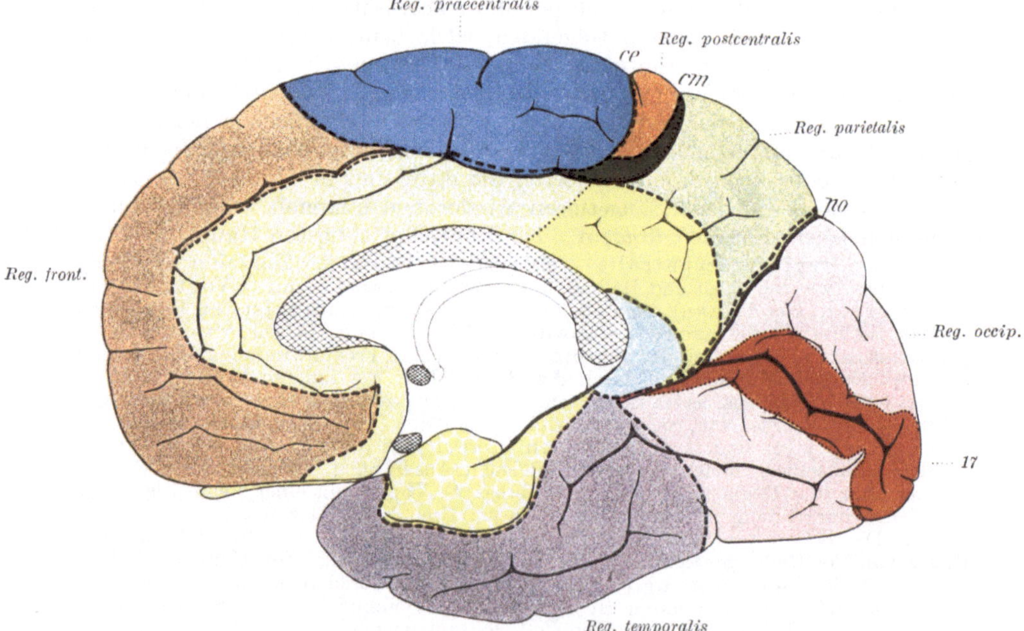

Abb. 83 u. 84. Die cytoarchitektonischen Hauptzonen des Menschen.

hellbraun = Regio frontalis mit dunkelbraunem Binnenfeld.
dunkelbraun = Subregio frontalis inf.
dunkelblau = Regio praecentralis.
orange = Regio postcentralis.
grün = Regio parietalis (das dunkelgrüne kleine Feld = Area praeparietalis).
hellrot = Regio occipitalis mit dem Binnenfeld 17.
dunkelrot = Area striata (Feld 17 der Abb. 81 u. 82).
hellviolett = Regio temporalis mit dem Binnenfeld.
dunkelviolett = Regio supratemporalis.
schwarz schraffiert = Regio insularis (anterior u. posterior).
gelb = Regio cingularis (anterior u. posterior).
gelbe Punktur = Regio hippocampica.
hellblau = Regio retrosplenialis.

4. **Die Regio insularis** liegt beim Menschen ganz in der Tiefe der Fossa Sylvii versteckt, nur in hinteren Teilen der Orbitalfläche tritt sie etwas frei zutage. Sie wird nicht genau durch die Marginalfurchen begrenzt, sondern greift über diese hinaus auf die benachbarten Windungen über. Strukturell zerfällt sie wieder in eine **granuläre hintere** und eine **agranuläre vordere** Hälfte.

5. **Die Regio parietalis** schließt sich nach hinten an die Regio postcentralis an und gehört gleich dieser zu den homotypischen, d. h. dauernd sechsschichtigen Gebieten. Sie umfaßt das obere und untere Scheitelläppchen und den Praecuneus und zerfällt in eine Reihe von Einzelfeldern, die sich im Zellenbau nicht sehr wesentlich voneinander unterscheiden.

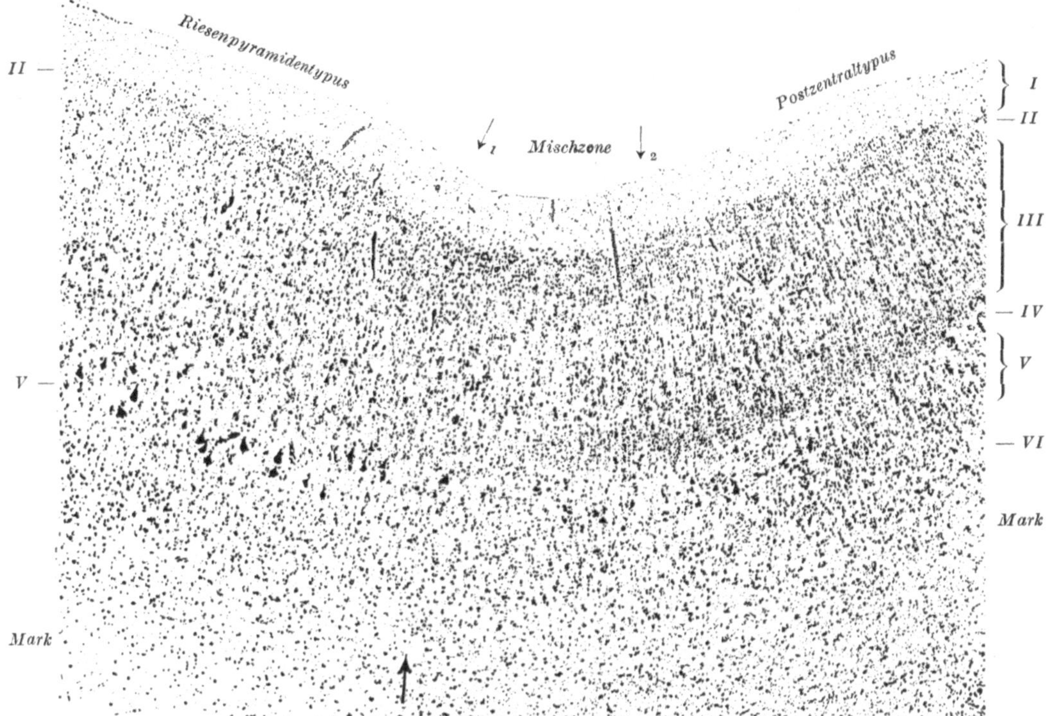

Abb. 85. Übergang des Riesenpyramidentypus in den Postcentraltypus im Sulcus centralis. Die Übergangsstelle bildet gleichzeitig die Grenze zwischen der agranulären Regio praecentralis und der granulären Regio postcentralis; sie ist nicht absolut scharf, sondern auf eine kurze Strecke durch eine Zone ausgezeichnet, in der sich die Strukturmerkmale der Typen etwas vermischen (Mischzone zwischen ↓1 und ↓2).

6. **Die Regio occipitalis** ist von Bedeutung durch die in ihr liegende Area striata (Feld 17) oder den Calcarinatypus, der eine exquisit heterotypische Modifikation des Rindenbaues darstellt und oben bereits besprochen ist.

7. **Die Regio temporalis** ist neben der Regio frontalis die ausgedehnteste Hauptzone. Ihre Rinde zeigt außer den an den Sulc. rhinal. angrenzenden Abschnitten (Feld 35 und 36, Abb. 81 und 82) und medialen Teilen des Schläfenpoles einen homotypischen sechsschichtigen Zellbau. Durch eine besondere Struktur, namentlich myeloarchitektonisch, sind dorsale Abschnitte des Gyrus temp. superior, nämlich die Facies superior mit den Heschlschen Querwindungen, aber auch ein größerer Teil der freien Oberfläche der I. Schläfenwindung ausgezeichnet. Diese **Regio supratemporalis** (Abb. 60 und 61) ist viel ausgedehnter als die ausschließlich auf die vordere Querwindung beschränkte sog. „Hörsphäre" **Flechsigs** und stellt ihrer einheitlichen Struktur nach offenbar ein funktionell zusammengehöriges Gebiet dar. Myeloarchitektonisch ist

sie sehr faserreich, multistriär und durch einen deutlichen Kaes-Bechterewschen
Streifen (3 a¹, Abb. 72) gekennzeichnet.

    8. Die Regio cingularis zerfällt in eine granuläre Subregia postcingularis
und eine agranuläre Subregio praecingularis.

Abb. 86. Riesenpyramidentypus (Feld 4) aus der hinteren Lippe des Gyr. cent. ant.,
der heterotypischen Regio praecentralis zugehörig (Abb. 83).

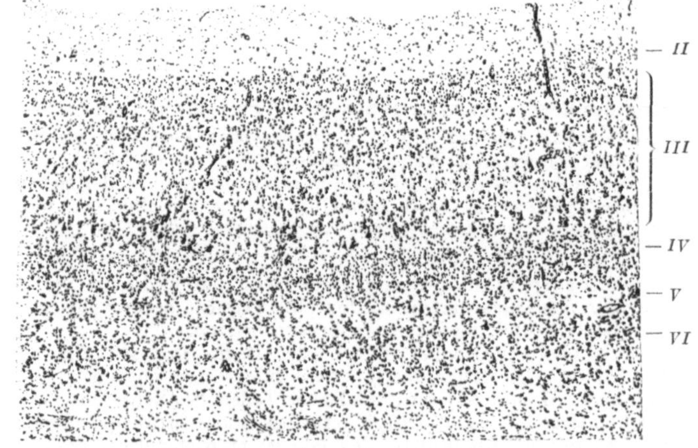

Abb. 87. Typus postcentralis oralis (Feld 3) aus der vorderen Lippe des Gyr. cent. post.
Der Schnitt stammt von einer Stelle. die unmittelbar der Abb. 86 benachbart liegt
und gehört der homotypischen Regio postcentralis, Feld 3 der Abb. 81 u. 82, an. Der
Gegensatz in der Tektonik kommt nicht nur in der Verschiedenheit der Schichtung,
sondern auch im Zellreichtum, der Zellgröße und der Rindenbreite zum Ausdruck.
(Vergr. in Abb. 86 u. 87 einheitlich etwa 25 : 1.)

II. Die Myeloarchitektonik.

Im Markfaserbilde weist die Großhirnrinde gleichfalls einen typisch geschichteten Bau, also eine zu abwechselnd faserreicheren und faserärmeren, der Oberfläche parallel verlaufenden tangentialen Schichten stattfindende Anordnung ihrer Elemente auf. Die spezielle Gestaltung dieser Schichten ist nicht in allen Teilen der Hirnrinde die nämliche, sondern weist gleich der Zellschichtung gesetzmäßige örtliche Unterschiede auf, die vielfach in ihrer Lage und Ausdehnung mit den cytoarchitektonischen Feldern und Regionen sich decken und ebenfalls wie diese eine mehr oder minder scharfe Umgrenzung gestatten. Außer der schichtweisen Anordnung der Markfasern kommt der Großhirnrinde allenthalben im Weigertschen Markscheidenbilde ein weiteres Strukturmerkmal zu, die sog. Markstrahlen oder Radii, das sind aus dem Marke senkrecht gegen die Oberfläche aufsteigende und die tieferen Schichten durchbrechende Faserbündel, denen offenbar die Aufgabe zufällt, eine Verbindung der verschiedenen Rindenetagen unter sich und mit tieferen Teilen des Zentralnervensystems zu vermitteln.

Man kann auch bezüglich der Markfaserschichtung eine Art Grundtypus aufstellen (O. Vogt), der nicht nur beim Menschen, sondern — mit gewissen Einschränkungen und soweit bisher untersucht — auch bei den übrigen Säugetieren, wenigstens höherstehenden, nachweisbar ist (Mauß, Zunino) und gleichfalls sechs Hauptschichten erkennen läßt. Die Faserschichten stehen in gesetzmäßiger Beziehung zu den Schichten des cytoarchitektonischen Grundtypus, mit anderen Worten: jeder Hauptzellschicht entspricht in jeder Region konstant eine bestimmte Hauptfaserschicht, resp. eine Anzahl von myeloarchitektonischen Unterschichten, und umgekehrt, wie die Abb. 72 illustriert. Durch die Erkenntnis dieses gesetzmäßigen morphologischen Verhaltens erst wird es möglich, einen genaueren Einblick in den inneren Organisationsplan der Hirnrinde zu gewinnen.

Die myeloarchitektonischen Grundschichten und ihre Unterschichten nach O. Vogt sind folgende (Abb. 72):

1. **Lamina tangentialis** = I. Zellschicht.
    1⁰ Pars afibrosa (supratangentialis) lam. tang.
    1ᵃ Pars superficialis lam. tang.
    1ᵇ Pars intermedia lam. tang.
    1ᶜ Pars profunda lam. tang.
2. **Lamina dysfibrosa** = II. Zellschicht.
3. **Lamina suprastriata** = III. Zellschicht.
    3a. Pars superficialis lam. suprastr.
        3a¹ Stria Kaes-Bechterewi
        3a² Pars typica
    3b. Pars profunda lam. suprastr.
4. **Stria Baillargeri externa** = IV. Zellschicht.
5a. **Lamina interstriata**
5b. **Stria Baillargeri interna** $\Big\}$ = V. Zellschicht.
6. **Lamina infrastriata** = VI. Zellschicht.
    6a¹ Lamina substriata.
    6a² Lamina limitans externa.
    6b¹ Lamina limitans interna.
    6b² Zona corticalis albi gyrorum.

Die Myeloarchitektonik zeigt nicht minder große örtliche Verschiedenheiten wie der Zellenbau; in vieler Hinsicht sind die Abweichungen vom

Grundtypus bei ihr noch weitergehende, speziell beim Menschen hat die myeloarchitektonische Differenzierung sich derart gesteigert, daß manche cytoarchitektonischen Einheiten — also im Zellbilde nicht weiter teilbare Felder — nach myeloarchitektonischen Eigenschaften in eine Mehrheit wohldifferenzierter Unterfelder gegliedert werden können. Dies gilt insbesondere vom menschlichen Stirnhirn, wo O. Vogt nicht weniger als 66 Einzelareae auf Grund der Markfasertektonik unterscheiden konnte, denen cytoarchitektonisch nach Brodmann nur 17, nach anderen Autoren noch weniger (Campbell 6, Smith 12) sicher erkennbare differente Typen gegenüberstehen.

Die regionären Modifikationen des myeloarchitektonischen Grundtypus beruhen in der Hauptsache auf denselben tektonischen Differenzierungsprinzipien, die oben für den Zellenbau geltend gemacht wurden. Es handelt sich teils um allgemeinere Unterschiede von Rindenbreite, Faserreichtum, Faserkaliber und Faserlänge, teils um spezifische Umwandlungen der Einzelschichten und damit des Gesamtstrukturbildes, die entweder zu einer Schichtenvermehrung oder Schichtenverminderung führen. Die hauptsächlichsten örtlichen Abänderungen vollziehen sich an der Lamina tangentialis (1), an den Striae Baillargeri (4 und 5) und an den Radii oder Markstrahlen.

1. Hinsichtlich der Lamina tangentialis unterscheidet O. Vogt nach der Anordnung und Dichtigkeit der Tangentialfaserung drei verschiedene Typen: a) einen Typus quadrizonalis mit vier Unterschichten (Abb. 88a), b) einen Typus trizonalis mit drei Unterschichten (Abb. 88b und c) einen Typus bizonalis mit nur zwei Unterschichten (Abb. 88c).

2. Nach dem Verhalten der Baillargerschen Streifen, d. h. je nach ihrer deutlichen Scheidung in zwei gesondert hervortretende Faserlagen oder ihrer Verschmelzung unter sich und mit den tieferen Schichten sind nach O. Vogt vier Grundformen, die jedoch mannigfache Übergangs- und Mischformen darbieten können, zu unterscheiden, und zwar:

a) ein Typus bistriatus: es bestehen zwei deutlich geschiedene Baillargersche Streifen, indem sich zwischen die Stria Baillargeri externa (4) und interna (5b) eine faserarme helle Zwischenschicht, die Lamina interstriata (5a), einschiebt und unterhalb von 5b nochmals eine faserärmere Lichtungszone, die Lamina substriata (6a), auftritt (Abb. 88a). Diese Form entspricht dem myeloarchitektonischen Grundtypus und repräsentiert den weit überwiegenden Teil der ganzen Hemisphärenoberfläche beim Menschen. In Abb. 88a ist in der Lamina suprastriata ein Kaes-Bechterewscher Streif (3a[1]) ausgebildet. Dadurch kommt die beim Menschen seltene multistriäre Formation zustande, z. B. in der Regio supratemporalis.

b) Typus unitostriatus: es besteht nur ein breiter dunkler Querstreif; die beiden Striae Baillargeri (4 und 5b) verschmelzen zu einer einheitlichen Faserlage, indem die Lamina interstriata (5a) entweder durch zahlreichere horizontal gerichtete dicke Einzelfasern oder durch ein zartes Fasergeflecht sich derart verdichtet, daß die helle interstriäre Zwischenzone des Grundtypus in 5a ganz verschwindet (Abb. 88c).

c) Typus unistriatus: es tritt nur der äußere Baillargersche Streif hervor, die Stria Baillargeri interna dagegen verschmilzt ganz mit den tieferen Schichten dadurch, daß in der nach innen von ihr gelegenen Lamina substriata (6a) eine starke Faserverdichtung zustande kommt (Abb. 88b).

c) Typus astriatus: es fehlen beide Querstreifen, da sowohl in der Lamina interstriata (5a) wie in der Lamina substriata (6a) eine starke

Faservermehrung eintritt und somit die ganze innere Hauptschicht (4—6)
eine einheitliche dunkle, nicht weiter gegliederte Faserlage darstellt (Abb. 88d).

3. Nach der Länge der Radii sind drei Kategorien von Rindentypen
zu unterscheiden (O. Vogt):

a) ein Typus supraradiatus: die senkrecht aus dem subcorticalen
Marklager aufsteigenden Markfasern ziehen in dichten Bündeln oder isoliert

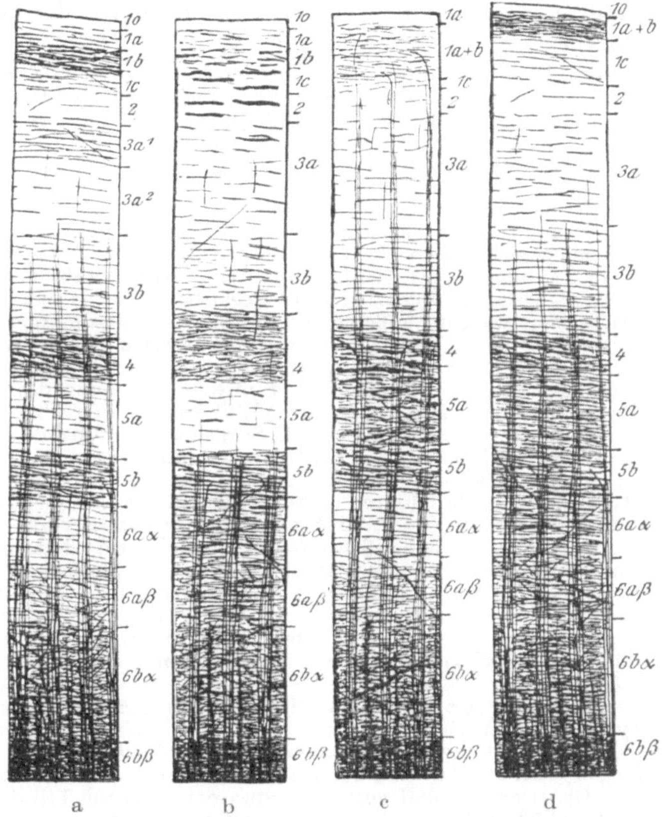

a b c d

Abb. 88. Schematische Darstellung der myeloarchitektonischen Hauptmodifikationen des
Grundtypus der Großhirnrinde nach O. Vogt.

 a) Typus bistriatus, quadrizonalis, mediratiatus. Die Abbildung entspricht im ganzen
  dem bistriären Grundtypus; mit Rücksicht darauf, daß ein deutlicher Kaes-
  Bechterewscher Streif (3a¹) ausgebildet ist und der Querschnitt namentlich in
  den innersten Lagen sich in mehrere Unterschichten gliedert (6a—6b) könnte diese
  Abbildung auch als Repräsentant eines Typus multistriatus gelten.
 b) Typus unistriatus, tri(bi)zonalis, infraradiatus.
 c) Typus unitostriatus, bizonalis, supraradiatus.
 d) Typus astriatus, trizonalis, mediradiatus.

in größerer Zahl durch die ganze Querschnittsbreite der Rinde bis zur
äußersten Schicht nahe der Oberfläche (Abb. 88c);

b) ein Typus mediradiatus (euradiatus O. Vogts): die Markstrahlen
reichen als geschlossene Bündel größtenteils nur bis in die Mitte des Rindenquerschnittes, annähernd bis in die Lamina suprastriata an die Grenze von
3a und 3b (Abb. 88a und d);

c) ein Typus infraradiatus: die Radii besitzen nur eine geringe Länge, durchziehen nur die innerste Rindenschicht und hören als geschlossene Faserbündel im allgemeinen bereits in der Höhe des inneren Baillargerschen Streifens (5b) auf (Abb. 88b).

Auf Grund der erwähnten tektonischen Modifikationen und ihrer zahlreichen Kombinationen läßt sich auch am Markfaserpräparat eine lokalisatorische Gliederung der Großhirnoberfläche nach Regionen und Feldern durchführen, die im ganzen eine erfreuliche Bestätigung der cytoarchitektonischen Feldereinteilung darstellt.

Beim Menschen liegt bisher nur eine myeloarchitektonische Lokalisation der Frontalrinde durch O. Vogt und der III. Stirnwindung durch Knauer vor. Nach O. Vogt lassen sich nach der Markfaserstruktur sechs Hauptregionen mit 66 Einzelfeldern im Stirnhirn unterscheiden, nämlich:

a) Die Regio unistriata grossifibrosa, die, von unbedeutenden Abweichungen abgesehen, sich ziemlich genau mit unserer Regio praecentralis (Abb. 83 und 84) deckt und nur an der Medianfläche weiter oralwärts reicht. Sie zerfällt wieder in zehn Einzelfelder, von denen die Area astriata einen Typus für sich bildet und ungefähr dem wichtigen Riesenpyramidenfelde (Feld 4 der Abb. 81 und 82) entspricht.

b) Die Regio propeunistriata (mit 7 Einzelfeldern) umfaßt etwa das äußere nächst der Mantelkante gelegene Viertel unserer Regio frontalis bis zum Stirnpol und auf der Medianfläche bis etwa zum äußeren Ast des Sulcus callosomarginalis.

c) Die Regio bistriata. Sie bildet den ganzen übrigen Abschnitt des Frontallappens nach vorn von der Regio unistriata (a) und entspricht zusammen mit der von Vogt noch abgetrennten Regio propeunistriata in ihrer Ausdehnung den dorsalen zwei Dritteln der Regio frontalis, also dem größten Teil von F_1 und F_2.

d) Die Regio unitostriata umfaßt die III. Stirnwindung (außer dem caudalen Teil der Pars opercularis) und den lateralen Teil der Orbitalwindungen caudalwärts; sie fällt mit unserer Regio subfrontalis fast genau zusammen. Diese Übereinstimmung erfordert eine besondere Hervorhebung, da dadurch erwiesen ist, daß die ganze III. Stirnwindung bis an die Basalfläche (nach O. Vogt und Knauer die Pars opercularis teilweise ausgenommen) ein morphologisch einheitliches Gebiet von exquisit differenziertem Bautypus darstellt und demnach aller Wahrscheinlichkeit nach auch physiologisch zusammengehört, eine Tatsache, die für die genauere Lokalisation der Sprachregion in Zukunft von großer Bedeutung werden kann und bei allen Fällen motorischer Aphasie Berücksichtigung verdient. Vogt und Knauer unterscheiden in dieser Region wieder zehn Einzelfelder, während cytoarchitektonisch vier Typen getrennt werden können (44, 44a, 45 und 47 der Abb. 81).

e) Regio unistriata tenuifibrosa, den Rest des Stirnhirns ausmachend und ungefähr den cytoarchitektonischen Feldern 11, 12, 25 und dem ventralen Teil von 32 entsprechend, besteht aus 14 myeloarchitektonischen Einzelfeldern.

f) Die Regio unistriata infraradiata erstreckt sich annähernd über die vordere Hälfte des Gyrus cinguli und entspricht etwa dem inneren Teil der Regio praecingularis (Feld 24 und 33 in Abb. 81 und 82). Sie setzt sich allein wieder aus 18 myeloarchitektonischen Einzelfeldern zusammen.

III. Die Myelogenie.

Myelogenie ist der Ausdruck für einen entwicklungsgeschichtlichen Vorgang, nämlich für die im fetalen und kindlichen Alter stattfindende Ausbildung der Markscheiden, die Myelinisation oder Markreifung an den bereits viel früher marklos angelegten Nervenfasern.

Die myelogenetischen Tatsachen bilden noch heute den Gegenstand eines lebhaften Streites unter den Hirnpathologen und Physiologen. Es knüpft sich an sie eine auch von Klinikern oft vorbehaltlos übernommene Funktionstheorie der Großhirnrinde, die sogenannte Assoziationszentrenlehre Flechsigs, die die Führung nicht nur in Fragen der Hirnanatomie, speziell der Fasersystematik, sondern mit Nachdruck auch in der Hirnphysiologie, inbesondere in der Lokalisationslehre beansprucht. Da das Studium der Markreifungsvorgänge sich in der Hauptsache im Anschluß an diese Lehre vollzogen hat, und da die letztere einerseits mit physiologischen Ergebnissen (z. B. Munks Lokalisationslehre) vielfach in Widerspruch steht und andererseits auch in wesentlichen Punkten von der histologischen Lokalisation abweicht, ist es zweckmäßig, zunächst diese Lehre im Zusammenhange kennen zu lernen und erst nachher eine Prüfung der Tatsachen und ihrer Deutungen anzuschließen.

An der Lehre Flechsigs sind zwei Seiten zu unterscheiden: die anatomischen Aufstellungen und die physiologischen und psychologischen Schlußfolgerungen aus diesen. Beide hängen so innig zusammen, daß sie nicht unabhängig voneinander zu verstehen sind. Ihr Hauptinhalt läßt sich in einer Reihe von Sätzen wiedergeben.

1. Gesetz der sukzessiven Markreifung. Es besagt: Die Ausbildung der Markscheiden oder die Markreifung erfolgt nicht in allen Teilen des Zentralnervensystems gleichzeitig, sondern vollzieht sich in den einzelnen Abschnitten zu sehr verschiedener Zeit.

Die diesem Satze zugrunde liegenden Tatsachen sind lange bekannt. Schon Meckel hat in seinem „Versuch einer Entwicklungsgeschichte der Zentralteile des Nervensystems"[1]) 1815 ausführlich dargelegt, daß das „Markweiß" im Zentralnervensystem sich ganz allmählich entwickelt und in verschiedenen Abschnitten zu sehr verschiedener Zeit, im Großhirn teilweise erst mehrere Monate nach der Geburt eintritt. Von anderen Autoren (Weber, Jastrowitz, Foville) sind später nähere Details über die Sonderung der grauen und weißen Substanz beigebracht worden. Meynert erkannte, daß die Ungleichzeitigkeit der Markumhüllung, die er im Hirnschenkelfuß beobachtete, für die Feststellung von Leitungsbahnen von Bedeutung werden könne. In den Großhirnhemisphären hat Parrot zuerst den frühmarkreifen Faserzug aus den Zentralwindungen zu den subcorticalen Ganglien und den Pedunculi beschrieben (Parrotsche Schleife). Vulpius stellte die verspätete Markreifung des Stirnhirns gegenüber der Zentralregion, sowie die ungleichzeitige Markentwicklung in den verschiedenen Rindenschichten fest. Flechsigs Verdienst ist es, den Myelinisationsprozeß zuerst systematisch im ganzen Zentralnervensystem untersucht und das Studium dieser Verhältnisse zu einer anatomischen Methode — myelogenetische Methode — erhoben zu haben.

2. Das Gesetz der systematischen Markreifung oder das „myelogenetische Grundgesetz" Flechsigs: Gleichwertige Elemente, d. h. Fasern gleichen Leitungssystems, treten gleichzeitig in das Stadium der Markreifung ein; anders ausgedrückt: die Sukzession der Markbildung schreitet streng geschlossen und elektiv nach Fasersystemen fort.

3. Satz von der Markentwicklung entsprechend der Leitungsrichtung: Die Myelinisation vollzieht sich innerhalb eines Fasersystems cellulifugal d. h. im Sinne der Leitungsrichtung, also vom Zelleibe nach der Endausbreitung der Nervenfaser. Dadurch wird eine Unterscheidung corticopetaler (sensibel-sensorischer) und corticofugaler (motorischer) Systeme ermöglicht. Letztere erhalten im allgemeinen ihre Markscheiden später als die ersteren.

4. Satz von der funktionellen Dualität myelogenetischer Systeme: Nach der Zeitigkeit der Markreifung lassen sich zwei wesensverschiedene Kategorien von Leitungsbahnen im Zentralnervensystem unterscheiden: frühmarkreife Projektionssysteme und spätmarkreife Assoziationssysteme. Infolge der gesetzmäßigen myelogenetischen Differenzierung dieser Systeme — d. h. von Gruppen anatomisch gleichwertiger Neurone — er-

---

[1]) Deutsch. Arch. f. Physiol. 1. 1815.

möglicht das Studium der Markreifung auch eine exakte funktionelle Einteilung der Großhirnrinde in umschriebene Felder oder Zentren. Flechsig unterscheidet danach innerhalb der Großhirnrinde (Abb. 89 und 90):

a) **Frühmarkreife Projektionszentren oder Sinnessphären.** Sie stehen mit den Sinnesleitungen in direkter Verbindung, sind mit Projektionsfasern reichlich ausgestattet und entwickeln diese gesetzmäßig vor der reifen Geburt und ehe irgendwelche Assoziations- und Kommissurenfasern auftreten. Sie sind der Sitz der Sinneseindrücke und der Bewegungsmechanismen.

Infolge der elektiven Markreifung der zu diesen Sinneszentren ziehenden Fasersysteme liegen nach Flechsig folgende Sinnesleitungen beim Fötus und Neugeborenen völlig isoliert vor Augen:

1. die olfaktive Leitung zur Riechsphäre (Lam. perf. ant., Trigon. olf. und Sept. pell.);
2. die Hauptschleifenbahn zur Tastsphäre (vordere und hintere Zentralwindung);
3. die optische Leitung zur Sehsphäre;
4. die akustische Leitung zur Hörsphäre (vordere Heschlsche Querwindung).

Jede Sinnessphäre ist nach Flechsig mit einem doppelten Projektionssystem ausgestattet

α) mit einer oder mehreren corticopetalen (primären) Sinnesleitung,

β) mit einer (sekundären) corticofugalen bzw. motorischen Bahn.

Stets gehören demnach je eine corticofugale und corticopetale Leitung zusammen und diese bilden „conjugierte Leitungen" oder „Strangpaare". Die Sinnessphären wären also nach Flechsigs Auffassung nicht lediglich Endstationen sensibler Leitungen, sondern zugleich auch motorische Zentren (Literatur II Myelogenie, 1905. S. 413).

b) **Spätmarkreife Assoziationszentren.** Sie treten ausnahmslos erst nach der reifen Geburt in die Myelinisation ein und sind im Gegensatz zu den Sinnessphären beim Neugeborenen noch völlig marklos. Sie erhalten zeitlebens keine Projektionsfasern (nach neuerem Zugeständnis nur spärliche, individuell variierende oder auch aberrierende Stabkranzfasern), entwickeln vielmehr von vornherein auschließlich (fast nur) Balken- und ungekreuzte Assoziationsfasern. Durch dieses anatomische Verhalten charakterisieren sich die fraglichen Gebiete — meint Flechsig — als Knotenpunkte der langen, aus den Sinnesfeldern stammenden Assoziationssysteme, und sie stellen physiologisch gewissermaßen Brennpunkte für die höheren geistigen Verrichtungen, „Koagitations- oder Denkorgane" dar[1]). „Die Ganglienzellen dieser Rindengebiete sind Zentralorgane u. a. auch der Vorstellungsassoziationen."

Die spätmarkreifen Assoziationszentren umfassen nach Flechsig beim Menschen mehr als zwei Drittel der ganzen Rindenfläche, während die Sinneszentren, also die mit Projektionsfasern ausgestatteten Gebiete, nur auf einen relativ kleinen Raum beschränkt bleiben (Feld 1—12).

Flechsig unterscheidet drei Hauptassoziationszonen:

---

[1]) Flechsig rechnet sogar mit der Möglichkeit, daß die Myelogenie auch zur Aufstellung von „Vermögenszentren" im Sinne der alten Psychologie führen wird. Nebenbei sei bemerkt, daß Flechsig auch für die myelogenetische Gliederung des Cerebellum eine „Differenzierung in Sinnes- und Assoziationszentren" annimmt.

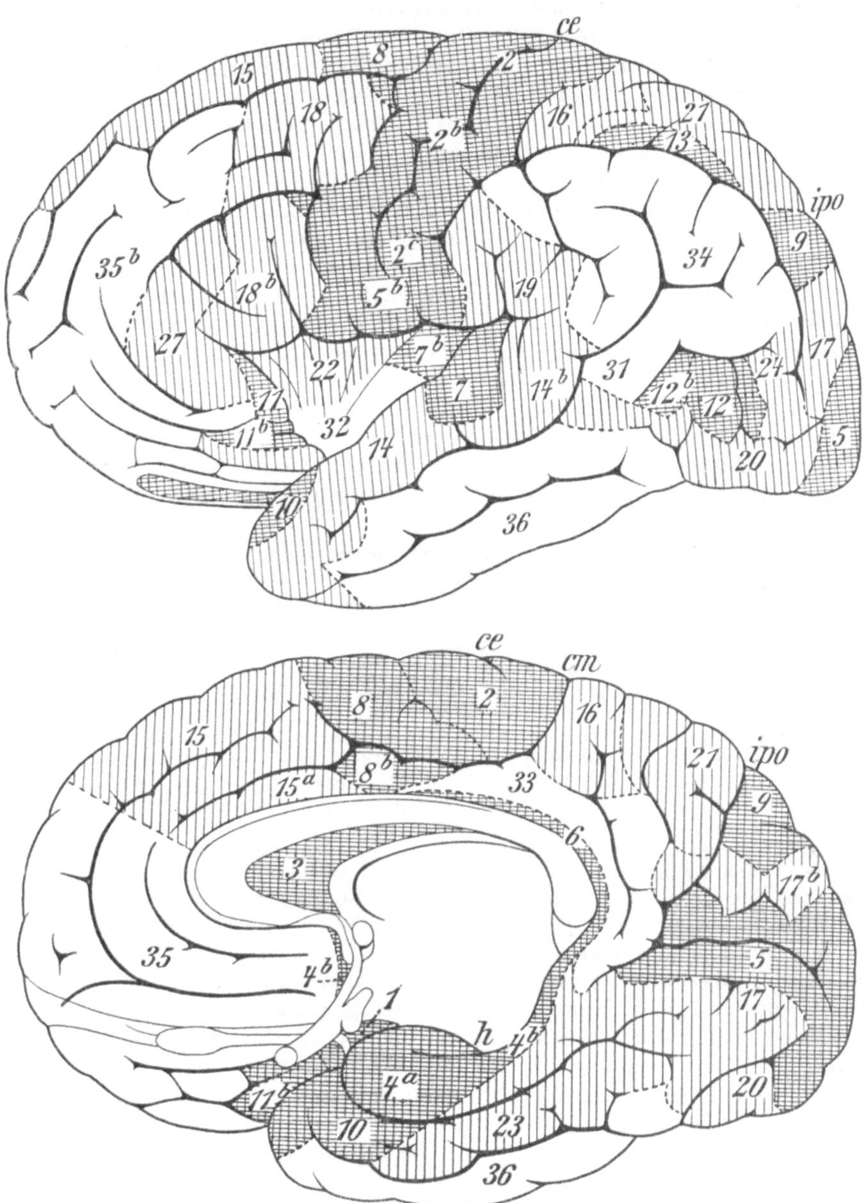

Abb. 89 u. 90. Myelogenetische Feldergliederung der Großhirnrinde nach Flechsig.
(Kombiniert aus drei Entwicklungsstadien Flechsigs; Arch. f. Anat. 1905, Taf. 13—15.)

Die Primordialgebiete (Feld 1—12) dunkelschraffiert, die Intermediärgebiete (Feld 13—28)
hellschraffiert und die Terminalgebiete (Feld 29—36) ganz hell.

Von den Prämordialgebieten entspricht nach Flechsig Feld 1, 3 u. 4a der Riechsphäre,
Feld 2, 2b, 2c, 5b u. 8 der Tastsphäre, Feld 5 der Sehsphäre, Feld 7 (vielleicht
auch 7b, also Inselanteile) der Hörsphäre, Feld 4b u. 6 der Schmecksphäre. Die gleichfalls frühmarkreifen Felder 9—13 werden als „autonome" Zonen bezeichnet. Stabkranzanteile, d. h. Ursprünge oder Endstätten von Projektionsfasern sind nach Flechsig
nur die dunkeln Primordialgebiete 1—12, der ganze übrige Rest der Rinde gehört
zur stabkranzfreien Assoziationsfläche.

1) Das große hintere oder parieto-temporale Assoziationsgebiet den ganzen Scheitellappen, große Teile des Occipitallappens und die zweite und dritte Schläfenwindung umfassend. Es beherbergt das „positive Wissen“, sowie die „phantastische Vorstellungstätigkeit“, scheint auch „zur genialen Produktion in besonders naher Beziehung“ zu stehen und darf als der Sitz dessen bezeichnet werden, was man unter „Geist“ im engeren Sinne versteht.

2) Das vordere oder frontale Assoziationsgebiet, fast das ganze Stirnhirn umfassend, wird als Sitz des Gefühle und Willensakte vorstellenden „Ich“ bezeichnet; in ihm sind die „Gedächtnisspuren aller bewußten körperlichen Erlebnisse“ deponiert. Die These, daß das Stirnhirn der Sitz höherer geistiger Verrichtungen sei, ist schon vor Flechsig von anderen Autoren auf Grund klinischer Tatsachen mehrfach vertreten worden z. B. von Meynert, Hitzig, Ferrier, Bianchi u. a.

3) Das insuläre Assoziationszentrum, im wesentlichen auf die Inselrinde beschränkt; es ist physiologisch weniger bestimmt gekennzeichnet und wird bald als Verknüpfungsstätte der verschiedenen Sprachanteile mit Sinnesgebieten bezeichnet, bald schreibt ihm Flechsig eine mehr „lokale“ Bedeutung zu.

In neuester Zeit ist Flechsig unter dem Gewichte der sich häufenden Einwände gegen diese Lehre von der ursprünglichen Zweiteilung nach funktionellen Systemen mehr und mehr abgekommen und hat, wenn auch unter vielen Verklausulierungen, eine mehr chronologische Gliederung der Großhirnrinde nach dem zeitlichen Ablauf der Markscheidenbildung durchgeführt. Er unterscheidet eine viel größere, allerdings fortgesetzt wechselnde Zahl myelogenetischer Felder (ursprünglich 7, dann 40, vorübergehend 42, zuletzt 36) und teilt diese nicht mehr in zwei, sondern in drei Hauptgruppen (Abb. 89 u. 90):

a) 12 (13) Primordialgebiete (Feld 1—12), im ganzen den frühreifen Sinnessphären entsprechend, also vor der Geburt myelinisiert. Als eigentliche Sinnesflächen werden Feld 1—8 (und 15) bezeichnet, Feld 9—13 dagegen sind „autonome“ Zonen[1].

b) 16 Intermediärgebiete (Feld 13—28), mittelreif, von der Geburt bis Ende des ersten Monats; sie stellen die Randzonen der früheren Assoziationsflächen dar und lagern sich zwischen diese und die Primordialgebiete ein.

c) 6 (8) Terminalgebiete oder Binnenfelder (Feld 29—36), die ganz spätmarkreifen, erst nach Ablauf des ersten Lebensmonats mit der Myelinisation beginnenden Abschnitte. Sie stellen die Zentralzonen der auf Kosten der Intermediärgebiete jetzt räumlich stark eingeengten ursprünglichen Assoziationszentren Flechsigs dar.

Nach Flechsigs Darstellung wird also die Großhirnrinde durch den Vorgang der Myelinisation in eine Anzahl scharf umschriebener Felder oder Zentren von typischer Lage und Ausdehnung gegliedert, deren Zu- und Abfuhrsysteme sich in durchaus konstanter und streng gesetzmäßiger Reihenfolge mit Markscheiden umhüllen (Abb. 89 und 90). Die Myelogenie stellt demnach eine Art „Auto-Anatomie“ dar, indem das Gehirn durch den Prozeß der sukzessiven Markreifung in natürlicher Weise in seine gleichwertigen und zusammengehörigen Teile zerlegt wird. Daraus ergibt sich auch von selbst, wie Flechsig annimmt, eine lokalisatorische Einteilung der Großhirnrinde nicht nur in bezug auf anatomische Verhältnisse, sondern auch hinsichtlich der Hauptfunktionen, also nach Sinnesgebieten und höheren „geistigen Zentren“.

Was ist nun an dieser Lehre richtig und was zweifelhaft, bzw. direkt falsch?

---

[1] Da die Zahl der Sinne geringer ist als die der frühmarkreifen Zonen, so meint Flechsig: alle Sinne seien vollzählig durch elektive myelogenetische Felder vertreten; ja über die Zahl der bekannten Sinne hinaus seien Primordialgebiete vorhanden, so daß selbst für unbekannte Sinne vorgesorgt sein könnte.

Unbestritten zunächst ist die Tatsache, daß verschiedene Leitungsbahnen, oder richtiger vielleicht verschiedene anatomisch abgrenzbare Faserzüge und Faserstrata, sowie auch verschiedene Regionen der Großhirnrinde ihre ersten Markscheiden zu sehr ungleicher Zeit entwickeln. Beim Neugeborenen finden sich zweifellos mächtige Fasergebiete, z. B. fast der ganze Hirnschenkelfuß noch marklos, während andere Teile sich längst myelinisiert haben. Ähnliche Differenzen kann man in der inneren Kapsel beobachten, solange das Gehirn überhaupt noch in der Markbildung begriffen ist (C. und O. Vogt). Innerhalb der Großhirnrinde ist es ohne weiteres ersichtlich — und diese Tatsache gerade hatte Flechsig zur Aufstellung seiner Funktionstheorie veranlaßt —, daß die von den Physiologen und Klinikern im groben schon früher ermittelten Sinnesgebiete nebst der sogenannten motorischen Zone, also die Regio Rolandica, die Regio calcarina und die erste Temporalwindung, bereits zur Zeit der Geburt oder bald nachher reich mit Markfasern ausgestattet sind, während andere Windungsabschnitte markhaltiger Fasern noch fast ganz entbehren und teilweise erst einen Monat nach der Geburt oder noch später markreif werden.

Vom Standpunkte des Klinikers ist nun die entscheidende Frage die, ob wirklich diese an sich äußerst interessante Tatsache der ungleichzeitigen Markreifung physiologische, insbesondere in der Großhirnrinde funktions-lokalisatorische Verhältnisse zum Ausdruck bringt, wie das myelogenetische Grundgesetz besagt, der Ausdruck einer Entwicklung nach Faser-systemen oder nach funktionell gleichwertigen Elementen ist. Diese Annahme hat, so bestechend sie auf den ersten Blick scheinen mag, ernsten Widerspruch erfahren und in entscheidenden Punkten der Nachprüfung nicht standhalten können.

Zunächst muß betont werden, daß der positive Beweis der Richtigkeit, der von einer neuen Theorie zu fordern ist, fehlt. Weder ist es erwiesen, daß alle zur selben Zeit myelinisierten Fasern dem gleichen Leitungssystem angehören (Beobachtungen sprechen direkt dagegen), noch steht fest, daß innerhalb eines Systems alle Fasern gleichzeitig oder auch nur annähernd zur gleichen Zeit markreif werden.

Für das Rückenmark, wo die Verhältnisse einfacher und daher übersichtlicher liegen, steht es zweifellos fest, daß die Reihenfolge der Markscheidenentwicklung keineswegs nur systematische Bedeutung hat. Die verschiedenen Höhenabschnitte des Rückenmarks (Lenden-, Brust- und Halsmark) zeigen große Verschiedenheiten in der Faserentwicklung; wahrscheinlich entwickeln sich die Fasern der vorderen und hinteren Extremitäten — also systematisch gleichwertige Elemente — zu ganz verschiedener Zeit. In der Einteilung nach Markreifungsbezirken, speziell in den Hintersträngen, gehen die Ansichten der Autoren weit auseinander (Flechsig, Trepinski, Bechterew). Die hier unterschiedenen Markreifungszonen (Flechsig 4, Trepinski 5) sind jedoch nicht so aufzufassen, als ob jede von ihnen nur ein einziges zu einer bestimmten Zeit des Fötallebens myelinisiertes Fasersystem enthielte, jede ist vielmehr systematisch zusammengesetzt und nur durch eine bestimmte Sukzession der Markbildungsschübe ausgezeichnet. Und was das Entscheidende ist, diese Zonen überlagern sich vielfach, lassen daher eine scharfe Abgrenzung gegeneinander überhaupt nicht zu. Damit ist aber die Bedeutung der myelogenetischen Ergebnisse für die Feststellung von geschlossenen Leitungsbahnen, d. h. von funktionell einheitlichen Fasersystemen selbst im Rückenmark sehr herabgemindert und fragwürdig.

Bezüglich der Großhirnrinde bietet die Beurteilung der Frage nach der Bedeutung der sukzessiven Markreifung größere Schwierigkeiten. In erster Reihe stehen hier methodologische Bedenken der Deutung Flechsigs entgegen. Nach v. Monakow ist es weniger die Funktion als die Vaskularisation, die bei der ersten Markentwicklung eine Rolle spielt. C. und O. Vogt konnten zeigen, daß das **Faserkaliber** von Wichtigkeit ist; frühmarkreife Gebiete sind solche, die sich zeitlebens durch dicke Fasern auszeichnen, und umgekehrt überwiegen in spätmarkreifen Zonen dauernd dünne Markfasern. In der Markreifung prägt sich also zum mindesten auch ein myeloarchitektonisches Moment aus. Von der gleichen und anderen Seiten wurde die Zulänglichkeit der Myelogenie als corticales Lokalisationsprinzip überhaupt in Zweifel gezogen. **Dejerine** sieht einen Mangel an Logik darin, das Vorkommen einer bestimmten Faserkategorie in einer Gegend deshalb zu bestreiten, weil sie zur Zeit der Geburt noch nicht da sind. Ähnliches haben O. **Vogt** und **Sachs** ausgeführt: in jeder sowohl früh- wie spätmarkreifen Zone können nachträglich noch Fasern jeder Art sich entwickeln, wie C. **Vogt** für die Assoziationszonen nachgewiesen hat und nachträglich **Flechsig** für die Sinnesgebiete selbst zugibt. Wenn dem so ist, schaltet aber die Möglichlichkeit einer Trennung von stabkranzfreien und stabkranzhaltigen Gebieten auf Grund der Myelogenie aus.

Mit eindringlichen Gründen wenden sich C. und O. **Vogt** gegen die scharfe Umgrenzung myelogenetischer Felder; die Markumhüllung finde niemals innerhalb einer Region geschlossen und auf einmal statt, um dann an den Grenzen dieser Region zu sistieren; sie dehne sich vielmehr von wenigen „autonomen Zentren" ganz allmählich nach allen Seiten aus, derart, daß an keiner Stelle jemals ein Stillstand eintritt, und daß auch innerhalb dieser bereits myelinisierten Zentren die Markverteilung eine durchaus ungleiche ist; wenn die Markentwicklung im Brennpunkte noch weitergeht, schießen bereits allenthalben in den Nachbarzonen auch Fasern auf, so daß man zu keiner Zeit sagen kann, wann der Reifungsprozeß an einer Stelle abgeschlossen ist, und wo die Grenze der Zone liegt. Diese Autoren kommen daher, wie Abb. 91 und 92 zeigt, auch zu einer wesentlich anderen Darstellung der Markreifungsvorgänge in der Großhirnrinde als **Flechsig**.

Die Abgrenzung von Feldern unterliegt demgemäß sehr der Willkür des einzelnen Autors, was ja auch aus **Flechsigs** fortgesetzt wechselnder Einteilung und bald weiterer, bald engerer Absteckung einzelner Areale hervorgeht.

Zu diesen methodologischen und prinzipiellen Bedenken kommen gewichtige Einwände tatsächlicher Art gegen einzelne Aufstellungen **Flechsigs**. Nach **Flechsig** muß man erwarten, daß in einem Gebiete die Projektionsfasern vor den Assoziationsfasern entwickelt sind, die peripheren Bahnen vor den zentralen und die sensibeln vor den motorischen. Untersuchungen anderer Autoren haben indessen so viele und so durchgreifende Ausnahmen von dieser Regel ergeben, daß das Gesetz keine Allgemeingültigkeit beanspruchen kann und damit seine Beweiskraft als lokalisatorisches Einteilungsprinzip verliert (**Dejerine**, C. und O. **Vogt**, **Siemerling**, v. **Monakow**, **Sachs**, **Westphal**, **Righetti** u. a.).

Zunächst ist es vielfach beobachtet, daß in Sinnessphären gleichzeitig mit den ersten Radiärfasern in nicht geringer Zahl auch Assoziationsfasern auftreten; in manchen Windungen erscheinen nach O. **Vogt** und v. **Monakow** beim Menschen innerhalb höherer Rindenschichten bereits markhaltige Assoziationsfasern, ehe eine Radiärfaser die Tiefe der Rinde erreicht hat (das gleiche kommt auch bei anderen niederen Säugetieren vor, wo stellenweise zu allererst die Tangentialfasern der ersten Schicht markreif werden).

Auch in tieferen Teilen des Zentralnervensystems entwickeln sich Projektions-, Assoziations- und Kommissurenfasern vielfach gleichzeitig, und selbst die letzteren vor den ersteren; so erscheinen im Rückenmark sehr früh (im fünften Monate) mit den

Wurzelfasern auch Fasern in der vorderen Kommissur und Strangfasern markhaltig (Trepinski, Giese, v. Monakow), und dies zu einer Zeit, wo die peripheren, sensibeln und motorischen Spinalnerven selbst noch nicht myelinisiert sind (Westphal). Andererseits hat Siemerling festgestellt, daß noch beim Neugeborenen, also mehrere Monate später, in den vorderen Wurzeln des Dorsalmarks nicht myelinisierte Nervenfasern vorkommen.

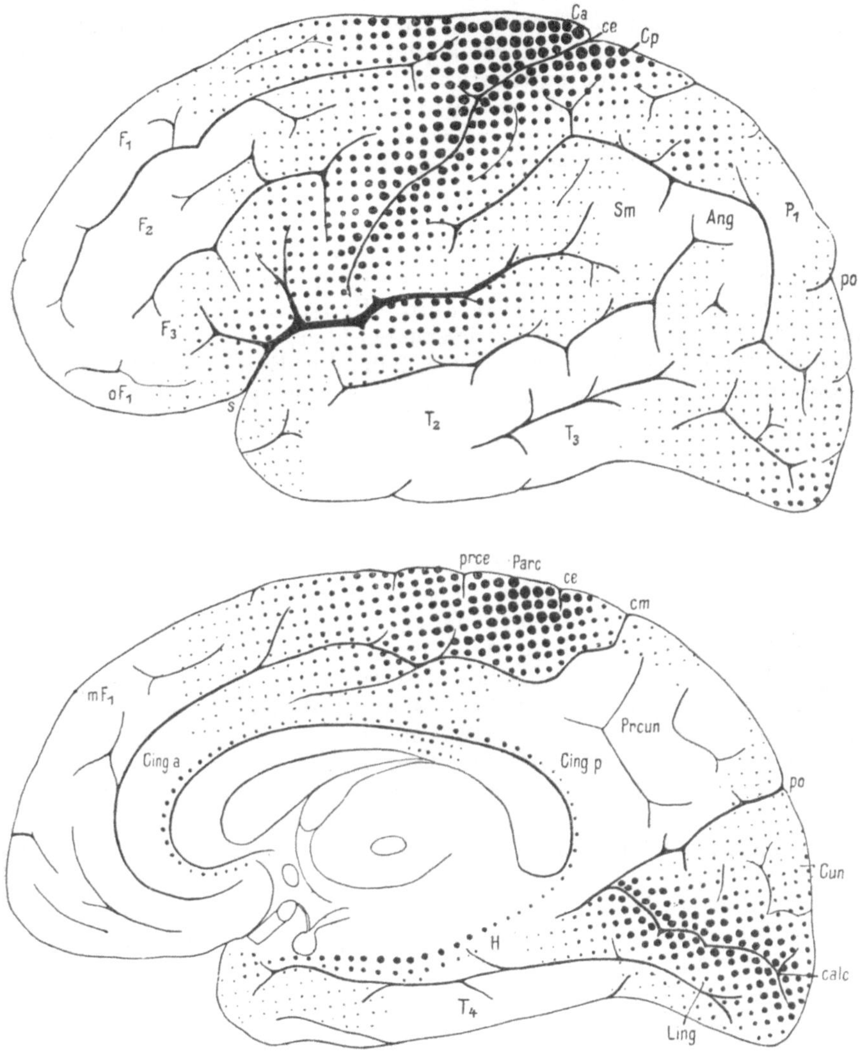

Abb. 91 u. 92. Die Myelinisation der Großhirnrinde nach C. u. O. Vogt.

Die Dicke der Punkte gibt die Zeitigkeit der Markreifung in den verschiedenen Regionen an. Scharf umschriebene Felder sind zu keiner Zeit der Entwicklung vorhanden.

Abkürzungen:

calc = Sulcus calcarinus: *ce* = Sulcus centralis; *cm* = Sulcus callosomarginalis; *prce* = Sulcus praecentralis; *po* = Sulcus parietooccipitalis; *s* = Sulcus sylvii; *Ca* = Gyrus centr. ant.; *Cp* = Gyrus centr. post.; F_1, F_2, F_3 = I, II u. III Stirnwindung; *oF₁, mF₁* = orbitaler u. medialer Teil von F_1; T_1, T_2, T_3, T_4 = I—IV Temporalwindung; P_1 = Gyr. pariet. sup.; *Sm* = Gyr. supramarginalis; *Ang* = Gyr. angularis; *Cun* = Gyr. cunei; *Ling* = Gyr. lingualis; *Prcun* = Praecuneus; *H* = Gyr. hippocampi; *Cing a, Cing p* = Gyr. cing. anterior u. posterior.

Das bedeutet eine völlige Umkehrung der von Flechsig postulierten zeitlichen Sukzession für viele Bahnen und Faserabschnitte.

Nicht besser steht es um den Satz, daß die Myelinisation gesetzmäßig im Sinne der Leitungsrichtung stattfinde. C. und O. Vogt beschreiben an zentralen Nervenbahnen eine ganz unregelmäßige Markumhüllung, die bald in der Mitte einer Faserstrecke, etwa im Centrum semiovale, wo keine Ursprungszellen in Betracht kommen, bald in der Rinde selbst, bald in tieferen Abschnitten einsetze. A. Westphal konnte in einwandfreier Weise an peripheren Nerven eine segmentweise Markumhüllung feststellen. Eine prinzipielle Scheidung corticofugaler und corticopetaler Systeme durch die Myelogenie muß demzufolge verneint werden.

Nun zur Hauptthese der Flechsigschen Lehre, der Unterscheidung von Assoziations- und Sinneszentren! Sie stützt sich hauptsächlich auf zwei anatomische Annahmen: eine fasersystematische und eine histologische.

Hinsichtlich der Fasersystematik behauptet Flechsig — und das ist der Fundamentalsatz, mit dem seine Theorie steht und fällt —, daß die spätmarkreifen Rindengebiete dauernd keine Projektionsfasern enthalten und dadurch eben als höhere, den Sinnessphären übergeordnete geistige Zentren charakterisiert seien.[1]) In dieser Frage fällt die Entscheidung allein der Pathologie zu, da die Myelogenie als Methode versagt; das Studium der sekundären Degenerationen hat aber Flechsig in allen Stücken unrecht gegeben. Da die einschlägigen Tatsachen bei den Leitungsbahnen des Großhirns abgehandelt sind, genügt hier die Hervorhebung der wesentlichen und entscheidenden Punkte.

Daß auch spätmarkreife Abschnitte der Hirnoberfläche Projektionsfasern besitzen, ist von Anfang an von namhaften Hirnanatomen gegen die Assoziationszentrentheorie eingewendet worden (Dejerine, O. Vogt, Sachs, v. Monakow, Hitzig). Neuere Erfahrungen haben das Beweismaterial im Einzelnen noch vermehrt. J. u. A. Dejerine kommen an der Hand eines sehr umfangreichen hirnpathologischen Materials und sorgfältiger Analyse der sekundären Degenerationen zu dem Schlusse, daß überhaupt alle Rindengebiete einschließlich der Flechsigschen Assoziationszonen einen Stabkranz besitzen; dasselbe lehrt v. Monakow. Allerdings wird man zweifellos einen Unterschied in dem Reichtum an Projektionsfasern in den verschiedenen Windungen annehmen müssen, was jedoch keine prinzipielle Funktionsdifferenz involviert.

Im einzelnen sind folgende Stabkranzanteile spätmarkreifer Gebiete beschrieben worden:

a) Das Türcksche Bündel (Tract. temporo-pontinus), eine Projektionsbahn zwischen Brücke und basalen Schläfenwindungen, nach J. u. M. Dejerine T_2 und T_3 (nach Flechsig zu T_1, genauer zu seiner „Hörsphäre" gehörig und deren motorische Bahn bildend). Monakow, Vogt u. a. schließen sich Dejerine auf Grund eigener Fälle an.

b) Die Stirnhirnbrückenbahn (Tract. fronto-pontinus), eine Projektionsbahn durch den vorderen Schenkel der inneren Kapsel von der Gegend des Stirnpols zum Hirnschenkelfuß und zur Pons (Abb. 97). Nach Flechsig stammt das Bündel aus dem Fuß von F_1.

---

[1]) In seinem Bericht an die Hirnforschungskommission, seiner letzten größeren Arbeit, betont Flechsig nachdrücklich, daß er an dem Kern dieser Lehre festhalte, und daß außerhalb der Primordialgebiete (Feld 1—13) ein Stabkranz nicht nachgewiesen sei — trotz aller gegenteiligen Befunde anderer Hirnanatomen und Pathologen — (vgl. hierzu die direkten Pedunculusbahnen, Abb. 97).

c) Verbindungen zwischen Thalamus opticus und Stirnhirn haben beschrieben: v. Monakow zwischen F_2, F_3 und Insel einerseits und dem medialen Thalamuskern andererseits; J. u. A. Dejerine aus vorderen mittleren Partien des Frontallappens zum gleichen Thalamuskern; Quensel neuerdings zwischen F_3 (Feld 27 und 18b von Flechsig) und Thalamus. Von Vogt, Mahaim, Siemerling liegen ähnliche Beobachtungen vor. Rutishauser stellte beim Affen ein absteigendes Bündel aus dem Frontallappen zum Thalamus fest.

d) Zum Parietallappen, also dem großen hinteren Assoziationszentrum Flechsigs, wurden gleichfalls mehrfach Projektionsverbindungen festgestellt. Nach v. Monakow besitzen die Mehrzahl der Scheitelwindungen eine zum Pulvinar führende Bahn. Dejerine nimmt eine Rotekernverbindung mit der Scheitelrinde an; ähnlich v. Monakow früher, während er neuerdings eine Repräsentation des Nucleus ruber hauptsächlich in der Frontal-, namentlich der Opercularregion sucht.

Was schließlich das histologische Argument zugunsten der Assoziationszentrenlehre anlangt, so behauptet Flechsig zweierlei:

1. daß jede Sinnessphäre eine charakteristische Bauart habe, die eine gewisse Übereinstimmung der Schichtung mit jener ihrer peripheren Aufnahmeorgane (Retina, Riechschleimhaut — auch Tastkörper? —) aufweise, während die Assoziationszonen unter sich sämtlich einheitlich gebaut seien;

2. daß diese so histologisch ausgezeichneten Rindengebiete sich nach Lage und Abgrenzung mit den myelogenetischen Feldern decken.

Die Unrichtigkeit dieser Aufstellungen ist durch die neueren Ergebnisse der histologischen Lokalisation nach jeder Richtung einwandfrei erwiesen. Es liegt ihnen ein doppelter Irrtum zugrunde. Einmal steht im Gegensatz zu Flechsigs Behauptung fest, daß die spätmarkreifen Gebiete (Assoziationszentren) nicht minder große Unterschiede in ihrem cytoarchitektonischen oder myeloarchitektonischen Bau aufweisen, wie die frühmarkreifen sog. Sinnesgebiete (O. Vogt, Brodmann, E. Smith). Ein schlagender Beweis ist die Inselrinde (Abb. 79), die im Zell- wie Faserbau eine ganz extreme Modifikation — eine eigene durch Schichtenvermehrung ausgezeichnete heterotypische Region — darstellt und sich mehr von den anderen spätmarkreifen Assoziationsgebieten unterscheidet, als dies manche frühmarkreifen Zonen tun (z. B. die temporalen Querwindungen oder die sog. „Hörsphäre" Flechsigs). Das Gleiche läßt sich von anderen spätmarkreifen Teilen, z. B. prägenualen Abschnitten des vorderen großen Assoziationszentrums und von der Regio retrosplenialis, die zum hinteren großen Assoziationszentrum (Zone 35 und 33 Flechsigs) gehört, sagen; auch sie differieren strukturell untereinander weit mehr als dies bei vielen frühmarkreifen Feldern oder Sinnessphären der Fall ist.

Demnach ist der erste Flechsigsche Satz in allen Stücken unrichtig, man könnte eher sagen, das Gegenteil sei zutreffend. Die myelogenetische Methode bringt eben gerade in den spätmarkreifen Teilen extreme histologische Differenzierungen, die sich am erwachsenen Gehirn zeigen und schon in frühfetalen Stadien einsetzen (z. B. unsere Regio retrosplenialis und praecingularis), überhaupt nicht zur Darstellung.

Zweitens aber trifft es auch nicht zu, daß die frühmarkreifen Sinnessphären mit histologischen Sonderfeldern räumlich zusammenfallen. Die tektonische Lokalisation widerspricht dem — abgesehen von der Unmöglichkeit einer scharfen Feldergliederung durch die Myelogenie — in wesentlichen Punkten. Nur ein Beispiel! Flechsigs Tastsphäre (2, 2b,

2c, 5b) dehnt sich gleichermaßen zu beiden Seiten der Zentralfurche aus und nimmt annähernd die beiden Zentralwindungen einschließlich dem Parazentralläppchen ein. Cytoarchitektonisch wird dieses Gebiet durch den Sulcus centralis in zwei ihrem histologischen Charakter nach grundverschiedene Hauptregionen, die Regio praecentralis und postcentralis, geschieden, von denen jede ihrerseits wieder in mehrere strukturell differente Felder zerfällt (Abb. 81 und 82) und, wie O. Vogt gezeigt hat, jede auch einen eigenen Stabkranz besitzt. Die Myelogenie unterschlägt also an einer Hauptsinnessphäre eine auch klinisch sehr wichtige lokalisatorische Sonderung, die durch andere — anatomische und physiologische — Methoden hervortritt; sie fälscht geradezu die Lokalisation, indem sie zwei tektonisch, fasersystematisch und physiologisch streng zu trennende Gebiete, die vordere und hintere Zentralwindung, als einheitliche Zone erscheinen läßt[1]). Ähnlich liegen die Dinge bei anderen Feldern.

Ferner schließlich ist es gleichfalls unrichtig, daß alle frühmarkreifen Zonen durch eine ganz besondere und abweichende Struktur namentlich vor den Assoziationszonen ausgezeichnet seien. Die frühmarkreifen Felder 9—13 unterscheiden sich in ihrem Bau nicht im entferntesten so weit von den spätmarkreifen Nachbargebieten (etwa Feld 12 von 31, oder 11 von 27) als die letzteren, also die den Assoziationszentren zugehörigen Bezirke teilweise untereinander abweichen, wie wir an dem Beispiel der Insel gesehen haben.

Demzufolge erweisen sich auch die histologischen Beweisgründe, die Flechsig für seine Lehre herangezogen hat, sowohl nach der tektonischen wie lokalisatorischen Seite teils als nicht hinreichend fundiert, teils als irrtümlich.

Alles in allem: die Markreifung ist in der Hauptsache ein noch ungelöstes Problem. Sie gibt der Faserlehre wie der Rindenforschung reiche fruchtbare Anregung und stellt sie vor neue Aufgaben. Viele Einzeltatsachen sind aber noch strittig. Die physiologische Deutung, die Flechsig den myelogenetischen Tatsachen gegeben hat, vermag einer Nachprüfung nicht standzuhalten. In der Anwendung der Markreifungsergebnisse auf die Unterscheidung von Fasersystemen und funktionellen Bezirken, ganz allgemein auf die klinische Lokalisationslehre ist daher einstweilen größte Vorsicht geboten.

2. Die übrigen grauen Bestandteile des Endhirns.

Außer der grauen Substanz, die als Großhirnrinde über die ganze Oberfläche der Hemisphären ausgedehnt ist, kommen im Innern mächtige graue Massen vor, die man auch als Vorderhirnganglien bezeichnet. Diese grauen Massen hängen entwicklungsgeschichtlich miteinander innig zusammen, werden aber im erwachsenen Gehirn von durchtretenden Fasermassen aus der inneren Kapsel, der Commissura anterior, der Ansa lenticularis mehrfach getrennt und zerklüftet. Als solche gesonderten Gebilde grauer Substanz

---

[1]) Wenn Flechsig vorübergehend eine Trennung der vorderen und hinteren Zentralwindung auch myelogenetisch durchgeführt hat, so entsprang dies wohl dem Bestreben, die Ergebnisse der Markreifung mit denen der übrigen Forschung in Einklang zu setzen. In den neueren Hirnkarten hat er den Versuch aufgegeben und stellt die beiden in Betracht kommenden Windungen wieder als eine myelogenetische Zone dar. Er schreibt ausdrücklich, daß der Sulcus centralis „inmitten eines schon seiner ganzen Entwicklung nach innig zusammengehörigen Gebietes liegt" (Arch. f. Anat. 1905. S. 441) (vgl. Abb. 89 u. 90).

hat man unter dem Namen Vorderhirnganglien das Corpus striatum, das Claustrum und den Nucleus amygdalae zusammengefaßt. Dazu kommt das die Ventrikel unmittelbar auskleidende zentrale Höhlengrau, das keiner besonderen Besprechung bedarf. Auch das Septum pellucidum soll hier kurz erwähnt werden.

Obwohl die physiologische Bedeutung der Vorderhirnganglien noch unaufgeklärt ist, kann der Kliniker eine genauere topographische Kenntnis nicht entbehren, einmal wegen ihrer innigen Beziehungen zu wichtigen Nachbarorganen und sodann, weil sie nicht selten von der Erkrankung anderer Hirnteile mitbetroffen werden.

Neuerdings sind auch pathologische Veränderungen des Linsenkernsystems bei Erkrankungen mit motorischen Störungen (Paralysis agitans, Huntingtonsche Chorea) bekannt geworden (Jelgersma).

1. Das Corpus striatum oder der Streifenhügel stellt in seiner Gesamtheit einen umfangreichen grauen Körper von ovoider Gestalt dar, der im Markkörper des Vorderhirns eingeschlossen ist und im ganzen dorsolateral vom Thalamus opticus seine Lage hat (*NC, NL*, Abb. 93). Die dorsomediale Fläche ragt in den Seitenventrikel hinein; mit der Unterfläche ruht er auf dem Mark des Stirn- und Schläfenlappens und reicht ventralwärts bis an die Basis in der Gegend der Substantia perforata anterior hinab. Die mediale Fläche ist teils dem Thalamus opticus und der Capsula interna, teils dem Höhlengrau zugewandt; die laterale Fläche wird begrenzt durch den Lobus insulae und ist von der innersten Schicht der Inselrinde, dem sog. Claustrum, nur getrennt durch die schmale Markwand der Capsula externa.

Durch die innere Kapsel wird das Corpus striatum in zwei Hauptteile geteilt: einen oberen inneren, den Nucleus caudatus oder Schwanzkern, und einen äußeren unteren, Nucleus lentiformis oder Linsenkern.

Der Nucleus caudatus (*NC*, Abb. 93) liegt an der Außen-, resp. Bodenfläche des Seitenventrikels dicht unter dessen Ependym und ragt etwas in seine Höhlung vor. Der vordere, kolbig verdickte Teil wird als Kopf (Caput nucl. caud.) bezeichnet und erstreckt sich basalwärts bis an die Subst. perf. ant., wo er als Colliculus nucl. caudat. dicht an der Incisura prima von His eine schwache Vorwölbung bildet (*Cnc* Abb. 96). Vom Linsenkern wird er durch den vorderen Schenkel der inneren Kapsel (*Cia*, Abb. 93) größtenteils getrennt, doch bleibt er am Vorderende dauernd im Zusammenhang mit ihm durch verstreute graue Inseln, die sich brückenartig zwischen den beiden Ganglien ausbreiten. Das hintere Ende oder der Schwanz (Cauda nucl. caudat.) verjüngt sich caudalwärts zunehmend, umzieht den Thalamus opticus halbkreisförmig von vorn-oben nach hinten-unten, von ihm äußerlich getrennt durch die im Sulcus optostriatus verlaufende Stria cornea sc. terminalis, und erstreckt sich caudalwärts, immer nahe dem äußeren Winkel des Ventrikels hinziehend, bis zum vordersten Ende des Unterhorns, wo er mit dem Nucleus amygdalae verschmilzt (Abb. 96).

Der Nucleus lentiformis oder Linsenkern (*NL*^{2}/$_3$, Abb. 93) ist der zwischen Insel und Sehhügel gelegene, medial von der inneren, lateral von der äußeren Kapsel begrenzte Hauptteil des Corpus striatum. Er hat auf Durchschnitten die Gestalt eines horizontalen Keiles, der mit der Spitze nach innen und seiner breiten, schwach gewölbten Basis nach außen gerichtet ist. Die Spitze dieses Keiles entspricht dem Knie der inneren Kapsel *(Cig)*, die Basis der äußeren Kapsel *(Ce)*. Er erscheint im Gegensatz zum Nucleus caudatus nicht von einheitlicher Struktur, sondern läßt schon makroskopisch am frischen Organ, durch verschiedene Färbung und durch schmale concentrische Markleisten, die Lamina medullaris externa und interna geschieden, drei

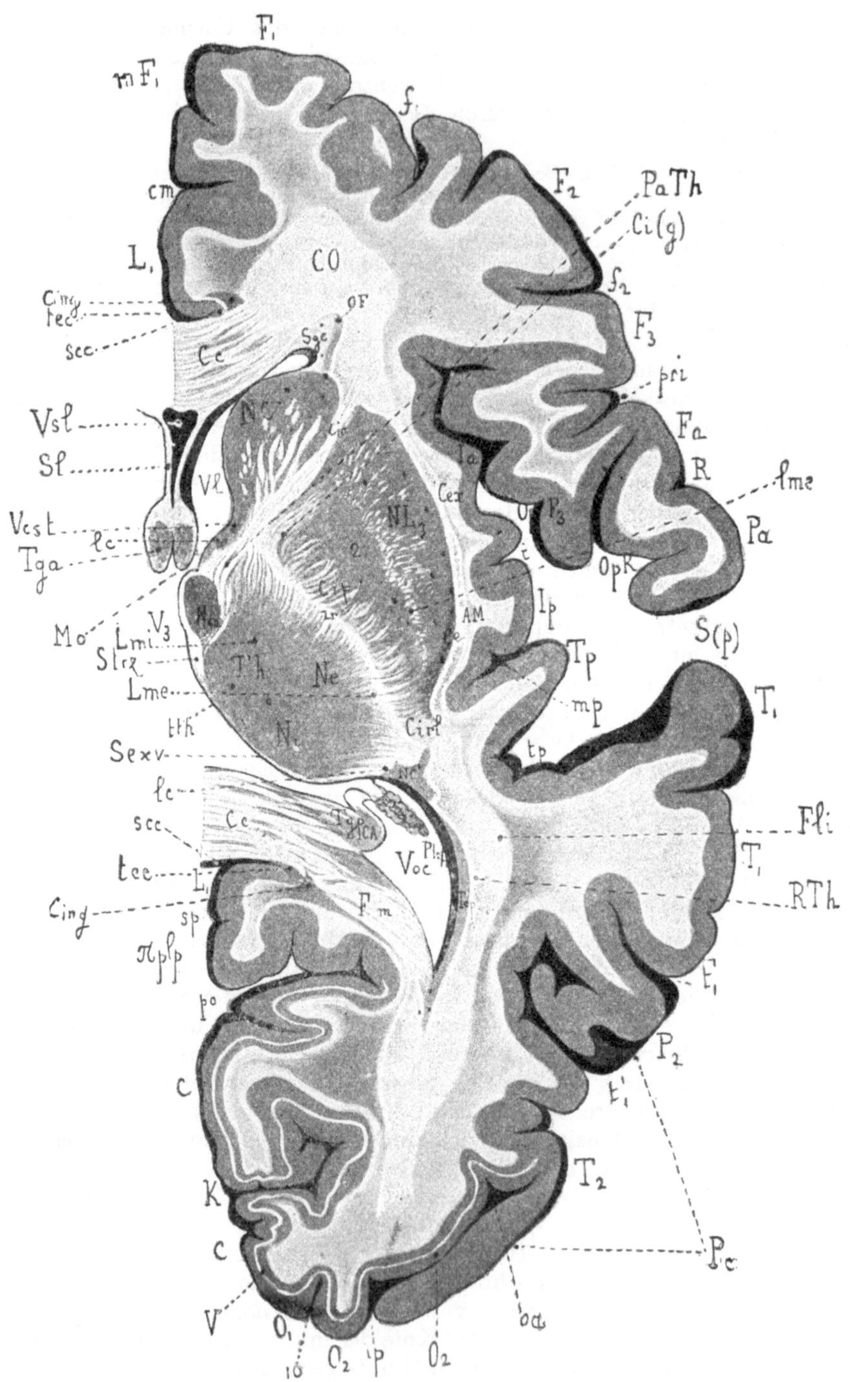

Abb. 93. Horizontalschnitt einer menschlichen Hemisphäre in natürlicher Größe.
(Nach Dejerine.) Erklärung nebenstehend. Bedeutung der Abkürzungen siehe Seite 296.)

Segmente oder Glieder *(NL₁, NL₂, NL₃,* Abb. 100) unterscheiden, deren äußeres **Putamen** heißt, während die beiden inneren als **Globus pallidus** zusammengefaßt werden.

Was den feineren histologischen Bau des Corpus striatum anlangt, so genügt es, zu wissen, daß der Nucleus caudatus, soviel heute bekannt ist, in allen Teilen gleichmäßig gebaut erscheint und im allgemeinen aus ziemlich dichtstehenden, kleineren, zierlich sternförmigen Zellformen mit zahlreichen verästelten Dendriten besteht, die über das ganze Organ diffus verstreut sind (Golgibild), während der Nucleus lentiformis auch strukturell eine Trennung in zwei Hauptabschnitte (Putamen und Globus pallidus) zeigt. Das Putamen weist nach K ö l l i k e r eine eigene spindelförmige oder dreieckige Zellart auf, die durch kleine schlanke Zellkörper mit spärlichen, aber äußerst langen Dendriten ausgezeichnet ist (lange Strahlenzellen); der Globus pallidus dagegen besitzt meist multipolare Zellformen mit kurzen, reich verzweigten Ästen (Buschzellen).

Im Markfaserbilde hebt sich das Putamen durch hellere Färbung und dickere Faserfaszikel, die seine Masse vorwiegend schräg von innen nach außen durchziehen, gegenüber den dunkler gefärbten und aus feineren Faserbündelchen bestehenden beiden inneren Gliedern (Globus pallidus) ab. Das Putamen gleicht in seinem Bau im ganzen mehr dem Nucleus caudatus als dem Globus pallidus (siehe Abb. 99).

2. Früher und vielfach bis in die jüngste Zeit hat man auch die Vormauer (Claustrum) und den Mandelkern (Nucleus amygdalae) als besondere Vorderhirnganglien aufgefaßt und dem Corpus striatum an die Seite

---

Erklärung der Abbildung 93.

Die Schnittfläche geht durch die Mitte des Thalamus opticus *(Th)*, die größte Ausdehnung der Fossa Sylvii und trifft den Balken *(Cc)* an seinem vorderen und hinteren Ende, dem Knie und dem Splenium.

Die vorliegenden **Furchen und Windungen** ergeben sich aus den Abkürzungen. Die Insel liegt in ihrem größten Horizontalumfange vor und zerfällt durch den Sulcus centralis insulae *(i)* in eine vordere *(Ja)* und eine hintere Hälfte *(Jp)*. Sie wird an der Außenfläche bedeckt vom Operculum frontale *(Op, F₃)* und dem Operculum rolandicum *(Op R)*, das genau am untersten Ende des Sulcus centralis Rolandi *(R)* durchschnitten ist. Am inneren Rande der Insel finden sich drei parallele Schichten von verschiedener Färbung, die Capsula extrema *(Cex)*, das Claustrum *(AM)* und die Capsula externa *(Ce)*. In den Occipitalwindungen fällt in der Rinde der helle Vicq d'Azyrsche Streif auf, der an der Medianfläche nach vorne bis zum Grunde des Sulcus parieto-occipitalis *(po)* reicht (lateralwärts ist seine Ausdehnung zu weit gezeichnet, er reicht in Wirklichkeit nur ganz wenig über den Occipitalpol nach außen). Das Septum pellucidum *(Sl)* bildet nach hinten vom Balkenknie *(Cc)* zwei dünne, durch den Ventriculus sept. pell. *(Vsl)* getrennte Blätter, an dessen hinterem Ende die Columnae fornicis *(Tga)* jederseits als kolbige Anschwellungen zu sehen sind.

Von den **Ventrikeln** ist der Ventriculus lateralis *(Vl)* am Übergang in den Ventriculus tertius *(V₃)* mit dem Foramen Monroi *(Mo)* getroffen; ferner das Hinterhorn an seinem vorderen Ende *(Voc)*; dessen Abschluß nach außen durch den an der Fimbria *(Tgp)* inserierenden Plexus chorioideus *(Pich)* ist gut zu sehen.

Die **zentralen Ganglien** bestehen aus dem Nucleus caudatus mit Kopf- *(NC)* und Schwanzteil *(NC')*, dem Putamen *(NL₃)* und dem äußeren Glied des Globus pallidus *(NL₂)*. Vom **Thalamus opticus** *(Th)* sind der Nucleus anterior *(Na)* mit seiner Markkapsel, und der Nuclus medialis *(Ni)* und lateralis *(Ne)* zu sehen. Seine Oberfläche wird vom Stratum zonale *(strz)* und der Taenia thalami *(tth)* überzogen.

Der **Markkörper** zeigt im Occipitallappen die drei sagittalen Strata, von innen nach außen die Tapete *(Tap)* die Radiatio optica *(RTh)* und den Fasciculus longitudinalis inferior *(Fli)*, lateralwärts von diesen Strata, deutlich geschieden davon, das Centrum semiovale *(CO)*. Die **innere Kapsel** läßt den kürzeren vorderen *(Cia)* und den längeren hinteren Schenkel *(Cip)* erkennen und von letzterem den retrolenticulären, *(Cirl)* in das Occipitalmark ausstrahlenden Abschnitt.

Die Balkenstrahlung des Spleniums geht an der Seitenwandung des Ventriculus occipitalis *(Voc)* in den Forceps posterior *(Fm)* über. An die Vorder- (resp. Unter)-fläche des Spleniums lagert sich das Crus fornicis *(Tgp)* mit dem Übergang in die Fimbria und die Cauda Corn. Ammon. *(CA)* an.

gestellt. Wie die neuere Rindenforschung ergeben hat, stellen jedoch diese Gebilde genetisch Bestandteile der eigentlichen Großhirnrinde dar. Das Claustrum (*AM*, Abb. 93) bildet nur eine durch die Capsula extrema *(Cex)* abgesprengte Schicht der Inselrinde, die in Embryonalstadien noch mit dieser zusammenhängt. Nach Wernicke ist auch das Putamen in dieser Weise als Rindenabkömmling anzusehen. Auch der Nucleus amygdalae gehört der Rinde an und zwar zu den heterogenetischen Rindenformationen des Archipalliums, speziell mit Ped. olf., Tuberc. olf. und Substant. perf. ant. zu jener als Cortex primitivus bezeichneten Urform, in der noch kein von der grauen Rindenplatte getrenntes eigentliches Marklager ausgebildet wird.

3. Das Septum pellucidum (*Sl*, Abb. 93) stellt jenen verkümmerten Abschnitt der medialen Hemisphärenwand dar, der beim Durchbruch des Balkens von den übrigen Teilen abgetrennt wurde. Es besteht aus zwei dünnen, den Ventriculus sept. pell. *(Vsl)* zwischen sich fassenden Lamellen, die ihrer Struktur nach alle Bestandteile der Rinde Ganglienzellen und Nervenfasern, beim Menschen allerdings nur in spärlicher Zahl, enthalten (Cortex heterogeneticus rudimentarius). Diese rudimentäre Rindenplatte spannt sich aus an der Unterfläche des Balkenkörpers in dessen vorderer Hälfte, vorn von dem Balkenknie (*Cc*, Abb. 93) und hinten von den Fornixsäulen *(Tga*, Abb. 104) begrenzt.

B. Das Zwischenhirn (Diencephalon).

Das Zwischenhirn differenziert sich aus dem primären Vorderhirnbläschen einerseits durch Massenzunahme der Seitenteile, andererseits durch relative Rückbildung des Bodens und der Decke des embryonalen Hirnrohres.

Aus den beiden Seitenteilen der Wandung des Hirnrohres entstehen unter bedeutender Entfaltung grauer Substanz ansehnliche Gebilde, die wir im einzelnen kennen lernen müssen, da sie gerade am menschlichen Gehirn teilweise einen Gipfelpunkt der Entwicklung erfahren haben: der Thalamus opticus (Sehhügel) und der Hypothalamus (Regio hypothalamica). Die Seitenteile fassen den III. Ventrikel als spaltförmig verengerten zentralen Hohlraum zwischen sich, der nach der Basis zu zwei Ausstülpungen, den Recessus opticus und den Recessus infundibuli, aufweist.

Der Boden und die Decke des Zwischenhirns erfahren ebenfalls weitgehende sekundäre Umbildungen. Ihre Grenzen sind bei der äußeren Morphologie besprochen. Aus dem Boden wächst ein trichterförmiger Vorsprung, das Infundibulum, aus, mit dem sich der entwicklungsgeschichtlich dem Gehirn nicht zugehörige Hirnanhang, die Hypophysis cerebri, verbindet; außerdem bilden sich an der Hirnbasis an umschriebenen grauen Massen das Tuber cinereum, die Corpora mamillaria s. candicantia und die Substantia perforata posterior. Die Decke des Zwischenhirns wandelt sich zur Tela chorioidea superior, einer dreiseitig gestalteten Duplikatur der Pia mater, mit dem Plexus chorioideus um, die von den Vierhügeln her über den ganzen III. Ventrikel hinweg, seitlich über einen größeren Teil der Thalamusoberfläche sich ausspannt und am Foramen Monroi in die lateralen Geflechte der Seitenventrikel übergeht.

Nach W. His wird das Diencephalon durch den an der Seitenwand des III. Ventrikels vom Aquaeductus Sylvii bis zum Recessus opticus horizontal nach vorn verlaufenden Sulcus Monroi in einen oberen Abschnitt, das Thalamencephalon, und einen unteren Abschnitt, den Hypothalmus, geschieden. Das Thalamencephalon gliedert sich wieder in drei Teile, den eigentlichen Thalamus opticus, den Epithalamus und den Metathalamus. Der Metathalamus umfaßt die Corpora geniculata und deren Umgebung; zum Epithalamus gehören die Habenulargebilde und das Corpus pineale oder die Epiphyse.

Für unsere Zwecke genügt eine einfachere Einteilung. Wir werden daher die aus der Bodenplatte des Zwischenhirns hervorgegangene, ventral vom Sulcus Monroi gelegene Regio hypothalamica (Hypothalamus) und den der Flügelplatte des Markrohrs entsprechenden Sehhügel oder Thalamus opticus mit seinen Anhängen (Thalamencephalon) gesondert besprechen.

Von den Bestandteilen des Sehhügels sind die grauen Kerne und die Faserverbindungen oder Thalamusstrahlungen (Thalamusstiele) zu unterscheiden. Letztere finden im Zusammenhange mit dem Großhirnmark ihre Besprechung.

1. Die Kerne des Thalamencephalon.

Als „Sehhügelkerne" bezeichnet man mehr oder weniger deutlich gesonderte Massen grauer Substanz innerhalb des Thalamencephalons, die durch eine eigene Zell- und Faserstruktur gekennzeichnet und meist auch durch eine Markkapsel oder Marklamelle gegeneinander und von der Umgebung abgegrenzt sind. Schon bei makroskopischer Betrachtung läßt die den Seitenventrikeln zugekehrte dorsale Oberfläche des Thalamus opticus mehrere konstante Vorwölbungen erkennen, die der äußeren Begrenzung der Hauptkerne entsprechen, nämlich das Tuberculum anterius am vorderen oberen Thalamusrande, die durch eine seichte Längsrinne geschiedene mediale und laterale Kerngruppe und schließlich das am hinteren Rande vorgewölbte Pulvinar (Polster). Auch die beiden Corpora geniculata treten jederseits am ventrocaudalen Rande des Thalamencephalon als tuberkelartige Vorragungen sichtbar hervor.

Außer diesen schon Burdach bekannten Hauptkernen ist neuerdings mehrfach eine weitergehende Gliederung des Thalamus opticus teils auf Grund architektonischer Differenzen, teils myelogenetisch, teils schließlich auf faserdegenerativem Wege durchgeführt worden.

Die reichste Gliederung scheint sich vorläufig unter Berücksichtigung der cytoarchitektonischen und myeloarchitektonischen Verhältnisse, also der Form, Größe, Gruppierung und gegenseitigen Anordnung, sowie der inneren Struktur der Ganglienzellen oder des Faserreichtums, Faserkalibers und Faserverlaufs, sowie der Aufsplitterung der einstrahlenden Markbündel zu ergeben. Manche Autoren haben bis zu 30 und mehr topographisch deutlich geschiedene Kerne voneinander abgetrennt. Da für eine Anzahl dieser tektonischen Verbände z. B. einzelne ventrale Kernsegmente mit Sicherheit spezifische Faserverbindungen festgestellt werden konnten und demnach auch eine spezifische Funktion angenommen werden muß, ist es ein physiologisch-klinisches Bedürfnis, wenigstens die wichtigsten der unterschiedenen Kerngruppen zu kennen, obwohl man sich dabei klar sein muß, daß die physiologischen Beziehungen der meisten dieser Kerne im übrigen noch völlig unklar sind und obwohl auch hinsichtlich mancher Einzelheiten in der morphologischen Einteilung nach wie vor erhebliche Meinungsdifferenzen bestehen bleiben. Wir beschränken uns unter Verzicht auf eine genaue Schilderung der physiologisch ungeklärten Strukturverhältnisse auf eine kurze Wiedergabe einiger der wichtigsten in der Literatur beschriebenen topographischen Kerngruppen.

1. Der Nucleus anterior (Nucl. dorsalis oder superior) ist der morphologisch bestabgegrenzte Kern (*Na*, Abb. 93). Wie bereits erwähnt, springt er am vorderen Rande der dorsalen Thalamusfläche als kleiner Höcker (Tuberculum ant.) mit kolbig verdicktem Vorderende deutlich vor. Er ist an seiner freien Oberfläche vom Stratum zonale überzogen; auf Durchschnitten stellt er einen länglich runden zellreichen Körper dar, der von einer dichten Markkapsel, der Lamina medullaris anterior, die nach hinten mit der Lam. medull. int. zusammenhängt und von unten her trichterförmig einstrahlende Fasern aus dem Fasciculus thalamo-mammillaris empfängt, allseitig

umschlossen wird. Caudalwärts schiebt er sich, an Masse allmählich ab-
nehmend, mit seiner Kapsel zwischen Nucl. lat. und med. ein und trennt
diese Kerne in ihren oberen Segmenten voneinander.

Nissl trennt den Kern in drei Teile und nennt diese Nucl. ant. dorsalis, Nucl. ant.
ventr. lateralis und Nucl. ant. ventr. medialis.

v. Monakow und C. Vogt unterscheiden in der Hauptsache übereinstimmend
zwei Hauptteile:

1. Nucleus anterior accessorius, medial gelegen = Nucleus intermedius Köllikers,

2. Nucl. ant. principalis, lateral gelegen, den C. Vogt myeloarchitektonisch
wieder gliedert in:

  a) eine Pars anterodorsalis (faserarm),
  b) eine Pars intermedia (faserreich),
  c) eine Pars medialis (sehr faserarm).

2. Der Nucleus medialis (*Ni*, Abb. 100) liegt an der Innenseite des
Thalamus zwischen Lamina medullaris interna und dem zentralen Höhlengrau
des III. Ventrikels, in das er ohne Grenze übergeht. Er nimmt annähernd
die halbe Längenausdehnung des Thalamus ein und reicht nicht ganz vom
vorderen Pol bis zur Höhe des Ganglion habenulae, das seiner hinteren
oberen Ecke entspricht. Nach außen ist er gegen den Nucleus lateralis
durch die Lam. medull. int. abgegrenzt, nach vorn und oben gegen den
Nucleus anterior durch diese Marklamelle und die aus ihr hervorgehende
ventrale Kapsel des vorderen Kerns, resp. das Vicq d'Azyrsche Bündel. Nach
hinten geht er in den oberen Partien ohne deutliche Grenze in das Pulvinar
über, in der ventralen Hälfte ist dagegen eine ziemlich scharfe strukturelle
Abgrenzung gegen letzteren Kern (namentlich bei manchen Tieren sehr
deutlich) vorhanden.

Von diesem Hauptkerne kann man unschwer eine größere Zahl Untergruppen abtrennen, doch sind von den einzelnen Autoren sehr verschiedene Einteilungen gegeben worden.

Nissl gliedert von vorn nach hinten: medial vorderer, medial mittlerer und medial
hinterer Kern. Er unterscheidet außerdem als besonderen „Kern der Mittellinie"
eine dicht am Ventrikelgrau gelegene schmale Zellplatte verstreuter spindelförmiger
Zellen. Sie zerfällt wieder in einen dorsalen und ventralen Anteil.

▸ Nach v. Monakow ist eine laterale Abteilung von einer medialen deutlich durch
eine dünne Markwand (Lam. medull. int.) getrennt. Der mediale Teil des Kerns
steht durch einen besonderen Stabkranz mit dem Frontalende der Hemisphären in
Beziehung (Rutishauser-Monakow, Anton).

C. Vogt unterscheidet eine Pars dorsalis und eine Pars ventralis, und an
der ersteren wieder 5 Nebenkerne, an der letzteren eine Regio lateralis (= Nucleus
ventralis) und eine Regio medialis = Nucleus submedialis.

3. Der Nucleus centralis (Centre médian de Luys, Nucleus medius Kölliker) ist ein zuerst von Luys erwähnter, später durch
Forel, v. Tschirch, Brissaud, Dejerine genauer beschriebener, aber
trotzdem heute vielfach übersehener besonderer Kern, der infolge seines
Faserreichtums und seiner ringförmigen dichten Markkapsel als ein gut be-
grenztes kreisrundes Gebilde deutlich auffällt (*Nm*, Abb. 104). Sein Durchmesser
beträgt nirgends mehr als etwa 0,5 mm. Der Kern ist eingeschlossen
zwischen Nucleus medialis, Nucleus lateralis und Nucleus ruber (hinten) und
liegt auf Horizontalschnitten in einer Ebene mit dem Ganglion habenulae,
auf Frontalschnitten lateral von diesem und dem Fasciculus retroflexus
Meynerts. Seine Kapsel steht in Verbindung mit den caudalen Ausläufern
der Lamina medullaris interna.

v. Monakow und C. Vogt rechnen den Kern zum Nucleus medialis; Ersterer
bezeichnet ihn als med. b., letztere als Regio lateralis partis inferioris des
Nucleus medialis.

4. Der Nucleus lateralis (*Ne*, Abb. 104), zuerst von Burdach als äußerer Kern beschrieben, nimmt unter allen Kernen die größte Masse des Seh-hügels ein. Er dehnt sich in ganzer Länge des Thalamus von dessen vordersten Ende, über den Nucleus anterior noch hinausreichend, bis zum Pulvinar aus. Innen wird er begrenzt durch die Lam. medull. int., außen durch die Lam. med. ext., die ihn von der Gitterschicht oder Zona reticularlis (*zr*, Abb. 104) und von der Pars lenticulo-optica und retrolenticularis der inneren Kapsel trennt. Gegen das Pulvinar besteht nur in den ventralen Partien eine deutlichere strukturelle Scheidung, während dorsalwärts der Übergang ein fließender ist. Nach neueren Forschungen zerfällt diese große Kernmasse sowohl architektonisch wie fasersystematisch in eine größere Anzahl mehr oder weniger scharf geschiedener Unterabteilungen, über die im einzelnen keine volle Übereinstimmung besteht. Hier können nur die wichtigsten Gruppen Berücksichtigung finden.

Übereinstimmend wird von den meisten Autoren, die sich auf eine feinere Gliederung des Thalamus einlassen, ein dorsaler und ventraler Hauptteil am Nucl. lat. unterschieden, von denen jeder einen besonderen corticalen Stabkranzanteil besitzt und wieder in mehrere Segmente zerfällt. Der dorsale Abschnitt ist zellreicher und setzt sich aus kleineren diffus verstreuten Zellelementen zusammen. Der ventrale enthält größere, meist in Gruppen zusammenliegende und spärlichere Zellen.

Der dorsale Abschnitt des Nucleus lateralis wird von Monakow und C. Vogt in eine obere und untere Region geteilt (lat. *a* und lat. *b* Monakow). An der Regio ventralis unterscheidet C. Vogt einen a) Nucleus lateralis ventralis acceszorius, und b) Nucl. lat. ventr. principalis mit je mehreren Unterkernen. Ebenso zerfällt nach C. Vogt die Regio dorsalis in zwei kleinere Kerngruppen: eine faserarme und eine faserreichere.

Die Einteilung der Pars inferior des Nucleus lateralis von C. Vogt ist folgende:

1. Regio lateralis	Nucl. ventrocaudalis — Radiatio lemniscalis Nucl. intermedius — Radiatio prelemniscalis Nucl. ventrocaudalis — Radiatio lenticularis Nucl. fascicularis — Stilus ant. thal.
2. Regio medialis	a) Nucleus basalis — Fasern aus der lateralen Schleife (= Région du ruban de Reil, Dejerine), b) Nucleus semilunaris (= schalenförmiger Körper Flechsigs, Nucleus arcuatus, Kölliker).

Der ventrale Abschnitt des Nucl. lat. (= ventrale Kerngruppen) nimmt nach v. Monakow die ganze basale Hälfte der lateralen Partie des Sehhügels ein und wird von der Regio subthalamica durch die ventrale Partie der Lam. med. ext. geschieden, vom Nucleus ruber durch das laterale Mark dieses Kerns. Er zerfällt in 4 auch durch Marklamellen geschiedene Sonderkerne, von denen jeder seinen besonderen Stabkranzsektor hat: 1. vent. ant. (F_2, F_3, vielleicht *Op. Rol* und *Ca*), 2. vent. *a* (Beziehung zu *Ca* und *Op.*), 3. vent. *b*, 4. vent. *c* (beide Faserverbindungen mit *Sm* und *Cp*, vent. *c* Schleifenendigung).

5. Das Pulvinar (*Pul*, Abb. 104) wird vielfach nicht als besonderer Kern, sondern nur als die caudale Prominenz des lateralen Kerns aufgefaßt. Tatsächlich bestehen aber doch durchgreifende tektonische und faserdegenerative Unterschiede. In den ventralen Partien ist beim Affen die Grenze sowohl gegen den medialen wie lateralen Kern eine hinreichend deutliche, indem in diesen Kernen ziemlich plötzlich durchweg viel größere Zellen und in anderer Anordnung auftreten (Friedemann).

C. Vogt unterscheidet eine Regio medialis und lateralis, jede mit mehreren myeloarchitektonisch differenten Sonderkernen, deren nähere physiologische Beziehungen aber nicht feststehen.

Das Corpus geniculatum laterale (*Cge*, Abb. 105) oder der äußere Kniehöcker bildet die keulenartig verdickte hintere Fortsetzung des Tractus opticus und ragt als kleiner Wulst am hinteren unteren Rande des Thalamus vor. An der basalen Fläche findet sich eine rinnenförmige Einziehung, der Hilus. Lateral wird der äußere Kniehöcker begrenzt durch das retrolenticuläre Segment der innern Kapsel, speziell das laterale Mark des Corp. gen. lat.; dorsolateral geht dieses über in das dreieckige Feld von Wernicke. Vertrolateral liegt ihm die Stria terminalis und das Arnoldsche Bündel an, medial das Corpus geniculatum mediale bezw. der „hintere Kern" Monakows.

Die innere Struktur des Corp. gen. lat. wird gekennzeichnet durch eine konzentrische Schichtung aus abwechselnden Lagen grauer Substanz und feiner weißer Marklamellen, doch bestehen in verschiedenen Abschnitten wesentliche Differenzen sowohl in der Größe, Form und Anordnung der Zellen, wie in der Verteilung der Faserfaszikel. Die physiologischen Beziehungen der einzelnen Teile sind noch nicht sicher bekannt, nur so viel scheint auf Grund sekundärer Degenerationen festzustehen, daß die basalen und vorderen Abschnitte (Tractus- oder Retinaanteil) direkt mit den Sehnervenfasern in Verbindung treten, da sie nach Opticusatrophie degenerieren, während die dorsalen Partien (Sehsphärenanteil) zur Sehrinde (Calcarina, vielleicht auch O_1 und O_2) in Beziehung stehen und bei Herden im Occipitallappen oder bei Zerstörung der Sehstrahlung zugrunde gehen. (Siehe Kap. Zentrale Sehstörungen von Henschen.)

Nißl unterscheidet auf Grund der Zelltektonik zwei Hauptgruppen: eine dorsale und eine ventrale, von denen jede wieder einen medialen und einen lateralen Sonderkern aufweist. Seinen dorsolateralen Kern identifiziert er mit dem Centrum der Pupillenfasern Guddens.

Das Corpus geniculatum mediale oder der innere Kniehöcker (*Cgi* Abb. 105) liegt nach innen und etwas rückwärts vom Corpus geniculatum laterale und ragt gleichfalls als kleiner Höcker an der Oberfläche nach außen vor. Es setzt sich aus mehreren strukturell differenten Teilen zusammen, deren Bedeutung aber noch weniger feststeht, wie diejenige der Einzelkerne des Corp. gen. lat. Seine Lage ist topographisch durch wichtige Faserzüge bestimmt. Von innen strahlt das Brachium quadrig. post. in das Ganglion ein; außerdem lagern sich hier Fasern der Hauptschleife an. Nach vorne außen geht der „Stiel des inneren Kniehöckers" ab, dessen Fasern zwischen Corpus genic. laterale und ventralem Thalamuskern zur retrolenticulären inneren Kapsel und durch diese, teilweise im Fasciculus longitudinalis inferior (Strat. sag. ext.) verlaufend, zur oberen Temporalwindung ziehen. Dorsal vom Corpus genic. mediale liegt der Nucleus ventr. Thal., ventral der Pedunculus cerebri.

Von den Gebilden des **Epithalamus** sind kurz zu erwähnen das Ganglion habenulae und die mit ihm im Zusammenhang stehende Taenia thalami (*tth*, Abb. 100 u. 104), sowie die Epiphyse.

Das von Meynert zuerst genauer beschriebene Ganglion habenulae (*Gh*, Abb. 104 u. 105) stellt einen kleinen Höcker an der Grenze zwischen dorsaler und medialer Thalamusoberfläche am hinteren Ende der Taenia thalami dar. Es besteht bei kleinen Säugern aus zwei Teilen, einem lateralen und medialen Kern (Kölliker, Nissl, Ramón), die aber beim Menschen nicht unterscheidbar sind. Es enthält folgende Faserverbindungen: 1. mit dem Fasciculus retroflexus Meynert s. Tractus habenulopeduncularis (*FM*, Abb. 101), der von der Unterfläche her in das Ganglion eindringt und einen vertikal den Thalamus opticus durchdringenden Faserzug zwischen der Habenula und dem Ganglion interpedunculare Guddens darstellt; 2. mit der Taenia thalami s. Stria medullaris (*tth*, Abb. 104), die einen horizontal gerichteten Faserzug am Rande des Thalamus zwischen der Dorsal- und Medialfläche nach vorne vom Gangl. hab. darstellt und ihrerseits sehr vielseitige Faserbeziehungen enthält: a) zu einem Hauptteil verschmilzt diese am Vorderende mit den Columnae fornicis, b) ein kleinerer Teil zieht (Kölliker) hinter der Commissura anterior senkrecht ventralwärts und mündet in eine an der Basis gelegene unbestimmte Ganglienmasse, das Basalganglion oder den Kern der Ansa peduncularis, nach Lotheisen auch in das Tuber cinereum und in die Lam na perforata anterior resp. den Kern des basalen Längsbündels, c) Fasern aus dem Stratum zonale und dadurch d) aus dem Thalamus (nach Kölliker wahrscheinlich dem Tractus opticus). Außerdem besteht eine kreuzende Verbindung der beiderseitigen Taeniae durch die Pedunculi conarii oder die sog. Commissura habenularis.

Diese anatomischen Verhältnisse lassen Beziehungen der Habenulargebilde vermuten, erstens zum Geruchsorgane einerseits durch den Fornix mit dem Ammonshorn und anderseits durch Striafasern mit dem Basalganglion und dadurch mit dem Tractus olfactorius (Edinger, Kölliker, Lotheisen), zweitens zum Sehorgan durch das Stratum zonale (Kölliker).

Die Epiphysis cerebri s. Corpus pineale s. Conarium (Zirbeldrüse). Der Ausdruck Epiphyse wird als generelle Bezeichnung für verschiedene an der Vorderhirndecke auftretende Auswüchse gebraucht. Wie die vergleichende Anatomie zeigt, treten nämlich im Bereich des Zwischenhirndaches bei Wirbeltieren von mindestens drei verschiedenen Stellen aus Epiphysen auf: vorn, in der Mitte und hinten. Das Corpus pineale des Menschen entspricht dem am hinteren Ende der Ventrikeldecke sehr spät sich bildenden Auswuchse. Die Zirbel ist nach neueren Untersuchungen (Graaf, Spencer) ein rudimentäres Organ, (Parietalauge niederer Wirbeltiere). Beim Menschen besteht sie ihrem Baue nach außer reichen Blutgefäßen aus follikelartigen Bildungen, welche Abkömmlinge der primitiven Zwischenhirndecke sind und ursprünglich Schläuche bilden, die sich später abschüren, zuweilen aber noch ein Lumen enthalten. Im Zirbelparenchym findet sich beim Menschen als fast regelmäßiger Bestandteil der Hirnsand oder Acervulus cerebri. Mit dem Gehirn, spez. dem Ganglion habenulae hängt die Epiphyse jederseits durch einen bilateralen Faserstrang, die sog. Zirbelstiele, Pedunculi conarii, eine Art Kommissur der Taenia thalami (nicht der Habenula, Kölliker) zusammen. Nach Ramón y Cajal treten keine Fasern aus den Pedunculi in die Epiphyse ein, während im Innern dieses Organes reichliche plexusartig verästelte Nervengeflechte vorkommen, die an diejenigen wahrer Drüsen erinnern und mit dem reichen sympathischen Geflecht der basalen Hirnarterien in Verbindung stehen. Das Vorkommen von Nervenfasern hatten schon Kölliker, Henle, Darkschewitsch, Hagemann u. a. beschrieben.

2. Die Regio hypothalamica.

Als Regio hypothalamica (Hypothalamus NA.) bezeichnet man seit Forels klassischen Untersuchungen die ventral von den eigentlichen Sehhügelkernen gelegenen Teile des Zwischenhirns, deren äußere Begrenzung dorsalwärts nach His durch den Sulcus Monroi gegeben ist. Forel hatte dazu auch noch Teile gerechnet, die entwicklungsgeschichtlich dem Mittelhirn angehören, wie die Pedunculi cerebri, den Tractus peduncularis transversus und den roten Haubenkern (Nucleus ruber).

Die Regio subthalamica geht ohne scharfe Trennung aus der Haubenregion des Mittelhirns hervor. Als hintere Grenze nimmt man im allgemeinen eine Frontalebene durch die Commissura posterior an, in die auch der Tractus opticus unmittelbar vor seinem Eintritt in das Corpus geniculatum laterale, sowie das hintere Drittel des Nucleus ruber fällt. Nach vorne verliert sich die Regio subthalamica in die grauen Bodengebilde des Vorderhirns. Die Zusammensetzung ist sehr verwickelt, die physiologische Bedeutung der einzelnen Teile größtenteils unbekannt. Man hat topographisch eine ganze Reihe besonderer Bestandteile, hauptsächlich auf Grund der Arbeiten von Forel und Ganser, unterschieden. Da die pathophysiologische

Bedeutung aller dieser Teile noch ganz dunkel ist, seien hier nur die wichtigsten in ihren topographischen Beziehungen kurz erwähnt. Die nähere Topographie geht aus der Erklärung der Abb. 100—105 (S. 280 ff.) hervor.

a) Das laterale und dorsale Mark des Nucleus ruber (sog. Haubenstrahlung). Aus der dichten Markkapsel des roten Kerns entwickelt sich von der lateralen Seite her ein kompaktes Faserbündel (Feld H von Forel), dessen Verlauf im ganzen sagittal und gegen die ventrale Thalamusfläche gerichtet ist. Diese gesamte Fasermasse, die nach vorne zu an Mächtigkeit zunimmt und sich in zwei getrennte Bündel, das Feld H_1 und H_2 von Forel teilt (Haubenbündel des Thalamus und Haubenbündel des Linsenkerns von Kölliker), stellt die eigentliche „Haubenstrahlung" dar, also die Fortsetzung der caudalwärts in die Haubenetage der Brücke zu verfolgenden Faserung. Es handelt sich nicht um ein einheitliches Fasersystem, sondern um gemischte Faserungen aus verschiedensten Gebieten: Kleinhirn, Brückengrau (Haubenbündel des Brückenarmes, Bestandteile des Bindearmes), Formatio reticularis, dem Nucleus ruber selbst und anderen Bündeln unbekannten Ursprungs, die teils in ventrale Thalamuskerne, teils in die innere Kapsel eintreten. Die näheren Beziehungen der Haubenstrahlung sind noch wenig bekannt, so viel ist aber wohl als feststehend zu betrachten, daß sie mit der Hauptschleife nicht in Verbindung steht, da sich die Schleife bereits in caudaleren Abschnitten des ventralen Thalamuskerns erschöpft. (v. Monakow, Mahaim, Schlesinger, Probst, O. Vogt). Nach O. Vogt liegt die Endigungsstelle der Schleifenfasern ausschließlich im caudalen Segment des ventralen Thalamuskernes (seinem Nucleus ventralis lateralis posterior), in dem Degenerationen nach Zerstörung der hinteren Zentralwindung zu verfolgen sind; die Endigungstätte der Haubenstrahlung findet sich dagegen im mittleren Segment des ventralen Thalamuskerns, der nur nach Läsionen der vorderen Zentralwindungen Degenerationen aufweist.

b) Die Zona incerta. Als Zona incerta hat Forel eine wenig bestimmt umgrenzte, faserarme, helle Zone in der Regio subthalamica beschrieben, die in der Hauptsache zwischen Nucleus ruber resp. dem Feld H_2 (dorsal) und dem Pes pedunculi resp. dem Nucleus hypothalamicus (ventral) gelegen ist und nach vorne ohne Grenze in die Substantia innominata Reichert und in das Grau des Tuber cinereum übergeht (Zi, Abb. 105).

c) Der Nucleus hypothalamicus (N. A.), Luyscher Körper (Forel), Corpus subthalamicum (Henle) ist ein mandelförmiger, nach allen Richtungen scharf abgegrenzter Körper, der infolge seines Gefäßreichtums und seines Gehaltes an pigmentierten Zellen schon makroskopisch an frischen Präparaten zuweilen durch hellbraune Färbung auffällt. Er liegt unmittelbar dem Pes pedunculi auf und wird in hinteren Ebenen an der medialen Fläche begrenzt vom Nucleus ruber resp. dessen lateraler Kapsel, weiter oralwärts (in Ebenen vor dem Nucleus ruber) von Feld H_2 von Forel und von der Zona incerta. Seine größte Ausdehnung hat der Luysche Körper in der Gegend des hinteren Endes der Corpora mammillaria. Aus dem Luyschen Körper treten reichliche Faserbündel gegen den Hirnschenkelfuß vor. Da seine Zerstörung sekundäre Degenerationen in der Linsenkernschlinge erzeugt, ist eine Beziehung zu diesem System erwiesen (v. Monakow, Mahaim). In den Tractus opticus dagegen treten (im Gegensatz zu der Darstellung von Schilling, Bernheimer und Kölliker) keine Fasern aus dem Nucleus hypothalamicus über.

d) Die Corpora mammillaria s. candicantia bilden zwei erbsengroße runde Erhabenheiten unter der Substantia perforata posterior am vorderen Rande des Trigonum interpedunculare. Sie bestehen, wie Gudden zuerst nachgewiesen hat, aus zwei gesonderten Ganglien, dem größeren Ganglion mediale und dem beim Menschen nur schwach entwickelten Ganglion laterale. Kölliker unterscheidet außerdem als Nebenkerne noch einen Nucleus accessorius und das Ganglion tuberis von Honegger, das er mit dem Nucleus posterior lateralis des basalen Opticusganglion von v. Lenhossek in Beziehung bringt.

Die Faserverbindungen der Corpora mammillaria sind sehr verwickelte und noch nicht überall völlig geklärte. Es sollen unten unter Übergehung alles Hypothetischen nur einige wichtigere Bahnen und Stränge kurz erwähnt werden.

Die Hypophysis cerebri s. Glandula pituitaria oder der Hirnanhang ist ein etwa bohnengroßer in der Sella turcica gelegener Körper, der durch das Infundibulum mit dem Gehirn im Zusammenhang steht und aus zwei histologisch völlig verschiedenen Lappen besteht. Der größere Vorderlappen (Epithelialteil) entsteht direkt aus einer Ektodermblase von der Mundhöhle aus, aus deren Epithelwand sich durch fortgesetzte Teilung eine große Menge teils einfacher, teils geteilter Schläuche hervorgeht, die das ganze seiner Bedeutung nach durchaus rätselhafte Organ follikelartig durchsetzen. In diesen Follikeln findet sich häufig — bei Struma angeblich vermehrt — Colloidsubstanz, die zur Bildung von Colloidcysten Veranlassung geben kann. Der kleinere hintere Lappen (Trichterlappen) bildet die Fortsetzung des Infundibulums und kommuniziert als ein Bestandteil des Zwischenhirns in embryonalem Zustand mit dem dritten Ventrikel. Bei niederen Vertebraten hat er einen bedeutenden Umfang, bei höheren ist er zurückgebildet und besteht aus reichlichen, teilweise pigmentführenden Zellen und Faserbündeln nicht nervöser Natur.

C. Das Großhirnmark (Substantia alba cerebri).

Die im Markkörper vereinigten Leitungsbahnen des Großhirns bilden ein sehr verwickeltes Flechtwerk nach allen Richtungen sich durchkreuzender Faserzüge, die den einzelnen Rindenabschnitten und tieferen Teilen zwar nicht in gleichartiger aber durchaus gesetzmäßiger, vielfach allerdings noch nicht genügend bekannter Weise zugeordnet sind. Die Hauptmasse des Markkörpers liegt in der dorsalen Hälfte der Hemisphären nach oben von der Insel und den Seitenventrikeln (Abb. 99—102).

Topographisch kann man hier, unbekümmert um die Funktion der einzelnen Bestandteile, zunächst zur Orientierung auf einem Frontalschnitt von innen nach außen fünf segmentartige Zonen unterscheiden, die jedoch nicht überall scharf geschieden sind, nämlich:

1. das zentrale Mark, vorwiegend die Balkenfaserung, die zentralsten, also längsten Assoziationsbahnen, den Fornix, die Capsula interna und die Commissura anterior einschließend.

2. die Stabkranzregion oder den Fuß des Stabkranzes, die nach außen von dem zentralen Mark und der inneren Kapsel gelegene sehr dichte Markzone, in der Hauptsache aus Radiärfaserzügen und diese vielfältig durchflechtenden Horizontal- resp. Sagittalfasern bestehend (CR, Abb. 98 ff.).

3. das Centrum semiovale, die nach außen vom Stabkranzsegment gelegene und von diesem meist ziemlich scharf abgesetzte, bis zu den Furchentälern sich erstreckende hellere Markzone (Co, Abb. 93).

4. die Markkegel oder Markpyramiden, der zwischen den Furchentälern unmittelbar unter der Rinde gelegene Teil des Markes.

5. die **Markstrahlen** oder **Radii** der Rinde selbst und die Fibrae propriae gyrorum.

Die in diesen Marksegmenten dicht zusammengedrängten Fasermassen dienen den verschiedenartigsten, im einzelnen vielfach noch strittigen physiologischen Verrichtungen. Es liegen hier meist in inniger Vermischung aufsteigende und absteigende, gekreuzte und ungekreuzte Systeme durcheinander; Verbindungsbahnen teils zwischen der Hirnrinde und tieferen Hirnteilen teils zwischen den verschiedenen Stellen der Hirnrinde untereinander, teils schließlich Bahnen, die einen Faseraustausch zwischen den beiden Hemisphären untereinander vermitteln. Alle diese Fasermassen bilden teilweise mehr oder weniger scharf umschriebene Bündel, die als geschlossene Faserzüge auf weite Strecken zu verfolgen sind und von älteren Autoren schon früh mittels der Abblätterungsmethode makroskopisch dargestellt und beschrieben wurden. Durch neuere Untersuchungen auf faserdegenerativem Wege ist indessen erwiesen, daß solche Faserzüge, auch wenn sie als isolierte Bündel hervortreten, zumeist nicht nur Fasern **einer** bestimmten Art und Leitungsrichtung enthalten, also ein wirkliches Fasersystem darstellen, sondern mit verschiedenartigen Elementen vermischt sind, wenn auch Fasern eines Systems überwiegen mögen. In Wirklichkeit sind Bündel, die ausschließlich aus Fasern **eines** Leitungssystems bestehen, sowohl im Gehirn wie im Rückenmark äußerst selten, wenn sie überhaupt vorkommen. Die Bezeichnung eines Bündels oder Fasciculus ist demnach eine rein topographische.

Nach Verlauf und Ursprung unterscheidet man seit **Meynert** und teils schon seit **Burdach** drei Hauptkategorien von Leitungsbahnen:

1. **Commissurensysteme**, das sind gekreuzte Faserverbindungen zwischen den beiden Hemisphären untereinander.

2. **Assoziationssysteme** oder Verbindungsbahnen zwischen verschiedenen Cortexabschnitten der **gleichen** Hemisphäre.

3. **Projektions-** oder **Stabkranzsysteme**, das sind doppelsinnige Verbindungen zwischen Großhirnrinde und subcorticalen Abschnitten des Zentralnervensystems. Wir werden zunächst diese drei Faserarten besprechen und dann als besondere Bestandteile des Großhirnmarks die Capsula interna, die Thalamusstiele und die Verbindungen des Corpus striatum behandeln.

1. Die Commissurensysteme.

Während man früher annahm, daß durch die Commissuren nur korrespondierende, d. h. symmetrisch gelegene Punkte der beiden Hemisphären verknüpft werden (Reil, Arnold, Meynert), zeigte das Studium sekundärer Degenerationen, daß auch ungleiche, d. h. asymmetrisch gelegene Windungen durch Commissurfasern in Verbindung treten (Muratoff, Anton, Dejerine u. a.). Vom Balken speziell nimmt Dejerine an, daß Fasern aus oralen Hemisphärenabschnitten nach ihrer Kreuzung in der Mittellinie in kaudalere Windungen ausstrahlen und umgekehrt. Immer aber handelt es sich um eine doppelsinnige Kreuzung, also eine Verbindung nach beiden Seiten. Unterbrechung eines Commissurensystems an einer Stelle erzeugt Degeneration der Bahn in beiden Hemisphären; totale Durchschneidung der vorderen Commissur z. B. hat eine vollständige Degeneration fast aller Fasern in beiden Hemisphären zur Folge.

Beim Menschen sind drei Commissuren physiologisch-klinisch von Bedeutung: der Balken, die vordere Commissur und das Psalterium.

1. **Der Balken** oder das **Corpus callosum** (*Cc*, Abb. 98 ff.) ist das Hauptcommissurensystem des menschlichen Großhirns und stellt nach **Edinger** die eigentliche Commissur des Neencephalons dar. Er bildet als kompakte transversal verlaufende Fasermasse das Dach der Seitenventrikel und läßt morphologisch drei Hauptbestandteile unterscheiden: a) das mächtige Mittelstück, den **Balkenkörper** oder **Truncus corporis callosi**, b) das verdickte Hinterende, den **Balkenwulst** oder das **Splenium corp. call.**, c) das nach unten gekrümmte Vorderende, **Knie** oder **Genu corp. call.** mit dem schnabelförmig sich verjüngenden, in den Gyrus rectus auslaufenden **Balkenschnabel** oder **Rostrum corp. call.**

Das Corpus callosum verbindet mit seiner Faserung — der Radiatio corporis callosi — fast die gesamte Rindenfläche beider Hemisphären miteinander, und zwar nicht nur symmetrisch gelegene Bezirke der beiden Seiten, sondern teilweise auch asymmetrische Windungen, ausgenommen basale Teile des Frontallappens, den Temporalpol und das Ammonshorn, die von den beiden anderen Commissurensystemen versorgt werden.

Da nach neueren Forschungen die Balkenfasern vor und nach ihrer Kreuzung zum Teil Kollateralen abgeben und vielfach Bifurcationen langer Assoziationsfasern darstellen (**Ramón y Cajal**), handelt es sich nicht um ein reines Commissurensystem im Sinne **Meynerts**, sondern um eine intra- resp. interhemisphärische Assoziationsbahn, die offenbar der Vermittlung simultaner Funktionen verschiedener Punkte der Großhirnrinde auf der gleichen und der gekreuzten Hemisphäre dient. Diese feineren anatomischen Verhältnisse sind von Bedeutung, weil der Balken und seine Läsionen neuerdings durch die Aufstellung des Krankheitsbildes der Apraxie erhöhtes klinisches Interesse gewonnen hat. Bekanntlich bewirken nach **Liepmann** ausgiebige Unterbrechungen der Balkenfasern, etwa des mittleren Drittels, ein überaus charakteristisches Lokalsymptom: Dyspraxie der linken Vorderextremität, gleichgültig ob die Unterbrechung links oder rechts in der Balkenstrahlung oder im Balkenkörper selbst statthat. Dies ist nur so zu erklären, daß die linke Hemisphäre durch den Balken hindurch die Innervationen der rechten Hemisphäre und damit der linken Körperseite beeinflußt. Unterbrechung der vorderen Balkenstrahlung ist für das Zustandekommen der **motorischen Aphasie** von Wichtigkeit, da das frontale Sprachzentrum durch den Balken auf die rechtshirnigen Zentren der Nerven VII und XII wirkt (**Liepmann**). Und ebenso kann Zerstörung der caudalen Balkenstrahlung (Forceps posterior und Tapete) beim Zustandekommen der **Alexie- und Seelenblindheit** mitwirken.

Durch den **Truncus des Corpus callosum** geht entsprechend seiner Ausdehnung der größte Teil der Balkenstrahlung, und zwar aus caudalen Abschnitten des Lobus frontalis, der Regio rolandica, dem ganzen Lobus parietalis, hinteren Teilen des Lobus temporalis und durch Vermittlung der Capsula externa vielleicht der Insel (**Schnopfhagen**). Die innersten Fasern der Strahlung stammen aus dem Gyrus cinguli, medialen Teilen des Gyrus frontalis superior ($m\,F_1$), dem Lobulus paracentralis und Praecuneus.

Die Fasern des **Balkenknies** stammen aus der anterolateralen, medialen und teilweise orbitalen Frontalrinde. Sie strahlen nach beiden Seiten unter eigentümlich zangenförmiger Krümmung nach vorne aus (**Forceps anterior**) und umgreifen dabei das Vorderhorn des Seitenventrikels von oben und seitwärts. Der Forceps anterior zieht nach **Monakow** (contra **Anton**) in das Stratum sagittale internum des Frontalmarks und mischt sich dort mit Projektions- und Assoziationsfasern. Das **Rostrum des Balkens** enthält Commissurenfasern aus dem Gyrus rectus und teilweise auch der orbitalen Fortsetzung von F_1. Diese Faserung kreuzt sich mit dem Fasciculus uncinatus und nimmt teil auch an der Bildung der Commissura baseos alba (**Henle**). Von der inneren Kapsel und dem vorderen Stabkranzsektor ist sie getrennt durch die graue Masse des Corpus striatum.

Vom Splenium corporis callosi geht wie vom Balkenknie eine mächtige Strahlung, der Forceps posterior aus, die Fasern aus allen Teilen des Occipitallappens und aus dem Parietallappen enthält. Der Forceps posterior lagert sich zunächst in zwei kompakten Bündeln an die Wandung des Seitenventrikels an; das stärkere, der oberen-äußeren Wand anliegend, enthält Fasern aus dorsolateralen Windungsabschnitten (Cuneus O_1, O_2, O_3, Praecuneus und nach Ferrier und Turner, Probst aus dem Gyrus angularis) und wird Forceps major genannt (Abb. 93), das schwächere, der inneren Ventrikelwand anliegende dieser Bündel oder der Forceps minor, setzt sich aus Fasern der inneren-unteren Occipitalfläche, hauptsächlich des Gyrus lingualis und fusiformis, zusammen (Dejerine). Caudalwärts vereinigen sich die beiden Bündel und bilden ein das Hinterhorn allseitig ringförmig umgebendes Faserlager, das Tapetum, das vom Ventrikellumen nur durch das Ependym und die Substantia grisea centralis getrennt ist (Abb. 103) und das innerste der drei sagittalen Strata des Occipitalmarks darstellt.

Da die Tapete in Fällen von Balkenmangel oder Balkenzerstörung gut entwickelt bzw. erhalten war (Forel und Onufrowicz, Kaufmann, Hochhaus), hat man gefolgert, daß sie keine Balkenfasern enthalte. Auch nach Muratoffs Experimenten bleibt bei Balkendurchschneidung die Tapete intakt. Dejerine erklärt daher, daß das Tapetum nicht dem Balkensystem angehöre, sondern identisch sei mit der caudalen Fortsetzung des Fasciculus occipitofrontalis von Forel und Onufrowicz. Monakow ist im Gegensatz davon der Ansicht, daß das Tapetum, also die Markauskleidung des Hinterhorns und Unterhorns zu ihrem größten Teile aus Balkenfasern bestehe, da einwandfrei Fälle von Degeneration bei Balkendefekt vorliegen (Mingazzini), daß ihr aber auch Assoziationsfasern aus dem Fasc. occ. frontal. und dem Fasc. nucl. caud. reichlich beigemischt seien.

Außer der Hauptmasse der quer von einer Hemisphäre zur andern verlaufenden Balkenfaserung kommen im Balken auch spärliche Längs- und Vertikalfasern vor, die unter dem Namen Striae longitudinales medialis et lateralis und Fornix longus bekannt sind.

Die Striae longitudinales des Balkens stammen aus dem äußeren embryonalen Randbogen ab und sind somit Teile der medialen Hemisphärenwand, welche beim Hervorwachsen des Balkens gewissermaßen auf die Balkenoberfläche mitgenommen werden (Martin, Giacomini, Zuckerkandl). Tektonisch stellen sie eine rudimentäre Rinde dar, die seitwärts in die Rinde des Gyrus cinguli übergeht. Bei manchen Tieren verdicken sie sich zu einer windungsartigen Rindenplatte (Gyrus supracallosus, Zuckerkandl), beim Menschen bilden sie nur eine dünne Lage grauer Substanz, das Induseum griseum (Jastrowitz), das nächst der Mittellinie und am Seitenrande des Balkens je eine wulstförmige Zellanhäufung mit einem Längsfaserzuge, den Striae mediales und laterales aufweist.

Die Striae mediales (Nervi Lancisi) bilden einen Doppelstreifen beiderseits von der Balkenmitte; sie gehen, caudalwärts an Dicke zunehmend, durch die Fasciola cinerea in die Fascia dentata über (Henle, Giacomini, Blumenau, S. Ramon), oralwärts laufen sie unter dem Balkenknie in die Pedunculi septi pellucidi aus.

Die Striae laterales (Taenia tecta, Zuckerkandl) liegen zunächst dem Sulcus corporis callosi, sind ganz vom Gyrus cinguli bedeckt und setzen sich hinten nach Honegger in den Gyrus hippocampi (nach Zuckerkandl in die Fascia dentata) fort, während sie vorne schon vor dem Knie ihr Ende erreichen.

Die Fibrae perforantes des Balkens, die aus dem Gyrus cinguli durch den Balken treten und sich dem Fornix anschließen, erwähnt Meynert zuerst, später hat sie Ganser sehr genau beim Maulwurf beschrieben; beim Menschen wurden sie von Kölliker, Beevor, O. Vogt, E. Smith nachgewiesen, während Honegger und Meyer sie nicht finden konnten.

Nach Ferrier und Turner enthält der Balken nicht nur Commissurenfasern für das Pallium, sondern gleichzeitig auch für die Thalami optici. Andere Autoren sprechen ihm außerdem corticothalamische und sogar corticospinale Stabkranzfasern zu (Marchi und Algeri, Sherrington, Ugolotti u. a.). Nach Obersteiner erhält auch die äußere Kapsel Zuzug von Balkenfasern, nach Wernicke die innere Kapsel (Balkenbündel der inneren Kapsel, siehe unter lange Assoziationsbahnen: Fasc. occipito-frontalis S. 262).

2. Die Commissura anterior oder die Commissur des Palaeencephalon (Edinger) stellt nach Ganser im Gegensatz zum Balken ein reines Commissuren-system, also eine Verbindung symmetrischer Teile der beiden Hemisphären dar. Sie besteht aus einem unpaaren Mittelstück und jederseits zwei aus dem-selben bogenförmig nach vorn und hinten ausstrahlenden Hörnern. Das Mittelstück kreuzt als kompakter Faserzug die Mittellinie in horizontaler Richtung dicht vor den Columnae fornicis (*Coa*, Abb. 99), dringt lateralwärts in die Streifenhügel ein und entsendet nach kurzem Verlauf in diesem zwei ge-trennte und isoliert verlaufende Bündel: a) eine schwächere **pars anterior** nach vorne, b) eine stärkere, **pars posterior**, nach hinten. Ein drittes aus der Commissura anterior zu verfolgendes Bündel, die **pars terminalis**, steht mit der Stria terminalis in Verbindung (Ganser, Kölliker), ist aber nur bei Makrosmatikern nachweisbar.

Die **Pars anterior s. olfactoria s. bulbosa** der vorderen Kom-missur ist beim Menschen nur sehr schwach entwickelt. Ihre Fasern trennen sich innerhalb des Corpus striatum jederseits von dem Haupt-zuge, senken sich vertikal nach unten in die Substantia perforata anterior und dringen unter geringer Wendung nach vorne in das Tuberculum olfacto-rium ein. Es handelt sich dabei nach Ansicht Meynerts, der sich Dejerine anschließt, um zwei Faserkategorien:

a) Commissurale Fasern, die den einen Bulbus olfactorius mit dem anderen verbinden (Chiasma olfactorium Meynerts).

b) Fasern, die in der Medianlinie einfach kreuzen und den Bulbus olfac-torius einer Seite mit dem Schläfenlappen der anderen Seite verbinden.

Bei makrosmatischen Säugetieren zeigt dieses vordere Bündel der Commissura anterior nach den Untersuchungen Gansers gleichfalls eine mächtige Entwicklung. Es ist hier vom Kopf des Streifenhügels an der lateralen Wand des Vorderhorns bis in das periventrikuläre Marklager des Bulbus olfactorius zu verfolgen. Nach Kölliker endigen seine Fasern größtenteils um die Mitralzellen und in der Molekularschicht des Bulbus. Auf ihrem Verlaufe gibt die Pars olfactoria lateralwärts eine Anzahl Bündel zur Capsula externa ab, die von da in den vorderen Teil des Lobus pyriformis gelangen (Kölliker).

Die **Pars posterior s. temporalis s. hemisphaerica** stellt einen soliden Faserzug dar, der zwar in seinem groben Verlaufe gut bekannt, hin-sichtlich des genaueren corticalen Ursprungs und der Endigungsweise da-gegen noch durchaus strittig ist. Die vorherrschende Ansicht ist die, daß sie basale Mantelteile des Frontal- und Temporallappens miteinander verbinde.

Hier nur einige der divergierenden Anschauungen über diesen Faserzug: Nach Bur-dach, Gratiolet und Meynert setzt er sich caudalwärts bis in den Occipitallappen fort und endigt in diesem, Arnold und Luys konnten ihn dagegen nur bis zum Tem-porallappen verfolgen. Nach Foville steht er zum ganzen Lobus limbicus (Gyrus cinguli, Subst. perfor. anter. und Nucleus amygdalae) in Beziehung. Ganser und Wernicke betrachten ihn als Commissurenbündel des Schläfenlappens, Schwalbe als Inselcom-missur, Edinger als Commissur des Rhinencephalon, Popoff und Flechsig auf Grund von Degenerationen nach Rindenherden als Commissur der Lobi linguales; der letzteren Ansicht widerspricht Dejerine auf Grund eigener Beobachtungen; er meint, daß das vorhandene Material zur Entscheidung der Frage nach dem Ursprung und der Endigung der Pars posterior comm. ant. beim Menschen überhaupt noch nicht ausreiche. Bei Tieren ist das System durch die Untersuchungen von Ganser, Kölliker u. a. besser bekannt.

3. Das **Psalterium** oder **Lyra Davidis**, die Commissur des Archen-cephalons Edingers liegt an der Unterfläche des Balkens dicht vor dem Splenium zwischen den auseinanderweichenden hinteren Schenkeln des Fornix und bildet beim Menschen eine zarte dreieckige Markplatte, die aus vor-

17*

wiegend querverlaufenden, dem Fornix entstammenden Fasern zusammengesetzt ist und eine commissurale Verbindung der beiden Ammonshörner darstellt, (Commissura hippocampi s. Fornix transversus). Außer der Querfaserung finden sich auch schiefe und longitudinale Elemente. Ganser unterscheidet eine dorsale und ventrale Schicht am Psalterium.

2. Die Assoziationssysteme.

Als Assoziationsfasern bezeichnet man Leitungsbahnen, die verschiedene Rindenstellen der gleichen Hemisphäre miteinander verknüpfen. Zusammensetzung, Verlauf und spezielle Verrichtung der Assoziationsbahnen im einzelnen sind noch weniger sicher festgestellt als die feinere Vertretungsweise der Stabkranzanteile oder gar der Commissuren auf der Großhirnoberfläche. Ja selbst bezüglich des Grundplanes der Gliederung von Hauptassoziationsbündeln bestehen noch kontroverse Anschauungen. Gewöhnlich werden lange und kurze Assoziationsfasern unterschieden.

Eine solche an rein äußerliche Merkmale sich haltende Einteilung von Leitungsbahnen kann nur als ein vorläufiger Notbehelf betrachtet werden. Es ist ein physiologisch klinisches Postulat, von dessen Erfüllung wir allerdings noch weit entfernt sind, auch die Assoziationsbahnen nach ihren Beziehungen zu bestimmten Funktionsgebieten, also den physiologischen oder histologischen Feldern und Regionen, einzuteilen. Danach wird man bestrebt sein müssen, künftighin zu unterscheiden:

a) Intraareale Assoziationsbahnen, das sind Verbindungen verschiedener Teile des gleichen Rindenfeldes; b) interareale Systeme oder Verbindungen zweier oder mehrerer Felder untereinander; c) interregionale Bahnen, d. h. Verbindungen zwischen den räumlich entfernteren und auch ihrer strukturellen Organisation nach wesentlich verschiedenen regionalen Hauptzonen der Großhirnoberfläche. Einstweilen müssen wir uns an die alte Einteilung in lange und kurze Assoziationsfasern halten. v. Monakow unterscheidet außer diesen noch mittellange Bahnen.

a) Die kurzen Assoziationsfasern (U-Fasern Meynerts, Fibrae arcuatae Arnolds, Fibrae propriae gyrorum) verbinden nahe benachbarte Windungen oder verschiedene Teile der gleichen Windung, immer also näher gelegene Rindenabschnitte untereinander. Nach Dejerine entspringen die Assoziationsfasern vorwiegend von den Seitenflächen der Windungen, während die Projektions- und Balkenfasern der Kuppenrinde angehören. Sie ziehen, leistenartig dem inneren Rande der Rinde angeschmiegt, in bogenförmigem Verlauf unter der Rinde hin und gehören topographisch dem Segment der Markkegel an (Abb. 94). Die kürzesten, also am oberflächlichsten gelegenen Fasern kleiden als dichtes Stratum den Grund der Furchen aus und heben sich vielfach durch dunklere Färbung von dem tieferen subcorticalen Markgut ab; gegen die intracorticalen Assoziationsfasern lassen sie sich nicht scharf abgrenzen und unterscheiden sich von diesen (Fibrae arcuatae externae Meynerts) eigentlich nur durch ihren subcorticalen Verlauf; andererseits vermischen sich die längeren und tieferen Faserzüge mit den durch die Markkegel in die Rinde einstrahlenden Commissuren- und Projektionsfasern. Bezüglich Zahl, Anordnung und Verlaufsweise aller dieser inter- und intragyralen Faserungen bestehen zwischen verschiedenen Windungen die größten Differenzen, die ihrerseits auch die Verschiedenartigkeit des myeloarchitektonischen Baues der Rinde selbst mit bedingen (siehe Myeloarchitektonik). Manche Windungen zeichnen sich durch eine besondere Anordnung ihrer kurzen Assoziationsfasern aus; so spricht man von einem Stratum calcarinum (Sach, Vialet), einem Stratum rolandicum und callosomarginale (Dejerine).

b) **Lange Assoziationsfasern** sind Verbindungsbahnen zwischen entfernter gelegenen Rindenabschnitten der gleichen Seite, also den einzelnen Lobuli und Lobi einer Hemisphäre. Diese Fasern liegen im Markkörper stets tiefer als die kurzen Bahnen, und zwar den Ventrikeln im allgemeinen um so näher, je länger sie sind. Kurze Fasern beschreiben also im allgemeinen einen steileren, längere einen flacheren Bogen. Sie durchbrechen auf ihrem Verlaufe den Stabkranz und die Commissurensysteme nach allen Richtungen, so daß überall eine innige Durchflechtung dieser verschiedenen Fasersysteme stattfindet, wodurch sich die Verschiedenartigkeit der klinischen Bilder bei Herden im Markkörper erklärt. Teilweise liegen die langen Bahnen sehr tief und gehören dem zentralen Marksegment an (Cingulum, Fasc. longit. med. [*Cing, OF*, Abb. 100ff.]).

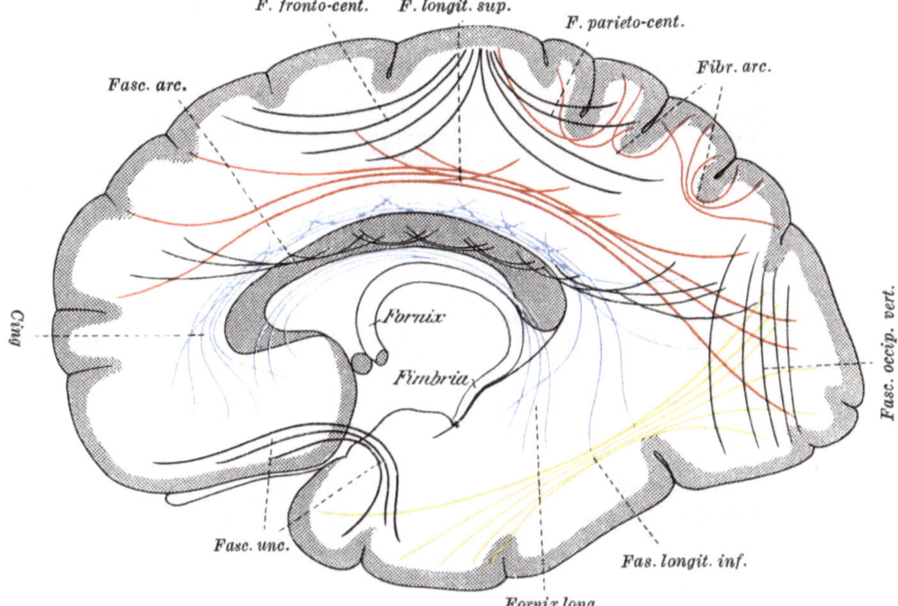

Abb. 94. Die langen Assoziationsbahnen. Nach v. Monakow.

Eine genaue Kenntnis der langen Assoziationssysteme bezüglich ihres Ursprungs und ihrer Endigungsweise im einzelnen fehlt noch. Im allgemeinen kann aber als sichergestellt gelten, daß reiche assoziative Verbindungen durch lange (und mittellange) Bahnen zwischen dem Frontallappen einerseits und dem Temporo-Occipitallappen andererseits, ferner zwischen dem Occipital- und Temporallappen, der Orbitalfläche des Stirnhirns und dem Temporalpol, und schließlich zwischen den Zentralwindungen einerseits und den Parietal- und den Frontalwindungen andererseits bestehen. Auch die langen Assoziationsbündel enthalten nur zum geringen Teil ganz lange, die äußersten Enden des betreffenden Faserzuges verbindende Fasern, sie setzen sich vielmehr überwiegend aus mittellangen Elementen zusammen, die nur auf eine kürzere oder längere Strecke dem Verlaufe des Bündels sich anschließen und in seiner Verlaufsrichtung liegende Windungsabschnitte untereinander verknüpfen.

Folgende langen Assoziationsbahnen sind beschrieben (Abb. 94).

1. **Der Fasciculus longitudinalis inferior (Burdach), Stratum sagittale externum (Sachs).** Als Fasc. longit. inf. wird der an der latero-ventralen Wand des Unter- resp. Hinterhorns gelegene Faserzug bezeichnet, der zwischen Occipital- und Temporallappen in sagittaler Richtung hinzieht und sich von den caudalsten Ebenen des Ependymfortsatzes des Hinterhorns, dem retroventikularen Markfeld Monakows, nach vorne bis in die Gegend des Nucleus amygdalae resp. des Uncus erstreckt. Er hebt sich hier überall durch dichtstehende, derbe Fasern und dunklere Färbung gegen das Centrum semiovale des Occipitotemporallappens einerseits und das Stratum sagittale internum anderseits als vertikal gestellte Markwand in ganzer Länge deutlich ab (*Fli,* Abb. 103), nur an seinem oberen Rande geht es ohne schärfere Begrenzung in die Pars sublenticularis und retrolenticularis der inneren Kapsel über und vermischt sich mit Projektionsfasern aus dem Temporal- und Parietallappen (Dejerine).

Über die Zusammensetzung des Fasciculus longit. inf. bestehen große Meinungsdifferenzen. Vielfach wurde das Bündel als reine Assoziationsbahn zwischen Occipital- und Temporalrinde, also als eine direkte Verbindung zwischen Seh- und Hörsphäre angesehen (Vialet, Sachs, Wernicke, Dejerine u. a.). In direktem Gegensatz dazu betrachten Flechsig, Probst, Hösel u. a. den Fasc. long. inf. als Anteil der primären Sehstrahlung, d. h. als Projektionssystem aus den primären optischen Zentren, (dem Corp. genic. laterale und dem (primären) Pulvinar) zur Sehsphäre (Feld 5 Flechsigs Abb. 90). Nach v. Monakow muß der Fasc. long. inf. auf Grund sekundärer Degenerationen als ein gemischtes Bündel betrachtet werden, dessen Zusammensetzung von Segment zu Segment wechselt. Es enthalte zwar vorwiegend lange und mittellange Assoziationsfasern aus der Temporal- und Occipitalrinde, andererseits aber schließe es auch Commissurenfasern (Comm. ant. in vorderen Partien) und namentlich in dorsalen Partien Projektionsfasern aus der Radiatio opt. ein. Dejerine meint, daß Projektionsfasern das Bündel nur durchkreuzen.

2. **Der Fasciculus longitudinalis medialis (Anton)** ist unter den verschiedensten Namen in der Literatur vertreten, als Fasc. subcallosus (Muratoff), Fasc. nuclei caudati (Wernicke), Fasc. frontooccipitalis (Dejerine), retikuläres corticocaudales Bündel (Obersteiner und Redlich). Es stellt ein an der äußeren Ecke des Seitenventrikels und dorsolateral vom Nucleus caudatus hinziehendes, schmächtiges Bündel feiner, sagittaler Fasern dar, das vom Frontal- bis zum Occipitallappen zu verfolgen ist. Seine Zusammensetzung ist eine gemischte; in ihm verlaufende kurze Fasern verbinden benachbarte Teile des Nucleus caudatus assoziativ; längere Fasern stehen zur motorischen Region in Beziehung und verknüpfen diese mit oralen und caudalen Windungsabschnitten (Muratoff). Fraglich ist es, ob auch ganz lange Assoziationsfasern zwischen Frontal- und Occipitalhirn direkt in dem Bündel verlaufen.

3. **Der Fasciculus occipitofrontalis,** zuerst von Forel und Onufrowicz bei Fällen von Balkenagenesie beschrieben, entspricht nach Dejerine dem „Balkenbündel zur inneren Kapsel" von Wernicke und bildet ein langes sagittales Assoziationssystem, das den Frontallappen mit den Occipitotemporalwindungen verbindet. Es entspringt aus allen Teilen des Stirnhirns (laterale, mediale und orbitale Windungen) und läßt sich auf Frontalschnitten, meist in kleinere Faszikel aufgelöst, als ein dunkles Querschnittsfeld am äußeren Winkel des Ventriculus lateralis, dem Nucleus caudatus aufliegend, zwischen Corona radiata einerseits (außen) und dem Fasciculus longitudinalis medialis resp. dem Ventrikelgrau andererseits (innen) in ganzer Länge gut verfolgen (*OF,* Abb. 98 ff.). In der Höhe des Balkenspleniums, mit dem Beginn

des Forceps posterior legt sich der Fasc. occ. front. an die Wandung des Hinterhorns an und bildet nach Dejerine die Tapete, dessen Fasern in die lateralen und medioventralen Windungen des Occipital- und Temporallappens ausstrahlen. (Die gegenteiligen Ansichten siehe oben.)

Vom Fascic. longitud. medialis trennt Dejerine dieses Bündel nicht, dagegen unterscheidet er es, als medial von der Corona radiata gelegen, streng vom Fasc. longit. superior, der lateralwärts von der Corona radiata liegt.

4. Der Fasciculus longitudinalis superior s. Fasciculus arcuatus oder Bogenbündel (Burdach) — ist ein feinfaseriges sagittales Assoziationsbündel zwischen Parietooccipital- und Frontalrinde. Es stellt auf der Außenfläche der Hemisphäre das dar, was das Cingulum an der Medianfläche ist. Es verläuft der dorsalen Inselecke entlang am Margo superior insulae, zwischen diesem und der Capsula externa, parallel dem oberen Rande des Putamen (*Arc*, Abb. 99). Am hinteren Inselende, im Niveau des Gyrus supramarginalis biegt das Bündel basalwärts und nach vorne um und mündet unter inniger Vermischung mit anderen Faserzügen in den Temporallappen ein. Seine frontale und caudale Endigung sind nicht sicher bekannt. Seine Begrenzung ist nirgends eine scharfe, es geht vielmehr fließend einerseits in das Mark des Operculums, andererseits in die äußere Kapsel und in die Corona radiata über. Bei völliger Unterbrechung an einer Stelle tritt eine kompakte Degeneration immer nur auf kurze Strecken ein, es setzt sich also überwiegend aus kürzeren Fasern zusammen, die nur vorübergehend in dem Bündel hinziehen.

v. Monakow schlägt zweckmäßig für die Gesamtheit der frontoccipitalen Assoziationsfaserung, die occipitalwärts vielfach zerklüftet und unscharf begrenzt in dem Mark des Parietoccipitallappens sich auflöst und teils innerhalb der Tapete, teils innerhalb der dorsalen Etage der übrigen sagittalen Strata verläuft, die Bezeichnung Fasc. longit. superior vor und unterscheidet an diesem drei Teile: a) eine laterale Portion, dem Fasc. arcuatus entsprechend, b) eine intermediäre Portion oder den Fasc. occipitofrontalis Forels, c) eine mediale Portion, den Fasc. longitudinalis medialis (Anton).

5. Das Cingulum oder die Zwinge (Burdach) — Fasciculus longitudinalis Gyri fornicati, Fornix periphericus (Arnold) — stellt einen sagittal gerichteten Faserzug dar, der an der Medianfläche der Hemisphäre der Rinde des Gyrus cinguli parallel verläuft und vom Frontal- bis zum Occipitallappen und bis in die vorderen Teile des Gyrus hippocampi (Uncus) als ein gut abgesetztes dunkles Querschnittsfeld im Mark des Gyrus cinguli zu verfolgen ist (*Cing*, Abb. 98—103).

Es liegt dem Balkendorsum in dessen ganzer Länge auf und umzieht von vorn nach hinten Rostrum, Knie, Körper und Splenium des Corpus callosum in bogenförmigem Verlaufe als ein kontinuierlicher Faserzug. Es setzt sich hauptsächlich aus mittellangen Fasern zusammen, die die verschiedenen Rindenabschnitte des Gyrus cinguli untereinander und mit benachbarten Windungen der Medianfläche verbinden; vereinzelte ganz lange Fasern stellen eine direkte assoziative Verbindung des Stirnhirns mit medialen Partien des Occipitalhirns her (v. Monakow).

Über die Bedeutung und Zusammensetzung des Cingulum existieren sehr verschiedene Ansichten: Dejerine hält das Cingulum für das lange Assoziationssystem des Rhinencephalon. Nach Foville mündet es mit beiden Enden in die Substantia perforata anterior; nach Meynert, Huguenin u. a. endet es caudalwärts in der Mandel Meynert, Schwalbe, Obersteiner nehmen an, daß die innersten Cingulumfasern auch an der Bildung der Nervi Lancisi und der Substantia reticularis Arnoldi im Gyrus hippocampi teilhaben, Dejerine bestreitet dies; Beevor unterscheidet drei unabhängige Cingulumbündel: a) ein vorderes unter dem Balkenknie gelegenes, das die Substant. perfor. ant. mit dem Stirnpol (nächst der Cingulumrinde) verbindet, b) ein horizontales über dem Balken gelegenes, das den Gyrus cinguli mit den übrigen Windungen der Medianfläche verbindet, c) ein hinteres, das den Gyrus hippocampi (nicht das Ammonshorn oder die Mandel) mit Gyr. ling., fusiformis und Temporalpol verknüpft.

Flechsig unterscheidet als primäres Cingulum ein Assoziationssystem zwischen der Subst. perf. ant. und caudalen Teilen des Gyrus hippocampi (seinem Feld 4b und 6, Abb. 90), während das sekundäre Cingulum ein Projektionssystem aus dem Thalamus zu diesen Feldern darstellt. Im Gegensatz davon hält Redlich das Cingulum für ein reines intrazentrales Assoziationssystem der Riechsphäre, nicht aber für ein Assoziationssystem funktionell verschiedenartiger Rindengebiete.

6. Der Fasciculus uncinatus oder das Hakenbündel (Burdach) ist das kürzeste von den langen Assoziationsbündeln, besteht aus feinen, hell gefärbten Fasern und verbindet in der Hauptsache den Temporalpol mit der Orbitalfläche des Stirnhirns (*Fu*, Abb. 99). Die Hauptmasse seiner Faserung zieht bogenförmig um die basale Ecke der Fossa Sylvii (oroventrale Insel) herum, derart, daß die innersten Fasern den kürzesten und meist gekrümmten Bogen beschreiben, während die äußersten Fasern mehr geradlinig verlaufen. Nach Anton und Zingerle, v. Monakow u. A. ist der Fasc. uncinatus ein aus sehr ungleichartigen Elementen bestehendes Bündel, dem sich einerseits Fasern aus der Commissura anterior und dem Nucleus amygdalae beimischen und aus dem anderseits reichlich Fasern zur Insel kreuzen. In seinem Verlaufe durchkreuzt es sich zweifellos vielfach mit anderen Faserzügen, im frontalen Schenkel mit Balken- und Cingulumfasern, im temporalen Schenkel mit dem Fasciculus longitudinalis inferior und der Capsula externa und wird dadurch mehrfach in Sonderfaszikel zerteilt. Es liegt auf Frontalschnitten vorn zwischen der Capsula extrema und der Substantia perforata anterior, mehr caudalwärts nach außen von der Commissura anterior resp. latero-ventral vom Claustrum.

7. Die äußere Kapsel (Capsula externa). Diese zwischen Nucleus lentiformis (Putamen) und Claustrum eingeschobene vertikal gestellte, schmale Markwand, die sich über die ganze Flächenausdehnung der Insel erstreckt, enthält gleichfalls zahlreiche, meist mittellange Assoziationsfasern von sagittalem oder schräg vertikalem Verlaufe teils für die verschiedenen Etagen des Claustrums, teils zwischen Claustrum und Inselrinde. Im übrigen ist die äußere Kapsel ebenfalls ein zusammengesetztes Faserstratum, das außer Assoziationsfasern zahlreiche Projektionsfasern, wahrscheinlich aus dem unteren inneren Thalamusstiel (Dejerine) und Commissurenfasern aus dem Knie und Rostrum des Balkens (Schnopfhagen) enthält. Dorsalwärts geht die Capsula externa ohne Grenze in den Fasciculus arcuatus über (Abb. 99), ventralwärts in den Fasciculus uncinatus und vermischt sich besonders in caudaleren Abschnitten innig mit diesem, sowie mit Fasern der Commissura anterior und des Fasc. longit. inferior (*Ce*, Abb. 99ff.).

Als besondere mittellange Assoziationsbündel lassen sich beim Neugeborenen sowie an alten Degenerationsherden manchmal außerdem nachweisen:

8. ein Fasciculus frontocentralis zwischen Stirnhirn und Zentralwindungen (v. Monakow);

9. ein Fasciculus parietocentralis zwischen Scheitellappen und Zentralwindungen (v. Monakow);

10. ein Fasciculus parietotemporalis zwischen Scheitel- und Schläfenlappen (v. Monakow).

Ferner sind ohne scharfe topographische Abgrenzung als eigene Assoziationssysteme des Occipitallappens beschrieben worden:

11. der Fasciculus occipitalis verticalis (Wernicke) oder das Stratum proprium convexitatis (Sachs), eine vorwiegend senkrecht verlaufende Faserung, die zwischen dorsalen und ventralen Partien des Occi-

pitallappens die Verbindung herstellt. Er wird in der mannigfachsten Weise von den sagittalen Faserzügen des Fasc. longitud. superior und inferior, des Fasc. arcuatus, der Sehstrahlungen und den Balkenfasern durchkreuzt (Abb. 94).

12. der **Fasciculus transversus cunei** (**Sachs**) und

13. der **Fasciculus transversus lingualis** (**Vialet**). Letztere beiden Faserzüge verlaufen vorwiegend von innen nach außen und verbinden die Medianfläche mit den Windungen der Konvexität des Occipaltallappens.

Auch das „**retroventrikuläre Markfeld**" (v. **Monakow**) enthält neben der Aufsplitterung der Sehstrahlungen zahlreiche zerstreute Assoziationsfasern. Alle diese letzteren Bündel wird man aber nach der üblichen Einteilung eher zu den kurzen Assoziationsbahnen rechnen dürfen.

3. Die Projektionsbahnen des Großhirns.

Unter Projektions- oder Stabkranzfasern verstehen wir die Gesamtheit aller Fasern, die, in corticalen Teilen entspringend oder endigend, die Großhirnrinde mit den verschiedenen tieferen Segmenten des Zentralnervensystems und dadurch mit der Körperperipherie in Verbindung setzen. Man trennt gewöhnlich zwei große Kategorien von Projektionssystemen, diejenigen des eigentlichen Großhirnmantels (Neopallium) von denen des Rhinencephalon (Archipallium). Die letzteren sind beim Menschen wenig bedeutungsvoll und gering entwickelt und werden daher hier nur kurz abgehandelt.

Die Projektionssysteme des Neopalliums sind teils corticofugal, teils corticopetal leitende Bahnen und haben das Gemeinsame, daß sie als sog. **Stabkranz** oder **Corona radiata** sämtlich durch die innere Kapsel und das Centrum semiovale ihren Weg nehmen. Große Verschiedenheiten bestehen hinsichtlich des Verlaufs, des Ursprungs, der Endigungsweise und der Länge der einzelnen Systeme. Der überwiegende Teil der corticofugalen Fasern erfährt bereits in den Ganglien des Zwischenhirns eine Unterbrechung, und man hat zu unterscheiden nach der ersten Endstation Fibrae corticothalamicae, Fibrae corticogeniculatae und Fibrae corticorubricae. Ein zweiter Teil von Projektionsfasern zieht ohne Unterbrechung von der Ursprungsstelle in der Großhirnrinde durch den Hirnschenkel direkt zum Mittelhirn, Nachhirn und Rückenmark (Fibrae corticopedunculares, corticobulbares und corticospinales). Diese langen Stabkranzsysteme fassen wir als direkte Pedunculusbahnen zusammen. Wir besprechen erst die innere Kapsel, dann die direkten langen Pedunculusbahnen und an dritter Stelle die kurzen Projektionssysteme zum Thalamus opticus und seinen Adnexen. Zum Schluß geben wir eine topographische Übersicht an der Hand von Schnittbildern.

v. Monakow faßt als „Großhirnanteile" alle jene subcorticalen Abschnitte des Zentralnervensystems zusammen, die nach Rindenläsionen mit alteriert werden. Er unterscheidet unter ihnen wieder:

a) Direkte Großhirnanteile, das sind solche, die nach Rindenverletzungen rasch und direkt degenerieren; hierher gehören: der Nucleus anterior, medialis und lateralis des Thalamus, das Pulvinar, die Substantia nigra, das Oberflächengrau der vorderen Vierhügel und die Brückenkerne.

b) Indirekte Großhirnanteile, also solche, die nach corticalen Schädigungen erst allmählich atrophieren: Nucleus ventralis Th. o., Corp. mammillare, Nucleus ruber, Haubenstrahlung und Hauptschleife, hintere Vierhügel und deren Brachia, gekreuzte Bindearme, Kleinhirnhemisphären, gekreuzte Hinterstrangkerne.

a) Die innere Kapsel.

Als innere Kapsel (Capsula interna) bezeichnet man den zentralsten, nach innen und unten vom zentralen Marksegment gelegenen Teil des Markkörpers der Hemisphären. Sie bildet eine zwischen die Ganglien des Zwischen- und Endhirns (Sehhügel und Schwanzkern auf der einen und den Linsenkern auf der anderen Seite) eingeschaltete mächtige fächerförmige Fasermasse, die sich ohne deutliche Begrenzung nach oben in die Corona radiata, nach unten in den Hirnschenkelfuß fortsetzt. Als Grenzgebiet gegen den letzteren wird gewöhnlich die Hauptdurchgangsstelle der Linsenkernschlinge angenommen (Abb. 100). In der inneren Kapsel sammeln sich alle aus dem Cortex cerebri kommenden und zu ihm hinstrebenden Leitungsbahnen; sie ist also die eigentliche Durchgangsstätte für die gesamte Projektionsfaserung und daher klinisch von der größten Wichtigkeit. Da in ihr Fasersysteme der verschiedensten Dignität und Leitungsrichtung auf engem Raume radiär zusammenstrahlen, ist es leicht begreiflich, daß hier relativ kleine Herde unter Umständen dieselben Störungen machen können, wie größere im Centrum semiovale oder sehr ausgedehnte in der Rinde selbst. Es erklärt sich dadurch auch die klinische Erfahrung, daß von der inneren Kapsel aus im Gegensatz zur Rinde nur selten Monoplegien oder Monospasmen, vielmehr zumeist ausgedehntere hemiplegische Ausfallserscheinungen ausgehen, weil eben ein Erkrankungsherd hier kaum ein isoliertes Bündel für sich trifft, sondern durch einen solchen stets mehrere Bahnen zugleich in Mitleidenschaft gezogen werden.

Die Zusammensetzung der inneren Kapsel darf im Groben als bekannt gelten, bezüglich aller Feinheiten dagegn sind unsere Kenntnisse höchst unsicher und lückenhaft. Wichtig ist zunächst die Tatsache, daß die den verschiedenen Windungsgebieten zugeordneten Stabkranzbündel in gesetzmäßiger Anordnung in die innere Kapsel eintreten, und zwar im großen ganzen in der gleichen Reihenfolge, wie die Windungen an der Oberfläche aufeinanderfolgen. Jeder Teil der Rinde hat also seine bestimmt lokalisierte Repräsentation in der Kapsel und zwar die Stirnwindungen am weitesten nach vorne, die mittleren Abschnitte um die Zentralfurche in der Mitte und die caudalen Windungen des Occipitallappens zu hinterst. Die gleiche Reihenfolge bleibt im Ganzen auch im weiteren Verlaufe nach unten erhalten, nur daß beim Übertritt in den Hirnschenkel eine geringe Wendung eintritt, derart, daß die in der inneren Kapsel und in der Rinde vorne gelegenen Bündel im Hirnschenkelfuß nach innen rücken und demnach hier mediale Abschnitte einnehmen, während die aus caudalen Rinden- und Kapselabschnitten stammenden Bahnen in das laterale Fußsegment zu liegen kommen. Die Hauptmasse der Kapselfasern steht in direkter Beziehung zur Rinde, ein geringerer Teil stammt aus den Großhirnganglien (Nucleus lentiformis, Nucleus caudatus, Amygdala); der überwiegende Teil der inneren Kapsel erschöpft sich im Thalamus opticus, der Rest zieht entweder als corticofugale Bahnen zum Pedunculus oder als corticopetale Bahnen zur Rinde (motorische Region, Sinnessphären).

Topographisch unterschied man früher an der inneren Kapsel einen kürzeren vorderen und einen längeren hinteren Schenkel und das diese beiden Schenkel unter stumpfem, nach außen offenem Winkel verbindendes Knie. Zur äußeren Orientierung genügt diese Einteilung; für eine genauere fasersystematische Lokalisation ist es zweckmäßiger, mit Dejerine, dem sich auch v. Monakow anschließt, fünf Abschnitte zu unterscheiden, und zwar:

.1. Pars lenticul-ostriata, 2. Pars geniculata (Knie), 3. Pars lenticulo-optica, 3. Pars retrolenticularis, 5. Pars sublenticularis. Jedem dieser Kapselsegmente entspricht ein bestimmtes Segment der Corona radiata, wie in Abb. 96 schematisch dargestellt ist.

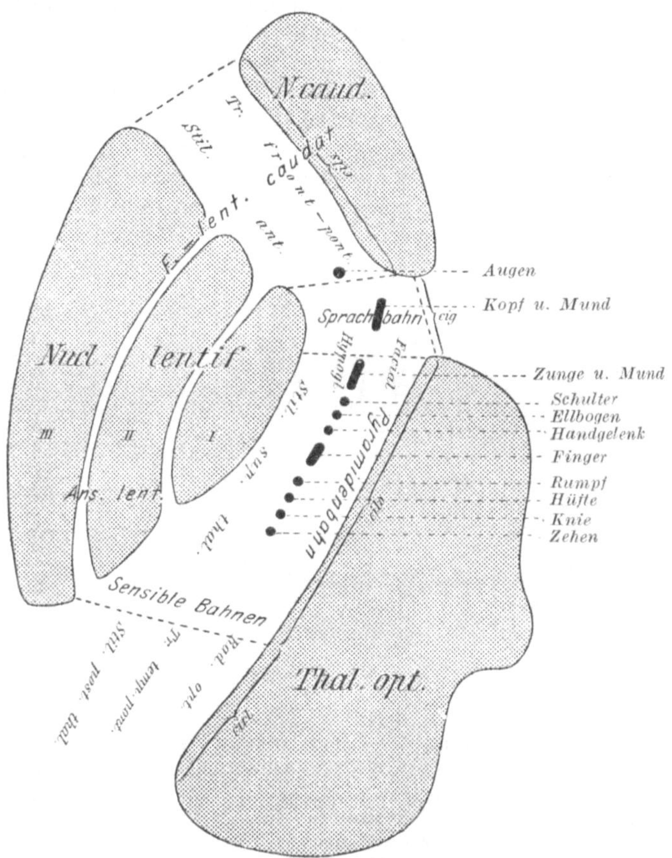

Abb. 95. Schematische Darstellung der verschiedenen Segmente der inneren Kapsel mit den Leitungsbahnen. Die Anordnung der motorischen Bahnen nach Reizversuchen von Beevor und Horsley.

Thal. opt. = Thalamus opticus. *N. caud.* = Nucleus caudatus. *Nucl. lentif.* = Nucleus lentiformis (I., II. u. III. Glied). *cils* = Capsula interna, pars lenticulo-striata s. caudata. *cig* = Capsula interna, pars geniculata. *cilo* = Capsula interna, pars lenticulo-optica. *cirl* = Capula interna, pars retrolenticularis.

Bezüglich der Faseranordnung im allgemeinen ist zu beachten, daß funktionell zusammengehörige Systeme zumeist auch in besonderen Segmenten zusammengefaßt, also die einzelnen Körperabschnitten, Muskelgruppen oder Sinnesorganen zugehörigen Bündel in gesonderten Sektoren vereinigt sind, wobei allerdings eine gewisse Überlagerung der einzelnen Sektoren zweifellos stattfindet. Wir wollen diese für die verschiedenen Segmente der inneren Kapsel, soweit sie bereits bekannt sind, im einzelnen besprechen (Abb. 95).

1. Die Pars lenticulo-striata, s. Pars lenticulo-caudata (Dejerine) der inneren Kapsel (*cils*, Abb. 95) entspricht im ganzen dem vorderen Schenkel alter

Einteilung und liegt zwischen Nucleus caudatus und Nucleus lentiformis. Die Hauptmasse ihrer Fasern verläuft horizontal von vorn nach hinten, in caudaleren Teilen mehr schräg nach hinten unten gerichtet. Sie enthält den sog. vorderen Thalamusstiel (stia), d. h. Verbindungen zwischen vorderen Stirnwindungen und dem Thalamus opticus, insbesondere dem Nucleus medialis und dem vorderen Teil des Nucleus lateralis. Außerdem verlaufen in ihr corticobulbäre und corticopontine Bahnen, und zwar in der ventralen Etage die frontale Brückenbahn aus oralen Teilen von F_1 und F_2, in der dorsalen Etage Faserzüge aus F_3 und dem Operculum zu den Kernen der Medulla oblongata für die Innervation von Mund, Zunge und Kehlkopf. Die Horizontalfasern werden durchkreuzt von querziehenden Faserzügen (Fibr. lenticulo-caudat.) zwischen dem Kopf des Nucleus caudatus und dem Putamen, resp. den Laminae medullares des Linsenkerns. Auf tieferen Horizontalschnitten durch-

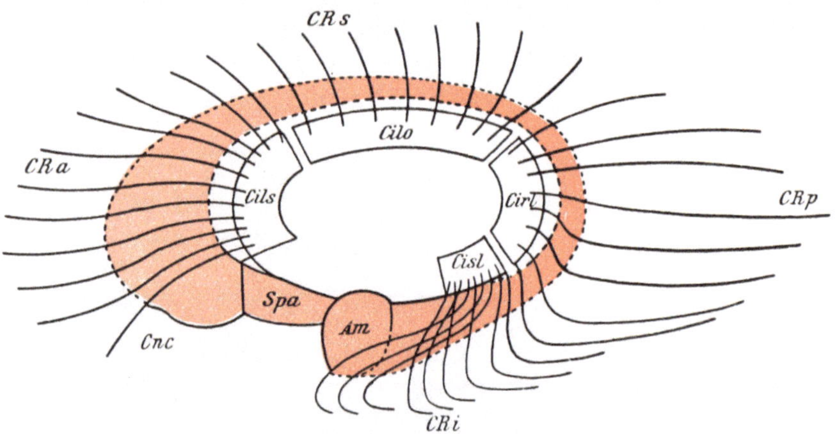

Abb. 96. Schematische Darstellung der Corona radiata und ihrer Beziehungen zu den verschiedenen Segmenten der Capsula interna. (Nach Dejerine.)
Der rote Ring entspricht dem Nucleus caudatus mit dem Übergang in die Substantia perforata ant. *(Spa)* und den Nucl. amygdalae *(Am)*. *CRa, CRs, CRp* u. *CRi* = Corona radiata anterior, superior, posterior und inferior; *Cils* = Pars lenticulostriata, (s. lenticulocaudata); *Cilo* = Pars lenticulooptica; *Cirl* = Pars retrolenticularis; *Cisl* = Pars sublenticularis capsulae internae; *Cnc* = Colliculus nucl. caud.

kreuzen diese Faserungen der Pars lenticulo-striata den Kopf des Schwanzkerns, die Commissura anterior in ihren mittleren Partien und die Ansa lenticularis.

2. **Die Pars geniculata** oder **das Kapselknie** (*cig,* Abb. 95) bildet das Verbindungsstück von vorderem und hinterem Schenkel der inneren Kapsel und liegt ungefähr dort, wo Nucleus caudatus und Thalamus opticus am III. Ventrikel zusammenstoßen. Ihre Faserzusammensetzung ist in verschiedenen Höhen eine sehr verschiedene und im einzelnen vielfach nur lückenhaft bekannt. Da die Lage des Knies eine schräg von vorne oben nach hinten unten geneigte ist und sich demnach von oben nach unten sukzessive derart verschiebt, daß das Knie in ventralen Ebenen immer mehr nach hinten zu liegen kommt, verschieben sich auch die Faserzüge in diesem Sinne, so daß Bündel, die in dorsalen Schnittflächen noch dem hintersten Teil des vorderen Schenkels angehören, in ventraleren Schnitten in das Knie oder in das vordere Segment des hinteren

Schenkels zu liegen kommen. Die wichtigsten in Betracht kommenden Bahnen
sind: in dorsalen Ebenen Fasern zu den Kernen des Facialis, Hypoglossus,
motorischen Trigeminus und Vagus, sowie für die assoziierten Augenbewegungen. Auch die sog. „Sprachbahn" durchzieht das Kapselknie
in noch nicht genau festgestellter Weise (Abb. 95). Dejerine beschreibt
ein auf basalen Ebenen hervortretendes besonderes Bündel als Fasciculus
geniculatus, das zum Globus pallidus in Beziehung steht und dorsal von
der Ansa lenticularis liegt (Abb. 104).

3. Die Pars lenticulo-optica der inneren Kapsel (*cilo*, Abb. 95), zwischen
Thalamus opticus und Nucleus lenticularis gelegen, enthält die wichtigsten Leitungsbahnen von und zur Großhirnrinde, und zwar corticopedunculäre, corticothalamische, corticorubrische und corticolenticuläre Bündel. Das best-
bekannte System ist die Pyramidenbahn. Man unterscheidet zumeist
eine vordere und eine hintere Hälfte des hinteren Kapselschenkels. In der
vorderen Hälfte liegt hauptsächlich die Pyramidenbahn, und zwar dem
Knie am nächsten die Fasern für den Arm, caudalwärts anschließend die
Fasern für das Bein. Die Verteilung der Pyramidenbündel für die einzelnen
Körperteile ergibt sich aus Abb. 95. Außer den Pyramidenbahnen verlaufen
hier Verbindungsbahnen zwischen den Zentralwindungen und dem Thalamus
(Nucl. lat. und med.). Ferner werden Verbindungen angenommen zwischen Rinde
und Globus pallidus resp. Corpus Luysi (Dejerine), und schließlich
zwischen Rinde und Nucleus ruber (Dejerine, v. Monakow). Die hintere
Hälfte des lenticulooptischen Segments wird vorwiegend eingenommen
von der Haubenstrahlung und von Fasern aus den ventralen Thalamuskernen
zum Scheitellappen- und zur hinteren Zentralwindung, also Fasern, die nach
v. Monakow teilweise corticale Bahnen für die „mit Lokalzeichen ausgezeichnete Sensibilität" darstellen.

Von vorwiegend quer diesen Teil der inneren Kapsel durchziehenden
und die vorgenannten Systeme durchkreuzenden Faserzügen sind zu nennen
eine lenticulothalamische Verbindung, der Fasciculus lenticularis Foreli
und Fasern der Ansa lenticularis.

4. Die Pars retrolenticularis (*cirl*, Abb. 95) bildet die direkte Verlängerung des vorigen Segments nach hinten, in tieferen Ebenen nach hinten außen
und dehnt sich caudalwärts vom Linsenkern aus, liegt also lateral vom Pulvinar
und dem Corpus geniculatum externum resp. dem Wernickeschen Felde *(W)*.
Sie steht in der Hauptsache in Zusammenhang mit dem hinteren Segment
der Corona radiata und schließt in der Gesamtheit ihrer Faserung die Radiatio optica Gratiolets oder die Sehstrahlungen aus dem Pulvinar
und dem Corpus geniculatum laterale ein, ferner die Strahlung aus dem
Corpus geniculatum mediale zum Lobus temporalis, vorwiegend zu T_1
oder die Hörstrahlung und schließlich thalamocorticale Projektionsbahnen aus ventralen Thalamuskernen zum unteren Scheitelläppchen
(Ang. u. Sm.). Eine scharfe Trennung dieses Kapselsegments gegen die Pars
sublenticularis ist nicht durchführbar.

5. Die Pars sublenticularis (*cisl*, Abb. 95) ist der nach vorne unten von
der Pars retrolenticularis gelegene, ventralwärts in den Temporallappen einstrahlende Faserteil der inneren Kapsel. Dieser Teil steht hauptsächlich in Verbindung mit dem Segmentum inferius der Corona radiata und mit dem unteren
Thalamusstiel Meynerts. Die Pars sublenticularis setzt sich in der Hauptsache aus zwei getrennten Bündeln von verschiedenem Verlauf und Ursprung zusammen, die hier auch eine verschiedene Lage einnehmen: a) dem

Fasciculus temporoponticus (Türcksches Bündel), ein in dorsalen Ebenen gelegener (*FT*, Abb. 105), vorwiegend quer von innen nach außen verlaufender Faserzug aus den ventralen Temporalwindungen (T_{2-3}) zum äußeren Drittel des Pes pedunculi, b) dem Fasciculus temporothalamicus Arnoldi (Dejerine), einem vorwiegend sagittal verlaufenden Faserzug, der unter dem Türckschen Bündel dicht über dem Unterhorn in dessen vordersten Abschnitt zwischen Taenia semicircularis und Nucleus caudatus gelegen ist und nach innen konvergierend gegen das Corpus geniculatum laterale und die ventralen Partien des Thalamus seinen Verlauf nimmt. Außer den beiden Hauptbündeln liegen hier noch Fasern zur vorderen Kommissur und zum Mandelkern.

Nach Dejerine erhält das Arnoldsche Bündel seine Fasern teils aus temporalen, teils aus occipitalen Windungen und degeneriert teilweise bei Läsionen des Gyrus lingualis und fusiformis, während das Türcksche Bündel ausschließlich aus mittleren Temporalwindungen (T_{2-3}) entspringt und niemals nach Zerstörungen im Occipitallappen oder in der I. Schläfenwindung degeneriert (Gegensatz zu Flechsigs Ansicht).

Den caudalen Abschnitt der Capsula interna, in dem einerseits die Bahnen für die Sensibilität, andererseits die sensorischen Leitungen zur Sehsphäre und Hörsphäre auf engem Bezirk zusammengedrängt liegen, hat Charcot als „Carrefour sensitif" bezeichnet.

b) Direkte Pedunculusbahnen.

Zum Hirnschenkelfuß setzen sich durch die innere Kapsel eine große Anzahl Stabkranzsysteme aus dem Cortex unmittelbar fort, die nicht schon weiter oben in den subcorticalen Ganglien ihre erste Endstätte gefunden haben. Der Pes pedunculi enthält nach Dejerine ausschließlich direkte absteigende (motorische) Projektionsfasern aus dem Cortex cerebri zu Mittelhirn, Pons, Medulla oblongata und Rückenmark und degeneriert in seiner Totalität bei entsprechend ausgedehnten Zerstörungen der Großhirnrinde, dagegen führt er keine Fasern aus dem Corpus striatum, wie Meynert glaubte und Flechsig, Bechterew und Zacher nach ihm annahmen. Nach Dejerine liegen die corticalen Ursprungsstätten der direkten Pedunculusbahnen sämlich im mittleren Drittel der Hemisphärenoberfläche, also in einer breiten Zone um die Zentralfurche herum und in deren Verlängerung auf dem Schläfenlappen; nach v. Monakow haben sie indessen eine viel weitere Verbreitung und erstrecken sich oralwärts bis an den Frontalpol, caudalwärts weit in den Parietallappen hinein (Abb. 97). Außer der lateralen und medialen Haubenfußschleife, die einen Umweg über die Haube macht, kommen alle diese Systeme direkt aus der inneren Kapsel. Ihre genauere Lage innerhalb dieser selbst, sowie im Hirnschenkelfuß ist an anderer Stelle behandelt, zumeist aber im einzelnen noch strittig. Ein ausführlicher literarischer Überblick über die Pedunculusbahnen findet sich bei Dejerine. Die Lokalisation ihrer corticalen Ursprungsstätten ergibt sich aus Abb. 97.

1. Der Tractus corticospinalis (Pyramidenbahn Türcks) ist zwar nicht die einzige, aber beim Menschen sicherlich die Hauptbahn für die Willkürbewegungen der Extremitäten und des Rumpfes. Während man ihren Ursprung früher über die ganze Regio Rolandica, nach vorn und hinten weit über die Zentralwindungen hinausgreifend, annahm (Türck, Charcot, Dejerine), darf es nach neueren Untersuchungen als feststehend gelten, daß der weit überwiegende Teil aller Pyramidenfasern, wahrscheinlich das ganze eigentliche Pyramidenbündel, ausschließlich aus der Rinde vor der Zentralfurche, also innerhalb des Gyrus centralis anterior und des Fußes der I. (und II.) Stirnwindung, sowie den medial angrenzenden Partien des Lobulus

paracentralis entspringt. Ob sich das Pyramidenareal genau mit der agranulären Regio praecentralis (Feld 4 und 6, Abb. 81 und 82) deckt, ist noch nicht einwandfrei erwiesen; sicher dagegen ist, daß Pyramidenfasern nicht ausschließlich aus dem Bereich der Betzschen Riesenzellen, also der Area gigantopyramidalis (Feld 4), sondern auch weiter frontalwärts entspringen, wie Rindenveränderungen bei amyotrophischer Lateralsklerose (Schröder) und die Ergebnisse elektrischer Rindenreizung ergeben haben (Sherrington und Grünbaum, C. und O. Vogt, F. Krause u. a.). Nach reiner Exstirpation der hinteren Zentralwindung tritt eine wirkliche Degeneration der Pyramidenbahn nicht, oder höchstens in Form vereinzelter zerstreuter Fasern ein.

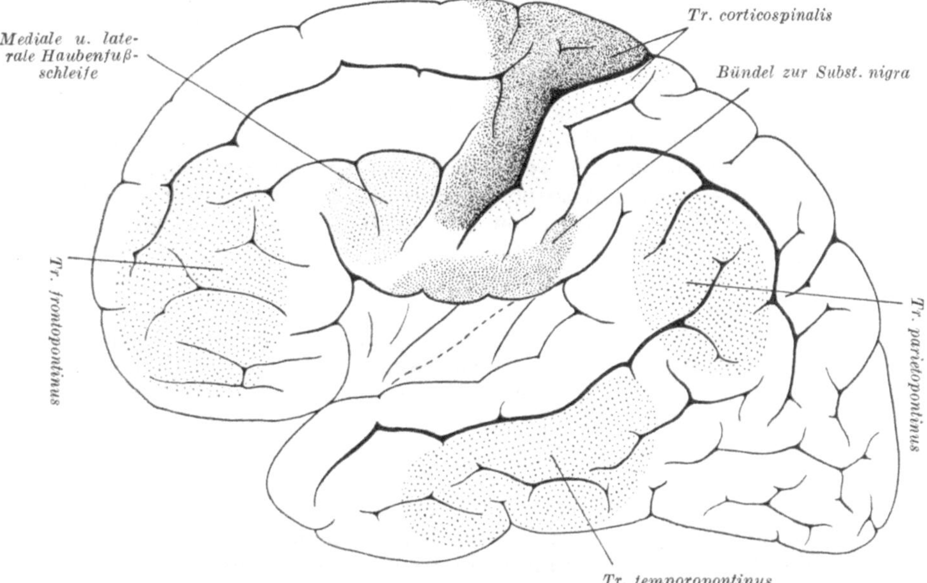

Abb. 97. Ursprungsbezirke der direkten Pedunculusbahnen in der Großhirnrinde.
(Nach v. Monakow, Tractus corticospinalis etwas modifiziert.)

Über die Anordnung der Pyramidenfasern im Hirnschenkelfuß besteht keine volle Einigkeit. Jedenfalls nimmt das Pyramidenareal das mittlere Drittel, nach Dejerine die mittleren drei Fünftel ein; nach manchen Autoren ist die Verteilung eine diffuse, derart, daß die Fasern aus den verschiedenen Höhenabschnitten der motorischen Zone sich miteinander vermischen (v. Monakow, Hoche), nach anderen findet eine gesetzmäßige und isolierte Anordnung für die verschiedenen Körperabschnitte statt, indem die dorsalsten Pyramidenanteile (Bein) im Pes pedunculi am meisten lateral, die ventralsten am meisten medial liegen (Flechsig, Dejerine u. a.). Nach innen an diese schließen sich dann die corticobulbären Bahnen aus dem Operculum an.

2. Tractus frontopontinus — frontale Brückenbahn — entspringt nach neueren Anschauungen in vorderen Abschnitten der I. und II. Frontalwindung, zieht durch das Knie und den lenticulo-striären Teil der inneren Kapsel zum medialsten Segment der Hirnschenkelfußes und endet in ventralen Kerngruppen der Brücke. Das Bündel stellt demnach ein Projektionssystem zwischen Stirnhirn und Brücke dar, und zwar aus dem spätmarkreifen vorderen Assoziationszentrum von Flechsig (Feld 35b, Abb. 89).

Das frontopontine Bündel ist unter wechselnden Namen schon lange bekannt, nur über seinen Ursprung gehen verschiedene Anschauungen. Vielfach wird es als „mediale Rinden-Brückenbahn" oder „Arnoldsches Bündel" (Meynert) bezeichnet. Meynert brachte es zur Ansa lenticularis in Beziehung, nach Bechterew und Zacher enthält es Fasern aus dem Linsenkern, Dejerine leitet es aus dem Operculum Rolandicum und der Pars opercularis der III. Stirnwindung ab, andere aus dem Fuß der I. Stirnwindung (Flechsig).

Es wird erst nach der vierten Woche post partum markreif, stellt also ein ganz spätmarkreifes Projektionssystem dar.

3. Der Tractus temporopontinus oder die temporale Brückenbahn (Türcksches Bündel von Meynert) stellt ebenfalls ein direktes Projektionssystem zwischen Großhirnrinde und Brückengrau, speziell den dorsalen Brückenganglien (Jelgersma, Dejerine) dar. Über seinen Ursprung bestehen verschiedene Ansichten. Frühere Autoren leiteten das Bündel aus dem Occipitallappen ab (Türck, Meynert, Wernicke, Charcot, Brissaud). Dejerine konnte nachweisen, daß es bei Herden im Occipitallappen intakt bleibt, dagegen bei Zerstörung der mittleren Temporalwindungen ($T_{2/3}$) degeneriert; auch Kam, v. Monakow u. a. verlegen seinen Ursprung in die II. und III. Schläfenwindung, teilweise in das untere Scheitelläppchen (also das spätmarkreife hintere Assoziationszentrum), während es Flechsig ausschließlich aus der frühmarkreifen I. Schläfenwindung, seiner Hörsphäre (Feld 7, 7 b, Abb. 89), ableitet. Sein Verlauf in der inneren Kapsel ist an anderem Orte besprochen, im Hirnschenkelfuß nimmt es das lateralste Fünftel des Querschnittes ein.

(Bei Tieren ist ein Tractus temporopontinus experimentell durch Ferrier und Turner und durch Pusateri nachgewiesen.)

4. Tractus corticonucleares. Diese direkten Bahnen zu den motorischen Hirnnervenkernen (V, VII, IX, X, XI, XII) sind ihrem näheren Ursprung und Verlauf nach noch recht wenig bekannt. Zweifellos entspringen Fasern aus den unteren Teilen der vorderen Zentralwindung und dem Operculum Rolando, die durch das Kapselknie und den vorderen Teil der Pars lenticulo-optica der inneren Kapsel ziehen und sich medial von der Pyramidenbahn in das innere Drittel (innere Fünftel) des Hirnschenkelfußes begeben.

Außerdem sind aber, von der vorgenannten Bahn getrennt, noch andere direkte corticonucleare Systeme beschrieben worden, die der corticalen Innervation der Phonationskerne dienen und somit die eigentliche „Sprachbahn" darstellen sollen. Nach v. Monakow leiten sich diese Systeme wahrscheinlich aus der III. Stirnwindung, und zwar sowohl der Pars opercularis wie der Pars triangularis ab, während Flechsig einen Stabkranz aus diesen Windungen (der Brocaschen Region) bestreitet und den Ursprung der betreffenden Bahnen in die vordere Zentralwindung verlegt. v. Monakow unterscheidet zwei systematisch gesonderte derartige Bahnen, die mit den anderen vermischt durch die innere Kapsel ziehen:

a) Die mediale Haubenfußschleife, medial von der Substantia nigra, dicht· am Foramen coecum gelegen (Abb. 59), deren Fasern durch das Brückengrau zum medialen Segment der Hauptschleife und von da zu den Oblongatakernen ziehen.

b) Die laterale Haubenfußschleife, dorsal zwischen der temporalen Brückenbahn und dem Pyramidenbündel gelegen (Abb. 59) und zu lateralen Partien der Hauptschleife ziehend (Hoche, Schlesinger, Hösel).

Ob sich die sub 4 erwähnten Bündel in die corticale Innervation der Phonationskerne gleichmäßig teilen, oder ob vielmehr eine getrennte Bahn zur Innervation des Facialis,

Accessorius, Hypoglossus für die Sprachartikulation, die von jener für andere Innervationsformen derselben Nerven und Muskeln verschieden ist, also eine isolierte Sprachbahn anzunehmen ist, bedarf noch der Entscheidung. Klinische Befunde isolierter subcorticaler Sprachstörung (Anarthrie) sprechen für einen einigermaßen von den übrigen corticonuclearen Fasern getrennten Verlauf der Sprachsysteme zum Nervus VII, XI und XII.

Neben der direkten corticonuclearen Bahn durch den Hirnschenkelfuß sind außerdem indirekte corticale Verbindungen der bulbären motorischen Nerven durch Vermittlung des Thalamus beschrieben worden. Borch nimmt für den Fascialis außer der direkten Willkürbahn eine indirekte Bahn durch die Haube als psychoreflektorische Facialisbahn an; Economo hat ein corticothalamisches System neben dem pedunkularen für die Kaubewegungen beim Kaninchen beschrieben.

5. Das direkte Stabkranzbündel zur Substantia nigra. Die Substantia nigra degeneriert ausnahmslos nach Läsionen der Regio Rolandica, und zwar nach Dejerine vorwiegend dorsaler Partien, während v. Monakow allerdings etwas hypothetisch den Ursprung der Substantia-nigra-Fasern an den ventralsten Teil des Sulcus centralis, speziell den hinteren Umfang des Operculum und des unteren Scheitelläppchens verlegt. Im Hirnschenkelfuß liegt es ventral von der Subst. nigra, besonders an deren lateralen Abschnitten. Degeneration des Türckschen Bündels beeinflußt die Subst. nigra nicht (Dejerine).

6. Ein parietooccipitales Pedunculusbündel hat seine Lage am meisten lateral im Hirnschenkelfuß und läßt sich nach v. Monakow auch myelogenetisch vom Türckschen Bündel trennen. Es stammt aus dem Occipitallappen (Schütz, Hösel, Bechterew, Gerwer) und hat angeblich Beziehungen zur Sehstrahlung; möglicherweise stellt es eine direkte Bahn aus der Sehsphäre zu den Augenmuskelkernen dar. Dejerine bestreitet einen occipitalen Zuwachs zu den lateralsten Partien des Hirnschenkelfußes, insbesondere dem Türckschen Bündel.

c) Die kurzen Projektionsbahnen.

Wir fassen hierunter alle direkten Faserverbindungen zwischen der Großhirnrinde einerseits und den tieferen Teilen des Großhirns, also den Vorderhirnganglien (Corpus striatum) sowie dem Zwischenhirn und Mittelhirn andererseits zusammen und stellen sie in Gegensatz zu den vorbesprochenen langen Projektionssystemen, von denen wir gesehen haben, daß sie ohne Unterbrechung vom Cortex durch den Pedunculus zu den grauen Kernen der Brücke und Medulla oblongata und zum Rückenmark ziehen. Gleichzeitig werden hier auch die Verbindungen der zentralen Ganglien untereinander und mit tieferen Abschnitten behandelt, da sich eine Trennung dieser Bahnen von den höher angeschlossenen Leitungen vielfach nicht durchführen läßt.

1. Die Thalamusstrahlungen.

Die aus dem Thalamus opticus entspringenden und in ihm endigenden Bahnen werden in ihrer Gesamtheit auch als Stabkranz des Thalamus oder Radiatio thalami, bezeichnet. Diese setzt sich aus vier annähernd den gleichnamigen Sektoren der Corona radiata (Abb. 96) entsprechenden Segmenten, den Thalamusstielen zusammen, von denen jeder einem bestimmten Segment der inneren Kapsel zugeordnet ist, ohne jedoch an irgend einer Stelle einen isolierten, irgendwie scharf abgegrenzten Faserzug zu bilden.

Die Thalamusstiele mischen sich vielmehr in ihrem Verlaufe überall innig und vielfältig mit Fasern anderer Systeme. Über die näheren anatomischen Beziehungen der einzelnen Thalamusabschnitte insbesondere die Verbindungen mit der Großhirnrinde bestehen noch die widersprechendsten Anschauungen selbst in Fragen, die die wesentlichen Prinzipien der Großhirnorganisation betreffen.

Ein Teil der Autoren namentlich die älteren Hirnanatomen (Meynert, Kölliker, Bechterew) betrachten den Thal. opt. in der Hauptsache als ein motorisches Organ, teils für reflektorische Bewegungen innerer Organe (Herz, Magen, Darm, Harnblase), teils für die unwillkürlichen mimischen Ausdrucksbewegungen. Sie nehmen daher ausschließlich oder fast nur corticofugale Verbindungen mit der Hirnrinde an und leugnen (abgesehen von der wichtigen optischen Bahn, Kölliker) corticopetale Fasern aus dem Thalamus ganz. In direktem Gegensatz dazu behaupten andere Autoren, daß der Thalamus überhaupt nur oder wenigstens weit überwiegend in corticopetaler Leitungsrichtung mit dem Cortex in Verbindung stehe (Edinger, Lewandowsky u. a.).

Neuerdings hat eine vermittelnde Stellung sich die meiste Geltung verschafft, die dem Thalamus sowohl corticofugale wie corticopetale Bahnen zuschreibt. Hierbei kommen aber wieder zwei Richtungen in Betracht. Während die einen nur für einen kleinen Teil der Rindenfläche (Flechsig nur für seine frühmarkreifen Sinnesgebiete, also höchstens etwa $1/_3$ der Gesamtrinde) einen Thalamusstabkranz anerkennen, behaupten andere, namentlich auf Grund von sekundären Degenerationen nach Herderkrankungen, daß überhaupt von allen Rindenbezirken eine doppelsinnige Verbindung mit dem Thalamus bestehe (Dejerine, v. Monakow. O. Vogt).

Dejerine insbesondere kommt auf Grund eines reichen und sorgfältig analysierten Materials zu der Ansicht, daß aus allen Teilen der Großhirnrinde Fasern zum Thalamus ziehen, da dieser auf jede Art corticaler Läsion, wo sie auch ihren Sitz habe, reagiere und daß ganz allgemein jedem Rindenbezirk ein bestimmter Abschnitt des Thalamus entspreche.

a) **Der vordere oder frontale Thalamusstiel (Stilus anterior thal.)** ist der topographisch am besten bekannte Stabkranzanteil des Sehbügels. Seine Fasern stammen aus **lateralen, medialen und vorwiegend basalen Teilen der Stirnwindungen.** Sie bilden das Marklager des Frontallappens (nur des Stratumsagittale externum nach Anton), also den vorderen Sector der Corona radiata (*Pa Th*, Abb. 105). Sie strahlen fächerig zwischen Nucleus caudatus und Nucleus lentiformis im vorderen Schenkel der inneren Kapsel zusammen und nehmen fast den ganzen lenticulostriären Abschnitt der Capsula interna ein (untermischt mit Fasern der frontalen Brückenbahn und den Fibrae lenticulo-caudatae, die ebenfalls durch dieses Kapselsegment ziehen) und dringen von hier durch die Lamina medullaris externa und das Stratum reticulatum in die vordere Hälfte des Thalamus ein. Nach v. Monakow endigt der vordere Thalamusstiel im vorderen und medialen Kern, nach Dejerine auch in der vorderen Hälfte des lateralen Kerns. Dejerine gibt außerdem an, daß die inneren und oberen seiner Fasern zum Stratum zonale und der Lamina medullaris anterior, also der Markkapsel des vorderen Kernes ziehen, während der größere Rest der Fasern unter bündelförmiger Entbündelung caudalwärts bis zur Höhe des Ganglion habenulae zieht und in den lateralen und medialen Kern mündet.

Anton und Zingerle trennen einen oberen, mittleren und unteren Abschnitt am frontalen Thalamusstabkranz und bringen diesen fast nur mit ventralen Stirnhirngebieten in Beziehung.

b) **Der parieto-zentrale Thalamusstiel (Stilus superior thal.)** steht durch den oberen Sector der Corona radiata (*CRs*, Abb. 96) mit der Regio rolandica und den angrenzenden Partien des Parietal- und Frontallappens in Verbindung. Seine Fasern ziehen in vertikalem, etwas schräg nach hinten und innen gerichtetem Verlauf in die Pars lenti-

culo-optica der inneren Kapsel, sind hier innig gemischt mit cortico bulbären und corticospinalen Fasern (Pyramidenbahn), kreuzen und strahlen
teils in den Nucleus lateralis, teils diesen durchbrechend (nach Dejerine
überwiegend) in den Nucleus medialis ein. Eine Anzahl dieser Fasern tritt
gleich denen des vorderen Stieles in das Stratum zonale und in die Lamina
medullaris int. und ant. ein (Dejerine). Zum oberen Thalamusstiel gehören auch jene Faserverbindungen, die O. Vogt zwischen der vorderen
Zentralwindung und dem mittleren Segment des ventralen Thalamuskerns
(Endstätte der Haubenstrahlung), sowie zwischen der hinteren Zentralwindung
und dem hinteren Segment dieses Kerns (Endstätte der Schleife) nachgewiesen hat. Aus den ventralen Kerngruppen des Thalamus (*vent* a, *vent* b,
vent c) leitet v. Monakow Strahlungen zum Gyrus supramarginalis und
angularis ab. Sie liegen im hinteren Drittel des lenticulo-optischen Abschnittes der inneren Kapsel und bergen den „Carrefour sensitif"
Charcots in sich.

c) Der hintere Thalamusstiel (Stilus posterior) verbindet den
Occipitallappen und die angrenzenden Parietalwindungen (Cuneus,
Gyrus lingualis, fusiformis, O_1 und O_2, Gyrus angularis und supramarginalis)
mit caudalen Thalamusabschnitten, insbesondere dem Pulvinar. Seine Fasern
bilden neben Assoziations- und Balkenfasern einen wesentlichen Bestandteil
der sagittalen Marklager des Occipitallappens oder der Gratioletschen Strahlungen, Stratum sagitt. ext. und int. (Tapetum?) und laufen in der Pars
retrolenticularis der Capsula interna in dichter Durchflechtung zusammen
(Abb. 102). Sie ziehen von hier zu einem Teil in das Stratum zonale des
Pulvinar, die größere Masse durchdringt das dreieckige Feld von Wernicke
(W, Abb. 104) und endigt in radiären Bündeln in der grauen Substanz des
Pulvinar (Dejerine), ein weiterer Teil zieht mehr oralwärts und gelangt
durch die Zona reticulata gleichfalls in das Pulvinar (RTh, Abb. 104).

Zum hinteren Thalamusstiel gehört vor allem auch ein Hauptteil der Radiatio
optica, d. h. der eigentlichen Projektionsfaserung aus den primären optischen Zentren
(Pulv., Corp. gen. lat., Quadrigem, ant.). Über den Verlauf der hier in Betracht kommenden Fasern und ihre corticale Repräsentation sind die Meinungen noch sehr geteilt.
Das Nähere findet sich im Abschnitt „Zentrale Sehstörungen". Es sei hier nur kurz
bemerkt, daß Flechsig auf Grund der Myelogenie die (primäre) Sehstrahlung ausschließlich in das Stratum sag. ext. verlegt, während andere Autoren auf Grund von
sekundären Degenerationen die Ansicht vertreten, daß eine Vermischung der verschiedenen Faserarten stattfinde (Dejerine) und daß vor allem die Zusammensetzung
der Strata occipitalwärts von Segment zu Segment wechsele. v. Monakow vertritt
die Meinung, daß alle drei Strata an den aus den primären optischen Zentren
hervorgehenden Projektionsfasern partizipieren.

d) Der untere Thalamusstiel (Stilus inferior) stellt eine nach
Verlauf und Zusammensetzung noch sehr unsicher bestimmte Strahlung dar.
Im allgemeinen versteht man darunter an der ventralen Seite in den Thalamus (Nucleus med. und lat.) eintretende Faserzüge aus dem Temporallappen,
die teils durch das sublenticuläre, teils durch das lenticulo-optische Segment
der inneren Kapsel ziehen.

Dejerine unterscheidet an seiner Radiatio inferior thalami zwei Hauptbestandteile:
a) Der größere Teil stammt aus der Pars sublenticularis der inneren Kapsel und
verbindet die drei Temporalwindungen *(T_1, T_2, T_3)* und den Gyrus hippocampi *(H)* hauptsächlich mit dem Pulvinar. In ihm verlaufen Fasern, die sich teils dem Türokschen
Bündel anschließen und außer zum Pulvinar auch zum Corpus geniculatum internum
ziehen, teils Fasern aus dem Fasciculus temporo-thalamicus von Arnold zum Pulvinar
und zum Corpus geniculatum externum. b) Der zweite Hauptbestandteil bildet den
eigentlichen unteren Thalamusstiel von Meynert; er zieht nicht durch die sublenti-

kuläre innere Kapsel. Sein Ursprung und Verlauf im Centrum semiovale sind schlecht bekannt. Er steht in Beziehung zum Temporalpol, Uncus, Nucleus amygdalae, Gyrus hippocampi und nach Meynert zur Insel. Seine Fasern erscheinen als helles Bündel im Strat. sag. intern. des Temporallappens, sie ziehen nach vorne durch die Regio innominata Reicherts, mischen sich mit Fasern aus der Substantia perf. ant. und der Linsenkernschlinge und dringen von unten in der Gegend zwischen Fornixsäulen und Vicq d'Azyrschem Bündel in den vorderen und medialen Thalamus bis in die Nachbarschaft des Ganglion habenulae ein. (*Pi Th*, Abb. 105).

Eine direkte thalamocerebellare Bahn durch die Bindearme (mit Umgehung des Nucleus ruber) haben früher schon Probst, v. Gehuchten, Mingazzini, Lewandowsky u. a. mehr oder weniger bestimmt angenommen. v. Monakow spricht sich neuerdings mit Bestimmtheit für eine solche aus; ein kleiner Teil der zum roten Kern hinziehenden Bindearmfasern endige nicht in diesem Kern, sondern trete durch denselben hindurch und gelange in den Thalamus (Kern med. b von Monakows), um sich hier in der Substantia molecularis aufzulösen.

Ob außerdem eine direkte corticocerebellare Bahn besteht, wie es von R. Sand angenommen wurde, ist sehr zweifelhaft. v. Monakow betont, daß allerdings bei alten Herden im Pallium auch eine Atrophie im gekreuzten Bindearm vorkomme, hält diese aber für eine sog. Atrophie zweiter Ordnung; jedenfalls könne die Zahl der direkten Cortex-Bindearmfasern beim Menschen nur sehr gering sein.

2. Die Strahlungen des Corpus geniculatum laterale und des Corpus quadrigeminum posterius.

Wir fassen diese beiden Strahlungen zusammen, weil sie beide dem optischen Projektionssystem angehören 'und gemeinsam mit den occipitalen Strahlungen aus dem Pulvinar an der Zusammensetzung der sog. Gratioletschen Sehstrahlungen aus den primären optischen Zentren teilhaben. Sie werden in ihrer systematischen Bedeutung, ihrem Verlauf und ihrer Endigungsweise noch bei den zentralen Sehstörungen näher gewürdigt werden; hier genüge daher eine topographische Schilderung.

a) Die Fibrae corticogeniculatae laterales (Stiel des äußeren Kniehöckers, v. Monakow) bilden an der Außenseite des Corp. gen. lat. zusammen mit der mächtigen Strahlung aus dem Pulvinar das dreieckige Feld von Wernicke (*W*, Abb. 105), treten in das retrolenticuläre Kapselsegment (ventrale Hälfte) ein (*Cirl*, Abb. 105), verlaufen in der Corona radiata posterior etwa in der Höhe der II. Temporalwindung, treten in die sagittalen Strata des Occipitalmarks ein und vermischen sich hier innig mit Fasern anderer Herkunft. Nach v. Monakow finden sich die aus dem lateralen Kniehöcker hervorgehenden Fasern zunächst in der mittleren Etage, weiter occipitalwärts dagegen in der ventralen Etage der sagittalen Strahlungen.

b) Die Strahlung aus dem Corpus quadrigeminum anterius bildet bei ihrem Austritt zunächst einen Bestandteil des Brachium quadrig. ant. (*Br Qa*, Abb. 105) — der andere Teil dieses Brachiums stellt die phylogenetisch alte Tractuswurzel dar —, verläuft als geschlossener Faserzug hinter dem Corpus gen. med. vorbei, zieht zwischen diesem und dem caudalsten Fortsatz des Pulvinar nach außen, umzieht das Corp. gen. lat. am vorderen Rande und tritt dann gleichfalls in die retrolenticuläre innere Kapsel ein, von wo ihre Fasern sich in die sagittalen Strata ergießen.

Als Tractus corticoquadrigeminalis ist außerdem durch Beevor und Horsley auf Grund von Tierexperimenten eine noch sehr strittige Bahn aus dem frontalen Augenmuskelzentrum (Fuß der II. Frontalwindung) zu den vorderen Vierhügeln und zum Sehhügel beschrieben worden. Auch J. Piltz hat nach Zerstörung der Augenregion Munks eine absteigende Bahn zum Corp. quadr. ant. durch den lateralen Hirnschenkelfuß degenerieren sehen.

Dejerine nimmt ferner nicht im Brach. quadr. ant. verlaufende Projektionsfasern zur Sehrinde an, die durch das Pulvinar selbst und das Feld *W* in die retrolenticuläre Kapsel ziehen.

3. Die Strahlung des Corpus geniculatum mediale.

Der Verlauf und namentlich die corticale Endausbreitung der Projektionsfaserung aus dem inneren Kniehöcker sind noch weniger sicher wie bei den vorbeschriebenen Strahlungen. Nach Flechsig tritt die Strahlung aus dem Corp. genic. med. (primäre Hörstrahlung) ausschließlich zu der vorderen Heschlschen Querwindung in Beziehung. Dejerine verlegt die Endstätte dieser Strahlung in die ganze I. Temporalwindung, und nach v. Monakow ziehen ihre Fasern sowohl in die I., wie in die II. Temporalwindung.

Diese Projektionsfaserung tritt als kleines Markfeld (Stiel des Corp. gen. med. v. Monakows) lateralwärts aus dem letzteren aus, wendet sich gegen den vorderen Rand des Corp. gen. lat., durchbricht dessen vorderen Umfang, dringt zwischen diesem und dem caudoventralen Thalamuskern in den hintersten Abschnitt des lenticulooptischen Kapselsegments ein, senkt sich dann basalwärts in die sublenticuläre Kapsel und in die ventrale Etage der sagittalen Strata und biegt von hier in die Markkapsel der I. (und II.?) Temporalwindung ein, um schließlich in deren Rinde zu endigen. Nach v. Monakow vermischt sich die Strahlung des Corp. gen. med. auf der ganzen Verlaufsstrecke reichlich mit Bündeln anderer Provenienz; nach Dejerine schließt sie sich stellenweise dem Türckschen Bündel an.

4. Die Strahlungen des Nucleus ruber.

Die Verbindungen des Nucleus ruber mit anderen Abschnitten des Zentralnervensystems sind sehr mannigfache, größtenteils aber in ihren näheren anatomischen Beziehungen noch Gegenstand der Diskussion. v. Monakow unterscheidet neuerdings drei Hauptkategorien von Faserungen zum roten Kern.

a) Einen Rautenanteil des Roten Kerns, das sind gekreuzt abgehende, caudale Bahnen, zu denen vor allem der Tractus rubrospinalis oder das Monakowsche Bündel von Probst, ferner ein Faserzug zur lateralen Schleife und zur Formatio reticularis (Tr. rubroreticularis) gehört.

b) Einen gekreuzten Bindearmanteil zum Cerebellum und

c) einen ungekreuzten Vorderhirnanteil. Hier ist nur der letztere zu besprechen, die beiden anderen sind an anderer Stelle behandelt.

Daß der Nucleus ruber mit der Großhirnrinde direkt in Verbindung steht, hat zuerst Dejerine nachgewiesen; er sah ihn nach Rindenherden im Scheitellappen degenerieren und verlegte demnach den Ursprung der corticorubrischen Bahn in den Parietallappen. Monakow schloß sich zuerst dieser Auffassung an, kommt aber neuerdings auf Grund eines reichhaltigeren und genauer gesichteten Degenerationsmaterials zu dem Schlusse, daß die Hauptrepräsentationsstätte des roten Kerns in der Präfrontalregion und dem Operculum liege. Sein näherer Verlauf im Stabkranz ist nicht bekannt. Außer dem Rindenanteil unterscheidet v. Monakow noch einen Thalamusanteil in den Rote Kern-Strahlungen zum Vorderhirn, dessen Endigung aber unsicher ist. (Ventrale Kerngruppen, Reg. hypothalamica?) Beim Menschen ist nach diesem Autor die gemeinsame Vorderhirnstrahlung des Nucleus ruber eine recht bedeutende, da etwa ein Drittel seiner Masse sekundär degeneriert bei entsprechend gelegenen Herden in der Rinde oder im Thalamus.

v. Monakow nennt den Rindenanteil der Rotekern-Strahlung auch „Frontorubrale Haubenbahn" und schreibt ihr eine spezifische, die Leistungen der Pyramidenbahn ergänzende corticofugale (motorische) Funktion zu. Während die direkte corticospinale Bahn Impulse für bewußte Zielbewegungen vermittle, diene die frontorubrale Haubenbahn gewissen verwickelten kinetischen Mechanismen, die mit der dem Bewußtsein entzogenen Orientierung des äußeren Körpers und der Anpassung im Raume in Zusammenhang stehen.

5. Die Faserverbindungen des Corpus striatum.

Es kommen hier mehrere Hauptkategorien von Fasern in Betracht: 1) Verbindungen des Corpus striatum mit der Großhirnrinde (Fibrae corticostriatae); 2) Verbindungen der einzelnen Teile des Corpus striatum untereinander (Fibrae lenticulocaudatae); 3) Verbindungen mit tieferen Abschnitten, namentlich dem Zwischenhirn (Fibrae striothalamicae und Fibrae striosubthalamicae).

Die letzteren Bahnen zum Zwischenhirn (und Mittelhirn) sind phylogenetisch sehr alte und für den Bauplan des Vertebratengehirns von großer Bedeutung; sie bilden in ihrer Gesamtheit das auch bei niederen Vertebraten nachweisbare „basale Vorderhirnbündel" von Edinger.

a) Die Fibrae corticostriatae. Bezüglich der Beziehungen des Corpus striatum mit der Großhirnrinde bestehen verschiedene ganz widersprechende Anschauungen. Meynert nahm als corticale Hauptbahn ein aus der Hirnrinde, vorwiegend des Frontal- und Parietallappens stammendes und direkt im Streifenhügel endigendes Projektionssystem 1. Ordnung (neben seinem in die Hirnschenkel übergehenden Projektionssystem 2. Ordnung) an, Schon Wernicke hat diese Fasern nur als durchtretende, nicht im Corpus striatum endigende bezeichnet und Kölliker behauptet, daß eine direkte Streifenhügel-Rindenbahn höchstens in ganz verschwindendem Umfange bestehe, da die Hauptverbindungen der Vorderhirnganglien (in distaler wie proximaler Richtung) zum Hirnschenkel gehen. Spätere Forschungen, namentlich Exstirpationsversuche haben mehr der letzteren Anschauung recht gegeben; ausgedehnte Zerstörungen der Hirnrinde lassen den Streifenhügel fast ganz intakt und hemmen beim jungen Tiere dessen Entwicklung nicht wesentlich (Gudden, Ganser, v. Monakow). Nach Ganser bewirkt selbst vollständige Abtragung einer Hemisphäre, so daß der Streifenhügel bloßliegt, keine nennenswerte Atrophie in letzterem, dieser verhält sich wie ein Rindengebiet, dessen Nachbarschaft zerstört wird, er leidet nur durch die Beteiligung der Assoziationsfaserung. Immerhin darf bei kleinen Säugetieren die Beziehung des Streifenhügels zur Hirnrinde noch als eine innigere angenommen werden, wie beim Menschen (Stieda, Forel, Kölliker), wo direkte corticostriäre Bahnen an Zahl und Bedeutung zweifellos sehr zurücktreten, wenn man auch zugeben wird, daß die grauen Massen des Putamen und Nucleus caudatus assoziativ mit der Hirnrinde verbunden sein werden.

Von Marinesco wurde eine Rinden-Streifenhügelbahn zum Stirnlappen beim Affen und Hund beschrieben. Er hält, gestützt auf Versuche von Nothnagel und Munk, die bei entsprechenden Exstirpationen degenerierenden Fasern für eine der Synergie beider Organe dienende Bahn. Bianchi und Algeri haben degenerierende Fasern aus der motorischen Region zum Nucl. caudatus und lentiformis nach ausgedehnten Rindenzerstörungen beobachtet, offenbar handelt es sich aber hierbei um corticothalamische Fasern, die die Vorderhirnganglien nur durchsetzen, ohne in ihnen zu endigen.

Als Fasciculus nuclei caudati hat Sachs einen Faserzug beschrieben, der den Schwanzkern längs seines ganzen lateralen Randes ventral vom Balken begleitet und, wie er annimmt, Assoziationsfasern aus der gesamten Rinde der Medialfläche, Stirn-Scheitellappen und Insel zu diesem Ganglion enthält.

b) **Die Fibrae lenticulo-caudatae** sind doppelsinnige Verbindungen zwischen Schwanzkern und Linsenkern (Putamen), die in radiären Bündeln sich sammeln und durch die Capsula int. ant. hindurchtreten.

c) **Die Fibrae lenticulo-thalamicae et subthalamicae.** Es handelt sich hierbei um Faserzüge der verschiedensten, größtenteils noch unbekannten Herkunft, Verlaufsrichtung und Endigungsweise, die auch vielfach unter widersprechenden Namen beschrieben sind. v. Monakow faßt sie zweckmäßigerweise sämtlich unter dem Sammelbegriff der **Ansa lenticularis** oder der **Linsenkernschlinge** (im Gegensatz zu der engeren Fassung dieses Begriffs bei älteren Autoren) zusammen. Die Fasern dieses Systems oder vielmehr dieser Systeme haben grob anatomisch das Gemeinsame, daß sie alle aus den drei Gliedern des Linsenkerns (vor allem dem Putamen) hervorgehen (entspringen oder endigen) und sich, teilweise durch die Laminae medullares hindurchtretend, an der Basis des Nucleus lentiformis zu einer dichten, geschlossenen Fasermasse sammeln. Aus dieser, die ganze Unterfläche des Linsenkerns einnehmenden Fasermasse ziehen lose Faszikel medialwärts gegen die Capsula interna und durchdringen das lenticulooptische Segment etwa von dem Corpus subthalamicum bis zu den oralsten Ebenen des Thalamus opticus. Nach dem Durchtritt durch die innere Kapsel, resp. den Pedunculus, trennen sich die Faserzüge, und man kann dann drei Anteile unterscheiden (v. Monakow):

a) **Einen Anteil zum Corpus subthalamicum (Luys)**, aus den vorderen ²/₃ des lenticulo-optischen Segments (teilweise auch aus dorsalen Partien des Pes pedunculi) durchtretend und zur ventralen Kapsel des Luysischen Körpers und von dieser in das Corp. subthal. selbst eindringend.

Ein Übertritt von Fasern aus dem Corpus subthalamicum, speziell dem Anteil der Linsenkernschlinge, in den Tractus opticus, wie er von Bernheimer, Stilling und Kölliker behauptet worden war, wird neuerdings bestritten, da bei völliger Zerstörung des Corp. subthal. der Tractus opticus nicht die geringste Degeneration aufweist, und umgekehrt.

β) **Einen Anteil zur Regio subthalamica, resp. zum Tuber cinereum.** Seine Fasern dringen mit den vorigen durch die lenticulooptische Kapsel, ziehen aber dann mehr dorsalwärts und gelangen über dem Corpus subthal., dessen dorsale Kapsel bildend, medial- und ventralwärts in die Regio subthal., wo sie ein starkes Faserfeld, das Feld H_2 von Forel, oder den Fasciculus lenticularis (Dejerine) bilden. Ihre genauere Endigung hier ist noch strittig.

γ) **Ein dritter Anteil**, ebenfalls von basalen Linsenkernpartien kommend, geht nicht durch die innere Kapsel, sondern umschlingt deren ventralen Rand und dringt, nach innen und vorne verlaufend, in das zentrale Höhlengrau der **vordersten Thalamusabschnitte** ein, wo es sich mit Fasern anderer Herkunft vermischt. (Edinger, v. Monakow.)

Dieser Faserzug bildet in Verbindung mit dem Stilus inferior thalami, in dessen nächster Nachbarschaft sie verläuft und von dem er vielfach nicht zu trennen ist, die Ansa peduncularis (Gratiolet) oder die Hirnschenkelschlinge älterer Autoren.

Daß Fasern aus der Linsenkernschlinge in die Schleifen- oder Haubenstrahlung übertreten, wie Flechsig, Bechterew, Edinger annahmen, wird durch Dejerine und v. Monakow bestritten.

D. Topographie der Bestandteile des Vorderhirns.

(Die Abbildungen 98—105 sind — mit besonderer freundlicher Erlaubnis — Dejerines „Anatomie des centres nerveux" entnommen. Frontalschnitte. Markscheidenfärbung nach Weigert. Vergrößerung ³/₂. Bedeutung der Abkürzungen Seite 296.)

Abbildung 98. Der Frontalschnitt, etwa 37 mm hinter dem Frontalpol gelegen, führt durch den vorderen Teil des Balkenknies *(Cc)* und das vordere Ende des Cornu anterius *(V f)*. Von Windungen sind getroffen an der Medianfläche der Gyrus cinguli

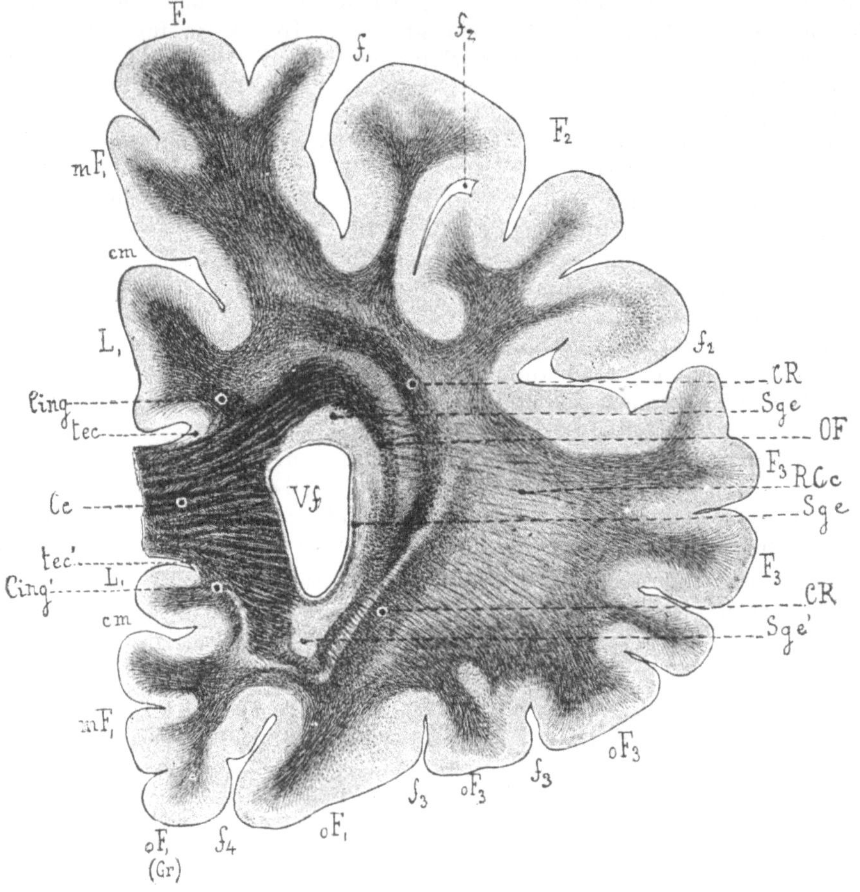

Abb. 98.

(Gyr. limbicus ant.) oberhalb und unterhalb des Balkens *(L₁)*, der mediale Anteil des Gyrus frontalis superior *(m F₁)*, an der Lateralfläche die drei Stirnwindungen *(F₁, F₂* und *F₃)*. Der Gyrus frontalis superior *(F₁)* setzt sich über den Frontalpol hinweg ventralwärts auf die Orbitalfläche fort als Gyrus rectus *(o F₁ = o F₁, Gr.)* bezw. lateralwärts vom Sulcus olfactorius *(f₄)* als Gyrus orbitalis internus *(o F₁)*. Vom Gyrus frontalis inferior sind getroffen die Pars triangularis *(F₃)* und durch unbestimmte Furchen davon getrennt die Pars orbitalis *(o F₃)*.

Die Rinde überzieht die ganze Oberfläche des Schnittes als ein zusammenhängendes graues Stratum, außer medial an der Durchbruchsstelle des Balkens *(Cc)*. Hier wird der

Gyrus cinguli (L_1) in einen dorsalen und einen ventralen Windungszug geteilt und seine
Rinde setzt sich als dünner Belag, das Induseum griseum oder die Taenia tecta
(tec, tec') auf die Ober- und Unterfläche des Balkenknies fort. Um das Vorderhorn
des Ventriculus lateralis *(V f.)* lagert sich die helle Zone der Substantia grisea
centralis *(Sge)*, in der auch feine Markfasern in nicht geringer Zahl, teilweise dem
Fasciculus occipitofrontalis angehörig *(O F)*, eingestreut sind; letztere degenerieren bei
entsprechenden Rindenherden. (Es sei hier bemerkt, daß die von Dejerine als Fasc.
occ. front. bezeichnete Faserung nach anderen Autoren in mehrere Sagittalbündel zerfällt: siehe Assoziationsbahnen.) Die Radiatio corporis callosi *(Rcc)* reicht medial bis
dicht an das Höhlengrau heran und ist hier fast längs getroffen; oben und unten
umzieht sie das Vorderhorn als zusammenhängendes dunkles Stratum (Forceps anterior)
vorwiegend quer und schräg getroffener Fascikel; auch an der Außenseite des Ventrikels ist die Balkenfaserung teilweise quer getroffen, da ihre Fasern auf dem Wege
zur Convexitätsrinde das Vorderhorn von vorne in convexem Bogen umgreifen und
teilweise rückläufig werden. Man sieht aber auch längsgetroffene Bündel *(Rcc)*
namentlich in F_3 und oF_3 einstrahlen. Lateralwärts vom Ventrikel liegt im Markkörper an das Höhlengrau anschließend und teilweise in dieses eingelagert die
Faserung des Fasciculus occipitofrontalis *(OF)*. Nach außen von der dem zentralen Marksegment angehörigen Balkenstrahlung liegt die Stabkranzregion oder Corona
radiata *(CR)*, die hier zwei deutlich gesonderte Bündel besonders in dorsolateralen
Partien erkennen läßt, ein helles inneres und ein dichteres dunkles äußeres (Stratum
sagittale externum und internum). Die Stabkranzfasern sind größtenteils quer getroffen,
nur gegen F_1 und $m F_1$ zu strahlen Längsbündel ein. Nach außen von der Stabkranzregion folgt das Centrum semiovale, das als breite helle Zone bis zu den Furchentälern reicht. Zwischen den Furchen liegt das Segment der Markkegel oder Markpyramiden, in die von allen Seiten längsgetroffene Faserzüge (Projektions-, Assoziations-,
Balkenfasern) einstrahlen. Um die Furchen herum ziehen bogenförmig die Fibrae arcuatae
s. propriae gyrorum, sowie zu den kurzen Assoziationsbahnen gehörige Fasern und bilden
eine dichtere, dunklere Faserlage am äußeren Rande des Centrum semiovale. Als besonderer Faserzug ist an der Medianfläche des Schnittes das Cingulum *(Cing, Cing')* zu
erwähnen, das in der ventralen und dorsalen Cingulumwindung, in deren Marklager,
ein dreieckiges oder halbmondförmiges, dunkleres Feld vorwiegend quergetroffener Fasern
bildet, von dem vereinzelte Bündelchen in die benachbarten Windungen *(m F_1)* einstrahlen.

Abbildung 99. Der Schnitt liegt 60 mm hinter dem Frontalpol, geht ziemlich
genau durch die Stelle, an der sich der Lobus temporalis an die Basis des Frontallappens
anheftet (zwischen *mp* und *lme*), trifft die Commissura anterior *(Coa)* in ihrem Mittelstück, die Columna fornicis *(Tga)*, das Tuber cinereum *(Tc)* und die Substantia perforata anterior, wo diese in die Substantia innominata von Reichert *(Sti)* übergeht.
Von Windungen sind getroffen an der Medianfläche wie im vorigen Schnitt der Gyrus
cinguli und die mediale Fortsetzung von F_1 *(mF_1)*; an der Convexität der Gyrus frontalis
sup. *(F_1)*, der Gyr. centralis anterior (G. frontalis ascendens $=$ *Fa*), das Operculum
Rolando *(Op R)*, die Insula anterior *(I)*, die vier Schläfenwindungen *(T_1, T_2, T_3* und
Fus) und nach innen bezw. oben vom Sulcus occipitotemporalis *(ot)* der Uncus *(U)*.
Von Furchen sind besonders zu erwähnen: der Sulcus centralis Rolando *(R)*, der *Fa*
und *Op R* trennt, und die obere und hintere Grenzfurche der Insel, margo superior und
posterior *(ms, mp)*.

Vom Corpus striatum fallen in die Schnittebene der Nucleus caudatus *(NC)*
in seinem verdickten Kopfteil und zwei Glieder des Nucleus lentiformis, des Putamen
(NL_3) und das äußere Glied des Globus pallidus (NL_2).

Der Nucleus caudatus bildet die laterale Wand des Ventriculus lateralis *(Vl)*
und ist innen von dessen Ependym überzogen, das sich auch auf die Ventralfläche des
Balkens *(Cc)* und das die mediale Wand des Ventrikels bildende Septum lucidum *(Sl)*
fortsetzt. Das Septum lucidum ist an der Unterfläche des Balkens angeheftet.

Der Nucleus lentiformis ruht mit seiner breiten Basis lateralwärts auf der Capsula
externa *(Ce)* und dem Claustrum *(A M)*, ventralwärts wird er durch die Substantia
perforata anterior und die Commissura anterior *(Coa)*, medialwärts durch die innere

Kapsel *(Cia)* begrenzt. Putamen *(NL₃)* und äußeres Glied des Glob. pallidus *(NL₂)* sind durch die Lamina medullaris externa *(lme)* von einander geschieden, heben sich aber auch durch Verschiedenheit der inneren Struktur scharf voneinander ab. Das Putamen ist hell, faserarm und gleich dem Nucleus caudatus durch vereinzelte gröbere radiär von außen nach innen ziehende Markbündel ausgezeichnet, während der Globus pallidus *(NL₂)* infolge größeren Faserreichtums im ganzen eine dunklere Färbung besitzt und ein dichtes Geflecht feiner Faserfascikel aufweist.

Der Nucleus caudatus und lentiformis sind durch die breite Markwand der inneren Kapsel räumlich völlig voneinander geschieden, doch bleibt am dorsalen Teil ein gewisser Zusammenhang durch inselförmige, die innere Kapsel durchziehende graue Substanzbrücken bestehen.

Aus allen Teilen des Corpus striatum gehen reichliche Faserbündel hervor. Aus dem Nucleus caudatus entspringen grobe schwach gefärbte Fascikel, welche den vorderen Schenkel der inneren Kapsel *(Cia)* durchbrechen und teils in das Putamen eindringen, teils in die Lamina medullaris externa ziehen; ebenso gehen derbe Bündel aus dem Putamen hervor, verlaufen radiär nach innen, und ziehen gleichfalls entweder in die Lamina medullaris externa oder, indem sie den Globus pallidus durchdringen, am oberen Rande von *L₂* in das vordere Segment der inneren Kapsel *(Cia)*, wo sie durch ihre bleiche Färbung gut von den dunkeln Kapselfasern zu unterscheiden sind (Fibr. lenticulo-caudat., *Flc*, Abb. 95 u. 105). Im Globus pallidus entstehen Faserbündel, die schräger getroffen und dichter angeordnet sind und in die innere Kapsel in der Höhe des Knies *(Ccg)* und im hinteren Schenkel *(Cip)* eindringen. Alle diese Fasern gehören der Projektionsfaserung des Corpus striatum an, bilden das System der Ansa lenticularis *(Al)* und des Fasciculus lenticularis Foreli, das in caudaleren Schnitten eine viel mächtigere Entwicklung erfährt und sich größtenteils im Thalamus opticus, der Regio subthalamica (Corpus subthal.), dem Nucleus ruber und der Substantia nigra erschöpft.

Vom Markkörper ist im zentralen Segment der Balken *(Cc)* ziemlich weit hinter dem Knie im Truncus corp. call. getroffen; die Balkenstrahlung zieht im Bogen um die dorsolaterale Ventrikelecke herum, vom Ventrikel getrennt durch die breite Zone des Ventrikelgraus *(Sge)*; ihre Fasern kreuzen sich mannigfach mit den Fasern der Corona radiata *(CR)* und strahlen in die Windungen der Convexität *(F₁, Fa, OpR)* fächerförmig in verschiedenen Richtungen ein. Ferner gehören zum zentralen Marksegment a) das Cingulum *(Cing)*, das als dunkles Feld quergetroffener, also sagittal gerichteter Markfasern die Rinde des Sulcus corporis callosi halbkreisförmig umgibt und auf der Balkenstrahlung ruht. b) Die Faserung der Substantia grisea centralis *(Sge)*, in der auch der Fasciculus longitudinalis medialis Antons (von Dejerine nicht besonders bezeichnet und zum Fasc. occipitofront. gerechnet) enthalten ist. c) Der Fasciculus occipitofrontalis *(OF)*, zwischen Fuß des Stabkranzes oder Pes coronae radiatae *(pCR)* und Höhlengrau *(Sgc)* bzw. Balkenstrahlung gelegen, wie im vorigen Schnitt aus groben Bündeln quergetroffener Fasern bestehend, die teilweise von der Stabkranzfaserzug durchbrochen werden. d) Die Commissura anterior *(Coa)*. Sie bildet einen kompakten, die Mittellinie horizontal durchbrechenden Faserzug am unteren Rande des Globus pallidus *(NL₂)* uud an der ventralen Wand des Seitenventrikels *(Vl)*. e) Die Columna fornicis *(Tga)* zieht am hinteren Rande des Septum lucidum *(Sl)* schräg nach hinten-unten und ist in dem vorliegenden Schnitt so getroffen, daß sie mit ihrer Vorderfläche gerade an die Commissura anterior anstößt, hinter der sie im weiteren Verlauf basalwärts gegen die Corpora mammillaria zieht.

Unter der Commissura anterior breitet sich eine graue Fläche, die Substantia innominata von Reichert *(Sti)* aus, die die caudale Fortsetzung der Substantia perforata anterior bildet. In ihr liegen Faserbündel, die teils (oberflächliche Lage) dem Fasc. olfactorius Zuckerkandls (bandelette diagonale de Broca) zum Ammonshorn, teils (tiefe Lage) den tiefen Riechbündeln zum Mittel- und Hinterhirn angehören.

Im Tuber cinereum *(Tc)*, das die untere Begrenzung des *III* Ventrikels bildet, findet sich ein kleines Faserbündel, die Commissura Meynert *(CM)*; nach außen davon liegt der Tractus opticus *(II)* als rundes Querschnittsfeld.

Die Stabkranzregion des Markkörpers zeigt gegenüber dem vorigen Schnitt

ein wesentlich verändertes Aussehen; aus dem Fuß des Stabkranzes *(pCR)* geht ventro-
medialwärts die mächtige Markwand der Capsula interna anterior *(Cia)*, die der Pars
lenticulocaudata entspricht, hervor. Die Fasern der Capsula interna sind nur im dorsalsten Teil fast längs getroffen und um so mehr quer, je weiter man nach unten
kommt; sie verlaufen also in den oberen Teilen der inneren Kapsel mehr senkrecht,

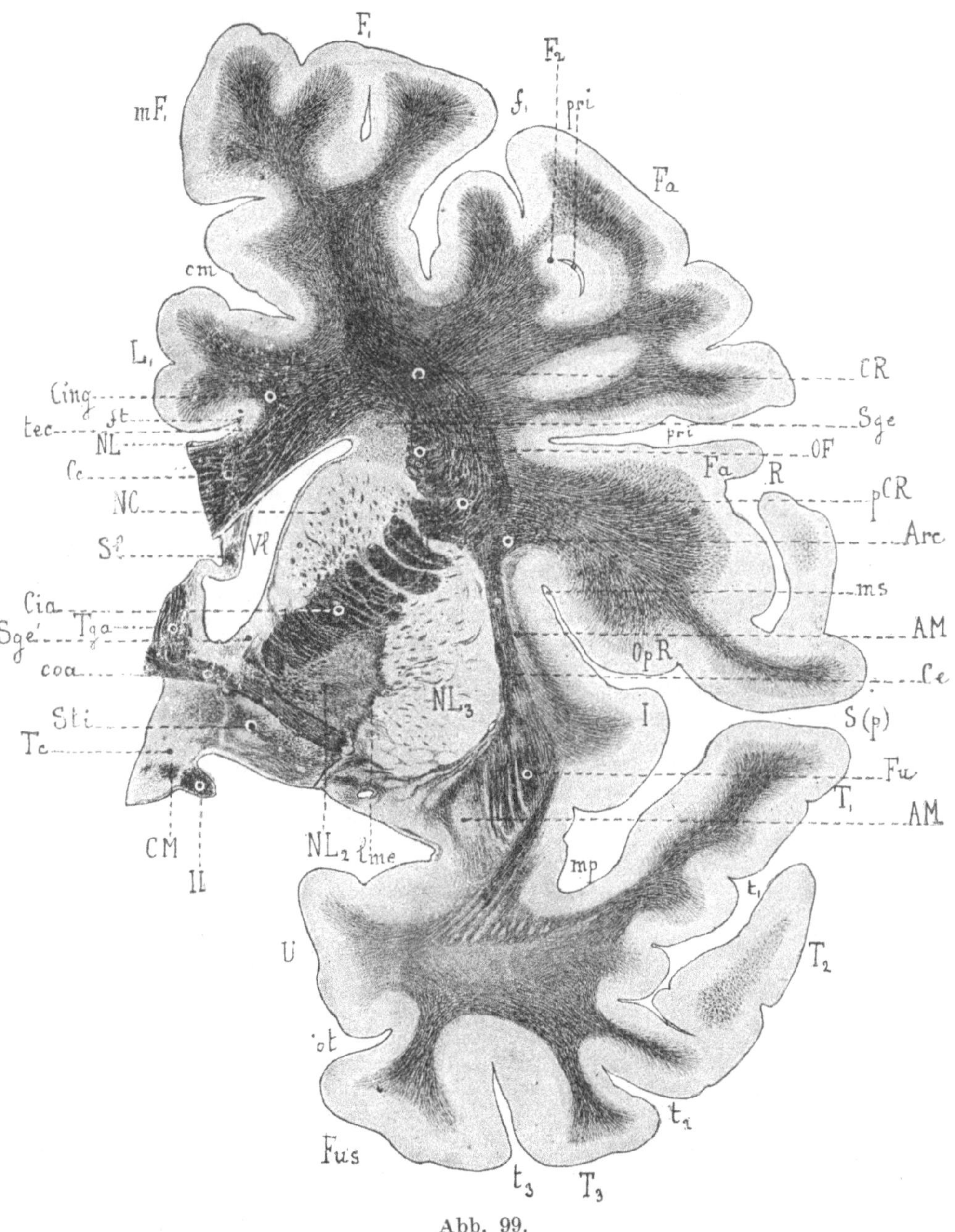

Abb. 99.

in unteren Abschnitten dagegen stark schräg nach hinten-unten geneigt. Sie sind in dicken Bündeln angeordnet, zwischen denen teils Inseln grauer Substanz, teils Faserzüge der Fibrae lenticulocaudatae eingestreut liegen. Dorsal von der inneren Kapsel strahlen die Stabkranzbündel *(CR)* besonders nach den oberen Teilen der Convexität radiär auseinander. Nach unten-außen geht aus dem Fuß der Corona radiata *(pCR)* die Capsula externa *(Ce)* hervor. Sie bildet eine senkrechte Markwand zwischen Putamen *(NL₃)* einerseits und Claustrum *(AM)* oder der innersten Inselrindenschicht andererseits und besteht vorwiegend aus vertikalgerichteten Fasern, die sich in zentralen Ebenen mit Fasern des Fasciculus uncinatus *(Fu)* mischen und durch das Claustrum auseinandergedrängt werden. Am oberen Rande der Capsula externa, um die Rinde des Margo superior insulae *(ms)* liegt, unscharf begrenzt, der Fasciculus arcuatus *(Arc)*.

Im Mark des Schläfenlappens hat sich eine Differenzierung in gesonderte Faserstrata noch nicht vollzogen.

Abbildung 100. Schnittebene durch die Mitte des Thalamus opticus *(Th)*, den hinteren Schenkel der inneren Kapsel *(Cip)*, den vordersten Abschnitt des Pes pedunculi *(P)* und den Beginn des Unterhorns *(Vsph)*.

Von Windungen sind, außer den vorgenannten, an der Medianfläche der Lobulus paracentralis *(Parc)* und im Schläfenlappen der Gyrus hippocampi *(L₂[H])* zu erwähnen. Nicht besonders bezeichnet ist die Heschlsche Querwindung an der Facies superior von T₁.

Die dorsalen Partien des Schnittes zeigen im wesentlichen die gleichen Verhältnisse wie die früheren Ebenen. Der Nucleus caudatus ist an Masse stark reduziert; er fällt zweimal in die Schnittfläche, in seinem Mittelstück an der Außenwand des Seitenventrikels *(NC)* und an seinem unteren Schwanzende *(NC¹)* am Dach des Unterhorns (Ventriculus sphenoidalis, *Vsph*) lateral vom Nucleus amygdalae *(NA)*. Auch der Nucleus lentiformis ist kleiner als in oraleren Ebenen; er setzt sich hier aus drei durch die Lamina med. int. und ext. *(lmi, lme)* getrennten Teilen zusammen, dem Putamen *(NL₃)* und den beiden Gliedern des Globus pallidus *(NL₂* und *NL₁)*. Das innerste Glied *(NL₁)* erfährt nochmals eine Teilung in zwei Hälften durch eine Lamina medull. intima. Am unteren Rande des Nucleus lentiformis sammeln sich die Fasern aus den drei Gliedern, insbesondere den Laminae medullares, zu einem stärkeren Faserzuge, dessen Fasern durch die innere Kapsel hindurch medialwärts gegen das Corpus Luysi *(CL)* hinziehen. Nach außen vom Putamen und innen von der Insel fällt die scharfe Gliederung in drei Strata, die Capsula externa *(Ce)*, das Claustrum *(AM)* und die Capsula extrema auf. Von der Capsula externa geht ventralwärts der caudale Ausläufer der Commissura anterior *(coa)* ab.

Die wichtigsten Bestandteile des Schnittes sind der Thalamus opticus *(Th)*, die Regio subthalamica und die Capsula interna *(Cip)*.

Der Thalamus opticus *(Th)* ist von dem Nucleus caudatus durch den Sulcus optostriatus (ventral von *NC*) getrennt, längs dem die Stria terminalis (oder Taenia semicircularis) bis zum Unterhorn verläuft; gegen die Regio subthalamica bildet eine seichte Rinne an der Medianfläche des Thalamus, der Sulcus Monroi die ventrale Grenze. Am frontalen Querschnitt des Thalamus treten vier Flächen hervor, eine dorsale, mediale, laterale und ventrale. Die dorsale Fläche erstreckt sich vom Sulcus optostriatus bis zur mediodorsalen Kante mit der Taenia thalami *(tth)* und wird durch eine von vorn nach hinten ziehende flache Furche (den Sulcus chorioideus) in zwei Hälften geteilt; die äußere Hälfte, die vom Ependym bedeckt ist und dem Nucleus lateralis thalami *(Ne)* entspricht, ragt in den Seitenventrikel hinein und bildet die Pars ventricularis thalami. Sie ist von einer dichten Faserlage, dem Stratum zonale *(strz)*, überzogen. Die innere Hälfte reicht vom Sulcus chorioideus bis zur Taenia thalami *(tth)*, ist nicht vom Ependym bedeckt und bildet die Pars extraventricularis thalami; sie entspricht in diesen Ebenen dem Nucleus anterior *(Na)*, mehr caudalwärts dem Nucleus medialis *(Ni)*. Die mediale Fläche ist dem III. Ventrikel zugekehrt, bildet dessen Seitenwand und entspricht dem Nucleus medialis s. internus *(Ni)*. Die Grenze zwischen dorsaler und medialer Fläche wird durch die Taenia thalami *(t th)* gebildet, die caudalwärts in das Ganglion habenulae *(Gh)* ausläuft. Die laterale Fläche ist der Capsula

interna (Pars lenticulooptica) zugekehrt und von dieser durch die Zona reticulate (*Zr*),
eine schmale Leiste grauer Substanz, die von quer durchziehenden Faserbündeln netzartig durchflochten wird, getrennt. Die ventrale Fläche ruht auf der Regio subthalamica und ist von dieser nicht scharf abgegrenzt.

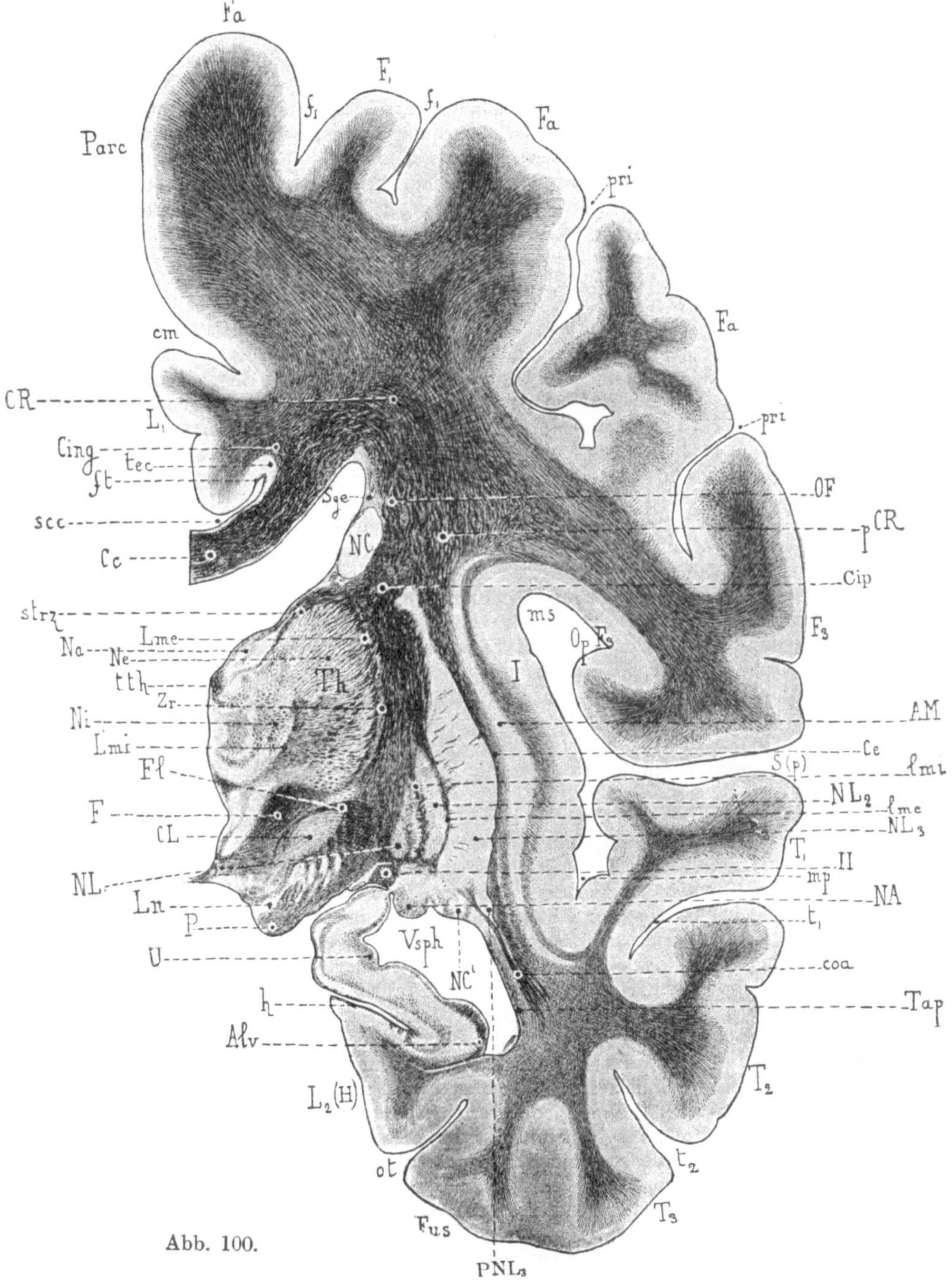

Abb. 100.

In seinem Inneren zeigt der Thalamus opticus eine charakteristische Gliederung. Der vorliegende Schnitt läßt drei Kerne von besonderer Struktur erkennen. Der Nucleus anterior *(Na)* ist reich an grauer Substanz, relativ faserarm und erscheint daher im Faserbilde hell. Der Nucleus medialis *(Ni)* ist faserreicher und von Bündeln teils quer getroffener, also in sagittaler Richtung verlaufender, teils radiär aus dem Nucleus lateralis einstrahlender Fasern durchsetzt. Der Nucleus lateralis *(Ne)* ist im ganzen am faserreichsten, besonders in ventralen Ebenen und teils durch derbe, aus allen Richtungen aus der inneren Kapsel einstrahlende Faserbündel, teils durch ein dichtes Flechtwerk feiner Fasern ausgezeichnet. Er ist beiderseits durch eine dichtere Faserwand begrenzt und vom Nucleus medialis durch die Lamina medullaris interna *(Lmi)*, von der Zona reticulata *(zr)*, resp. der Capsula interna *(Cip)* durch die Lamina medullaris externa thalami *(Lme)* getrennt.

Die Regio subthalamica hat ihre Begrenzung dorsal im Nucleus lateralis und medialis thalami *(Ne, Ni)*, in die sie allmählich übergeht, außen in der inneren Kapsel, unten reicht sie im Spatium interpedunculare bis an die Basis des Zwischenhirns; ihre Medianfläche bildet die Seitenwand des III. Ventrikels. Sie weist in diesem Schnitt zwei Hauptbestandteile auf, das Corpus subthalamicum s. Luysi *(CL)* und das Feld H von Forel *(F)*. Das Corpus subthalamicum *(CL)* erscheint als heller linsenförmiger Körper zwischen dem faserreichen Feld F einerseits und der ventralen Etage der inneren Kapsel, resp. der Substantia nigra *(Ln)* andererseits. Sie ist allseitig von einer dichten Markkapsel umgeben, deren Fasern sehr verschiedener und nicht sicher bekannter Herkunft sind. Die Fasern an der Außenseite stammen (nach Dejerine) aus dem Globus pallidus und dessen Laminae medull. (NL_1, NL_2), durchqueren die Capsula interna posterior *(Cip)* und strahlen entweder in das Corpus subthal. selbst ein, oder umziehen es und bilden an dessen dorsaler Fläche ein geschlossenes Bündel, das Feld H_2 von Forel, den Fasciculus lenticularis Foreli *(Fl)* (Dejerine). Das Feld H von Forel *(F)* liegt nach innen oben vom Corp. subth. und bildet eine dichte Fasermasse, aus der zwei Faserzüge hervorgehen, einerseits das eben beschriebene Feld H_2 (Fasc. lentic. = *Fl*), andererseits ein an der unteren Grenze des Nucl. lat. thal. *(Ne)* hinziehendes stärkeres Bündel, Feld H_1 von Forel, dessen Faserung sicherlich größtenteils mit dem ventralen Segment des Nucleus lateralis *(Ne)* resp. der Lamina medullaris ext. thalami *(Lme)* zusammenhängt und das von Dejerine als Fasciculus thalamicus Foreli *(Fth)* bezeichnet wird. Zwischen diese beiden Bündel H und H_2 *(F* und *Fl)* schiebt sich eine schmale helle Schicht, die Zona incerta *(Zi*, Abb. 101) ein, die dorsalwärts in die Zona reticulata *(Zr)* übergeht. Außerdem geht vom Forelschen Feld H *(F)*, teilweise auch aus dem Corp. subthal. stammend, ein schwaches Bündel nach innen ab, das die Mittellinie in der Höhe der Substantia perforata posterior kreuzt, die Commissura Foreli von Dejerine.

Pes pedunculi *(P)* und Substantia nigra *(Ln)* gehören nicht mehr eigentlich zur Regio subthal., d. h. zum Diencephalon, sondern zum Mesencephalon.

Die Capsula interna *(Cip)* ist in ihrem hinteren Schenkel, der zwischen Thalamus opticus und Nucleus lentiformis gelegenen Pars lenticulooptica getroffen. Hier kann man namentlich im dorsalen Abschnitt dieses Kapselsegments nach außen vom Thal. opt. dreierlei Faserarten, die sich wirr durchkreuzen, unterscheiden: a) in groben, parallel verlaufenden Bündeln vertikal bis zum Pes pedunculi herabziehende Fasern oder die direkten corticopedunculären Bahnen, deren Hauptbestandteil die Pyramidenbahn ausmacht, b) quer zu diesen verlaufende dunkle derbe Faserbündel, die aus der inneren Kapsel durch die Zona reticulata radiär in die verschiedenen Ebenen des Thalamus opticus ausstrahlen — die Projektionsfaserung des Thalamus, der obere Thalamusstiel — und c) in dorsalen Kapselteilen gleichfalls quer durch die innere Kapsel ziehende und die übrigen Fasern kreuzende Bündel, die durch hellere Färbung hervortreten und zum Nucleus lentiformis ziehen. In tieferen Ebenen dieses Kapselsegments ventral vom Thalamus opticus fehlen die letzteren Faserungen und es lassen sich nur die direkten Pedunculusfasern nachweisen, hier von Fasern der Ansa lenticularis senkrecht durchkreuzt. Die zum Pedunculus ziehenden Fasern lagern sich im vorderen und mittleren Drittel des Hirnschenkelfußes an.

Abbildung 101. Der Schnitt liegt nur wenige Millimeter hinter dem vorigen; er

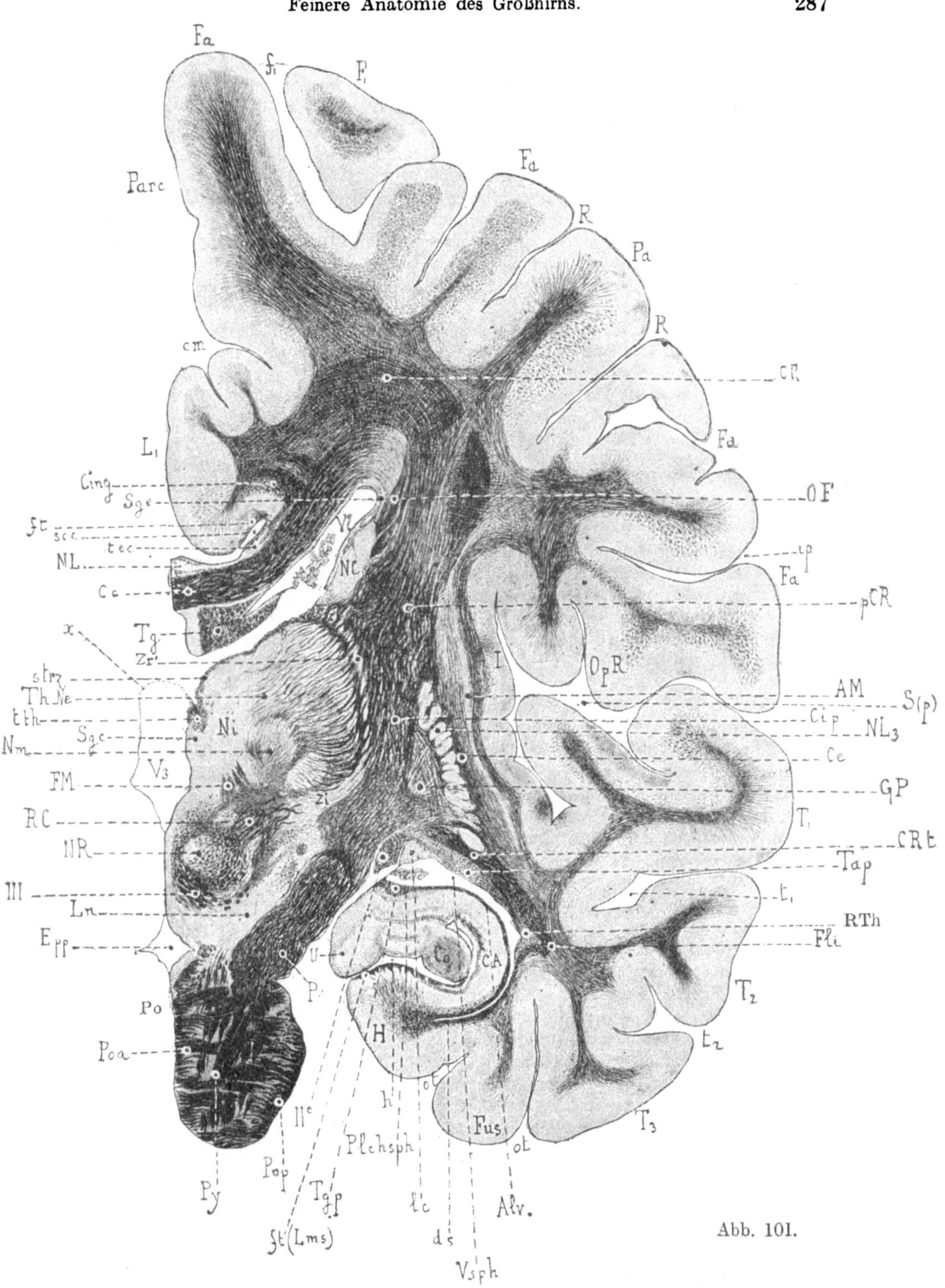

Abb. 101.

führt durch das vorderste Ende des Ammonshorns *(CA)* und der Fascia dentata *(Cg)*, annähernd die Mitte des Thalamus, den Nucleus ruber *(NR)*, das mittlere Segment des Pes pedunculi *(P)* und den vorderen Rand der Brücke *(Poa)*.

Die Windungen sind die gleichen, nur caudo-ventral vom Sulcus centralis *(R)* ist der Gyrus centralis posterior *(Pa)* getroffen. Der Gyrus temp. profundus von T_1 liegt in größter Ausdehnung vor. Auch das Verhalten des Markkörpers im dorsalen Umfange des Schnittes ist nicht wesentlich verändert. An der Unterfläche des Balkens findet sich das Corpus fornicis *(Tg)*; an seiner Oberfläche ist die Stria longitud. medialis (Nervus Lanzisi, *NL*) und lateralis (Taenia tecta, *tec*) gut entwickelt. *Cing, OF,* liegen an der gleichen Stelle; als mächtige Fasermasse tritt die Corona radiata *(pCR)* aus der Capsula interna *(Cip)* hervor. Der Nucleus lentiformis ist nur noch in seinen beiden äußeren Teilen, Globus pallidus *(GP)* und Putamen *(NL₃)* getroffen, welche stark verkleinert sind.

Im Thalamus opticus ist der Nucleus anterior verschwunden, zwischen Nucleus lateralis und medialis *(Ne* und *Ni)*, an deren ventralem Umfang, tritt ein neues, sehr faserreiches, dunkles Kerngebilde von kreisrunder Form, der Nucleus centralis *(Nm)* oder das Centre median de Luys auf; der Kern ist von einer dichten Markkapsel umgeben, die dorsal- und oralwärts zur Lam. medull. int., ventralwärts zum Fasciculus retroflexus (Meynertsche Bündel, *FM)* in Beziehung steht.

In der Regio subthalamica bilden den Hauptbestandteil zwei Gebilde, die Haubenstrahlung *(RC)* und der Nucleus ruber *(NR)*, der bereits dem Mesencephalon angehört.

Der Nucleus ruber *(NR)* ist ein runder Körper, der im Innern von dicken Faserbündeln durchzogen und ringsum von einem starken faserreichen Marklager verschiedenster Herkunft umschlossen wird. Aus seiner laterodorsalen Markkapsel geht in dicken, derben Faserzügen die Haubenstrahlung *(RC)* hervor, die in die ventralen Kerngruppen des Thalamus zu verfolgen ist. An der Lateralseite des Nucleus ruber lagern sich feinere Faserungen an, die zur medialen Schleife in Beziehung stehen (Dejerine). An der Ventralfläche wird er von Faserbündeln des Nervus occulomotorius *(III)* durchbrochen.

Unter dem Nucleus ruber liegt die breite helle Zone der Substantia nigra *(Ln)*, die den Pes pedunc. *(P)* vom Tegmentum scheidet.

Von der inneren Kapsel ist der caudalste Teil des lenticulooptischen Segments *(Cip)* unmittelbar vor dem Übergang in das retrolenticuläre Segment getroffen. In den ventralen Ebenen tritt der parallele Faserverlauf der Bahnen zum Pes pedunculi *(P)* gut hervor, ein Teil dieser Fasern läßt sich in dicken Bündeln zum Pons *(Po)* verfolgen, wo sie von den Querfasern der Brücke senkrecht durchkreuzt werden.

Im Markkörper des Lobus temporalis lassen sich bereits in dieser Frontalebene an der lateralen Wand des Cornu inferius *(Vsph)* stellenweise drei gesonderte Fasertrata unterscheiden: dicht über dem Ventrikelependym das Tapetum *(Tap)*, nach außen davon ein helleres Faserlager, die Radiatio optica Gratiolets *(RTh)* oder das Stratum sagittale internum von Sachs und lateral an dieses anschließend ein dunkles Marklager, der Fasciculus longitudinalis superior *(Fli)* oder das Stratum sagittale externum von Sachs. Die letzteren Faserstrata zusammen bilden die Corona radiata des Temporallappens *(CRt)*. In caudaleren Ebenen entwickelt sich aus diesen Faserungen ein Bündel, das unter den hintersten Ausläufern des Nucleus lentiformis durch die innere Kapsel (Pars sublenticularis) zum Pes pedunculi zieht und an dessen lateraler Seite sich anlegt, der Fasciculus temporopontinus oder das Türcksche Bündel *(FT,* Abb. 105).

Abbildung 102. Schnittebene durch den caudalsten Teil der Fossa Sylvii *(SpIp)*, den hinteren Kern des Thalamus opticus oder das Pulvinar *(*mit *Ne* und *Ni* bezeichnet*)*, die Corpora geniculata *(Cge, Cgi)*, das Ganglion habenulae *(Gh)*, die Commissura posterior *(cop)* und den Pedunculus *(P)* in der Höhe der Bindearmkreuzung.

Von Windungen sind neu getroffen: der Gyrus centralis posterior *(Pa)*, dorsal vom Sulcus postcentralis *(por)*, der Gyrus parietalis superior ventral vom *por* (irrtümlich mit *Pa* bezeichnet), der Gyrus parietalis inferior *(P₂)* und der Gyrus supramarginalis *(Gsm)*, der Gyrus temporalis transversus posterior (die hintere Heschlsche Querwindung von T_1 in der Abbildung nicht bezeichnet), das Vorderende des Gyrus lingualis *(Lg)* am Übergang in den Gyrus hippocampi *(H)*. Im Gyr. hipp. ist die Ammonsformation mit der eigentlichen Ammonsrinde, der Fascia denta und deren Marklager, dem **Alveus** *(Alv)*, der in die Fimbria und die Crura Fornicis *(Tgp)* übergeht,

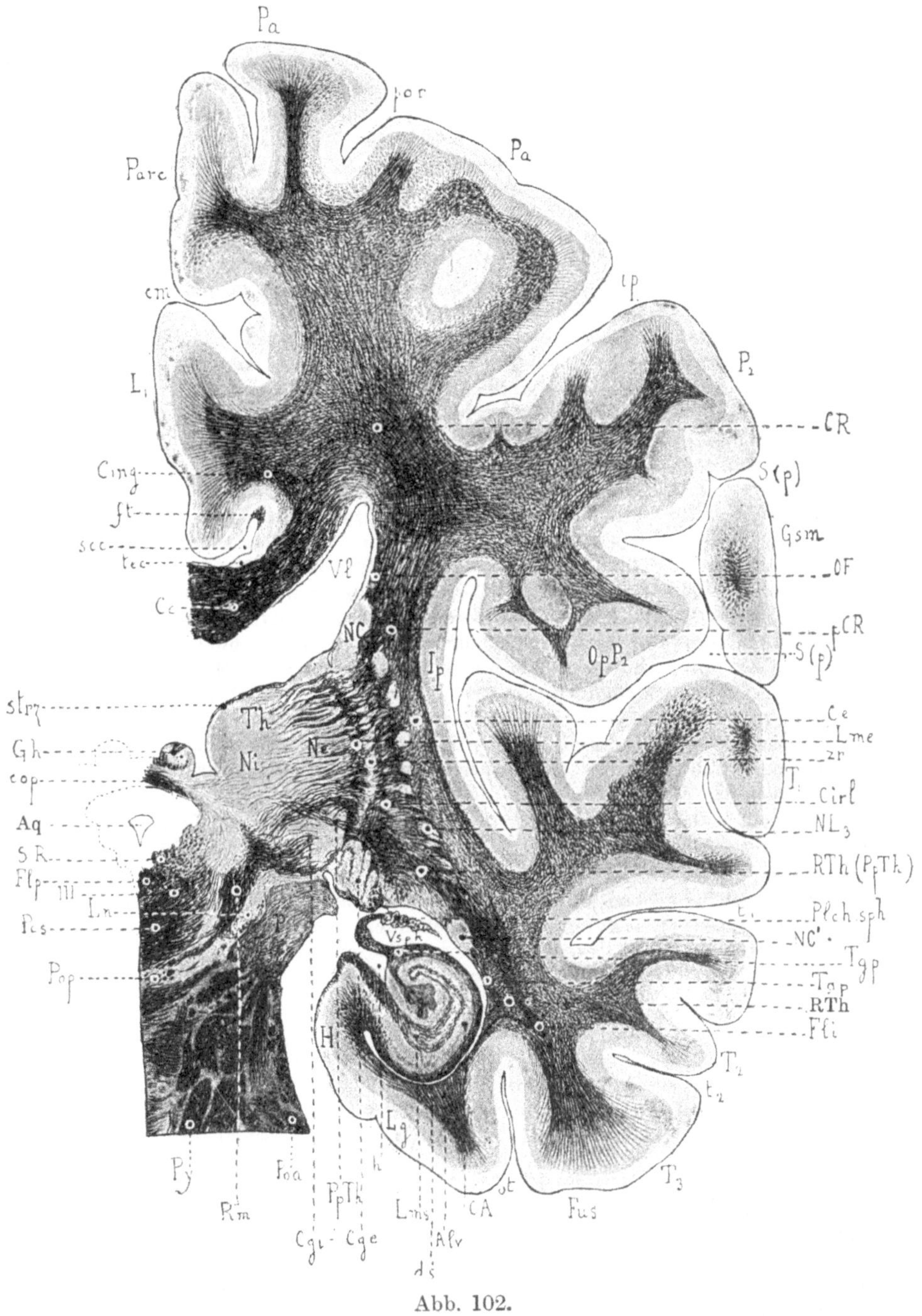

Abb. 102.

in voller Entwicklung. Die Oberfläche des Gyr. hipp. und Ammonshorns ist von einer mächtigen Faserlage, der Lamina medullaris superficialis *(Lms)*, überzogen. Die übrigen Windungen wie der dorsale Markkörper sind im Groben unverändert.

Vom Nucleus lentiformis sind die caudalsten Ebenen als isolierte graue von der Faserung der Capsula interna durchbrochene Inseln (NL_3) zu sehen.

Der Thalamus opticus ist an Umfang stark verringert, die vorliegende Ebene gehört dem Pulvinar *(Ne* und *Ni)* an; aus diesem ziehen zahlreiche starke Faserbündel radiär zur Lam. medull. ext. *(Lme)* und durch die Zona reticulata *(zr)* in die Capsula interna retrolenticularis *(Cirl)*. Ventral vom Pulvinar und von Lme an der Decke des Unterhorns *(Vsph)* liegt das Corpus geniculatum laterale *(Cge)*, von dessen oberem Rande ein starker Faserzug zur inneren Kapsel zieht. Diese Fasern mischen sich innig mit dem Bündel, das radiär aus ventralen Partien des Pulvinars austritt und bilden zusammen mit diesem nach außen vom Corp. gen. lat. eine dichte dunkle Fasermasse, das dreieckige Feld von Wernicke *(W* in Abb. 104 und 105). Nach innen vom Corp. gen. lat. und unter dem Pulvinar *(Ne)* liegt das Corpus geniculatum mediale *(Cgi)*, das hier in seinem vorderen Umfange getroffen ist; aus ihm treten medialwärts zahlreiche Fasern zum Lemniscus lateralis *(Rm)* hervor. Am Dach des Ventriculus sphenoidalis (Cornu inferius) liegt außerdem der Nucleus caudatus (NC^1) und nach innen von diesem die Stria terminalis. Das Cornu inferius *(Vsph)* ist an der oberen inneren Ecke abgeschlossen durch den Plexus chorioideus *(Plchsph)*, der sich auf der einen Seite an die Fimbria *(Tgp)*, auf der anderen an die Stria terminalis anheftet.

Von der Capsula interna liegt die Pars retrolenticularis *(Cirl)* vor. Sie wird gebildet in dorsalen Abschnitten aus den Fasern der Corona radiata, die aus den Parietalwindungen *(Pa, P_2)* an der Außenwand des Seitenventrikels *(Vl)* in vertikalem Verlaufe herabziehen, den Fuß des Stabkranzes zum Scheitellappen bilden *(pCR)* und von der inneren Kapsel in derben Bündeln durch die Zona reticulata in den Thalamus einstrahlen (Stilus superior Thalami). Im ventralen Teil findet sich ein wirres Geflecht teils schräg teils quer getroffener Fasern. Die Hauptmasse derselben stammt aus caudoventralen Partien des Thalamus opticus (laterales Mark des Pulvinars) und dem Corpus geniculatum laterale (laterales Mark von *Cge)* und gehört dem Stilus posterior Thalami *(Pp Th)* an. Nach unten setzt sich die innere Kapsel fort in das Mark des Temporallappens, das an der Außenwand des Ventrikels die drei gesonderten sagittalen Strata erkennen läßt, zunächst dem Ventrikelhohlraum das Tapetum *(Tap)*, nach außen von diesem als helleres, vertikales Feld die Radiatio optica *(RTh)* oder das Stratum sagittale internum und an dieses anschließend den Fasciculus longitudinalis inferior *(Fli)* oder das Stratum sagittale internum.

Der Pedunculus ist wie im vorigen Schnitt durch die Substantia nigra *(Ln)* in Fuß und Haube geschieden.

Der Pes pedunculi *(P)* hängt mit der inneren Kapsel nicht mehr zusammen, seine Faserung senkt sich in groben Bündeln in den Pons ein. In der Haube liegt ventral von dem den Aquaeductus Sylvii *(Aq)* umgebenden zentralen Grau der Fasciculus longitudinalis posterior *(Flp)*, lateral und dorsal davon ein Fortsatz der Substantia s. Formatio reticularis *(SR)*; unter diesen tritt die Kreuzung der Bindearme oder Crura cerebelli superiora *(Pcs)* hervor.

Abbildung 108. Schnittebene durch das Splenium corporis callosi *(Cc)* und das caudalste Ende des Cornu Ammonis *(CA)*. Außer dem die Ventrikel auskleidenden Höhlengrau *(Sge)* sind zentrale graue Gebilde nicht vorhanden, Thalamus opticus und Nucleus caudatus fallen nicht mehr in die Schnittebene. Die Rinde setzt sich im Sulcus corp. call. *(Scc)* als deutlicher Rindenbelag (Induseum griseum) auf die Oberfläche des Balkens fort *(tec)*; sie ist hier wie im Gyr. hipp. *(H)* durch eine starke Tangentialfaserschicht. die Fibrae tangent. *(Ft)*, resp die Lam. medull. superfic. *(Lms)* ausgezeichnet. An der Unterfläche des Spleniums sieht man den Übergang der Cauda corn. Ammon. in die Fasciola cinerea *(Fc)*. Die Windungen sind: an der Medianfläche der Gyrus cinguli in seinem hinteren Umfange *(L_1)* und der Praecuneus *(PrC)* mit dem Sulcus subparietalis *(sp)*, an der Convexität der Lobulus parietalis superior und inferior *(P_1 P_2)*. von letzterem der Gyrus angularis *(Pc* oder Pli courbe), ferner als caudale Fortsetzung der Schläfenwindungen T_2 und T_3 und *Fus*, an der basalen Fläche der Gyrus lingualis *(Lg)* und der Gyrus hippocampi *(H)*.

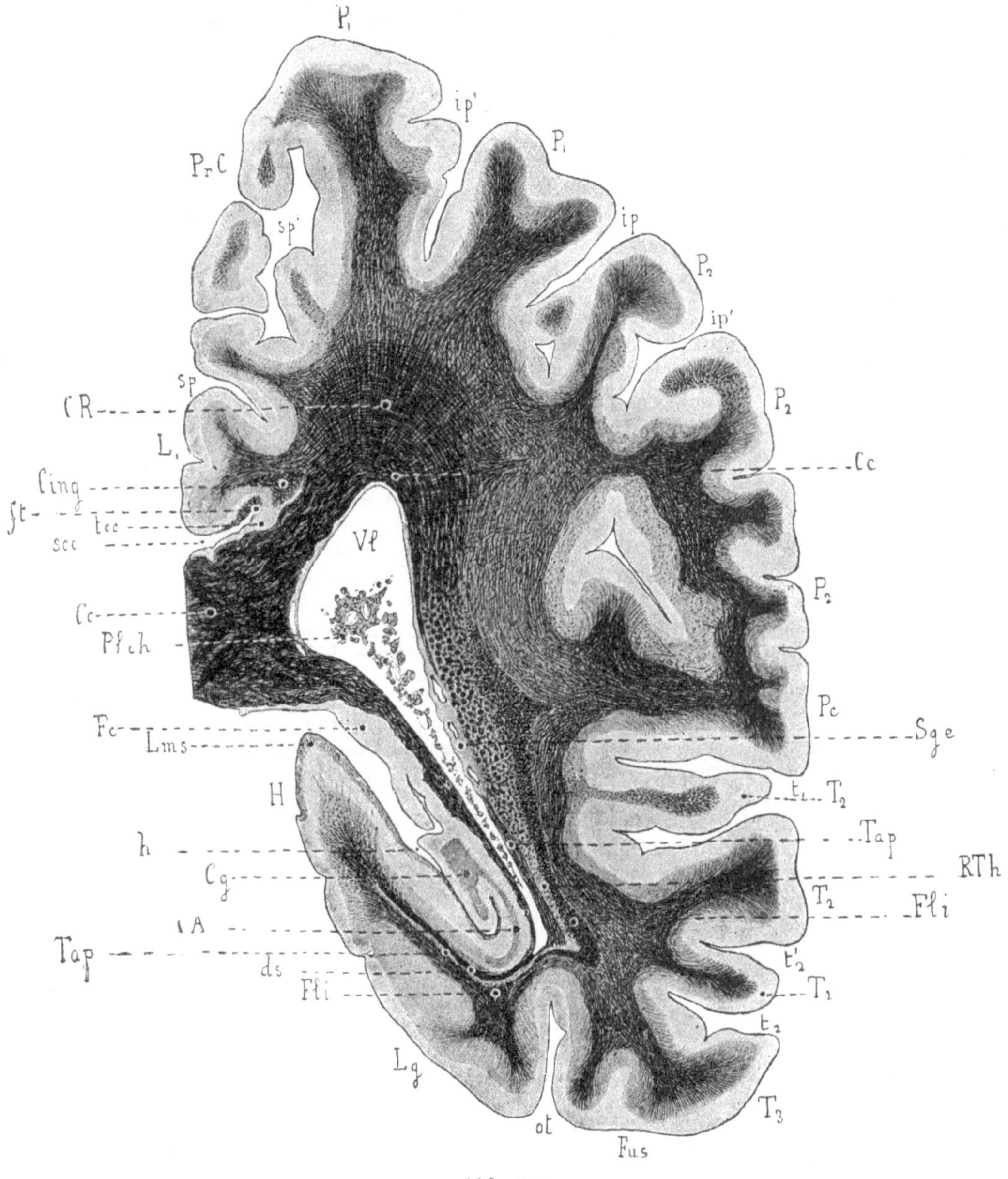

Abb. 103.

Der Ventriculus lateralis liegt an seinem Übergang in das Hinterhorn und Unterhorn vor; im Unterhorn ist im Marke des Gyrus hippocampi das Diverticulum subiculi *(ds)* zu sehen.

19*

Vom Markkörper liegt das Cingulum *(Cing)* als dreieckiges Feld quergetroffener Sagittalfasern wie bisher über dem Balken im Marke des Gyrus cinguli *(L₁)*.

Der Balken *(Cc)* selbst fällt mit dem größten Umfang des Spleniums in die Schnittebene. Die aus diesem hervorgehende Balkenstrahlung teilt sich in zwei getrennte Lager: Der dorsalwärts ziehende stärkere Teil umfaßt den Ventrikel von oben, gibt Fasern radiär zur Convexität ab, biegt dann mit seiner Hauptmasse ventralwärts um und legt sich als geschlossenes Stratum (Tapetum) an die laterale Wand des Ventrikels an. In caudaleren Ebenen heißt dieser Teil Forceps major. Der schwächere mediale Teil der Balkenstrahlung legt sich an die mediale Wand des Ventrikels und bildet hier ebenfalls ein zusammenhängendes Faserlager, das in diesen ziemlich weit frontal gelegenen Ebenen vorwiegend Fornixbestandteile enthält und sich in das Mark des Ammonshorns (Alveus) fortsetzt.

Um den Ventrikel, namentlich an dessen ventralem Umfange, sind, wie in den vorigen Schnitten, im innersten Teil des Markkörpers die drei durch verschiedene Faseranordnung und Faserdichtigkeit deutlich differenzierten sagittalen Strata zu unterscheiden, die Tapete *(Tap)* und das Stratum sagittale internum *(RTh)* und externum *(Fli)*. Der Verlauf ihrer Fasern wechselt in den verschiedenen Ebenen. Das Stratum sagittale externum *(Fli)* lichtet sich dorsalwärts mehr und mehr auf und verliert sich in der Höhle des Gyrus angularis *(Pc)* allmählich in die Corona radiata.

Abbildung 104. Horizontalschnitt annähernd **durch die Mitte des Thalamus opticus** *(Th)* mit dem Ganglion habenulae *(Gh)*, die drei Glieder des Linsenkerns und das Foramen Monroi *(TM)*. Vergrößerung 2:1.

Von Rindenpartien, die in dieser Ebene liegen, ist die Insel ungefähr in ihrem mittleren Umfange abgebildet. Sie besteht aus mehreren Windungszügen (Gyri breves) und ist oralwärts vom Operculum frontale *(F₃)* durch den Margo anterior *(ma)*, caudalwärts vom Gyrus temporalis superior durch den Margo posterior *(mp)* getrennt. An ihrer Innenfläche tritt die charakteristische dreifache Schichtung deutlich hervor: das Claustrum *(AM)* bildet eine zusammenhängende faserarme Schicht, die von den äußeren Inselschichten durch ein dichtes Faserstratum, die Capsula extrema *(Cex)*, vollkommen getrennt ist. Nach innen von Claustrum folgt wiederum eine dichte, geschlossene Faserlage, die Capsula externa *(Ce)*, die die Trennung vom Putamen *(NL₃)* bewirkt. Die Capsula externa enthält zumeist schräg, weniger längs und quer getroffene schwache Fasern; an ihrem vorderen und hinteren Ende mischen sich ihr Fasern aus der Capsula interna *(Cirl* und *Cia)* bei, die durch das Putamen durchdringen, sie erscheint daher hier dunkler gefärbt.

Außer der Inselrinde sieht man an der Innenwand des Unterhorns *(Vsph)* den Gyrus hippocampi in seinem dorsocaudalsten Teil dicht unter dem Balkensplenium; seine Rinde besteht aus dem eigentlichen Ammonshorn *(CA)* und der Fascia dentata *(Cg)*, die durch den Sulcus hippocampi *(h)* getrennt sind; ihr Marklager stellt der Alveus dar, der in die Fimbria *(Fi)* resp. in die Crura fornicis *(Tgp)* übergeht. An der Innenwand des Ventriculus lateralis *(Vl)* liegt die schmale rudimentäre Rindenplatte des Septum pellucidum *(Sl)*, an dessen hinterer Kante die Columna fornicis *(Tga)* auf ihrem Verlauf zur Basalfläche in schräger Richtung herabsteigt. Hinter dem Fornix liegt das Foramen Monroi *(TM)*, die Verbindung zwischen Ventriculus lateralis *(Vl)* und Ventriculus tertius *(V₃)*.

Von den zentralen Ganglien ist der Nucleus caudatus im Kopf- und Schwanzteil *(NC, NC')* getroffen; er fällt durch seine Faserarmut und die vereinzelten groben Faserbündel, die gegen die innere Kapsel *(Cia)* konvergieren, auf. Der Nucleus lentiformis liegt ziemlich in seinem größten Umfange vor und besteht aus drei, durch die Lamina medullaris externa und interna *(lme, lmi)* von einander geschiedenen Segmente *(NL₁, NL₂* und *NL₃)*; jedes dieser Segmente zeigt eine besondere Faserstructur; diejenige des Putamens *(NL₃)* gleicht sehr dem Nucleus caudatus; das äußere Segment des Globus pallidus *(NL₂)* erfährt nochmals eine Teilung in zwei Abschnitte durch eine Lamina medullaris intermedia *(lme')*. Nucleus lentiformis und Nucleus caudatus sind durch den vorderen Schenkel der inneren Kapsel, oder die Pars lenticulocaudata *(Cia)* völlig getrennt. Vom Thalamus opticus ist der Nucleus caudatus geschieden durch den Sulcus optostriatus *(si)*, in dem die Vena corporis striati *(Vcstr)* und die Stria terminalis s. Lamina cornea *(lc)* verlaufen.

Am Thalamus opticus *(Th)* lassen sich vier deutlich geschiedene Hauptkerne unterscheiden; in der vorderen Hälfte der Nucleus lateralis *(Ne)* und durch die Lamina medull. int. *(Lmi)* von ihm getrennt, der Nucl. medialis *(Ni)* in der Mitte zwischen diesen beiden eingekeilt an ihrem hinteren Umfange der Nucleus centralis *(Nm)* als ein wohlabgegrenzter kreisrunder Körper von besonders faserreicher Struktur und am

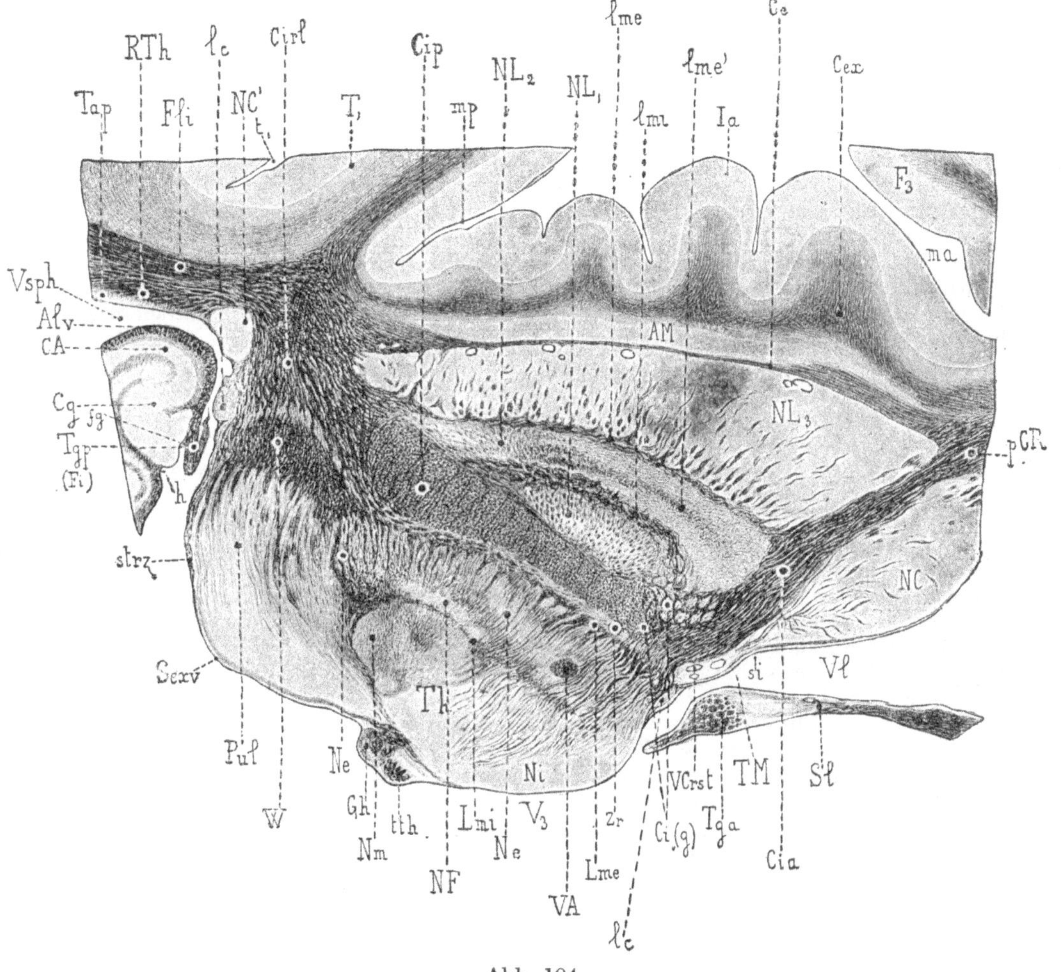

Abb. 104.

hinteren Umfange das Pulvinar *(Pul)*. Jeder der vier Thalamuskerne zeigt eine besondere Art der Faserverteilung. Der Nucleus lateralis *(Ne)* wird namentlich in seiner vorderen Hälfte von starken radiären Faserbündeln durchzogen, die an der Außenseite des Kerns aus der Lamina medull. ext. *(Lme)* und der Zona reticulata *(zr)* sowie der Capsula int. ant. *(Cia)* einstrahlen und gegen die Lamina medull. int. *(Lmi)* und den Nucl. medialis hinstreben. Im Innern des Nucl. lat. findet sich ein dunkles ovales Querfaserbündel, das Vicq d'Azyrsche Bündel *(VA)* oder der Fasciculus thalamomammillaris, der den Nucl. ant. thal. mit dem Corp. mammill. verbindet und in seinem Verlauf zur Basis den Nucl. lat. vertikal durchschneidet. Auch der **Nucleus medialis** *(Ni)* enthält zahlreiche aus Cia (dem vorderen Thalamusstiel) und der Lamina medull. int. einstrahlende Radiärbündel, ist aber im ganzen faserärmer als Ne. Der faserreichste Kern ist der **Nucleus centralis** *(Nm)*; er enthält vorwiegend feine Fasern und ist fast allseitig umgeben von einer dichteren Markkapsel, die die Fortsetzung der Lam. medull. int. darstellt; an seinem hinteren Ende, wo Nucl. lat., centr. und Pulvinar zusammenstoßen, findet sich ein dichteres Faserfeld, das auf tieferen Schnitten direkt in die Gegend der Schleife (rg Rm., Abb. 105) zu verfolgen ist. Der Nucl. centralis liegt unmittelbar über der Regio hypothalamica von **Forel** und geht ohne schärfere Grenze in diese über. Das **Pulvinar** *(Pul)* hat ziemlich die größte Ausdehnung in der vorliegenden Ebene und umfaßt nahezu ein Drittel des ganzen Thalamus. Seine Außenseite wird eingenommen von einer sehr faserreichen dunkeln Zone, die lateralwärts gegen die innere Kapsel durch die caudale Verlängerung der Zona reticulata *(zr)* abgegrenzt wird. Diese laterale Markzone des Pulvinar, das **dreieckige Markfeld von Wernicke** *(W)* umfaßt das Pulvinar an seiner äußeren Fläche halbringförmig, geht nach vorne in die Lam. medull. ext., nach hinten in das Stratum zonale *(strz)*, nach außen in die Capsula interna retrolenticularis *(Cirl)* über und verdichtet und verbreitert sich nach unten um so mehr, je näher man dem Corpus geniculatum externum kommt, auf das es sich mit breiter Basis direkt auflegt *Cge*, Abb. 105. Die Zusammensetzung des **Wernicke**schen Feldes ist eine sehr gemischte; es enthält in der Hauptsache Bestandteile von dreierlei Herkunft: a) Horizontalfasern aus dem Thalamus opticus, speziell dem hinteren Thalamusstiel zu den Sehstrahlungen *(Radiatio thalami, R Th)*, b) Fasern namentlich in ventralen Ebenen aus dem Corpus geniculatum externum (Stiel des äußeren Kniehöckers, W. Abb. 105) und c) Feine dunkle gefärbte Faserbündel aus dem Tractus opticus, vorwiegend vertikal verlaufend. Außerdem treten noch Fasern aus der Lam. medull. ext. in das **Wernicke**-Feld ein.

Außer den genannten Hauptkernen findet sich im Thalamus opticus an dessen Innenseite an der Grenze von intra- und extraventriculärer Fläche, da, wo Pulvinar und Nucleus medialis zusammenstoßen, und in gleicher Höhe mit dem Nucleus centralis ein kleines, frei vorspringendes Kerngebilde, das **Ganglion habenulae** *(Gh)*, das aus Nestern kleiner Zellen und diese durchsetzenden Faserelementen besteht. Seine Faserung ist verschiedenen Ursprungs; nach vorne gehen Fasern ab zur Taenia thalamia *(tth)* oder Stria medullaris, nach unten, etwas lateralwärts, entwickelt sich aus seinem Innern ein kompakter, dunkler Faserzug, aus mehreren groben Bündeln bestehend, der Fasciculus retroflexus **Meynert** *(FM)* oder der Tractus pedunculohabenularis, der die ganze Höhe des Thalamus und der Regio hypothalamica in senkrechtem Verlaufe durchzieht und in tieferen Ebenen in das Ganglion interpedunculare einmündet.

Die **Capsula interna** fällt in ihrem größten Umfang in die Schnittfläche und läßt vier Segmente von verschiedener Zusammensetzung erkennen. Der vordere Schenkel *(Cia)* besteht vorwiegend aus Horizontalfasern, die sämtlich in das Vorderende des Thalamus *(Ne, Ni, Na)* einstrahlen und den vorderen Thalamusstiel bilden. Das Kapselknie *(Cig)* zeigt außer diesen horizontalen Fasern derbe dunkle Faserbündel von schrägem Verlauf, den Fasciculus geniculatus, der nach **Dejerine** aus dem Operculum rolandicum und frontale stammt und zum Pes pedunculi zieht. Das lenticulo-optische Segment enthält überwiegend quergetroffene und schräg von vorne oben nach hinten unten ziehende Faserbündel, zwischen die horizontal die Kapsel durchsetzende Faserzüge vom Thalamus zum Linsenkern und umgekehrt eingestreut sind (Fibrae lenticulothalamicae). Im retrolenticulären Segment *(Cirl)* wird die Faserrichtung wieder eine mehr horizontale und schräge, die Fasern lassen sich teils in das Stratum zonale (nach hinten von *W*), teils, nach vorne von *W*, in den Nucleus externus verfolgen, teils durchziehen sie das **Wernicke**sche Feld von außen nach innen in horizontalem Verlaufe. Occipitalwärts setzt sich das retrolenticulare Kapselsegment in die drei, hier gut unterscheidbaren sagittalen Strata *(Tap, Rth, Fli)* an der Außenwand des Unterhorns fort.

Abbildung 105. Horizontalschnitt durch die ventralsten Ebenen des Thalamus opticus und die dorsalen Partien der Regio subthalamica. Vergrößerung 2 : 1.

Über die vorliegenden Rinde ngebiete der Insel *(Ia, Ip)* und des Gyrus hippocampi *(CA, Cg)* ist nichts Besonderes zu bemerken; auch die drei Schichten am inneren Inselrande sind unverändert *(Cex, AM, Ce)*. Am hinteren unteren Ende des Septum pellucidum *(Sl)* liegt noch das Querschnittsfeld der Columna fornicis *(Tga)*; an deren vorderem inneren Umfange tritt die Kreuzungsstelle der Commissura anterior *(Coa)* genau in der Median-

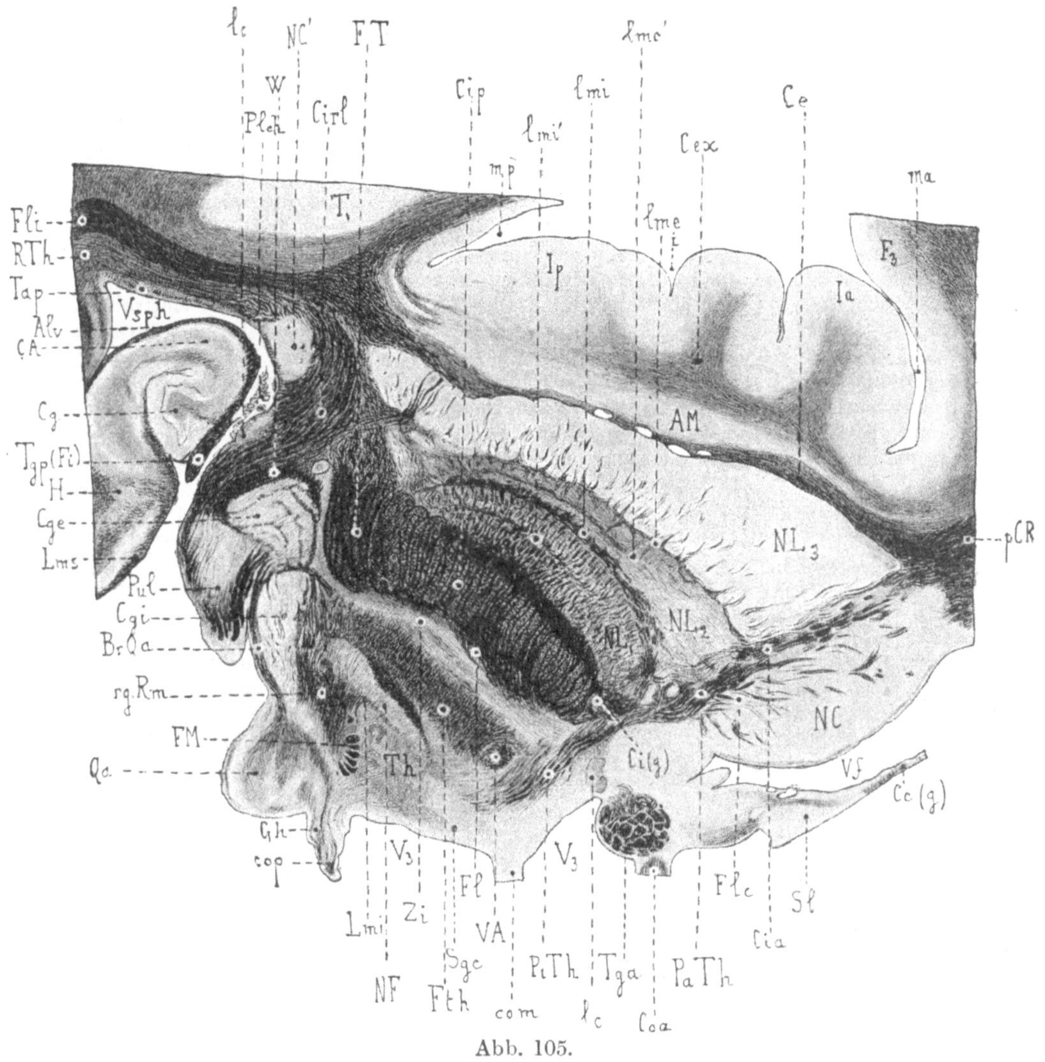

Abb. 105.

linie auf. Seitenventrikel *(Vf)* und dritter Ventrikel *(V₃)* stehen nicht mehr in Verbindung. Der letztere wird durch die Commissura media *(com)* in eine vordere und hintere Hälfte geteilt.

Die 3 Segmente des Linsenkerns sind noch umfänglicher und durch 4 Lam. medullares *(lme, lme', lmi, lmi')* deutlicher gegliedert als in der vorigen dorsaleren Schnittebene. Nucleus caudatus *(NC)* und Putamen hängen teilweise durch graue Verbindungsbrücken zusammen und erscheinen fast als ein einheitliches Gebilde. Aus ihnen gehen starke Radiärbündel zum Globus pallidus *(NL₁, NL₂)* teils durch die Capsula interna *(Cia)*, teils durch die Lam. medull. ext. *(lme)* ab. Aus dem inneren Segment des Globus pallidus *(NL₁)* sammeln sich gleichfalls starke Fasermassen, die in dichten Zügen die vorderen $^2/_3$ des lenticulooptischen Segments der Capsula interna *(Cig)* durchsetzen und an dessen innerem Rande ein feinfaseriges, dichtes und dunkles Bündel, den Fasciculus lenticularis Foreli oder das Feld H_2 von Forel *(Fl Dejerines)* bilden, das sich nach hinten in das Feld H fortsetzt; seine caudale Endigung ist unbekannt.

Von der Capsula interna ist der vordere Schenkel *(Cia)* in seinen basalsten Ebenen getroffen; er setzt sich aus Fasern des vorderen Thalamusstiels *(PaTh)* zusammen. Der hintere Schenkel *(Cip)* enthält außer 'den oben erwähnten lenticulothalamischen Transversalfasern nur quer getroffene Vertikalfasern, und zwar in den überwiegenden vorderen $^5/_6$, den corticopedimentären Stabkranz aus der Regio rolandica; im hintersten Abschnitt liegt das Türcksche Bündel *(FT)* unmittelbar oralwärts vom Corpus geniculatum laterale *(Cge)*. Das retrolenticulare Segment *(Cirl)* ist kleiner als im vorigen Schnitt und geht caudalwärts in die Strata des Temporalmarkes über *(RTh, Fli)*; aus ihnen treten Strahlungen durch das Wernickesche Feld *(W)* teils in das Corpus geniculatum laterale *(Cge)*, teils in das Pulvinar *(Pul)* ein.

Vom Thalamus opticus *(Th)* liegen nur noch die ventralsten Ebenen der vorderen Abschnitte, in die der Stilus anterior *(PaTh)* und inferior *(PiTh)* einstrahlen, ferner ein kleiner Saum der Lam. medull. int. *(Lmi)* und der caudalste Fortsatz des Pulvinar *(Pul)*, an der Oberfläche vom Stratum zonale bedeckt vor. Nach vorne-außen vom Pulvinar, liegt das Corpus geniculatum laterale *(Cge)* mit seiner mächtigen Strahlung in das Wernickesche Feld *(W)*, nach vorne innen tritt das Corp. genic. mediale *(Cgi)* auf, an dessen frei nach außen vorspringender Oberfläche eine kräftige Faserung vom Corp. gen. lat. zum Corp. quadrigeminum anterius *(Qa)*, das Brachium quadrigem. ant. *(BrQa)* zieht.

An Stelle der Hauptkerne des Thalamus tritt in diesen Ebenen die Regio hypothalamica von Forel; wo der Nucleus externus lag, findet sich jetzt ein faserreiches zusammenhängendes Feld, der Fasciculus thalamicus *(Fth* Dejerine*)* oder das Feld H_1 von Forel, an dessen vorderem Rande das Querschnittsfeld des Fasc. thalamomammillaris *(VA)* zu sehen ist; in der ventralen Fortsetzung des Nucleus centralis ist ein Faserfeld aufgetreten, das zur Schleife in Beziehung steht, die Regio Lemnisci *(rgRm)*. Nach innen von diesem Feld liegt der aus mehreren kräftigen Einzelbündeln bestehende Fasc. retroflexus Meynerts *(FM)*. Zwischen Schleifenregion *(rgRm)* und Fasc. thalam. *(Fth)* liegt das helle Feld des Nucleus semilunaris *(NF)* oder der schalenförmige Körper Flechsigs, zwischen Fascic. thalam. *(Fth)* und Capsula interna *(Cip)* breitet sich die Zona incerta Forels *(Zi)* aus, die dorsalwärts in die Zona retriculata sich fortsetzt.

Abkürzungen in den Abbildungen 98—105.

Alv	= Alveus		*Cge*	= Corpus geniculatum externum (laterale), äußerer Kniehöcker
AM	= Claustrum			
Aq	= Aquaeductus Sylvii		*Cgi*	= Corpus geniculatum internum (mediale), innerer Kniehöcker
Arc	= Fasciculus arcuatus (Fasc. longitudin. superior)			
			Ci	= Capsula interna
BrQa	= Brachium quadrigem. anter.		*Cia*	= Capsula interna anterior (Vorderer Schenkel = pars lenticulo-striat caps. int. a)
BrQq	= „ „ post.			
C	= Cuneus			
CA	= Cornu Ammonis		*Cig*	= Genu capsul. int.
Cc	= Corpus callosum		*Cip*	= Capsula interna posterior (Hinterer Schenkel der caps. int.)
Cc(g)	= Genu corp. call.			
Cc(Sp)	= Splenium corp. call.			
Ce	= Capsula externa		*Cirl*	= Pars retrolenticularis caps. int.
Cex	= Capsula extrema		*Cisl*	= Pars sublenticularis caps. int.
Cg	= Fascia dentata		*Cing, Cing'*	= Cingulum

CL	= Corpus subthalamicum (Corp. Luysi)		$L_2(H)$	= Gyrus hippocampi
CM	= Commissura Meynert		Lg	= Gyrus lingualis
CO	= Centrum semiovale		Lme	= Lamina medullaris externa Thalami
CR	= Corona radiata		Lmi	= Lamina medullaris interna Thalami
CRt	= Cor. rad. temporalis		Lms	= Lamina medullaris superficialis Hippocampi
ce	= Capsula externa			
cm	= Sulcus calloso marginalis		Lmp	= Lamina medullaris profunda Hippocampi
coa	= Commissura anterior			
com	= „ media s. mollis (Massa intermedia N. A.)		Ln	= Locus niger (Substantia nigra)
cop	= Commissura posterior		lc	= Lamina cornea s. Stria cornea s. terminalis, s. semicircularis
ds	= Diverticulum subiculi			
Epp	= Substantia perforata posterior		lme	= Lamina medullaris externa Nuclei lentiformis
F	= Feld H von Forel			
F_1	= Gyrus frontalis superior		lme'	= Lamina medullaris intermedia Nuclei lentiformis (L_2)
F_2	= „ „ medius			
F_3	= „ „ inferior		lmi	= Lamina medullaris interna Nuclei lentiformis
Fa	= Gyrus centralis anterior (G. frontalis ascendens)		lmi'	= Lamina medullaris intima Nuclei lentiformis (teilt L_1 in zwei Hälften)
Fc	= Fasciola cinerea			
$Fi(Tgp)$	= Fimbria			
Fl	= Fasciculus lenticularis Foreli (Feld H_2 von Forel)		Mo	= Foramen Monroi
			mF_1	= Pars medialis von F_1
Flc	= Fibr. lenticulo-caudatae		ma	= Margo anterior insulae
Fli	= Fasciculus longitud. inferior		mp	= Margo posterior insulae
Flp	= „ „ posterior		ms	= Margo superior insulae
Fm	= Forceps major		NA	= Nucleus amygdalae
FM	= Fasciculus retroflexus (Meynertsches Bündel		NC	= Nucleus caudatus (caput)
			NC'	= „ „ (cauda)
FT	= Fasciculus temporopontinus (Türcksches Bündel)		Na	= Nucleus anterior thalami
			Ne	= Nucleus externus (lateralis) thalami
Fth	= Fasciculus thalamicus Foreli (Feld H_1 von Forel)		Ni	= Nucleus internus (medialis) thalami
Fu	= Fasciculus uncinatus			
Fus	= Gyrus fusiformis (= T_4)		Nm	= Nucleus medius (centralis) thal. (Centre median de Luys
f_1	= Sulcus frontalis superior			
f_2	= „ „ medius		NF	= Nucleus semilunaris (schalenförmiger Körper Flechsigs)
f_3	= „ „ inferior			
f_4	= „ olfactorius		NL	= Nervus Lanzisi
fg	= Sulcus fimbriodentatus		NL_1	} = I. u. II. Glied des Nucl. lentiformis (Globus pallidus)
$ft(ft')$	= Fibrae tangentiales Gyr. cing.		NL_2	
Gh	= Ganglion habenulae		NL_3	= III. Glied des Nucl. lentif. (Putamen)
GP	= Globus pallidus (= NL_1, NL_2)			
Gsm	= Gyrus supramarginalis		NR	= Nucleus ruber
H	= Gyrus hippocampi		O_1	= Gyrus occipitalis superior
h	= Sulcus hippocampi		O_2	= „ „ medius
I	= Insula		O_3	= „ „ inferior
Ia	= Insula anterior		OF	= Fasciculus occipitofrontalis
Ip	= Insula posterior		OpF_3	= Operculum frontale von F_3
i	= Sulcus centralis insulae		OpP_2	= Operculum parietale von P_2
io	= Sulcus interoccipitalis		OpR	= Operculum rolandicum
$ip(ip')$	= Sulcus interparietalis		oa	= Sulcus occipitalis anterior
it	= Incisura temporalis		oF_1	= Pars orbitalis des Gyrus front. sup. (= Gyr. orbit. internus)
K	= Sulcus calcarinus			
L_1	= Gyrus cinguli (s. limbicus, s. fornicatus)		$oF_1(GR)$	= Gyrus rectus

oF_3	=	Pars orbitalis des Gyr. front. inf. = Gyr. orbitalis externus
ot	=	Sulcus occipitotemporalis (collateralis)
P	=	Pes pedunculi
P_1	=	Lobulus parietalis superior
P_2	=	„ „ inferior
Pa	=	Gyrus centralis posterior (G. parietalis ascendens)
$Parc$	=	Lobulus paracentralis
Pc	=	Gyrus angularis (Pli courbe)
Pcs	=	Crus (Pedunculus) cerebelli superius
$PaTh$	=	Stilus (Pedunculus) anterior Thalami
$PiTh$	=	Stilus (Pedunculus) inferior Thalami
$Plch$	=	Plexus chorioideus
$Plchsph$	=	„ „ des Unterhorns
$(Plsph)$	=	„ „ „ „
PNL	=	Pedunculus nuclei lentiformis
Po	=	Pons
Poa	=	Fibrae anteriores pontis
Pop	=	Fibrae posteriores pontis
$PpTh$	=	Stilus (Pedunculus) posterior thalami
PrC	=	Praecuneus
$Pul\ (Pulv)$	=	Pulvinar
$Put\ (NL_3)$	=	Putamen
Py	=	Pyramidenbahn (Tractus corticospinalis)
pCR	=	Pes coronae radiata, Stabkranzfuß
po	=	Sulcus parietooccipitalis
por	=	Sulcus postcentralis
pri	=	Sulcus praecentralis
πplp	=	Gyrus parietolimbicus post. (Abb. 93)
Qa	=	Corpus quadrigeminum anter. (Colliculus superior NA)
Qp	=	Corpus quadrigeminum post. (Colliculus inferior NA)
R	=	Sulcus centralis Rolandi
RC	=	Radiatio tegmenti, Haubenstrahlung
Rcc	=	Radiatio corporis callosi
Rm	=	Lemniscus medialis
RTh	=	Radiatio thalami (= Stilus posterior thal.)
$rgRm$	=	Regio Lemnisc. med.
S	=	Sulcus Sylvii
Sa	=	Ramus anterior Sulc. Sylv.
Sp	=	Ramus posterior Sulc. Sylv.
$Sexv$	=	Facies extraventricularis Thalami
$Sgc(Sge)$	=	Substantia grisea centralis s. periventricularis
Sl	=	Septum lucidum
SR	=	Substantia reticularis
Sti	=	Substantia innominata
scc	=	Sulcus corporis callosi
si	=	Sulcus opto-striatus (Abb. 104)
$sp\ (sp')$	=	Sulcus subparietalis
$strz$	=	Stratum zonale
T_1	=	Gyrus temporalis superior
T_2	=	„ „ medius
T_3	=	„ „ inferior
$T_4\ (Fus)$	=	„ „ quartus (s. fusiformis)
Tp	=	Gyrus temporalis profundus (Heschlsche Windung)
Tap	=	Tapetum
Tc	=	Tuber cinereum
Tg	=	Fornix
Tga	=	Columnae fornicis
Tgp	=	Crura fornicis
Th	=	Thalamus opticus
TM	=	Foramen Monroi
t_1	=	Sulcus temporalis superior
t_2	=	„ „ medius
t_3	=	„ „ inferior
$tec\ (tec')$	=	Taenia tecta
tp	=	Sulcus temporalis profundus
tth	=	Taenia thalami
U	=	Uncus
V	=	Ventriculus
V (Abb. 93)	=	Vicq d'Azyrscher Streif (Lam. gran. intermed.)
VA	=	Vicq d'Azyrsches Bündel (Fasc. thalamomammillaris)
$Vcrst$	=	Vena corporis striata
Vf	=	Ventriculus frontalis (Cornu anterius)
Vl	=	Ventriculus lateralis
Vo	=	Ventriculus occipitalis (Cornu posterius)
$Vsph$	=	Ventriculus temporalis s. sphenoidalis (Cornu inferius)
Vsl	=	Ventriculus septi lucidi
V_3	=	Ventriculus tertius
W	=	Dreieckiges Feld von Wernicke
X	=	Dach des III. Ventrikels (Abb. 101)
Zi	=	Zona incerta
Zr	=	Zona reticulata
II	=	Nervus opticus
IIe	=	Tractus opticus
III	=	Nervus oculomotorius

Literatur.

I. Bau der Großhirnrinde.

Arndt, R., Studien über die Architektonik der Großhirnrinde des Menschen. Arch. f. mikr. Anat. 3—5. 1867—1869.

v. Bechterew, W., Zur Frage über die äußeren Assoziationsfasern der Hirnrinde. Neurol. Zentralbl. 10. 1891. S. 682.

Berger, H., Beiträge zur feineren Anatomie der Großhirnrinde. Monatsschr. f. Psych. u. Neurol. 6. 1889.

Berger, H., Experimentell-anatomische Studien über die durch den Mangel optischer Reize veranlaßten Entwicklungshemmungen im Occipitallappen des Hundes und der Katze. Arch. f. Psychiatrie. 33. 1900.

Berlin, Beitrag zur Strukturlehre der Großhirnwindungen. Inaug.-Diss. Erlangen 1858.

Betz, W., Anatomischer Nachweis zweier Gehirnzentra. Zentralbl. f. d. med. Wiss. 1874. Nr. 37 und 38.

Betz, W., Über die feinere Struktur der Großhirnrinde des Menschen. Ebenda 1881. Nr. 11, 12, 13.

Bianchi, V., Il Mantello cerebrale del Delphino (Delphinus delphys). Napoli 1905.

Bielschowsky, M., und **Brodmann, K.,** Zur feineren Histologie und Histopathologie der Großhirnrinde mit besonderer Berücksichtigung der Dementia paralytica, Dementia senilis und Idiotie. Journ. f. Psych. u. Neurol. 5. 1905.

Bolton, S., The exact histological Localisation of the visual area of the human cerebral cortex. Philos. Transact. 193. 1900.

Brodmann, K., Beiträge zur histologischen Lokalisation der Großhirnrinde.
    I. Mitteilung: Die Regio rolandica. Journ. f. Psych. u. Neurol. 2. 1903.
    II. Mitteilung: Der Calcarinatypus. Ebenda. 2. 1903.
    III. Mitteilung: Die Rindenfelder der niederen Affen. Ebenda. 4. 1905.
    IV. Mitteilung: Der Riesenpyramidentypus und sein Verhalten zu den Furchen bei den Karnivoren. Ebenda. 6. 1905.
    V. Mitteilung: Über den allgemeinen Bauplan des Cortex pallii bei den Mammaliern und zwei homologe Rindenfelder im besonderen. Zugleich ein Beitrag zur Furchenlehre. Ebenda. 6. 1906.
    VI. Mitteilung: Die Cortexgliederung des Menschen. Ebenda. 10. 1907.
    VII. Mitteilung: Die cytoarchitektonische Cortexgliederung der Halbaffen. Ebenda. 12. 1908.

Brodmann, K., Über Rindenmessungen. Zentralbl. f. Nervenheilk. u. Psych. 19. 1908. Siehe auch Neurol. Zentralbl. 1909. Nr. 4 und 12.

Brodmann, K., Demonstrationen zur Cytoarchitektonik der Großhirnrinde mit besonderer Berücksichtigung der histologischen Lokalisation bei einigen Säugetieren. (Vortrag auf der Jahresversammlung deutscher Psychiater 1904.) Allg. Zeitschr. f. Psychiatrie. 61. Heft 5. 1904.

Brodmann, K., Vergleichende Lokalisationslehre der Großhirnrinde in ihren Prinzipien dargestellt auf Grund des Zellenbaues. Leipzig 1909.

Brodmann, K., Über das Vorkommen der Affenspalte bei fremden Menschenrassen. (Vortrag.) Ref. Zentralbl. f. Nervenheilk. 1908.

Brouwer, B., Over Doofstomhed en de acustische Bahnen. Amsterdam 1909.

Brückner, E., Zur weiteren Kenntnis des Reichtums der Großhirnrinde des Menschen an markhaltigen Nervenfasern. Monatsschr. f. Psych. u. Neurol. 13. 1903. S. 176 u. 357.

Campbell, Histological studies on the Localisation of cerebral function. Cambridge 1905.

Evens, A theory of cortical visual representation. Brain 16. S. 475.

Farrar, On the motor cortex. Amer. Journ. of Insan. 59. 1903.

Golgi, Sulla fina Anatomia degli organi centrali del sistema nervose. Milano 1886. Deutsch: Der feinere Bau des Zentralnervensystems. Jena 1894.

Haller, B., Die phyletische Entfaltung der Großhirnrinde. Arch. f. mikr. Anat. u. Entwicklungsgesch. 71. 1908.

Haller, B., Die phyletische Stellung der Großhirnrinde der Insektivoren. Jen. Zeitschr. f. Naturwiss. **45.** 1909.

Hammarberg, C., Studien über Klinik und Pathologie der Idiotie nebst Untersuchungen über die normale Anatomie der Hirnrinde. Upsala 1895.

Henschen, S. E., Revue critique de la doctrine sur le centre corticale de la vision. Paris 1900.

Henschen, S. E., On the visual path. and centre. Brain. **16.** S. 170.

Hermanides und Köppen, Über die Furchen und über den Bau der Großhirnrinde bei den Lissencephalen, insbesondere über die Lokalisation des motorischen Zentrums und der Sehregion. Arch. f. Psychiatrie. **37.** 1903. S. 616.

Holmes, G., A note on the condition of the postcentral cortex in tabes dorsalis. Rev. of Neurol. and Psychiat. 1908.

Kaes, Th., Die Großhirnrinde des Menschen in ihren Maßen und in ihrem Fasergehalt. Ein gehirnanatomischer Atlas. Jena 1907.

Kaes, Th., Beiträge zur Kenntnis des Reichtums der Großhirnrinde des Menschen an markhaltigen Nervenfasern. Arch. f. Psychiatrie. **25.** 1893. S. 695.

Kaes, Th., Beiträge zur Kenntnis des Markfasergehaltes der Großhirnrinde bei Idioten mit vergleichenden Rindenmessungen. Monatsschr. f. Psychiatrie. **1.** 1897. S. 307.

Kappers, Ariëns, und W. F. Theunissen, Die Phylogenese des Rhinencephalon, des Corpus striatum und der Vorderhirncommissur. Fol. neurobiol. **1.** 1908.

Kappers, A., The Phylogenesis of the Palaeo-Cortex and Archi-Cortex, compared with the Evolution of the Visual Neo-Cortex. Arch. of Neurol. and Psychiat. **4.** 1909.

Klinke, O., Über das Verhalten der Tangentialfasern der Großhirnrinde von Idioten. Arch. f. Psychiatrie. **25.** 1893. S. 450.

Knauer, Die Myeloarchitektonik der Brocaschen Region (Vortrag). Neurol. Zentralbl. 1909. S. 1240.

Kölliker, W., Mikroskopische Anatomie. **2.** 1850.

Köppen und Löwenstein, Studien über den Zellenbau der Großhirnrinde bei den Ungulaten und Carnivoren und über die Bedeutung einiger Furchen. Monatsschr. f. Psych. u. Neurol. **18.** Heft 6. 1905.

Kolmer, W., Beitrag zur Kenntnis der „motorischen" Hirnrindenregion. Arch. f. mikr. Anat. u. Entwicklungsgesch. **57.** 1901.

v. Kowalewzkaja, C., Beiträge zur vergleichenden mikroskopischen Anatomie der Hirnrinde des Menschen und einiger Säugetiere. Inaug.-Diss. Bern 1886.

v. Leonowa, Über das Verhalten der Neuroblasten des Occipitallappens bei Anophthalmie und Bulbusatrophie und seine Beziehungen zum Sehakt. Arch. f. Anat. u. Phys., Anat. Abt. 1893.

v. Leonowa, Beiträge zur Kenntnis der sekundären Veränderungen der primären optischen Zentren und Bahnen in Fällen von kongenitaler Anophthalmie und Bulbusatrophie bei neugeborenen Kindern. Arch. f. Psychiatrie. **28.** 1896.

Lewis, B., On the comparative structur of the cortex cerebri. Brain 1. 1878. (Vgl. auch sein „Textbook of mental Diseases".)

Lewis, B., and **Clarke,** The cortical lamination of the motor area of the brain. Proc. Roy. Soc. **28.** 1878. S. 185.

Lewis, B., Researches on the comparative structure of the cortex cerebri. Philos. Transact. **171.** I. 1880.

Marburg, O., Beiträge zur Kenntnis der Großhirnrinde der Affen. Obersteiners Arbeiten. **16.** 1908. S. 581.

Mauß, Th., Die faserarchitektonische Gliederung der Großhirnrinde bei niederen Affen. Journ. f. Psychol. u. Neurol. **13.** 1908.

Meynert, Th., Studien über das pathologisch-anatomische Material der Wiener Irrenanstalt. Vierteljahresschr. f. Psychiatrie. **1.** 1866.

Meynert, Th., Der Bau der Großhirnrinde und seine örtlichen Verschiedenheiten, nebst einem pathologisch-anatomischen Corollarium. Leipzig 1868. (Siehe auch Vierteljahresschr. f. Psychiatrie usw. 1868.)

Meynert, Th., Vom Gehirn der Säugetiere. Kap. 31 in Strickers „Handbuch der Lehre von den Geweben". Leipzig 1872.

Moeli, Veränderungen des Tractus und Nervus opticus bei Erkrankungen des Occipitallappens. Arch. f. Psychiatrie. **22.** 1891.

Mott, F. W., The progressive evolution of the structure and functions of the visual
cortex in mammalia. Arch. of Neurol. from the patholog. Labor. of the London
county asylums. **3.** 1907.

Mott, F. W., and A. M. Kelley, Complete survey of the cell lamination of cerebral
cortex of Lemur. Proc. Roy. Soc. ser. B. **80.** 1908.

Mott, F. W., and W. D. Halliburton, Localisation of function in the Lemurs brain.
Proc. Roy. Soc. ser. B. **80.** 1908.

Mott, F. W., E. Schuster and W. D. Halliburton, Cortical Lamination and Localisation
of the Brain of the Marmozet. Proc. Roy. Soc. ser. B. **82.** 1910.

Nissl, F., Über die örtlichen Verschiedenheiten der Hirnrinde (Vortrag). Monatsschr.
f. Psychiatrie. **2.** 1897. S. 66.

Passow, A., Über den Markfasergehalt der Zentralwindungen. Neurol. Zentralbl. **17.**
1898. S. 242.

Passow, A., Der Markfasergehalt der Großhirnrinde. Monatsschr. f. Psychiatrie. **5.**
1899. S. 285.

Probst, M., Über das Gehirn der Taubstummen. Arch. f. Psychiatrie. **34.** 1901.

Ramón y Cajal, S., Studien über die Hirnrinde des Menschen. Leipzig 1900—1906.
    1. Heft. Die Sehrinde. 1900.
    2. Heft. Die Bewegungsrinde. 1900.
    3. Heft. Die Hörrinde. 1902.
    4. Heft. Die Riechrinde beim Menschen und Säugetier. 1903.
    5. Heft. Vergleich. Strukturbeschreibung und Histogenesis der Hirnrinde. 1906.

Ramón y Cajal, Neue Darstellung vom histolog. Bau des Zentralnervensystems. Arch.
f. Anat. 1893. S. 319.

Roncoroni, L., La fina morfologia del cervello degli epilettici. Arch. di Psich. **17.** 1896.

Roncoroni, L., Sul. tipe fundamentale di stratificazione della cortecia cerebrale. Anat.
Anz. **34.** 1909.

Rosenberg, L., Über die Cytoarchitektonik der ersten Schläfenwindung und der Heschlschen Windungen. Monatsschr. f. Psych. u. Neurol. **23.** 1908.

Schlapp, Der Zellenbau der Großhirnrinde der Affen. Arch. f. Psychiatrie. **30.** 1898.

Schlapp, The microscopic structure of cortical areas in man and some mammals. Pub-
licat. of Cornell University. **2.** 1902.

Smith, E., The so-called „Affenspalte" in the human (Egyptian) brain. Anat. Anz.
24. 1904. S. 74.

Smith, E., The Morphology of the occipital region of the cerebral hemisphere in Man and
the Apes. Anat. Anz. **24.** 1904. S. 436.

Smith, E., Studies in the morphology of the human brain. Nr. 1. The occipital region.
Records of the Egyptian Government School of medicine. **2.** (Separat.)

Smith, E., A new topographical survey of the human cerebral cortex. Journ. of Anat.
and Physiol. **41.** 1907.

Stefany, Beiträge zur Histologie der Rinde des großen Gehirns. 1860.

Strohmayer, W., Anatomische Untersuchung der Hörsphäre beim Menschen. Monatsschr.
f. Psych. u. Neurol. **10.** 1901.

Taalman Kip, Over den bouw van den Cortex cerebri bij mol en egel. Psychiat. en
Neurol. Bladen 1905.

Taalman Kip, De Phylogenie van de Cortex cerebri. Verhandel. Natur- en Genees-
kunde-Congress. 1905.

Tuczek, F., Über die Anordnung der markhaltigen Nervenfasern in der Großhirnrinde.
Neurol. Zentralbl. **1.** 1882. S. 315 u. 337.

Tuczek, F., Beiträge zur pathologischen Anatomie der Dementia paralytica. Berlin 1884.

Vignal, W., Develop. des couches corticales du cerveau. Laborat. d'Histolog. Paris 1888.

Vogt, H., und P. Rondoni, Zum Aufbau der Hirnrinde. Deutsche med. Wochenschr.
34. 1908. S. 1886.

Vogt, O., Zur anatomischen Gliederung des Cortex cerebri. Journ. f. Psych. u. Neurol.
2. 1903.

Vogt, O., Über strukturelle Hirnzentra, mit besonderer Berücksichtigung der strukturellen Felder des Cortex pallii. Anat. Anz. 1906. Verh. d. Anat. Gesellsch. S. 74 ff.

Vogt, O., Die myeloarchitektonische Felderung des menschlichen Stirnhirns. Journ. f. Psychol. u. Neurol. **15.** 1910.

Vogt, C. u. O., Zur Kenntnis der elektrisch erregbaren Hirnrinden-Gebiete bei den Säugetieren. Journ. f. Psychol. u. Neurol. **8.** 1906. Ergänzungsheft. S. 277.

Vulpius, O., Über die Entwicklung der Tangentialfasern in der menschlichen Großhirnrinde während verschiedener Altersperioden. Arch. f. Psychiatrie. **23.** 1892. S. 775.

Waldschmidt, Beitrag zur Anatomie des Taubstummengehirns. Zeitschr. f. Psychiatrie. **43.**

Watson, A., The mammalian cerebral cortex, with special reference to its comparative Histology. I. Ordre Insectivora. Arch. of Neurol. from the pathol. Labor. of the London county asylums. **3.** 1907.

Zacher, Über das Verhalten der markhaltigen Nervenfasern in der Hirnrinde. Arch f. Psychiatrie. **18.** 1887. S. 62.

Zunino, G., Die myeloarchitektonische Differenzierung der Großhirnrinde beim Kaninchen. Journ. f. Psychol. u. Neurol. **14.** 1909.

Ziehen, Th., Das Zentralnervensystem der Monotremen und Marsupialier II. Teil. Mikroskop. Anat. II. Abschnitt. (Semons Forschungsreisen III. Teil. **2.** 1909. 2.)

II. Myelogenie.

(Weitere Literatur sub III.)

Ambronn, H., und Held, H., Beiträge zur Kenntnis des Nervenmarks. I. Über die Entwicklung und Bedeutung des Nervenmarks. Arch. f. Anat. u. Physiol., Anat. Abt. 1896. S. 202. II. Über Beobachtungen an lebenden und frischen Nervenfasern und die Sichtbarkeit ihrer doppelten Contourierung. Ebenda. S. 214. III. Über experimentelle Reifung des Nervenmarks. Ebenda. S. 222.

Bernheimer, St., Die corticalen Sehzentren. (Congr. internat. de Méd. Paris 1900.) Wiener klin. Wochenschr. 1900.

Bernheimer, St., Über die Entwicklung und den Verlauf der Markfasern im Chiasma. Habilitat.-Schrift. Heidelberg 1889. Ferner: Neurol. Zentralbl. 1897. S. 670.

Bianchi, L., Die Psychotopographie des Hirnmantels und die Flechsigsche Theorie. Zentralbl. f. Nervenheilk. **23.** 1900. S. 644.

Dejerine, J., Sur les fibres de projection et d'association des hémisphères cérébraux. Soc. de Biol. 1897.

Döllken, Die Reifung der Leitungsbahnen im Tiergehirn. Neurol. Zentralbl. 1898. S. 996.

Flechsig, P., Die Leitungsbahnen im Gehirn und Rückenmark des Menschen auf Grund entwicklungsgeschichtlicher Untersuchungen. 1876.

Flechsig, P., Zur Anatomie und Entwicklungsgeschichte der Leitungsbahnen im Großhirn des Menschen. Arch. f. Anat. u. Physiol., Anat. Abt. 1881. S. 12.

Flechsig, P., Gehirn und Seele. Leipzig 1896.

Flechsig, P., Die Lokalisation der geistigen Vorgänge. Leipzig 1896.

Flechsig, P., Neue Untersuchungen über die Markbildung in den menschlichen Gehirnlappen. Neurol. Zentralbl. 1898. S. 977.

Flechsig, P., Über Projektions- und Assoziationszentren des menschlichen Gehirns. Le Névraxe. **2.** 1901. S. 63.

Flechsig, P., Entwicklungsgeschichtliche Flächengliederung der Großhirnrinde des Menschen. Arch. ital. de Biol. **36.** 1901.

Flechsig, P., Weitere Mitteilungen über die myelogenetischen Felder in der menschlichen Großhirnrinde. Neurol. Zentralbl. 1903. S. 202.

Flechsig, P., Einige Bemerkungen über die Untersuchungsmethoden der Großhirnrinde, insbesondere des Menschen. (Bericht an die Hirnforschungskommission. Arch. f. Anat. 1905.) Ferner Bericht der königl. sächs. Akad. d. Wiss. 1904. S. 50 u. 177.

Flechsig, P., Hirnphysiologie und Willenstheorien. Ostwalds Annalen der Naturphilosophie. **4.** 1905.

Flechsig, P., Bemerkungen über die Hörsphäre des menschlichen Gehirns. Neurol. Zentralbl. 1908. Heft 1 und 2.

van Gehuchten, Les centres de projection et les centres d'association de Flechsig dans le cerveau terminal de l'homme. Journ. de neurol. 2.

His, W., Verhandlungen der Naturforscherversammlung 1896.

Hitzig, E., Les centres de projection et les centres d'association du cerveau humain. Le Névraxe. 1. 1900. S. 291. Siehe auch in Sachen Projektions- und Assoziationszentren. Ibidem. 2. 1901. S. 191.

Hösel, O., Beiträge zur Markscheidenentwicklung im Gehirn und in der Med. oblong. des Menschen. Monatsschr. f. Psychiatrie. 6. u. 7. 1900. S. 265 u. 345.

Hösel, O., Über die Markreifung der sog. Körperfühl-Sphäre und der Riech- und Sehstrahlung des Menschen. Arch. f. Psychiatrie. 39. 1905. S. 195. Siehe auch Diskussion. Neurol. Zentralbl. 1903. S. 1079f.

Langendorff, Über die Assoziationszentren der Hirnrinde. (Vortrag.) Münchener med. Wochenschr. 1899. S. 428.

v. Monakow, C., Gehirnpathologie. 2. Aufl. Wien 1905.

v. Monakow, C., Über den gegenwärtigen Stand der Frage nach der Lokalisation im Großhirn. (Ergebnisse der Physiologie von Asher und Spiro. 1902, 1904 und 1907).

v. Monakow, C., Über die Projektions- und Assoziationszentren im Großhirn. Monatsschrift f. Psychiatrie. 8. 1900. S. 405.

Righetti, Sulla mielinizzazione delle fibre della cortecia cerebrale. Riv. di Pat. nerv. 1898.

Sachs, H., Über Flechsigs Verstandeszentren. Monatsschr. f. Psychiatrie. 1. 1897. S. 288.

Sante de Sanctis, Untersuchungen über den Bau und die Markscheidenbildung des menschlichen Kleinhirns. Monatsschr. f. Psych. u. Neurol. 4. 1898. S. 237—271.

Siemerling, E., Über Markscheidenentwicklung des Gehirns und ihre Bedeutung für die Lokalisation. (Vortrag.) Neurol. Zentralbl. 1898. S. 961. Berliner klin. Wochenschr. 1898. S. 1033.

Vogt, C., Etude sur la myelinisation des hémisphères cérébraux. Paris 1900.

Vogt, O., Flechsigs Assoziationszentrenlehre, ihre Anhänger und ihre Gegner. Zeitschr. f. Hypnol. 5. 1897.

Vogt, O., Valeur de l'étude de la myélinisation pour l'anatomie et la physiologie du cerveau. Journ. de Physiol. 1900.

Vogt, C. und O., Neurobiologische Arbeiten. I. Zur Erforschung der Hirnfaserlehre. Jena 1902. II. Die Markreifung des Kindergehirns während der ersten vier Lebensmonate und ihre methodologische Bedeutuug. Jena 1904.

Vogt, O., Der Wert der myelogenetischen Felder der Großhirnrinde (Cortex pallii). Anat. Anz. 29. 1906. S. 273.

Vogt, O., Die myelogenetische Gliederung des Cortex cerebelli. Journ. f. Psych. u. Neurol. 5. 1905. S. 235.

Wernicke, C., Tagesfragen Monatsschr. f. Psychiatrie. 1. 1897. S. 1.

Westphal, A., Über die Markscheidenbildung der Gehirnnerven. Arch. f. Psychiatrie. 29. 1897. S. 474.

III. Zwischenhirn und Großhirnmark.

(Weitere Literatur in den Spezialkapiteln und in den angeführten Lehrbüchern, namentlich von Monakow, Kölliker.)

Anton, G., Zur Balkendegeneration im menschlichen Großhirn. Jahrb. f. Psychiatrie 1895.

Anton und Zingerle, Bau, Leistung und Erkrankung des menschlichen Stirnhirns. Graz 1902.

Anton, G., Fall von beiderseitigem Kleinhirnmangel. Wiener klin. Wochenschr. 1903.

v. Bechterew, W., Die Leitungsbahnen im Gehirn und Rückenmark. 1899.

v. Bechterew, W., Über die absteigenden Verbindungen des Thalamus. Neurol. Zentralbl. 1906.

v. Bechterew, W., Die Leitungsbahnen im Gehirn und Rückenmark. 2. Aufl. 1899.

v. Bechterew, W., Verbindung der Hirnrinde mit dem Nucl. lentif. Monatsschr. f. Psychiatrie. 1900.

Beevor, On the course of the fibres of the cingulum and the posterior parts of the corps callos. and fornix. Philos. Transact. 1891.

Bianchi, V., Anat. Unters. über die Entwicklungsgesch. der Kerne des Thal. opt. des Kaninchens. Monatsschr. f. Psych. u. Neurol. **25.** 1909. Erg.-Heft S. 425.

Bielschowsky, A., Obere Schleife und Hirnrinde. Neurol. Zentralbl. **14.** 1895.

Bumke, Über Variationen im Verlaufe der Pyramidenbahn. Arch. f. Psych. **42.** 1907. S. 1.

Bumm, A., Über den zentralen Ursprung des Hirnschenkelfußes beim Kaninchen. Deutsche Zeitschr. f. Nervenheilk. 1892.

Calleja, C., La Region olfatoria del cerebro. Madrid 1893.

Collier and **Buzzard,** Descending mesencephalic tracts. Brain. **24.** 1901.

Darkschewitsch, Über die hintere Kommissur des Gehirns. Neurol. Zentralbl. 1885.

Darkschewitsch, Über die sog. primären optischen Zentren. Arch. f. Anat. u. Physiol. Anat. Abt. 1886.

Dejerine, J. et M., Anatomie des Centres nerveux. Paris 1895 u. 1901.

Dejerine, J. et M., Sur les connexions du noyau rouge avec la corticalité cérébrale. Soc. de Biol. 1895.

Edinger, L., Vorlesungen über den Bau der nervösen Zentralorgane. Leipzig 1904.

Edinger, L., Geschichte eines Patienten . . . ein Beitrag zur Kenntnis der Verbindungen des Schläfenlappens mit dem übrigen Gehirn. Deutsch. Arch. f. Klin. Med. **73.** 1902.

Edinger u. Wallenberg, Untersuchung über den Fornix und das Corpus mammillare. Arch. f. Psychiatrie. **35.** 1902. S. 1.

Forel, A., Gesammelte hirnanatomische Abhandlungen mit einem Aufsatz über die Aufgaben der Neurobiologie. München 1907. Siehe insbesondere:

Forel, A., Beiträge zur Kenntnis des Thalamus opticus und der ihn umgebenden Gebilde bei den Säugetieren. Diss. (Akad. d. W. Wien. **66.** III. Abt. 1872.)

Forel, A., Untersuchungen über die Haubenregion und ihre oberen Verknüpfungen im Gehirne des Menschen und einiger Säugetiere. Arch. f. Psychiatrie. **7.** 1877.

Forel, A., Einige hirnanatomische Betrachtungen und Ergebnisse. Arch. f. Psychiatrie. **18.** 1887.

Fürstner, Weitere Mitteilungen über den Einfluß einseitiger Bulbuszerstörung auf die Entwicklung der Hirnhemisphären. Arch. f. Psychiatrie **12.** S. 611. 1882.

Ganser, S., Über das Gehirn des Maulwurfs. Morph. Jahrb. **7.**

Ganser, S., Über die vordere Hirnkommissur der Säugetiere. Arch. f. Psychiatrie. **9.** 1879. S. 286.

Hatscheck, R., Zur Kenntnis des Pedunc. corp. mamm. etc. Obersteiners Arbeiten. **10.** 1903. S. 81.

Hatschek, R., Bemerkungen über das ventrale Haubenfeld, die mediale Schleife usw. Obersteiners Arbeiten. **11.** 1904. S. 128.

Held, H., Über eine direkte akustische Rindenbahn und den Ursprung des Vorderseitenstranges beim Menschen. Arch. f. Anat. u. Physiol. Anat. Abt. 1892. S. 257.

Held, H., Die zentrale Gehörleitung. Arch. f. Anat. u. Physiol. Anat. Abt. 1893. S. 201.

Hoche, Beiträge zur Anatomie der Pyramidenbahn und der oberen Schleife, nebst Bemerkungen über die abnormen Bündel in Pons und Med. oblong. Arch. f. Psych. **30.**

Hochhaus, H., Über Balkenmangel im menschlichen Gehirn. Deutsche Zeitschr. f. Nervenheilk. **4.** 1893. S. 79.

Honegger, J., Vergleichend anatomische Untersuchungen über den Fornix usw. Genf. 1890.

Hösel, O., Über sekundäre Degeneration und Atrophie im Hirnschenkelfuß und Schleifenfeld nach einem Herd in der Insel usw. Arch. f. Psychiatrie. **36.** 1902. S. 479.

Hösel, O., Die Zentralwindungen, ein Zentralorgan der Hinterstränge und des Trigeminus. Arch. f. Psychiatrie. **24.** 1892. S. 452.

Hösel, O., Ein weiterer Beitrag zur Lehre vom Verlauf der Rindenschleife und zentralen Trigeminusfasern beim Menschen. Arch. f. Psychiatrie. **25.** 1893. S. 1.

Kam, C., Beiträge zur Kenntnis der durch Großhirnherde bedingten sek. Veränderungen im Hirnstamme. Arch. f. Psychiatrie. **27.**

Kaufmann, Über Mangel des Balkens im menschlichen Gehirn. Arch. f. Psychiatrie. **18** u. **19.** 1887/88.

Knies, M., Über den Verlauf der zentripetalen Sehfasern. Zeitschr. f. Biol. **34.**

Kölliker, A., Handbuch der Gewebelehre. 2. Nervensystem des Menschen und der Tiere. Leipzig 1896.

Kölliker, A., Über den Fornix longus von Forel und die Riechstrahlung im Gehirn des Kaninchens. Verh. d. Anat. Ges. in Straßburg. S. 45—52.

Lewandowsky, M., Untersuchungen über die Leitungsbahnen des Truncus cerebri etc. (Neurol. Arbeiten. O. Vogt). 1904.

Mahaim, A., Ein Fall von sekundärer Erkrankung des Thalamus opticus und der Regio subthalamica. Arch f. Psychiatrie. **25.** 1893. S. 343.

Malone, E., Über die Kerne des menschlichen Diencephalon. Neurol. Zentralbl. 1910. **29.** S. 290.

Marinesco, Des connexions du corps strié. Compt. rend. Soc. de Biol. Paris 1895.

Marinesco, Über die Funktionen der Corpora striata. Sitzungsber. des Intern. Med. Kongr. 1886. Compt. rend. de la Soc. de Biol. 2. Febr. 1895.

Mayser und Ganser, Verhältnis der experimentellen Atrophie und Degenerationsmethode zur Anatomie und Histologie des Zentralnervensystems. (Festschrift für Nägeli und Köllicker. 1891.)

Mingazzini, Internationale Monatsschr. f. Anat. 1891. (Im Orig. nicht zugänglich.)

Moeli u. Marinesco, Erkrankung in der Haube der Brücke mit Bemerkungen über den Verlauf der Bahnen der Hautsensibilität. Arch. f. Psychiatrie 24. 1892. S. 655.

Moeli, Veränderungen des Tractus und Nervus opticus bei Erkrankungen des Occipital- lappens. Arch. f. Psychiatrie **22.** S. 73. 1891.

v. Monakow, Über einige durch Exstirpation circumscripter Hirnrindenregionen bedingte Entwicklungshemmungen. Arch. f. Psychiatrie **12.** 1882.

v. Monakow, Experimentelle und pathologisch-anatomische Untersuchungen über die Beziehungen der sog. Sehsphäre zu den infracorticalen Opticus-Zentren und zum Nervus opticus. Arch. f. Psychiatrie **16.** 1885. S. 151 u. 317.

v. Monakow, Experimentelle und pathologisch-anatomische Untersuchungen über die optischen Zentren und Bahnen. Arch. f. Psychiatrie **20,** 1889, S. 714, **23.** 1892. S. 609, **24.** 1892. S. 229.

v. Monakow, C., Zur Anatomie und Pathologie des unteren Scheitellappens. Arch. f. Psychiatrie **31.** 1899. S. 1. (Siehe auch Vortrag. Neurol. Zentralbl. **23.** 1904. S. 677.)

v. Monakow, C., Gehirnpathologie 1905.

v. Monakow, C., Über den gegenwärtigen Stand der Frage nach der Lokalisation im Großhirn. Asher u. Spiro, Ergebn. d. Physiol. 1902, 1904, 1907.

v. Monakow, C. Neue Gesichtspunkte in der Frage nach der Lokalisation im Großhirn. Korrespondenzbl. f. Schweiz. Ärzte 1909. Nr. 12.

v. Monakow, C., Der rote Kern, die Haube und die Regio hypothalamica bei einigen Säugetieren und beim Menschen. (Arbeiten aus dem Hirnanatomischen Institut in Zürich). Wiesbaden 1910.

Muratoff, W., Sekundäre Degenerationen nach Durchschneidung des Balkens. Neurol. Zeitschr. **12.** 1893. S. 714.

Muratoff, W., Zur Pathologie der Gehirndegenerationen. Neurol. Zentralbl. **14.** 1895. S. 482.

v. Niessl-Mayendorf, Vom Fasciculus longitudinalis inferior. Arch. f. Psychiatrie. **37.** 1903. S. 537. (Ebenda **39.** 1905.)

Nissl, F., Die Kerne des Thalamus beim Kaninchen. Neurol. Zentralbl. **8.** 1899.

Obersteiner H., Bau der nervösen Zentralorgane 1892.

Obersteiner, H., und E. Redlich, Zur Kenntnis des Stratum subcallosum (Fasc. nucl. caud.) und des Fasc. frontooccip. (reticuliertes cortico-caudales Bündel). Obersteiners Arb. **8.** 1902. S. 286.

Onufrowicz, W., Das balkenlose Mikrocephalengehirn. Arch. f. Psychiatrie. **18.** 1887. S. 305. (Siehe auch Forel, Versammlung d. Naturf. 1881. S. 186.)

Probst, M., Experimentelle Untersuchungen über die Schleifenendigung usw. Arch f. Psychiatrie. **33.**

Probst, M., Experimentelle Untersuchungen über das Zwischenhirn und seine Verbindungen, besonders die sogenannte Rindenschleife. Deutsche Zeitschr. f. Nervenheilk. **13.** 1898.

Probst, M., Über den Bau des vollständig balkenlosen Gehirns. Arch f. Psychiatrie. **34.** 1901.

Probst, M., Zur Kenntnis der Großhirnfaserung. Ber. d. Wiener Akad. 112. **3.** 1903.

Probst, M., Zur Kenntnis des Sagittalmarks und der Balkenfasern des Hinterlappens. Jahrb. f. Psychiatrie. 1901.

Probst, M., Über den Verlauf der zentralen Sehfasern (Rinden-Sehhügelfasern) und deren Endigung im Zwischen- und Mittelhirne und über die Associations- und Commissurenfasern der Sehsphäre. Arch. f. Psychiatrie. **35.** 1902. S. 22.

Probst, M., Physiologische, anatomische und pathologisch-anatomische Untersuchungen des Sehhügels. Arch. f. Psychiatrie. **33.** 1900. S. 721.

Probst, M., Zur Kenntnis des Faserverlaufs des Temporallappens, des Bulbus olfactorius, der vorderen Commissur und des Fornix nach entsprechenden Exstirpations- und Durchschneidungsversuchen. Arch. f. Anat. u. Physiol. Anat. Abt. 1901. S. 338.

Probst, M., Über den Verlauf und die Endigung der Rinden-Sehhügelfasern des Parietallappens, sowie Bemerkungen über den Verlauf des Balkens, des Gewölbes, der Zwinge und über den Ursprung des Monakowschen Bündels. Arch. f. Anat. u. Phys. Anat. Abt. 1901. S. 357.

Pusateri, Orig. del. fascic. pedunc. del Türck e del fasc. long. inf. Annal. del clin. psich. Palermo 1899.

Quensel, F., Beiträge zur Kenntnis der Großhirnfaserung. Berlin 1906.

Redlich, Über die sog. subkortikale Alexie. Jahrb. f. Psychiatrie **13.**

Redlich, E., Zur vergleichenden Anatomie der Assoziationssysteme des Gehirns der Säugetiere.
    I. Das Cingulum. Oberst. Arb. **10.** 1903. S. 104.
    II. Der Fasciculus longitudin. inf. **12.** 1905. S. 109.

Reicher, K., Zur Kenntnis der scheinbar abnormen Bündel im Ponsgebiet. Neurol. Zentralbl. 1908. S. 404.

Römer, Beiträge zur Auffassung des Faserverlaufs im Gehirn auf Grund des Studiums von Kindergehirnen. Marburg 1900.

Roussy, La couche optique. Paris 1907.

Russel, J. S., Degenerations consequent on experimental lesions of the Cerebrum. Philos. Transact. **186.** 1895. Proc. Roy. Soc. 1894 u. 1896.

Rutishauser, F., Experimenteller Beitrag zur Stabkranzfaserung im Frontalhirn des Affen. Monatsschr. f. Psychiatrie. **5.** 1899. S. 161.

Sachs, E., On the structure and functional relations of the optic thalamus. Brain. 126. 1909.

Sachs, H., Das Hemisphärenmark des menschlichen Großhirns. I. Der Hinterhauptlappen (Arb. aus d. psych. Klinik Breslau. Heft 1. Leipzig 1892.)

Sachs, H., Ein Beitrag zur Frage des fronto-occip. Assoziationsbündels. Zentralbl. f. Nervenheilk. 1896. S. 30.

Sachs, H., Vorlesungen über den Bau und die Tätigkeit des Großhirns usw. Breslau 1893.

La Salle-Archambault, Le faisceau longitudinal inférieur et le faisceau optique central. Nouv. Iconogr. de la Salp. 1906.

Sand, R., Beitrag zur Kenntnis der corticobulbaren und corticopontinen Pyramidenfasern beim Menschen. Obersteiners Arbeiten. **10.** 1903. S. 185.

Schlagenhaufer, Anatomische Beiträge zum Faserverlauf in den Sehnervenbahnen. Obersteiners Arb. **5.** 1897. Heft 1.

Schlesinger, H., Beiträge zur Kenntnis der Schleifendegeneration. Obersteiners Arb. **4.** 1896. S. 63.

Schröder, P., Das frontooccipitale Assoziationsbündel. Monatsschr. f. Psychiatrie. **9.** 1901. S. 81.

Schröder, P., Zur Tapetumfrage. Ibidem. S. 392.

Schütz, Über die Beziehungen des unteren Längsbündels zur Schleife und über ein neues motorisches Stabkranzsystem. Neurol. Zentralbl. 1902. S. 885.

Sherrington, C. S., Note on experim. degeneration of the pyramidal Tract. Lancet 1894.

Smith, E., On another form of anomaly in the cerebro-pontine tract. Rev. of Neurol. and Physiol. 1907.

Smith, E., The Morphology of the true Limbic Lobe, Corpus callosum. Septum pellucidum and Fornix. Journ. of Anat. 30. 1895.

Spitzer und **Karplus,** Über experimentelle Läsionen an der Gehirnbasis. Obersteiners Arbeiten. 11. 1904. (Festschrift.)

Starokotlitzki, Das untere Längsbündel des menschlichen Gehirns. Diss. Breslau. 1903.

Tarasewitsch, J., Zum Studium der mit dem Thalamus opt. und Nucl. lent. im Zusammenhang stehenden Faserzüge. Obersteiners Arbeiten. 9. 1902. S. 251.

Thiele, On the efferent relationship of the optic Thalamus and Deiters Nucleus to the spinal cord. Journ. of Physiol. 32. 1905.

Tsuchida, Ein Beitrag zur Anatomie der Sehstrahlungen beim Menschen. Arch. f. Psychiatrie 42. S. 212. 1907.

Tsuchida, Über die Ursprungskerne der Augenbewegungsnerven und über die mit diesen in Beziehung stehenden Bahnen im Mittel- und Zwischenhirn. Monakows Arbeiten 2. 1906.

Ugolotti, F., Vie piramidale. Riv. de Pat. 8. 1903.

van Valkenburg, C. T., Zur Anatomie der Projektions- und Balkenstrahlung des Hinterhauptlappens sowie des Cingulums. Monatsschr. f. Psych. 24. 1908. S. 320.

Vejas, P., Zur Kenntnis der Verbindungsbahnen des Kleinhirns etc. Arch. f. Psychiatrie. 16. 1885. S. 200.

Vialet, Les centres cérébr. de la vision et l'appareil nerveux visuel intracérébral. Thèse de Paris 1893.

Vialet, Faisceau transvers. du lobe lingual. Bull. méd. 1893.

Vogt, C., La myeloarchitecture du Thalamus du cercopithèque. Journ. f. Psychologie u. Neurol. 12. 1909. (Erg. Heft.)

Vogt, O., Über Fasersysteme in den mittleren und kaudalen Balkenabschnitten. Neurol. Zentralbl. 1895. S. 208. (Diss. Leipzig 1894.)

Vogt, O., Sur le faisceau septo-thalamique. Compt. rend. Soc. biol. 1898.

Wallenberg, A., Über einen Schleifensprung des Pedunculus corp. mamm. beim Kaninchen. Anat. Anz. 16. 1899.

Wallenberg, A., Gibt es zentrifugale Bahnen aus dem Sehhügel zum Rückenmark. Neurol. Zentralbl. 1901.

Wallenberg, A., Entstehung und Bedeutung der cerebralen Quintuswurzel. Deutsch. med. Wochenschr. 1905. S. 326.

Wallenberg, A., Das basale Riechbündel des Kaninchens. Anat. Anz. 20. S. 175.

Wernicke, Atlas des Gehirns. I., II. u. III. Teil. 1897—1903.

Zacher, Th., Beiträge zur Kenntnis des Faserverlaufs im Pes pedunculi, sowie über die corticalen Beziehungen des Corpus genic. int. Arch. f. Psychiatrie. 22. 1891. S. 654.

Zingerle, Über die Bedeutung des Balkenmangels im menschlichen Gehirn. Arch. f. Psychiatrie. 30. 1897. S. 400. poris callosi. Obersteiners Arbeiten. 15. 1907. S. 17.

Zuckerkandl, E., Das Riechhirn. Stuttgart 1887.

Zuckerkandl, E., Das Riechbündel des Ammonshorns. An. Anz. 1888.

Zuckerkandl, E., Die Riechstrahlung. Obersteiners Arbeit. 11. 1904. S. 1.

Zuckerkandl, E., Entwicklung des Balkens und des Gewölbes. Sitzungsber. Akad. d. Wissensch. Wien. 1901.

Zuckerkandl, E., Zur Anatomie und Entwicklungsgeschichte des Indusium griseum corporis callosi. Obersteiners Arb. 15. 1907. S. 17.

Anatomie des sympathischen Systems.

Von

M. Lewandowsky-Berlin.

Das sympathische System ist anatomisch durchaus einheitlich zu bestimmen. Es umfaßt die Nervenzentren und Nervenwege, welche die glatten Muskeln, die Drüsen und das Herz versorgen.

Das sympathische Nervensystem ist im anatomischen Sinne ein ausschließlich motorisches, zentrifugales. Die Sensibilität der sympathischen Organe wird auf dem gleichen Wege zur Cerebrospinalachse geleitet, wie die des übrigen Körpers, d. h. durch die hinteren Wurzeln und die sensiblen Hirnnerven. Ein Beweis dafür, daß die sympathischen Ganglien etwa sensible Impulse von der Peripherie des sympathischen Systems aufnehmen, ist nicht erbracht. Die Lehre von den sensiblen Wurzeln der sympathischen Ganglien schwebt völlig in der Luft. Ob die peripheren Nervennetze des sympathischen Systems etwa sensible Impulse von der Peripherie aufnehmen, in sich umsetzen und sogleich wieder zentrifugale zur Peripherie entsenden können, ist zweifelhaft, aber bisher jedenfalls kein Gegenstand anatomischer Forschung.

Wir haben im sympathischen System zu unterscheiden den Ursprung der sympathischen Nervenbahnen in der Cerebrospinalachse, die Bahn von hier zur Peripherie, die sympathischen Ganglien und Nervenzellplexus und endlich die zentralen sympathischen Bahnen.

Was die Einschaltung der sympathischen Ganglien in die periphere sympathische Bahn anbelangt, so hat die physiologische Forschung, insbesondere in der Hand Langleys zu dem Resultat geführt, daß in jede sympathische Bahn zwischen Cerebrospinalachse und Peripherie einmal ein Ganglion, bzw. eine Zelle eingeschaltet ist. Zwar kann eine sympathische Faser mehrere Ganglien durchsetzen, aber nur in einem splittert sie sich auf; und von diesem einen ist dann wieder die Bahn zur Peripherie nicht mehr unterbrochen. Jede periphere sympathische Nervenbahn zerfällt demnach systematisch in einen präganglionären (präcellularen) und einen postganglionären (postcellularen) Abschnitt. Wir werden diese freilich nicht rein anatomische, sondern auf physiologischen Versuchen — (vgl. das entsprechende Kapitel) — beruhende Anschauung, die die Durchsicht durch das sympathische Nervensystem außerordentlich erleichtert, hier schon zur Anwendung bringen.

Die Ursprünge der sympathischen Nerven liegen im Hirnstamm und im Rückenmark. Keineswegs gehen aber überall sympathische Nervenbahnen aus diesen Teilen des Nervensystems hervor. Wir haben vielmehr vier voneinander getrennte Ursprungsterritorien: das Mittelhirn, das verlängerte Mark, das Dorsal- und Lumbalmark bis zum 2. oder 3. Lumbalsegment, endlich das Sakralmark vom 2.—4. Sakralsegment. Vor allem ist wichtig, daß aus dem ganzen Cervicalmark (mit Ausnahme vielleicht vom letzten Cervicalsegment) sympathische Fasern nicht entspringen. In der

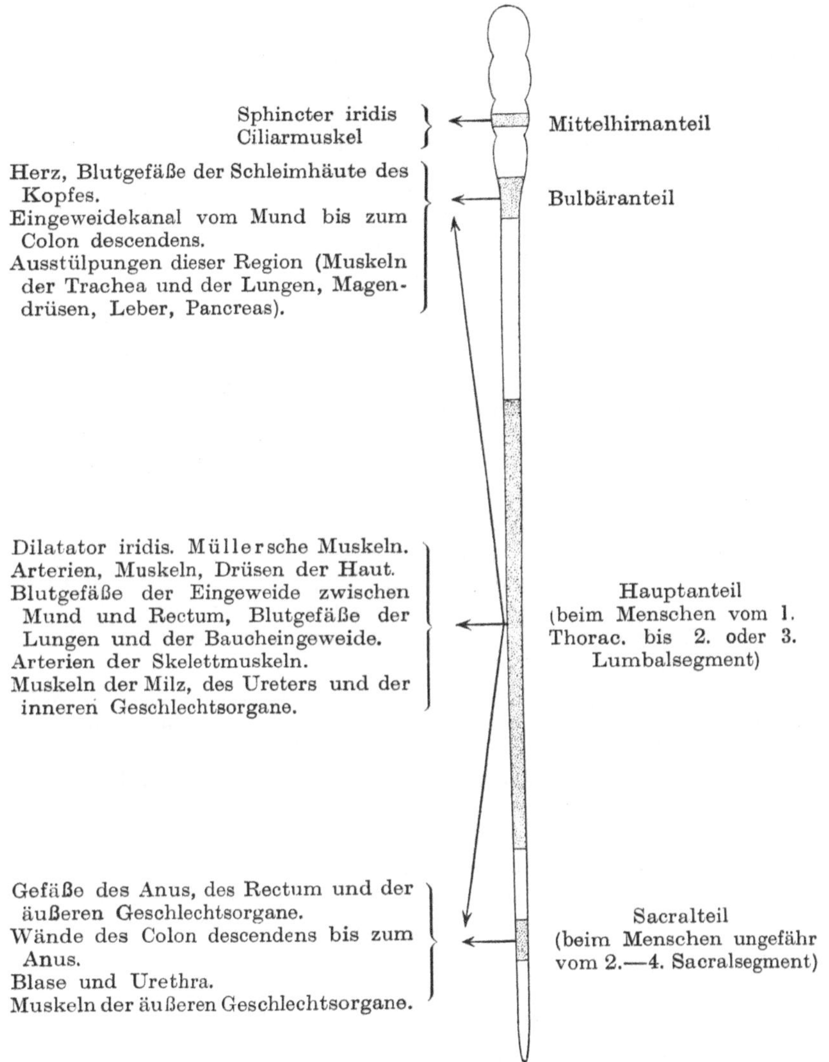

Abb. 106. Diagramm des Ursprunges des sympathischen Systems (nach Langley). (Einzelne Angaben, z. B. über den Ursprung der Fasern für die Lungengefäße, sind kontrovers.)

Peripherie verflechten sich jedoch die aus diesen getrennten zentralen Territorien stammenden Fasern in mannigfacher Weise.

Die Verteilung der einzelnen Anteile auf die Peripherie ist aus der obenstehenden Abbildung zu ersehen.

Der Mittelhirnanteil schließt sich dem Oculomotorius an. Sein Ursprung wird von den meisten in den kleinzelligen Mediankern des Oculomotorius (vgl. S. 199) verlegt. In den Verlauf der sympathischen Oculomotorius fasern ist das Ganglion ciliare eingeschaltet. Es liegt im hinteren Abschnitt der Orbita, an der lateralen Seite des Opticus zwischen diesem und dem M. rectus externus. Durch die Radix brevis werden dem Ganglion die Fasern aus dem Oculomotorius zugeführt. Mit der Peripherie steht das Ganglion in erster Linie durch die Nn. ciliares breves in Verbindung, die zum Sphincter iridis und zum Ciliarmuskel gehen.

Ob die sogenannte Radix longa zum N. nasociliaris und die Radix media sympathica aus dem Plexus cavernosus des Sympathicus mit dem Ganglion ciliare systematisch überhaupt etwas zu tun haben, ist durchaus zweifelhaft. Wahrscheinlich handelt es sich um Fasern aus dem Halssympathicus, die hier in die Nerven der Augenhöhle übertreten. Die Behauptung, daß das Ganglion ciliare ein gemischtes, teils sympathisches, teils spinales sei, ist nicht aufrechtzuerhalten.

Aus dem Bulbäranteile des Sympathicus entspringen Fasern für die Blutgefäße der Schleimhäute des Kopfes, für die glatten Muskeln und die Drüsen des Eingeweidekanals vom Mund bis zum Kolon descendens, sowie für die glatten Muskeln und Drüsen der Trachea und der Bronchien und endlich für das Herz. Die Hauptmasse dieser Fasern verläuft im Vagus (vgl. S. 193), in dessen Kernen auch die Ursprungszellen dieser Nervenfasern zu suchen sind, und zwar im Nucl. dorsalis vagi, wie auch im Nucl. ambiguus (im letzteren die Herzhemmungsfasern nach Kosaka und Yagita). Als sympathische Ganglien fungieren für diesen Weg die intracardialen Ganglien, kleine Ganglien an der Trachea und den Bronchien, auch mit den großen Bauchganglien soll der Vagus in Beziehung treten, und endlich ist es sehr wohl möglich, daß Auerbachscher und Meißnerscher Plexus im Magendarmkanal nur als weit in die Fläche ausgebreitete sympathische Ganglien anzusehen sind (vgl. unten).

Der zweite Teil der Fasern des Bulbäranteils des sympathischen Systems tritt in Beziehung zu den Drüsen des Kopfes. Er stammt nach Kohnstamm aus Zellen der Formatio reticularis, die dieser als Nucl. salivatorius zusammenfaßt. Die Fasern verlassen die Medulla oblongata auf dem Wege des Facialis, bzw. des N. intermedius, um sich später den Nervenbahnen des N. trigeminus anzuschließen. Als Ganglien dienen Ganglion submaxillare, Ganglion oticum, Ganglion sphenopalatinum.

Das Ganglion sphenopalatinum in der Fossa pterygopalatina erhält Fasern aus dem N. facialis durch Vermittlung des N. petrosus superfacialis major von der Stelle des Ganglion geniculi (das selbst aber ein sensibles Ganglion ist). Der N. petrosus profundus, der auch als Wurzel des Ganglion sphenopalatinum gilt, hat systematisch vielleicht mit diesem gar nichts zu tun, sondern führt nachweislich nur postcellulare Fasern aus dem Halssympathicus in die Bahn des Trigeminus. In den Ästen des Ganglion sphenopalatinum vereinigen sich aber so Fasern aus dem Halssympathicus und dem Facialis (Bulbäranteil des Sympathicus). Diese Äste sind die Rr. nasales, Rr. palatini und orbitales, und wahrscheinlich haben die Nn. sphenopalatini auch als Äste und nicht als Wurzel des Ganglion sphenopalatinum zu gelten.

Als präcellulare Fasern kämen für das unter dem Foramen ovale an der medialen Seite des 3. Trigeminusastes gelegene Ganglion oticum hauptsächlich in Betracht der N. petrosus superfacialis minor, der Fasern vom Glossopharyngeus und Facialis dem Ganglion zuführt, und Zweige zur Chorda tympani, Fasern des Halssympathicus werden seinen Ästen beigemischt von dem sympathischen Geflecht der Art. meningea media. Die Ausbreitung seiner Fasern erfolgt im wesentlichen mit dem N. pterygoideus internus.

Das Ganglion submaxillare erhält seine präcellularen Fasern aus der Chorda tympani des N. facialis, bzw. aus dem N. lingualis, dem diese Fasern hier beigemischt sind. Die postcellularen Fasern gehen unmittelbar in die Glandula submaxillaris und sublingualis.

Die Chorda tympani führt auch die Fasern für die Thränendrüse, die also auch aus dem Facialis stammen. Die genaue Bahn von der Stelle des Ganglion geniculi an ist wohl noch nicht festgestellt.

Der Hauptanteil des sympathischen Systems entspringt aus dem Dorsalmark und dem Lumbalmark bis zum zweiten oder dritten Lumbalsegment. Manchmal ist auch noch die achte Cervicalwurzel an der Bildung des Sympathicus beteiligt. Caudal vom dritten Lumbalsegment bleibt ein kleines Stück des Rückenmarkes frei, und erst im Sakralmark entspringt wieder ungefähr vom zweiten bis vierten Sakralsegment der Beckenanteil des Sympathicus. Die Bahn vom Rückenmark zum Grenzstrang bzw. zu den sympathischen Ganglien wird gebildet durch die Rami communicantes albi. Wo kein Ramus albus, da auch kein Ursprung sympathischer Fasern (Gaskell, Langley). Die Ursprungszellen der sympathischen Fasern liegen nach den Untersuchungen von Gaskell, Sherrington, Herring u. a. im Seitenhorn (vgl. Kap. Anatomie des Rückenmarks S. 151). Der Grenzstrang des Sympathicus wird von den beiden Rückenmarksanteilen gebildet. Er erstreckt sich topographisch von der Schädelbasis neben der Wirbelsäule hin vom Kopf bis zum Steißbein. Der Verlauf der Fasern in ihm ist sehr mannigfaltig. Im Halssympathicus gibt es nur aufsteigende Fasern, im Brust- und Halsteil entsendet aber jeder Ramus albus Fasern nach oben und unten, manchmal über mehrere Ganglien hinweg, so daß also der Brust- und Beckenteil des Grenzstranges ein Geflecht zum Teil anfwärts, zum Teil abwärts verlaufender Fasern darstellt. Am Halsteil zählt man 3 Ganglien, am Brustteil 11—12, am Lendenteil 4—5 und am Beckenteil 4—5 Sakral- und 1 Coccygealganglion. Die zuführenden Fasern zu einem Ganglion kommen durch Rami albi und Grenzstrang, zum Teil von entfernten Rückenmarkssegmenten. So bezieht das Ganglion supremum ja seine präcellularen Fasern aus den oberen Dorsalsegmenten, auch die anderen Ganglien erhalten zum Teil Zuzug aus 5—6 Segmenten. Dagegen schließen sich die aus den Ganglien entspringenden postcellularen Fasern lokal eng an den oder die nächstliegenden Spinalnerven an, denen sie ihre Fasern durch die Rami grisei zuführen. Diese Fasern sind für die Gefäße sowie für die Muskeln und Drüsen der Haut bestimmt. Die Gebiete der einzelnen sympathischen Ganglien greifen am Rumpf sehr wenig, an den Extremitäten mehr aufeinander über. Das Ganglion cervicale supremum versorgt die Gefäße und zum Teil die Drüsen des Kopfes (auch die Gefäße des Gehirns), ferner den Dilatator iridis und die Müllerschen Muskeln der Orbita. Die Wege von der Stelle des Ganglion supremum zu allen den hier in Betracht kommenden Nerven, vor allem zu den Nn. ciliares sind noch nicht genau festgestellt.

Von den „vertebralen" Ganglien des Grenzstranges, die ihre Fasern an spinale Nerven abgeben, hat Langley die „prävertebralen" Ganglien unterschieden, die für die Eingeweide bestimmt seien. Systematisch unterscheiden sie sich in nichts von den vertebralen. Sie erhalten ihre präcellularen Fasern durch die Rami albi und geben postcellulare Fasern zur Peripherie, nur daß diese sich nur zum Teil spinalen Nerven anschließen. Auch praktisch ist die Unterscheidung nicht durchzuführen. Auf Grund dieses Einteilungsprinzips wäre schon das Ganglion supremum zum Teil prävertebrales Ganglion, da die glatten Muskeln des Bulbus und der Augenhöhle als Eingeweide zu gelten haben.

Das Ganglion stellatum (thoracicum primum) und das Ganglion

cervicale inferius geben die Nn. accelerantes zum Herzen ab — die also im Gegensatz zu den Vagusfasern im Herzen nicht mehr untersucht wären — und erhalten ihre präcellularen Fasern vom 1.—5. Brustnerv. In diesen Ganglien sind nach Bradford auch die vasoconstrictorischen Fasern der Lungengefäße unterbrochen.

Das größte Ganglion der Bauchhöhle ist der Plexus coeliacus, am Ursprung der A. coeliaca und mesenterica sup., lateral bis an die Nebennieren, aufwärts bis an den Hiatus aorticus, abwärts bis zur Wurzel der A. renalis sich erstreckend. Er ist im übrigen von dem Plexus aorticus thoracalis nach oben und dem Plexus aorticus abdominalis nach unten nicht scharf zu trennen. Die Anatomie unterscheidet im Plexus coeliacus noch ein Ganglion coeliacum, mesentericum superius, renaliaorticum, und phrenicum. Die wichtigste Wurzel der Plexus coeliacus bildet der N. splanchnicus major, der aus vom 4.—9. Brustganglion entspringenden Zweigen zusammengesetzt wird. Zum Plexus coeliacus begeben sich auch der N. splanchnicus minor, der aus vom 10. und 11. Brustganglion abgehenden Zweigen sich zusammensetzt. Ob Zweige des N. vagus den Plexus coeliacus nur durchziehen, oder zu seinen Nervenzellen in Beziehung treten, ist nicht entschieden. Von dem Plexus coeliacus aus wird der größte Teil der Baucheingeweide versorgt, der Darm bis ungefähr zum Anfang des Kolon descendens, Leber, Pankreas, Milz, Nieren, Nebennieren. Die Anatomie unterscheidet hier noch eine Reihe von Netzen (Plexus gastricus, hepaticus usw.), die zum größten Teil zwar nur aus sich verschlingenden Nervenfasern gebildet sind, aber doch auch noch Ganglienzellen enthalten.

In dem ganzen Gebiete des Plexus coeliacus und der Splanchnici konkurriert auch, wie oben bemerkt, der Vagus, dessen Beziehungen zu den Ganglien der Bauchhöhle unklar sind. Man muß an die Möglichkeit denken, daß der Auerbachsche und Meißnersche Plexus in der Darmwand für den Vagus die Rolle von sympathischen Ganglien spielen.

Das Ganglion mesentericum inferius, an der Wurzel der Art. mesent. inf. gelegen, erhält seine präganglionären Fasern vom 1.—9. Lumbalnerven und entsendet seine postganglionären Fasern zum Kolon und in Gestalt der Nn. hypogastrici zur Blase, speziell zum Sphincter, ferner zum Uterus und den Tuben.

Vom Sakralteil des sympathischen Systems aus werden innerviert die Wände des Kolon descendens bis zum Anus, Blase (Detrusor) und Urethra, die Muskeln der äußeren Geschlechtsorgane sowie die Blutgefäße dieser Bezirke. Das Haupteingeweideganglion dieses Bezirkes ist der Plexus hypogastricus inferior. Die Anatomie kennt noch als sekundäre Geflechte dieses Plexus den Plexus haemorrhoidalis medius, den Plexus vesicalis, Plexus deferentialis seminalis und prostaticus, den Plexus cavernosus, bez. den Plexus uterovaginalis und den Plexus cavernosus clitoridis. In allen diesen Plexus liegen noch mehr oder weniger Ganglienzellen, im Plexus uterovaginalis als eine größere Ansammlung das Frankenhäusersche Cervicalganglion. Die präganglionären Fasern aus dem 2. und 3. Sakralsegment bilden den von Eckhard, der seine Wirkung entdeckte, sogenannten N. erigens.

Experimentelle Physiologie des Nervensystems.

Physiologische Prinzipien der Muskelmechanik.

Von

R. du Bois-Reymond - Berlin.

I. Mechanische Betrachtung der Muskulatur im allgemeinen.

Allgemeine und spezielle Muskelphysiologie. Die Organe, mit deren Hilfe sich der Körper bewegt, sind die Muskeln. Um krankhafte Bewegungen, krankhafte Stellungen oder Bewegungsstörungen in ihrer Ursache zu erkennen, muß man wissen, in welcher Weise die Muskeln die normalen Bewegungen hervorbringen. Dies lehren zwei Abschnitte der Physiologie, nämlich die allgemeine und die spezielle Muskelphysiologie.

Die allgemeine Muskelphysiologie beschäftigt sich mit den allgemeinen Eigenschaften des Muskels, und umfaßt vor allem die Untersuchungen über die Art und Weise, wie sich der Muskel zusammenzieht. Die spezielle Muskelphysiologie hat dagegen die Aufgabe, zu zeigen, in welcher Weise die Zusammenziehung der Muskeln die einzelnen Bewegungen des Körpers hervorbringt. Sie fußt auf den Ergebnissen der allgemeinen Muskelphysiologie, soweit diese sich auf die mechanische Wirkungsweise des Muskels beziehen.

Das Gebiet der speziellen Muskelphysiologie ist bis vor kurzer Zeit als eine Art Anhang zur anatomischen Lehre von den Muskeln betrachtet worden. Erst durch die Untersuchungen Otto Fischers ist dieser Teil der Physiologie so weit ausgebaut worden, daß er notwendigerweise von der Anatomie getrennt behandelt werden muß.

Einfluß der hergebrachten anatomischen Lehren. Man darf sagen, daß der enge Anschluß an die anatomische Betrachtungsweise dem Verständnis für die spezielle Bewegungsphysiologie geradezu schädlich gewesen ist.

Wer eine zutreffende Anschauung davon gewinnen will, wie die Muskeln als Bewegungsorgane des Körpers wirken, wird gut tun, zunächst zwei Vorurteile, die aus dem gebräuchlichen anatomischen Lehrgang herstammen, möglichst gründlich abzuschütteln.

Das erste dieser Vorurteile beruht darauf, daß die Anatomie den Körper in seine verschiedenen Systeme auflöst, und daher zuerst das „Knochengerüst" für sich kennen lehrt, in das dann bei der Muskellehre ein Muskel nach dem andern eingehängt wird. In Wirklichkeit gibt es kein Knochengerüst, sondern die Knochen erhalten erst durch die Muskeln Zusammenhang. Daher wirken auch die Muskeln nicht als einzelne Zugstränge, sondern stets in größeren Gruppen gemeinsam.

Das zweite Vorurteil besteht in dem Vertrauen auf die in der Anatomie hergebrachten Angaben über die Wirkung der einzelnen Muskeln. Die Anatomie unterscheidet im allgemeinen Ursprung und Ansatz oder Kopf und Schwanz eines Muskels, und lehrt, die Wirkung des Muskels sei, von seinem festen Ursprungspunkt aus den Ansatzpunkt zu bewegen. Diese Auffassung stimmt in vielen Fällen mit den wirklichen Verhältnissen überein, ist aber in den meisten viel zu einseitig.

Gemeinsame Wirkung von Muskelgruppen. Um mit diesen hergebrachten Vorstellungen zu brechen, und an den Bewegungsapparat im ganzen mit freiem Auge heranzutreten, geht man am besten davon aus, sich alle Knochen ohne jede Gelenkverbindung in ihrer natürlichen Lage im Körper zu denken, eingeschlossen in die sie umhüllende Muskelmasse, mit ihr verbunden durch die Sehnen.

Die Muskelmasse hat man sich nun bei der Bewegung möglichst als Ganzes tätig zu denken, ohne jede Rücksicht auf die anatomische Einteilung in einzelne Muskeln mit bestimmten Namen.

Denn, dies ist der wichtigste Lehrsatz der speziellen Muskelphysiologie, bei jeder Bewegung werden alle diejenigen Muskelfasern in Tätigkeit gesetzt, die der Bewegung förderlich sind, gleichviel, welchen anatomisch benannten Muskeln sie zugehören. Die einzelne benannten Muskeln sind nur morphologische, nicht physiologische Einheiten.

Dieser Satz ist nach zwei Richtungen in Widerspruch mit weitverbreiteten Irrlehren. Manche Forscher haben versucht, bestimmte Systeme der Muskeln aufzustellen, nach denen die einzeln benannten Muskeln jeder seinen bestimmten Bewegungszweck haben sollte. Daß diese Lehre unhaltbar ist, beweist der augenscheinliche Befund, daß z. B. der vordere Rand des Deltoideus den Arm nach vorn, der hintere ihn nach hinten ziehen muß, während doch der Deltoideus ein anatomisch einheitlicher Muskel ist. Hier ist es also ein Muskel, der zwei verschiedenen Bewegungen dient. Andererseits kommt es häufig vor, daß eine Bewegung auf einen einzigen Muskel zurückgeführt wird, während in Wirklichkeit eine große Anzahl Muskeln dabei tätig sind. Dies rührt insbesondere davon her, daß man sich den „Ursprung" jedes Muskels als fest zu denken gewöhnt ist, und nicht bedenkt, daß in den allermeisten Fällen der Ursprungspunkt des Muskels selbst erst durch andere Muskeln festgestellt werden muß. Daher betont denn auch Duchenne, der bei seinen zahllosen Versuchen mit elektrischer Reizung die Wirkung einzelner Muskeln genau kennen gelernt hatte, am Anfang und am Ende seines klassischen Werkes, daß so gut wie niemals eine Bewegung von einem Muskel allein hervorgehen werde: „L'action musculaire isoleé n'est pas dans la nature."

In dieser Form enthält der Satz vielleicht eine gelinde Übertreibung, aber selbst, wenn man einzelne Ausnahmen nachwiese, bliebe der allgemeine Grundgedauke bestehen, daß für die Lehre von den Bewegungen nicht die anatomischen Muskeleinheiten, sondern physiologisch zusammengehörige Muskelgruppen in Betracht kommen.

Synergie und Antagonismus. Diese Tatsache ist natürlich auch in alter Zeit nicht verborgen geblieben und hat darin ihren Ausdruck gefunden, daß man die Begriffe Synergisten und Antagonisten in die Lehre von der Muskelwirkung eingeführt hat. Man faßte eine Gruppe von Muskeln, die gemeinsam eine bestimmte Bewegung hervorbringen, als „Synergisten" zusammen und bezeichnete die Gruppe, die die entgegengesetzte Bewegung hervorbringt, als die

Antagonisten der ersten Gruppe. Diese Unterscheidung ist für manche Betrachtungen nützlich, nur darf man ihr keine allgemeine Geltung beimessen. Man darf natürlich die betreffenden Muskelgruppen nicht nach den anatomischen Einheiten zusammenstellen wollen, denn es kann von demselben Muskel ein Teil in die eine, ein anderer Teil in die andere Gruppe gehören. Ferner darf man auch nicht glauben, daß die Einteilung in Synergisten und Antagonisten, wie sie bei einer Bewegung gefunden worden ist, nun auch für andere Bewegungen bestehen bliebe. Im Gegenteil ist die Einteilung in Synergisten und Antagonisten streng genommen immer nur für eine ganz bestimmte Stellung richtig. Betrachtet man z. B. das Vorschieben des Armes aus der rückwärts und abwärts gerichteten Stellung in die vorwärts und abwärts gerichtete Stellung, so ist der Pectoralis major zu Beginn der Bewegung Synergist, zu Ende der Bewegung Antagonist. Es ändert sich also die Einteilung im Laufe der Bewegung.

Notwendigkeit, auf allgemeine mechanische Grundsätze zurückzugehen. Nach alledem lassen sich keine bestimmten Regeln über die Verwendung der anatomisch benannten Muskeleinheiten für die Bewegungen aufstellen. Es ist verfehlt, von einem Muskel oder auch von einem Teil eines Muskels ein für allemal angeben zu wollen, er habe diese oder jene Wirkung, denn unter verschiedenen Bedingungen kann die Wirkung ganz verschieden ausfallen.

In welcher Weise aber die Wirkung von der gegebenen Stellung abhängt, das ist bisher im einzelnen nur für wenige Muskeln untersucht worden.

Um also die Leistung der Muskeln für die Bewegung beurteilen zu können, kann man sich nicht auf ein fertig vorhandenes Schema stützen, sondern muß von Fall zu Fall die vorhandenen Bewegungsbedingungen nach den allgemeinen Gesetzen der Mechanik untersuchen.

Vereinfachte Modelle. Diese allgemeinen Gesetze veranschaulicht man sich wohl am leichtesten dadurch, daß man vorläufig von der Betrachtung des menschlichen Körpers völlig absieht und statt dessen vereinfachte Bewegungsmodelle ins Auge faßt, an denen man sich die verschiedenen mechanischen Bedingungen, jede in ihrer ausgeprägtesten Form, vergegenwärtigen kann.

Diese Art der Betrachtung ist ungefähr analog der, die in der Geometrie üblich ist, wo auch die Größenverhältnisse von Körpern und Flächen nicht an Gegenständen, sondern an idealen Abstraktionen, wie mathematischen Punkten, Linien und Flächen, untersucht werden, um der Betrachtung größere Genauigkeit und allgemeine Geltung zu sichern.

So schulmäßig trocken diese Betrachtungsweise scheinen mag, so ist sie doch der einzige Weg, zu einem eingehenden Verständnis der Bewegungsvorgänge im Körper zu gelangen. Bei jeder Betrachtung der wirklichen Verhältnisse tritt nämlich schon durch die Anziehung der Erde ein äußerlicher Nebenumstand auf, der die Erscheinungen wesentlich verwickelter macht, als sie an sich sind.

II. Wirkungsweise eines Muskels am zweigliedrigen System.

Wirkung des Muskelzuges zwischen zwei gelenkig verbundenen Knochen. Um sich zunächst die Wirkungsweise eines Muskels an sich in einfachster Form vor Augen zu stellen, denke man sich den Muskel statt aus einer dicken Masse mit breiten Sehnen durch einen einzigen, oder wenn es sich um einen flächenhaft ausgebreiteten Muskel handelt, durch mehrere Fäden ersetzt, die die Fähigkeit haben, sich zu verkürzen. Ebenso stelle man sich statt der Knochen gleichförmige Stäbe (Abb. 107) vor, deren Dickenausdehnung bei der Betrachtung vernachlässigt wird und die an ihren Enden durch Gelenke verbunden sein können, die wiederum keine räumliche Ausdehnung haben und nur ganz bestimmte Bewegungen, etwa um einen Punkt oder eine Linie, gestatten.

Seien nun nur zwei einander gleiche solche Knochen, AG und BG, am Ende durch ein Gelenk G verbunden, und sei von einem zum andern ein Muskel CD gespannt, so bringt dieser bei seiner Zusammenziehung eine Bewegung hervor, die sich darin äußert, daß der Winkel zwischen den beiden Knochen kleiner wird.

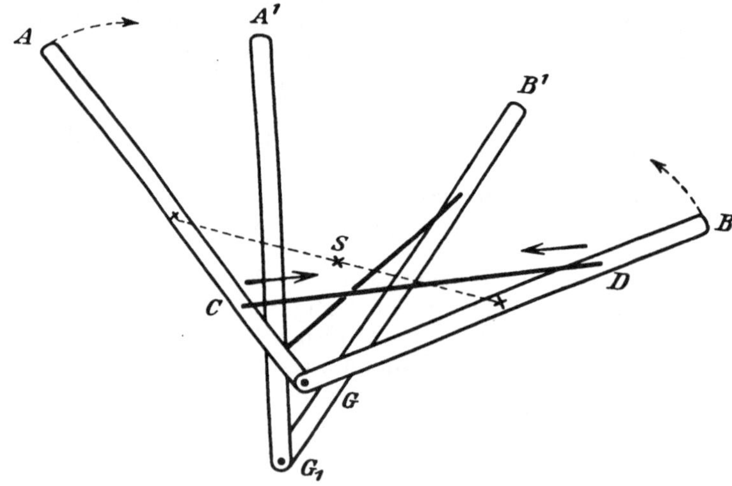

Abb. 107.

Das aus zwei Stäben bestehende Modell AGB wird durch Verkürzung des Fadens CD in die Stellung $A_1G_1B_1$ übergeführt. Dabei bleibt der Gesamtschwerpunkt S unverändert. Beide Stäbe werden dabei um gleiche Winkel gedreht.

Dies beruht darauf, daß der Muskel bei seiner Verkürzung an seinen beiden Enden eine Zugwirkung ausübt. Es ist das ein einfacher Fall von Wirkung und Gegenwirkung. Der Muskel kann nicht an einem Ende stärker ziehen, als er an dem andern Ende zurückgehalten wird, er wirkt daher an beiden Enden mit derselben Kraft, aber in entgegengesetzter Richtung. Dies ist ein Satz, der ganz allgemein gilt. Jeder Muskel wirkt bei seiner Zusammenziehung auf beide Endpunkte mit genau gleicher Kraft. Wenn er an einem Ende eine größere Bewegung hervorbringt, so liegt es daran, daß sich am andern Ende größere Widerstände der Bewegung widersetzen. Die in der Anatomie hergebrachte Unterscheidung von Ursprung und Ansatz ist eine bloße sprachliche Form, die gar keine Bedeutung für die Muskelmechanik hat.

Um diese Doppelwirkung der Zusammenziehung an beiden Enden eines Muskels in ihrer Wirkung auf die Knochen in dem eben angenommenen

Fall zu veranschaulichen (Abb. 107, 108), kann man sich den Muskelfaden in der Mitte durchschnitten und die beiden Enden Ma und Mb mit der Kraft des Muskels auf einander zu gezogen denken. Die Kraft des Muskelzuges wird also in zwei entgegengesetzte gleiche Einzelkräfte Ma und Mb zerlegt, die jede auf einen Knochen wirken. Jede strebt nun, den Knochen in der Richtung ihres Zuges zu verlagern; da aber die beiden Knochen im Gelenk G gegeneinanderstoßen, so finden sie hier einen Widerstand, der als ein Druck auf das Gelenk wirkt. Dieser Druck ist genau so groß wie die Zugkraft, die ihn hervorbringt, und kann als eine Gegenkraft dargestellt werden, die im Gelenkpunkt auf jeden der beiden Knochen wirkt. Auf jeden Knochen (Abb. 107 und 108) wirken dann der Muskelzug Ma oder Mb im Ansatzpunkt des Muskels und die Gegenkraft Ga oder Gb im Gelenk. Beide Kräfte bilden ein Kräftepaar, das den Knochen zu drehen strebt.

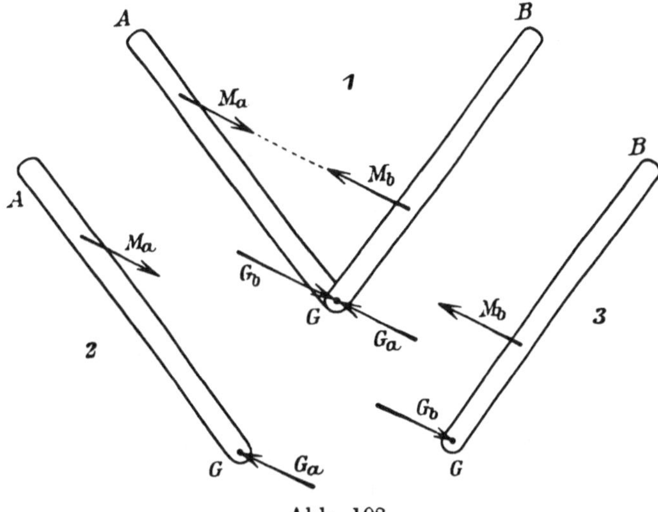

Abb. 108.

Am Modell AGB ist der Zug eines Muskels durch die beiden Kräfte Ma und Mb ersetzt, die auf die beiden Knochen wirken. Sie bringen im Gelenk G Druckkräfte Ga und Gb hervor. In *2* und *3* sind die beiden Glieder des Modells mit den auf sie wirkenden Kräftepaaren für sich dargestellt.

Kräftepaar. Nach der Lehre vom Kräftepaar, die in den Lehrbüchern der Mechanik ausführlicher behandelt wird, ist die Größe der Drehkraft zu messen durch die Größe einer der Kräfte des Paares, multipliziert mit dem Abstand der beiden Kräfte. Daraus ergibt sich im vorliegenden Falle, daß die drehenden Kräfte an beiden Knochen gleich sein müssen, weil beide Zugkräfte des Muskels in einer Linie liegen und daher auch gleichen Abstand von dem Gelenkpunkt haben, in dem die Druckkräfte einwirken.

An Stelle dieser Betrachtung hat man früher immer nur die Veränderung des Winkels zwischen beiden Knochen ins Auge gefaßt und die Tätigkeit der Muskeln immer mit der Bewegung der Gelenke in Beziehung gebracht. Dadurch ist die Erkenntnis der Wirkungsweise der Muskeln sehr beeinträchtigt worden. Es ist klar, daß der Winkel zwischen zwei Knochen um den gleichen Betrag geändert werden kann, wenn nur der erste Knochen gegen den zweiten, oder nur der zweite gegen den ersten, oder wenn beide gegeneinander bewegt werden, und dieser dritte Fall allein umfaßt wieder unendlich viele verschiedene Einzelfälle.

Otto Fischer hat zuerst das Verfehlte dieser Anschauungsweise hervorgehoben und gelehrt, daß man die Wirkung der Muskeln nicht nach der Veränderung der Gelenkwinkel, sondern nach der Veränderung der Lage der Knochen beurteilen muß.

Wirkung des Muskels am zweigliedrigen System mit ungleichen Massen. Gehen wir wieder zu der oben betrachteten Bewegung des einfachen Modells aus zwei Stäben (Abb. 107) zurück, so liegt, da beide Stäbe gleich angenommen worden sind, ihr Schwerpunkt in der Mitte, der gemeinsame Schwerpunkt beider in der Mitte der Verbindungslinie der beiden Knochenmitten. Wenn der Muskel sich verkürzt und die Knochen sich bewegen, so muß der gemeinsame Schwerpunkt unverändert bleiben, denn nach einem ganz allgemeinen Satz der Mechanik kann der Schwerpunkt einer zusammengesetzten Masse durch Kräfte, die nur zwischen den Massen wirken, nicht verschoben werden. Es werden also durch den Zug beide Knochen bewegt, und zwar so, daß der gemeinsame Schwerpunkt unverändert bleibt.

In dem Falle; daß beide Knochen gleich sind, wie angenommen wurde, bewegen sich beide um den gleichen Winkel, in dem Falle, daß einer schwerer ist, bewegt er sich weniger, so daß wiederum der gemeinsame Schwerpunkt an derselben Stelle bleibt.

Daher bleibt, wenn der eine der beiden beweglichen Teile sehr viel schwerer ist als der andere, dieser Teil fast ganz in der Ruhe. Eine Extremität kann vom Rumpf aus bewegt werden, ohne daß sich der Rumpf merklich bewegt. Vollends, wenn der Körper etwa auf der Erde liegt und ein Arm gehoben wird, kann sich der Körper nicht bewegen, weil er von der Erde unterstützt ist. Es muß dann die ganze Erdkugel mit dem Körper um ein Geringes aus ihrer Lage weichen.

III. Bewegung eines Systems aus drei oder mehr Gliedern.

Das besprochene Modell kann nun erweitert werden dadurch, daß an einem der zwei gegeneinander beweglichen Stäbe noch weitere solche Stäbe gegelenkig angefügt werden. Stellt z. B. der eine Stab den Rumpf dar, der andere den Oberarm, so kann der Unterarm mit der Hand (Abb. 109) durch einen dritten beweglichen Teil veranschaulicht werden. Wenn dann zwischen den ersten beiden, wie oben beschrieben, ein Muskelzug wirkt, kann der zweite Knochen (Oberarm) sich nicht bewegen, ohne daß der dritte (Unterarm mit Hand) mit bewegt wird. Dabei addiert sich die Masse des dritten Gliedes zu der des zweiten so, als sei sie ganz und gar im Gelenkpunkte zwischen zweitem und drittem Gliede vereinigt.

Dieselbe Betrachtung kann, um die allerverwickeltsten Aufgaben in der Bestimmung der Muskelbewegungen zu lösen, dahin ausgedehnt werden, daß für jeden beliebigen Abschnitt des Körpers, wie z. B. einen Oberschenkel, die Masse der daran hängenden andern Körperteile, nämlich am unteren Ende Unterschenkel und Fuß, am oberen Rumpf nebst Kopf, Armen und anderem Bein, einfach in den Gelenkpunkten vereinigt gedacht werden.

Man hat dann den Oberschenkel sozusagen unter den mechanischen Bedingungen, wie sie durch den Zusammenhang mit dem übrigen Körper gegeben sind, für sich in der Luft schwebend, und kann dann dazu übergehen, die Kräfte zu bestimmen, die dazu nötig sind, ihm eine gegebene Bewegung zu erteilen, oder umgekehrt, die Bewegung zu bestimmen, die eine gegebene Kraft an ihm hervorbringen wird. Diese Betrachtung hat Otto Fischer für die Bewegungen des gehenden Menschen durchgeführt. Er bezeichnet den einzelnen Abschnitt, in dem die ganze Masse des Körpers zum Zwecke der Berechnung vereinigt gedacht wird, als das „reduzierte" bewegliche System.[1])

Wirkung von Muskeln auf Knochen, an denen sie nicht angreifen. Nach den Grundsätzen, die oben für das Modell aus zwei gegeneinander beweglichen Stäben angeführt worden sind, ist es klar, daß am dreigliedrigen Modell ein Muskel, der zwischen dem ersten und zweiten Gliede ausgespannt ist, diese beiden in Bewegung setzt. Dabei summiert sich die Masse des dritten Gliedes in der angedeuteten Weise zu der des zweiten, weil das dritte Glied durch die Bewegung des zweiten ebenfalls in Bewegung gesetzt wird. Ebenso wird natürlich durch einen Muskel, der zwischen dem zweiten und dritten Gliede ausgespannt ist, das erste Glied durch Vermittlung des zweiten in Bewegung gesetzt.

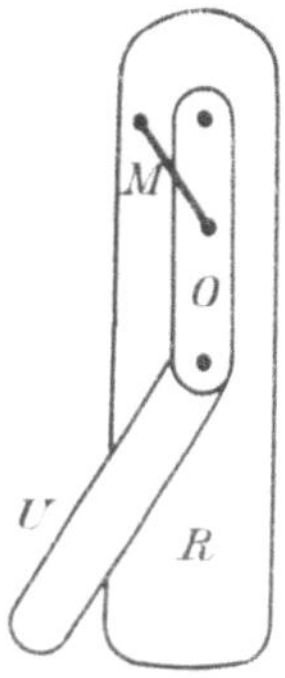

In diesen Fällen bringen also die Muskeln Bewegungen von Knochen hervor, an denen sie gar nicht angreifen.

Durch diese Wirkungsweise der Muskeln ist es möglich, daß ein Glied sehr kräftig in Bewegung gesetzt wird, selbst wenn alle Muskeln, die unmittelbar an diesem Gliede hinziehen, völlig gelähmt sind.

Diese Möglichkeit ist in der hergebrachten anatomischen Lehre völlig außer acht gelassen, spielt aber fast bei allen Bewegungen eine wichtige Rolle. Um ihre Bedeutung ins richtige Licht zu setzen, mag sie hier an einem bestimmten praktischen Beispiel nochmals ausführlich erläutert werden.

Abb. 109.

Dreigliedriges Modell. Erstes Glied $R =$ Rumpf, zweites Glied $O =$ Oberarm, drittes Glied $U =$ Unterarm mit Hand. Ein Muskel M, der den Oberarm bewegt, muß zugleich die Masse des Unterarms in Bewegung setzen.

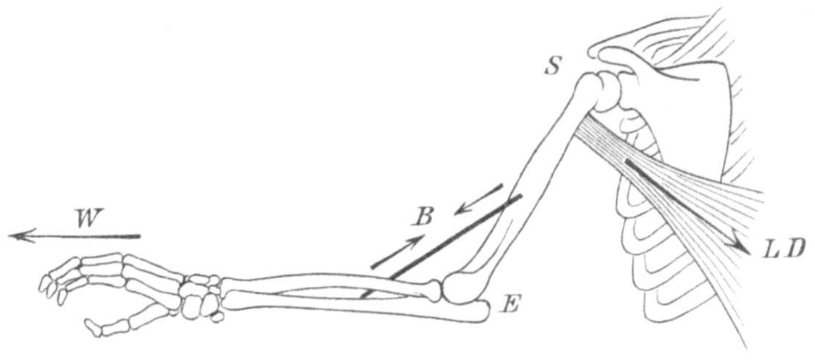

Abb. 110.

Gegen den Widerstand W kann die Hand an den Körper herangezogen werden, in dem entweder nur die Ellenbogenbeuger ($B =$ Brachialis internus) oder nur die Schulterbeuger ($L =$ Latissimus) oder beide zugleich tätig sind.

Wenn ein Mensch etwas mit der Hand an sich heranziehen will (Abb. 110), so geschieht dies durch Erfassen mit der Hand und Beugen des Armes. An dieser Bewegung läßt sich sehr deutlich der Unterschied zwischen der

---

[1]) Otto Fischer, Die Arbeit der Muskeln und die lebendige Kraft des menschlichen Körpers. Abh. d. K. Sächs. Ges. d. Wiss., math.-physik. Cl. **20.** S. 61.

unzulänglichen althergebrachten Anschauung und der durch Otto Fischer eingeführten neuen Betrachtung erkennen.

Solange man gewöhnt war, die Winkelbewegung in den Gelenken als das Wesentliche bei der Muskelwirkung anzunehmen, mußte bei der beschriebenen Bewegung vorwiegend die Tätigkeit des Ellenbogengelenks ins Auge fallen, und die Bewegung wurde als eine bloße Beugung des Armes im Ellenbogengelenk aufgefaßt. Als Ellenbogenbeuger kamen nach den anatomischen Lehrbüchern nur Biceps und Brachialis internus, allenfalls noch Brachioradialis in Betracht. Ganz allgemein wird noch heutzutage die Beugung des Armes nur auf diese Muskeln zurückgeführt, ja an einer Stelle kann man lesen, daß der Turner beim Klimmziehen ausschließlich den Biceps in Tätigkeit setzt!

Demgegenüber ist der wirkliche Vorgang folgender: Rumpf, Oberarm und Unterarm mit Hand bilden ein System von drei beweglichen Gliedern, zwischen denen zahlreiche Muskeln ausgespannt sind. Selbst wenn tatsächlich nur solche Muskeln in Tätigkeit gesetzt würden, die, wie der Brachialis internus, zwischen Oberarm und Unterarm ausgespannt sind, müssen diese Muskeln, da sie sowohl Oberarm als Unterarm in Bewegung setzen, den Oberarm annähernd um ebensoviel bewegen wie den Unterarm. Die sogenannten Ellenbogenbeuger sind also tatsächlich auch Schulterbeuger. Würden ferner nur solche Muskeln in Tätigkeit gesetzt, die zwischen Rumpf und Oberarm ausgespannt sind, so wird, da der Rumpf sehr viel schwerer ist als der Arm, der Rumpf sehr wenig, der Oberarm dagegen stark in Bewegung gesetzt werden, und dadurch wird wiederum der Unterarm im Ellenbogengelenk gebeugt werden, auch ohne daß irgend einer der sogenannten Ellenbogenbeuger tätig wäre. Man denke sich als Modell ein Skelett, an dem allein die Schultermuskulatur durch Zugstränge wiedergegeben ist. Wenn man die ausgestreckte Hand festhält und den Oberarm vermittels der Zugstränge zurückzieht, wird sich der Ellenbogen beugen, obgleich keine ,,Ellenbogenbeuger'' vorhanden sind. Die Schulterbeuger sind also zugleich Ellenbogenbeuger.

Das Heranziehen der Hand besteht eben nicht in einer bloßen Bewegung des Ellenbogengelenks, sondern in einer Bewegung von Oberarm und Unterarm, bei der Schultergelenk und Ellenbogengelenk tätig sind. Nach dem oben angeführten Grundsatze, daß in Wirklichkeit bei jeder Bewegung alle Muskelfasern tätig sind, die der Bewegung förderlich sein können, werden in Wirklichkeit für das Heranziehen der Hand, obschon es durch Schultermuskeln oder durch Ellenbogenmuskeln allein ausgeführt werden kann, sowohl Schulter- als Ellenbogenmuskeln in Tätigkeit gesetzt (Abb. 110). Wenn also Schultermuskeln oder Ellenbogenmuskeln gelähmt sind, wird dadurch die Bewegung geschwächt, aber nicht ganz aufgehoben.

In ganz derselben Weise unterstützen die verschiedenen Muskelgruppen einander bei anderen Bewegungen. Beim Strecken des Armes zum Beispiel wirkt nicht der Triceps allein, sondern er wird durch die Schultermuskeln unterstützt, die dem Oberarm in der Schulter eine geeignete Bewegung erteilen. Daher ist denn auch die Kraft, mit der eine Bewegung ausgeführt werden kann, je nach der Stellung verschieden, weil bei gewissen Stellungen große Muskelgruppen fördernd eingreifen, die bei anderen Stellungen nicht mitwirken können. Soll z. B. der Arm fußwärts gestreckt werden, so helfen Pectoralis maior und Latissimus dorsi den Oberarm herunterzuziehen und dadurch den Unterarm hinabzustoßen, während beim Strecken kopfwärts nur der Deltoideus eine solche Mitwirkung entfalten kann.

Zweigelenkige Muskeln. Am Modell aus drei gegeneinander beweglichen Stäben ist noch ein in Wirklichkeit sehr häufiger Fall zu betrachten, daß nämlich zwischen erstem und drittem Gliede ein Muskelzug wirkt (Abb. 111). Ein solcher Muskel zieht über zwei Gelenke hinweg, und seine Wirkung kann je nach der Stellung der Gliedmaßen eine sehr verschiedene sein. Um sie richtig zu erkennen, muß man den Muskelzug, wie oben beschrieben, in zwei Zugkräfte (M_1 und M_3) zerlegen, die je der Wirkung der einen Endsehne auf den betreffenden Knochen (2) entsprechen. Jede dieser Kräfte ruft in den Gelenken eine Gegenkraft, G_1 oder G_2 hervor, die in diesem Falle durch den Widerstand des zwischen beiden Gelenken liegenden Knochens bedingt ist. Die beiden Drucke (D_1 und D_2), die dadurch in den Endpunkten dieses Knochens entstehen, bilden ein Kräftepaar, das auf ihn drehend wirkt. So sind hier drei verschiedene Kräftepaare vorhanden, die alle drei Muskeln bewegen, nämlich M_1 und G_1 den Knochen 1, D_1 und D_2 den Knochen 2, M_2 und G_2 den Knochen 3.

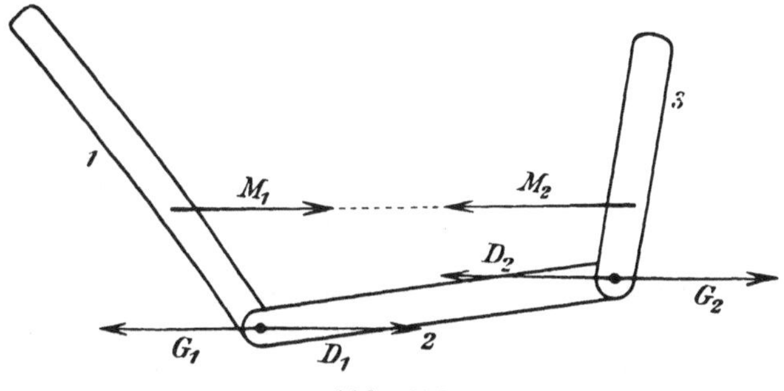

Abb. 111.

An einem dreigliedrigen Modell ist die Wirkung eines zweigelenkigen Muskels $M_1 + M_2$ veranschaulicht. Am Glied 1 wirkt die Muskelzugkraft M_1 und der Gegendruck des Gelenkes G_1, die es zusammen als Kräftepaar im Sinne des Uhrzeigers drehen. Auf das Glied 3 wirkt der Muskelzug M_2 und der Gegendruck des Gelenkes G_2 als Kräftepaar im entgegengesetzten Sinne drehend. Auf Glied 2 wirken die beiden Gelenkdrucke D_1 und D_2 als Kräftepaar entgegen dem Uhrzeiger drehend. Alle 6 Einzelkräfte sind einander gleich.

Es zeigt sich auch hier wieder sehr deutlich, daß die Muskeln Knochen bewegen können, an denen sie nicht ansitzen, nämlich den mittleren Knochen, und daß die Muskeln an beiden Enden wirksam sind, nicht nur an der sog. „Endsehne“.

Muskeln mit seitlicher Zugwirkung. Zu den bisher besprochenen Bewegungsarten kommen nun noch die hinzu, in denen die bewegten Gliedmaßen freiere Gelenke haben, so daß sie sich drehen und nach verschiedenen Richtungen bewegt werden können. Die Wirkung der einzelnen Muskeln läßt sich in diesen Fällen auch jedesmal darauf zurückführen, daß ihre Zugkraft zusammen mit den beim Zug auftretenden Widerständen ein Kräftepaar bildet, das den Knochen in Bewegung setzt. Will man die Wirkung mehrerer Muskeln untersuchen, die von verschiedenen Seiten aus auf dem beweglichen Knochen angreifen, so muß man die mechanischen Lehrsätze von der Summation der Drehungsmomente gleichzeitig wirkender Kräftepaare anwenden.

21*

IV. Abweichungen der Wirklichkeit von dem vereinfachten Modell.

Wenn man die allgemeinen Grundsätze, die in vorstehendem für die mechanische Wirkung der Muskeln angegeben sind, im einzelnen Fall anwenden will, muß oft noch eine ganze Reihe von Nebenumständen berücksichtigt werden. Man hat es dann eben nicht mit vereinfachten, rein geometrischen Bedingungen zu tun, sondern mit den anatomischen und physiologischen Eigenheiten des einzelnen Falles. In dieser Beziehung sind hauptsächlich folgende Punkte zu beachten:

Die Gliedmaßen bewegen sich nicht geometrisch genau um einzelne Punkte, sondern die Drehpunkte, mithin auch die Hebelverhältnisse ändern sich mit der Bewegung. Dieser Umstand fällt meist nicht sehr ins Gewicht. Die Muskeln setzen sich an der Außenfläche der Knochen, oft an Vorsprüngen an, wodurch das Verhältnis der Richtung des Muskels zu der Längsachse der Knochen beeinflußt wird. Die Stelle, wo ein Muskel sich ansetzt, ist nicht ein einziger Punkt, sondern eine größere Fläche oder Linie, so daß die Richtung des Zuges nicht genau bestimmbar ist. Ebenso kommt die Dicke des Muskelbandes in manchen Fällen in Betracht, indem dadurch die Richtung des Zuges verändert werden kann. Genau genommen kann also der Zug eines räumlich so ausgedehnten Organs, wie es jeder etwas größere Muskel ist, überhaupt nicht durch einzelne Zugkräfte in einzelnen Punkten wiedergegeben werden. Sehr häufig wird die Zugrichtung durch Knochenvorsprünge abgelenkt, über die die Sehne hingleitet, wie z. B. die Sehnen des Biceps über den Kopf und über die Rolle des Humerus. In diesen Fällen ist „für die Wirkungsweise des Muskels stets nur der Verlauf und die Richtung desjenigen Stückes maßgebend, das sich frei von einem Körperteil zum benachbarten erstreckt"[1]), also bei dem genannten Beispiel die Richtung der allerletzten Sehnenenden. Endlich der wichtigste Punkt ist, daß die Zugkraft der Muskeln selbst sich sehr wesentlich mit der Verkürzung ändert. Dies ist eine Tatsache, die schon aus der praktischen Erfahrung einleuchtet. Ein aufs äußerste verkürzter Muskel kann sich gar nicht weiter verkürzen, wird aber wegen seiner Elastizität selbst durch die kleinste Last um ein kleines Stück gedehnt. Bei mittlerer Verkürzung würde der Muskel durch jede kleine Last auch gedehnt werden, könnte sie aber durch verstärkte Verkürzung jederzeit heben, er kann also eine Zugkraft ausüben. Otto Fischer hat aus Hermanns Angaben abgeleitet[2]), daß die Zugkraft ungefähr proportional dem Quadrate der Länge abnimmt. Die meisten Muskeln sind so angeordnet, daß sie bei zunehmender Verkürzung unter günstigeren Bedingungen arbeiten und daher in jeder Lage annähernd gleiche Kraft entfalten können.

Beziehung zur Innervation. Aus allem dem Gesagten geht wohl deutlich hervor, daß man sich schon von der mechanischen Wirkungsweise der Muskeln nur dadurch eine richtige Anschauungsweise verschaffen kann, daß man an einfacheren mechanischen Verhältnissen die allgemeinen Gesetze verstehen und

---

[1]) Otto Fischer, Über die Wirkung der Muskeln. Zeitschr. f. orthopäd. Chirurgie **22.** S. 94.

[2]) W. Braune und O. Fischer, Die Rotationsmomete der Beugemuskeln am Ellenbogengelenk des Menschen Abh. d. K. Sächs. Ges. d. Wiss., math. physik. Cl. **15.** S. 302.

anwenden lernt, um dann erst an die verwickelteren Fälle heranzutreten, und vor allem, daß es einer allgemeinen theoretischen Schulung bedarf, um die einfachsten Vorgänge von den verwickelteren zu unterscheiden. Erst bei gründlicher Kenntnis der mechanischen Bedingungen ist es aber möglich, die mechanisch bedingten Zusammenhänge von den durch Verknüpfung der Innervationsvorgänge bedingten Koordinationen zu unterscheiden.

Literatur.

du Bois-Reymond, R., Spezielle Muskelphysiologie oder Bewegungslehre. Berlin 1903.

du Bois-Reymond, R., Gelenkbewegung, spezielle Muskelphysiologie, Stehen und Gehen. Ashers und Spiros Ergebn. d. Physiol. **2.** II. 1903.

du Bois-Reymond, R., Spezielle Bewegungslehre i. Nagels Handb. d. Physiol. **4.** 2. 1906—07.

Duchenne, G. B. (de Boulogne), Physiologie des Mouvements, demontrée à l'aide de l'experimentation électrique et de l'observation clinique et applicable à l'e'tude des paralyses et des déformations. Paris 1867.

Fick, A., Spezielle Bewegungslehre. Hermanns Handb. der Physiol. **1.** II.

Fischer, O., Theoretische Grundlagen für eine Mechanik des lebenden Körpers. Leipzig 1906.

Fischer, O., Beiträge aus der Muskelstatik. Abh. d. K. Sächs. Ges. d. Wiss., math.-physik. Cl. **23.** Nr. IV.

Fischer, O., Beiträge zur Muskeldynamik. 1. Über die Wirkungsweise eingelenkiger Muskeln. Ebenda. **22.** II. 2. Über die Wirkung der Schwere und beliebiger Muskeln auf das zweigliedrige System. Ebenda. **23.** VI.

Fischer, O., Das statische und kinetische Maß für die Wirkung eines Muskels. Ebenda. **27.** V.

Fischer, O., Über Grundlagen und Ziele der Muskelmechanik. Arch. f. Anat. u. Physiol., Anat. Abt. 1896.

Fischer, O., Über die Drehungsmomente ein- und mehrgelenkiger Muskeln. Arch. f. Anat. u. Physiol., Anat. Abt. 1894.

Fischer, O., Die Arbeit der Muskeln und die lebendige Kraft des menschlichen Körpers. Abh. d. K. Sächs. Ges. d. Wiss. physik.-math. Cl. **20.** 1.

Fischer, O., Die Rotationsmomente der Beugemuskeln am Ellenbogengelenk des Menschen. Ebenda. **15.** III.

Fischer, O., Über die Wirkung der Muskeln. Zeitschr. f. orthopäd. Chir. **22.** S. 94.

Mollier, Über die Statik und Mechanik des menschlichen Schultergürtels usw. Festschrift f. Carl v. Kupffer. Jan. 1899.

Steinhausen, Beiträge zur Lehre vom Mechanismus der Bewegungen des Schultergürtels. Arch. f. Anat. u. Physiol., Physiol. Abt. 1899. Suppl. S. 402.

Strasser, H., Lehrbuch der Muskel- und Gelenkmechanik. 1. Allgem. Teil. Berlin 1908.

Allgemeine Physiologie der peripherischen Nerven.

Von

H. Boruttau-Berlin.

Die Funktion der peripherischen Nerven ist prinzipiell die gleiche wie
diejenige der Nervenfasern innerhalb der Zentralorgane, nämlich diejenige,
Erregung zu leiten. Da in den peripherischen Nervenstämmen außer
Bindesubstanz nur Nervenfasern enthalten sind, hat man sie von jeher zur
experimentellen Erforschung der leitenden Funktion der Nervenfasern benutzt. Die augenfälligste Erscheinung ist das Gebundensein der physiologischen Leitungsfähigkeit an die Kontinuität der Faser, und zwar des
Achsenzylinders. Durchschneidung oder Durchquetschung hebt die Leitung
auf. Noch so genaues Aneinanderfügen der Schnittenden stellt sie nicht
wieder her, was gegen jede direkte Identifizierung von Nerven- und elektrischer Leitung spricht. Kompression, wenn durch vorsichtige und allmähliche Belastung ausgeübt, kann die Leitfähigkeit aufheben und mit
ihrem Nachlassen wieder auftreten lassen.

Die Leitung von einer in continuo angebrachten Stelle künstlicher,
„inadäquater" Reizung (s. unten) aus findet nach beiden Seiten statt, wie
aus der Beobachtung des Aktionsstromes auf beiden Seiten zu schließen ist.
Sog. direkte Beweise für das „doppelsinnige Leitungsvermögen" hat
man aus Versuchen entnommen, wo eine zentrifugale Nervenfaser sich verzweigt, und man nur einen Zweig künstlich reizen kann: Reizerfolg vom
anderen Zweige aus beweist, daß sich im ersteren die Erregung zentripetal,
d. h. entgegen der physiologischen Richtung fortgepflanzt hat. Solche Versuche sind von Kühne an Muskeln, von Babuchin u. a. an elektrischen
Organen angestellt. Daß im Zentralnervensystem Ganglienzellenfortsätze in
beiden Richtungen leiten, wird vermutet; indessen wird bei der Vermittlung zwischen ersterem und der Peripherie schulmäßig an der Einseitigkeit
der Richtung durch den Bernsteinschen „ventilartigen Abschluß" festgehalten. Andererseits werden gewisse Erscheinungen, die man anatomisch
durch Gemischtsein der Rückenmarkswurzeln (Vasomotoren in den Hinterwurzeln, Steinach) erklären wollte, auf normales doppelsinniges Funktionieren peripherischer Fasern bezogen (Kohnstamm u. a.). Die Sache
ist wohl nicht spruchreif.

Sicher ist die physiologische Isolation der Fasern im Bündel
unter normalen Verhältnissen. Ob sog. sekundäre Reizung durch Muskel-
aktionsströme im Organismus vorkommen kann, oder die Verringerung der

Stromdichte infolge des großen Volumens der Muskeln usw. davor unter allen Umständen schützt, ist noch nicht ausgemacht.

Die Geschwindigkeit der Nervenleitung kann zuverlässig nur nach dem Differenzprinzip gemessen werden: Reizung an zwei vom Erfolgsorgan verschieden entfernten Stellen: der Quotient: die Differenz der Wege, dividiert durch die Differéz der Latenzzeiten des betreffenden Reizerfolges (es kann auch der Aktionsstrom am Nerven selbst sein, wobei das elektrische Meßinstrument gleich künstlichem Erfolgsorgan), ergibt die Geschwindigkeit. Dieselbe steigt an in der Tierreihe, ist bei den marklosen Nerven von Wirbellosen niedrig, soll aber bei marklosen und markhaltigen Nerven gleicher Tierart gleich sein (Engelmann); sie erreicht beim Menschen 100 bis 120 m/sek (Piper) im motorischen Nerven. Mit steigender Temperatur nimmt die Leitungsgeschwindigkeit zu; entgegenstehende neuere Angaben von G. Weiß beruhen auf Fehlerquellen. Der Temperaturkoeffizient der Leitungsgeschwindigkeit spricht für einen zugrunde liegenden chemischen Prozeß (Snyder) ebenso wie bei anderen vitalen Vorgängen (Kanitz).

Bei allem, was man pathalogisch verlangsamte Leitung nennt, handelt es sich um eingeschaltete Zentralorgane. Wie innerhalb dieser die Leitgeschwindigkeit ist, resp. wo Verzögerung stattfindet, ob an besonderen Übertragungsstellen usw., das ist noch nicht aufgeklärt; siehe den Abschnitt über die allgemeine Physiologie der nervösen Zentralorgane. S. 336.

Von der Stärke des Reizes scheint die Leitungsgeschwindigkeit unabhängig zu sein (Garten, Nicolai), ferner in den einzelnen Teilen im Verlaufe derselben Nervenfaser die gleiche zu bleiben (E. du Bois-Reymond). (Vgl. unten über die verschiedene Erregbarkeit im Verlaufe des Nerven.)

Als Reiz fungiert physiologisch nur der „adäquate“, d. h. bei den „zentripetalen“ Fasern vom Sinneselement, bei den „zentrifugalen“ vom zentralen Element, resp. der Übertragungsstelle ausgehende nervöse Erregungsvorgang.

Bei inadäquater Reizung des Sinnesorganes (z. B. mechanischer oder elektrischer) läuft natürlich im zugehörigen zentripetalen Nerven fortgeleitete Erregung ab, ebenso als ob das Sinnesorgan adäquat gereizt worden wäre. Über das Verhalten bei künstlicher Reizung der Zentralorgane siehe das folgende Kapitel. Es läßt sich nun aber auch der peripherische Nerv an irgendeiner Stelle seiner Kontinuität künstlich reizen, und zwar mechanisch, chemisch, thermisch oder elektrisch. Die mechanische, vielleicht auch die sehr umstrittene thermische Reizung in continuo kann gelegentlich auch beim Nerven in situ des unversehrten Menschenorganismus eine Rolle spielen. Der praktisch wichtigste künstliche Reiz für das Tierexperiment wie auch für die Diagnostik der Nerven- und Muskelerkrankungen ist der elektrische. Darunter ist strömende Elektrizität zu verstehen. Ein von demjenigen der Umgebung verschiedenes elektrisches Potential des isolierten Nerven, solange kein Ausgleich stattfinden kann, wirkt nicht als Reiz. Ebenso gleichgültig ist die Nähe ruhender Magneten (Magneto- und Metallotherapie ist Schwindel). Nur Veränderung der Intensität eines magnetischen Feldes kann reizen, insofern sie ja identisch ist mit im Nerven selbst erzeugter („induzierter“) Elektrizitätsbewegung. Hierauf ist auch die Lichterscheinung bei Annäherung des rotierenden oder Wechselstromelektromagneten zurückzuführen. Auch elektrische Schwingungsfelder (Hertz) können nur durch Induktion wirken; vgl. unten über die Bedeutung der Wechselfrequenz. Eine elektrische „Fernwirkung" (Danilewski) gibt es ebensowenig wie nervöse oder psychische „Telepathie".

Die elektrische Reizung ist an ein zeitliches Moment gebunden (Ritter, E. du Bois-Reymond); durch sehr langsame Verstärkung der Stromdichte (Stromstärke, dividiert durch Elektrodenquerschnitt; nur auf diese kommt es an) kann man einen Strom durch den Nerven schicken, ohne ihn zu reizen („Einschleichen in die Kette"); ebenso auch die Strömung aufheben („Ausschleichen"). Andererseits wird von den sensibeln Nerven bei konstanter Durchströmung in continuo Empfindung vermittelt. Daher der in den letzten zwanzig Jahren immer lebhafter gewordene Streit um die mathematische Formulierung „allgemeiner Erregungsgesetze": Formeln von E. du Bois-Reymond, Hoorweg, G. Weiß, Cluzet, Lapicque u. a. Nach Nernst ist die Nervenreizung auf eine an einer semipermeabeln Membran stattfindende Konzentrationsänderung zurückzuführen, weil er findet, daß bei Wechselströmen die Schwellenintensität für die „Anfangszuckung" proportional ist der Quadratwurzel aus der Wechselzahl — allgemeiner bei Momentanreizen das Produkt aus Schwellenintensität und Wurzel aus der Zeitdauer konstant. Für niedrige Frequenzen gilt dies aber nicht, was auf eine „Akkommodation" an die Konzentrationsänderung zurückgeführt wird. Die Grenze hängt übrigens sehr von der Art des Tieres usw. ab — entsprechend der Größe der Leitungsgeschwindigkeit und Dauer der Erregungswelle (s. unten) — Lapicque, Keith Lucas; es spricht dies dafür, daß es sich um eine spezifische Ionenpermeabilität (Ostwald) handelt. Dafür spricht auch die am Nerven ebenso wie am Muskel hervortretende Gültigkeit des polaren Erregungsgesetzes von Pflüger: Stromdichtezuwachs erregt an der Kathode, Stromdichteabnahme an der Anode. Ob letztere Erregung, für die die Schwelle höher ist, nur auf Kathodenwirkung des Polarisationsstromes zurückzuführen ist (Tigerstedt, Werigo, Biedermann), ist noch nicht entschieden.

Während der Durchströmung eines Nerven mit einem konstanten Strome ist die Erregbarkeit und Leitfähigkeit zu beiden Seiten der Anode herabgesetzt — Anelektrotonus —, zu beiden Seiten der Kathode erhöht — Katelektrotonus —; nach Stromöffnung kehrt sich das Verhalten um; an der Kathode findet bei stärkerem Strome schon während der Durchströmung Herabsetzung bis zur völligen Aufhebung der Erregbarkeit statt (depressive Kathodenwirkung, .Werigo, Bürker). Auf den allgemeinen Erregungsgesetzen und dem soeben dargestellten Elektrotonus beruhen die sog. Zuckungsgesetze; diejenigen für den unversehrten Organismus haben die Beachtung der eigentümlichen Leitungsverhältnisse (Stromverzweigung) in ihm zur Voraussetzung, wonach stets einer äußeren „reellen" Elektrode innerhalb der Gewebe auf der anderen Seite des Nerven usw. „virtuelle Elektroden" von entgegengesetztem Vorzeichen entsprechen (Filehne, Waller und de Watteville).

Zur Beurteilung des Wesens des Nervenprozesses wird Nachdruck darauf gelegt, daß am „tätigen" Nerven keine mechanische und mit unseren derzeitigen Mitteln keine chemische noch thermische Veränderung nachweisbar ist. Die einzige direkt zu beobachtende ist die elektrische, darin bestehend, daß jede „alterierte" (Hermann) Nervenstelle gegen ihre nicht alterierte Umgebung galvanometrisch negativ wird; insofern jede Verletzung längerdauernde Alteration bewirkt, erklärt sich ohne weiteres der Verletzungsstrom (Längsquerschnittsstrom, ruhende Nervenstrom von E. du Bois-Reymond). Nun wird bei der Erregung, ausgehend von der Reizstelle, jede Nervenstelle auf eine gewisse Zeit galvanometrisch negativ gegen ihre Umgebung, um darauf wieder zur Äquipotentialität zurückzukehren. Diese Negativität („Aktionsstrom") pflanzt sich wellenartig mit genau der gleichen Geschwindigkeit fort, wie sie myographisch bestimmt werden kann für die Nervenleitungsgeschwindigkeit (s. oben: Bernstein). Ferner kann gegenüber allen versuchten Einwänden (Herzen, Gotch) als sicher bewiesen gelten, daß die Negativität (der „Aktionsstrom") unzertrennlich mit der Nervenerregung verbunden ist.

Die Dauer des Aktionsstromes besonders beim markhaltigen Nerven der Warmblüter ist sehr kurz, die Restitution zur Äquipotentialität unter normalen Verhältnissen ist vollständig. Dies und das Fehlen meßbarer Wärmeproduktion spricht dafür, daß der dem Nervenprozeß zugrunde liegende Chemismus quantitativ sehr geringfügig ist. Damit stimmt auch die praktische Unermüdbarkeit des Nerven gut überein, die dadurch erwiesen ist, daß bei Anbringung einer Leitungsblockierung (Narkose oder Elektrotonus) und stundenlanger Reizung oberhalb derselben das Erfolgsorgan prompt reagiert, wenn danach die Blockierung aufgehoben wird (Bernstein und viele andere). Freilich bedingt dauernde, starke und frequente Reizung früher oder später Verlängerung des Ablaufs des Aktionsstromes beim Nerven, der Dehnung der Muskelzuckung durch die Ermüdung entsprechend (Sowton, Boruttau, Garten, Thörner). Auch Größenabnahme des Aktionsstromes läßt sich beim marklosen Nerven leicht durch wiederholte Reizung erhalten; beim markhaltigen tritt Verlängerung des Refraktärstadiums (s. u.) besonders bei gleichzeitiger Anwendung von chemischen Agentien auf, die im selben Sinne wirken wie ermüdende Reizung (Fröhlich). Hierzu gehören die Narkotica, ferner Stickstoff, reiner Wasserstoff und sauerstoffreie Lösungen, in denen der Nerv sich „ersticken" läßt; durch Wiederzutritt von Sauerstoff wird er schnell wieder erregbar (v. Baeyer). Einige Befunde sprechen dafür, daß bei der Nerventätigkeit CO_2 gebildet wird (Waller, Thörner).

Das bereits erwähnte Refraktärstadium ist dadurch nachgewiesen, daß unterhalb eines gewissen Zeitunterschiedes zwischen zwei ihn treffenden Einzelreizen („kritisches Intervall") beim Nerven nur der erste einen Aktionsstrom und eine Muskelzuckung erzeugt, während der zweite wirkungslos ist (Aktionsstrom fehlt und statt Superpositionszuckung wird nur einfache Zuckung erhalten, Boycott, Gotch und Burch u. a.). Die Dauer des Intervalls nimmt mit sinkender Temperatur, sowie durch Narkotica und Ermüdung zu (s. oben). Auf der Verlängerung des Refraktärstadiums durch Ermüdung beruht es auch, daß eine frequente Folge schwacher Reize dauernden Tetanus bewirken kann, aber „Anfangszuckung" oder schnell aufhörender Tetanus eintritt, wenn die Reize bei gleicher oder selbst verminderter Frequenz verstärkt werden. Noch andere Fälle solchen paradoxen Verhaltens, bei denen z. T. auch die motorischen Nervenendigungen beteiligt sind, wurden von Wedenski, F. B. Hofmann und Fröhlich beschrieben. Ob, wie neuerdings letzterer Autor annimmt, jede Art Hemmungswirkung in diesem Sinne auf „Ermüdung" zurückzuführen ist, bedarf noch der weiteren Bearbeitung.

Beim Herzmuskel entspricht dem Refraktärstadium und der kompensatorischen Pause das sog. „Alles- oder Nichts"-Gesetz. Dafür, daß dieses auch für den Nerven Gültigkeit habe, haben Gotch und Keith Lucas manche Argumente beigebracht. Es würde dann für jede einzelne Nerven-

faser nur unterschwellige oder maximale Erregung geben, und das Anwachsen
des Reizerfolges bei allmählich anwachsenden, einen Nervenstamm treffenden
elektrischen Reizen müßte darauf zurückgeführt werden, daß zuerst nur
einige Nervenfasern, in denen die Stromdichte bereits genügend, erregt
würden, mit Steigerung der Stromstärke dann immer mehr, bis zu schließlich allen, die den Nervenstamm bilden; weitere Steigerung kann den Reizerfolg nicht mehr erhöhen (maximaler Erfolg bei supramaximaler Reizstärke).
Nach dieser Anschauung würde jede Abstufung z. B. der Muskelinnervation
auch nur durch Beteiligung von mehr oder weniger Fasern erfolgen können.
Es darf nicht verschwiegen werden, daß dieser Anschauungsweise noch einige
Schwierigkeiten im Wege stehen. Jedenfalls muß, auch wenn das Alles-
oder Nichts-Gesetz wirklich Gültigkeit hat, an einer verschiedenen Erregbarkeit, d. h. Aktionsstrom- und Erfolgsgröße je nach dem Zustande der Nervenfaser festgehalten werden, ebenso an der Möglichkeit, daß die Erregung in
einer Nervenstrecke ein Dekrement erfährt, d. h. allmählich abnimmt;
übrigens dürfte man beim Herzmuskel mit seiner ino- und dromotropen
Beeinflussung (Engelmann) auch die letztgenannten Vorgänge ohne Widerspruch gegen das „Alles- oder Nichts-Gesetz" zu konstatieren haben[1]).

Ein Dekrement erfährt die Erregungswelle in Nervenstrecken, die der
Wirkung eines Narkoticums oder der Erstickung unterworfen werden; jenseits solcher Strecken bleibt die Erregung (Maximum des Aktionsstromes)
vermindert, während der zeitliche Verlauf, der in der affizierten Strecke
gedehnt war, wieder normal wird. Dasselbe gilt bei streckenweise Einwirkung von Temperaturänderungen (Hermann, Verwej, „Lokalisations-
gesetz").

Kein Dekrement erfährt die Erregungswelle im normalen Nerven,
ebensowenig wie das einst von Pflüger angenommene „lawinenartige Anschwellen" stattfindet. Die „Erregbarkeit" des Nerven ist in allen Punkten
seines Verlaufs die gleiche; Abweichungen sind durch Querschnittswirkungen
am Ende, resp. durchtrennter Äste vorgetäuscht (O. Weiß, I. Munk und
P. Schulz).

Bei Einwirkung eines Narkoticums auf eine nicht zu kurze Nervenstrecke (Gaskammerversuche von Grünhagen u. a.) ist beobachtet worden,
daß die muskuläre Reizschwelle für elektrische Reizung innerhalb der narkotisierten Strecke sehr stark ansteigt („die Erregbarkeit in dieser Strecke
absinkt"), während bei Reizung zentralwärts von der Narkosekammer noch
lange ein schwacher Reiz genügt — bis hier sehr schnell auch immer
stärkere Reize unwirksam werden, während von der narkotisierten Strecke
aus noch Reizerfolg zu erzielen ist. Diese Beobachtungen wurden früher,
z. T. entstellt oder unrichtig gedeutet, im Sinne der „Trennung von Erregbarkeit und Leitfähigkeit" erklärt; indessen genügt das Dekrement
in der narkotisierten Strecke völlig zu ihrer Erklärung (Szpilmann und
Luchsinger, Fröhlich).

Auch pathologische Erfahrungen, die man anführt, um die Erregbarkeit
oder „lokale Anspruchsfähigkeit" prinzipiell von der Leitfähigkeit zu trennen,
sind entweder fehlerhaft oder anders zu deuten. Leitung im Nerven ist
die Fortpflanzung des lokalen Erregungsvorganges von Teilchen zu Teilchen.

---

[1]) Einen solchen Widerspruch zwischen Dekrement und Alles- oder Nichts-Gesetz
glaubt Cremer neuestens zu finden (Nagels Handb. der Physiol. 4. 2. Hälfte, 3. Abt.,
S. 948).

Wahrscheinlich spielt die durch den lokalen Chemismus der Erregung gesetzte elektrische Potentialdifferenz gegen die Nachbarschaft bei dieser Fortpflanzung eine wichtige Rolle (Hermann). Es wird dies leichter verständlich, wenn eine konzentrische Struktur der Nervenfaser zugrunde gelegt
wird (Neurofibrillen in flüssigem Medium), wie sie in den sog. Kernleiter-
modellen nachgeahmt ist, an denen seit Matteucci die sog. elektrotonischen
Ströme nachgeahmt wurden, die bei konstanter Durchströmung einer Nervenstrecke auftreten und dem „elektrotonisierenden Strome" gleichgerichtet
sind. Andere denken an die Diffusion saurer Produkte in die Nachbarschaft (Bethes „Fibrillensäure"), andere an einen „fortgeleiteten
Kolloidprozeß" (Macdonald, Höber). Es muß wegen dieser theoretischen Fragen auf die am Schluß zusammengestellte Literatur verwiesen
werden.

Der Stoffwechsel der Nervenfaser hängt ebenso wie bei anderen Geweben
und Organen von der Tierart ab. Insbesondere ist das Atmungsbedürfnis
groß beim Warmblüternerven, der bei Unterbrechung der Blutversorgung schnell unerregbar wird (Tait). Durch geeignete Kunstgriffe (warme
Feuchtkammer für kürzere Zeit, Bottazzi, allmähliche Abkühlung, Alcock)
kann man Warmblüternerven überlebend funktionsfähig erhalten, aber nie
so lange Zeit hindurch wie Kaltblüternerven. Diejenigen des winterschlafen-
den Warmblüters nähern sich in dieser Hinsicht den Kaltblüternerven.
Marklose Nerven sind hinfälliger als markhaltige. Durchschneidung eines
Nerven im lebenden Tier bringt auch bei erhaltener Blutversorgung
denjenigen Anteil zu langsamem Absterben — Degeneration, Entartung,
mit Schwund des Achsenzylinders und Myelins, „Grauwerden" —, der von
der zugehörigen Ganglienzelle abgetrennt ist (Budge, Waller d. ä.).
Beim Kaltblüter erfolgt dies in Monaten, beim Warmblüter viel schneller.
Beim motorischen Nerven entarten alsbald die motorischen Nervenendorgane,
weiterhin der Muskel. worauf an dieser Stelle nicht näher einzugehen ist.
Wenn nicht eine größere Lücke durch Exzision eines Nervenstückes vorhanden war, kann — beim Tiere leichter als beim Menschen — „Regeneration" (Fontana), mit Wiederherstellung der Leitungsfunktion erfolgen.
Dazu sind mindestens zwei Monate nötig (Vanlair u. a.). Die Restituierung
erfolgt durch Hineinwachsen der Achsenzylinder aus dem mit der Nervenzelle zusammenhängenden Stumpf in die Bindesubstanzhüllen des abgetrennten Teiles hinein. Die sog. autogene Regeneration abgetrennter Nerven-
abschnitte ist sehr umstritten; siehe das Kapitel über die allgemeine Histologie S. 54.

Eine bemerkenswerte Tatsache hinsichtlich der Nervenregeneration ist
diejenige, daß es gelungen ist, heterogene Nerven „miteinander zur Ver-
heilung zu bringen", z. B. den peripherischen Teil des Halssympathicus mit
dem zentralen Teil des Halsvagus, derart, daß Reizung dieses letzteren
Pupillenerweiterung hervorruft (Langley). Immerhin gehören wohl beide
in Betracht kommenden Faserarten hier zum sympathischen System. Es
sind nämlich solche Versuche herangezogen worden zur Stütze der sog.
„Identitätslehre", wonach der Nervenprozeß in allen Faserarten der
gleiche sein soll. Hiergegen haben Grützner u. a. das sehr verschiedene
Verhalten z. B. chemischen Reizen gegenüber seitens motorischer Nerven
einerseits und sensibler andererseits ins Feld geführt. Auch in bezug auf den
Temperaturgrad, welcher bei Abkühlung die Leitung aufhebt u. ä. scheinen
beträchtliche Unterschiede zu bestehen. Hering hat alle Argumente zu-

sammengestellt, die dafür sprechen, „daß dasjenige, was im Nerven trans-
portiert wird, nicht überall das gleiche sei". Indessen kommt man wohl
recht gut mit der Annahme aus, daß allerdings der nervöse Ruhe- und
auch Tätigkeitsstoffwechsel mit Rücksicht auf chemische Details seines Sub-
strats je nach Tier- und Nervenart verschieden sein kann, daß auch der
Rhythmus der Erregung, d. h. Form und Dauer der Erregungswelle usw.,
solche Verschiedenheiten aufweisen mag, daß aber prinzipiell in bezug auf
Wesen und Hauptzüge die Erregungsleitung in jeder Nervenfaser dasselbe sei.

Literatur.

Zusammenfassende neuere Darstellungen zur allgemeinen Physiologie der
peripherischen Nerven.

Hermann, Allgemeine Nervenphysiologie in seinem Handb. der Physiol. **2,** 1. Hälfte.
Leipzig 1880.
Gotch, Dasselbe in Schäfers Text-book. **2.** London 1900.
Cremer, Allgemeine Physiologie der Nerven, in Nagels Handb. der Physiol. des Menschen.
4. 2. Hälfte, 3. Teil. Braunschweig 1909.
Bethe, Allgemeine Anatomie und Physiologie des Nervensystems. Leipzig 1903.
Biedermann, Elektrophysiologie. Jena 1895.
Boruttau und **Mann,** Handb. der gesamten medizinischen Anwendungen der Elektrizität.
1. 5. Abschnitt. Leipzig 1909.

Allgemeine Physiologie
des zentralen Nervensystems.

Von

M. Lewandowsky-Berlin.

Die Physiologie des zentralen Nervensystems hat zuerst die allgemeinen Gesetze, welchen die Elemente des Nervensystems unterworfen sind, darzustellen und dann die Funktionen der einzelnen Teile zu beschreiben.

Das zentrale Nervensystem besteht aus grauer und aus weißer Substanz. Die weiße Substanz ist zusammengesetzt aus den markumhüllten Leitungsbahnen.

Die allgemeine Physiologie der Leitungsbahnen scheint sich im wesentlichen mit der der peripheren Nerven zu decken. Anatomisch unterscheiden sich ja die Elemente der weißen Substanz, die markhaltigen Fasern, von den peripheren Nervenfasern durch das Fehlen der Schwannschen Scheide und der Ranvierschen Schnürringe. Da aber Markscheide und Schwannsche Scheide jedenfalls die Erregung nicht leiten, sondern wohl nur in irgendeiner Form als Schutzorgane oder nutitrive Organe für den Achsenzylinder zu betrachten sind, so ist es von vornherein sehr wenig wahrscheinlich, daß eine wesentliche Differenz in der Leitung der Erregung zwischen den Leitungsbahnen des Zentrums und den peripheren Nervenfasern besteht. Soweit experimentelle Ermittlungen hier überhaupt vorliegen, bestätigen sie, daß die großen Gesetze der Erregbarkeit insbesondere bei Anwendung des galvanischen Stromes für periphere Nerven und für die Leitungsbahnen, wenigstens für die weißen Rückenmarksbahnen, gelten. Ob die Leitungsgeschwindigkeit in den weißen Bahnen genau die gleiche ist, wie im peripheren Nerven, ist nicht sicher bekannt; es steht aber zu erwarten, nachdem die Fortpflanzungsgeschwindigkeit der Erregung im peripheren Nerven durch die Versuche Pipers mittels neuer Methoden — Registrierung des Aktionsstromes des Muskels bei Reizung der Nerven an verschiedenen Reizstellen — jüngst genau festgestellt ist (auf 120 m in der Sekunde), daß diese Methoden auch auf die Untersuchung der Leitungsgeschwindigkeit im Zentralorgan und im besonderen der weißen Substanz Anwendung finden werden.

Die weiße Substanz teilt ferner mit dem peripheren Nerven die Eigenschaft der Reizbarkeit durch künstliche Reize. Die Lehre von van Deen und Schiff, daß die weiße Substanz mit Ausnahme der direkten Fortsetzung der Nervenwurzelfasern nicht künstlich erregbar sei (sondern nur kinesodisch oder ästhesodisch), ist durchaus widerlegt. Es sei daran erinnert, daß Gad und Flatau die Pyramidenbahnen beim Tier nicht nur reizen, sondern mittels der Reizung noch die Lage einzelner Fasergruppen unterscheiden konnten, wie dies Beevor und Horsley auch in der inneren Kapsel taten. Wenngleich an anderen als an motorischen Fasersystemen mangels geeigneter Erfolgsorgane Erfahrungen fehlen, darf wohl die Reizbarkeit als allgemeine Funktion der weißen Substanz angenommen werden. Im Bereich der natürlichen Funktion kommt die direkte Erregbarkeit der weißen Substanz natürlich ebensowenig ins Spiel, wie die des peripheren Nerven. Beide dienen ausschließlich als Leiter.

Wie in ihrer Funktion ist die weiße Substanz auch in ihrem Bestande durchaus abhängig von der grauen. Sicherlich wird auch die weiße Substanz einen eigenen, wenn auch minimalen Stoffwechsel haben. Was v. Baeyer für den peripheren Nerv gezeigt hat, daß er bei völliger Absperrung des Sauerstoffs zu funktionieren aufhört, würde sich bei eigens darauf gerichteten Versuchen auch bei der weißen Substanz bestätigen lassen. Trotzdem ist weiße Substanz, abgetrennt von der grauen, nicht längere Zeit lebensfähig, und die Behauptung einer Autoregeneration, die Bethe für den peripheren Nerven aufstellte, ist auf die zentrale Leitungsbahn nie ausgedehnt worden. Kommt es doch darüber hinaus und zum Unterschied vom peripheren Nerven, in der Leitungsbahn, wenigstens beim Säuger, auch dann nicht zur Regeneration im peripheren Stück, wenn die Trennungsflächen sich unmittelbar berühren. Zwar fehlt es auch hier, wie neuerdings immer häufiger erhoben wird, nicht an kleinen Ansätzen einer Reparation vom zentralen Stumpf aus, aber diese bleibt in den ersten Anfängen stecken und hat noch niemals zu einem merkbaren Ersatz einer verloren gegangenen Funktion geführt. Dasselbe gilt ja schon für diejenigen Hirnnerven, welche phylogenetisch den Wert einer intrazentralen Leitungsbahn, von „weißer Substanz" haben, so vom Opticus. Ihre anatomische Begründung dürfte diese Minderwertigkeit der weißen Substanz gegenüber dem peripheren Nerven in dem Fehlen der Schwannschen Scheide finden.

Schon wenige Tage nach der Abtrennung von der zugehörigen grauen Substanz verliert jede Leitungsbahn ihre Erregbarkeit, noch ehe der völlige Zerfall des Achsenzylinders und der Markscheide eintritt, welch letzteres mit der Marchischen Methode am besten nach 2—3 Wochen — hier bestehen kleine zeitliche Differenzen zwischen verschiedenen Leitungsbahnen — nachzuweisen ist.[1])

Wegen dieser nutritiven Abhängigkeit der Leitungsbahn von der grauen Substanz ist es auch sehr schwer zu sagen, ob nutritive Störungen der Leitungsbahnen, die unter mannigfaltigen Einflüssen beobachtet sind, nicht sekundär von der grauen Substanz aus bewirkt sind. Nur in dem Falle, daß die weiße Substanz widerstandsfähiger ist als die graue, kann man über ihre Eigenschaften allgemeinen Einflüssen gegenüber etwas aussagen. So zeigt es sich, daß sie temporärer Anämie gegenüber sehr viel unempfindlicher ist, als die graue (Ehrlich und Brieger), wenngleich nicht nachgewiesen ist, daß sie ebenso unempfindlich ist, als der periphere Nerv. Für die Einflüsse von Giften und Infektionen auf die Leitungsbahnen gibt die menschliche Pathologie sehr viel sicherere Anhaltspunkte (Ergotismus, Tabes), als das Tierexperiment. Hier liegen nur einige wenige Experimente

---

[1]) Die Behauptung von O. Vogt, daß sich weiße Substanz (zentrifugale Großhirnfasern) noch 3 Wochen und länger nach Abtrennung von der grauen elektrisch erregen ließe, hat sich mir als unrichtig erwiesen.

(Bignami und Dionisi, Rothmann) mit Pyrodinvergiftung vor. Rothmann sah nach chronischer Pyrodinvergiftung Degenerationen in den Hintersträngen, den Pyramidenseitensträngen und den Vorderseitensträngen. Das Pyrodin wurde zu den Versuchen als Blutgift gewählt mit Rücksicht auf die Strangerkrankungen der menschlichen perniziösen Anämie. Ob die Wirkung auf dem Umwege über diese Anämie erfolgt, ist nicht sicher. Edinger und Helbing ließen Ratten monatelang täglich 3—4 Stunden im Tretrade laufen oder hängten sie an den Schwänzen auf. Sie beziehen danach auftretende Degenerationen, die sich hauptsächlich in den Hintersträngen zeigten, auf den Einfluß der Arbeit, und sie fanden diesen schädlichen Einfluß noch viel stärker bei vorher mit Pyrodin vergifteten Tieren. Ein Einfluß der Arbeit wäre aber wohl nur dann zu erweisen, wenn wirklich das System, das bei einer Funktion in Anspruch genommen wird, mehr oder weniger elektiv litte. Das aber ist bisher nicht erwiesen und das Problem der Beeinflussung der Struktur einer Leitungsbahn (auch abgesehen von der Frage der primären Erkrankung des Zentrums) durch ihre gesteigerte Beanspruchung noch ganz ungelöst. Für die Annahme der Theorie eines lokalen „Aufbrauchs" fehlen bisher jedenfalls alle experimentellen Stützen. Daß auch bei den Arbeitsversuchen Zwischenfaktoren (Toxine) wirksam sind, ist nicht unwahrscheinlich, weil anscheinend bei verschiedenen Einflüssen immer dieselben Systeme ganz besonders empfindlich sind. Es sind das in erster Linie die Hinterstränge, die Spielmeyer auch durch experimentelle Trypanosomeninfektion zur Degeneration bringen konnte. Insofern handelt es sich hier nicht mehr ganz um Probleme der allgemeinen Physiologie der Leitungsbahnen. Vielmehr ist zunächst festzustellen, daß Differenzen zwischen den verschiedenen Leitungsbahnen bestehen. Den Ursachen dieser Spezifizität wird schwer beizukommn sein. Ansätze zu einer solchen Untersuchung finden sich vielleicht in der Arbeit von E. Mayr, welcher bei Behandlung des frischtoten Rückenmarks mit Salzlösungen kolloid-chemische Unterschiede zwischen den verschiedenen Systemen nachweisen konnte.

Die allgemeine Physiologie der grauen Substanz hat sich zu beschäftigen mit den allgemeinen Bedingungen der Leitung in der grauen Substanz und mit denen der spezifisch zentralen Funktionen.

Man darf wohl annehmen, daß, wie in der peripheren Nervenfaser und wie in der zentralen Leitungsbahn, auch in der grauen Substanz die Fibrillen der Leitung dienen — da, wo solche nachgewiesen sind. Für die Vertebraten sind wir nun wenigstens in der glücklichen Lage, das eine feststellen zu können, daß jeder Achsenzylinder aus einer Nervenzelle entspringt, und daß die Achsenzylinderfibrillen sich unmittelbar in Zellfibrillen fortsetzen. Der Weg von der Zelle zum Achsenzylinder ist also gegeben und auch Wege innerhalb der Zelle durch die Dendritenfibrillen. Nicht aber kennen wir den Weg vom Achsenzylinder zur nächsten Zelle. Beschäftigt sich doch die Histologie noch immer damit, festzustellen, ob hier überhaupt eine Kontinuität und in welcher Weise sie besteht. Ist doch das nervöse Grau Nissls noch nicht restlos in seine Elemente aufgelöst. Man kann daher auch noch nicht sagen, daß nur die Fibrillen leiten. Andererseits ist es wohl nicht mehr zulässig, dem groben Schema der Neuronenlehre, bzw. den Bildern der Golgimethode folgend, die Kontinuität zu leugnen und mit Sherrington von „Synapsen" der Neurone zu sprechen. Die Annahme solcher Synapsen ist auch eine gar grobe Erklärung für die Tatsache, daß die Leitung der nervösen Er-

regung überall da, wo sie graue Substanz passiert, eine erhebliche Verzögerung erfährt. Die physiologische Erklärung dahin ist eben dadurch
gegeben, daß es sich in diesem Falle fast nirgends um eine einfache Leitung,
sondern um die Auslösung zentraler Vorgänge handelt, und daß dabei
Summationsvorgänge in Betracht kommen (s. unten). Im übrigen ist die
Minimalzeit für die Leitung innerhalb der grauen Substanz gerade an einfachen Objekten (sympathischen Ganglien)[1] durchaus noch nicht festgestellt.
Solche Feststellung hätte ein tatsächliches Interesse. Sonst aber kann die
Physiologie hier die Fortschritte der Histologie mit Ruhe abwarten.

Auch für die Auffassung der eigentlichen zentralen Vorgänge kann die
Histologie von entscheidendem Einfluß nicht sein. Es dürfte immer klarer
werden, daß der Streit um die Neuronenlehre die Physiologie fast gar nicht
berührt. Der Gedanke, daß die Zelleinheit, das Neuron, als physiologische
Einheit funktioniere und nichts außer ihr, kann doch die Einsicht in die
Funktion als Ganzes nicht berühren. Objektiv besteht bei den Wirbellosen
gegen diese Lehre der Versuch Bethes an Carcinus Maenas, wonach Reflexe,
also zentrale Vorgänge, hier ohne Ganglienzellen zustande kommen können.
Da beim Vertebraten jeder Achsenzylinder aus einer Zelle seinen Ursprung
nimmt, ist ein solcher Versuch hier überhaupt nicht zu machen. Wenn man
von der Grundfrage der Neuronenlehre, ob die Nervenzelle als Einheit funktioniere, absieht, so wird wohl die Tatsache, daß mindestens ein sehr erheblicher Teil der zentralen Vorgänge innerhalb des Zellkörpers sich abspielt,
hier von niemandem bestritten. Insbesondere nach der Einführung der
Nißlschen Färbemethode ist der Zellkörper ja als Reagens für die Reaktion
der grauen Substanz auf alle denkbaren Eingriffe in den Tierkörper betrachtet worden. Nißl selbst hat geglaubt, ganz spezifische Veränderungen
der von ihm gefundenen Struktur bei Anwendung verschiedenartiger Gifte
feststellen zu können. Mag auch die Spezifizität dieser Veränderungen noch
nicht ganz gesichert erscheinen, die Feinheit der Reaktion selbst ist unbestritten und ein Zeichen der außerordentlichen Empfindlichkeit der grauen
Substanz.

Diese Empfindlichkeit zeigt sich im Experiment besonders bei völliger
Abschneidung der Blutzufuhr, die kein anderes Gewebe so schlecht und
so kurze Zeit verträgt, wie gerade die graue Substanz. Wenige Minuten
nach Abklemmung der Bauchaorta versagt die graue Substanz des Rückenmarks ihren Dienst völlig (Stensonscher Versuch), nach einer Stunde wird
sie völlig nekrotisch. Fast momentan ist die Wirkung des Kußmaul-
Tennerschen Versuchs (Abklemmung der beiden Carotiden und Vertebrales)
auf die Funktion des Gehirns, und nicht mehr als wenige Minuten besteht
nach diesem Eingriff die Möglichkeit der Wiederbelebung durch erneute Blutzufuhr. Auch der chemische Ausdruck der Zersetzung, die Änderung der
alkalischen, bzw. neutralen Reaktion in die saure, tritt nach Pflüger bei
keinem Gewebe mit solcher Schnelligkeit ein wie bei der grauen Substanz.

Freilich bestehen hier große Unterschiede für den Warm- und den Kaltblüter. Das Rückenmark des Frosches bleibt noch längere Zeit nach völliger
Aufhebung der Zirkulation funktionsfähig, in einer Sauerstoffatmosphäre
mehrere Tage, so daß es Winterstein sogar gelang, den Gaswechsel des

---

[1] Die Spinalganglien nehmen ja infolge der Anordnung der Fortsätze überhaupt eine
Sonderstellung ein. Daß hier eine Verzögerung der Leitung eintritt, erscheint mir durch
die Versuche von Gad und Joseph am Ganglion jugulare noch nicht durchaus bewiesen.

überlebenden, frei aufgehängten, nur durch die Nerven noch mit dem Fuß als Erfolgsorgan verbundenen Froschrückenmarks zu messen. Auch so erwies sich der Sauerstoffbedarf des zentralen Nervensystems als ein verhältnismäßig sehr hoher.

Auch beim gleichen Tier ist die Empfindlichkeit der grauen Substanz weder gegen Anämisierung, noch gegen sonstige schädigende Einflüsse in allen ihren Teilen gleich. Am empfindlichsten scheint die graue Substanz des Großhirns zu sein. Daß die graue Substanz nicht nur quantitativ, sondern auch chemisch qualitativ durchaus verschieden zusammengesetzt ist, beweist ja die spezifische Wirkung der Nervengifte.

Wie bei den Leitungsbahnen hat man sich auch für die graue Substanz, speziell für den Zellkörper bemüht, einen Einfluß der Funktion auf die Struktur nachzuweisen. Es ist das bisher nicht in zweifelloser Weise gelungen. Die Veränderungen, die im Nisslbild beobachtet sind (Holmes), sind erst nach so starkem Eingriff in den Organismus des Tieres zu erhalten, daß sie einer Mißhandlung des Tieres gleichkommen, und daß Zirkulations- und Giftwirkungen dabei nicht ausgeschlossen sind. Die Diskussion, ob sich die zentralen Vorgänge ausschließlich in den fibrillären oder auch in den protoplasmatischen Bestandteilen des Graus abspielen, halten wir für eine müßige.

Die allgemeine Funktion der grauen Substanz deckt sich natürlich mit der des zentralen Nervensystems, da ja die graue Substanz das allein spezifisch Funktionierende darin ist. Will man diese allgemeine Funktion in eine Formel bringen, so kann man sagen, daß die graue Substanz fast überall da eintritt, wo es gilt, die Einheitlichkeit des Organismus, das zweckmäßige Ineinandergreifen seiner Teile, zu sichern. Was das im einzelnen bedeutet, kann aber erst die spezielle Physiologie klarlegen. Nichts anderes als diese vereinheitlichende Funktion des Nervensystems scheint auch Sherrington zu meinen, wenn er in einem wohl entbehrlichen Ausdruck von einer „Integrative Aktion" des Nervensystems spricht.

Hier sollen nur die allgemeinen Reaktionstypen der grauen Substanz kurz besprochen werden, aus denen sich die große vereinheitlichende Funktion der grauen Substanz ergibt.

Die Reize, welche das Nervensystem angreifen, können ihm entweder auf dem Nervenwege von der Körperperipherie oder auf dem Blutwege zugeführt werden.

Die zweite Art der Reaktion wird als automatische, besser (nach dem Vorschlag von Gad) als autochthone bezeichnet. Ihr Prototyp und fast einziges Beispiel ist die Atmung, welche durch den Reiz, den der Gasgehalt des Blutes auf die graue Substanz des Atemzentrums in der Medulla oblongata ausübt, ausgelöst wird.

Die einfachste Form der ersten Art ist der Reflex. Der Reflex ist eine Reaktion auf einen äußeren Reiz, welche unter gleichen Bedingungen, in immer gleicher Weise, gleichsam maschinenmäßig, eintritt. Daß außer dem reizaufnehmenden (rezeptorischen) und dem reagierenden (effektorischen) Organ zum Reflex überhaupt das Zentralorgan, graue Substanz, nötig ist, wurde zuerst bewiesen durch den Versuch von Stephan Hales, daß nach Ausbohrung des Rückenmarks die Reflexe ausbleiben. Der Weg, den so der Reflex von der Peripherie durch das Zentralorgan zur Peripherie zurücklegt, heißt Reflexbogen. Derjenige Teil der grauen Substanz, der den Reflex vermittelt, wird als Zentrum für diesen Reflex bezeichnet. In Analogie damit spricht man dann auch von „Zentren" für andere als reflektorische Vorgänge, wo-

22

bei aber das Wort Zentrum nur immer eine topographische Bestimmung, je nach dem speziellen experimentellen Ergebnis, ein Gebiet von beliebiger Größe oder Kleinheit, bezeichnet.

Als reizaufnehmender Apparat für den Reflex kann jede sensible Fläche des Körpers, insbesondere auch alle Sinnesorgane (eingeschlossen der Vestibularapparat) dienen. Jede Sinnesfläche kann durch ihr adäquate Reizformen (z. B. die Retina durch Licht) oder durch inadäquate (z. B. die Retina durch den elektrischen Strom) gereizt werden. Die adäquate Reizung ist die wirksamere, schon weil sie viel feinere Abstufungen der Form und der Lokalisierung des Reizes zuläßt.

Als reflexleistende (effektorische) Organe können alle arbeitleistenden Teile des Körpers tätig werden, das sind die Muskeln, quergestreifte und glatte, und die Drüsen (und bei einigen Fischen die elektrischen Organe).

Besonders die Untersuchung der Reflexe hat einige Grundgesetze über die Funktion der grauen Substanz ergeben, deren Bedeutung sich über die Reflexfunktion hinaus als allgemeine erweist.

Die Leitung der Impulse zu und von der grauen Substanz, sowie von einem Herde grauer Substanz zum anderen geschieht derart, daß eine Bahn niemals in doppelter Richtung, sondern immer nur einsinnig durchlaufen wird. Es liegt das nicht an der Struktur der Leitungsbahn, die ebenso wie der periphere Nerv doppelsinniger Leitung fähig ist, sondern es liegt das einmal daran, daß die peripheren Endorgane in spezifischer Weise entweder nur zentrifugalen oder nur zentripetalen Erregungen zugänglich sind, andererseits aber daran, daß in der grauen Substanz Einrichtungen gegeben zu sein scheinen, welche ventilartig die Erregung nur in der einen oder der anderen Richtung durchlassen. Dafür spricht wenigstens der Versuch Bernsteins, der feststellte, daß bei Reizung der motorischen Wurzeln in zentripetaler Richtung an den sensibeln Wurzeln eine negative Schwankung (als Zeichen der Fortleitung des Reizes) nicht erscheint. Ein Spezialfall, wenn auch der Ausgangspunkt für diese große Gesetzmäßigkeit, ist das Bellsche Gesetz, wonach zum Rückenmark die sensibeln Impulse auf dem Wege der hinteren, die motorischen vom Rückenmark auf dem Wege der vorderen Wurzeln geleitet werden.

Die Lehre von der Einsinnigkeit der Leitung ist in neuerer Zeit bestritten worden durch Bayliß und Kohnstamm, welche insbesondere für den Fall der hinteren Wurzeln und der sensibeln Nerven auch das normale Vorkommen „antidromer" Impulse annehmen. Es scheint aber noch nicht erwiesen, daß die Einwirkung auf die Gefäße, welche man durch Reizung der hinteren Wurzeln erzielen kann (Stricker), nicht durch die Beimischung besonderer Nervenfasern zu erklären ist, und zweitens, wenn das nicht der Fall sein sollte, ob solche Impulse normalerweise — d. h. nicht nur bei künstlicher Reizung — jemals die hinteren Wurzeln betreten.

Die Einsinnigkeit der Leitung innerhalb des zentralen Nervensystems wird nach ihrer Richtung weiter anscheinend noch dadurch bestimmt, daß sie im Achsenzylinder cellulifugal, also in gleicher Richtung wie die Wallersche Degeneration stattfindet. Der einzige sichere Ausnahmefall von dieser Regel ist bisher der sensible Nerv jenseits des Spinalganglion, welcher zentrifugal leitet, aber zentripetal degeneriert.

Die Zeit, welche die Erregung braucht, um die graue Substanz zu passieren, scheint fast allgemein erheblich größer zu sein, als die Leitungszeit im peripheren Nerven oder der Leitungsbahn. Der kürzesten Zentralzeit von allen zentralen Vorgängen scheinen die Reflexe zu bedürfen. Die reine oder (durch Abzug der Leitungszeit im peripheren Nerven) „reduzierte Reflexzeit" ist für den Sehnenreflex (Patellarreflex) von Jendrássik nur auf 0,0234 Sek. berechnet worden. Indessen erhöhen sich diese Zahlen wohl etwas, weil man die Leitungsgeschwindigkeit im peripheren Nerven der Warmblüter bisher anscheinend erheblich unterschätzt hat. Viel wichtiger als die absolute Größe der Zeit zentraler Vorgänge ist die in vielen Fällen festzustellende Variabilität dieser Zeit je nach der Stärke des Reizes, die allein auf die graue Substanz zu beziehen ist, da im peripheren Nerven und sicherlich auch in der Leitungsbahn schwache und starke Erregungen genau gleichschnell geleitet werden. Dagegen sind am Rückenmarksfrosch durch Variation der Reizstärke mit Leichtigkeit Differenzen des Eintretens des Reflexerfolges von Minuten zu beobachten.

Die Variabilität der Zentralzeit, insbesondere hier der Reflexzeit, ist ein Ausdruck für die Fähigkeit der grauen Substanz, Reize zu summieren, so daß auch als einzelne unwirksame Reize durch Wiederholung wirksam werden können. Besser ausgedrückt: Jeder zentrale Vorgang beruht in einer Auslösung aufgespeicherter Energie, wobei die Zuleitung der zur Auslösung erforderlichen Reize allmählich erfolgen kann; freilich ist eine für den Einzelfall zu bestimmende Minimalgröße des Einzelreizes und auch ein gewisses Tempo der Reizfolge zur Summation nötig.

Wohl der Ausdruck für den Verbrauch einer gewissen Energiemenge für den Reflexvorgang, einer Energiemenge, die erst wieder ersetzt werden muß, ist die Refraktärzeit, während deren das Zentrum nach Auslösung eines Reflexes (oder eines anderen zentralen Vorganges) ganz oder wenigstens relativ unempfindlich für einen neuen Reiz ist. Beim Blinzelreflex beträgt diese Refraktärzeit bis zur völligen allmählichen Wiederherstellung der alten Reflexerregbarkeit nach Zwaardemaker und Lans bis 3 Sek. In der Größe der Refraktärzeit werden sicherlich die allergrößten Schwankungen zwischen den verschiedenartigen Reflexen vorkommen. Sie dürfte aber doch wahrscheinlich bei allen zentralen Vorgängen bei genügend feiner Technik festzustellen sein.

Durch die Möglichkeit der Aufspeicherung von Energie, nach deren Auslösung für eine gewisse Zeit eine verminderte Erregbarkeit, eine refraktäre Periode, zurückbleibt, erklärt sich auch das Vorkommen von rhythmischen zentralen Vorgängen, die so außerordentlich verbreitet sind. Die Atembewegung ist ein Beispiel einer automatischen, der reflektorische Klonus ein Beispiel einer reflektorischen Rhythmik. Eine refraktäre Phase nach der Periode der Tätigkeit ist für die Atmung wenigstens nachgewiesen. Die Ursache freilich, warum bei Einwirken eines konstanten Reizes gewisse Zentralorgane rhythmisch, andere nicht rhythmisch, sondern „tonisch" reagieren, entzieht sich der Erkenntnis.

Die graue Substanz hat die Fähigkeit, Reize, welche ihr aus verschiedener Richtung zufließen, zu summieren. Man spricht dann von Bahnung, zur schärferen Bestimmung des in verschiedenerlei Bedeutung gebrauchten Wortes von Exnerscher Bahnung. Exner wies nach, daß ein vorher unwirksamer Reflexreiz an der Kaninchenpfote wirksam werden kann, wenn dem Rückenmark vorher von der Rinde ein an und für sich gleichfalls unwirksamer Reiz zugeleitet wurde.

Entgegen der Summation kann der Fall vorkommen, daß zwei Reize sich in der grauen Substanz gegenseitig hemmen. Gerade das scheint eine spezifische Eigenschaft der zentralen grauen Substanz zu sein. Das Vorkommen einer peripheren Hemmung, einer Hemmung im Muskel durch Nervenreizung, wird entgegen den Versuchen von Nicolaides und Dontas von Froehlich durchaus bestritten. Das Wort Hemmung wird oft mißbraucht. Es bedeutet eben die Aufhebung oder Verminderung einer Erregung durch einen Reiz. Wenn die Erregung aufhört, weil der Reiz fortfällt, kann man nicht von Hemmung sprechen, sondern nur, wenn nachzuweisen ist, daß ein Reiz wirklich durch einen anderen gehemmt wird. Allgemeine Gesetze darüber, welche Reize hemmen, lassen sich nicht aufstellen. Das ist für jeden zentralen Vorgang, für jeden Reflex verschieden. Nur daß sehr starke Reize im allgemeinen eine besondere Tendenz zeigen, andere zu hemmen. Auch der aufsteigende konstante Strom am sensiblen Nerven scheint in dieser Richtung besonders wirksam zu sein. Die Hemmung kann wie die Erregung reflektorisch oder automatisch ausgelöst werden. Sicherlich wird in der Mehrzahl der Fälle die Hemmung nicht bewirkt durch besondere Zentren, und besondere Bahnen, sondern durch eine besondere Form der Reizung der gleichen Apparate, welche auch der Erregung dienen — also im Falle des Reflexes der Reflexzentren. Dabei kann dieselbe Form der Erregung gleichzeitig an der einen Stelle zu zentraler Tätigkeit, an der anderen zu Hemmung einer bestehenden Tätigkeit führen. Die Fälle, in denen es nachgewiesen ist, daß eine Bahn oder ein Teil der grauen Substanz nur als Hemmungsbahn oder nur als Hemmungszentrum in Wirkung tritt, sind sehr selten, sehr häufig dagegen die, in denen ein Zentrum als Hemmungszentrum wirken kann. Von einem anderen Gesichtspunkte aus sind solche Hemmungsapparate zu unterscheiden, welche dauernd tätig sind, und solche, welche nur für Zeit in Tätigkeit treten. In der Höhe der hinteren Vierhügel liegt ein dauernd tätiges (automatisches) Hemmungszentrum für die Atmung. Vom Großhirn des Frosches kann der Quakreflex gehemmt werden, er wird aber nicht immer gehemmt. Die Folge des Ausfalls ist im ersten Falle eine dauernde Veränderung (der Atmung), im anderen das regelmäßige Eintreten eines sonst unregelmäßigen (weil manchmal gehemmten) Vorganges.

Nicht immer, wenn nach der Ausschaltung eines Teiles des zentralen Nervensystems sich die Erregbarkeit eines anderen Teiles gesteigert zeigt, handelt es sich um den Fortfall einer Hemmung. Es besteht die Tatsache, daß vielfach Teile des zentralen Nervensystems nach der Isolierung aus der Verbindung mit anderen Teilen ihre Erregbarkeit steigern, ohne daß dort Hemmungen ausgefallen wären, und ohne daß wir die Ursache dieser Erregbarkeitsänderung genauer definieren könnten. Diese Erscheinung ist von H. Munk mit dem Namen der Isolierungsveränderung belegt worden. Sie treten im allgemeinen nicht sofort nach dem isolierenden Eingriff auf, wie der Fortfall einer Hemmung, sondern erst einige Zeit nachher, und sie verstärken sich dann allmählich. Ein Beispiel ist wahrscheinlich die Steigerung der Sehnenreflexe, als Zeichen einer Erregbarkeitssteigerung des Rückenmarks nach dieser Abtrennung von den höheren Hirnteilen.

Nicht ganz ohne Beziehung zu den Isolierungsveränderungen sind die Ersatzerscheinungen: Ein Teil der grauen Substanz kann häufig für einen anderen bis zu einem hohen Grade eintreten. So kann beim Tier die eine Gehirnhälfte bis zu einem gewissen Grade für die andere nach deren Ausfall eintreten. Daß durch die gewöhnliche Tätigkeit die Anlagen des zentralen Nervensystems nicht in vollem Maße ausgenutzt sind, beweist ja schon die Möglichkeit, durch Übung besondere Fähigkeiten, besondere Geschicklichkeiten, auszubilden.

Unter dem Worte Shock verbergen sich eine Anzahl verschiedenartiger Vorgänge. Der Shok bezeichnet ursprünglich im Unterschied zu der Hemmung, die wenigstens meist lokal begrenzt ist, eine Herabsetzung oder vorübergehende Vernichtung der Tätigkeit des ganzen Zentralapparats eines Individuums durch einen äußeren Eingriff. Eine solche Herabsetzung kann, muß aber nicht die Folge einer Hemmung in dem eben entwickelten Sinne sein. Auf eine Hemmung kann vielleicht die Ohnmacht nach einem Stoß vor den Magen zurückgeführt werden (wie denn beim Menschen der „Shock" häufig nur auf die Herabsetzung des Bewußtseins bezogen wird). In den meisten Fällen, wo wir von Shock sprechen, handelt es sich sicherlich nicht um die Hemmung, nicht um eine Folge noch so starker Reizung einer Nervenbahn, nicht um einen noch so starken, aber seiner Art nach doch physiologisch präformierten Vorgang, sondern um eine molekulare Erschütterung des Zentralapparats, die sich freilich wohl auch auf dem Wege der Leitungsbahnen fortpflanzt, aber mit einem physiologischen Vorgang wie der Hemmung wohl nichts mehr gemein hat, wenn auch das Resultat das gleiche ist: die Herabsetzung der Erregbarkeit. Man hat dann den Ausdruck des Shocks auch auf lokal beschränkte Verminderung der Tätigkeit der grauen Substanz, z. B. nach einer Blutung in das Gehirn, auf diejenigen Erscheinungen ausgedehnt, welche durch eine Fernwirkung der Hirnverletzung auf nicht direkt mechanisch betroffene Gebiete erklärt werden mußten. So ist das Wort z. B. von Goltz gebraucht. Das ist wohl fast dasselbe, was v. Monakow mit dem Namen der Diaschisis belegt hat. Zum Unterschiede von den Wirkungen der nervösen Hemmung nimmt man an, daß die Folgen eines einmaligen Shoks oder der Diaschise sehr lange Zeit, monatelang, andauern können.

Eine Ermüdung zentraler Apparate tritt immer dann ein, wenn die durch Arbeit verbrauchte Energiemenge nicht schnell genug wieder ersetzt wird. Wenn eine Ermüdung bei gewissen Vorgängen, wie manchen Reflexen, in der Norm nicht festzustellen ist, so beweist das nur, daß die Regeneration der verbrauchten Energie sehr schnell vor sich geht. Verworn glaubte auf Grund seiner Versuche mit Kochsalzdurchspülung des Froschrückenmarks die echte Ermüdung, als durch Ansammlung von Stoffwechselprodukten (besonders der Kohlensäure) erzeugt, von der Erschöpfung, als durch Aufzehrung des vorhandenen Sauerstoffvorrates bedingt, unterscheiden zu können.

Eine weitere allgemeine Eigenschaft der grauen Substanz ist durch die Möglichkeit der vorübergehenden Herabsetzung ihrer Tätigkeit in der Form der Narkose gegeben. Die Wirkung der Narkotica ist durch Overton und H. Meyer aus einem allgemeinen physikalisch-chemischen Prinzip erklärt worden, weil sie fanden, daß man die narkotische Wirkung einer Substanz aus ihrem Löslichkeitskoeffizienten gegen Öl und Wasser berechnen kann. Je löslicher in Öl gegenüber Wasser, um so stärker wirkt sie narkotisch. Es ist daher auch wahrscheinlich, daß die Narkose auf einer Bindung der Narkotica an die lipoiden Substanzen des Graus beruht. Ob diese Theorie alles erklärt, mag zweifelhaft sein, insbesondere spricht die verschiedene Empfindlichkeit verschiedener grauer Massen, wie z. B. die höhere Empfindlichkeit der grauen Rinde gegenüber dem Rückenmarksgrau, für die Rolle, die spezifisch chemische Unterschiede der grauen Substanzen auch bei der Narkose spielen.

Im Gegensatz zu den Narkoticis würden chemische Substanzen stehen, welche die Erregbarkeit der grauen Substanz erhöhen. Ganz allgemein scheint das nur der Sauerstoffmangel, bzw. eine Zunahme der Kohlensäurespannung in dem umgebenden Medium (welche beide Einflüsse gewisse Grenzen aber nicht überschreiten dürfen) zu tun. Alle anderen Mittel scheinen nur spezifisch auf gewisse Teile der zentralen Substanz zu wirken, wie z. B. das Strychnin auf die Reflexapparate, und werden daher an den entsprechenden Stellen zur Erwähnung kommen.

Die **Wärmelähmung**, die Aufhebung der Funktion durch eine Steigerung der Umgebungstemperatur ist nach **Winterstein** eine Form der Erstickung, weil die Sauerstoffaufnahme für den in der Wärme gesteigerten Bedarf unzureichend wird.

Wir sagten bereits, und es ergibt sich schon aus den vorstehenden Ausführungen, daß die Bedeutung dieser allgemeinen Gesetze über den Kreis der Reflexe hinaus eine allgemeine ist. Sie erstreckt sich nicht nur auf die schon genannten autochthonen, sondern auch auf die höheren Funktionen. Welches sind nun die verschiedenen **Arten zentraler Vorgänge**? Die Defininition der typischen Reflexe war eine einfache und gegeben durch die immer gleiche, maschinenmäßige Reaktion auf einen Reiz. Ihnen werden im allgemeinen gegenübergestellt die **psychischen Funktionen**. Die Grenze aber zwischen den reflektorischen und den psychischen Funktionen ist durchaus unscharf. Die Versuche zu Grenzbestimmungen, sei es, daß man in der aufsteigenden Tierreihe das erste Auftreten „psychischer" Reaktionen definieren wollte, sei es, daß man die Reaktionen des Rückenmarksfrosches auf ihren psychischen Gehalt prüfte, haben zu keinem Ergebnis geführt, darum weil objektiv ein ganz allmählicher Übergang besteht.

Die **bedingten Reflexe Pavlows** stehen von den eigentlichen Reflexen recht weit ab; sie sind abhängig von Vorgängen, die den sogenannten psychischen schon nicht mehr fernstehen. Als bedingten Reflex bezeichnet **Pavlow** z. B. die Speichelsekretion, die auf einen bestimmten Ton hin bei einem Hunde eintritt, der diesen Ton oft zusammen mit dem Futter gesehen hat. Es handelt sich dabei offenbar um eine Begleiterscheinung eines dem psychischen mitunter nicht fernstehenden Vorganges.

Objektiv kann man überhaupt alle, auch die psychischen Reaktionen als Reflexvorgänge bezeichnen, insofern auch für die psychischen Vorgänge die kausale Bedingtheit und die Naturgesetzlichkeit von keinem Verständigen mehr geleugnet wird. Die Reaktionskette der psychischen Vorgänge ist nur länger und unübersichtlicher, als die der eindeutig bestimmten Reflexe. Vielfach hat man über den Reflexen noch ein besonderes Gebiet der **instinktiven Vorgänge** abgegrenzt. Auch ihre scharfe Umgrenzung ist unmöglich. Sie scheinen auf einer höheren Stufe zu stehen als die Reflexe, sind aber doch durch gewisse Reize immer in der gleichen Weise hervorgerufen. Wie die Reflexe werden sie im allgemeinen fertig vererbt, z. B. die instinktive Handlung des Abbeißens der Nabelschnur, während die psychischen Vorgänge zum größten Teil der Entwicklung, zum Teil sogar der Erlernung bedürfen, also nur als Anlage vererbt werden.

Literatur.

Apathy, Das leitende Element des Nervensystems. Mitteil. a. d. Zoolog.-Station z. Neapel. **12.** 1897. S. 495.

v. Beyer, Die Sauerstoffbedürfnis der Nerven. Zeitschr. f. allg. Physiol. **2.** 1902. S. 169.

Bell, An Idea of a New Anatomy of the Brain. 1811.

Bernstein, Über reflektorische negative Schwankung. Pflügers Arch. **73.** 1898. S. 374.

Bethe, Allgemeine Anatomie und Physiologie des Nervensystems. Leipzig 1903.

Biedermann, Elektrophysiologie. Jena 1895.

Buchanan, The Time Taken in Passing the Synapse in the Spinal Cord of the Frog. Proc. Roy. Soc. 79.

van Deen, Physiologie de la moelle épinière. Leide 1891.

Edinger, Aufbrauchkrankheiten. Deutsche med. Wochenschr. 1904 und 1906.

Erb, Sehnenreflexe. Verhandl. d. naturw.-med. Vereins. Heidelberg 1875.

Exner, In welcher Weise tritt die negative Schwankung durch das Spinalganglion?
Arch. f. Physiol. 1877. S. 567.

Forsmann, Zur Kenntnis des Neurotropismus. Zieglers Beitr. z. path. Anat. **27.** 1900.

Freusberg, Erregung und Hemmung. Pflügers Arch. **10.** 1875. S. 174.

Gad und **Flatau,** Gröbere Lokalisation der motorischen Bahnen im Rückenmark. Neurol.
Zentralbl. 1897. S. 481.

Gad und **Joseph,** Beziehungen der Nervenfasern zu den Nervenzellen in den Spinalganglien. Arch. f. Physiol. 1889. S. 199.

Goldscheider, Bedeutung der Reize. Leipzig 1898.

Goltz, Funktionen der Nervenzentren des Frosches. Berlin 1869.

Gottlieb, Theorie der Narkose. Ergebn. d. Physiol. **1.** 1902. S. 666.

Hertwig, Allgemeine Anatomie und Physiologie der Gewebe. Jena 1898.

Hall, Reflexfunction. Philosoph. Transact. 1833. II. S. 635.

Hering, Die intracentralen Hemmungsvorgänge. Ergebn. d. Physiol. **1.** 1902. S. 503.

Herzen, Expériences sur les centres modérateurs de l'action réflex. Turin 1864.

Langley and **Anderson,** Autogenetic Regeneration. Journ. of Physiol. **31.** 1904. S. 418.

Luchsinger, Zur Kenntnis der Funktionen des Rückenmarks. Pflügers Arch. **16.** 1878.
S. 510.

Magnus, R., Zur Regelung der Bewegungen durch das Zentralnervensystem. Pflügers
Arch. **130.** 1909. S. 219.

Mayo, The nervous System. London 1892.

Mayr, Physikalisch-chemische Untersuchungen zur Physiologie und Pathologie des Rückenmarks. Journ. f. Psych. u. Neurol. **26.** 1908. S. 228.

Meltzer, Role of Inhibition. Med. Record. 7. Jan. 1902.

Meyer, H., Zur Theorie der Alkoholnarkose. Arch. f. exper. Path. u. Therap. **42.** 1899.
S. 109.

Munk, Isolierungsveränderungen. Ber. d. Berliner Akad. 1909. S. 1106.

Nansen, Die Nervenelemente. Anat. Anz. 1888. S. 157.

Overton, Studien über Narkose. Jena 1901.

Steinach, Zentripetale Erregungsleitung im Bereiche der Spinalganglien. Pflügers Arch.
78. 1899. S. 291.

Uspensky, Einfluß des konstanten Stroms auf das Rückenmark. Zentralbl. f. d. med.
Wiss. 1869. S. 577.

Verworn, Ermüdung, Erschöpfung, Erholung der nervösen Zentren. Arch. f. Physiol.
Suppl.-Bd. 1900. S. 152.

Verworn, Allgemeine Physiologie. Jena 1895.

Experimentelle Physiologie des Rückenmarks und des Hirnstammes.

Von

M. Lewandowsky - Berlin.

I. Die zentralen Funktionen des Rückenmarks und des Hirnstammes.

Das Rückenmark dient erstens als Zentralorgan, zweitens als Leitungsbahn. Das Organ seiner selbständigen zentralen Funktionen ist die graue Substanz, deren zuführende und abführende Wege die Wurzeln sind; die Leitung im Rückenmark geht zum Teil in der grauen Substanz, zum Teil in den weißen Strängen vor sich. Die motorische Leitung muß dabei immer die graue Substanz und insbesondere die Zellen der Vorderhörner passieren, während die sensible Leitung wenigstens einen direkten Weg vom Spinalganglion bis zur Medulla oblongata in den Hintersträngen besitzt.

Um die Funktionen des Rückenmarks in seiner Bedeutung als Zentralorgan zu bestimmen, erscheint als die gegebene Methode zunächst die quere Durchschneidung des Rückenmarks und die Beobachtung der an dem nunmehr nur noch mit dem Rückenmark in Verbindung stehenden Teile des Tieres festzustellenden Leistungen. Indessen ist zu bedenken, daß die Folgerung, diese Versuche gäben einen genauen Maßstab von der Bedeutung des Rückenmarks als Zentralorgan im Getriebe des Ganzen, nicht ohne weiteres gezogen werden darf. In Zusammenhang mit den höheren Gehirnteilen könnte es auch als Zentralorgan sowohl mehr als weniger leisten, als es uns in dem isolierten Zustande zeigt.

Die Funktionen des Rückenmarks nun in isoliertem Zustande ganz einheitlich zu charakterisieren ist nicht möglich, schon darum, weil seine Bedeutung bei den verschiedenen Tierspezies keine gleiche ist, sondern in der aufsteigenden Tierreihe bis zum Menschen hinauf allmählich abnimmt. Steht doch beim Menschen noch die Frage zur Diskussion, ob das isolierte Rückenmark überhaupt der Vermittlung von Reflexen fähig ist; das Gegenteil davon ist bekanntlich von Bastian als allgemeines Gesetz aufgestellt worden, und diese Frage wird in dem pathologischen Teile des Buches ausführlich behandelt werden.

Für das Tier unterliegt die Fähigkeit des Rückenmarks, Reflexe zu vermitteln, keinem Zweifel.

Mehrfach ist die Frage erörtert worden, ob das Rückenmark auch autochthoner Leistungen fähig sei, also ohne daß ihm sensible Erregungen von der Peripherie aus zugeführt werden. Unter gewissen Bedingungen scheint das der Fall zu sein. Luchsinger beobachtete Krämpfe bei Tieren, denen nach querer hoher Rückenmarksdurchschneidung noch die sensiblen Wurzeln durchschnitten waren, als Folge der Erstickung.

Dagegen hat das Strychnin unter diesen Umständen keinen Erfolg mehr. Von H. Meyer ist dann gezeigt worden, daß einige Zeit nach der wie von Luchsinger vorgenommenen Operation, ohne den Reiz der Erstickung, vielmehr anscheinend spontan, dauernde unregelmäßige Bewegungen der Extremität auftreten, die ihren Grund nur haben können in in der grauen Substanz des Rückenmarks selbst entstehenden Erregungen, die also der Ausdruck wären einer außerordentlich gesteigerten Erregbarkeit (Isolierungs-veränderung s. oben S. 340). Endlich wäre hier noch die Langendorffsche Aufstellung der spinalen Atemzentren zu erwähnen, die immerhin insoweit wichtig ist, als insbesondere bei jungen Tieren auch nach Abtrennung des Rückenmarks vom Kopfmarks noch Reihen von Atembewegungen auftreten können, deren automatische Natur in strengem Sinne allerdings nicht sichergestellt ist.

Die Reflexe des Rückenmarks können ausgelöst werden durch Reizung der Haut, der Schleimhäute, der Organe der tiefen Sensibilität, und machen sich geltend auf die Körpermuskulatur, auf die glatten Muskeln und die Drüsen.

Die einfachsten Reflexe scheinen die Sehnenreflexe zu sein, die zu gleicher Zeit ja für die Pathologie eine besondere Bedeutung haben, und deren physiologische Grundlagen zunächst hier besprochen werden sollen. Es ist bekannt, daß sie 1875 zugleich von Westphal und von Erb beim Menschen entdekt wurden.[1]) Sehr bald hat sich dann auch das Tierexperiment dieses Stoffes bemächtigt.

Das Tierexperiment hat zuerst die Frage entscheiden müssen, ob die „Sehnenphänomene" wirklich Reflexe im Sinne Erbs, oder Wirkung direkter Muskelreizung seien, wie Westphal glaubte. Westphal lehnte die reflektorische Natur der Sehnenphänomene ab, trotzdem ihm wohlbekannt war, was von Tschirjew bald auch durch das Experiment bestätigt wurde, daß sie nach Trennung des Rückenmarks von der Peripherie oder nach Zerstörung der grauen Substanz des Rückenmarks nicht mehr auszulösen sind. Westphal glaubte aber, daß zum Zustandekommen des Sehnenphänomens ein Tonus der Muskulatur nötig wäre, und nur dieser würde vom Rückenmark reflektorisch unterhalten. Gowers glaubte ähnlich und noch einfacher, daß die Dehnung des Muskels ihn für die direkte Erregung empfindlicher mache und sprach von den Sehnenphänomenen als „myotatischen" Phänomenen. Diese Annahme von Gowers jedoch konnte von Sternberg sehr einfach widerlegt werden.

M. Sternberg verdanken wir auch die weitere experimentelle Durcharbeitung des Gegenstandes. Er trennte (beim Kaninchen) die Stelle, auf welche der das Sehnenphänomen veranlassende Schlag geführt wird, gänzlich von dem reagierenden Muskel, so daß also eine direkte Erregung nunmehr unmöglich war. Versuche von Schultze und Fürbringer hatten früher dasselbe Ziel verfolgt, aber technisch nicht völlig erreicht. Sternberg fand, daß die sogenannten Sehnenphänomene sich aus zwei Komponenten zusammensetzen, 1. aus einem Knochenreflex und 2. aus einem Sehnenphänomen im engeren Sinne. Er fand zunächst, daß die Wirkung des Beklopfens von Fascien und Sehnen, von Knochen und von Gelenksenden auch dann eintritt, wenn die beklopfte Stelle durch Umschneiden aus jeder Nervenverbindung gelöst ist, so daß nur die Wirkung auf den Knochen übrig bleibt. Fascien-, Sehnen-, Periost- und Gelenksphänomene reduzieren sich also erstens auf ein Knochenphänomen, und wenn man nun

---

[1]) Über die Art, beim Menschen die Sehnenreflexe auszulösen, und über ihre Pathologie vgl. das Kapitel Störungen der Reflexe.

den Knochen in zwei Teile zersägt, und das beklopfte (distale) Stück des Knochens nur durch Weichteile mit dem proximalen Teil und dem Muskel in Verbindung läßt, so tritt der Knochenreflex auch noch ein. Er ist also wirklich ein Reflex und es ließ sich weiter zeigen, daß er durch die Nerven des Periosts vermittelt wird. Stöße in der Längsrichtung des Knochens sind besonders wirksam.

Die Existenz eines besonderen Muskelreflexes oder Sehnenreflexes im engeren Sinne konnte Sternberg an Muskeln zeigen, welche nur durch ihre Nerven und Gefäße noch mit dem Zentralorgan in Verbindung waren. Auch an einem solchen Präparat hat ein dem Muskel, am besten in der Längsrichtung, zugeführter Stoß eine reflektorische Zuckung zur Folge. Dabei wirkt die Sehne nur als Übertragung der Schwingungen auf den Muskel, da sie durch eine tote Masse, z. B. einen Bindfaden, ersetzt werden kann. Um die Schwingungen auf den Muskel übertragen zu können, muß die Sehne bzw. der Muskel etwas gespannt sein. Zu große Spannung hindert die Contraction, ein gewisser Grad von Spannung ist nötig zur Schwingungsfähigkeit. Durch Cocainisierung des Muskels in einem Grade, daß die motorischen Nervenfasern nicht nachweisbar geschädigt wurden, konnte Sternberg entgegen Ziehen das Sehnenphänomen zum Schwinden bringen. Es ist daher auch für das Sehnenphänomen im engeren Sinne außerordentlich wahrscheinlich, daß es ein Reflex ist. So sicher wie für den Knochenreflex ist das nicht, weil es hier unmöglich ist, die Reizstelle von dem Erfolgsorgan zu trennen.

Einer der Gründe, aus denen die Reflexnatur der Sehnenreflexe bezweifelt wurde, war ihre kurze Latenzzeit, die nach Scheven nur 0,01 Sekunde beträgt, so daß für den zentralen Vorgang nach Abzug der Leitungszeit im peripheren Nerven kaum mehr etwas übrig bleibt. Indessen müssen diese Beobachtungen noch einmal wiederholt werden und man wird dann auch gut tun, anstatt die Zuckung des Muskels selbst mechanisch zu verzeichnen, was eine Quelle vieler Fehler ist, den Aktionsstrom des Muskels zu benutzen. Viele so vorgenommene Messungen ergeben jedenfalls, daß die Latenzzeit größer ist, als die einer direkten Muskelzuckung sein könnte, wenn auch die Reflexzeit sehr klein ist.

Durch die Vergleichung des Aktionsstromes kann man noch eine andere Tatsache feststellen, die immer noch bezweifelt wurde, daß nämlich die Reflexzuckung beim Sehnenreflex eine Einzelzuckung im Sinne der allgemeinen Muskelphysiologie ist. Zu einem ähnlichen Resultat waren auf Grund der mechanischen Vergleichung der Contraction auch schon Gotch, Waller u. a. gekommen, und das war ein weiterer Grund gegen die Annahme eines Reflexes gewesen. Es kann aber heute eben durch das Studium der Sehnenphänomene als bewiesen gelten, daß vom Rückenmark aus auch einzelne Zuckungen ausgelöst werden können.

Die Ausdehnung des reflektorischen Erfolges beim Sehnenphänomen unterliegt im einzelnen noch der Diskussion. Sicher ist, daß die Zuckung sich durchaus nicht auf den einzelnen Muskel, dessen Sehne getroffen wurde, beschränken muß, wenn es auch wohl einzelne unimuskuläre Reflexe gibt, sondern weit darüber hinaus sich erstrecken kann. Gerade beim Tiere ist sogar das Auftreten doppelseitiger Sehnenreflexe bei Reizung einer Seite vielfach beobachtet. Dagegen ist umstritten das Verhalten der Antagonisten beim Sehnenreflex. Nach Sternberg beteiligen sich fast immer die Antagonisten an der Zuckung, während Sherrington den allergrößten Wert darauf legt, daß, entsprechend seiner Lehre von der reziproken Innervation der Antagonisten, die Antagonisten bei der Zuckung des Agonisten erschlaffen, indem durch den Reiz zu gleicher Zeit eine Hemmung ihres Tonus oder ihrer etwa bestehenden Contraction im Rückenmark bewirkt wird. Sherrington behauptet weiter, daß, wenn man einen Muskel zur Contraction bringt, von ihm zentripetale Impulse ausgehen, welche reflektorisch sogar Reflexe, die diesen Antagonisten zur Contraction bringen würden, hemmen. Auch wir haben uns von der gleichzeitigen Contraction antagonistischer Muskeln beim Sehnenreflex nicht überzeugen können. Daß auch die Sehnenreflexe gehemmt werden können, geht nicht nur aus den Untersuchungen Sherringtons hervor, beim Tier gelingt das besonders auch durch schmerzhafte Reize.

Der Zweck der Sehnenphänomene ist nicht leicht einzusehen. Sternberg sieht in ihnen einen Apparat zur reflektorischen Fixation der Gelenke bei Stößen und Zerrungen, eine Schutzvorrichtung des Organismus. Exner erwähnt die Zweckmäßigkeit der Sehnenreflexe, wenn die eigenen Bewegungen des Individuums auf einen plötzlichen Widerstand stoßen, z. B. bei Fehltritten. Ob aber wirklich der Sehnenreflex in der Form, wie wir ihn künstlich auslösen, jemals einen besonderen Nutzen dem Körper schaffen kann, muß doch zweifelhaft bleiben, weil die Dauer des Vorganges, die einzelne Zuckung, zu kurz ist.

Der reflektorische Einfluß der tiefen Sensibilität ist dagegen beherrschend für den sogenannten Tonus. Zwar hat Cl. Bernard gezeigt, daß auch die Hautsensibilität nicht ganz ohne Einfluß auf den Tonus ist, die wesentliche Rolle spielt hier aber, wie man durch das Experiment des enthäuteten Frosches leicht beweisen kann, die tiefe Sensibilität.

Tonus wurde früher allgemein als der schwache Grad der Contraction des Muskels definiert, der demselben noch bei völliger Ruhe innewohnt. So konnte man sich leicht davon überzeugen, daß beim Rückenmarksfrosch die Glieder nicht ganz schlaff, sondern durch aktive Muskelcontraction leicht gebeugt gehalten, herunterhängen. Donders und Brondgeest zeigten, daß die völlige Schlaffheit nach Durchschneidung der hinteren Wurzeln eintrete, also der Tonus nicht motorischen, sondern sensiblen, reflektorischen Ursprungs ist. Damit war eine ganz neue Auffassung des Tonus gegeben. Mit dem alten Begriff des Ruhetonus war es nichts mehr, wenigstens für die Skelettmuskulatur. Nur bei den glatten Muskeln, insbesondere den Sphincteren, gibt es zum Teil noch einen Tonus im alten Sinne. Die Ruhe des Skelettmuskels aber könnte nach der neuen Auffassung doch nur gegeben sein durch ein Fehlen der sensiblen Reize und dabei fehlt eben der Tonus. Der wirkende Reiz ist die Schwere der Glieder, bzw. die Dehnung, unter der die Muskeln sich jeweilig befinden. Die reflexaufnehmenden Organe werden also wenigstens zum Teil die gleichen sein, wie die der Sehnenreflexe. Man darf ferner den Tonus, ebensowenig wie die Mehrzahl der Sehnenreflexe so auffassen, daß der einzelne Muskel durch die Reize, welche auf ihn selbst einwirken, reflektorisch in seiner Spannung verändert würde, sondern die Zusammenhänge sind wahrscheinlich viel komplizierter. Wahrscheinlich kommen auch hemmende Reize zur Wirkung, und die Resultante ist nicht eine Contraction aller Muskeln in gleichem Grade, sondern eine zweckmäßig abgestufte Contraction verschiedener Muskeln, die Einnahme einer gewissen Haltung. Besonders beim niederen Tier sehen wir das sehr deutlich, der Rückenmarksfrosch bewahrt die Haltung der Sprungbereitschaft. Bei den höheren Tieren ist die Funktion eines Tonus in dieser Vollkommenheit dem Rückenmark nicht mehr eigen, beim Menschen fehlt sie dem völlig isolierten Rückenmark vielleicht ganz. Auch beim höheren Säugetier haben bereits andere Zentralorgane eine höhere Bedeutung für den Tonus erlangt, besonders das Kleinhirn.

Die menschliche Pathologie hat einige Verwirrung in den Tonusbegriff gebracht, indem sie insbesondere die zerebralen Contracturen ohne weiteres als Ausdruck des erhöhten Tonus ansah, wozu die Berechtigung nicht ohne weiteres gegeben ist. Diesen Punkt und ebenso die vielerörterte Beziehung der Stärke des Tonus zu der der Sehnenreflexe wird in dem Kapitel über die menschliche Pathologie erörtert werden (Kapitel Ataxie.)

Über die Einnahme einer zweckmäßigen Haltung hinaus bis zur reflektorischen Ausführung einer Bewegung und zwar der Fortbewegung geht das Freusbergsche Phänomen, das darin besteht, daß bei dem Rückenmarkshund, wenn dieser seine hinteren Extremitäten herunterhängen läßt, regelmäßige Trabbewegungen dieser Extremitäten auftreten. Auch hier ist der auslösende Reiz wie für den Tonus nach Freusberg wesentlich die tiefe Sensibilität.

Die von der Haut ausgelösten Reflexe sind außerordentlich mannigfaltig. Ganz allgemein kann man sie in Angriffsreflexe einerseits und Flucht- und Abwehrreflexe andererseits einteilen. Ein typischer Angriffsreflex ist der Umklammerungsreflex der vorderen Extremitäten beim Frosch, mit dem, insbesondere während der Brunst, das Männchen das Weibchen festhält und von dem schon Swammerdamm wußte, daß er noch von einem Tierbruchstück, das nur noch den oberen Teil des Rückenmarks hat, geleistet werden kann.

Die Fluchtreflexe bestehen darin, daß entweder das betroffene Glied oder das ganze Individuum dem Bereiche des Reizes entzogen wird. Der einfachste Reflex derart ist das Anziehen der gereizten Extremität an den Rumpf, den wir fast durch die ganze Tierreihe wiederfinden. Bei den niederen Tieren wie beim Frosch hat das Rückenmark ferner die Fähigkeit, auf reflektorische Reize hin Fluchtbewegungen des ganzen Tieres zu innervieren. Zu erwähnen ist hier noch die sich bei einigen Tieren findende Fähigkeit, durch Autotomie das betroffene Glied abzustoßen. So ist das Brechen des Eidechsenschwanzes kein passiver Akt, sondern durch reflektorische Muskelaktion bedingt.

Abwehrreflexe haben den Zweck, den Reiz von dem Körper zu entfernen. Der Rückenmarksfrosch versucht, das festgehaltene Bein mit dem anderen zu befreien, auf die Haut aufgetupfte Säure mit der Pfote wegzuwischen. Der Rückenmarksfrosch trifft dabei mit großer Sicherheit den Ort des Reizes; Sherrington hat daher mit Recht dem Rückenmark das Vermögen zugesprochen, Lokalzeichen im Sinne Lotzes zu vermitteln. In die Gruppe der Abwehrreflexe gehört wohl auch der viel untersuchte Goltzsche Kratzreflex beim Hund.

Die Abwehrbewegungen der niederen Tiere auch nach völliger Isolierung des Rückenmarks, insbesondere die viel untersuchten Leistungen des Rückenmarksfrosches sind so verwickelt, sie passen sich so vollkommen dem Reize an, daß man sie nicht mehr als Reflexe hat anerkennen wollen, sondern eine Rückenmarksseele dafür in Anspruch genommen hat (Pflüger). Schließlich hat aber in dieser Frage wohl allgemein die Überzeugung gesiegt, daß es eine scharfe Abgrenzung der Reflexe nicht gibt, daß es daher der Mühe nicht lohnt, sich darüber zu streiten, ob diese oder jene Leistung nun ein Reflex sei oder nicht. Man sollte vielmehr angeregt werden, den Abstand, der den Reflex im strengen Sinne von den eigentlichen psychischen

Leistungen trennt, auszufüllen durch die genaue Beobachtung der Zwischenstufen, die nicht so einfach bestimmt sind, wie die Reflexe, und andererseits unseren Sinnen nicht so unberechenbar, wie die eigentlichen psychischen Leistungen. In neuerer Zeit hat Sherrington durch seine Beobachtungen am Rückenmarkshund gezeigt, daß auch anscheinend einfache Reflexe, je nach den Bedingungen, unter denen sie ausgelöst werden, außerordentlich variabel sind. Besonders schlagende Beispiele hierfür liefern die Beobachtungen von R. Magnus, der z. B. fand, daß der „gekreuzte Kniesehnenreflex" beim Hund ganz entgegengesetzt ausfällt, je nachdem das reflectorisch in Bewegung gesetzte Bein in Streck- oder Beugestellung sich befand.

Nicht alle Hautreflexe sind auch schon beim Säuger (wie noch mehr beim Menschen) vom isolierten Rückenmark aus zu erzielen. Insbesondere sind es die feinen Bewegungen der Extremitätenenden nach der Berührung derselben (Munks Berührungsreflexe), welche vom Rückenmarkstier nicht mehr geleistet werden.

Beim Säuger ist Erektion und Ejakulation reflektorisch durch Reiben der Rute auszulösen.

Ausdrücklich bemerkt sei, daß nicht nur Berührungs- und Schmerz-, sondern auch Temperaturreize reflektorisch durch das Rückenmark wirksam werden können.

Von Schleimhautreflexen, die durch das Rückenmark gehen, ist der Anusschließreflex zu erwähnen, der bei Reizung der Analschleimhaut sich gewöhnlich einige Male rhythmisch wiederholt.

Reflektorisch werden durch das Rückenmark auch die Blasen- und Mastdarmentleerung besorgt. Der Reiz, der zu der Blasenentleerung führt, ist wohl die Dehnung der Wand der Harnblase durch den sich ansammelnden Urin. Diese Dehnung führt, wenn sie einen bestimmten Grad erreicht hat, zur Hemmung des Sphinktertonus und folgender Contraktion des Detrusor. Auch der Sphinktertonus selbst wird mindestens zum größten Teil reflektorisch unterhalten, da er durch Durchschneidung der hinteren Wurzeln schwer geschädigt wird. Die Entleerung des Mastdarms scheint ganz analog der der Blase zu verlaufen (vgl. auch Physiologie des sympathischen Systems wo auch die Beziehungen des Rückenmarks zu den Gefäßen und Drüsen behandelt sind).

Eine Reihe von Krampfgiften, deren Typus das Strychnin ist, wirkt durch die Erregbarkeitssteigerung der reflektorischen Apparate des Rückenmarks. Die Steigerung der Erregbarkeit zeigt sich zunächst in einer Herabsetzung der Reflexschwelle an den Skelettmuskeln und einer Ausbreitung des Reflexerfolges, bis schließlich ein Stadium des allgemeinen Reflexkrampfes folgt. Die Stellung der krampfenden Glieder ist dann die Resultante aus der Contraktion aller überhaupt vorhandenen Muskeln. Das Strychnin wirkt nur erregbarkeitssteigernd, nicht selbst erregend, denn seine Wirkung versagt nach Durchschneidung der hinteren Wurzeln. Der Angriffspunkt des Strychnins sind nach Verworn und Baglioni die sensiblen Apparate des Rückenmarks. Andere Krampfgifte, wie das Phenol, wirken dagegen unmittelbar reizend auf die motorischen Zellen. Das Tetanusgift wieder dürfte ganz analog dem Strychnin wirken (vgl. auch das Kapitel Zentrale Bewegungsstörungen).

Für die Ausbreitung der Reflexe im Rückenmark hat Pflüger vier Gesetze aufgestellt, die nicht mehr als zutreffend betrachtet werden können. Nicht nur gibt es sehr viele Ausnahmen, sondern prinzipiell ist die Ausdehnung eines reflektorischen

Erfolges eine komplizierte, dem Einzelfall so zweckmäßig angepaßte, daß wir mit den Pflügerschen Gesetzen heute nichts mehr anfangen können.

Es ist die Frage erörtert worden, ob die Segmente des Rückenmarks eine Bedeutung für die Funktion hätten in dem Sinne, daß das einzelne Segment eine Einheit der Bewegung, somit auch der Reflexbewegung darstelle. Insbesondere Ferrier und Yeo hatten die Ansicht ausgesprochen, daß die vorderen Wurzeln, mithin auch die graue Substanz der Vorderhörner der einzelnen Segmente eine funktionelle Einheit darstellt. Mannigfache experimentelle Untersuchungen, insbesondere Sherringtons haben ergeben, daß das nicht im geringsten zutrifft. Die segmentale Versorgung der Peripherie hat einen praktischen Wert zur Lokalisation gewisser Ausfälle der peripheren Innervation, aber physiologische Einheiten sind in den Segmenten nicht gegeben. Wir verzichten daher darauf, hier die segmentale Versorgung der Peripherie beim Tier, die z. B. für den Affen von Sherrington sehr genau festgestellt ist, darzustellen. Die segmentale Innervation beim Menschen erhält später eine ausführliche Darstellung.

Sachgemäß behandeln wir jetzt im Anschluß an die Funktion des Rückenmarks die des Hirnstammes. Wir rechnen dabei zum Hirnstamm nicht das Kleinhirn und begrenzen ihn nach vorn durch den Thalamus opticus, welch letzterer nur im Zusammenhang mit dem Großhirn behandelt werden kann.

Was zunächst die Reflexe des Hirnstammes anlangt, so unterscheiden sie sich, soweit nicht spezifische Sinnesorgane als Auslösungsapparate in Frage kommen, im Wesen nicht von denRückenmarksreflexen. Wir haben da zunächst als Sehnenreflexe den Masseterenreflex. Hautreflexe kommen im Gesicht kaum in Betracht. Wichtige Schleimhautreflexe sind der Saugreflex des Neugeborenen, der bei Tieren noch nach Exstirpation des Gehirns bis zur Medulla oblongata erhalten wird, ebenso wie er bei menschlichen Anencephalen noch gewöhnlich vorhanden ist (vgl. Kap.: Pathologie der Reflexe). Auch das Kauen ist bei manchen Tieren noch reflektorisch auszulösen und wird durch den Hirnstamm vermittelt. Der Schluckakt kann sich auch reflektorisch an den Saugakt, bzw. Kauakt anschließen. Die reflexogene Zone zu seiner isolierten Auslösung ist der Rachen, der sensible Reflexnerv im wesentlichen der Laryngeus superior. Mit dem Schluckakt verbindet sich gleichfalls reflektorisch eine zentrale Hemmung der Atmung, die im Verein mit dem Verschluß des Kehlkopfeinganges die Atemwege vor dem Eindringen von Nahrung schützt. Gerade beim Kau- und Schluckakt ist es sehr deutlich, daß Akte, die wir reflektorisch vom Hirnstamm hervorrufen können, doch nicht immer reflektorisch vom Hirnstamm, vielmehr willkürlich von den Hemisphären aus ausgelöst werden. Aber durch die reflektorische Sicherung solcher Vorgänge dürfte der willkürlichen Innervation und den Hemisphären auch in der Norm schon ein erheblicher Teil der Arbeit abgenommen werden.

Corneal- bzw. Conjunctivalreflex bestehen in dem Lidschluß, der bei Berührung dieser Flächen eintritt. Nur eine besondere Form dieses Reflexes ist der allgemeinen Annahme nach wohl auch der normale Lidschlag. Er dürfte durch die Summation subjektiv nicht empfundener Impulse im Zentralorgan zustande kommen.

Durch die gemeine Sensibilität der Schleimhaut kann auch Drüsensekretion bewirkt werden, Tränensekretion durch Reizung der Conjunctiva, auch der Nasenschleimhaut, Speichelsekretion durch Reizung der Mund-, Rachen- und Oesophagealschleimhaut, sei es durch mechanische Reize, sei es durch scharfe chemische Substanzen.

Reflexe auf die glatte Muskulatur im Gebiet des Kopfes kommen vom Trigeminus aus nur wenig in Betracht. Es sind zu nennen die Gefäß- reflexe, die aber, soweit sie durch den Sympathicus gehen, ja den Weg durch das Rückenmark zurückzulegen haben (vgl. hierüber Physiologie des sympathischen Systems). Zu erwähnen ist auch die reflektorische Verenge- rung der Pupille bei Berührung der Cornea, die synchron mit dem Lid- schlag eintritt, und die besonders deutlich bei Vögeln ist (W. Kühne).

Es bleiben übrig die Reflexe, die von den spezifischen Sinnes- nerven und gewissen Fasern des Vagus vermittelt werden. Die Geschmacks- reflexe spielen keine große Rolle. Sowohl der großhirnlose Hund als mensch- liche Anencephalen weisen bittere Stoffe zurück, bzw. schlucken sie nicht hinunter. In wieweit bei der Vermittlung des Geschmacks der Glosso- pharyngeus, in wieweit der Trigeminus in Betracht kommen, ist aus dem Kapitel Geruchs- und Geschmacksstörungen zu ersehen. Vom Acusticus wird wesentlich nur ein Reflex, die von Hensen und Pollack gefundene reflektorische Zuckung des vom Trigeminus innervierten Tensor tympani aus vermittelt.

Die vom N. vestibularis ausgehenden Wirkungen, die zum Teil durchaus Re- flexen gleichstehen, kommen an anderer Stelle im Zusammenhange zur Erörterung.

Die vom Vagus vermittelten Reflexe auf die Atmung kommen weiter unten zur Besprechung.

Durch den Opticus wird in erster Linie der Pupillarreflex vermittelt, der sein Zentrum in den vorderen Vierhügeln hat. Die Aufstellung, daß Halsmark oder Medulla oblongata mit diesem Reflex irgend etwas zu tun habe, ist insbesondere durch Bumke und Trendelenburg widerlegt.

Der Lidschluß bei greller Beleuchtung kann auch noch beim großhirnlosen Tier ausgelöst, also allein durch den Hirnstamm vermittelt wer- den. Dagegen fällt der Blinzelreflex (Lidschluß beim Zufahren gegen das Auge) beim großhirnlosen Tier aus.

Wie vom Rückenmark, so werden auch vom Hirnstamm Leistungen vermittelt, welche über das, was man im strengen Sinne als Reflex be- zeichnet, hinausgehen. Wie beim Rückenmark sind diese Leistungen um so verwickelter und vollkommener, je weiter wir in der Tierreihe hinuntergehen. Der großhirnlose Frosch vermeidet noch Hindernisse, die er mit dem Gesichtssinn wahrnimmt. Auch die großhirnlose Taube zeigt zwei ver- schiedene Sehreaktionen: sie vermeidet Hindernisse einerseits, andererseits fliegt sie auf Gegenstände zu, die sie nur mit dem Gesichtssinn wahrgenommen haben kann; der großhirnlose Hund wendet den Kopf von grellem Licht ab. Es ist jedoch bei Vogel und Säuger immerhin zu bedenken, daß bei ihnen für die Vermittlung dieser Reaktionen noch das bei der Großhirnexstirpation ja erhaltene Kleinhirn in Frage kommt (das bei den Amphibien und Reptilien, seiner Kleinheit entsprechend, gar keine Rolle spielt), somit vielleicht diese Reaktionen nicht nur unter die hier behandelten Reaktionen des Hirn- stamms im engeren Sinne fallen.

Hirnstamm und Rückenmark hängen als Reflexzentra so eng mit- einander zusammen, daß Reflexe vom Hirnstamm auf das Rückenmark übergehen können und umgekehrt. Der Schreireflex des Kaninchens wird ebenso bei Reizung des Trigeminus wie des Ischiadicus erhalten. Es ist ja auch klar, daß, wenn der großhirnlose Frosch im Sprung Hindernisse vermeidet, das nur durch eine Verbindung des Opticus mit dem Rückenmark geschehen kann. Daß der Hirnstamm und insbesondere die Medulla oblongata einen übergeordneten oder koordinierenden Einfluß auf die Tätigkeit des Rückenmarks gewinnt, ist nicht erwiesen außer in dem Sinne, daß durch den Hirnstamm die von den höheren Sinnen ausgehenden Erregungen dem Rückenmark übermittelt werden.

Dagegen gewinnt der Hirnstamm noch eine besondere Bedeutung durch die Beherrschung der Atmung mittelst des Atemzentrums und die des Blutdrucks mittelst des Vasomotorenzentrums.

Das Atemzentrum ist das typische Beispiel eines automatisch (autochthon [vgl. oben S. 337]) arbeitenden nervösen Apparats. Seine Lage ist keineswegs so circumscript, wie es Flourens bei der Benennung seines Noeud vital im Calamus scriptorius annahm, sondern es liegt nach Gad und Marinescu ziemlich ausgedehnt in der Formatio reticularis der Medulla oblongata. Seine Tätigkeit wird durch den Blutreiz und durch reflektorische Einflüsse geleitet. Der Blutreiz allein genügt zur Unterhaltung der Rhythmik. Fällt der Blutreiz durch völlige Arterialisierung des Blutes fort, so entsteht der Zustand der Apnoe, des Stillstandes der Atmung in Exspirationsstellung. Wird der Blutreiz verstärkt, so entsteht eine vertiefte Form der Atmung, die Dyspnoe. Die Form der Atmung wird auch in der Norm, d. h. bei Eupnoe, dauernd beeinflußt durch die N. vagi. Diese werden bei der Inspiration durch die Ausdehnung der Lunge mechanisch gereizt und hemmen die Inspiration früher, als sie unter dem Einfluß des reinen Blutreizes eintreten würde. Dementsprechend ist die unmittelbare Folge der Vagusausschaltung das Auftreten inspiratorischer Pausen. Erst später treten unter dem Einfluß der Ermüdung, deren Auftreten in der Norm eben durch die Wirkung der Vagi verhindert wird, große exspiratorische Pausen unter Wiederverkürzung der Inspiration ein. Die Existenz inspiratorischer Fasern, die bei der Exspiration gereizt würden, ist nicht bewiesen. Die Tatsache der inspiratorischen Wirkung des Lungenkollapses, die zu der Hering-Breuerschen Selbststeuerungstheorie der Atmung durch die Vagi geführt hat, erklärt sich eben durch den Fortfall der dauernd bestehenden und je nach der Tiefe der Inspiration nur in ihrer Intensität schwankenden Hemmung der Inspiration durch den Vagus. Die mannigfachen Wirkungen künstlicher Vagusreizung lassen einen Schluß auf die natürliche Wirkung des Vagus überhaupt nicht zu und sollen daher hier auch nicht erwähnt werden. Das Atemzentrum in der Medulla oblongata steht noch unter anderen inspirationshemmenden Einflüssen, die aber nicht reflektorisch, sondern sehr wahrscheinlich auch automatisch ausgelöst werden und welche von einem Zentrum in der Höhe der hinteren Vierhügel (nicht von diesen selbst) ausgehen. Dieses Zentrum und die Vagi können sich bis zu einem gewissen Grade vertreten. Denn wenn man das Atemzentrum zugleich von den Vagi und den oberen Bahnen isoliert, so gibt es nicht eine einfache Addition, sondern gewissermaßen eine Multiplikation der Erscheinungen, Atemzüge, die an Länge die Norm um das Vielfache (10- und 20fache) übertreffen.

Die Durchschneidung beider Vagi unterhalb der Rekurrentes kann, wenn auch nur in seltenen Fällen, vom Tier dauernd ertragen werden. Werden die Rekurrentes nicht erhalten, so tritt eine Schluckpneumonie ein, die bekanntlich früher für eine trophische Störung gehalten wurde.

Außer diesen dauernd auf das Atmungszentrum einwirkenden Einflüssen ist dasselbe noch mannigfachen reflektorischen Einflüssen unterworfen. Schwache Reizung der meisten sensiblen Nerven beschleunigt und verflacht die Atmung, starke hemmt sie entweder oder macht sie ganz unregelmäßig (Schmerzatmung). Sehr charakteristisch ist die Stillstellung der Atmung in Exspirationsstellung durch Reizung der Nasenschleimhaut mit reizenden Dämpfen. Auch vom Splanchnicus ist dieser selbe Stillstand zu erzielen. Wesentlich exspiratorisch wirkt auch der Laryngeus superior (Rosenthal).

Bei der normalen ruhigen Atmung ist wesentlich nur die Inspiration aktiv, die Exspiration völlig oder fast völlig passiv. Dabei kontrahieren sich auch nicht alle Inspirationsmuskeln gleichzeitig, sondern zuerst die Nasen-, dann die Stimmband-, dann die Thoraxmuskulatur und das Zwerchfell. Das Atemzentrum in der Medulla oblongata hat also auch für diese Reihenfolge zu sorgen. Bei Dyspnoe und auch bei gewissen reflektorischen Einflüssen wird auch die Exspiration aktiv. Das Niesen und das Husten sind aktiv exspiratorische Reflexe, die durch die Reizung der Endausbreitung der N. ethmoidalis bzw. des sensiblen Nerven des Kehlkopfes, der Trachea, der Bronchien und der Pleura ausgelöst werden.

Über das Vasomotorenzentrum der Medulla oblongata und über den Herzvagus s. Sympathisches System (vgl. auch das Kapitel Die körperlichen Begleiterscheinungen psychischer Vorgänge).

Die Zuckerausscheidung, welche durch Verletzung des Bodens des vierten Ventrikels (Piquûre von Cl. Bernard) erzeugt werden kann, würde sich nach neueren Untersuchungen durch eine Überproduktion des diastatischen Ferments vor allem in der Leber selbst einfach erklären. Sie dauert nur kurze Zeit (einige Stunden) und ist daher wohl aus einer Reizung des diese Funktion, d. h. die innere Sekretion der Leber beeinflussenden nervösen Apparates zu erklären.

II. Die Funktionen der Leitungsbahnen des Rückenmarks und des Hirnstamms.

Über die Leitung der motorischen und sensorischen Impulse in den vorderen und hinteren Wurzeln (Bellsches Gesetz) vgl. das vorhergehende Kapitel.

Über die Wege der Reflexe im Rückenmark und im Hirnstamm ist nur wenig zu sagen. Die Existenz von Reflexkollateralen, die also die hinteren Wurzeln direkt mit dem Vorderhorn in Verbindung setzen würden, erscheint nicht bewiesen; der Zusammenhang dürfte komplizierter sein. Für die Ausbreitung der Reflexe sorgen einerseits die ab- und aufsteigenden Kollateralen, andererseits die endogenen, aus den Strangzellen hervorgehenden kürzeren oder längeren Fasern bzw. Bahnen. Der Zusammenhang des Rückenmarks mit dem Hirnstamm ist ja auch gegeben dadurch, daß sich die graue Substanz des Hinterhorns in die der Trigeminuswurzel fortsetzt und das Vorderhorn in die Formatio reticularis. In der Formatio reticularis verlaufen die Bahnen, die von den Vierhügeln, vom Pons und der Medulla oblongata entspringen und die sehr wohl der Übermittlung von Reflexen dienen können. Für die eigenen Reflexe des Hirnstamms liegt ja auch sensibler und motorischer Kern gewöhnlich nicht weit voneinander Als Verbindung zwischen Opticusendigung und Facialiskern (Blinzelreflex bei greller Beleuchtung) kommen vielleicht Fasern der Vierhügelvorderstrangbahn in Betracht.

Die Bahn, welche das Atemzentrum in der Medulla oblongata mit den Atemmuskelkernen (z. B. dem Phrenicuszentrum) im Rückenmark in Verbindung setzt, ist möglicherweise das Thomassche Bündel im Vorderseitenstrang. Jedenfalls liegen diese Bahnen nach den Versuchen von Gad und Marinescu, Rothmann u. a. im Vorderseitenstrang.

Die sensiblen und motorischen Leitungsbahnen des Rückenmarks und des Hirnstamms, d. h. die Verbindungen des Rückenmarks mit den höheren Zentralorganen, können hier sehr kurz behandelt werden. Für die Anatomie dieser Bahnen wird ganz auf die Kapitel der Anatomie und der Pathologie verwiesen.

Die Ergebnisse der experimentellen Forschung sind besonders für die sensiblen Leitungsbahnen sehr viel unsicherer noch als beim Menschen (vgl. Kapitel über die zentralen Störungen der Sensibilität).

Denn wir sind oder waren vielmehr bis vor kurzem hier nur auf die Deutung elementarer Reaktionen (Reflexe, Schmerzreaktionen) angewiesen. Erst durch die Einführung der Kalischerschen Dressurmethode, welche auf die Leitungsbahnen des Rückenmarks zuerst und bisher allein von Kalischer und Lewandowsky angewandt wurde, ist es nunmehr möglich, die Leitung der Empfindung im Zentralnervensystem des Tieres genauer zu prüfen und zu lokalisieren.

Mit der Dressurmethode stellten Kalischer und Lewandowsky einwandfrei fest, daß im Rückenmark des Hundes die Leitung der Temperatur gekreuzt verläuft, und zwar — wie hier hinzugefügt werden kann — im Seitenstrang. Damit findet eine alte Streitfrage ihre Erledigung.

Dagegen ist die Schmerzleitung beim Hund — beurteilt nach den bekannten Reaktionen — keine gekreuzte. Einseitige Rückenmarkdurchschneidung genügt überhaupt nicht, um die Schmerzleitung einer Seite aufzuheben, und die Störung ist auf der Seite des Verletzung größer als auf der Gegenseite (Lotze und Horsley, Osawa, Lewandowsky, Schuster). Schiff hat bei alleiniger Erhaltung der Hinterstränge die Schmerzempfindung erloschen, die Berührungsempfindung erhalten gefunden.

Die Berührungsempfindung verfügt beim Tier mindestens über zwei Wege, einen gekreuzten und einen ungekreuzten. Durchschneidung der Hinterstränge allein macht nach M. Borchert beim Hunde nur eine mit Mühe nachweisbare kleine Abstumpfung der Sensibilität; es bestätigt das die schon von Woroschiloff hervorgehobene überwiegende Bedeutung der Seitenstränge gegenüber den Hintersträngen. Immerhin genügen die Hinterstränge allein, um anscheinende Berührungssensationen zu leiten. Durch Zerstörung der Hinterstränge und eines Seitenstranges werden auf der dem Seitenstrange kontralateralen Seite schwere Störungen der Berührungsempfindungen, die aber, wie das ganze Gebiet der Berührungsempfindung, mit der Dressurmethode noch nicht untersucht sind, ausgelöst.

Der Muskelsinn, geprüft durch die Toleranz gegenüber ungewöhnlichen passiven Stellagen der Glieder, erleidet bei einseitigen Rückenmarkdurchschneidungen auf der Seite der Durchschneidung schwere Störungen. Da die Hinterstrangzerstörung allein sie (nach Borchert) nicht hervorbringt, muß der Muskelsinn beim Tier also zum Teil auch durch den gleichseitigen Seitenstrang geleitet werden können.

Über die sensiblen Leitungswege des Hirnstammes bis zum Beginn des Thalamus, insbesondere über die Verteilung der Sensibilität auf die Schleifenbahn einesteils und die anderen Haubenbahnen anderenteils, liegen Untersuchungen beim Tier überhaupt nicht vor.

Über die Bedeutung der **motorischen Bahnen** haben wir dagegen gerade durch die Versuche im Bereiche des Hirnstammes die beste Kenntnis. Starlinger erwies durch genaue mikroskopische Nachuntersuchung der Medulla oblongata von Hunden, denen die Pyramide in der Medulla oblongata durchschnitten war, die bereits von Brown-Séquard vertretene Ansicht, daß die willkürliche Bewegung durch Durchschneidung der Pyramide überhaupt keine nennenswerte Einbuße erleidet. Rothmann bestätigte das für den Affen (über die Pyramide beim Menschen vgl. Kap. Zentrale Bewegungsstörungen).

Wir verdanken dann Probst den Nachweis, daß neben der Pyramide beim Tier hauptsächlich das Monakowsche Bündel (aus dem roten Kern, kreuzend in der Forelschen Haubenkreuzung) die motorischen Impulse zum Rückenmark leitet. Nach Probst und Rothmann genügt aber beim Tier nicht einmal die Durchschneidung von Pyramide und Monakowschem Bündel zusammen, also des ganzen Hinterseitenstranges[1]), um den Einfluß des Großhirns und die Leitung der elektrischen Erregbarkeit von hier aus durch das Rückenmark völlig auszuschalten. Es kommen dann noch in Betracht die Bahnen vom Deitersschen Kern, von der Formatio reticularis des Pons und der Medulla oblongata, die Vierhügelvorderstrangbahn und die Bahn aus dem Kern von Darkschewitsch (Kern des hinteren Längsbündels S. 199).

Selbst eine völlige halbseitige Rückenmarksdurchschneidung hat für die Motilität beim Hunde nur sehr geringe Folgen, so daß die Leitungswege der Motilität hier zum Teil gleichseitig sein müssen (vielleicht nach Verletzungen der Bahn auch mehrfach herüber- und hinüberkreuzen können).

III. Ataxie.

Es bliebe schließlich noch ein Wort über die experimentelle Grundlage der sogenannten spinalen Ataxie zu sagen. Für die Definition und Theorie der Ataxie muß auf das Kapitel der allgemeinen Pathologie verwiesen werden.

Hier ist nur zu bemerken, daß die Lehre von dem sensorischen Ursprung der Ataxie durch den Ausfall der vom Zentralnervensystem durch die hinteren Wurzeln zuströmenden sensiblen Impulse auf die Versuche von Panizza zurückgeht, der die Resultate seiner Versuche (1834) folgendermaßen zusammenfaßt: „Da das Tier nicht mehr die Berührung des Bodens fühlt, noch sein eigenes Glied, kann es nicht über dessen Stellung urteilen. Es kann dieses Glied zwar bewegen, aber nicht, wie früher, mit derjenigen Energie, Bestimmtheit und Regelmäßigkeit, welche nötig sind, um schnell zu laufen, zu springen usw." Die Ataxie des Tieres nach Durchschneidung hinterer Wurzeln ist in der Tat völlig analog der des tabischen Menschen.

Reine Hinterstrangdurchschneidung macht nach Borchert beim Hund keine wesentliche Ataxie. Es müssen also für die Koordination der Bewegung die Seitenstränge genügen.

Durchschneidung der Seitenstränge bzw. der Kleinhirnseitenstrangbahnen bewirkt nach Marburg und Bing Ataxie, nach Bing zugleich Hypotonie.

Literatur.

Bach, L., und **Meyer, H.,** Über das Verhalten der Pupillen usw. Graefes Arch. **59.** S. 332.

Biedermann, W., Über die Erregbarkeit des Rückenmarkes. Sitzungsber. d. k. Akad. d. Wissensch. Abt. III. Jahrg. 1883. Mai-Heft.

Biedermann, W., Beiträge zur Reflexfunktion des Rückenmarkes. Pflügers Arch. **80.** 1900. S. 408.

Borchert, M., Experimentelle Untersuchungen an den Hintersträngen des Rückenmarks. Arch. f. Physiol. 1902. S. 389.

Boruttau, Untersuchungen über den Lungenvagus. Pflügers Arch. **61.** S. 39.

Breuer und **Hering,** Die Selbststeuerung der Atmung durch den Nervus vagus. Sitzungsber. d. Wiener Akad. d. Wissensch. **58.** 1868. S. 909.

Brondgeest, Untersuchungen über den Tonus der willkürlichen Muskeln. Arch. f. Anat. u. Physiol. 1860. S. 703.

Eckhard, C., Der auf Lichtreiz erfolgende Reflex. Zentralbl. f. Physiol. **9.** S. 353.

----

[1]) Eine Pyramidenvorderstrangbahn gibt es erst beim Anthropoiden, sie fehlt noch den niederen Affen.

Eckhard, C., Zur Deutung der Entstehung der vom vierten Ventrikel aus erzeugbaren Hydrurien. Zeitschr. f. Biol. **44.** 1903. S. 407.

Erb, Über Sehnenreflexe. Verhandl. d. naturhist.-med. Vereins Heidelberg. 1855. S. 137.

Ferrier und **Yeo,** Functional Relations of Motor Roots. Proc. Roy. Soc. London 1881.

Flechsig, P., Die Leitungsbahnen im Gehirn und Rückenmark. Leipzig 1876.

Fredericq, L., Cause de l'Apnée. Bull. de l'Acad. Royale de Belgique. 1900. S. 464.

Freusberg, A., Kälte als Reflexreiz. Arch. f. exper. Path. **6.** S. 49.

Gad, Zentren und Leitungsbahnen im Rückenmark des Frosches. Verhandl. d. physik.-med. Ges. zu Würzburg. N. F. **18.** Nr. 8.

Gad und **Flatau,** Über die hohe Rückenmarksdurchtrennung bei Hunden. Neurol. Zentralbl. 1896. S. 147.

Gad, J., Über das Atmungszentrum in der Medulla oblongata. Arch. f. Physiol. 1893, und Gad et Marinesco. Compt. rend. de l'Acaa. des sciences. **65.** 1892.

Gergens, Über gekreuzte Reflexe. Pflügers Arch. **14.** 1877. S. 340.

Goltz, Fr., Studien über die Bewegungen der Speiseröhre und des Magens des Frosches. Pflügers Arch. **6.** 1872. S. 616.

Goltz, Fr., Funktionen der Nervenzentren des Frosches. Berlin 1869.

Goltz, Fr., und **Ewald, J. R.**, Der Hund mit verkürztem Rückenmark. Pflügers Arch. **63.** 1896. S. 362.

Goltz und **Freusberg,** Über den Einfluß des Nervensystems auf die Vorgänge während der Schwangerschaft und des Gebäraktes. Pflügers Arch. **9.** S. 552.

Goltz und **Freusberg,** Über die Funktionen des Lendenmarkes des Hundes. Pflügers Arch. **8.** 1874. S. 460.

Kronecker, H., und **Meltzer, S.**, Über den Schluckmechanismus und dessen nervöse Hemmungen. Ausz. a. d. Monatsber. d. kgl. Akad. d. Wissensch. z. Berlin. 24. Jan· 1881.

Kronecker und **Stirling,** Die Genesis des Tetanus. Arch. f. Physiol. 1878. S. 1.

Levinsohn, Beiträge zur Physiologie des Pupillarreflexes. Graefes Arch. **59.** 1904. S. 191 u. S. 436.

Lewandowsky, M., Die Regulierung der Atmung. Arch. f. Physiol. 1896. S. 195.

Lewandowsky, M., Über Schwankungen des Vagusstromes bei Volumänderungen der Lunge. Pflügers Arch. **72.** 1898. S. 288.

Lewandowsky, M., Untersuchungen über die Leitungsbahnen des Truncus cerebri und ihren Zusammenhang mit denen der Medulla spinalis und des Cortex cerebri. Jena 1904.

Luchsinger, B., Zur Kenntnis der Funktionen des Rückenmarks. Pflügers Arch. **16.** 1878. S. 510.

Luchsinger, B., Über gekreuzte Reflexe. Pflügers Arch. **22.** 1880. S. 179.

Meltzer, S., Das Schluckzentrum. Diss. Berlin 1882.

Mosso, Periodische Atmung und Luxusatmung. Arch. f. Physiol. Suppl.-Bd. 1886. S. 37.

Mott, F. W., Experimental Enquiry upon the Afferent Tracts of the Central Nervous System of the Monkey. Brain. 1895. S. 1.

Mott, F. W., Results of Hemisection of the Spinal Cord in Monkeys. Transact. of the Royal Soc. **183.** 1892.

Osawa und **Tiegel,** Beobachtungen über die Funktionen des Rückenmarkes der Schlangen. Pflügers Arch. **16.** 1877. S. 90.

Pflüger, E., Die sensorischen Funktionen des Rückenmarkes. Berlin 1853.

Porter, W. T., und **Mühlberg, W.**, Experiments concerning the Prolonged Inhibition said to follow Injury of the Spinal Cord. Am. Journ. of Physiol. **4.** S. 334.

Porter, W. T., The Path of the respiratory Impulse from the Bulb to the Phrenic Nuclei. Journ. of Physiol. **17.** 1895. S. 455.

Probst, M., Experimentelle Untersuchungen über die Schleifenendigung etc. Arch. f. Psychiatrie. **33.** 1.

Probst, M., Über den Hirnmechanismus der Motilität. Jahrb. f. Psych. u. Neurol. 1901.

Probst, M., Experimentelle Untersuchungen über das Zwischenhirn und seine Verbindungen, besonders die sogenannte Rindenschleife. Deutsche Zeitschr. f. Nervenheilk. **13.** 1898. S. 384.

Rothmann, M., Über hohe Durchschneidung des Seitenstranges und Vorderstranges beim Affen. Verhandl. d. physiol. Gesellsch. in Berlin. 27. Juli 1902.

Rothmann, M., Über die Leitung der Sensibilität im Rückenmark. Verhandl. d. Berl. med. Gesellsch. **36.** 1906. S. 562.

Rosenthal, Die Atembewegungen und ihre Beziehungen zum Nervus vagus. Berlin 1862.

Rosenthal, Über die Tätigkeit der automatischen Nervenzentren. Erlangen 1875.

Schiff, M., Gesammelte Beiträge zur Physiologie. Lausanne 1894.

Schrader, M. E. G., Zur Physiologie des Froschgehirns. Pflügers Arch. **41.** 1887. S. 75.

Schrader, M. E. G., Zur Physiologie des Vogelgehirns. Pflügers Arch. **44.** S. 175.

Sherrington, C. S., On Reciprocal Innervation of Antagonistic Muscles. Proc. Roy. Soc. (Bisher 13 Mitteilungen.)

Sherrington, C. S., Das Zusammenwirken der Rückenmarksreflexe. Ergebn. d. Physiol. **4.** 1905.

Starlinger, Die Durchschneidung beider Pyramiden beim Hunde. Jahrb. f. Psych. **15.** S. 1.

Stilling, B., Untersuchungen über die Funktionen des Rückenmarkes und der Nerven. Leipzig 1842.

Sternberg, M., Die Sehnenreflexe. Leipzig-Wien 1893.

Steinach und Wiener, Motorische Funktionen hinterer Spinalnervenwurzeln. Pflügers Arch. **110.** 1895. S. 593.

Tschermak, A., Über den zentralen Verlauf der aufsteigenden Hinterstrangbahnen und deren Beziehungen zu den Bahnen im Vorderseitenstrang. Arch. f. Anat. 1898. S. 291.

Turner, On Hemisection of the Spinal Cord. Brain. **14.** 1891.

Türck, Über den Zustand der Sensibilität nach teilweiser Trennung des Rückenmarkes. Wiener Zeitschr. d. Gesellsch. d. Ärzte. März 1851.

Verworn, M., Tonische Reflexe. Pflügers Arch. **115.** 1897. S. 63.

Wertheimer, Recherches expérimentales sur les centres respiratoires de la moelle épinière. Journ. de l'Anat. et de la Physiol. **22.** 1886.

Woroschiloff, Der Verlauf der motorischen und sensiblen Bahnen durch das Lendenmark des Kaninchens. Ludwigs Arbeiten. 1875. S. 99.

Zwaardemaker, H., und Lans, L. S., Über ein Stadium relativer Unerregbarkeit als Ursache des intermittierenden Charakters des Lidschlagreflexes. Zentralbl. f. Physiol. **13.** 1899. S. 325.

Experimentelle Physiologie des Kleinhirns.

Von

M. Lewandowsky-Berlin.

Über die Leitungsbahnen des Kleinhirns vgl. Kap. Ataxie des Abschnittes: Allgemeine Pathologie, Symptomatologie und Diagnostik und Kap. Anatomie des Kleinhirns.

Die Behauptungen einer Beziehung des Kleinhirns zum Geschlechtstrieb (Gall) oder zum Gehör und Geschmack (Varol), sind als widerlegt zu betrachten. Die nach Kleinhirnverletzungen häufig zu beobachtende Glycosurie ist wohl als Fernwirkung auf die Medulla oblongata aufzufassen.

Daß das Kleinhirn ein Zentralorgan der Bewegungsregulierung ist, unterliegt keinem Zweifel.

Über die Art der Bewegungsstörungen, die nach Verletzung des Kleinhirns zur Erscheinung kommen und demgemäß auch über die Art seiner Funktion, sind die Forschungen jetzt so weit gefördert, daß das Wesentliche feststeht, und daß diejenigen Punkte, bei denen sich noch Schwierigkeiten der Beobachtung oder der Deutung ergeben, scharf bezeichnet werden können.

Ganz allgemein wird die Störung, die nach Kleinhirnverletzungen eintritt, als **Ataxie**, demgemäß die Funktion des Kleinhirns als eine koordinierende bezeichnet. Die Bezeichnung „Ataxie" ist jedoch zunächst nicht unbedingt eine einheitliche, und gerade in bezug auf das Kleinhirn ist sie von den verschiedenen Forschern in verschiedenem Sinne gebraucht worden.

Flourens glaubte festgestellt zu haben, daß bei kleinhirnverletzten Tieren die Bewegung der Extremitäten erhalten, die Verknüpfung der Extremitätenbewegungen zu geordneter Lokomotion aber aufgehoben sei. Eine solche grobe Koordination der Lokomotion im Kleinhirn ist bereits von Brown-Séquard bestritten, und Luciani hat nachgewiesen, daß sich kleinhirnlose Tiere noch sehr wohl fortbewegen können.

Eine Gruppe von Autoren findet die Aufgabe der durch das Kleinhirn ausgeübten Koordination darin, das Körpergleichgewicht zu erhalten. Dabei ist der Begriff des Körpergleichgewichts auch kein einheitlicher. Die einen nehmen eine koordinatorische Tätigkeit an, die speziell der Aufrechterhaltung des Körpers diene (Thomas, H. Munk u. a.), die anderen beziehen sich auf die Zwangsbewegungen, die bei Tieren nach Kleinhirnverletzungen auftreten (Pourfour du Petit, Magendie) und nehmen demgemäß eine den Körper im Raume richtende Tätigkeit des Kleinhirns an.

Luciani hält die sogenannte Kleinhirnataxie für eine im wesentlichen motorische Störung und löst sie in drei Komponenten auf: die Asthenie, eine Schwächung der Energie des Nervenmuskelapparates in der Tätigkeit, die Atonie, eine Verminderung der Muskelspannung in der Ruhe, und die Astasie, einen Verlust der normalen Stetigkeit der Bewegung. In der Betonung der motorischen Tätigkeit des Kleinhirns waren Luciani schon eine Reihe früherer Autoren, zuerst Rolando, dann Dalton, Luys, Weir-Mitchell vorangegangen.

Ihnen stehen diejenigen gegenüber, die die motorischen Störungen, die nach Verletzungen des Kleinhirns auftreten, als bedingt durch primäre sensible Störungen auffassen. Am weitesten hierin ging Lussana, der das Kleinhirn zum Zentrum des Muskelsinns erklärte. Es ist das ja sicher insofern nicht richtig, als im Großhirn ja mindestens noch ein anderes Zentrum des Muskelsinnes existiert. Ich habe dann die Lussanasche Theorie modifiziert, stimme aber mit Lussana darin überein, daß die Kleinhirnataxie in der Tat eine sensorische Ataxie darstellt. Diese Annahme der sensorischen Ataxie steht übrigens nicht ganz der eines Gleichgewichtsorgans, bzw. eines Organs zur Aufrechterhaltung des Körpers im Raume entgegen. Vielmehr hat schon Thomas, wenn auch in recht unklarer Weise, die Einflußnahme der auf afferenten Bahnen dem Kleinhirn zugeführten Erregungen betont, und neuerdings hat Munk, indem er die wesentlichen der von mir ermittelten Tatsachen und aufgestellten Deutungen akzeptierte, die Bedeutung der durch das Kleinhirn ausgeübten sensorischen Regulierung ausdrücklich dahin eingeschränkt, daß sie nur zur Gleichgewichtserhaltung, bzw. Aufrechterhaltung des Körpers verwendet würden.

Ich selbst habe dann aber außer der Aufstellung der sensorischen Natur der Kleinhirnataxie betont, daß die beim Tier nach Kleinhirnverletzung zu beobachtenden Erscheinungen überhaupt nicht einheitlich zu erklären seien, daß vielmehr die Zwangsbewegungen ein von der Ataxie zu trennendes Symptom seien, das vielleicht mit dem Schwindel beim Menschen zu analogisieren wäre insofern, als die Zwangsbewegunggn als der objektive Ausdruck derselben Störung der Orientierung im Raume aufgefaßt werden könnten, von der Schwindel die subjektive Empfindung wäre.

Die Eingriffe, durch die man versucht hat, einen Einblick in die Funktionen des Kleinhirns zu gewinnen, bestehen in Reizungen und in Exstirpationen. Durch Reizungen der Kleinhirnrinde kann man sowohl Bewegungen der Extremitäten, wie auch der Augen, wie auch Zwangsbewegungen erzielen. Viel wichtiger sind bisher die Exstirpationen des Kleinhirns gewesen, die sich entweder auf das ganze Kleinhirn, eine Kleinhirnhälfte oder umgrenzte kleinere Teile des Kleinhirns erstreckten.

Nach Exstirpation einer Kleinhirnhälfte beobachten wir beim Hunde zunächst heftige **Zwangsbewegungen,** und zwar Rollbewegungen nach der Seite der Operation (wenn man den Akt der Rollung aus der aufrechten Haltung in die Rückenlage ins Auge faßt; aus der Rückenlage in die Bauchlage ist die Bezeichnung der Richtung nach der Seite des Tieres natürlich die umgekehrte), die sich dann in Zeigerbewegungen und Manegebewegungen mildern. Der Zwangsbewegung entspricht eine Zwangshaltung in der Ruhe derart, daß eine Seitenlage auf der operierten Seite, bzw. eine Haltung mit konkaver Ausbiegung der Wirbelsäule nach derselben Seite eingenommen wird. Das Auge wird dabei nach der Gegenseite abgelenkt, nach Hertwig und Magendie steht dabei das Auge der verletzten Seite nach unten, das andere nach oben. Es besteht Nystagmus.

Mit dem Abklingen dieser Zwangsbewegung tritt dann die Ataxie hervor, die sich aber leicht auch zur Zeit der heftigsten Zwangsbewegungen nachweisen läßt, und die nur infolge der Heftigkeit der Zwangsbewegungen leicht der Beobachtung entgeht.

Die Bedeutung der Zwangsbewegungen hängt von der Deutung ihres Verhältnisses zu den ataktischen Erscheinungen ab. Luciani betrachtet die Zwangsbewegungen einfach als vorübergehende Reizerscheinungen. Das ist schon darum sehr unwahrscheinlich, weil Andeutungen der Zwangsbewegungen dauernd bestehen bleiben, und auch darum nicht genügend, weil — auch wenn die Zwangsbewegungen Reizerscheinungen wären — sie auf eine besondere Funktion des Kleinhirns hindeuten würden. H. Munk bezeichnet sie als natürliche Folge der Unfähigkeit des Tieres, sich wie in der Norm aufzustellen und zu gehen, eine Auffassung, die mir völlig unverständlich ist. Ich betrachte die Zwangsbewegungen einerseits als Ausfallserscheinung, andererseits als den Ausdruck einer besonderen Funktion des Kleinhirns, bei der Orientierung des Körpers im Raume mitzuwirken. Zu bemerken ist, daß die Heftigkeit der Zwangsbewegungen in der aufsteigenden Tierreihe abnimmt, schon beim Affen sind sie nur angedeutet, und beim Menschen kommen sie bei Kleinhirnerkrankungen kaum mehr vor, am heftigsten sind sie beim Kaninchen. Ich halte die Zwangsbewegungen für das objektive Gegenstück zu der subjektiven Störung der Orientierung im Raume, die beim Menschen der systematische Schwindel darstellt.

Bei symmetrischen Kleinhirnverletzungen, z. B. Exstirpation des Wurms, gehen die Zwangsbewegungen nach hinten (Magendie), bei totaler Kleinhirnexstirpation sind sie überhaupt sehr gering.

Wenn man die Zwangsbewegungen als Ausdruck einer besonderen, den Körper im Raume richtenden Funktion des Kleinhirns auffaßt, so entsteht die Frage, ob und unter welchen zentripetalen Einflüssen etwa diese Funktion ausgeübt wird. Man wird hier zuerst an Impulse vom Labyrinth denken können. Daß diese es aber nicht allein sind, beweist die von Beyer und mir ermittelte Tatsache, daß nach völliger doppelseitiger Labyrinthexstirpation einseitige Kleinhirnverletzung noch die typischen Zwangsbewegungen macht. Ob hier andere zentripetale Einflüsse in Frage kommen, oder ob es sich um eine zentralmotorische Funktion dabei handelt, bleibe dahingestellt.

Die Kleinhirnataxie, der Ausdruck des Ausfalls der zweiten, „koordinierenden" Funktion des Kleinhirns, tritt bei einseitigen Verletzungen auf der Seite der Verletzung zutage (Rolando, Luciani), bei doppelseitigen und bei totaler Kleinhirnexstirpation auf beiden Seiten. Bei nur halber Entfernung des Kleinhirns bildet sie sich bis zu einem sehr hohen Grade wieder zurück, ein Zeichen, daß die beiden Seiten des Kleinhirns — beim Tier — ziemlich vollkommen füreinander eintreten können.

Die Kleinhirnataxie beim Tiere hat — insbesondere dann, wenn man sie durch einseitige Verletzung nur einseitig zur Erscheinung bringt — schon bei flüchtiger Betrachtung sehr viel von der Ataxie bei Durchschneidung der hinteren Wurzeln (Panizza), die ihrerseits mit der des Tabikers übereinstimmt. Ich habe mich bemüht, im einzelnen nachzuweisen, daß die Kleinhirnataxie beim Tier als eine echte sensorische Ataxie anzusehen ist, und zwar besonders dadurch, daß ich zeigte, daß wie bei der Wurzelataxie die Bewegungen des cerebellar-ataktischen Tieres nach allen Richtungen abweichen können, bald zu viel, bald zu wenig Innervation vorhanden ist, die Muskeln bald hypo-, bald hypertonisch scheinen usw. Dazu gelang es auch, bei den Tieren „Muskelsinnstörungen" nachzuweisen in dem Sinne, daß ungewöhnliche Lagen der Extremitäten und des Rumpfes nicht mehr prompt korrigiert wurden, und die Tiere selbst ihre Extremitäten in ungewöhnliche Lagen brachten — Störungen, die von Luciani merkwürdigerweise übersehen und immer bestritten worden waren, die aber inzwischen mehrfach (Bickel, Munk, Rothmann) bestätigt worden sind. Unter Muskelsinn verstehe ich nicht ausschließlich die tiefe Sensibilität, sondern alle solche Sensationen, die der Wahrnehmung der Lage und Stellung der Glieder und des Rumpfes dienen. Es ist unrichtig, wenn H. Munk die Rolle des Kleinhirns nur auf die Vermittelung von Sensationen der tiefen Sensibilität beschränkt. Der kleinhirnverletzte Hund korrigiert die falsche Lage der Extremität auch dann nicht, wenn er sie durch die Hautsensibilität wahrnehmen könnte, z. B. wenn das Dorsum der Pfote dem Boden aufliegt.

Wenn demnach an der Tatsache, daß die cerebellare Ataxie beim Tiere mindestens eine sensorische Komponente hat, nicht gezweifelt werden kann, so entsteht einerseits die Frage, wie sich diese Ataxie zu den anderen bei

Kleinhirnverletzungen beschriebenen Störungen, insbesondere den Luciani-schen: Astasie, Atonie, Asthenie, verhält, und dann die andere, ob die Ataxie bei allen Bewegungen oder nur bei bestimmten, und bei welchen sie hervortritt.

Was die drei Lucianischen Kardinalsymptome, neben denen er andere nicht anerkennt, also auch keine Ataxie in unserem Sinne, anbetrifft, so dürfte sich die Atonie ohne weiteres in der sensorischen Ataxie auflösen lassen; die Lehre vom Tonus und der Atonie wird im Kapitel Ataxie aus-führlich besprochen. Es scheint mir kein Grund vorzuliegen, die Ausübung eines besonderen „motorischen" Tonus durch das Kleinhirn anzunehmen. Die Asthenie spielt überhaupt eine geringe und zweifelhafte Rolle. Sie ist schlecht damit zu vereinbaren, daß sehr häufig beim kleinhirnverletzten Tiere übermäßige (dymetrische) Bewegungen vorkommen. Auch die Lucianische Astasie habe ich früher ganz in die Ataxie aufgehen lassen. Ich glaube jedoch jetzt, daß in dieser Astasie zwei Komponenten enthalten sind, daß sie sich zusammensetzt aus unregelmäßigen Schwankungen, die dem entsprechen, was wir bei jeder sensorischen Ataxie sehen, und aus regel-mäßigen Schwankungen (die sich vielleicht noch in zwei Arten, langsame und schnelle, unterscheiden lassen, von denen die letzteren einem Tremor nahestehen oder mit ihm übereinstimmen). Die Hauptsache in der Diskussion gegen Luciani bleibt aber die Tatsache, daß er mit seinen drei Kardinalsym-ptomen die Kleinhirnataxie überhaupt nicht erklären kann, weil er die eigentliche (sensorische) Ataxie nicht anerkennen will.

Wenn das Kleinhirn somit sicherlich in die Regulierung der Bewegungen eingreift, derart, daß es unter dem Einfluß zentripetaler Impulse zur Ko-ordination der Bewegungen beiträgt, so entsteht die Aufgabe — da das Kleinhirn ja nicht das einzige koordinierende Zentralorgan ist, sondern neben ihm mindestens noch das Großhirn analoge Arbeit leistet —, den Umfang dieser Tätigkeit des Kleinhirns zu definieren.

Hier ist vor allem auf eine Tatsache hinzuweisen, die die Diskussion seit jeher sehr erschwert hat, daß die Bedeutung des Kleinhirns bei den verschiedenen Tierspezies und in der aufsteigenden Tierreihe sich verschiebt, und daß insbesondere beim Menschen die Kleinhirnataxie unter einer scheinbar besonderen Form erscheint (vgl. Kap. Ataxie).

Es liegt das, soweit ich sehen kann, mindestens zum großen Teil daran, daß beim Menschen, in geringerem Maße auch schon beim Affen, die Ex-tremitätenbewegungen mit ihrer Verfeinerung im Dienste komplizierter Bewußt-seinsvorgänge der Kontrolle des Kleinhirns sich entzogen haben, und daß dem Kleinhirn beim Menschen in der Überwachung der aufrechten Haltung und der Beherrschung des Rumpfes dabei eine neue große Aufgabe er-wachsen ist. Aber auch beim Menschen fehlt die Bewegungsataxie bei Kleinhirnerkrankungen durchaus nicht ganz, und beim Tier andererseits gehört die Kontrolle der Haltung und des Ganges mit zu den Aufgaben des Kleinhirns.

Für falsch halte ich die Formulierung von H. Munk, der fast genau, wie früher Thomas, das Kleinhirn zum „Zentralorgan für unbewußte koordi-nierte Gemeinschaftsbewegungen von Wirbelsäule und Extremitäten im all-gemeinen und für die feinere Gleichgewichtserhaltung des Tieres im besondern erklärt". Einerseits ist der prinzipielle Unterschied von Einzelbewegungen und Gemeinschaftsbewegungen überhaupt nicht zu halten, worauf schon Hitzig hinwies, Munk selber hat den Begriff der Gemeinschaftsbewegungen in verschiedenem Sinne gebraucht, und endlich läßt sich nachweisen, daß das Kleinhirn auch bei typischen Einzelbegegungen im Sinne von H. Munk eingreift; ebensowenig beschränkt sich übrigens sein Einfluß auf die Wurzeln der Extremitäten.

Ich habe die Formulierung versucht, daß das Kleinhirn die Bewegungen reguliert in dem Teile, in dem die Bewegung nicht mehr von der Großhirnstufe des Bewußtseins kontrolliert wird oder werden kann — wobei vorausgesetzt wird, daß es niedere Funktionen gibt, die auch der Kleinhirnregulation nicht mehr bedürfen. Die Formulierung besagt vielleicht wenig; aber sie gibt wenigstens einen gewissen Spielraum, um die verschieden große Bedeutung des Kleinhirns in der aufsteigenden Tierreihe zu verstehen, und es läßt sich ihr auch die besondere Bedeutung des Kleinhirns für die Erhaltung des sogenannten Gleichgewichtes unterordnen.

Daß sich Kleinhirn und Großhirn in einem gewissen Maße vertreten können, hat Luciani gezeigt durch den Nachweis, daß vorangegangene Kleinhirnexstirpationen die Folge von Eingriffen in die motorische Zone des Großhirns verstärkt und umgekehrt. Durch das Eintreten des Großhirns dürften auch die verhältnismäßig geringen Motilitätsstörungen bei manchen Fällen von angeborenem Fehlen des Kleinhirns zu erklären sein. Andererseits dürfte die ziemlich vollkommene Art der Fortbewegung des großhirnlosen Hundes (Goltz) wesentlich oder ausschließlich auf Rechnung des Kleinhirns zu setzen sein.

Die Wechselbeziehung zwischen Großhirn und Kleinhirn in der Norm muß wohl im wesentlichen so gedacht werden, daß das Großhirn gewissermaßen — soweit es nicht selbst reguliert — dem Kleinhirn die generelle Anweisung einer Bewegung oder Haltung übermittelt, und das Kleinhirn dann diese generelle Anweisung mit seinen eigenen — zentripetalen und zentrifugalen — Mitteln ausführt. Daß das Kleinhirn in der Norm eine irgend in Betracht kommende Spontaneität besitzt, erscheint sehr unwahrscheinlich. Daß das Großhirn seinerseits von der Tätigkeit des Kleinhirns unterrichtet wird, um im Falle des Versagens von dieser subcorticalen Regulation — soweit ihm möglich — selbst eingreifen zu können, ist sicher. Ob das in der Weise geschieht, daß das Kleinhirn dem Großhirn unmittelbar seine Tätigkeit meldet, oder ob das Großhirn von der Tätigkeit des Kleinhirns erst auf dem Umwege über die Peripherie erfährt, ist eine Frage, die bisher kaum zu beantworten ist. Die Wege zwischen Kleinhirn und Großhirn und umgekehrt sind jedenfalls anatomisch völlig sichergestellt und durchsichtig (vgl. Kap. Ataxie).

Eine besondere Besprechung erfordert noch die Tatsache, daß bei Tieren nach Verletzung des Kleinhirns Muskelsinnstörungen zu beobachten sind, derart, daß abnorme Lagen der Extremitäten nicht korrigiert werden. Dafür sind zweierlei Erklärungen möglich. Entweder das Kleinhirn reguliert in der Norm diese abnormen Lagen der Extremitäten zum Teil selbst (daß daneben das Großhirn sich daran beteiligt, unterliegt ja keinem Zweifel), oder es dient dem „Muskelsinn" als Leitung zum Großhirn, so daß dieses über die Lage der Glieder nach Ausfall des Kleinhirns nicht mehr genügend orientiert ist. Bei der Entscheidung dieser Frage kann zugunsten der eigenen Funktion des Kleinhirns die Tatsache sprechen, daß beim Menschen eine irgend wesentliche Störung der bewußten Lageempfindung bisher nur sehr selten nachgewiesen ist (dagegen Störungen des Kraftsinnes (Lotmar). Einen prinzipiellen Gegensatz zwischen Tier und Mensch bildet aber dieser Mangel eines Ausfalls einer bewußten Empfindung beim Menschen keineswegs, und die Kleinhirnataxie beim Tiere müßte durch die Analyse der Koordinationsstörung als solcher ebenso als sensorische gedeutet werden, wenn man auch keine Muskelsinnstörungen nachweisen könnte. Daß der objektive Nachweis von Muskelsinnstörungen für die Diagnose einer sensorischen Ataxie in der Tat nicht unumgänglich ist, wenn diese Regulierung unterhalb der Schwelle des Bewußtseins vor sich geht, ist mit Recht von Bickel hervorgehoben worden.

Was nun die Lokalisation im Kleinhirn anlangt, so war die Tatsache, daß die Einwirkung des Kleinhirns im wesentlichen eine gleichseitige ist (Rolando, Luciani), bereits erwähnt. Die experimentelle Erfahrung lehrt weiter, daß die einzelnen Teile des Kleinhirns in sehr hohem Maße füreinander eintreten können. Indessen wird doch eine gewisse Lokalisation im Kleinhirn angenommen werden müssen, und es seien hier die Resultate

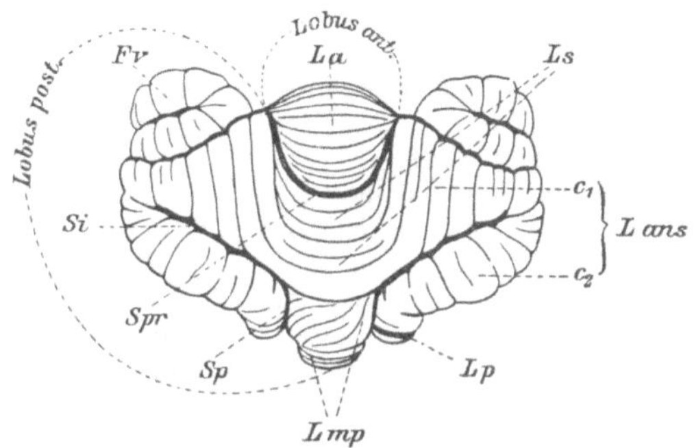

Abb. 112.

Schema des Hundecerebellums nach der neuen anatom. Kleinhirneinteilung von Bolk
(nach Van Rynberk).

L. a. = Lobus anterior. — S. pr. = Sulcus primarius. — L. s. = Lobulus simplex. — S. i. = Sulcus intercruralis. — c. 1 = crus primum. — c. 2 = crus secundum. — L. ans. = Lobulus ansiformis. — L. p. = Lobulus paramedianus. — F. v. = Formatio vermicularis (pars tonsillaris). — S. p. = Sulcus paramedianus. — L. m. p. = Lobulus medianus posterior.

von van Rynberk, zu denen er auf Grund der experimentellen Nachprüfung der von Bolk nach vergleichend anatomischen Gesichtspunkten gegebenen Lokalisation gekommen ist, zugleich mit dem Bolkschen Schema des Hundekleinhirns wiedergegeben:

Lobulus simplex. In den allermeisten Fällen hatte teilweise Zerstörung dieses Lobulus einen Tremor des Kopfes zufolge: ein wochen- und monatelanges Neinschütteln.

Crus primum Lobuli ansiformis. Läsionen im Gebiete des Crus 1, besonders im Gebiete der kurzen Lamellen, haben in allen Fällen Erscheinungen in der gleichseitigen Vorderpfote verursacht. Charakteristisch war in dieser Beziehung die vom Hahnentritt gefolgte „Militärsalut-Bewegung".

Crus secundum lobuli ansiformis. Zerstörung des medialen Knies, wo dieser Lobulus in den Lobulus paramedianus übergeht, verursachte fast immer eine nicht sehr prägnante, jedoch deutlich nachweisbare Schwäche der gleichnamigen Hinterpfote. Sehr ausgiebige Zerstörung des Lobulus zusammen mit teilweiser Zerstörung des Crus primum und des Lobulus paramedianus ergab außerdem exquisite Dysmetrie der Laufbewegungen der gleichnamigen Hinterpfote.

Lobulus paramedianus. Exstirpation dieses Lobulus führte fast regelmäßig zu Rollbewegungen um die Längsachse des Körpers und zu Erscheinungen von Seite der Rumpfmuskulatur (Pleurotonus).

Lobulus c² Lobuli mediani posterioris (Lobulus S van Rynberk). Exstirpation nur dieses Lobulus hatte nie einen Erfolg. Seine Exstirpation im Verband mit Zerstörung der medialen Abschnitte der Crura prima (und des Lobulus simplex) führte zu einem Symptomenkomplex, der neben dem auf den Lobulus simplex zu beziehenden Kopfschütteln in der Hauptsache in einer Verstärkung der nach ausschließlicher Zerstörung der Crura prima auftretenden Erscheinungen bestand.

Literatur.

Beyer, H., und Lewandowsky, M., Experimentelle Untersuchungen am Vestibularapparat von Säugetieren. Arch. f. Physiol. 1906. S. 451.

Binet, A., Les mouvements de manège chez les insects. Rev. philos. 1892. S. 113.

Duccheschi e Sergi, Il senso muscolare nelle lesioni del cerveletto. Arch. di fisiologia. **2.** 1904. S. 233.

Ewald, J. R., Physiologische Untersuchungen über das Endorgan des Nervus octavus. Wiesbaden 1892.

Hitzig, E., Der Schwindel. Wien 1898.

Karplus, Methode zur Freilegung der Brücke. Zentralbl. f. Physiol. **19.** 1906. S. 844.

Lewandowsky, M., Über die Verrichtungen des Kleinhirns. Arch. f. Physiol. 1903. S. 129.

Luciani, L., Das Kleinhirn. Ergebnisse der Physiologie. **3,** 2. 1904. S. 259.

Derselbe, Das Kleinhirn. Deutsche Ausgabe. Leipzig 1893 (Florenz 1891).

Lussana, Leçons sur les fonctions du cervelet. Journ. de la physiologie. **5.** 1862. S. 418.

Munk, H., Über die Funktionen des Kleinhirns. Ber. d. Berl. Akad. d. Wissensch. 1906, Nr. 22.

Muskens, L. J. J., Studies on the Maintenance of the Equilibrum of Motion and its Disturbances, so-called „Forced Movements". Journ. of physiology. 1904. S. 204.

Nothnagel, Experimentelle Untersuchungen über die Funktionen des Gehirns V. Virchows Arch. **68.** S. 33.

Probst, M., Zur Anatomie und Physiologie des Kleinhirns. Arch. f. Physiol. **85.** S. 692.

Rolando, Saggio sopra la vera struttura del cervello etc. Sassari 1809.

Russell, J. S. Risien, The Direction of Rotation in Cerebellar Affections. Brit. Med. Journ. 1897. April.

van Rynberk, G., Tentativi di localizzazioni funzionali nel cervelletto. Archivio di fisiologia. 1, 5. 1904. S. 569.

Sergi, S., Sur la nature du phénomène de la rotation etc. Arch. ital. de biologie. **38.** 1902. S. 233.

Thomas, Le cervelet. Paris 1897.

Experimentelle Physiologie des Großhirns.

Von

Otto Kalischer - Berlin.

Die neuere experimentelle Großhirnforschung schließt sich an die grund-
legenden Untersuchungen von Fritsch und Hitzig (1870) an. Zwei Ergebnisse waren es, die Fritsch und Hitzig in ihrer ersten Mitteilung[1] „Über
die elektrische Erregbarkeit des Großhirns" in einwandfreier Weise
bei ihren Versuchen dartun konnten. Erstens wiesen sie nach, daß das Großhirn überhaupt elektrisch erregbar ist, während bis zu der damaligen Zeit
dasselbe als unerregbar gegolten hatte, da niemals ein Reizungsversuch ge-
glückt war. Zweitens zeigten sie gleichzeitig, daß nicht die ganze Großhirnoberfläche erregbar ist, sondern daß nur an einer bestimmten Stelle der
Konvexität es Punkte gibt, bei deren elektrischer Reizung ganz bestimmte
Muskelcontractionen in der gegenseitigen Körperhälfte erfolgen.

Diese Versuche stellen den Anfang der Lokalisationslehre des Großhirns
dar, besonders da es Fritsch und Hitzig zu derselben Zeit noch glückte,
nach der Exstirpation jener reizbaren Rindenstellen Bewegungsstörungen
in denjenigen Körperteilen zu erzielen, die bei der Reizung mit Bewegung
reagiert hatten.

Eine außerordentlich große Literatur folgte diesen Versuchen. Zwei
Richtungen ließen sich alsbald in derselben erkennen: die einen Autoren, besonders H. Munk[2], verfochten den von Fritsch und Hitzig angebahnten
Lokalisationsgedanken in der schärfsten Form. Andere Autoren wandten
sich zunächst gegen die Lokalisationslehre. Nach der Munkschen Vorstellung sollte jeder Punkt der Körperoberfläche, jeder Muskel, jeder Punkt
der Retina, jede Faser der Membrana basilaris der Schnecke (d. h. die verschieden hohen Töne) einer ganz bestimmten Stelle in der zugehörigen Region
der Großhirnrinde d. h. in der Fühlsphäre, in der Sehsphäre usw. zugeordnet
sein, und zwar genau in der Anordnung, die die Punkte in der Haut, in der
Retina usw. nebeneinander und in der Lage zueinander einnehmen. Jede
Lichtempfindung z. B., die einen bestimmten Punkt der Retina träfe, sollte
von hier aus ein ganz bestimmtes zentrales Element der Großhirnrinde
erregen, und alle Punkte der Retina sollten in dieser Weise und in der
gleichen Anordnung, wie sie in der Retina sich vorfinden, auf die „Sehsphäre"
der Großhirnrinde projiziert sein. In gleicher Weise sollte auch die Haut
auf die „Fühlsphäre" projiziert sein. Ähnlich ferner, wie die Muskeln im

---

[1] E. Hitzig, Physiol. u. klinische Untersuchungen über das Gehirn. Gesammelte
Abhandlungen. Berlin 1904.

[2] H. Munk, Über die Funktionen der Großhirnrinde. 2. Aufl. Berlin 1890, und:
Über die Funktionen von Hirn und Rückenmark. Neue Folge. Berlin 1909.

Körperteile bei- und hintereinander gereiht sind, sollten die motorischen Elemente, die die Muskeln beherrschen, in der „motorischen Region" neben- und nacheinander sich vorfinden.

Diese ganze Vorstellungsweise wurde als Projektionslehre bezeichnet.

Der Hauptgegner dieser Lehre war Goltz, der anfangs jeder Lokalisationsbestrebung feindlich gegenüberstand, später jedoch die Möglichkeit einer gewissen Lokalisation anerkannte, allerdings nur in der allgemeinen Form, daß dem vorderen Teile des Großhirns wesentlich andere Funktionen, als dem hinteren Teile zukämen. Die ausgedehnten und eingreifenden Exstirpationen, die Goltz im Kampfe gegen die spezialisierte Lokalisation vornahm, hatten inzwischen zu außerordentlich bedeutsamen Ergebnissen geführt, insofern als er zeigen konnte, welche Funktionen überhaupt dem Großhirn zukommen.

Der Hund ohne Großhirn.

Es war Goltz[1]) gelungen, einen Hund, dem er das Großhirn vollständig exstirpiert hatte, $1\frac{1}{2}$ Jahre am Leben zu erhalten und genaue Beobachtungen über die demselben verbliebenen Funktionen anzustellen. Der Hund bot, als er $1\frac{1}{2}$ Jahre nach der letzten Großhirnoperation bei voller Gesundheit getötet wurde, wenn wir die wichtigsten Momente aus der Goltzschen Schilderung herausheben, folgendes Bild dar:

Der großhirnlose Hund konnte gehen und laufen. Er befand sich im wachen Zustande meist in lebhafter Bewegung; besonders lebhaft wurden die Gangbewegungen, wenn er längere Zeit nicht gefüttert worden war. Gelegentlich richtete er sich alsdann auf den Hinterfüßen empor und setzte die Vorderfüße auf den Rand der 74 cm hohen Schranke, die seinen Käfig umgab. Auf glattem Boden glitt er leicht aus, erhob sich aber dann von selbst wieder, ohne Unterstützung.

Einzelbewegungen nahm er mit seinen Extremitäten nicht vor. Niemals benutzte er die Vorderpfoten als Hände. Niemals führte er Grabebewegungen mit den Vorderpfoten aus. Schon früher hatte Goltz nach ausgedehnten und tiefen Verletzungen beider Scheitellappen bei Hunden den Verlust der Fähigkeit beschrieben, die Vorderpfoten als Hände zu gebrauchen.

Abnorme Stellungen seiner Glieder korrigierte der Hund alsbald. So setzte er auch jeder Verlegung seiner Gliedmaßen den lebhaftesten Widerstand entgegen. Er brachte dieselben, wenn man sie vom Körper wegzog, wieder in ihre frühere Lage zurück und begleitete diese Bewegung oft mit stimmlichen Äußerungen des Unwillens. Beugte man ihm die Zehen und setzte man sie mit der Rückseite auf den Erdboden, so verbesserte er deren Stellung sofort.

Niemals trat der Hund beim Umhergehen mit dem Fußrücken auf.

Der Tastsinn zeigte sich merklich abgestumpft. Einzelne Teile der Körperoberfläche erwiesen sich aber doch als äußerst empfindlich. So schüttelte der Hund z. B. äußerst heftig mit den Ohren und mit dem ganzen Kopfe, wenn man einen schwachen Luftstrom gegen das Innere seiner Ohrmuscheln blies.

Drückte man ihn an irgendeiner Hautstelle, während er herumging

---

[1]) F. Goltz, Der Hund ohne Großhirn. Pflügers Archiv. 51. 1892.

oder dalag, so knurrte, quiekte oder bellte er je nach der Stärke des Reizes. Später knurrte er, auch wenn man ihn bloß anfaßte, oder auch wenn er an einen Gegenstand unsanft anstieß.

Hatte man seine rechte Hinterpfote ergriffen, so biß er, die Wirbelsäule im Kreisbogen krümmend, nach rechts hin; packte man die linke Hinterpfote, so schnappte er mit entgegengesetzter Wendung nach links. Doch traf er dabei selten die nach seinen Pfoten greifende Hand, sondern streifte sie nur mit den Zähnen oder biß vollständig in die Luft. Die Fähigkeit, zielbewußt den Ort der Belästigung zu finden, ging ihm ab.

Ließ man eine Radfahrtrompete ertönen, so beantwortete der Hund den Lärm mit Schütteln der Ohren und des Kopfes. Dieselben Reaktionen zeigte er auch, wenn man ihn durch Lärm aus dem Schlafe weckte. Er schüttelte — das sei noch bemerkt — die Ohren auch dann, wenn die Trompete im Nebenzimmer angeblasen wurde.

Auf Lichtreiz zogen sich die Pupillen beider Augen lebhaft zusammen. Der Hund schloß ferner die Augen, wenn man, während er im Finstern dasaß, das grelle Licht einer Blendlaterne plötzlich auf ihn richtete. In seltenen Fällen wandte er sogar den Kopf zur Seite. In den Weg gestellte Hindernisse vermied er nicht.

Während Tauben, bei denen am häufigsten vollständige Großhirnexstirpationen vorgenommen wurden, nicht mehr selbständig fressen lernen und, wenn man sie nicht künstlich füttert, verhungern, erwarb der großhirnlose Hund die Fähigkeit, wieder von selbst zu fressen und zu trinken. Hielt man ihm eine Schüssel mit Milch vor das Maul, so begann er sofort die Milch unter Mitwirkung von Zungenbewegungen zu trinken, die sich von denen eines normalen Hundes durchaus nicht unterschieden. Auch Fleischstücke, die er ins Maul gleichzeitig beim Auflecken der Milch bekam, bearbeitete er durch Kaubewegungen in ebenso geschickter Weise wie ein unversehrter Hund. Gab man ihm statt des Fleisches Brot, so kaute er an diesem entsprechend lange, bis er es zu einem Bissen geformt hatte. Jedermann, der das Tier saufen und fressen sah, bekam den Eindruck, daß dasselbe die Aufnahme der Nahrung erstrebte und sie mit Befriedigung verschlang. An manchen Tagen war es gar nicht nötig, den Kopf des Tieres gegen die Fleischschüssel hinzuleiten. Die Schüssel wurde ihm, während sein Kopf vollständig frei gelassen war, vorgehalten, bis die Schnauze das angehäufte Fleisch berührte. Es griff dann gierig zu und verschlang den Fleischhaufen, wie ein normaler Hund.

In Chininlösung getauchtes Fleisch spie der Hund aus; er war nicht dazu zu bewegen, den schlecht schmeckenden Bissen hinunterzuschlucken.

Jeder Ausdruck der Freude fehlte dem Hunde; so ließ ihn sanftes Streicheln der Haut vollständig gleichgültig.

Sein Gebell hatte denselben Charakter wie das eines normalen Hundes.

Ruhe und Schlaf waren bei ihm von viel kürzerer Dauer als bei normalen Hunden. Schlief er, so konnte man ihn durch dieselben Mittel erwecken, durch die ein normaler Hund wach wird; nur bedurfte es stärkerer Reize. So konnte er durch anhaltendes starkes Geräusch erweckt werden; ebenso durch Tastreize. Faßte man ihn etwas derb an, gleichviel wo, so wachte er auf und antwortete sofort mit einem deutlichen Knurren.

Was dem großhirnlosen Hunde fehlte, waren vor allem die Äußerungen, aus den man auf Verstand, Gedächtnis, Überlegung und Intelligenz des Tieres schließt. Der Hund vermochte die Sinne nicht zu einem verständigen Handeln zu verwerten; er kannte keinen Ausdruck der Freude, keine Äußerung des Neides oder der Mißgunst.

Die anatomische Untersuchung des Gehirns dieses Hundes zeigte, daß von den Streifenhügeln und von den Sehhügeln nur noch ein Teil vorhanden war, und dieser sich im Zustande der Erweichung befand. Es ist, wie Goltz meint, mit Wahrscheinlichkeit anzunehmen, daß ein Hund, dem wirklich bloß die Mantelsubstanz des Großhirns fehlt, eine noch größere Fülle von Lebensverrichtungen besitzen wird als dieser Hund.

Wir sehen aus diesem Goltzschen Versuch, ein wie hohes Maß von Funktionen dem Hunde noch bleibt, wenn er des mächtigsten Teiles seines Zentralnervensystems entbehrte, und gelangen zu einer Kenntnis der Funktionen, die wir im Großhirn zu suchen und daselbst zu lokalisieren haben.

So klar aber auch die Ergebnisse dieses Versuches zu sein schienen, so hat er doch zu lebhaften Erörterungen Anlaß gegeben. Wir müssen hier besonders der Kritik H. Munks gedenken, die derselbe an dem großhirnlosen Hunde geübt hat. Es handelt sich dabei um die prinzipiell wichtige Frage, ob dem Hunde ohne Großhirn überhaupt Sinnesempfindungen zukommen. Munks Ansicht geht dahin, daß nicht erst die Sinneswahrnehmung und die Sinnesvorstellung, sondern schon die elementaren Sinnesempfindungen, so die Lichtempfindung, die Schallempfindung usw. an das Großhirn gebunden sind. Er streitet es ab, daß der großhirnlose Hund, der nach Goltzs Schilderung nicht vollkommen blind und taub sein sollte, noch Licht- und Schallempfindung, überhaupt irgendeine Sinnesempfindung hatte, und erklärt die dem Hunde verbliebenen Schall- und Lichtreaktionen für Reflexe, die wahrscheinlich vom Trigeminus aus ihren Ursprung nehmen und ohne jede Beteiligung von Empfindung von unterhalb des Großhirns gelegenen Reflexzentren herbeigeführt werden. Munk suchte weiter darzutun, daß dem großhirnlosen Hunde der Tastsinn vollständig fehlte, und daß, wenn derselbe auf Berührung und Druck reagierte, dieses bloß auf die Erhaltung der Gemeinempfindlichkeit zurückzuführen sei, die zu Gemeinreflexen führte.

Daß die Licht- und Schallerregungen zentralwärts ihren Weg im Trigeminus nehmen und nicht in den betreffenden Sinnesnerven verlaufen, ist eine willkürliche Annahme Munks, für die er einen Beweis nicht beibringt. Wenn aber, wie es nicht zu bezweifeln steht, diese Erregungen, da sie von den peripheren Sinnesorganen aufgenommen worden, ausschließlich in den Sinnesnerven verlaufen, um in den subcorticalen Zentren ihre Umsetzung in die motorischen Reaktionen zu erhalten, so liegt kein Grund vor, diese Reaktionen nicht als wirkliche Seh- und Hörreaktionen zu betrachten und dementsprechend auch Hör- und Sehempfindungen anzunehmen. Selbst dann nicht, wenn die betreffenden Reaktionen mehr unter der Form von Reflexen verlaufen sollten. Wissen wir doch, daß auch von der Großhirnrinde aus manche reflexartige Bewegungen zustande kommen, von denen man auch annehmen muß, daß sie mit Empfinden gepaart sind. Auch beim großhirnlosen Hunde können demnach, selbst wenn man seine Bewegungen als Reflexe betrachtet, dieselben sehr wohl mit Sinnesempfindungen vergesellschaftet sein.

Selbstverständlich führen diese Empfindungen beim großhirnlosen Hunde nicht zu dem hohen Grade von Bewußtsein, das wir beim Sehen und Hören haben, und das wahrscheinlich auch dem normalen Hunde beim Sehen und Hören zukommt.

Munk stellt die Sinnesempfindungen den Allgemeinempfindungen gegenüber. Unter den Allgemeinempfindungen versteht er Schmerzempfindungen. Aber auch diese soll der großhirnlose Hund, soweit man Munk verstehen kann, nicht besitzen, da er ein Automat ist, sondern nur „Allgemeinempfindlichkeit" solle ihm zukommen. Reflektorisch sollten sich alle Äußerungen des Schmerzes einstellen.

Betrachtet man darauf hin das Verhalten[1]) des großhirnlosen Hundes, so wird niemand, der vorurteilslos an die Prüfung herangeht, auf den Gedanken kommen können, daß solch ein Tier, das winselt und schreit, wenn man ihm schmerzhafte Reize beibringt, einen vollständigen Mangel des Empfindens besitzt. Wohl ebensowenig läßt sich aber sagen, daß diesem Hunde, der bei starken Geräuschen, bei Lichteinfall, bei Druckreizen gewisse Reaktionen zeigt, nicht die spezifischen Empfindungen dieser Sinne, wenn auch in geringerem Grade, als dem normalen Hunde zukommen.

Man kann daher weder behaupten, daß der großhirnlose Hund keine Empfindungen hat, noch daß diese Empfindungen des spezifischen Charakters vollständig entbehren. Man kann nur sagen, daß der großhirnlose Hund nicht imstande ist, seine Empfindungen wie der normale Hund zu lokalisieren und dieselben wie der normale Hund zu verwerten; und dem ist noch hinzuzufügen, daß die Empfindungen des großhirnlosen Hundes im allgemeinen abgestumpft und herabgesetzt sind, so daß erst bei stärkeren Reizen als beim normalen Tiere die Reaktionen auf die verschiedenen Sinnesreize erfolgen.

Alles in allem ergibt sich, sagt Hitzig, und wir stimmen dem bei, aus den Untersuchungen von Goltz, daß in den hinter dem Großhirn gelegenen Kernen grauer Substanz die Sinnesreize einer ersten Aufrollung zu Sinneseindrücken unterliegen, und daß diese Sinneseindrücke sich unter der Schwelle des Bewußtseins in geordnete, komplizierte, zweckmäßige Bewegungen umzusetzen vermögen.

Daß den subcorticalen Sinneszentren eine größere Rolle bei der Entstehung der Sinnesempfindungen zufällt, als man bisher angenommen hatte, zeigen ferner meine Versuche[2]) an dressierten Hunden. Hunde, die ich so dressiert hatte, daß sie bei einem ganz bestimmten Tone nach vor ihnen liegenden Fleischstücken schnappten, bei allen anderen Tönen aber die Fleischstücke liegen ließen, bewahrten diese Unterscheidungsmöglichkeit für die Töne auch dann, als ich ihnen beide Schläfenlappen in allergrößter Ausdehnung exstirpiert und damit die ganze Hörstrahlung der Großhirnrinde zerstört hatte. Ferner bewahrten Hunde, die so dressiert waren, daß sie verschiedene Lichtintensitäten unterschieden, indem sie bei hellem Licht nach den vor ihnen liegenden Fleischstücken schnappten, bei abgeschwächtem Lichte die Fleischstücke liegen ließen, diese Fähigkeit, auch dann, als ich bei denselben den Occipitallappen (die Munksche Sehsphäre) auf beiden Seiten in größter Ausdehnung mitsamt der Sehstrahlung zerstört hatte.

Es folgt aus diesen Versuchen nicht ohne weiteres, daß auch der großhirnlose Hund, wenn er vor den Operationen in geeigneter Weise dressiert würde, die Ton- und Lichtdressur in der genannten Art und Weise bewahren

---

[1]) Ein der Beschreibung von Goltz ganz ähnliches Bild bot ein großhirnloser Hund dar, den Rothmann kürzlich demonstrierte.

[2]) O. Kalischer, Zur Funktion des Schläfenlappens des Großhirns. Eine neue Hörprüfungsmethode bei Hunden; zugleich ein Beitrag zur Dressur als physiologischer Untersuchungsmethode. Sitzungsber. d. Kgl. Preuß. Akad. d. Wiss. 21. Febr. 1907.

müßte, da es möglich ist, daß die subcorticalen motorischen Zentren (Freß-
zentren) zur Erhaltung ihrer feineren Erregbarkeit doch der Einwirkung der
im Großhirn gelegenen motorischen Zentren bedürfen. Das aber geht aus
meinen Versuchen mit Sicherheit hervor, daß es der Sinneszentren der
Großhirnrinde nicht bedarf, damit die feinsten Sinnesreize zu prägnanten
Reaktionen führen, zu Reaktionen, die man kaum als Reflexe ansehen kann,
da sie durchaus den gewohnten willkürlichen Bewegungen entsprechen.
Niemand, der die Versuche sieht, möchte auf den Gedanken kommen, die
bei dem Erklingenlassen eines bestimmten Tones eintretende Freßbewegung
als einen einfachen Reflex zu deuten. Trotz des Fehlens der „Sinnessphäre"
des Großhirns handelt es sich hier unzweifelhaft um Sinnesempfindungen,
von denen man allerdings nicht sagen kann, welchen Anteil sie am allgemeinen Bewußtsein nehmen.

Die Ergebnisse der elektrischen Reizung des Großhirns.

Nach verschiedenen Richtungen suchte man in der Folgezeit die Fritsch-
Hitzigschen Versuche der elektrischen Reizung des Großhirns fortzuführen
und zu erweitern. Hatten Fritsch und Hitzig zuerst am Gehirn des
Hundes die Reizpunkte gefunden, so ging man alsbald daran, auch bei
anderen Tierarten, bei höheren und niederen Tierklassen, nach analogen
Reizpunkten zu suchen. Ferner war man bestrebt, die Reizungsergebnisse
selbst zu einer noch genaueren Lokalisation zu verwenden und auch die
Großhirnteile, die sich zunächst als nicht reizbar erwiesen hatten, wie die
Hinterhauptslappen, die Stirnlappen usw. von neuem auf ihre Erregbarkeit
zu prüfen. Auch die Bedingungen, unter denen die Reizungseffekte zustande kommen, die nervösen Teile, die die Reizung aufnehmen, die Bahnen,
die sie leiten, suchte man des näheren festzustellen. Insbesondere wurde
die Frage, ob die Reizungserfolge von der Erregung der Ganglienzellen oder
der von ihnen ausgehenden Nervenbahnen herrührt, vielfach erörtert. Es
kann jetzt als entschieden gelten, daß die Rindenelemente (Ganglienzellen)
durch den elektrischen Strom erregbar sind. Die hauptsächlichsten Gründe
für diese Annahme sind folgende:
Es zeigte sich, daß, wenn man die Elektroden auf die unversehrte
Großhirnoberfläche aufsetzte, schwächere Ströme für den Erfolg aus-
reichten, als wenn man nach Abtragung der Rinde die freigelegte weiße
Substanz reizte. Ferner traten die Bewegungen, wenn man die unversehrte
Großhirnoberfläche reizte, später ein und dauerten länger an als bei Reizung
der weißen Substanz nach abgetragener Rinde. Ferner blieben bei Hunden,
die mit Chloral oder anderen Narcoticis narkotisiert waren, auf Reizung der
Großhirnoberfläche, nicht aber auf Reizung der weißen Substanz die Reizerfolge aus.
Sind auch die großen Pyramidenzellen wohl besonders zur Aufnahme
des elektrischen Reizes befähigt, so lassen sich die Reizerfolge auch von dort
aus hervorrufen, wo die großen Pyramidenzellen fehlen. Doch scheint es,
daß alsdann stärkere Reize erforderlich sind, worauf wir noch bei den Reizungen der hinteren Zentralwindung und der Stirnlappen zurückkommen.
Allerdings muß man immer daran denken, daß dort, wo nur bei starken
Strömen ein Reizerfolg eintritt, nicht die Ganglienzellen, sondern die weiße
Substanz den Reizerfolg vermittelt hat.

Die elektrischen Reizungen wurden zum Teil mit bipolaren, zum Teil mit unipolaren Elektroden ausgeführt; die bipolare Reizung, indem man die beiden, stecknadelkopfgroßen Elektroden auf die Hirnoberfläche aufsetzte, die unipolare, indem man nur die eine punktförmige Elektrode auf die Hirnoberfläche aufsetzte, die andere indifferente Elektrode in den Körper, meist in den Anus einführte. Der Reizung mit den unipolaren Elektroden wurde von manchen Autoren, u. a. von Grünbaum und Sherrington, bei ihren Versuchen an Anthropoiden der Vorzug gegeben, ohne daß jedoch die Vorteile dieser Methodik schon mit Sicherheit feststünden.

Von Hitzig wurde sowohl der galvanische, wie der faradische Strom verwendet; später bediente man sich vorzugsweise der faradischen Reizung. Hitzig gelang es, von der Rinde aus durch den elektrischen Strom sowohl Teile von Muskeln, wie einzelne Muskeln, wie Kombinationen verschiedener Muskeln in Tätigkeit zu setzen. Reizte er mit einzelnen Nervenstößen, so ließen sich bei passender Abstufung der Stromintensität leicht einzelne Teile von Muskeln zur Contraction bringen. „Für diese einzelnen Schläge sind entweder einzelne Induktionsschläge zu benutzen oder besser die galvanischen Schläge, denen man beliebige Dauer verleihen kann, was den Zwecken der Untersuchung förderlich ist, während die damit Hand in Hand gehende Zunahme der elektrolytischen Wirkung allerdings von Nachteil ist." Die Hervorbringung kombinierter Muskelaktionen erfolgte dagegen nach Hitzig nicht nur leichter, sondern in erheblich vollkommener Weise bei Anwendung von Induktionsströmen; hinwieder war die Lokalisierung einzelner Reizeffekte auf eng begrenzte Punkte nur unter Zuhilfenahme der Reizung mit einzelnen Schlägen möglich.

Die elektrische Reizung erfordert auch nach anderen Richtungen hin große Vorsicht; und eingehende Kritik jedes einzelnen Reizversuches ist notwendig, wenn man die mannigfachen Fehlerquellen vermeiden und den Versuch mit Erfolg für die Lokalisation verwerten will.

Im allgemeinen sind nur schwache Ströme bei der Reizung zu verwenden, da bei stärkeren die Gefahr der Stromschleifen besteht. Man erhält dann nicht den Erfolg der Reizungsstellen selbst, sondern mannigfache andere Reizeffekte, ev. tritt auch eine Reizung der unterhalb der Rinde verlaufenden Projektionsbahnen ein. Besonders im Bereich der großen Pyramidenzellen müssen stärkere Ströme vermieden werden.

Bei ein und demselben Tiere lassen sich nur ganz wenig brauchbare Resultate erzielen. Denn hat man mehrmals von einer Stelle aus eine bestimmte Bewegung erhalten, so tritt der gleiche Reizerfolg häufig auch bei der Reizung benachbarter Stellen ein. Indem man alsdann den gleichen Reizerfolg von verschiedenen Stellen erhält, die mit dem eigentlichen Zentrum der Bewegung nichts zu tun haben, ist der Versuch für lokalisatorische Zwecke nicht mehr zu verwerten. Es ist deswegen wünschenswert, bei dem einen Tiere an dieser Stelle, bei dem anderen Tiere an jener Stelle die Reizung mit möglichst schwachen Strömen vorzunehmen. Will man aber doch bei dem gleichen Tier an mehreren Stellen reizen oder den ersten Reizerfolg kontrollieren, so muß man größere Pausen zwischen die einzelnen Reizungen einschieben.

Selbst bei den Tieren derselben Spezies finden sich mitunter Abweichungen in bezug auf die Erregbarkeit; die Lage der Reizpunkte ist nicht immer die nämliche. Alle diese Schwierigkeiten lassen es verständlich erscheinen, daß die verschiedenen Untersucher in vielen Punkten zu von-

einander abweichenden Ergebnissen gelangt sind. Die besten Bedingungen für eine erfolgreiche Reizung sind trotz zahlreicher Bemühungen
noch keineswegs klargestellt. — Feststeht, daß die verschiedenen
größeren Körperteile in der motorischen Zone, die durch das Vorhandensein
der großen Pyramidenzellen ausgezeichnet ist, ganz bestimmte Repräsentationsstellen haben, von denen aus Bewegungen der betreffenden
Körperteile mittels des elektrischen Stromes hervorgerufen werden können.
So hat das Vorderbein des Hundes andere Reizpunkte, als das Hinterbein;
beide haben andere Reizpunkte als der Kopf des Hundes. Die Lage der
Reizstellen zueinander ist im allgemeinen der Lage entsprechend, die die
Körperteile zueinander am Körper des Tieres einnehmen. Wenn sich auch,
wie schon erwähnt, kleine Verschiedenheiten in den Reizpunkten bei derselben Tierart darbieten, so ist die relative Lage derselben doch im wesentlichen überall die gleiche.

Was die feinere Gliederung dieser größeren Reizzentren (Vorderbein, Hinterbein, Kopf) betrifft, so ist bisher eine solche beim Hunde nur
mit teilweisem Erfolge vorgenommen worden. Man ist dabei über die Angaben von Hitzig (s. unten) nicht wesentlich hinausgekommen. Man erhält
beim Hunde von den betreffenden größeren Zentren aus mal diese, mal
jene Bewegung des dem Zentrum zugehörigen Körperteiles, ohne daß sich
eine bestimmte Differenzierung mit Sicherheit ergäbe. Es gelingt z. B. nicht
immer, die verschiedenen Bewegungen des Vorderbeins vom Zentrum desselben aus bei dem gleichen Tiere hervorzurufen. Es hängt das zum Teil
mit dem bereits oben erwähnten Umstande zusammen, daß, wenn einmal
eine bestimmte Bewegung erfolgt ist, dieselbe sich leicht immer wieder auch
bei der Reizung benachbarter Stellen einstellt. Dagegen hat man beim
Affen, beim niederen sowohl als auch ganz besonders bei den Anthropoiden, eine feinere Gliederung der Zentren mit Erfolg durchgeführt. Vor
allem in den umfangreichen Zentren des Armes und der Hand wurden dicht
nebeneinander Reizpunkte aufgefunden, von denen aus sich einzeln fast alle
Gliederteile und Fingerstellungen hervorbringen ließen. Beevor und Horsley[1])
fanden dabei, daß die Bewegungen der größeren Glieder von der
oberen Partie der Armregion, die kleineren und differenzierteren Bewegungen von der unteren Partie dieser Region herbeizuführen sind; sie stellten
weiter fest, daß bei Reizung der obersten Partie die Glieder in der Reihenfolge: Oberarm, Vorderarm, Hand und Finger in Bewegung kommen, während
bei Reizung der untersten Partie die Glieder in der umgekehrten Reihenfolge an der Bewegung teilnehmen. Aus der Fortpflanzung des Reizes in
der Großhirnrinde läßt sich auf diese Weise die Lage der einzelnen Zentren
zueinander erkennen. Auch die verschieden möglichen Bewegungen jedes
einzelnen Gliedes (wie Flexion, Abduktion usw.) sahen Beevor und Horsley
in bestimmter Reihenfolge auftreten, wenn der Reizungsort von oben nach
unten wechselte, indem z. B. der Oberarm erst vorgeführt, dann abduziert,
dann nach außen rotiert, endlich adduziert wurde.

Je höher das Tier in der Tierreihe steht, je feiner und ausgiebiger
seine Bewegungen sind, um so zahlreicher sind auch die Reizpunkte in seiner
Hirnrinde, von denen aus jene Bewegungen mittels der elektrischen Reizung
hervorgerufen werden können. Diesen Unterschied, der uns z. B. beim Hunde

---

[1]) Beevor und Horsley, Philos. Transact. of the Roy. Soc. of London. 178. 1887.

und Affen entgegentritt, kann man deutlich auch bei den Vögeln[1]), z. B. bei den Tauben und Papageien, beobachten. Bei den Papageien, die ihren Fuß als Hand gebrauchen, sind bei der Reizung der Großhirnoberfläche weit mehr und viel feinere Bewegungen als bei den Tauben zu erzielen. Und wiederum unter den Papageien selbst kann man noch Unterscheidungen machen, indem bei den Tieren, die während des Lebens die zierlichsten Bewegungen ausführten, diese Bewegungen besonders gut und schon bei geringer Reizstärke von der Großhirnoberfläche aus durch Reizung zu erhalten sind.

Sucht man tiefer in das Wesen und in das Zustandekommen der Reizerfolge einzudringen, so sieht man, daß noch grundlegende Fragen der Beantwortung harren.

Wir nehmen an, daß in dem Maße, als das Tier von der Geburt an zulernt, sich die Eindrücke der verschiedenen Körperbewegungen an den ihnen zugeordneten Stellen der motorischen Zone gleichsam ansiedeln und um so mehr sich daselbst einprägen, je häufiger die betreffenden Bewegungen von dem Tiere geübt werden. Um so mehr sie geübt werden, um so leichter werden sie vom Willen auszulösen und durch den elektrischen Strom von den betreffenden Reizstellen aus hervorzurufen sein. Was uns bisher gar nicht bekannt ist, das ist die Art und Weise, in der die Repräsentation in der Rinde vor sich geht.

Nach der einen Vorstellung gibt es keine absoluten Grenzlinien zwischen dem Lokalisationsfelde der einen und dem der anderen Bewegung; jede Bewegung soll einen Mittelpunkt größter Repräsentation haben, und von diesem Mittelpunkte aus soll sich die Repräsentation stufenweise in die umgebende Rinde hinein verlieren, so daß die Repräsentationsfelder verschiedener Bewegungen übereinandergreifen. Nach dieser Vorstellung würden auch die Zentren größerer Körperteile nicht scharf voneinander geschieden sein, sondern an ihren Grenzen sich teilweise überlagern müssen.

Im Gegensatze zu dieser Vorstellung meint Munk, daß keine größeren Erregungskreise für die einzelnen Bewegungen bestehen, sondern daß, wie die Muskeln im Körperteile bei- und hintereinander gereiht sind, die motorischen Elemente, die mittels der Muskelzentren die Muskeln beherrschen, in der motorischen Region neben- und nacheinander gereiht sind. Wie man sich bei dieser Vorstellungsweise Munks selbst die Repräsentation einfacher Bewegungen denken soll, geht aus seinen Angaben nicht klar hervor. Denn selbst bei den einfachsten Bewegungen handelt es sich nicht um die Aktion eines einzigen Muskels, sondern um ein Zusammenwirken mehrerer Muskeln. Durch Hering wurde die Tatsache festgestellt, daß von den Reizstellen aus, die für die Contraction bestimmter Muskeln dienen, gleichzeitig mit der Contraction des Agonisten auch eine aktive Erschlaffung des Antagonisten, und zwar unter genauer gegenseitiger harmonischer Abstufung, bewirkt wird. So erfahren z. B. bei der Flexion der Hand durch den nämlichen Cortexreiz die Extensoren von der nämlichen Stelle aus eine Relaxation. Es müßten demnach, wenn man an der Repräsentation einzelner Muskeln in der Großhirnrinde festhält, die gleichen Muskeln an verschiedenen Stellen vertreten sein, eine Annahme, die durch die Versuche Paneths eine Unterstützung erfährt.

---

[1]) O. Kalischer, Weitere Mitteilung zur Großhirnlokalisation bei den Vögeln. — Sitzungsber. der Kgl. Preuß. Akad. d. Wiss. 11. April 1901.

Was das Zustandekommen kombinierter Bewegungen betrifft, z. B.
das Hochheben des Armes, so sind hier zwei Möglichkeiten denkbar.
Die eine erwähnten wir bereits. Der Reiz kann sich von der zuerst gereizten Rindenstelle aus auf benachbarte Rindenstellen fortsetzen und
die diesen Stellen zugehörigen Reizeffekte auslösen, so daß also an die Bewegung, die von der ersten Rindenstelle aus hervorgerufen ist, sich von
den benachbarten Rindenstellen aus weitere Bewegungen anschließen, bis
schließlich unsere kombinierte Bewegung, das Hochheben des ganzen Armes,
erreicht ist. Möglich ist es aber auch, daß in der Rinde nur die An-
fangskomponente der kombinierten Bewegung erregt wird, und daß sich
erst im Anschluß an diese zu den subcorticalen Zentren fortgeleitete Erregung durch Ausbreitung der Erregung in den unteren Zentren
der kombinierte Reizeffekt herstellt.

Wahrscheinlich spielen beide Momente, sowohl die Ausbreitung der
Erregung in der Rinde selbst, als auch die Fortpflanzung der Erregung zu
den subcorticalen Zentren und die weitere Ausbreitung der Erregung daselbst,
eine Rolle bei der Entstehung kombinierter Bewegungen, mögen dieselben
durch die elektrische Reizung der Großhirnrinde oder durch den Willen des
Tieres hervorgerufen werden. Die Funktionen der subcorticalen Zentren sind
noch zu wenig erforscht, als daß sich mehr als Vermutungen über den Anteil, den sie an den Bewegungskombinationen haben, anstellen ließen. Doch
scheint die Annahme gerechtfertigt, daß sie bei der Entstehung von Gewohn-
heitsbewegungen eine besondere Bedeutung besitzen.

Beide Momente sind wohl auch bei dem epileptischen Krampf-
zustande beteiligt, den man bei den Tieren, bei den einen leichter, wie bei
den anderen, durch erhebliche Intensität der elektrischen Reizung oder bei
langer Dauer derselben hervorrufen kann. Beim Hunde pflegen derartige
epileptische Krämpfe schneller als beim Affen zu entstehen, beim niederen
Affen wieder eher als beim höheren Affen. Wenn es richtig ist, was angegeben wird, daß die Umschneidung einzelner Foci der Hirnrinde das
Fortschreiten der Krämpfe von einem Körperteile zum anderen nicht hindert,
so würde das dafür sprechen, daß dieses Fortschreiten der Krämpfe in den
subcorticalen Zentren geschieht, da nach Umschneidung der Foci der Reiz
in der Rinde selbst sich nicht fortpflanzen kann. Für die gleiche Art der
Fortpflanzung der Krämpfe würde sprechen, daß auch nach Durchschneidung
des Balkens sich die andere Körperhälfte an den Krämpfen beteiligt (von
Lewandowsky bestritten).

Demgegenüber hat Munk die weitere Ausbreitung der Krämpfe in-
hibieren können, wenn er die Rindenpartie, von der der Krampf ausging,
isolierte. Es erscheint nach alledem, daß die epileptischen Krämpfe sich
sowohl in der einen Richtung (in der Rinde selbst), als auch in der
anderen Richtung (über die subcorticalen Zentren hin) ausbreiten können.

<hr>

Wenden wir uns jetzt der speziellen Beschreibung der bei den
höheren Säugern aufgefundenen Reizpunkte des Großhirns zu, so seien hier
zunächst die Reizungsergebnisse kurz mitgeteilt, die Fritsch und Hitzig
am Großhirn der Hunde erzielten, und die der Ausgangspunkt der weiteren
Hirnforschung geworden sind. Wenn wir zunächst die allgemeine Lage der
Reizpunkte ins Auge fassen, so sind im vorderen Teile des Großhirns (in
der motorischen Zone) die Reizpunkte für den Kopf am weitesten nach
außen gelegen, weiter medialwärts kommen die Reizpunkte für das Vorder-

bein und am weitesten medialwärts, dicht an die Reizpunkte für das Vorderbein sich anschließend, die Reizpunkte für Schwanz und Hinterbein.

Unter der Reizpunkten für den Kopf finden sich gesonderte Reizstellen für Öffnung und Schließung der Kiefer, für die Zunge, für die Contraction der Lippen, für das Zurückziehen der Mundwinkel. Ferner eine Reizstelle für den Musculus orbicularis (Lidschluß). Mit dem Lidschluß ist gleichzeitig Hebung des Mundwinkels und der Backe gegen das Auge verbunden. Ferner lassen sich von hier aus einseitige Augenbewegungen, und zwar Hebung und Seitenwendung des gegenseitigen Auges, hervorrufen. Das gleichseitige Auge blieb dabei völlig ruhig. Es wird von hier aus demnach „die Bewegung und der Schutz" des Auges bewirkt, und zwar durch das Ineinandergreifen von Facialis- und Oculomotorius-Wirkung. Zu dem Kopfzentrum gehört auch eine Reizstelle für die Ohrbewegungen. Im Bereich der Reizpunkte für die Kiefer- und Zungenbewegungen konnte auch der Schluckakt ausgelöst werden.

Bei dem Vorderbeinzentrum lassen sich Reizpunkte für die Extension und Adduktion des Vorderbeines von Reizpunkten für die Beugung und Rotation des Vorderbeines unterscheiden; nicht aber beim Hinterbeinzentrum.

Das Kopfzentrum ist von ziemlich erheblicher Ausdehnung, während die Reizpunkte für die Extremitäten (Vorder- und Hinterbein) enger zusammenliegen. Von einem zwischen den Reizstellen für das Vorder- und das Hinterbein gelegenen Punkte aus lassen sich beide Extremitäten zugleich zur Contraction bringen.

Ein wenig nach vorn von der Reizstelle für das Vorderbein finden sich Reizstellen für die Hals-, Nacken- und Rumpfmuskulatur.

Es sei hier noch bemerkt, daß, wenn die Reizung eine gewisse Intensität nicht übersteigt, die dadurch hervorgerufenen Bewegungen ausschließlich in der entgegengesetzten Körperhälfte erfolgen. Erst bei Anwendung stärkerer Ströme kommt es auch zu Bewegungen in der gleichen Seite, besonders zu Bewegungen des gleichseitigen Hinterbeines.

Im Stirnhirn, d. h. im vordersten Teile des Großhirns, das an der Konvexität bis auf eine schmale Brücke vom übrigen Großhirn durch eine tiefe Furche getrennt ist, fand Munk im Gegensatz zu Hitzig Reizungsstellen für die Rumpfbewegungen; doch bedurfte es für diese Reizerfolge sehr starker faradischer Ströme, während der galvanische Strom hier versagte. Auch Contractionen der Bauchmuskeln konnte Munk vom Stirnlappen aus hervorrufen. Ferner gelang es ihm, durch Reizung der vorderen Konvexität des Stirnlappens Atembewegungen zu erzeugen, und zwar eine tiefe Inspiration, gefolgt von Exspirationen, welch letztere gewöhnlich mit starkem Niesen einhergingen. Auf die Bedeutung des Stirnhirns, insbesondere auf die Ansicht Munks, der ausschließen zu können glaubt, daß sich im Stirnhirn ein allgemeines Assoziationszentrum befindet, kommen wir noch bei der Besprechung der Exstirpationen dieses Hirnabschnittes zurück.

Auch die übrigen Teile des Großhirns, die zunächst bei den Versuchen von Fritsch und Hitzig der Reizung widerstanden hatten, konnten in der Folge mit gewissem Erfolge gereizt werden.

Wendung der Augen nach der Gegenseite wurde bei Reizung der hinteren Partien des Großhirns (vom Occipitallappen aus) erhalten; und zwar beteiligen sich beide Augen in gleichem Maße an dieser Bewegung, wenn man nur auf einer Seite reizt.

Schäfer fand beim Affen, daß die Augen immer nach der dem ge-

reizten Occipitallappen entgegengesetzten Seite gehen, daß sie zugleich nach
unten gehen, wenn die Reizung in dem vorderen Abschnitt des Hinterhauptlappens erfolgt, und daß sie zugleich nach oben gehen, wenn die
Reizung in dem hinteren Abschnitt erfolgt. Von der intermediären Zone
ließen sich reine Seitenbewegungen der Augen erhalten. Munk konnte diese
Ergebnisse beim Hunde — mit gewissen Abweichungen — bestätigen.

Vielfach wurde die Frage erörtert, auf welchen Bahnen dieser Reizeffekt bei den Augenbewegungen zustande kommt. Ob die Erregungen des
Occipitallappens durch Assoziationsfasern zu dem in dem vorderen Abschnitt
des Großhirns, in der motorischen Zone, gelegenen Augenbewegungszentrum
gelangen und erst hier die Augenbewegungen auslösen, oder ob die Erregungen direkt vom Occipitallappen in Radiärfasern zu den subcorticalen
Hirnteilen sich fortpflanzen und so die Augenbewegungen herbeiführen.

Schäfer, Rosenbach u. a. konnten die Reizwirkung auf die Augen
vom Occipitallappen aus auch dann noch erhalten, wenn der Occipitallappen
von dem vorderen Teile des Großhirns (von der motorischen Zone) gänzlich
abgetrennt worden war. Durch diese Versuche, die von Munk und Obregia
bestätigt wurden, war erwiesen, daß die Erregungen für die Augenmuskeln
auf direkten Radiärbahnen zu den unteren Augenmittelzentren abwärts geleitet werden können.

Verengerung der Pupille der Gegenseite und nur selten und nur bei
sehr starken Strömen Kopfbewegungen hatte Hitzig vom Occipitallappen aus
hervorrufen können.

Vom Schläfenlappen aus wurden bei Reizung des unteren Abschnittes desselben von Munk und Baginsky Ohrbewegungen erzielt,
ferner Öffnung der Lider und Seitenwendung beider Augen.

Augenbewegungen sind mithin von ganz verschiedenen Stellen
der Großhirnrinde aus hervorzurufen:

Einmal von den Reizpunkten aus, die sich innerhalb des Kopfzentrums
finden. Dabei handelt es sich um Bewegungen, die wesentlich verschieden sind von den Augenbewegungen der übrigen Reizpunkte, nämlich
ausschließlich um Bewegungen des der Reizungsstelle entgegengesetzten
Auges.

Zweitens von dem Hinterhauptlappens aus, der, worauf wir noch
zurückkommen, die engsten Beziehungen zum Sehen besitzt. Hier handelt
es sich um assoziative Bewegungen beider Augen.

Drittens vom Schläfenlappen aus, der in engen Beziehungen zum
Hören steht. Auch hier sind bei der einseitigen Reizung beide Augen beteiligt.

Viertens sind noch Augenbewegungen zu erwähnen, die sich von einem
ganz weit vorn im Bereiche der Reizpunkte für die Nackenbewegungen befindlichen Reizpunkte hervorrufen lassen. Hier handelt es sich gleichfalls
um assoziierte Bewegungen beider Augen, die oftmals in Verbindung mit
Kopfbewegungen auftreten. Es erscheint ziemlich sicher, daß hier die Augenbewegungen nur die Kopf- und Nackenbewegungen begleiten, so daß ein
eigentliches Zentrum für die Augenbewegungen hier nicht anzunehmen ist.

Reizpunkte für die Kehlkopfbewegungen wurden von H. Krause
in der Nähe der Reizstellen für die Kieferöffnung aufgefunden, und zwar
für die Adduktion beider Stimmbänder bei einseitiger Reizung. Bei uni-
polarer Reizung dieser Krauseschen Stellen für die Kehlkopfbewegungen

vermochte Masini Adduktion ausschließlich des gegenseitigen Stimmbandes zu erzielen.

Weitere Reizpunkte für die Kehlkopfbewegungen fand Katzenstein mehr lateralwärts von den Krauseschen Reizpunkten, und zwar konnte er von seinen Reizstellen aus mittels schwacher Ströme Contractionen sowohl des gegenseitigen Stimmbandes, wie auch (nicht gleichzeitig) des gleichseitigen Stimmbandes hervorrufen. Reizte er bei Adduktionsstellung der Stimmbänder, so erzielte er oft Abduktion des gegenüberliegenden Stimmbandes, reizte er bei Abduktionsstellung der Stimmbänder, so erhielt er oft Adduktion des gegenüberliegenden Stimmbandes.

Bei allen Reizungen, bei denen man Kehlkopfbewegungen erhält, erhält man gleichzeitig häufig Bewegungen der Zunge, und zwar Rückwärts- oder Vorwärtsbewegungen derselben, oder auch Contraction des Zungengrundes. Welcher von den Reizpunkten als das eigentliche Zentrum für die Kehlkopfbewegungen anzusehen ist, steht doch dahin; die Kehlkopfbewegungen bilden anscheinend leicht eine Begleiterscheinung anderer Bewegungskombinationen.

Von einem in der Nähe, wohl etwas nach vorn von der Reizstelle für die Nackenbewegungen gelegenen Punkte konnte Katzenstein[1]) Lautgebung beim Hunde hervorrufen. Ob es sich hier um dieselbe Stelle handelt, von der aus Ferrier die Lautgebung beim Hunde erzielte, ist nicht sicher zu sagen. Nach einer kurzen Inspiration tritt bei Reizung der Katzensteinschen Stelle eine ausgiebige Exspiration mit starker Contraction der Bauchmuskeln, Verengerung der Spatia interossea, Vorstrecken der Zunge und Schluß der Kiefer ein, während gleichzeitig ein quarrender oder knurrender Ton erzeugt wird. Ist das Tier vollständig wach, so ist bei jeder Reizung ein lauter Bellton zu hören.

Bei neugeborenen Hunden konnten bisher positive Reizerfolge nicht mit Sicherheit erzielt werden. Soltmann erhielt erst vom zehnten Lebenstage an einen Reizerfolg vom Zentrum der Vorderpfote aus. Diese Untersuchungen an neugeborenen Hunden, auch bei anderen neugeborenen Tieren, bedürfen noch weiterer Prüfungen.

Die hier erwähnten, zunächst von Fritsch und Hitzig aufgefundenen, von anderen Untersuchern noch ergänzten Reizungsergebnisse bei Hunden ließen sich bei den verschiedensten Tierklassen in ganz ähnlicher Weise erzielen. Überall ist die Lage der Reizpunkte im vorderen Teile der Großhirns eine ganz analoge.

Je niedriger die Tiere in der Tierreihe stehen, um so leichter sind von den Reizstellen aus doppelseitige Bewegungseffekte zu erhalten, während bei den höheren Säugern die Reizeffekte sich meist auf die der Reizung entgegengesetzten Seite beschränken.

Bei den Tieren, bei denen es zunächst nicht gelingen wollte, Reizstellen aufzufinden, wie bei den Vögeln, bei denen trotz zahlreich daraufhin gerichteter Versuche die Erregbarkeit des Großhirns lange Zeit nicht erwiesen werden konnte, lag die Vergeblichkeit der Bemühungen hauptsächlich an der ungeeigneten Wahl der Versuchstiere. Man stellte die Reizversuche an Tauben und Hühnern an, bei denen die reizbaren Stellen sehr klein sind und versteckt liegen. Erst nachdem ich bei den Papageien, die ein weit

---

[1]) Katzenstein, J., Über die Lautgebungsstelle in der Hirnrinde des Hundes. Arch. f. Laryngol. 20. Heft 3.

mehr entwickeltes Großhirn besitzen, zu positiven Ergebnissen gelangt war, und hier gesonderte Reizpunkte für die Bewegungen von Bein und Fuß, für die Flügel, für die Zunge, für das Öffnen und Schließen des Schnabels aufgefunden hatte, vermochte ich auch unschwer die gleichen Reizpunkte bei den Tauben, Hühnern und anderen Vögeln nachzuweisen. Bei den höherstehenden Papageien waren Zehen- und Fußbewegungen auf der mit der Reizstelle gleichseitigen Körperhälfte viel schwerer zu erhalten als bei den Tauben und Hühnern, bei denen schon eine geringe Vergrößerung der Stromstärke ausreichte, um auch Zehen und Fuß der gleichseitigen Körperhälfte an der Bewegung teilnehmen zu lassen — ein Verhalten, das dem oben erwähnten Verhalten bei den Säugern entspricht.

Von besonderem Interesse sind die am Gehirn von Affen erzielten Reizungsergebnisse:

Was die niederen Affen betrifft, so fand Hitzig bei Innuus Rhesus die Hauptreizpunkte auf einer Zone, die die vordere Zentralwindung und eine kleine angrenzende Partie des Stirnhirns vor dem Sulcus praecentralis umfaßte. Innerhalb dieses Gebietes ergab sich die Möglichkeit scharfer Lokalisierung. In der vorderen Zentralwindung fand er bei Reizung mit schwachen Strömen bereits sämtliche Bewegungen des Kopfes und der Extremitäten vertreten, darunter auch die Fingerbewegungen. Die allgemeine Reihenfolge der Reizpunkte von medialwärts nach lateralwärts war folgende: Am meisten medialwärts lagen die Reizpunkte für die hinteren Extremitäten; es folgten die Reizpunkte für die vorderen Extremitäten, für den Kopf, für Auge und Lider (Lidschluß), für die Ohren, für den Mundfacialis, Zunge, Kiefer (Schluß und Öffnung).

Es wurden für die vordere Extremität besondere Reizpunkte für die Beugung nebst Rotation und für die Extension nebst Adduktion, sowie für die Fingerbewegungen festgestellt. Besondere Reizpunkte wurden für das Vorstrecken der Zunge und die Retraktion derselben gefunden.

In der angrenzenden Partie des Stirnhirns, vor dem Sulcus praecentralis, lag ein Reizpunkt für die Wendung des Kopfes und der Augen nach der Gegenseite, sowie für die doppelseitige Contraction des Orbicularis. In der Umgebung des Endes der Fissura Sylvii traten, jedoch nur bei Anwendung stärkerer Ströme, Ohrbewegungen auf.

Die Reizwirkungen auf Mundfacialis, Zunge, Kiefer waren doppelseitig, die anderen nur einseitig und betrafen die der Reizstelle gegenüberliegende Körperhälfte.

Von den Reizungsergebnissen, die bei den Anthropoiden erhalten wurden, sind in erster Linie die von Sherrington und Grünbaum beim Schimpansen gewonnenen Ergebnisse zu nennen. Dieselben bedienten sich bei ihren Versuchen ausschließlich der unipolaren Reizung. Sie fanden — in Bestätigung von Hitzigs Befunden bei Innuus Rhesus — die erregbare Zone auf die vordere Zentralwindung, auf einen Teil des Fußes der ersten Stirnwindung und auf den vorderen oberen Anteil des Lobus paracentralis beschränkt.

Innerhalb dieses Bereiches fand sich die gesamte Skelettmuskulatur der Gegenseite vertreten. Die genaue Anordnung ist aus Abb. 113 zu ersehen. Die Zentren für das Hinterbein liegen am weitesten nach der Mantelkante zu, und wiederum von dem Hinterbein sind es die distalsten Abschnitte (Zehen), die am meisten medial liegen. Ihnen schließen sich die proximalen Abschnitte an (Knie, Hüfte). Dann folgt der Rumpf. An ihn schließen sich die proximalen Abschnitte der oberen Extremität, weiter die distalen (Hand und Finger) an, dann der Nacken. Endlich folgen ganz lateral, nach der Sylvischen Furche zu, die Zentren für die Kopfmuskulatur, für den Facialis, den Hypoglossus und für den motorischen Trigeminus.

Die Vertretung der Stimmbänder wurde in der Nähe der Vertretung für Zunge und Mund gefunden.

Assoziierte Bewegungen beider Augen nach der entgegengesetzten Seite konnten durch Reizung eines Gebietes im Frontallappen und von der Gegend der Fissura calcarina im Occipitallappen hervorgerufen werden.

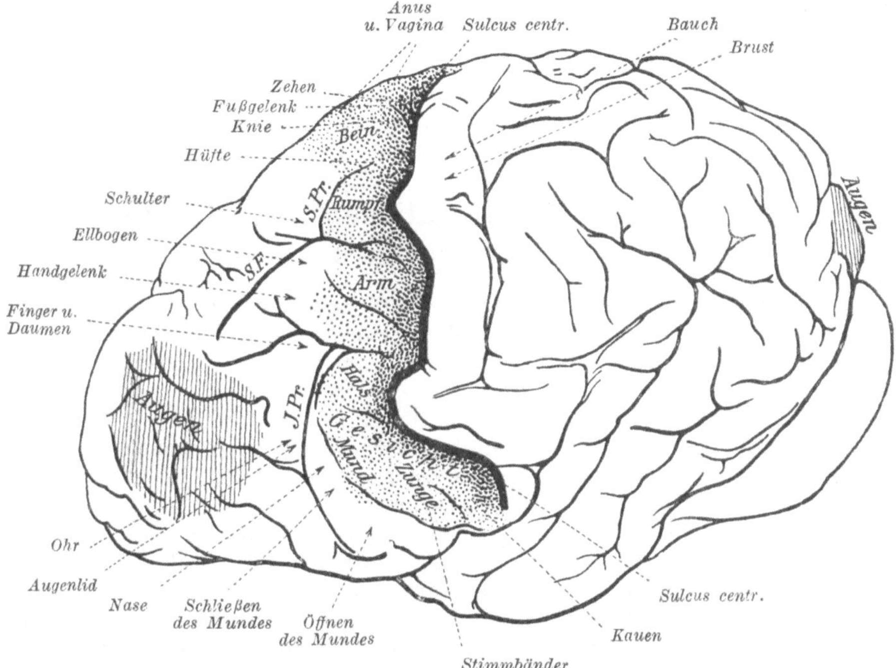

Abb. 113. Linke Großhirnhemisphäre eines Schimpansen (Troglodytes niger) mit den faradisch bestimmten Zentren nach Sherrington und Grünbaum.

S F. = Sulcus frontalis superior, *S Pr* = Sulcus praecentralis superior, *J Pr* = Sulcus praecentralis inferior.

Die Vertretung des Anus und der Vagina, sowie der Schwanzmuskulatur wurde ganz medialwärts im Parazentrallappen gefunden.

Die Lage der einzelnen Foci erwies sich als nicht unbeträchtlichen individuellen Schwankungen unterworfen. Eine gesetzmäßige Beziehung zu den einzelnen Furchen ließ sich nicht erkennen, so daß von einer großen Anzahl von Reizstellen bald diese, bald jene in die Tiefe der Furchen versteckt zu liegen kamen.

Die hintere Zentralwindung erwies sich als unerregbar. Dasselbe gilt vom Stirnhirn; speziell von jener Partie, die der Stelle des Brocaschen Sprachzentrums beim Menschen homolog ist.

Bei den hier geschilderten Reizungsergebnissen an niederen und höheren Affen wurde die hintere Zentralwindung unerregbar gefunden. Es ist aber zu bemerken, daß eine Anzahl Autoren, u. a. Munk, Rothmann, auch die hintere Zentralwindung beim niederen Affen erregbar fanden. Rothmann erzielte nach Exstirpation der vorderen Zentralwindung positive Resultate von der hinteren. Dagegen konnten Lewandowsky[1]) und Simons, als sie die Reizungen einige Wochen nach Exstirpation der vorderen Zentralwindung ausführten, von der hinteren Zentralwindung aus keinerlei Reizerfolge konstatieren, auch wenn sie die stärksten Ströme anwendeten.

Auf welche Umstände die Reizbarkeit der hinteren Zentralwindung, deren Möglichkeit nicht bestritten werden soll, zurückzuführen ist, darüber lassen sich vorläufig nur Vermutungen anstellen. Jedenfalls geht aus allen Angaben hervor, daß ein augenfälliger Unterschied zwischen der vorderen und hinteren Zentralwindung besteht, indem, wenn überhaupt Reizerfolge von der hinteren Zentralwindung erhalten werden, dieselben immer nur vereinzelt und bei Anwendung stärkerer Ströme auftreten.

Die Ergebnisse der Exstirpationen für die Lokalisation im Großhirn.

Wir wenden uns jetzt zu der zweiten, schon von Fritsch und Hitzig angewendeten Methode, mit Hilfe derer eine Lokalisation im Großhirn vorgenommen worden ist, die darin besteht, nach der Exstirpation einzelner Teile des Großhirns die dadurch bedingten Ausfallserscheinungen systematisch zu bestimmen. Wie bei der elektrischen Reizung des Gehirns die Deutung der Reizungsergebnisse auf mannigfache Schwierigkeiten stößt, so ist das in erhöhtem Maße bei der Exstirpationsmethode der Fall. Wohl vermag man mittels dieser Methode gröbere Verhältnisse unschwer festzustellen, wie z. B. die Tatsache, daß den vorderen Abschnitten des Großhirns andere Funktionen zukommen als den hinteren Abschnitten, und ähnliches. Will man aber feinere und exaktere Abgrenzungen der verschiedenen Funktionen vornehmen, so ergeben sich außerordentliche Schwierigkeiten, die sowohl die Ausführung der Exstirpationen als auch die Beurteilung der eintretenden Funktionsstörungen betreffen. Die in der Literatur vorliegenden Angaben sind mit großer Vorsicht aufzunehmen, da viele derselben der nötigen Kritik in Ausführung und Deutung der Versuche durchaus entbehren.

Es ist aus mannigfachen Gründen kaum möglich, eine bestimmte Rindenpartie, deren Funktion man feststellen möchte, für sich allein zu exstirpieren. Wie die anatomische Untersuchung zeigt, werden bei solchen Exstirpationen die Projektionsbahnen geschädigt, und zwar nicht nur die Bahnen, die zu dem betreffenden Stück exstirpierter Rinde gehören, sondern auch solche Bahnen, die benachbarten oder entfernten Rindenstellen angehören. Selbst bei vorsichtigster und sorgfältigster Exstirpation von Rindenpartien kommt es zu Blutungen und Erweichungen in der Tiefe, die natürlich das Symptomenbild außerordentlich zu verändern vermögen. Edinger konnte bei der mikroskopischen Untersuchung von Gehirnen, bei denen Hitzig oberflächliche Rindenläsionen vorgenommen hatte, in der Tiefe solche Herde nachweisen. Es waren das Versuche, die dem äußeren

---

[1]) Lewandowsky und Simons, Zur Physiologie der vorderen und der hinteren Zentralwindung. Pflügers Arch. 129. 1909.

Anschein nach einwandfrei und gut gelungen waren. Die Hirnrinde erschien ganz rein und in idealer Weise 2—3 mm tief abgeschält, und doch vermochte Edinger unterhalb der Läsionen in der Tiefe Spalträume, auch Cysten festzustellen, die öfter bis an den Ventrikel herangingen. Es unterliegt darum auch keinem Zweifel, daß Munk, der bei seinen Rindenexstirpationen meist angibt, die Rinde ausschließlich in einer Tiefe von 2—3 mm entfernt zu haben, viel tiefergehende Verletzungen erzeugt hat. Desgleichen entbehren seine Abgrenzungen, die er bei den Sinnessphären vorgenommen hat, der Zuverlässigkeit. Munk wollte z. B. eine genaue Abgrenzung des Hinterhauptslappens, soweit er zum Sehen in Beziehung steht, vornehmen und insbesondere die vordere Grenze des Sehgebietes mit einer Genauigkeit fast von Millimetern feststellen. Da nun unzweifelhaft bei diesen Versuchen die Sehstrahlung selbst mehr oder minder, wahrscheinlich in sehr hohem Grade geschädigt wurde, so ist gar nicht zu sagen, welche Gebiete der Hirnrinde, die der geschädigten Sehstrahlung angehören, bei der Exstirpation eventuell zurückgelassen wurden. Die zurückgelassene Sehrinde entbehrte natürlich der Sehfunktion. Wenn aber auch die größtmögliche Störung der Sehfunktion durch den Versuch erreicht war, so ließen sich doch in solchen Versuchen die Grenzen der Sehregion keineswegs mit irgendwelcher Sicherheit bestimmen.

Man sehe sich ferner Durchschnitte von Hundegehirnen an und beachte, wie tief die Furchen in die Oberfläche des Gehirns hineinschneiden, wieviel Rinde demnach in der Tiefe verborgen liegt; man beachte weiter, wie eng der Rinde benachbart Projektionsbahnen, von einem Teile der Rinde kommend, zu anderen Rindenteilen verlaufen, und man wird sich von der Unmöglichkeit überzeugen, allein mittels der Exstirpationen so scharfe Abgrenzungen und Lokalisationen zu erzielen, wie sie Munk durchgeführt haben will. Wie leicht grobe Täuschungen entstehen, geht aus den Großhirnexstirpationen hervor, die Munk bei den Tauben vorgenommen hat. Munk hatte gemeint, daß die Tauben nach den Großhirnexstirpationen vollständig blind werden, daß „bei den Vögeln mithin, wie beim Hunde und beim Affen, alle zentralen Vorgänge des Gesichtssinnes an das Großhirn geknüpft sind‟, und hatte die Versuche aller seiner Vorgänger für mißlungen erklärt. Nun unterliegt es keinem Zweifel, nach Schraders Untersuchungen, die auch ich bestätigen konnte, daß die Tauben nach der Großhirnexstirpation nicht blind werden, sondern ein recht erhebliches Sehvermögen dauernd behalten. Sie bleiben z. B. imstande, Hindernisse, die sich ihnen in den Weg stellen, zu vermeiden und beim Fliegen selbst kleinen Stützpunkten zuzufliegen und sich daselbst niederzulassen. Munk gelangte zu seiner irrtümlichen Anschauung dadurch, daß er mehr als das Großhirn exstirpierte und die Schädigung der tieferen, unterhalb des Großhirns gelegenen Teile, die für das Sehen von Bedeutung sind, übersah, weil er seine Operationsergebnisse nur makroskopisch feststellte, während Schrader und ich die operierten Gehirne in Serienschnitte zerlegten und die mikroskopische Untersuchung anschlossen. Wir kommen damit auf einen Punkt, der uns für die weitere Hirnforschung von ausschlaggebender Bedeutung erscheint. Es ist durchaus notwendig, bei den Exstirpationen, die der Lokalisierung dienen sollen, den Umfang der gesetzten Schädigung in jedem einzelnen Falle durch Zerlegung des Gehirns in Serienschnitte und durch genaue Prüfung der absichtlich und unabsichtlich erfolgten Läsionen festzustellen. So viel mühsamer dieser

Weg auch ist, da man viele Versuche als nicht brauchbar wird ausschalten müssen, so erscheint er doch als der einzige, um zu wirklich brauchbaren Exstirpationsergebnissen zu gelangen.

Vom rein physiologischen Standpunkte aus behalten natürlich manche der vorliegenden Untersuchungen, auch wenn man von der Lokalisationsfrage absieht, ihren Wert. So kann man z. B. den Ablauf der Seelenblindheit genau verfolgen, ohne sich um die Nervenbahnen und Gehirnteile zu kümmern, die diesen Zustand herbeiführen.

Aber nicht nur bieten sich bei den Großhirnexstirpationen in bezug auf die Ausführung der Exstirpationen erhebliche Schwierigkeiten dar, sondern gleich schwierig ist es, die an die Exstirpationen sich anschließenden Funktionsstörungen richtig zu beurteilen und zu bewerten. Leicht könnte man zum Ziele gelangen, wenn die unmittelbar nach der Operation sich einstellenden Funktionsstörungen ohne weiteres als die Folgeerscheinungen der Exstirpationen anzusehen wären. Das ist aber durchaus nicht der Fall. Es gibt eine Reihe von Momenten, die das Bild trüben und die von uns gesuchten Ausfallserscheinungen verdecken. Es handelt sich hier um recht komplizierte Verhältnisse, die wir im folgenden kurz erörtern wollen.

Unmittelbar nach der Exstirpation ist der Ausfall an Funktionen meist ein größerer, als der exstirpierten Partie entspricht. Allmählich sieht man alsdann eine Besserung und Vervollkommnung eintreten, und schließlich stellt sich der Ausfall an Funktionen kleiner dar, als zu erwarten stand; ja öfter bleiben bloß geringe, nur bei besonderer Prüfung sich offenbarende Funktionsstörungen zurück.

Die Ausfallserscheinungen nach einer Großhirnläsion sind mannigfacher Art, und dementsprechend treten auch die „Restitutionserscheinungen" in verschiedenen Formen auf.

Ein Teil der Ausfallserscheinungen ist auf die bei einer Großhirnoperation nicht zu verhütende Schädigung der die Operationsstelle umgebenden Hirnpartien, auf Zirkulationsstörungen u. dgl. zurückzuführen, steht also mit der exstirpierten Partie in keinem direkten Zusammenhange. Diese Nebenerscheinungen erfahren alsbald nach der Operation eine Besserung, indem die Zirkulationsstörungen sich ausgleichen und die davon betroffenen Hirnpartien sich wieder erholen.

Hier haben wir vor allem die Restitution derjenigen Ausfallserscheinungen zu betrachten, die von der exstirpierten Partie selbst abhängen, und unterscheiden unter ihnen zweckmäßig zwei verschiedene Gruppen, deren Restitution in verschiedener Weise erfolgt. Zu der einen Gruppe gehören die Ausfallserscheinungen, die ausschließlich von der exstirpierten Hirnpartie abhängen, so daß man die dabei ausfallenden Funktionen als spezifisch für die exstirpierte Stelle bezeichnen kann. Soll hier eine Restitution eintreten, so ist dieselbe nur dadurch möglich, daß andere Rindenpartien, speziell die symmetrischen Partien der normalen Hemisphäre, die Leistungen der exstirpierten Hirnpartie übernehmen. Um ein Beispiel für diese Art von Restitution zu nennen, so kann ein Hund, dessen motorische Zone — sagen wir der linken Großhirnhemisphäre — zerstört ist, die rechte Pfote nicht geben; er lernt es wieder, sie zu geben, indem die motorische Zone der gleichseitigen, der rechten Großhirnhemisphäre für die exstirpierte eintritt. Der Anteil, den diese gleichseitige Großhirnhemisphäre an der genannten Bewegung der rechten Pfote nimmt, läßt sich feststellen, wenn man auch auf dieser Seite die motorische Zone exstirpiert. Die Pfote kann alsdann für die Dauer nicht mehr gegeben werden.

Es ist also das Charakteristische dieser Gruppe von Ausfallserscheinungen, daß, wenn nicht andere Hirnteile für die exstirpierte Hirnpartie eintreten, dieselben für die Dauer in vollem Umfange bestehen bleiben.

Der zweiten Gruppe gehören die Störungen derjenigen Funktionen an, die nicht in einer ausschließlichen, sondern nur in einer gewissen Abhängigkeit von der exstirpierten Hirnpartie stehen. Funktionen, die auch ohne die exstirpierte Partie vor sich gehen können, wenn sie auch durch deren Einfluß eine gewisse Modifikation erfahren. Der Hund, dem die motorische Zone auf beiden Seiten des Großhirns exstirpiert ist, kann noch gehen und laufen. Das Gehen und Laufen ist aber geschädigt, da die subcorticalen Zentren jetzt des modifizierenden Einflusses der motorischen Zone entbehren.

Um bei diesem Beispiele zu bleiben und an der Hand desselben die Untersuchung fortzuführen, so ist der Hund unmittelbar nach der Exstirpation der motorischen Zone weit mehr geschädigt; er zeigt weit mehr Ausfallserscheinungen; er kann zunächst weder gehen noch laufen. Beides stellt sich erst — mit der ebengenanten Einschränkung — nach einiger Zeit wieder ein. Die Erklärung dieser und ähnlicher Restitutionen hat die mannigfachsten Erklärungsversuche hervorgerufen. Warum leiden die subcorticalen Zentren, von denen das Gehen und Laufen des Hundes in unserem Falle abhängig ist, durch die Exstirpation der übergeordneten Zentren in so hohem Grade, daß sie für einige Zeit gänzlich versagen? Wodurch kehren sie wieder zu einer annähernd normalen Tätigkeit zurück, so daß der Hund wieder zu gehen und zu laufen vermag?

Von Goltz wurde eine Hemmung angenommen, die von der Verletzungsstelle des Großhirns ausgehen sollte. Unter dieser Hemmung ist ein Reiz zu verstehen, der auf die tiefer gelegenen Hirnteile — auf die subcorticalen Zentren — einwirkt und Störungen dieser Zentren und ihrer Funktionen herbeiführt — Störungen, die, wenn der Reiz aufhört, wieder vorübergehen sollen.

Von v. Monakow[1]) stammt eine andere, nach unserer Meinung[2]) viel zutreffendere Erklärung. v. Monakow nimmt an, daß durch den plötzlichen Fortfall von Nervenbahnen, wie er durch die Großhirnläsion entsteht, eine „Diaschisis", d. h. eine Störung in den mit der Exstirpationsstelle in Verbindung stehenden Neuronkomplexen herbeigeführt wird. Während es sich bei der Goltzschen Hemmung um auf die tieferen Zentren ausgeübte pathologische Reizwirkungen handelt, handelt es sich bei der Diaschisis, um einen Ausfall von Reizen, um einen Ausfall von Erregungsquellen, den die subcorticalen Zentren erleiden.

Durch diesen plötzlichen Fortfall vieler zuführender Reize werden die subcorticalen Zentren vorübergehend aus dem Gleichgewicht gebracht; es entsteht daselbst, wie wir es nannten, eine Störung der „Balance" der zuströmenden und abfließenden Reize, und die Folge ist das vorübergehende Aufhören der Funktionen der betreffenden Zentren. Selbst

---

[1]) v. Monakow, Gehirnpathologie, Wien 1905, 2. Aufl., und Asher-Spiro, Ergebnisse der Physiologie (Über den gegenwärtigen Stand der Frage nach der Lokalisation im Großhirn). 1. 1902.

[2]) Vgl. Kalischer, O., Das Großhirn der Papageien in anatomischer und physiologischer Beziehung. Anhang d. Abhandlg. der Kgl. Preuß. Akad. d. Wiss. Berlin 1905.

wenn die Großhirnreize, die in Wegfall kommen, nicht direkt für das Funktionieren der tieferen Zentren notwendig sind, wenn ihre Bedeutung nur eine geringe ist, so muß doch die gestörte „Balance" der Reize erst wiederhergestellt sein, ehe die Zentren wieder zu funktionieren beginnen. Je wichtigere Nervenbahnen und Großhirnreize durch die Exstirpation in Fortfall kommen, um so erheblichere Gleichgewichtsstörungen werden sich natürlich auch in den tieferen Zentren einstellen.

Die zu Anfang so stark ausgesprochenen Erscheinungen der Diaschisis lassen sehr bald nach der Operation nach. Die subcorticalen Zentren fangen wieder an, in Tätigkeit zu kommen; in denselben ist jetzt aber, wie wir es ausdrücken können, eine Neuordnung der zuströmenden und abfließenden Reize entstanden. Diese Neuordnung der Reize ist besonders durch zwei Momente gekennzeichnet. Erstens fallen für die Dauer die von der exstirpierten Gehirnpartie ausgehenden Erregungen fort — darunter solche, die ständig — unter normalen Verhältnissen — einen hemmenden Einfluß auf die subcorticalen Zentren ausüben. Die Wirkung des Fortfalles von hemmenden Erregungen ist für die subcorticalen Zentren um so erheblicher, je größer der Einfluß war, den die exstirpierte Gehirnpartie unter normalen Verhältnissen auf die unteren Zentren ausübte. Zu diesem Fortfall von Hemmungen, die in erster Linie in Betracht kommen, gesellt sich zweitens das Hinzukommen neuer Erregungen, die von den peripheren Teilen ausgehen. Die Erregungen nämlich, die von der Peripherie zuströmen, haben nach dem Fortfall der exstirpierten Großhirnpartie ein geringeres Ausbreitungsgebiet und wirken darum um so intensiver auf die subcorticalen Zentren ein, wie das kürzlich von Munk[1]) hervorgehoben worden ist.

Wir haben also nach der Großhirnoperation einen Fortfall der von oben her einwirkenden normalen Hemmungserregungen und eine verstärkte Einwirkung der von der Peripherie zuströmenden Empfindungsreize auf die subcorticalen Zentren. Aus diesen beiden Momenten erklärt sich die häufig nach den Gehirnoperationen eintretende Steigerung der von den subcorticalen Zentren abhängigen Bewegungen und Reflexe.

Ebenso wie die subcorticalen Zentren, können nach der Exstirpation einer Großhirnpartie auch andere gleichgeordnete Rindenzentren eine Diaschisis erleiden dadurch, daß die Erregungen, die ihnen von der exstirpierten Rindenpartie zuflossen, in Fortfall kommen. Wir haben oben als Beispiel für die Diaschisis besonders die subcorticalen Zentren deswegen herangezogen, weil deren plötzliches Versagen nach einer Großhirnoperation die Deutung der Operationsergebnisse am meisten erschwert hat.

Die bisherigen Ausführungen mögen genügen, um zu zeigen, mit wie viel Schwierigkeiten die Beurteilung und die Auseinanderhaltung der verschiedenen Ausfallserscheinungen nach einer Gehirnoperation verbunden ist. Daran müssen wir festhalten, daß die anfänglichen schweren Ausfallserscheinungen, die wir durch die Diaschisis erklärten, wenn sie auch nicht direkt von der exstirpierten Hirnpartie abhängen, doch auf die Funktion dieser Partie hinweisen; nur nach der Exstirpation bestimmter Rindenpartien treten sie ein, und wenn auch ihre Restitution in der geschilderten Art und Weise erfolgt, so bleiben doch immer gewisse Kennzeichen zurück, die anzeigen, daß die Restitution keine vollkommene ist, und daß der Einfluß der

---

[1] Munk, H., Über das Verhalten der niederen Teile des Cerebrospinalsystems nach der Ausschaltung höherer Teile. Ber. d. Kgl. Preuß. Akad. d. Wiss. 17. Juni 1909.

exstirpierten Hirnpartie auf die subcorticalen Zentren nicht mehr besteht. Diesen Einfluß auf die subcorticalen Zentren hatten wir oben für eine nicht spezifische Tätigkeit der exstirpierten Hirnpartie erklärt. Die Restitution der spezifischen Funktionen der Hirnpartie erfolgt dagegen nur, wie wir bereits erwähnten, durch das Eintreten gleichartiger Großhirnteile oder, worauf wir hier noch kurz hinweisen wollen, durch die Kompensationswirkung anderer Hirnteile. So hat Luciani darauf aufmerksam gemacht, daß der Hund nach einer vollständigen Kleinhirnexstirpation wieder gehen lernt, indem bestimmte Teile des Großhirnes kompensierend eintreten.

Das Bild der Folgeerscheinungen nach der Großhirnoperation wird dadurch so sehr kompliziert, daß die verschiedenen Restitutionsvorgänge nebeneinander herlaufen.

Will man die Funktionen einer exstirpierten Hirnpartie erforschen, so muß man alsbald nach der Operation mit der Beobachtung der Tiere beginnen. Denn diejenige Schädigung der Funktionen, die etwa nach vollständigem Ablauf der Restitutionserscheinungen noch zurückbleibt, stellt nur das Minimum der von der exstirpierten Partie abhängigen Ausfallserscheinungen dar.

Exstirpationen im vorderen Teile des Großhirns.

Wir betrachten hier zunächst die Folgeerscheinungen, die sich einstellen, wenn man bei Hunden im Bereiche einer bestimmten, im vorderen Teile des Großhirns gelegenen Hirnwindung, nämlich des Gyrus sigmoideus, auf dem sich, wie wir schon erwähnten, die Reizpunkte für die vordere und für die hintere Extremität der Gegenseite befinden, Exstirpationen vornimmt. Schon Hitzig hatte in seinen ersten Mitteilungen die Ergebnisse solcher Operationen eingehend beschrieben.

Es treten nach einseitigen Eingriffen dieser Art Bewegungs- und Empfindungsstörungen in beiden Extremitäten der Gegenseite ein. Wir wollen der Kürze wegen die Teile, die wir hier als exstirpiert voraussetzen, „Extremitätenregion" (Munk) nennen und es zunächst dahingestellt sein lassen, welchen Umfang diese Region besitzt.

Folgendes sind die besonders charakteristischen Störungen bei derartig operierten Hunden; dieselben mögen hier zunächst im Zusammenhang geschildert sein, ehe wir auf ihre Deutung und Beurteilung eingehen.

Nehmen wir an, daß die Extremitätenregion auf der linken Seite des Großhirns exstirpiert worden ist, so setzen die Hunde beim Gehen und Laufen die rechte Vorder- und Hinterpfote schlecht auf. Sie bewegen diese Pfoten ungeschickt und unzweckmäßig, indem sie sie zu hoch oder zu wenig hoch heben, und rutschen mit diesen Pfoten leicht nach außen davon. Diese Unsicherheit bringt es mit sich, daß sie, wenn die Extremitäten abgleiten, leicht nach der unverletzten Seite zur Erde umfallen. Keine Bewegung fällt aber ganz aus. Beim Stehen finden sich ganz ähnliche Erscheinungen. Es kommt vor, daß die Pfoten mit dem Dorsum statt mit der Sohle aufgesetzt werden, ohne daß der Hund die fehlerhafte Stellung korrigiert. Beim Sitzen auf dem Hinterteil, wenn beide Vorderpfoten auf der Erde stehen, rutscht das rechte Vorderbein allmählich nach außen davon, bis der Hund ganz auf der rechten Seite liegt. Unter allen Umständen kann er sich aber sofort wieder aufrichten.

Solche Hunde lassen ferner ihre rechten Pfoten passiv in unbequeme

Stellungen bringen, ohne sie zu reponieren. Man kann die Füße auf den
Rücken setzen oder über die Tischkante herunterlassen, ohne daß die Tiere
es für längere Zeit ändern. Auch in anderen unbequemen Stellungen lassen
die Tiere die Pfoten lange Zeit hindurch. Erst wenn ein Bewegungsimpuls
über sie kommt, laufen sie davon und bewegen alsdann die geschädigten
Beine fast ebenso behende, wie die normalen Beine.

Ferner ist die Empfindlichkeit der rechten Beine verändert. Die
Berührung eines rechten Fußes mit einem Pinsel oder mit dem Finger übt
keine Wirkung aus. Erst bei stärkerem Druck wird der Fuß weggezogen.
Der Hund sieht jedoch nicht hin und bewegt nicht mehr Kopf und
Augen zur gedrückten Stelle, wie er es unter normalen Verhältnissen tut.
Drückt man immer stärker, so kommt es zu Strampelbewegungen des Hundes,
der zugleich knurrt und um sich beißt. Bringt man schmerzhafte Reize
(gezahnte Klemmen) an den rechten Füßen an, so bleiben dieselben nur in
der ersten Zeit nach der Operation ohne Wirkung, später führen sie regelmäßig Schreien und heftige Bewegungen herbei; der Hund vermag die
Klemmen aber nicht mehr abzureißen, wie er es sofort tut, wenn man dieselben an den normalen Füßen angebracht hat. Die hier geschilderten Störungen sind in der ersten Zeit nach der Operation am stärksten ausgesprochen.
Später aber tritt allmählich eine Besserung ein, bis, wenn einige Wochen
nach der Operation vergangen sind, der Hund häufig so gut steht, geht und
läuft, daß man ihn für ein normales Tier halten könnte. Bei genauer
Beobachtung lassen sich die genannten Störungen, wenn auch manchmal
nur andeutungsweise, dennoch bemerken.

Ähnlich wie der Hund verhält sich der Affe, bei dem die Extremitätenregion auf einer Seite exstirpiert ist, nur daß die Abnormitäten
zu allen Zeiten hochgradiger sind. Für die erste Zeit nach der Operation
verhalten sich die rechten Extremitäten bei dem links operierten Affen wie
bewegungslose Anhängsel des Rumpfes, indem sie schlaff herabhängen und
rein passiv mitgeführt werden, wenn der Affe sich bewegt. Allmählich
macht sich eine Besserung bemerkbar. Aber doch bleibt die aktive Beweglichkeit der Extremitäten für die Dauer erheblich zurück gegen die entsprechende Beweglichkeit, die dieselben Extremitäten am normalen Affen
besitzen. — Wir folgen hier der Schilderung Munks, dessen Beobachtungen operierter Tiere im allgemeinen, wenn man von seinen häufig zu
weitgehenden Folgerungen und besonders von seinen anatomischen Schlüssen
absieht, wegen der Sorgfalt, mit der die Beobachtungen ausgeführt wurden,
recht brauchbar sind. — Die Ungeschicktheiten beim Gehen des operierten
Affen werden immer seltener, aber völlig verlieren sich dieselben nie; sie
stellen sich gelegentlich immer wieder ein, besonders zu Anfang und zu Ende
des Gehens, oder wenn der Affe im Gehen eine Wendung macht.

Sonderbewegungen der rechten Extremitäten kommen nur als Gemeinreflexe oder Rückenmarksreflexe vor. Aber sonst fehlen dieselben
vollständig für immer. Selbst in der höchsten Not bleiben sie aus. Ist
der Affe z. B. durch das Abgleiten des rechten Fußes oder der rechten
Hand, oder gar beider im Hängen am Gitter gefährdet, so führt er kräftige Bewegungen des Rumpfes und aller vier Extremitäten und neue Kletter-
bewegungen aus, bis rechte Hand und rechter Fuß wieder den Stab gefaßt
haben. Damit die rechten Extremitäten in andere Lage kommen, erfolgen
in allen solchen Fällen weit verbreitete Körperbewegungen.

Nach der doppelseitigen Exstirpation der Extremitätenregionen ist der Affe in seiner Beweglichkeit in der ersten Zeit so schwer geschädigt, daß er bloß zu strampeln vermag, sich kaum von der Stelle rühren kann und umfällt, sobald er aufzustehen versucht. Jeden Tag macht er alsdann Fortschritte im Gehen. Aber noch nach Monaten fällt er öfters im Gehen um, indem bald diese, bald jene Extremitäten ungeschickt aufgesetzt werden oder abgleiten, und gerade beim langsamen Gehen läuft er am meisten Gefahr; er geht besser und sicherer, wenn er rasch geht oder läuft.

Wird ihm Nahrung hoch vorgehalten, so stellt er sich recht gut aufrecht, schlägt aber oft sogleich durch Abgleiten der Füße hin. Gehen, Laufen, Klettern usw. bleiben wesentlich beeinträchtigt gegen die Zeit, da bloß auf einer Seite die Extremitätenregionen exstirpiert waren. Äußerst selten klettert der Affe, und er kann trotz der Ungeschicklichkeit aller vier Extremitäten gut in die Höhe kommen; aber er kann am Gitter des Käfigs nicht hängen bleiben. In der Regel gleiten, sobald er mit dem Klettern innehält, die Füße ab, dann läßt auch eine Hand los, und wenig später stützt der Affe jählings herab. Ist er auf diese oder andere Weise gefallen, so vermag er immer nur durch langes ungeschicktes Strampeln sich aufzuhelfen.

Die Empfindlichkeit ist an allen Extremitäten gestört. Die Berührungs- und Druckempfindungen sind für immer verloren. Die Schmerzempfindlichkeit ist zuerst sehr herabgesetzt, wächst aber mit der Zeit. Die Gemeinreflexe bleiben erhalten. Alle anderen isolierten Bewegungen fehlen für die Dauer; ausschließlich mit dem Munde ergreift der Affe die Nahrung; und auch das Suchen der Parasiten im Pelze des Genossen, das er früher so zierlich mit der Hand vollzog, führt er jetzt mit dem Munde aus.

Aus dem hier kurz gekennzeichneten Verhalten von Hunden und Affen nach der Exstirpation der Extremitätenregionen lernen wir folgendes:

Bereits bei der Schilderung des großhirnlosen Hundes von Goltz hatten wir gesehen, daß dieser Hund wohl wieder gehen und laufen lernte, nachdem dasselbe in der ersten Zeit nach den Operationen außerordentlich gestört war; daß aber das Gehen und Laufen, obwohl erhalten, für die Dauer gewisse Schädigungen aufwies. Die Prinzipalbewegungen, wie das Gehen und Laufen und ähnliche Gemeinschaftsbewegungen von Munk genannt worden sind, hängen im groben — das zeigte schon der großhirnlose Hund — von subcorticalen Zentren ab; sie werden aber vom Großhirn verfeinert und reguliert. Wir haben jetzt weiter durch die Exstirpationsversuche der Extremitätenregionen erfahren, daß ein ganz bestimmter Teil des Großhirns — nämlich die Extremitätenregionen es sind, die diesen regulierenden Einfluß auf die Prinzipalbewegungen ausüben. Ausschließlich nach der Exstirpation der Extremitätenregionen — nach der Exstirpation keines anderen Teiles des Großhirns — treten vorübergehend so schwere Störungen der Prinzipalbewegungen zutage; nach der Exstirpation keines anderen Teiles des Großhirns bleiben dauernd Schädigungen der Prinzipalbewegungen zurück.

Die anfängliche erhebliche Störung der Prinzipalbewegungen unmittelbar nach der Exstirpation der Extremitätenregionen haben wir schon oben auf die Diaschisis der subcorticalen Zentren zurückgeführt. Die Neuronkomplexe dieser Zentren, von denen die Prinzipalbewegungen größtenteils abhängen, werden durch den plötzlichen Fortfall der von den Extremitätenregionen zuströmenden Erregungen in Unordnung gebracht und ihre Funktionen dadurch für kurze Zeit gestört. Nachdem die subcorticalen Zentren sich wieder erholt haben, sehen wir die Hunde wieder gehen und laufen, die Affen wieder klettern, aber ganz zur Norm kehren die Prinzipalbewegungen doch nicht wieder zurück. Gewisse Schädigungen bleiben dauernd bestehen, die bei den doppelseitig operierten Tieren noch schärfer wie bei den einseitig operierten hervortreten, wobei es sich um Umgeschicktheiten und Unvollkommenheiten des Gehens, Laufens usw. handelt. So sehen wir, wie die Prinzipalbewegungen, obwohl sie nicht direkt von den Extremitätenregionen des Großhirns abhängen, doch in einer gewissen Abhängigkeit von denselben stehen. Von den Extremitätenregionen wird normalerweise ein Tonus ausgeübt, der zur Regulierung der Prinzipalbewegungen notwendig ist. Fehlt dieser Tonus oder ist er verändert, ist Dystonie (Lewandowsky[1]) vorhanden, so leiden die Prinzipalbewegungen.

Im Gegensatze zu den Prinzipalbewegungen, die erhalten bleiben, wenn sie auch gewisse Schädigungen davontragen, fallen nach der Exstirpation der Extremitätenregionen vollständig fort die intendierten Einzelbewegungen der Extremitäten. Sie erweisen sich damit als gänzlich von den Extremitätenregionen abhängig.

Bei der Schilderung des großhirnlosen Hundes hörten wir bereits, daß derselbe nicht mehr imstande war, die Pfote zu geben und sie als Hand zu gebrauchen. Jetzt erfahren wir, daß diese Fähigkeit von einer bestimmten Stelle des Großhirns — nämlich von den Extremitätenregionen — abhängt. Nach der Exstirpation keiner anderen Partie der Großhirnrinde kommt es zu einem Ausfall dieser Einzelbewegungen.

Die Prinzipalbewegungen können nach der Exstirpation der Extremitätenregionen von den verschiedensten Großhirnpartien aus in Tätigkeit gesetzt werden, z. B. wenn der Affe (ohne Extremitätenregionen) eine Kirsche sieht, so bewegt er sich nach ihr hin. Wenn der Hund (ohne Extremitätenregionen) den Ruf des Herrn hört, so folgt er laufend dem Rufe. Einzelbewegungen können aber nach der Exstirpation der Extremitätenregionen nicht mehr von den übrigen Großhirnpartien aus angeregt werden. Z. B. der Affe (ohne Extremitätenregionen) greift nicht mehr mit der Hand nach der Mohrrübe, die er vor sich sieht, und nach der er wohl greifen möchte.

Beim Klettern der Affen fällt das Fehlen der intendierten Einzelbewegungen besonders auf. Bildet das Klettern in seiner groben Anordnung auch eine Prinzipalbewegung, so ist dasselbe doch mit so vielen und mannigfachen intendierten Einzelbewegungen vergesellschaftet, daß man dasselbe fast als eine Aneinanderreihung solcher Einzelbewegungen ansehen könnte. Die Abhängigkeit der Prinzipalbewegungen von den Extremitätenregionen des Großhirns und ihr Zusammenarbeiten mit diesem Großhirnteile wird dadurch aufs deutlichste demonstriert.

Es handelt sich, was noch besonders betont sein mag, bei diesem Fehlen der Einzelbewegungen weder um eine eigentliche Parese noch Paralyse; denn der Affe gebraucht das geschädigte Bein beim Laufen usw., ebenso auch der Hund. Es besteht vielmehr ein der menschlichen Apraxie vergleichbarer Zustand. Das Tier sieht das Mohrrübenstück, will danach greifen, ist aber dazu nicht imstande. Besonders schön tritt uns diese Apraxie in einem Versuche entgegen, den Hitzig folgendermaßen beschreibt: Wenn

---

[1] M. Lewandowsky, Die Funktionen des zentralen Nervensystems. S. 280. Jena 1907.

man bei einem Hunde, dem man den linken Gyrus sigmoideus fortgenommen hat, eine Nadel der linken Pfote nähert, so zieht das Tier, das in der Schwebe hängt, noch ehe die Nadel die Pfote erreicht, dieselbe an den Leib. Nähert man aber die Nadel der rechten Pfote, so läßt der Hund diese Pfote, obwohl er der Bewegung der Nadel aufmerksam mit den Augen folgt, an ihrem Platze in gestreckter Stellung herabhängen. Wiederholt man den Versuch, so fängt der Hund an zu winseln, zu bellen oder wohl gar nach der Nadel zu beißen; aber niemals setzt er die rechte Pfote isoliert in Bewegung. Dagegen fängt er nach einiger Zeit fast regelmäßig an, mit allen vier Extremitäten Schwimm- und Fluchtbewegungen in der Luft zu machen.

Erwähnt muß hier noch werden, daß nach der Exstirpation der Extremitätenregionen solche Einzelbewegungen der Extremitäten erhalten bleiben, die nicht intendierte Bewegungen darstellen, sondern als Reflexe aufzufassen sind, z. B. Kratzbewegungen. Dieselben sind von tieferen Zentren abhängig. Im Gegensatze zu diesen handelt es sich bei den Einzelbewegungen, die von den Extremitätenregionen abhängig sind, um fein abgestufte Bewegungen, die niemals, wie die reflektorischen Einzelbewegungen einander vollständig gleich sind, sondern je nach der Art der gestellten Aufgabe und des zu erreichenden Zieles an Umfang und Intention wechseln.

Ist die Extremitätenregion des Großhirns nur auf einer Seite exstirpiert worden, so fallen für längere Zeit sämtliche intendierten Einzelbewegungen der Gegenseite fort. Später aber lernt der Hund wieder, wenn auch in beschränktem Maße und nicht mit der Vollkommenheit normaler Hunde, mit der anfangs geschädigten Pfote zu graben und sie unter der Leitung der gleichseitigen Großhirnhemisphäre zu einzelnen Handlungen zu benutzen. Nach Munk geht dieser Vorgang des Neulernens in folgender Weise vor sich: Wenn der Hund nach Exstirpation der linken Extremitätenregion anfängt z. B. die rechte Pfote zu geben, so sieht man regelmäßig das linke Vorderbein gehoben und gesenkt, ehe das rechte Vorderbein in die Höhe geht; weiterhin fühlt man die Streckung des linken Vorderbeines jedesmal, wenn der Hund die rechte Pfote in Bewegung setzt; und erst wenn der Hund vielmals die rechte Pfote gereicht hat, kommt es dazu, daß die Mitbeteiligung des linken Vorderbeines nicht mehr nachzuweisen ist.

Mag sein, daß der Vorgang sich öfters so abspielt, wie Munk ihn beschreibt, so liegt deswegen noch kein Anlaß vor, die Bewegungen des rechten Vorderbeines (nach Exstirpation der linken Extremitätenregionen) immer nur als „sekundäre Bewegungen" zu betrachten. Unserer Meinung nach handelt es sich hier um genau solche intendierten Einzelbewegungen des rechten Vorderbeines, wie sie es vor der Operation waren, nur daß jetzt die Erregungen, die zu diesen intendierten Einzelbewegungen führen, von den gleichseitigen Extremitätenregionen herrühren. Die Extremitätenregionen jeder Hemisphäre sind somit imstande, Einzelbewegungen der Extremitäten auf beiden Seiten auszulösen. Dem ist allerdings hinzuzufügen, daß für gewöhnlich wahrscheinlich jede Extremitätenregion nur die Einzelbewegungen der gegenseitigen Extremitäten herbeiführt.

Wenden wir uns jetzt zu dem schwierigen Kapitel der Empfindungsstörungen, die nach den im vorderen Teile des Großhirns vorgenommenen Exstirpationen zugleich mit den Bewegungsstörungen in den Extremitäten der Gegenseite auftreten, wobei wir es zunächst dahingestellt sein lassen, ob die Empfindungen getrennt von den Bewegungen im vorderen Teile des Großhirns zu lokalisieren sind. Wir haben gesehen, daß nach der Exstirpation der Extremitätenregionen eine Herabsetzung und Abstumpfung der gesamten Sensibilität, der oberflächlichen, wie der Tiefensensibilität, eintritt. Leichte Berührungen führen gar keine Reaktion mehr herbei. Es fehlt nach Hitzig das reflektorische Zurückziehen der Pfote beim Begreifen. Es fehlen die Berührungsreflexe (Munk), die der normale Hund zeigt — kurze und schwache Bewegungen des berührten Teiles, die, wenn man den Reiz verstärkt, von den unteren zu den oberen Gliedern der Extremitäten fortschreiten. Erhalten sind dagegen die Gemeinreflexe, lange und starke Bewegungen, die mit wachsendem Reize von den oberen zu den unteren Gliedern der Extremität fortschreiten.

Während auf leichte Berührungen der geschädigten Extremitäten gar keine Reaktion mehr zu erhalten ist, sind die Reaktionen, die man bei stärkeren Reizen (Druck- und Schmerzreizen) erhält, entschieden herabgesetzt, resp. treten dieselben erst bei stärkeren Reizen als unter normalen Verhältnissen ein. Auch die Temperaturreize müssen verstärkt werden, wenn man Reaktionen bei den Tieren erhalten will.

Was aber vor allem außer der allgemeinen Herabsetzung der Empfindung nach Exstirpation der Extremitätenregionen auffällt, das ist die Feststellung, daß von jetzt an diejenigen Reaktionen gänzlich fehlen, die auf die feine Lokalisation der Empfindungsreize hindeuten, wie sie beim normalen Tiere vorhanden ist. Die operierten Tiere wenden nicht mehr den Kopf nach der Stelle der geschädigten Extremität hin, die man berührt oder drückt, um diese Stelle abzulecken oder die daselbst angebrachte Klammer oder dergleichen zu entfernen. Höchstens, daß das Tier den Kopf kurz nach der Seite der gereizten Extremität wendet, ohne aber, wie das normale Tier, die gereizte Stelle aufzufinden. Es treten im übrigen nur allgemeine Reaktionen ein, wie sie bei Druck- und Schmerzempfindungen sich einzustellen pflegen. Diese Empfindungsstörungen bleiben für die Dauer bestehen, wenn die Exstirpation im vorderen Teile des Großhirns in genügendem Umfange ausgeführt worden ist.

Auch der großhirnlose Hund von Goltz wandte den Kopf etwas nach der Seite, auf der man seine Pfote drückte, ohne aber die Stelle zu erreichen, die gedrückt wurde. Wir sehen mithin, daß das, was der normale Hund mehr kann, nämlich schon auf feinere Berührungen zu reagieren und die berührte oder gedrückte Stelle aufzufinden, d. h. die Fähigkeit der Lokalisation der Empfindungsreize, von einer bestimmten Partie im vorderen Teile des Großhirns abhängt. Nach der Exstirpation keines anderen Teiles des Großhirns als der Extremitätenregionen gehen dem Hunde die genannten Fähigkeiten verloren.

Über die Lokalisation der Schmerzempfindung ist noch folgendes zu sagen: Nach Munk sollen, solange der Schmerz eine gewisse Größe nicht überschreitet, die Extremitätenregionen den ausschließlichen Ort der Schmerzempfindungen von den gegenseitigen Extremitäten her bilden. Sind die Extremitätenregionen exstirpiert, so sollen die Extremitätenregionen der anderen Seite und, sind auch diese exstirpiert, andere Rindenteile zum Ersatze eintreten. Nach der Exstirpation der Extremitätenregionen soll die Schmerzempfindlichkeit der zugehörigen Extremitäten zuerst sehr herabgesetzt sein, mit der Zeit aber an Größe zunehmen, hinter der normalen Schmerzempfindlichkeit jedoch immer wesentlich zurückbleiben.

Gerade bei dieser Erklärung der Lokalisation der Schmerzempfindungen treten die Mängel der Munkschen Anschauungen deutlich hervor.

Wenn die Schmerzempfindungen ausschließlich in der Hirnrinde zustande kämen, so müßte nach den Vorstellungen Munks das Tier ohne beiderseitige Extremitätenregionen, wenn man es an einer Pfote drückt oder kneift, Kopfschmerzen oder Schmerzen an einer anderen Körperstelle davontragen, da ja Munk die gesamte Rinde an bestimmte Körperteile vergeben hat, und die Schmerzempfindungen beim normalen Tiere wie alle anderen Empfindungen lokalisiert zu werden pflegen.

Da auch der großhirnlose Hund Schmerzempfindungen zeigt, wenn man bei ihm schmerzhafte Reize an der Pfote anbringt, so ist die Annahme am befriedigendsten, daß wie alle Empfindungen auch die Schmerzempfindungen schon unterhalb der Großhirnrinde zustande kommen, daß sie aber, wenn die Rinde vorhanden ist, gleich allen Empfindungen feiner lokalisiert und stärker empfunden werden und alsdann auch zu den Unlustgebärden führen, die wir beim normalen Hunde in so charakteristischer Weise beobachten, und die dem großhirnlosen Hunde fehlen. Selbstverständlich kommen, wenn das Großhirn erhalten ist, auch die innerhalb desselben gelegenen subcorticalen Zentren für die Schmerzempfindungen und ihre Äußerungen in Betracht.

Wir haben bisher nur ganz allgemein von Exstirpationen, die im vorderen Teile des Großhirns vorgenommen wurden, gesprochen, und sind dabei weder auf den Umfang noch auf die genauere Gestaltung der Extremitätenregionen, wie wir die exstirpierten Partien im vorderen Teil des Großhirns bezeichneten, eingegangen. Auch haben wir bisher die Frage unerörtert gelassen, ob die Bewegungs- und Empfindungsstörungen, die wir nach jenen Exstirpationen auftreten sehen, innerhalb des Exstirpationsbereiches getrennt zu lokalisieren sind.

Die Grenzen der Extremitätenregionen sind von Munk mittels Exstirpationen bestimmt worden. Dieselben gehen beim Hunde wie beim Affen weit über die Bezirke, von denen aus sich mittels elektrischer Reizung Bewegungen der Extremitäten erzielen lassen, hinaus, und zwar medialwärts sowohl wie besonders auch nach hinten. Nach der Exstirpation der Extremitätenregionen in diesen weiteren Grenzen sollen die oben geschilderten Bewegungs- und Empfindungsstörungen einerseits in der ausgesprochensten Weise auftreten, andererseits für die Dauer bestehen bleiben. Werden die Exstirpationen in kleinerem Umfange ausgeführt, so gehen die zunächst danach auftretenden Bewegungs- und Empfindungsstörungen in einiger Zeit, oft vollständig, zurück. Wenigstens bleibt häufig keine Störung bestehen, die wir mittels unserer bisherigen Untersuchungsmethoden bei den operierten Tieren feststellen könnten. So genügt es auch nicht, um dauernde Störungen zu erhalten, den reizbaren Teil der Großhirnrinde, d. h. die Reizbezirke für die Extremitäten, allein zu exstirpieren.

Um reine Rindenexstirpationen handelt es sich bei den Munkschen Exstirpationen der Extremitätenregionen natürlich nicht. Außer der Zerstörung der Projektionsbahnen auch benachbarter Gebiete, die nicht vermieden werden können, kommen Schädigungen tieferer Teile durch Blutungen, Cysten und dergleichen in Betracht, so daß bei dem Fehlen der anatomischen Kontrolle aus den Versuchen sichere Folgerungen weder über die Grenzen der Regionen noch über die Abhängigkeit der erzielten Störungen allein von der Rinde abgeleitet werden können.

Was die feinere Einteilung der Extremitätenregionen betrifft, so gelang es schon Hitzig, durch Rindenverletzung die Bewegungen eines einzelnen Beines zu alterieren. Er führte seine Exstirpationen innerhalb des reizbaren Bezirkes für die Extremitäten aus und vermochte daher keine dauernden Schädigungen zu erreichen.

Um eine Schädigung des Vorderbeines herbeizuführen, wählte er das laterale Viertel des vorderen Schenkels des Gyrus sigmoideus und, um das Hinterbein zu treffen, das mediale Ende des hinteren Schenkels des Gyrus sigmoideus. Er beobachtete dann, daß die operierten Hunde je nach der Verletzung das Vorderbein oder das Hinterbein mit dem Dorsum aufsetzten und über den Tischrand herabhängen ließen. Am Hinterbeine gelang es, diese Symptome auf die Dauer von acht Tagen zu verfolgen, ohne daß das Vorderbein jemals im geringsten affiziert gewesen wäre.

Aus den elektrischen Reizungen, die hier hauptsächlich in Betracht kommen, scheint hervorzugehen, daß nicht nur Zentren für die ganzen Extremitäten, sondern auch innerhalb dieser Hauptzentren Teilzentren angenommen werden müssen, die den einzelnen Gliedern der Extremitäten zugehören und entsprechend der Lage der Glieder angeordnet sind.

Munk hat aus den Teilexstirpationen, die er in den Extremitätenregionen ausführte, folgern wollen, daß „innerhalb jeder Region die motorischen Elemente, die mit den Muskelzentren des zugehörigen Körperteiles in Verbindung stehen, nicht bunt durcheinanderliegen, sondern regelmäßig angeordnet sind in bezug auf die Lage der Muskeln, die sie mittels der Muskelzentren beherrschen". „Alle motorischen Elemente, deren Muskelzentren dieselben Glieder der Extremitäten in Bewegung setzen, befinden sich in einer Gruppe zusammen." „Es lassen sich ähnlich, wie die Muskeln im Körperteile bei- und hintereinander gereiht sind, die motorischen Elemente, die mittels der Muskelzentren die Muskeln beherrschen, in der Region neben- und nacheinander gelegen annehmen."

Die Teilexstirpationen, die Munk ausgeführt hat, reichen unserer Meinung nach nicht aus, um so weitgehende Annahmen zu machen. Dauernde Störungen der Bewegung und Empfindung wurden von Munk anscheinend auf diese Weise nicht erzielt, obwohl die von ihm exstirpierten Zentren an Umfang die Hitzigschen Zentren, die den Reizungsergebnissen entsprechen, übertrafen. Die Berührungsempfindung war nur für einige Zeit für das betreffende Glied, resp. Teilglied verloren gegangen.

Es ist ferner nicht anzunehmen, daß die einzelnen Muskeln, wie es Munk zu glauben scheint, in der Großhirnrinde vertreten sind; es ist viel wahrscheinlicher, daß nur die verschiedenen Bewegungsformen, die ja, selbst die einfachsten, aus dem Zusammenwirken mehrerer Muskeln hervorgehen, ihre Vertretung in der Rinde besitzen. Was weiter den Punkt betrifft, ob die Zentren für die Glieder, resp. die Teilglieder isoliert nebeneinander bestehen oder ineinandergreifen, so läßt sich das aus den Versuchen von Munk, der das erstere behauptet, in keiner Weise erschließen. Hitzig nimmt nicht einmal an, daß die Zentren für die beiden Extremitäten vollständig getrennt sind, sondern spricht sich auch hier für ein Ineinandergreifen der Innervationsfelder aus. Von manchen Autoren wird, wie wir es schon bei den Reizungsergebnissen erwähnten, angenommen, daß die Repräsentationsstellen der Bewegungsformen in der Rinde etwa in Form von

Kreisen angeordnet sind, die sich gegenseitig überlagern, daß aber jede
Bewegungsform in den Mittelpunkten dieser Kreise eine Hauptstelle der
Erregung besitzt.

Wenden wir uns jetzt der Frage zu, ob die Motilität und die Sensibilität besondere Felder in der Großhirnrinde innehaben, oder ob
ein gemeinsames Feld für beide Funktionen besteht. Von dem Gedanken ausgehend, daß beiderlei Funktionen eng miteinander verknüpft
sind, hat man den ganzen vorderen Abschnitt des Großhirns, nach dessen
Exstirpation sowohl Bewegungs- wie Empfindungsstörungen auftreten, als
„sensomotorisches" Gebiet bezeichnet. Nach Munk endigt in diesem Rindengebiete immer eine motorische Faser zugleich mit einer sensiblen Faser, so
daß eine vollständige Vermischung der Motilität und der Sensibilität in der
Rinde zustande kommt. Die Entscheidung dieser Frage ist nun keine so
einfache, wie es vielleicht zunächst den Anschein hat. Wir haben bisher
wohl von Bewegungs- und Empfindungsstörungen gesprochen, dabei es aber
ganz unbeachtet gelassen, daß man beim Tiere nicht ohne weiteres entscheiden kann, ob einer Empfindungsstörung, die wir nach einer Exstirpation eines Großhirnbezirkes beobachten, wirklich eine Schädigung von
sensiblen Bahnen und Zentren zugrunde liegt, oder ob dieselbe nicht durch
eine Schädigung von motorischen Bahnen oder Zentren vorgetäuscht wird.
Wenn ein Tier nach einem Eingriffe ins Großhirn die abnorme Stellung, in
die wir die geschädigte Extremität bringen, oder in die sie von selbst gerät,
nicht mehr korrigiert, so könnte das Tier sehr wohl ein Lagegefühl der geschädigten Extremität noch besitzen, aber infolge der durch die Exstirpation
entstandenen Schädigung der Motilität verhindert sein, die abnorme Stellung
zu korrigieren. Das Tier, das auf den Reiz, den wir ihm beibringen, nicht
in gewohnter Weise reagiert, kann demnach eine Empfindung haben und
doch außerstande sein, dieser Empfindung den gewohnten Ausdruck zu
geben. Aus dem Fehlen des Berührungsreflexes (Munk), der darin besteht,
daß auf leichte Berührung irgend eines Teiles einer Extremität eine leichte
Bewegung des berührten Gliedes erfolgt, können wir keinen sicheren Schluß
auf eine Schädigung der motorischen oder sensiblen Zentren der Großhirnrinde machen. Der Berührungsreflex wird sowohl ausbleiben, wenn die
motorischen, als auch wenn die sensiblen Zentren eine Schädigung erfahren
haben.

Trotz der Schwierigkeiten bei der Beurteilung der vorliegenden Ergebnisse erscheint es uns doch geboten, im vorderen Abschnitt des Großhirns
nicht ein einheitliches sensomotorisches Gebiet anzunehmen, sondern daselbst
zwei Zonen von verschiedenem Charakter zu unterscheiden, erstens eine
Zone mit vorwiegend motorischen Eigenschaften, die beim Affen hauptsächlich die vordere Zentralwindung einnimmt, zweitens eine Zone mit
vorwiegend sensiblen Eigenschaften, die beim Affen in der hinteren Zentralwindung und in deren Nachbarschaft gelegen ist. Die eine ist als motorische, die andere als sensible Zone (Fühlzone) zu bezeichnen. Die Gründe
für diese Trennung sehen wir in folgendem: In der vorderen Zentralwindung liegen die bekannten, von uns oben geschilderten motorischen
Reizpunkte, von denen aus sich schon mittels schwacher Ströme fast
sämtliche Körperbewegungen hervorrufen lassen. Ob dagegen die hintere
Zentralwindung überhaupt elektrisch erregbar ist, ist noch nicht sichergestellt. Jedenfalls sind von derselben aus, wenn überhaupt, nur vereinzelte
Reizerfolge mittels stärkerer Ströme zu erzielen. Auch Exstirpationsver-

suche liegen vor, indem beim Affen entweder die vordere oder die hintere Zentralwindung exstirpiert und die Folgen der beiden Operationen verglichen wurden (Brodmann[1]), Lewandowsky[2]) und Simons). Es scheint aus diesen Versuchen hervorzugehen, daß nach Exstirpationen der vorderen Zentralwindung Bewegungsstörungen, nach Exstirpationen der hinteren Zentralwindung sensible Störungen im Vordergrunde stehen.

Die Fühlzone ist als durchaus gleichwertig den übrigen Empfindungszonen, wie der Sehzone und der Hörzone zu betrachten. Von allen diesen Empfindungszonen des Großhirns aus können Bewegungen angeregt werden, die mit oder ohne Beteiligung der motorischen Zone zustande kommen. In letzterem Falle nehmen die Erregungen von den Empfindungszonen aus ihren Weg direkt abwärts mittels zentrifugaler Bahnen, die in jeder Empfindungszone neben den überwiegenden zentripetalen Bahnen vorhanden sind. Im Falle der Beteiligung der motorischen Zone verlaufen die Erregungen von den Empfindungszonen aus zunächst auf Assoziationsbahnen zu der motorischen Zone, um erst von hier aus abwärts geleitet zu werden.

Man hat sich nun nicht auf die Exstirpationen der Extremitätenregionen, von denen allein wir bisher gesprochen haben, beschränkt; man hat auch, gleichwie man für die Bewegungen anderer Körperteile Reizpunkte auf der Großhirnrinde hat feststellen können, Exstirpationen dieser Reizbezirke vorgenommen, um die etwaigen Bewegungs- und Empfindungsstörungen der zugehörigen Körperteile kennen zu lernen. Doch sind diese Untersuchungen bisher bei weitem nicht mit der Genauigkeit, wie bei den Extremitätenregionen durchgeführt worden. Es liegt das wohl daran, daß die Störungen der Extremitäten leichter zu beobachten sind. Man hat nach Exstirpationen, die im Bereiche der Reizpunkte für den Kopf ausgeführt wurden, Bewegungs- und Empfindungsstörungen an der gegenseitigen Kopfhälfte nachweisen können. Indem wir auf diese Untersuchungen nicht weiter eingehen, wollen wir nur noch die wichtige Tatsache hervorheben, daß nach Exstirpationen innerhalb der Kopfregion die gegenseitigen Extremitäten in keiner Weise geschädigt zu werden brauchen, wie umgekehrt nach einer gelungenen Exstirpation der Extremitätenregionen Störungen im Bereiche des Kopfes gänzlich fehlen können.

Unter den Exstirpationen im Bereiche des vorderen Abschnittes des Großirns müssen wir hier noch auf die Exstirpationen des vordersten Teiles desselben — des Stirnhirns — eingehen, da diese Exstirpationsversuche zur Lösung einer prinzipiell wichtigen Frage verwendet worden sind. Es sollte beim Tiere ermittelt werden, ob im Stirnhirn, wie es nach den vorliegenden anatomischen Untersuchungen (Flechsig) und nach manchen klinischen Befunden der menschlichen Pathologie vermutet wird, ein wichtiges Assoziationszentrum vorhanden ist, das den höheren psychischen Funktionen dient. Im Gegensatz dazu glaubte Munk, daß das Stirnhirn ausschließlich die „Fühlsphäre" für den Rumpf darstellte, und wandte sich mit aller Energie gegen die Bedeutung des Stirnhirns als Assoziationszentrum. Wir erwähnten schon, daß Munk vom Stirnhirn aus mittels der elektrischen Reizung Rumpfbewegungen hervorrufen konnte; er benutzte dabei Ströme,

---

[1]) Brodmann, Physiologische Differenzen der vorderen und hinteren Zentralwindung. Neurologisches Zentralblatt 24. 1905. S. 1158.
[2]) L. c.

die nach Hitzig u. a. viel zu stark sind, als daß sichere Folgerungen aus diesen Reizversuchen abgeleitet werden könnten. Nach der Exstirpation beider Stirnlappen fand Munk beim Hunde die Rückenlendenwirbelsäule abnorm gewölbt, so daß die hinteren Extremitäten den vorderen nahegerückt waren. Dieselbe katzenbuckelartige Krümmung beobachtete Munk nach der doppelseitigen Exstirpation des Stirnlappens beim Affen. Diese Haltung sollte beim Affen dauernd bestehen bleiben. Bei einseitiger Exstirpation des Stirnlappens zeige sich eine Störung nur darin, daß der Hund die kurze Drehung nach der Seite der Exstirpation gegenüber der kurzen Drehung nach der anderen Seite bevorzuge. Munk fand diese Störungen nur, wenn er den ganzen Stirnlappen bis zur Basis abschnitt.

Es soll nun nicht in Abrede gestellt werden, daß Störungen der Rumpfbewegung nach Exstirpationen im vorderen Bereiche des Großhirns vorkommen können. Auch Hitzig gibt an, daß er sie mitunter beobachtet hat. Aber diese Störungen selbst zugegeben — so brauchen sie doch nicht die einzigen zu sein, die der Exstirpation des Stirnhirns folgen. Munks Versuche reichen nicht aus, um auszuschließen, daß das Stirnhirn den Sitz höherer psychischer Funktionen bildet. Wir kennen die Psyche der Affen und das, was sie leisten kann, viel zu wenig, als daß man konstatieren könnte, ob ein Verlust der höchsten Leistungsmöglichkeit nach der Operation stattgefunden hat. Die Äußerungen der Mißgunst, der Freude, des Hasses und was dergleichen mehr Munk als erhalten nach der Stirnhirnexstirpation angibt, finden sich, häufig sogar gesteigert, bei menschlichen Idioten, und sie geben keinen Maßstab dafür ab, was ein Affe in der Freiheit, umringt von Gefahren, mit seiner Psyche zu leisten vermag. Auch beim Hunde sind die Munkschen Laboratoriumsversuche nicht ausreichend. Man müßte einen stirnhirnlosen Hund auf der Jagd oder dauernd im Hause beobachten, um zu sehen, ob sich ein Manko gegenüber dem früheren Verhalten einstellt. Vollends aber ist es verfehlt, aus solchen unzureichenden Tierversuchen, wie es Munk tut, Schlüsse auf die Bedeutung des Stirnhirns beim Menschen, bei dem dieser Hirnteil eine so erhebliche Größe besitzt, zu machen.

Um die Bedeutung der Stirnlappen für die Intelligenz zu ermitteln, brachte Franz Katzen und Affen gewisse Kunststücke bei und suchte später nach den Stirnhirnoperationen festzustellen, ob die Tiere noch ohne Stirnhirn imstande waren, die erlernten Kunststücke auszuführen. Franz schloß Katzen in einen Kasten ein, aus dem die Tiere nur durch Öffnung eines Riegels nach außen gelangen konnten. Noch kompliziertere Kunststücke mußten die Affen erlernen. Dieselben mußten u. a. mehrere Barrieren überschreiten, eine Leiter ersteigen, ehe sie endlich nach Öffnung einer Kiste in dieselbe gelangten und die daselbst befindlichen Futterstücke erreichten. Die des Stirnhirns beraubten Tiere waren unfähig, die erlernten Kunststücke auszuführen, wenn erst kurze Zeit nach der Dressur vergangen war. Hatten die Tiere die Dressur aber schon lange inne, so waren sie auch nach Exstirpation des Stirnhirns imstande, die Kunststücke auszuführen. Die Tiere, die die alten Kunststücke nicht mehr ausführen konnten, konnten durch eine neue Dressur wieder in den Besitz derselben kommen, Das Stirnhirn dient demnach nach Franz hauptsächlich zum Erlernen und Erwerben neuer Assoziationen, während die einmal fest erworbenen Assoziationen in anderen Hirnteilen aufbewahrt werden und deswegen nach Ausschaltung des Stirnhirns nicht mehr verloren gehen können.

Noch eine andere Stelle der Großhirnrinde wurde von Flechsig als wichtiges Assoziationszentrum in Anspruch genommen; auch dieser wandte sich die experimentelle Forschung zu. Es ist das die Rindenpartie, in die Munk seine „Augenfühlsphäre" verlegt; beim Affen ist es die Rinde des Gyrus angularis, beim Hunde die zwischen der Extremitätenregion und der Kopfregion einerseits und der Sehsphäre andererseits gelegene Rindenpartie. Als Folge der einseitigen Exstirpation dieser Rindenpartie konstatierte Munk die Herabsetzung der Empfindlichkeit des gegenseitigen Auges und als Folge der beiderseitigen Exstirpation weiter noch die Unfähigkeit, die oberen Augenlider so hoch wie normal zu heben, ferner normal zu fixieren und die Lage der Objekte in der Tiefe des Gesichtsfeldes zu erkennen. Diese Störungen traten durchaus nicht regelmäßig auf; und es ist deswegen anzunehmen, daß dieselben unbeabsichtigten Schädigungen benachbarter Rindenpartien, wie sie leicht infolge von Blutungen, Cysten, Erweichung usw. zustande kommen, ihre Entstehung verdankten. Nach den Untersuchungen von Kalberlah[1]) steht von der Munkschen Augenfühlsphäre nur der laterale vordere Abschnitt, der zu dem von Fritsch und Hitzig aufgefundenen Orbiculariszentrum gehört, zum Auge wirklich in Beziehung, während der mediale Anteil ganz davon abzutrennen ist. Kalberlah hält deswegen die Aufstellung der Augenregion in dem Munkschen Sinne für hinfällig und erkennt nur das durch den Reizversuch aufgefundene, durch den Lähmungsversuch bestätigte „Zentrum für Bewegung und Schutz des Auges" von Hitzig aus.

Luciani[2]) und Seppilli sind auf Grund ihrer Versuche zu der Annahme gekommen, daß in der hinteren Partie des Scheitellappens — in der Munkschen Augenfühlsphäre — die vier Sphären, die Seh-, die Hör-, die Riech- und die Tastsphäre, zusammentreffen und hier ineinandergreifen. Diese Hirnpartie soll deswegen die wichtigste Partie des Hundegroßhirns darstellen. Die Ausschaltung dieser Partie soll nicht nur vorzugsweise die Gesichtswahrnehmungen, sondern gleichzeitig auch die Gehör-, Geruch- und Tastwahrnehmungen beeinträchtigen. Die Verstümmelung keiner anderen Gegend der Großhirnrinde soll so umfangreiche Wirkungen und folglich auch so tiefe Störungen der Psyche der Tiere hervorrufen können.

Auch Goltz hat nach Exstirpationen im Bereiche der Scheitellappen eine merkliche Änderung im Charakter der Tiere beobachtet. Dieselben, die vor der Verstümmelung sanft und freundlich waren, wurden nach der Operation mürrisch, heftig, unverträglich und streitsüchtig.

Luciani und Seppilli sowohl, wie auch Goltz haben wahrscheinlich bei ihren Exstirpationen die tiefer liegenden Assoziationssysteme geschädigt und dadurch die erheblichen Störungen hervorgerufen, die bei vorsichtigeren Rindenabtragungen vermißt werden. Die Frage, ob sich in der Region der „Augenfühlsphäre" Munks, die wir in dem von ihm angegebenen Umfange nicht anerkennen, ein besonderes Assoziationszentrum findet, erscheint nach den bisherigen Versuchen ebenso wie beim Stirnhirn noch ungelöst.

---

[1]) Kalberlah, Über die Augenregion und die vordere Grenze der Sehsphäre Munks. Arch. f. Psychiatrie. **37.**

[2]) Luciani und Seppilli, Die Funktionslokalisation auf der Großhirnrinde. 1885. D. Übers. Leipzig 1886.

Noch einige Details, die den vorderen Teil des Großhirns betreffen, sollen hier Erwähnung finden. Nach der doppelseitigen Exstirpation des von Krause durch Reizung aufgefundenen Kehlkopfzentrums (s. o.) wird nach Krause u. a. das Bellen gestört, während Katzenstein u. A. keine Störung feststellen konnten. Nach der doppelseitigen Exstirpation des von Katzenstein mittels Reizung gefundenen Phonationszentrums (s. o.) lernten die operierten Hunde, die über drei Monate von Katzenstein beobachtet wurden, nicht wieder normal bellen. Die voneinander abweichenden Ergebnisse sind wohl auf die nach Umfang und besonders Tiefe nicht gleichmäßigen Exstirpationen der einzelnen Autoren zurückzuführen. Daß Hunde nach allen derartigen Operationen nicht wieder zu bellen anfangen, wenn man sie lange genug beobachtet, ist nicht anzunehmen, da unterhalb der Großhirnrinde (wie schon das Bellen des großhirnlosen Hundes erweist) sicher Phonationszentren vorhanden sind, wenn auch das Bellen nach den Rindenexstirpationen gewisse Modifikationen, die allerdings schwer feststellbar sind, zeigen dürfte.

Nach größeren doppelseitigen Exstirpationen im Bereiche des vorderen Teiles des Großhirns kommen Freßstörungen zur Beobachtung. Munk sah dieselben bei solchen Hunden auftreten, bei denen nach der Stirnhirnexstirpation eine Entzündung entstanden war, die sich nach hinten über die „Kopfregionen der Fühlsphären" ausbreitete. Trotz größtem Verlangen nach Nahrung vermochten die geschädigten Tiere nicht mehr die Nahrung zu sich zu nehmen, nicht mehr zu fressen und zu saufen, und so gingen sie in kurzer Zeit an Inanition zugrunde. Derartige Freßstörungen sind auch von anderen Autoren, auch beim Affen, gelegentlich beobachtet worden.

Das Wesen dieser Freßstörungen ist noch nicht klargelegt worden. So viel steht fest, daß nach Exstirpationen im Bereiche der Kopfregionen Munks schwere Freßstörungen nicht zu erhalten sind, wenn sich keine Entzündung, wie in den Munkschen Fällen, anschließt. Es bedarf jedenfalls tieferer Exstirpationen, um solche Freßstörungen hervorzurufen. Auf Exstirpationen der Rinde darf man sich nicht beschränken. Goltz sah sie dann auch nur nach „hochgradigem Substanzverlust des Vorderhirns" eintreten. Es erscheint uns wahrscheinlich, daß der Schädigung des Corpus striatum, wie überhaupt der subcorticalen Ganglien eine besondere Rolle bei der Entstehung dieser Freßstörungen zukommt.

Bei den Papageien habe ich diese Freßstörungen genauer beobachten können. Sie werden auch hier durch Eingriffe in den vorderen Teil des Großhirns, und zwar durch Läsionen, die die vorderste Partie des Mesostriatums treffen, hervorgebracht. Sobald ein derartig geschädigter Papagei nach einem Gegenstande zugreifen wollte, traten Kopfnickbewegungen auf, die ihn am Fressen hinderten, da er nicht imstande war, diesen krampfartigen Bewegungen Einhalt zu tun. Der Schnabel konnte entweder gar nicht oder nur spurweise von dem Tiere geöffnet werden. Daher mißlang das Trinken von Wasser, selbst wenn man den Schnabel in die Flüssigkeit hineinhielt. Bei dem Mangel der Nahrungsaufnahme wurden die Tiere von Tag zu Tag schwächer und gingen, wenn man nicht vorher ihrem Leben ein Ziel setzte, in kurzer Zeit zugrunde: Auch noch folgende Störung des Freßaktes konnte ich beobachten: Während normalerweise der Unterkiefer des Papageis weit über den Oberkiefer hinausgreift, und man unter gewöhnlichen Bedingungen nie eine Änderung dieses Verhaltens bemerkt, kam es nach der doppelseitigen Operation des Mesostriatums oft zu einer Luxation des Unterkiefers derart, daß der Unterkiefer unter den Oberkiefer zurücktrat und damit der Oberkiefer über die Spitze des Unterkiefers hinausgriff.

Exstirpationen in den hinteren Teilen des Großhirns.

Wir betrachten hier gesondert die Exstirpationen im Occipital- und im Temporallappen, da die Exstirpationen in beiden Hirnteilen zu charakteristischen Störungen führen.

Exstirpationen im Occipitallappen.

Hitzig hatte als erster auf die Beziehungen der Occipitallappen zu den Gesichtsempfindungen hingewiesen. Diese Erkenntnis wurde durch die Untersuchungen H. Munks gesichert. Munk gelang es zunächst bei Hunden, später auch bei Affen, nach doppelseitigen, ausgedehnten Exstirpationen im Bereiche der Hinterhauptslappen die schwersten Sehstörungen, ja nach seinen Angaben vollständige Blindheit bei den operierten Tieren zu erzeugen, während die übrigen Sinne sich normal verhielten. Munk nannte diese Blindheit „Rindenblindheit“ und vertrat den Standpunkt, daß schon die einfache Lichtempfindung als solche und nicht erst die Sehvorstellung u. dgl. in der Rinde der Occipitallappen zustande komme. Wenn wir auch aus noch zu erörternden Gründen nicht an die völlige Blindheit derart operierter Tiere glauben, so war doch durch Munks Versuche mit Sicherheit erwiesen, daß nach großen Eingriffen in den Hinterhauptslappen dauernde Störungen der Gesichtsempfindungen eintreten, und daß derartige dauernde Störungen nach Eingriffen in andere Großhirnteile ausbleiben. Es soll gleich hier erwähnt werden, daß von verschiedenen Seiten auch nach Exstirpationen im Bereiche anderer Teile des Großhirns, speziell der motorischen Zone, Sehstörungen gefunden wurden. Wir führen dieselben zum Teil auf nicht ganz gelungene Operationen zurück, indem bei denselben mitunter eine Schädigung der weit nach vorn sich erstreckenden Sehstrahlung eintrat. Auch ist hier zu berücksichtigen, worauf wir schon früher die Aufmerksamkeit richteten, daß Empfindungsstörungen leicht bei Tieren durch Schädigung motorischer Zentren oder Bahnen vorgetäuscht werden können. Und dieses Moment spielt sicherlich mit eine Rolle, wenn Sehstörungen, die als vorübergehend geschildert werden, nach Verletzungen der motorischen Zone sich geltend machen. Wir halten daran fest, daß dauernde Störungen des Sehens nur durch Läsionen des Occipitallappens zustande kommen.

Führt man die Rindenexstirpationen im Bereiche des gesamten Occipitallappens in den von Munk angegebenen Grenzen nur oberflächlich, d. h. in einer Tiefe von 2—3 mm, wie es Munk angibt, aus, so erhält man nicht die schweren Sehstörungen, die Munk erzielt hat, geschweige denn völlige Blindheit der Tiere. Es ist ohne weiteres ersichtlich, wenn man die tiefen, das Occipitalhirn durchschneidenden Furchen in Betracht zieht, daß es überhaupt unmöglich ist, die ganze Rinde in einer Tiefenausdehnung von 2—3 mm überall zu exstirpieren. Bei der von Munk ausgesprochenen Annahme, daß den in den Tiefen der Furchen vorhandenen Rindenelementen andere Funktionen zukommen als den oberflächlichen, also nicht die der

Lichtempfindung, ist wohl der Wunsch als der Vater des Gedankens zu betrachten. Näher liegt eine andere Annahme, die auch Munk an einer Stelle ausspricht, daß bei seinen Versuchen die hinzutretende Entzündung die etwa unvollständigen Operationen vervollständigt habe.

Will man den ganzen Occipitallappen mitsamt seiner Rinde exstirpieren, so wird man nicht umhin können, dabei auch die ganze Sehstrahlung mit zu vernichten. Und in den Fällen, in denen die Hunde nach den Exstirpationen angeblich völlig blind geworden sind, jedenfalls also sehr schwere Sehstörungen davontrugen, hat Munk dieses Resultat sicherlich den von den Wundflächen aus in die Tiefe dringenden Entzündungen, Erweichungen und Blutungen zu danken.

Von dem großhirnlosen Hunde von Goltz erfuhren wir, daß derselbe noch gewisse Sehreaktionen zeigte, wenn dieselben auch sehr herabgesetzt waren. Bei plötzlicher Einwirkung sehr starker Helligkeiten schloß derselbe die Augen und wendete den Kopf seitwärts. Bei diesem Hunde war jedoch, wie Goltz beschreibt, noch mehr als das Großhirn exstirpiert; es waren bei ihm gerade für das Sehen wichtige Teile des Thalamus zugrunde gegangen, so daß man schon aus diesem Grunde ein definitives Urteil über die einem nur des Großhirns beraubten Hunde gebliebenen Sehreaktionen noch nicht aussprechen kann.

Vielleicht beim großhirnlosen Hunde, sicherlich aber bei den des Occipitallappens beraubten Hunden wird es möglich sein, noch weitere Sehreaktionen festzustellen, wenn man sich vervollkommneter Untersuchungsmethoden bedient. Eine solche Vervollkommnung stellt meine Dressurmethode[1]) dar. Hunde wurden in der Weise von mir abgerichtet, daß sie nach Einschaltung eines bestimmten farbigen Lichtes — sagen wir von rotem Licht — nach den vor ihnen liegenden Fleischstücken schnappten, während sie bei allen anderen Farben sowie in der Dunkelheit die Fleischstücke ruhig liegen ließen. Besonderer Wert wurde darauf gelegt, die Helligkeit der farbigen Lichter möglichst zu variieren, um auszuschließen, daß die Tiere sich an eine bestimmte Helligkeit gewöhnten und alsdann nicht durch die Farbe, sondern durch die verschiedene Helligkeit der farbigen Lichter sich beim Zugreifen bestimmen ließen.

Hunde nun, denen die Occipitallappen des Großhirns (über die Munkschen Grenzen der „Sehsphären" hinaus) beiderseits vollständig exstirpiert worden waren, reagierten nicht mehr in der obengenannten Weise auf die Farbe, auf die sie vor den Exstirpationen dressiert worden waren; wohl aber machten sie einen deutlichen Unterschied zwischen hell und dunkel, indem sie in der Dunkelheit sich von den Fleischstücken abwandten, in der Helligkeit aber, und zwar bei jedem farbigen Licht, nach den Fleischstücken schnüffelnd suchten und erst zu suchen aufhörten, wenn sie die Fleischstücke gefunden hatten. Es folgt aus diesen Versuchen, daß die Änderung der Lichtintensität einen Einfluß auf die der Occipitallappen beraubten Tiere ausübte. Vermehrte man die Lichtintensität, so griffen die Tiere zu, um bei Verminderung der Lichtintensität sich fortzuwenden. Zum Zustandekommen der Farbendressur sind mithin die Occipitallappen des Großhirns notwendig, während die Dressurreaktionen auf Änderung der Lichtintensität ohne die Occipitallappen erfolgen können.

---

[1]) Kalischer, O., Weitere Mitteilung über die Ergebnisse der Dressur als physiologischer Untersuchungsmethode auf den Gebieten des Gehör-, Geruchs- und Farbensinnes. Arch. f. Anat. u. Physiol. Physiol. Abt. 1909.

Es erscheint danach nicht ausgeschlossen, daß durch geeignete Dressur auch der großhirnlose Hund dazu gebracht werden könnte, auf verschiedene Lichtintensitäten verschieden zu reagieren; es ist aber auch möglich, daß die motorische Zone des Großhirns zur Erhaltung der feineren Abstufbarkeit der tieferen motorischen Zentren bei den Dressurreaktionen nicht entbehrt werden kann.

Auf jeden Fall ist aber durch diese Versuche erwiesen, wie das nach den Goltzschen Ergebnissen zu erwarten stand, daß die einfache Lichtempfindung schon unterhalb der Großhirnrinde zustande kommen kann.

Eine wichtige Frage war es, ob jeder Occipitallappen nur zum gegenseitigen Auge oder zu beiden Augen in Beziehung steht. Der Befund, daß nach der Exstirpation eines Hinterhauptslappens in beiden Augen Sehstörungen auftreten, daß somit jede Großhirnhemisphäre mit beiden Retinae in Verbindung steht, wurde am Affen zuerst von Munk erhoben. Es entsprach dieser Befund der schon länger bekannten partiellen Sehnervenkreuzung im Chiasma der höheren Säugetiere.

Jedem Occipitallappen gehören beim Affen die gleichseitigen Hälften beider Retinae zu.

Daß auch beim Hunde jede Großhirnhemisphäre zu beiden Augen in Beziehung steht, wurde von Goltz, Luciani u. a. entdeckt. Die genauere Feststellung der beim Hunde nach Eingriff in einen Occipitallappen eintretenden Hemianopsie wurde von Munk gemacht. Die Aufdeckung dieser Hemianopsie verursachte große Mühe, weil beim Hunde jede Retina zum größten Teile mit dem gegenseitigen Occipitallappen und nur zu einem kleinen Teile, nämlich mit der äußersten lateralen Partie, mit dem gleichseitigen Occipitallappen in Verbindung steht.

Nach partiellen Exstirpationen im Bereiche der Occipitallappen entstehen Sehstörungen, die, wenn die Exstirpationen eine gewisse Größe nicht überschreiten, sich völlig wieder ausgleichen können. Der Zustand der „Seelenblindheit", der nach solchen Läsionen zu beobachten ist, wurde zuerst von Munk nach der Exstirpation einer ganz bestimmten Stelle in der Konvexität beider Hinterhauptslappen in folgender Weise beschrieben:

„Ganz frei und ungeniert bewegte sich solch operierter Hund im Zimmer wie im Garten, ohne je an einen Gegenstand anzustoßen. Hindernisse auf seinem Wege überwindet er geschickt. Allein kalt läßt ihn jetzt der Anblick der Menschen, die er sonst immer freudig begrüßt, kalt die Gesellschaft der Hunde, mit denen er früher jedesmal gespielt hat. Er sucht nicht mehr in der früheren Weise an den Stellen des Zimmers nach, an denen er sein Futter fand; und setzt man ihm selbst Futternapf und Wassereimer mitten in den Weg hinein, so geht er oft und immer wieder um sie herum, ohne ihrer zu achten. Nahrungsmittel, vor die Augen gehalten, lassen ihn unbewegt, solange er sie nicht riecht usw." Die seelenblinden Hunde sehen mithin; aber sie erkennen ihre Umgebung nicht. Munk stellte weiter fest, daß dieser Zustand der Seelenblindheit nicht bestehen bleibt, sondern allmählich verloren geht. Der Hund lernt allmählich die Menschen wieder kennen, ebenso die Gegenstände seiner Umgebung. Über die für seine Existenz wichtigsten Dinge ist er zu allererst und sehr bald orientiert.

„Man braucht nur ein- bis zweimal seinen Kopf in den Eimer hineingedrückt zu haben, bis das Wasser die Schnauze berührte, und sucht er fortan stets den Eimer selber auf, wenn er durstig ist. Drei, längstens fünf Wochen nach der Operation ist der Hund restituiert und von unversehrten Hunden nicht mehr zu unterscheiden."

Munk gab für die Entstehung der Seelenblindheit nach der doppelseitigen Exstirpation jener bestimmten Stelle im Occipitallappen folgende Erklärung:

Jene Stelle ist nach ihm der Stelle des deutlichsten Sehens der Retina koordiniert. Für diesen wichtigsten Teil der Retina hört jede Gesichtswahrnehmung auf, und es tritt in ihm vollständige Blindheit, d. h. „Rindenblindheit" ein, wenn jene Stelle des Occipitallappens exstirpiert worden ist. Aber nicht nur die Gesichtswahrnehmungen, sondern auch die aus denselben hervorgehenden Gesichtsvorstellungen sind durch die Exstirpation verloren gegangen. Erhalten geblieben sind nur die Gesichtswahrnehmungen, die in den übrigen Teilen der Retina stattfinden. Die Aufhebung der Seelenblindheit kann daher nach Munk nur dadurch erfolgen, daß aus den erhaltenen Gesichtswahrnehmungen sich neue Gesichtsvorstellungen bilden. Munk nimmt dabei an, daß bisher ausschließlich die Gesichtswahrnehmungen, die in der Stelle des deutlichsten Sehens in der Retina erfolgten, zu Gesichtsvorstellungen geführt haben. „Der Hund hat die Gesichtsvorstellungen, die er besaß, seine Erinnerungsbilder der früheren Gesichtswahrnehmungen verloren, so daß er nichts kennt oder erkennt, das er sieht; aber der Hund sieht, er hat noch Gesichtsempfindungen; dieselben kommen zur Wahrnehmung, und sie lassen Vorstellungen über die Existenz, die Form, die Lage der äußeren Objekte entstehen, so daß von neuem Gesichtsvorstellungen, von neuem Erinnerungsbilder der Gesichtswahrnehmungen gewonnen werden."

Es ist unzweifelhaft, daß nach Eingriffen in den Occipitallappen ein Zustand bei den Hunden eintritt, den man als „Seelenblindheit" bezeichnen kann. Die Hunde zeigen dabei noch gewisse einfachere Sehreaktionen, während andere, komplizierte Sehreaktionen nicht mehr zu erhalten sind. Es ist ferner sicher, daß dieser Zustand — und die Konstatierung dieser Tatsache ist ein Verdienst Munks — ausschließlich durch Läsion im Bereiche des Occipitallappens erzeugt wird. Durch die Konstatierung der „Seelenblindheit" waren die Beziehungen des Occipitallappens zum Gesichtssinn in besonders charakteristischer Weise erwiesen.

Den eben erwähnten anatomischen Vorstellungen und physiologischen Folgerungen Munks über das Zustandekommen der Seelenblindheit und ihre Restitution können wir uns aber in keiner Richtung anschließen. Besonders durch die umfassenden Untersuchungen Hitzigs ist nachgewiesen worden, daß nach Exstirpation keiner Stelle des Occipitallappens, auch nicht jener Stelle, die nach Munk der Stelle des deutlichsten Sehens in der Retina koordiniert ist, vollständige, dauernde Blindheit, „Rindenblindheit im Sinne Munks" eintritt. Niemals ließ sich ein dauerndes Skotom im Gesichtsfelde des Hundes nach solchen Untersuchungen feststellen. Ja, Hitzig konnte öfter gerade nach Exstirpation jener von Munk bevorzugten Stelle im Occipitallappen überhaupt keine Sehstörungen bei den operierten Hunden nachweisen. Weiter lassen sich solche vorübergehende Zustände von Seelenblindheit bei den Hunden auch durch die Exstirpation anderer Teile der Occipitallappen erzeugen, wenn man nur die Exstirpationen genügend umfangreich und tief ausführt. Was die Restitution der Seelenblindheit nach Munk betrifft, insbesondere die Angabe, daß die seelenblinden Tiere erst von neuem wieder mit den übrigen Teilen der Occipital-

lappen sehen lernen, so ist dem entgegenzuhalten, daß die Tiere, auch
wenn man sich nach den Operationen gar nicht weiter mit ihnen beschäftigt
und sie in ihrem Käfige sich selbst überläßt, doch die alten Erinnerungsbilder von selbst wiedererhalten.

Fragen wir, wodurch Munk zu seiner irrtümlichen Auffassung
von der Entstehung der Seelenblindheit gelangt ist, so ist die wahrscheinlichste Annahme die, daß Munk durch die Exstirpation der Stelle auf der
Konvexität des Hinterhauptslappens eine Schädigung der darunter verlaufenden Sehstrahlung hervorgerufen hat. Diese Schädigung der Sehstrahlung mag durch Blutung, Entzündung, Zirkulationsstörungen entstanden
sein, wie sie selbst nach oberflächlichen Eingriffen in der Tiefe des Gehirns
so häufig beobachtet werden. Durch die Zerstörung der bestimmten Stelle
auf der Konvexität wurde also von Munk nicht die wichtigste Stelle für
den Sehakt ausgeschaltet, sondern eine allgemeine Schädigung der
ganzen Sehregion herbeigeführt. Bei dieser allgemeinen Funktionsstörung
der Sehregion blieben, so müssen wir annehmen, nur die einfacheren
Sehreaktionen in Tätigkeit; dazu gehört, daß die Tiere Gegenständen ausweichen, die ihnen beim Herumgehen den Weg versperren. In dem Maße,
als sich die geschädigte Sehstrahlung resp. Sehrinde wieder erholt, kehren
auch die übrigen Sehreaktionen wieder zurück, ohne daß die Tiere etwas
von neuem zu erlernen brauchen. Wenn Munk beschreibt, daß manchmal
bei einem Versuchstiere unter Verlust aller anderen Erinnerungsbilder der
Gesichtsempfindungen ein einzelnes Erinnerungsbild unversehrt erhalten gefunden wurde, so in einem Falle das Bild eines Eimers, aus dem der Hund
zu trinken gewohnt war, so beweist das nur, daß sich manchmal dieses oder
jenes Bild dem Tiere durch die Gewohnheit besonders fest eingeprägt hatte,
so daß es trotz der allgemeinen Schädigung der Sehregion, gleich wie die
genannten einfachen Sehreaktionen, nicht verloren gegangen war. Es entspricht diese Vorstellung der Beobachtung, daß im allgemeinen diejenigen
Sehreaktionen am ersten wiederkehren, die für den Hund die lebenswichtigsten sind, die er daher auch am meisten ausgeübt hat; er lernt zunächst wieder mit den Teilen der Retina sehen, die für das Aufsuchen der
Nahrung und den Freßakt die bedeutungsvollsten sind, nämlich mit den
oberen lateralen Teilen der Retina. Durch vor den Exstirpationen vorgenommene längere Dressuren wird man den Tieren bestimmte Reaktionen,
wie das Zugreifen nach bestimmten Gegenständen, so fest beibringen können,
daß diese Reaktionen nach den Exstirpationen schon frühzeitig wiederkehren.

Es erscheint selbstverständlich, daß man die Wiederkehr der alten Gewohnheiten bei geschädigten Tieren befördern kann, wenn man sie nicht
sich selbst überläßt, sondern sich mit ihnen beschäftigt. Aber um ein
Neuerlernen im Munkschen Sinne handelt es sich hierbei keineswegs.

Wir haben demnach, wenn wir auch die Bezeichnung „Seelenblindheit" beibehalten, doch eine andere Vorstellung als Munk über das Wesen dieses
Zustandes erhalten. Nicht andere Teile des Occipitallappens (der Sehregion)
treten für die zerstörten Teile ein und übernehmen deren Funktion, sondern
nur indirekt geschädigte Teile erhalten ihre volle Funktion
wieder. Zu diesen indirekt geschädigten Teilen müssen wir auch die von
der Rinde der Occipitallappen abhängigen subcorticalen Zentren, speziell
das Corpus geniculatum externum rechnen, über dessen Zusammenarbeiten
mit der Hirnrinde wir allerdings noch gar nicht orientiert sind. Wir wissen

nur aus den Untersuchungen von v. Monakow, daß das Corpus geniculatum externum in so engen Beziehungen zu der Rinde des Occipitallappens steht, daß es nach der vollständigen Exstirpation dieses Hirnteiles fast ganz zugrunde geht. Es ist sehr wohl möglich, daß manche der Leistungen, die wir der Hirnrinde zuschreiben, diesen subcorticalen Zentren angehören; und ehe nicht über die Funktion derselben näheres ermittelt ist, werden wir auch über die Restitution der Sehstörungen, speziell der Seelenblindheit keine ausreichende Aufklärung erwarten dürfen. Insbesondere dürfte zu untersuchen sein, ob nicht das Ausweichen der Tiere vor größeren Gegenständen eine Funktion dieser tieferen Zentren darstellt. Auch erscheint es nach meinen Untersuchungen an Tauben und Papageien möglich, daß das Corpus geniculatum externum zu den lateralen oberen Teilen der Retinae in besonders engen Beziehungen steht.

Bei der allgemeinen Schädigung des Occipitallappens sowohl wie auch der subcorticalen Zentren dürfte der Prozeß der Diaschisis, auf die wir oben ausführlicher eingegangen sind, eine maßgebende Rolle spielen. Die Wiederherstellung der Funktion, die Restitution der Seelenblindheit, ist aus einem Nachlassen der Diaschisis unschwer zu erklären.

Eng mit seinen Vorstellungen über die Stelle des deutlichsten Sehens in der Retina und ihre Vertretung in dem Occipitallappen hängt die „Projektionslehre" Munks zusammen. Diese Projektionslehre besagt folgendes:

Jede Retina ist mit ihrer äußersten lateralen Partie dem äußersten lateralen Stücke der gleichseitigen Sehsphäre zugeordnet. Der viel größere übrige Teil jeder Retina gehört dem viel größeren übrigen Teile der gegenseitigen Sehsphäre zu, und zwar so, daß man sich die Retina derart auf die Sehsphäre projiziert denken kann, daß der laterale Rand des Retinarestes (zu verstehen: ohne die obengenannte äußerste laterale Partie) dem lateralen Rande des Sehsphärenrestes, der innere Rand dem medialen Rande der Sehsphäre, der obere Rand dem vorderen Rande der Sehsphäre, endlich der untere Rand der Retina dem hinteren Rande der Sehsphäre entspricht.

„Die zentralen Elemente der Sehsphäre, in der die Opticusfasern enden und die Gesichtswahrnehmungen stattfinden, sind regelmäßig und kontinuierlich angeordnet wie die lichtempfindlichen Netzhautelemente, von denen die Opticusfasern entspringen derart, daß benachbarten Netzhautelementen immer benachbarte wahrnehmende Rindenelemente entsprechen."

Munk kommt zu diesen Ergebnissen auf Grund von partiellen Exstirpationen des Occipitallappens — seiner „Sehsphäre" —. Er entfernte in systematischer Untersuchung „passend gewählte Stücke" der Sehsphäre, abwechselnd die vordere und die hintere, die mediale und die laterale Hälfte usw. und bestimmte durch die nunmehr zu beobachtenden Sehstörungen die Beziehungen der Netzhäute zu den Sehsphären.

Auch die zuerst von Schäfer angegebenen Reizungsergebnisse an den Occipitallappen schienen eine gewisse Stütze für die Munkschen Annahmen zu bilden. Beim Hunde und Affen führen nämlich Reizungen der Occipitallappen mit Induktionsströmen assoziierte Augenbewegungen nach der der Reizung entgegengesetzten Seite herbei, und zwar gehen die Augen zugleich nach unten, wenn die Reizung in der vorderen, nach oben, wenn die Reizung in der hinteren Zone der Occipitallappen erfolgt. Die intermediäre Zone, von der es zu reinen Seitenbewegungen kommt, ist nur schmal.

Munks Projektion der Stelle des deutlichsten Sehens in der Retina auf die bestimmte Stelle in der Konvexität der Occipitallappen haben wir schon oben als irrtümlich zurückgewiesen. Auch die eben erwähnten weitergehenden Projektionsangaben lassen sich, wenigstens in der von ihm gegebenen Form, keineswegs aufrechterhalten.

Besonders Hitzig ist auf Grund vieler Versuche zu Schlüssen gelangt, die durchaus gegen die Munkschen Angaben sprechen. Hitzig verwendete u. a. als sehr zweckmäßige und den Methoden Munks überlegene Untersuchungsmethode zur Prüfung des Gesichtsfeldes der operierten Hunde die „Perimetrierung" der schwebenden Tiere. Die Tiere werden zunächst dadurch an die Schwebe gewöhnt, daß sie anfänglich ihr Futter ausnahmslos in dieser Lage empfangen. Bei der Untersuchung auf Sehstörungen richtet man ihre Aufmerksamkeit auf ein bestimmtes Stück Fleisch und läßt ein zweites Stück Fleisch in einem anderen Teile des Gesichtsfeldes erscheinen. In ganz ähnlicher Weise konnte ich bei den Papageien die Prüfung des Gesichtsfeldes in genauer und exakter Weise vornehmen.

Man kann nach Hitzig recht erhebliche Ausschaltungen der Rinde innerhalb jeder einzelnen Region der Konvexität der „Sehsphäre" Munks ausführen, ohne daß darauf Rindenblindheit, ja, ohne daß darauf auch nur vorübergehende Blindheit irgendeines Abschnittes der Retina notwendig folgen muß.

Hitzig begegnete keineswegs irgendeiner Gesetzmäßigkeit in dem Ausfalle von Gesichtsempfindungen nach bestimmten Rindenexstirpatienen. Er sah wohl die Blindheit der unteren Hälfte des Gesichtsfeldes ausschließlich auf Läsionen der vorderen Hälfte der Sehsphäre folgen und konnte ferner konstatieren, daß Läsionen des hinteren Abschnittes der Sehsphäre öfter Skotome in dem oberen Segmente des Gesichtsfeldes unter Schonung des sonst fast regelmäßig beteiligten lateralen Segments zur Folge hatten. Niemals aber kam es in diesen Fällen zu dauernden Skotomen, und von einer Gesetzmäßigkeit in dem Eintreten dieser Störungen war auch nicht die Rede.

Das laterale Drittel der Sehsphäre Munks dient ferner nach Hitzigs Versuchen keineswegs ausschließlich zur Innervation des lateralen Abschnittes der gleichseitigen Retina; dieser wird auch von anderen Teilen der Sehsphäre innerviert, und auch der ihm anliegende Abschnitt der Sehsphäre ist nicht als Projektionsfeld für den lateralen Abschnitt der medialen Hälfte der gegenseitigen Retina anzusehen. Derjenige Teil des Gesichtsfeldes, dessen Sehkraft immer von vornherein erhalten bleibt oder zuerst oder allein wiederkehrt, ist auch bei Ausschaltung der lateralen Abschnitte der Sehsphäre sein nasaler unterer Teil.

Es besteht demnach keine Projektion in dem Sinne, daß bestimmte Abschnitte der Retina nur vermittelst bestimmter Abschnitte des Cortex sehen könnten. Wird Rindenblindheit beobachtet, so ist dieselbe überhaupt nicht die Folge von partiellem Verlust der Rinde, sondern die Folge von ausgedehnten Verletzungen der Sehstrahlung.

Nach von Monakow[1]) hängt die Projektion der Retina aufs engste mit der corticalen Lokalisation der durch Lichtreize assoziierten Augenbewegungen zusammen, nur die räumlich feste corticale Repräsentation der verschiedenen Augenbewegungsarten ist es, die vor allem eine schärfere

---

[1]) von Monakow, Über den gegenwärtigen Stand der Frage nach der Lokalisation im Großhirn. Ergebnisse der Physiologie von Asher und Spiro. Bd. 1. 2. Abtlg. 1902.

Projektion der Netzhautabschnitte (im Sinne von physiologisch gesonderten Wechselbeziehungen zwischen bestimmten Retinapunkten und bestimmten corticalen Innervationspunkten für die Augenbewegungen) notwendig macht.

Die corticalen Repräsentationsbezirke für die mehr peripheren Abschnitte der Retina kommen nach von Monakow mehr für räumliche Orientierungszwecke als für die Innervation der Lichtempfindung in Betracht. Die Aktion der Macula beim Sehakt setzt in dem Momente ein, in dem die orientierenden Augenbewegungen ihren Abschluß erreicht haben und die Augen auf den Fixierpunkt eingestellt werden. Die Rolle der Macula besteht daher mehr in lichtperzipierenden als in räumlichen Aufgaben.

Die Maculabezirke, bei denen das räumlich orientierende Moment gegenüber den anderen Aufgaben (Licht, Farbe) zurücktritt, sind im Besitze eines weiten corticalen Repräsentationsbezirkes. Die Stelle des deutlichsten Sehens besitzt keine umschriebene Repräsentation in einer distinkten Partie der Sehsphäre.

Wir schließen uns den Anschauungen von von Monakow im wesentlichen an. Auch wir glauben, daß eine gewisse Projektion der verschiedenen Retinateile auf die Occipitallappen besteht; wir glauben aber nicht, daß, wie es Munk meint, die einzelnen Retinaelemente, jedes für sich, in ganz bestimmter Lagebeziehung zu den einzelnen Elementen der Occipitallappen stehen, sondern daß in gröberer Weise größere Abschnitte der Retina bestimmten Partien der Occipitallappen zugeordnet sind.

Diese Projektion dient dazu, die assoziierten Augenbewegungen so zu leiten, daß die Stelle des deutlichsten Sehens in der Retina, die Maculagegend, auf den Gegenstand, der die Augenbewegungen hervorgerufen hat, eingestellt wird. Ja, eine derartige mehr allgemeine Projektion der einzelnen Retinaabschnitte auf die Occipitallappen erscheint uns als ein physiologisches Postulat. Fraglich kann es erscheinen, ob sich nur ein einziges solches Projektionssystem vorfindet, oder ob deren nicht mehrere im ganzen Occipitallappen vorhanden sind. Fraglich muß es weiter erscheinen, ob nicht den vom Occipitallappen abhängigen subcorticalen Zentren, besonders dem Corpus genic. ext., eine größere Bedeutung für die Regulierung der Augenbewegungen zukommt als der Großhirnrinde selbst. — Auf jeden Fall fehlt uns noch jede sichere Vorstellung von dem Mechanismus, der bei der in gewissem Grade anzunehmenden Projektion eine Rolle spielt.

Mögen die Versuche Hitzigs auch nicht alle einwandfrei sein, so geht doch sicherlich aus ihnen, ebenso wie auch aus anderen Untersuchungen, hervor, daß die bestimmte Projektionslehre Munks, sowohl was die Stelle des deutlichsten Sehens, als auch was die übrigen Projektionsangaben betrifft, nicht zu Recht besteht. Munks Annahmen beruhen zum großen Teil wohl auf zufälligen Befunden, die von ihm zu sehr verallgemeinert worden sind.

Wie leicht solche irrtümlichen Verallgemeinerungen möglich sind, wird durch Munks Versuche an dem Großhirn der Tauben illustriert. Irrtümlicherweise suchte Munk, worauf wir schon oben hinwiesen, die Sehsphäre der Tauben in einer dünnen Ventrikeldecke. Und in dieser unscheinbaren Ventrikeldecke errichtete Munk noch ein Projektionssystem! Kleinen, bei der Operation zufällig zurückgebliebenen Fetzchen von Ventrikeldecke sollten bestimmte Retinapartien zugeordnet sein! Mit Sicherheit läßt sich sagen, daß die ganze Ventrikeldecke zum Sehen überhaupt in gar keiner Beziehung steht, und daß die spezialisierten Angaben Munks über die da-

selbst bestehende Projektion auf der Verallgemeinerung reiner Zufällig-
keiten beruhen.

Was die Vertretung der Stelle des deutlichsten Sehens in dem
Occipitallappen betrifft, so erscheint diese Frage bei den Tieren bisher ebensowenig wie beim Menschen gelöst. Die Munksche Anschauung, daß diese
Stelle auf der Konvexität des Occipitallappens ihren Platz hat, haben wir
unbedingt abgelehnt. Andere, wie auch Hitzig, suchten diese Stelle bei
Hunden in den medialen Partien des Occipitallappens in einem der Fissura
calcarina entsprechenden Gebiete, ohne jedoch bisher einen Beweis dafür
erbracht zu haben. In jüngster Zeit ist aus dem Laboratorium von Tschermak[1]) eine Arbeit von Kurzweil hervorgegangen, der als die betreffende
Repräsentationsstelle bei Hunden die Umgebung des Sulcus recurrens superior
auf Grund von Exstirpationsversuchen in Anspruch nimmt.

Wir erwähnten bereits, daß von Monakow für die Stelle des deutlichsten Sehens keine distinkte Vertretung im Occipitallappen annimmt,
sondern eine sich weit über diesen Hirnteil erstreckende Repräsentation für das Wahrscheinlichste hält. Auch uns erscheint diese Annahme am meisten den bisher bekannten Erfahrungen zu entsprechen.

Über den Umfang der Sehzone im hinteren Teile des Großhirns läßt
sich bisher keine irgendwie zuverlässige Angabe machen. Wenn die Sehstrahlung selbst, wie es bei den Exstirpationen der ganzen Sehzone absichtlich oder unabsichtlich immer geschieht, zerstört wird, so hat man natürlich
keinen Anhaltspunkt dafür, wie weit sich die lädierten Sehbahnen in der
Hirnrinde verbreiten, und man kann daher die Ausdehnung der Sehrinde
kaum annäherungsweise bestimmen. Insbesondere läßt sich allein mittels
der Exstirpationsversuche nicht feststellen, ob die Sehzone an ihren Grenzen
scharf abschneidet, oder ob sie sich, wie es wahrscheinlicher ist, mit anderen
Zonen an den Grenzen vereinigt, so daß hier eine „Überlagerung" und Vermischung erfolgt. Durch vorsichtiges Abtasten mittels beschränkter Exstirpationen lassen die Grenzen sich schon deswegen nicht genau auffinden,
weil geringe Störungen in einem sonst erhaltenen großen Empfindungsgebiete
sich schnell wieder ausgleichen und der Beobachtung entziehen können.
Wenn Munk die Grenzen seiner Sehsphäre, besonders die vordere Grenze
mit einer Genauigkeit fast von Millimetern durch Exstirpationen bestimmen
wollte, so bedarf ein solches Vorgehen nach den obigen Ausführungen keiner
weiteren Kritik.

Betrachten wir endlich noch die Bewegungen, die von der Sehzone
des Großhirns ausgelöst werden können. Die Verengerung der Pupillen auf
Lichteinfall findet wohl meist ohne Funktion der Sehzonen von den subcorticalen Sehzentren aus statt. Wie weit das Blinzeln, d. h. der Augen-
schluß, der z. B. auf Annäherung der Hand an das Auge erfolgt, von der
Sehzone des Großhirns abhängt, ist noch nicht sichergestellt.

Die Augenbewegungen, die fast zwangsweise erfolgen, wenn ein Gegenstand im Gesichtsfelde erscheint und häufig mit gleichsinnigen Kopfbewegungen verknüpft sind, werden wahrscheinlich durch Erregung von Nervenbahnen herbeigeführt, die direkt als Radiärfasern von der Sehzone zu

---

[1]) Franz Kurzweil, Beitrag zur Lokalisation der Sehsphäre des Hundes.
Pflügers Archiv. 129. (Verfasser bestätigt hier eine schon früher von Tschermak ausgesprochene Annahme.)

den subcorticalen Zentren verlaufen. Denn Bewegungen dieser Art können
auf gleichem Wege — worauf wir schon oben aufmerksam machten —
durch Reizung der Occipitallappen mittels des elektrischen Stromes herbeigeführt werden.

Dagegen ist anzunehmen, daß diejenigen Augenbewegungen, die wir
willkürlich machen, also ohne daß dieselben fast reflektorisch durch Auf-
tauchen irgendeines Gegenstandes hervorgerufen werden, von der Sehzone aus
auf dem Wege über die motorische Zone des Großhirns zustande kommen.

Direkt von der Sehzone können ferner diejenigen Erregungen auf Radiärfasern abwärts geleitet werden, die die Prinzipalbewegungen (Gehen, Laufen
und dergleichen) herbeiführen. Denn nach Exstirpation der motorischen
Zone können die Tiere ihr Laufen, Klettern, Springen usw. noch nach Ge-
sichtsdrücken einrichten. Mittels der elektrischen Reizung hat man diese
Bewegungsarten bisher nicht von der Sehzone aus herbeiführen können.

Dagegen nehmen wohl alle Erregungen der Sehzone, die zu intendierten
Einzelbewegungen führen, ihren Weg über die motorische Zone des Großhirns. Bei dem Affen z. B., der eine Mohrrübe sieht und nach ihr mit
der einen Hand greift, verlaufen die Erregungen von der Sehzone aus auf
Assoziationsbahnen zur motorischen Zone und erst von hier aus auf Radiärfasern zu dem betreffenden subcorticalen motorischen Zentrum, das die Bewegung der Hand auslöst.

Es soll allerdings nicht unausgesprochen bleiben, daß es uns möglich
erscheint, daß derartige Einzelbewegungen von der Sehzone aus mittels der
direkten Radiärfasern hervorgerufen werden können, sofern die motorische
Zone des Großhirns vollständig intakt ist und dadurch die Erregbarkeit der
subcorticalen motorischen Zentren auf normaler Höhe erhalten bleibt.
Eine Prüfung dieser für das Zustandekommen der willkürlichen Bewegungen
wichtigen Frage ist noch nicht in genügender Weise erfolgt.

Exstirpationen im Temporallappen.

Daß der Schläfenlappen beim Hunde zum Hören in Beziehung steht,
wurde zuerst von Munk festgestellt. Durch eine umfassende Exstirpation
der beiderseitigen Schläfenlappen „der Hörsphären" sollte die volle an-
dauernde Taubheit, „die Rindentaubheit", entstehen, durch die doppelseitige
Exstirpation einer bestimmten Stelle im Schläfenlappen sollte die der Seelenblindheit analoge Seelentaubheit hervorgerufen werden. Rindentaubheit sollte
ferner dann entstehen, wenn außer einer einseitigen umfassenden Schläfen-
lappenexstirpation noch die Schnecke der gleichen Seite zerstört wurde, da
jede Hörsphäre nicht bloß vorwiegend, sondern ganz ausschließlich dem
gegenseitigen Ohre zugehören sollte.

Die Seelentaubheit bestand nach Munk darin, daß, während der Hund
noch hörte und jedes ungewöhnliche Geräusch ein Spitzen der Ohren nach
sich zog, er doch nicht mehr verstand, was er hörte. Die Bedeutung
des „Schön", „Pfote" und dergleichen, worauf er früher eingeübt worden
war, sollte ihm nach den Operationen verloren gegangen sein, so daß nunmehr die betreffenden Reaktionen ausblieben.

In ganz ähnlicher Weise, wie die Restitution der Seelenblindheit vor
sich ging, sollte nun auch die Restitution der Seelentaubheit erfolgen.
Zunächst wurden die Ohrmuscheln und dann auch der Kopf immer besser

und richtiger der Schallquelle zugewandt. „Die Verschiedenheit der Geräusche lernte der Hund immer vollkommener unterscheiden, und auch die Verbindung der verschiedenen Geräusche mit den von früher her gewohnten Bewegungen wurde wiederhergestellt, so daß der Hund 4—5 Wochen nach der Operation gerade so wieder wie vor der Operation sich darstellte."

Daß gerade die exstirpierte Stelle des Schläfenlappens zur Seelentaubheit führte und keine andere, deutete sich Munk in folgender Weise: Die exstirpierte Stelle diente zwar auch zu Gehörswahrnehmungen; in ihr fanden sich außerdem aber sämtliche Gehörsvorstellungen der Hunde. In der Umgebung der exstirpierten Stelle finden bei dem normalen Hunde nur Gehörswahrnehmungen statt, die nicht zu Gehörsvorstellungen führten. War nun die bevorzugte Stelle doppelseitig exstirpiert, so waren damit sämtliche Gehörsvorstellungen des Hundes zugrunde gegangen. Der Hund mußte jetzt wieder von neuem hören lernen. Der Rest der Gehörsphäre — in der Umgebung der exstirpierten Stelle — sollte nach Munk jetzt mit neuen Erinnerungsbildern (Gehörsvorstellungen) besetzt werden, während er bisher nnr den Gehörswahrnehmungen gedient hatte.

Munk suchte weiter noch durch partielle Exstirpationen im Bereiche der Temporallappen die von ihm angenommene Projektion der verschiedenen Teile der Schnecke auf die verschiedenen Abschnitte der Hörsphäre zu erweisen, welche letztere demnach mit verschiedenen Schallempfindungen betraut sein sollten. Diese Untersuchung hatte wegen der mit ihr verbundenen Schwierigkeiten bloß ein „einziges, sicheres Ergebnis": nämlich, daß die hintere Partie der Hörsphäre der Wahrnehmung tiefer Töne, die vordere Partie der Hörsphäre der Wahrnehmung hoher Töne dienen sollte.

Von Larionow wurde mittels partieller Exstirpationen dieses Ergebnis noch verfeinert, und für verschieden hohe Töne die zugehörigen Rindenstellen im Schläfenlappen bestimmt.

Der Angabe Munks, daß die Hunde nach vollständiger Exstirpation der beiderseitigen „Hörsphären" des Großhirns gänzlich taub werden, stehen die Erfahrungen beim großhirnlosen Hunde gegenüber, der auf starke Geräusche einige, wenn auch geringe Reaktionen zeigte.

Auch meine Ergebnisse, die ich mittels einer neuen Hörprüfungsmethode bei den Hunden erhielt, sprechen gegen die Munksche Annahme, daß schon die einfache Hörempfindung eine Funktion der Großhirnrinde darstellt. Meine Methode, die noch zu weiteren Aufschlüssen über die noch so dunkle Funktion der subcorticalen Zentren führen dürfte, beruht auf der Dressur der Tiere.

Die Hunde wurden in der Weise dressiert, daß sie bei einem ganz bestimmten Ton (Orgel, Harmonium), bei dem „Freßton", wie ich ihn nannte, nach vor ihnen liegenden Fleischstücken schnappten, während sie bei allen anderen Tönen die dargebotenen Fleischstücke liegen ließen. Diese Methode, bei der sich ein ungemein feines Tonunterscheidungsvermögen und das Vorhandensein des absoluten Tongehörs bei den Hunden herausstellte, hatte ich dazu benutzt, um die Bedeutung des Großhirns für das Gehör zu ermitteln und besonders um die Angaben Munks nachzuprüfen, nach denen die hohen Töne in anderen Teilen des Schläfenlappens als die tiefen Töne lokalisiert sein sollten.

Es hatte sich bei diesen Untersuchungen das überraschende Resultat ergeben, daß auch nach Exstirpation beider Schläfenlappen in einer Ausdehnung, die, was Tiefe und Umfang betrifft, weit über die Munkschen

Exstirpationen hinausging, die Tondressur erhalten geblieben war, mochten die Tiere auf hohe oder tiefe Töne dressiert worden sein. Sie konnten ferner nach den Exstirpationen auf andere Töne umdressiert werden; auch gelang die Dressur, wenn auch schwieriger, nach vorgängiger Ausführung der beiderseitigen Operation.

Aus diesen Resultaten hatte ich geschlossen, daß die Tondressur unterhalb der Großhirnrinde zustande kommen kann; und da weiter nach der operativen Zerstörung der beiden hinteren Vierhügel die Tondressur gleichfalls erhalten geblieben war, so hatte ich weiter geschlossen, daß die Tondressur wahrscheinlich unterhalb der hinteren Vierhügel, d. h. in der Medulla oblongata zustande kommen könnte.

Aus diesen Ergebnissen — das sei hier noch bemerkt — folgt natürlich noch nicht ohne weiteres, wenn es auch nicht ausgeschlossen erscheint, daß auch der großhirnlose Hund durch Töne beim Fressen zu beeinflussen ist. Es ist möglich, daß das Vorhandensein der motorischen Zone im vorderen Teile des Großhirns notwendig ist, um die unteren motorischen Zentren in ihrer feinen Erregbarkeit auf Reize zu erhalten, und daß, wenn dieselbe fehlt, auch die Dressur versagt.

Während die Tondressur nach dem Ausfall der Schläfenlappen erhalten blieb, waren nach dieser doppelseitigen Operation gleichwohl die erheblichsten Hörstörungen zu konstatieren, wenn man die Tiere mittels der gewöhnlichen Hörprüfungen prüfte. Die Hunde kamen nicht mehr wie früher auf das Kommando — mochte dasselbe in Worten, Pfiffen oder Tönen gegeben werden — herangesprungen und erschienen dem Untersucher gleichwie taub. Die Tiere hörten wohl den Kommandoruf, wenn man ihn stark genug erklingen ließ, wie man aus gewissen kleinen Bewegungen ersehen konnte; sie hatten wohl Gehörseindrücke; aber sie wußten jetzt weder, woher der Ruf kam, noch von wem derselbe ausging, noch was derselbe bedeutete. Sie hatten ferner die Möglichkeit verloren, die Gehörseindrücke in der umfassenden Weise wie vorher zu verwerten und zu verarbeiten und in die gewohnten, zweckentsprechenden Bewegungen umzusetzen, da dazu der Weg über das Großhirn mittels der Schläfenlappen bei den normalen Tieren in Anspruch genommen wird.

Durch den Schläfenlappen werden die Tiere erst in den Stand gesetzt, auf das Kommando des Herrn zu achten, seinen noch so leisen Zuruf zu erkennen, verschiedenartige Geräusche voneinander zu unterscheiden, sich im Raume rasch und sicher nach den Schalleindrücken zu orientieren und dieselben in Beziehung zur Umgebung zu bringen. Die Schläfenlappen dienen dazu, die Hörreize in Beziehung zu den anderen Sinnen, speziell den Geruchs- und Gesichtserinnernngen, zu setzen und sie damit zur höchsten Verwertung zu bringen.

Munks Annahmen über die Entstehung und Restitution der Seelentaubheit zeigen dieselben Irrtümer, die wir schon bei der Seelenblindheit hervorhoben. Die Vorstellung Munks, daß die Hörwahrnehmungen in der ganzen „Hörsphäre" stattfinden, daß die Hörerinnerungsbilder dagegen nur an der kleinen bevorzugten Stelle, die er exstirpierte, ihren Platz haben, läßt sich nicht aufrechterhalten. Ganz abgesehen davon, daß es höchst unwahrscheinlich ist, daß die Wahrnehmungen und Erinnerungsbilder überhaupt verschiedenen Elementen in der Hirnrinde anvertraut sind, so müssen wir auch hier, wie bei der Seelenblindheit, daran festhalten, daß die Tiere nach der Exstirpation der bevorzugten Stelle ihre alten Erinnerungsbilder

und Hörreaktionen auch dann wiedererhalten, wenn man sie sich selbst
überläßt und sich nicht andauernd, um sie wieder anzulernen, mit ihnen
beschäftigt. Beschäftigt man sich mit ihnen nach den Operationen, so
mögen die Tiere etwas schneller in den Besitz ihrer alten Fähigkeiten gelangen; aber eine besondere Bedeutung ist diesem Verhalten dann nicht
zuzuerkennen, da auch normale Hunde am besten ihre Fähigkeiten zeigen,
wenn man sich häufig ihnen zuwendet und ihre Anhänglichkeit an uns erhöht, was um so mehr bei geschädigten Tieren der Fall sein wird. Wir
nehmen betreffs der Restitution der Seelentaubheit vielmehr an, daß die
Exstirpation der bevorzugten Stelle der „Hörsphäre" eine funktionelle
Schädigung des ganzen Hörgebietes oder größerer Teile desselben herbeiführt, daß diese Schädigung aber eine vorübergehende ist, und daß mit
der Zeit ein Ausgleich stattfindet. Die allgemeine Schädigung dürfte durch
Blutungen, Zirkulationsstörungen im Bereiche der Hörstrahlung in Verbindung
mit dem Prozeß der Diaschisis hervorgerufen werden. Die Schädigung ist
in vielen Fällen nicht so erheblich, als daß nicht die einfachen Hörreaktionen, die von der Hirnrinde aus stattfinden können, auch jetzt nach dem
Eingriff noch erhalten blieben, wie z. B. das Ohrenspitzen bei ungewöhnlichen Geräuschen. Zu diesen einfachen Hörreaktionen gesellen sich in dem
Maße, als sich die Schläfenlappen wieder erholen, allmählich die komplizierteren Hörreaktionen, bis nach einiger Zeit in mehr oder minder vollständiger Weise die Restitution eingetreten ist. Es findet somit kein Neuerlernen statt, sondern die restierenden Teile der Hörrinde, die zeitweise
funktionell geschädigt waren, üben wieder ihre frühere Funktion aus.

Auch der Punkt bleibt zu berücksichtigen, daß die subcorticalen Hörzentren, besonders das von der Hörrinde besonders abhängige Corpus genic.
int., durch den Großhirneingriff in ihrer Funktion — infolge Diaschisis —
geschädigt werden. Das Zusammenarbeiten dieser subcorticalen Zentren
mit der Hörrinde ist noch zu wenig erforscht, als daß sich die Restitution
der Hörstörungen klar übersehen ließe.

Ist eine doppelseitige Exstirpation im Bereiche des Schläfenlappens in
größerem Umfange ausgeführt worden, ist damit eine erheblichere Schädigung der Hörstrahlung verbunden gewesen, so dauert es entsprechend
länger, bis die Restitution eintritt. Und es kann dann auch der Fall sein,
daß dieselbe nur in unvollkommenem Maße zustande kommt. Es bedarf
dann häufigerer und stärkerer Zurufe, um überhaupt Reaktionen herbeizuführen, und dann und wann können dieselben gänzlich ausbleiben.

Diese Fälle bilden den Übergang zu denen, in denen die doppelseitige Exstirpation in so großer Ausdehnung, was Umfang und
Tiefe betrifft, ausgeführt worden ist, daß anscheinend vollständige Taubheit
eintritt, indem die Tiere auf irgendein Kommando von nun an nicht
mehr reagieren. Von solchen Tieren war schon oben die Rede. Bei sehr
starken Geräuschen machten sich Ohrenspitzen, ab und zu geringe Kopfbewegungen oder eine leichte Unruhe bemerkbar. Weiter aber ging die
Restitution bei der Anwendung der gewöhnlichen Hörprüfungen
nicht. Waren diese Tiere aber vor den Exstirpationen auf den
„Freßton" dressiert worden, so bewahrten sie diese Dressur auch nach
den Exstirpationen in unveränderter Weise; ihre durch die Dressur nachweisbare feine Tonunterschiedsempfindlichkeit hatte durch die Exstirpationen
nicht gelitten.

Es könnte ein Widerspruch darin zu liegen scheinen, diese Tiere, die die feine Tonunterschiedsempfindlichkeit bei der Dressur noch besaßen, obwohl sie im übrigen taub erschienen, als „seelentaub“ zu bezeichnen. Dem ist aber zu erwidern, daß der Ausdruck „seelentaub“ ein konventioneller ist, den wir dann anwenden, wenn wir gerade das Verhalten der Tiere zu ihrer gewöhnlichen Umgebung berücksichtigen und charakterisieren wollen. War die Tondressur auch erhalten, so fehlte den Tieren sonst doch jede Möglichkeit, ihre Gehörseindrücke in der früheren Weise zu verwerten. Fraglich muß es auch erscheinen, ob die Tonerregungen bei der Dressur überhaupt in einer bestimmten Form in das allgemeine Bewußtsein der Tiere gelangen. Ob sie zu ähnlichen Empfindungen bei den Tieren führen, wie wir sie beim Hören haben, muß unentschieden bleiben.

Es sei hier noch angeführt, daß bei Hunden, die einer Schnecke und des gleichseitigen Schläfenlappens beraubt waren, bei Tieren also, die nach Munks Annahme (s. o.) gänzlich taub sein sollten, nicht nur die Tondressur in gewöhnlicher Weise gelang, sondern auch die gewöhnliche Hörprüfung noch manche, wenn auch geringe Reaktionen ergab.

Wir haben bisher gesehen, daß die Tondressur mittels der subcorticalen Hörzentren zustande kommt, daß aber bei den gewöhnlichen Hörprüfungen die Hörrinde des Großhirns nicht entbehrt werden kann. Ob die Hörregion des Großhirns in ihren verschiedenen Teilen verschiedenen Funktionen dient, etwa in der Weise, wie es Munk darstellt, daß die verschieden hohen Töne bestimmten Stellen der Hörrinde zugeordnet sind, darüber sagen unsere Versuche an den dressierten Hunden nichts aus. Unsere Versuche zeigen nur, daß die Hunde mittels der subcorticalen Zentren die verschiedenen Töne leicht und sicher unterscheiden können. Es ist durchaus möglich, ja wahrscheinlich, daß auch der Hörrinde des Großhirns die gleiche feine Tonunterschiedsempfindlichkeit zukommt; nur daß es bisher nicht gelungen ist, für diese Fähigkeit der Hörrinde den exakten Nachweis zu führen. Daß aber die verschieden hohen Töne den verschiedenen Abschnitten der Hörrinde im Sinne Munks zugeordnet sind, ist äußerst unwahrscheinlich. Die Versuche, die Munk in dieser Richtung angestellt hat, lassen andere Deutungen zu. Man wird, um auch hier zu einem Entscheid zu kommen, unsere Hörprüfungsdressurmethode in einer etwas modifizierten Weise anwenden können.

Da wir auf Grund unserer Versuche an dem peripheren Hörorgan der Hunde zu der sicheren Annahme gelangt sind, daß eine Ungleichartigkeit der Funktion der verschiedenen Teile der Schnecke nicht angenommen werden kann, daß vielmehr jeder Teil der Schnecke hohe und tiefe Töne in gleicher Weise aufnimmt und fortleitet, so ist eine Klangzerlegung in dem peripheren Endorgane des N. acusticus auszuschließen, ebenso auch eine Projektion der verschiedenen Schneckenteile auf die Hörrinde des Großhirns, wie sie Munk der Helmholtzschen Resonanztheorie entsprechend annahm und verwertete.

Was die Ausdehnung der Hörregion in den Schläfenlappen des Großhirns betrifft, so sind die genauen Grenzen dieser Region durch die Exstirpationen allein ebensowenig festzustellen, wie die Grenzen der Sehregion im Hinterhauptslappen. Es ist nicht auszuschließen, daß die verschiedenen Regionen an ihren Grenzen übereinanderreichen und sich überlagern in ähnlicher Weise, wie es Luciani und Seppilli beschrieben haben.

In jüngster Zeit hat Rothmann, indem er davon ausging, daß die bei unserer Tondressur stattfindenden Hörreaktionen der Hunde unmöglich wo anders als in der Hörrinde des Großhirns zustande kommen könnten,

der Hörregion ein nach verschiedenen Richtungen weit größeres Areal zu-
geschrieben, als es Munk ursprünglich angegeben hatte. Rothmann stützte
sich dabei auf zwei Versuche, in denen ihm die Tondressur der Hunde nachträglich (d. h. nach den ausgedehnteren Schläfenlappenexstirpationen) nicht
mehr gelungen war.

Wir haben darauf hin unsere Untersuchungen nochmals wieder aufgenommen und bei einer Reihe von Hunden, die auf einen bestimmten Har-
monium-Ton dressiert waren, die doppelseitige Exstirpation der Schläfenlappen in allergrößtem Umfange ausgeführt. Die angrenzenden Gehirnteile
wurden weithin mitexstirpiert, so daß man schon nicht mehr von Exstirpation
der Schläfenlappen allein sprechen konnte. Bei allen diesen doppelseitig
operierten Tieren wurde nun ausnahmslos das Erhaltensein der Tondressur
festgestellt und damit die Richtigkeit unserer früheren Untersuchungen
bestätigt. Das Ausbleiben der Tondressur in den Rothmannschen zwei
Fällen ist auf Mängel in der Ausübung der Dressuren zurückzuführen.

Es liegt nach alledem bisher kein Grund dazu vor, die Grenzen der
Hörregionen im Großhirn in der Rothmannschen Weise über die Schläfenlappen hinaus zu erweitern, da schon bei weniger umfangreichen Exstirpationen der Schläfenlappen die größten Hörstörungen erzielt werden,
die überhaupt durch Schädigung der Großhirnrinde zu erreichen sind.

Schlußbemerkungen.

Beide Methoden, deren Ergebnisse wir hier geschildert haben, die
Reizungsmethode und die Exstirpationsmethode, ergänzen sich gegenseitig.
Daß der Hinterhauptslappen zum Gesichtssinn in engen Beziehungen steht,
haben wir im wesentlichen durch die Exstirpationsmethode erfahren, während
die grundlegende Kenntnis der motorischen Zone mehr auf den Resultaten
der elektrischen Reizung beruht, wenn auch hier die weitere Kenntnis sich
wieder auf die Exstirpationserfolge stützt.

Aus der Fülle der Literatur[1]) haben wir in unserer kurzen Übersicht
nur die hauptsächlichsten Punkte herausgegriffen und die prinzipiell
wichtigsten Fragen erörtert. So hoffnungsvoll mit ihren überraschenden
Ergebnissen Fritsch und Hitzig die neuere experimentelle Hirnforschung
eingeleitet hatten, so ist doch in der Folgezeit eine Aufklärung über die
meisten und bedeutungsvollsten Fragen nicht herbeigeführt worden. Wenn
auch viele Details ermittelt, Hypothesen und Möglichkeiten diskutiert wurden,
so sind wir doch über den Mechanismus des Großhirns, über die genauere
Lokalisation der verschiedenen Funktionen keineswegs schon so unterrichtet,
wie es nach der Schilderung mancher Autoren den Anschein hat. Zwar
kann es nach den vorliegenden Erfahrungen heute keinem Zweifel mehr
unterliegen, daß eine Lokalisation in der Großhirnrinde besteht, aber über
die Art und Weise derselben, über die feinere Einteilung und Gliederung

---

[1]) Eine ausführliche Literaturübersicht findet sich bei v. Monakow „Über den
gegenwärtigen Stand der Frage nach der Lokalisation im Großhirn". Ergebnisse der
Physiologie von Asher und Spiro. 1902. 1904. 1909.

Ferner bei A. Tschermak, Die Physiologie des Gehirns. Nagels Handb. d.
Phys. d. Menschen. 4. 1905.

Ferner bei M. Lewandowsky, Die Funktionen des zentralen Nervensystems.
Jena 1907.

der verschiedenen Rindengebiete ist **ein noch fast vollständiges Dunkel** gebreitet.

Durch die Reizungsmethode haben wir die Kenntnis der Stellen erhalten, von denen aus sich den willkürlichen Bewegungen ähnliche Körperbewegungen hervorrufen lassen. Die willkürlichen Bewegungen und die elektrischen Reizungsergebnisse gehen aber nicht parallel. Das Tier kann von manchen Stellen der Großhirnrinde aus willkürlich Bewegungen anregen, die mittels der elektrischen Reizung von diesen Gehirnteilen aus nicht zu erhalten sind. Die motorische Zone unterscheidet sich von allen übrigen Zonen der Großhirnrinde, von denen aus auch diese oder jene Bewegung durch die elektrische Reizung erzielt werden kann, dadurch, daß sie in verhältnismäßig engem Raume Reizpunkte für sämtliche Körperbewegungen enthält.

Den verschiedenen Körperteilen entsprechen in der motorischen Zone bestimmte Repräsentationsstellen, deren Anordnung bei den verschiedenen Tierarten eine ganz analoge ist. Es ist unwahrscheinlich, daß in diesen Repräsentationsstellen Erregungspunkte für die einzelnen Muskeln vorgebildet sind; es ist vielmehr anzunehmen, daß in dem Maße, als das Tier von der Geburt an zulernt, sich Eindrücke der verschiedenen Körperbewegungen an den zugeordneten Stellen gleichsam ansiedeln und sich um so mehr daselbst einprägen, je häufiger die betreffenden Bewegungen geübt werden. Über die Art und Weise, in der die Repräsentation der Körperbewegungen in der Rinde erfolgt, über den Anteil, den die subcorticalen Zentren an dem Reizungserfolge haben, über das Zustandekommen kombinierter Bewegungen, sowie über ähnliche Fragen, auf die wir schon oben eingingen, sind wir bisher nur sehr mangelhaft unterrichtet.

Nach den vorliegenden Erfahrungen erscheint es gekünstelt und unrichtig, im vorderen Teile des Großhirns eine einheitliche, große sensomotorische Region anzunehmen und dieselbe als „Fühlsphäre" zu bezeichnen. Die Aufteilung der Großhirnrinde ausschließlich in „Fühlsphären" ist eine gewaltsame, und wir können weder die Berechtigung noch den Nutzen dieses Einteilungsversuches Munks anerkennen. Jede der verschiedenen Zonen der Großhirnrinde enthält sowohl zentripetale wie zentrifugale Projektionsbahnen, nur daß in dem vordersten Teile des Großhirns die zentrifugalen, in den übrigen Teilen die zentripetalen Bahnen die vorherrschenden sind. Es dürfte sich deswegen vorläufig am meisten empfehlen, eine motorische Zone und eine Reihe von Empfindungszonen zu unterscheiden. Zu den letzteren gehört, als den übrigen Empfindungszonen gleichwertig, die Fühlzone, die bisher meist mit der motorischen Zone zusammengeworfen wurde.

Wenn wir hier von verschiedenen Rindenzonen sprechen, so verstehen wir unter diesen „Zonen" im Grunde nur die Einstrahlungsgebiete der verschiedenen Projektionssysteme in die Rinde, da bei den Exstirpationen, die hauptsächlich zu dieser Einteilung führen, die Projektionsbahnen immer mitgeschädigt werden und reine Rindenexstirpationen kaum vorkommen. Ob in allen, speziell in den höheren Rindenschichten ein gleiches Lokalisationsprinzip maßgebend ist, wie wir es für die „Zonen" annehmen, wissen wir nicht. Es läßt sich erwarten, daß, je mehr man sich von dem Einstrahlungsgebiete der Projektionsbahnen aus den oberen Rindenschichten nähert, um so mehr eine gegenseitige Durchdringung der verschiedenen „Zonen" stattfindet. Ob in den

oberen Rindenschichten noch eine Sonderung z. B. von Seh- und Hör-
vorstellungen möglich ist, dafür fehlen uns alle Anhaltspunkte. Bei dieser
Sachlage, die zumeist nicht genügend gewürdigt wird, erfahren alle Untersuchungen über die Lokalisation in der „Großhirnrinde“ eine wesentliche
Einschränkung.

Wir sahen, daß von den Empfindungszonen aus Bewegungen
auf zwei verschiedenen Wegen erfolgen können: Einmal mittels der zentrifugalen Projektionsbahnen, die von jeder Empfindungszone als Radiärbahnen direkt abwärts zu den subcorticalen Zentren verlaufen. Wir erfuhren, daß so Augenbewegungen von der Sehzone aus erfolgen; ferner
hörten wir, daß auf diesem Wege die Prinzipalbewegungen (Gehen, Laufen usw.)
angeregt werden können. Auch nach doppelseitiger Exstirpation der motorischen Zone des Großhirns läuft der Hund zu dem Stück Fleisch, das er
liegen sieht, läuft der Hund zu dem Herrn, dessen Ruf er hört.

Zweitens können Bewegungen von den Empfindungszonen aus unter
Mitbeteiligung der motorischen Zone zustande kommen. Auf diese
Weise gelangen z. B. die von der Sehzone angeregten Einzelbewegungen zur
Ausführung. Wenn der Affe z. B. mit der Hand nach dem Mohrrübenstück,
das er vor sich sieht, greift, so haben wir hier ein Zusammenarbeiten der
Sehzone mit der motorischen Zone. Wendet der Hund den Kopf bei Be-
rührung einer Pfote nach der berührten Stelle, so haben wir ein Zusammen-
wirken der Fühlzone mit der motorischen Zone.

Die motorische Zone ist von der Fühlzone trotz der nahen Beziehungen,
in denen sie zu derselben steht, in gewissem Grade unabhängig; denn
wenn die zentripetalen Bahnen der Fühlzone (nach Durchschneidung der
hinteren Wurzeln) nicht mehr funktionieren, so können doch jene intendierten
Einzelbewegungen, wie Munk zeigte, von der Sehzone aus noch weiter erfolgen. Allerdings erfolgen jetzt die Einzelbewegungen mit geringerer Exakt-
heit; eine Ataxie läßt sich bemerken. Ob diese Ataxie durch den Verlust
der zentripetalen Bahnen der Fühlzone oder durch den Verlust der zentripetalen Bahnen, die wir in geringer Menge auch in der motorischen Zone
supponieren, und die bei der Durchschneidung der hinteren Wurzeln natürlich
mit ausgeschaltet werden, herbeigeführt wird, muß vorläufig dahingestellt
bleiben.

Was die wichtige Frage der Abgrenzung der verschiedenen Zonen
voneinander betrifft, so reichen die bisherigen Untersuchungen bei Tieren
nicht aus, um diese Frage zu beantworten. Diese Frage hängt eng mit
einer zweiten zusammen, nämlich mit der, ob es außer den Zonen, die wir
erwähnten, der motorischen und den Empfindungszonen, noch solche Zonen
in der Großhirnrinde gibt, die, keine oder wenig Projektionsbahnen ent-
haltend, ausschließlich oder hauptsächlich assoziativen Vorgängen dienen.

Munk hat durch Exstirpationen feststellen wollen, daß seine verschiedenen „Sinnessphären“ hart aneinandergrenzen, und daß besondere Assoziationszentren nicht existieren. Wir haben diese Versuche als unzureichend
zurückweisen müssen.

Von anderer Seite, besonders von italienischen Forschern (Luciani u. a.),
wurde angenommen, daß die verschiedenen Zonen nicht scharf aneinandergrenzen, sondern daß sich die Nachbarzonen an den Grenzen überlagern,
so daß es Gebiete in der Großhirnrinde gibt, die mehreren Zonen zugleich
angehören. Auch für diese Annahme, die uns die natürlichere erscheint,
fehlt es bisher an sicheren Beweisen.

Will man den Umfang der verschiedenen Rindenzonen bestimmen, ihre Abgrenzungen genau ermitteln und eine Einteilung innerhalb der einzelnen Zonen treffen, so wird man mit den Exstirpationen allein nicht zum Ziele gelangen in der Art, wie man sie bisher meist ausgeführt hat. Genaue anatomische Untersuchungen jedes einzelnen operierten Gehirns, nicht nur des Operationsfeldes, sondern auch der geschädigten Bahnen und Zellkomplexe in den subcorticalen Zentren werden an die Beobachtungen der Tiere angeschlossen werden müssen. Die Exstirpationen selbst müssen ferner **auf Grund der vergleichend-anatomischen** und **cytoarchitektonischen Ergebnisse** vorgenommen, und ihre Abgrenzung darf nicht einfach dem Zufalle überlassen werden.

Die vorliegenden Versuche am Stirnhirn der Hunde und niederen Affen sind aus den von uns angeführten Gründen nicht geeignet, um zu entscheiden, ob daselbst bei diesen Tieren ein besonderes Assoziationszentrum gelegen ist; noch viel weniger aber reichen sie aus, um uns über das Verhalten dieses Hirnteiles beim Menschen auch nur die geringste Aufklärung zu geben.

Es muß gerade in dem Rahmen, in dem unsere Übersicht erscheint, betont werden, daß bei der Untersuchung des Zentralnervensystems häufig viel zu weitgehende Schlüsse aus den Tierversuchen auf das Verhalten beim Menschen gezogen worden sind. Auf der anderen Seite hat man wiederum viel zu sehr die Verhältnisse, wie sie beim Menschen sich darstellen, besonders die psychischen, den Tierversuchen zugrunde gelegt.

Nicht als ob wir im Prinzip in die große Ähnlichkeit, ja Gleichheit des Aufbaues und der Entwicklung des Zentralnervensystems bei Mensch und Tier irgendeinen Zweifel setzten. Die allgemein-physiologischen Gesetze, die die Funktionen und Leistungen des Zentralnervensystems beherrschen, sind bei Tier und Mensch sicherlich die gleichen. Aber man bedenke, daß man ganze Hirnteile bei Hunden wegnehmen kann, ohne daß die Tiere in ihrem Verhalten, wie man es im Laboratorium beobachtet, wesentlich verändert erscheinen. Ein Hund ohne eine Großhirnhemisphäre z. B. wird als ein fast normales Tier geschildert. Und man halte dagegen, wie schwere Folgen schon geringe Störungen im menschlichen Großhirn nach sich zu ziehen pflegen. Der Vergleich wird noch erschwert, wenn wir versuchen, die Empfindungen der Tiere zu deuten und ihre psychischen Funktionen zu beurteilen, wo wir doch in das psychische Leben der Tiere nur mangelhaft einzudringen vermögen.

Wie schwierig es ist, von einer Tierart auf die andere Schlüsse zu machen, wird noch deutlicher, wenn wir bedenken, daß selbst bei derselben Tierart große Abstände zwischen den einzelnen Klassen vorkommen können. Bei den Vögeln z. B. finden sich zwischen verschiedenen Klassen, wie zwischen den Tauben und Papageien, so große Unterschiede in der Ausbildung und Differenzierung der einzelnen Bahnen und Zellgruppen, als auch in den Ergebnissen der Funktionsausfälle nach Exstirpationen usw., daß man trotz der bestehenden Ähnlichkeit Vergleiche nur in allgemeiner Form anstellen kann.

Was uns außerdem noch fehlt, um zu einem besseren Verständnis der Funktionen des Großhirns und ihrer Lokalisation zu gelangen, das ist die Kenntnis der Leistungen der subcorticalen Zentren, besonders derer, die in unmittelbarer Beziehung zum Großhirn stehen. Wir sehen, daß der grobe Mechanismus der Geh-, Lauf-, Springbewegungen u. dgl. schon allein durch die Tätigkeit der tieferen subcorticalen Zentren zustande kommt. Der großhirnlose Hund kann gehen, laufen u. dgl. Durch das Großhirn — durch die motorische Zone desselben — erfahren alle diese Bewegungsformen eine feinere Abstufbarkeit in Kraft und Energie, und es erfolgt eine wirksamere Aufeinanderfolge der einzelnen Bewegungsabschnitte. Das Prototyp der abstufbaren Bewegungen, die intendierte Einzelbewegung, wie sie z. B. durch das Greifen der Hand nach einem bestimmten Ziele dargestellt wird, wird durch die Tätigkeit des Gehirns überhaupt erst ermöglicht. Der Anteil, den an diesen Einzelbewegungen die unterhalb der Großhirnrinde gelegenen Ganglien (Corpus striatum usw.) haben, ist noch nicht bekannt.

Auch über die Bedeutung, die die subcorticalen Zentren für die Entstehung der Empfindungen besitzen, sind wir nur wenig unterrichtet. Wir nehmen an, daß die Empfindungen als solche, die Gesichtsempfindungen, die Gehörsempfindungen, die Schmerzempfindungen usw. bereits unterhalb der Großhirnrinde zustande kommen; daß aber erst in der Großhirnrinde die feinere Lokalisation aller dieser Empfindungen, ihre Verknüpfung untereinander und somit ihre Verwertung für das Allgemeinbewußtsein erfolgt. In der Großhirnrinde findet demnach — so können wir sagen — die weitere Verarbeitung des mit den unteren Zentren Gesehenen, Gehörten usw. statt.

Es liegt die Frage nahe, ob die subcorticalen Zentren nach dem Ausfall der Großhirnrinde eine größere Selbständigkeit gewinnen, oder ob sie in ähnlicher Weise schon beim normalen Tiere funktionieren. Unserer Meinung nach ist das letztere der Fall. An eine Ersatzleistung in dem Sinne, daß die subcorticalen Zentren eine Funktion, die sie, wenn man die Phylogenese berücksichtigt, früher einmal besessen haben, wiedergewinnen, glauben wir nicht, wenn wir auch eine gewisse Modifikation ihrer Tätigkeit, die, worauf wir schon oben eingingen, infolge der Änderung der zu- und abströmenden Erregungen nach den Rindenexstirpationen eintritt, als selbstverständlich annehmen.

Experimentelle
Physiologie des sympathischen Systems.

Von

M. Lewandowsky-Berlin.

Unter dem Namen des sympathischen Systems faßt man anatomisch die glatten Muskeln, das Herz und die Drüsen zusammen (S. 308). Physiologisch läßt sich die besondere Funktion dieser Organe nicht einheitlich definieren. Insbesondere ist es nicht richtig, daß es sich bei den Organen des sympathischen Systems nur um unwillkürlich arbeitende Organe handelt, wie das Beispiel der Blase beweist. Die Willkürlichkeit einiger Funktionen des sympathischen Systems ist nur ein allerdings seltener Spezialfall des allgemeinen Gesetzes, daß sich kein Organ des sympathischen Systems dem Einfluß der Cerebrospinalachse ganz entzieht, wie schon der mächtige Einfluß von Vorstellungen und Affekten gerade auf die sympathischen Organe beweist. In den Weg von der Cerebrospinalachse zu den sympathischen Organen sind nun überall Ganglien eingeschaltet, und **wir hätten danach im sympathischen System die Funktionen der Peripherie, die der sympathischen Ganglien und dann den Einfluß der Cerebrospinalachse gesondert zu betrachten.**

In einer gewissen Selbständigkeit der Peripherie zeigt sich zuerst eine wesentliche Eigentümlichkeit der Organe des sympathischen Systems. Einen anatomischen Ausdruck findet diese Selbständigkeit in dem Fehlen der Degeneration des Muskels nach Durchschneidung seines Nerven, während diese Degeneration für den Skelettmuskel typisch ist. Im glatten Muskel sind solche Degenerationserscheinungen höchstens angedeutet und dann wohl auch rückbildungsfähig.

Die Selbständigkeit der Peripherie ist eine so große, daß man geneigt war, überall in der Peripherie Ganglienzellen anzunehmen, wie z. B. in den Gefäßen. Solche Ganglienzellen sind aber durchaus nicht überall nachgewiesen. Wo sie wirklich vorhanden sind, wie in der Darmwand, erschweren sie natürlich die Entscheidung sehr, ob die Selbständigkeit ihnen oder dem Protoplasma des Organs selbst zukomme. Am lebhaftesten ist die Diskussion über diesen Punkt bei der Frage nach der Automatie des Herzmuskels, die von Gaskell und Engelmann vertreten wird, und bei der das eine wenigstens ganz sicher ist, daß der embryonale Herzmuskel schon zu einer Zeit rhythmische Contractionen zeigt, wo von Ganglienzellen in ihm noch niemand etwas gesehen hat. Freilich muß man hier wie auch in anderen Fällen scharf unterscheiden zwischen der Selbständigkeit, die normalerweise etwa in der Peripherie besteht, und der, welche erst nach Abtrennung der

Peripherie von der Cerebrospinalachse festzustellen ist. Wir können so feststellen, daß die Contraction der inneren Augenmuskeln normalerweise, solange die Verbindung mit der Cerebrospinalachse intakt ist, durchaus von dieser beherrscht wird, wie auch zunächst eine völlige Lähmung nach Lösung dieser Verbindung eintritt. Erst nach Tagen entwickelt sich dann eine nunmehr vom Muskel selbst ausgehende Contraction, einhergehend mit der Ausbildung bezw. Steigerung einer peripheren Erregbarkeit desselben. Es ist das ein Vorgang, der durchaus in Analogie zu setzen ist mit den innerhalb des Nervensystems zu beobachtenden „Isolierungsveränderungen" (S. 340), und der bei den Organen des sympathischen Systems, wenn auch vielleicht nicht allgemein, so doch jedenfalls in vielen Fällen (so auch bei den Gefäßen) festzustellen ist.

Die Bedeutung der sympathischen Ganglien ist recht unklar. Sicher ist so viel nach den Untersuchungen Langleys, daß zwischen Cerebrospinalachse und Peripherie, d. h. sympathisches Organ, immer ein Ganglion und nur ein Ganglion eingeschaltet ist. Zwar kommt es vor, daß Fasern ein Ganglion durchsetzen, aber dann waren sie entweder schon vorher, oder werden später in einem anderen Ganglion unterbrochen. Zu diesem Resultat kam Langley durch das Studium der Wirkung des Nicotins. Das Nicotin hat sowohl bei lokaler als bei Einwirkung vom Blut aus eine ganz spezifische Wirkung auf die sympathischen Ganglien derart, daß es die Leitung durch sie für die Zeit seiner Wirkung unterbricht. Es erleiden also im sympathischen Ganglion die Fasern eine Unterbrechung (nach der Neuronenlehre beginnt im sympathischen Ganglion ein neues Neuron), so daß der Weg von der Cerebrospinalachse bis zur Peripherie ganz allgemein in einen präcellulären (präganglionären) und einen postcellulären (postganglionären) Teil zerfällt. Ein selbständiger Tonus der sympathischen Ganglien ist in keinem Falle nachgewiesen. Die unmittelbaren Ausfallserscheinungen sind die gleichen, ob die präcellulären oder postcellulären Fasern durchschnitten werden. Dagegen hat sich in einigen Fällen gezeigt, und vielleicht ist das ein allgemeines Gesetz, daß die obenerwähnte, sich allmählich ausbildende selbständige Erregbarkeit der Peripherie nach Durchschneidung der postcellulären Fasern sich schneller und in höherem Maße einstellt als nach Durchschneidung der präcellularen. Trotzdem sind nicht etwa Hemmungsfasern anzunehmen, die vom sympathischen Ganglion zur Peripherie ziehen, sondern auch hier handelt es sich um eine besondere Form der „Isolierungsveränderung".

Die sympathischen Ganglien sind auch keine Reflexzentren. Die Beobachtung Sokownins, daß Reizung des zentralen Endes des Hypogastricus Contraction der Blase auf der entgegengesetzten Seite mache, und analoge Experimente, sind von Langley als Pseudoreflexe — „Axonreflexe" — aufgeklärt worden. Sie bleiben bei Integrität des Ganglions aus, wenn man die präcellulären Fasern durchschneidet und degenerieren läßt, sie kommen also dadurch zustande, daß in der präcellularen Strecke die Erregung umkehrt, was Langley durch eine Teilung der Achsenzylinder erklärt.

In bezug auf die Versorgung der einzelnen Organe des sympathischen Systems und auf den Ursprung und Verlauf der sympathischen Fasern muß auf den anatomischen Teil zurückverwiesen werden.

Über die Physiologie der einzelnen Organe des sympathischen Systems seien im folgenden die wichtigsten Tatsachen angeführt.

Die glatten Muskeln des Auges werden zum Teil vom Oculomotorius zum Teil vom Sympathicus versorgt, Sphincter iridis und Ciliarmuskel vom ersteren, Dilatator pupillae und Müllersche Orbitalmuskeln vom zweiten (S. 309). Durchschneidung des Sympathicus bewirkt Verkleinerung der Pupille (Petit 1722) neben Verengerung der Lidspalte mit leichtem Zurücksinken des Bulbus. Reizung bewirkt das Umgekehrte. Die Ausfallserscheinungen bleiben dauernd bestehen, wenn sich der Sympathicus nicht wieder regeneriert, eine Fähigkeit, die er an und für sich besitzt. Jedoch können sich immer nur präcelluläre Fasern mit präcellulären und postcelluläre nur mit postcellulären wieder verbinden, niemals präcelluläre mit postcellulären, so daß Exstirpation des Ganglions die Möglichkeit der Regeneration vernichtet (Langley, J. Munk und Lewandowsky). Durchschneidet man auf einer Seite den Halssympathicus und extirpiert auf der anderen das Ganglion, so wird schon nach wenigen Tagen die Pupille der zweiten Seite weiter als die der ersten und bleibt auch weiter — entsprechend den oben erwähnten Isolierungsveränderungen. Auf diesen beruht auch die von Langendorff sogenannte „paradoxe Pupillenreaktion", die Tatsache, daß unter gewissen Umständen, z. B. bei Narkose, bei Dyspnoe, unter Adrenalinwirkung, die Pupille, auf deren Seite der Sympathicus durchschnitten ist, weiter werden kann, als die andere normale Pupille. Für die genannten Einflüsse hat sich die Erregbarkeit der Peripherie eben über die Norm hinaus gesteigert. Der Einfluß des Oculomotorius auf die Pupille ist in jedem Zuge das Spiegelbild des Sympathicus. Wie hier eine paradoxe Dilatation, gibt es da eine paradoxe Konstriktion (Anderson) usw.

Bei Erhaltung aller nervösen Verbindungen wird die Weite der Pupille allein vom Zentrum aus reguliert. Die jeweilige Weite der Pupille ist die Resultante aus dem zentral unterhaltenen Tonus des Sphincters einerseits, des Dilatators andererseits. Der Tonus des Dilatators ist vielleicht ein automatischer und beruht wohl hauptsächlich auf der Tätigkeit des Budgeschen Centrum ciliospinale superius in der Medulla oblongata, von dem aus die Erregungen erst den Ursprungszellen des Sympathicus im Dorsalmark (auf im einzelnen bisher unbekannten Wegen) zugeleitet werden. Dementsprechend bewirkt Verletzung der Medulla oblongata oder auch des Cervicalmarks eine Parese des Sympathicus. Eine direkte reflektorische Reizung des Sympathicusursprungs kann zwar nach Anderson im Rückenmark selbst zustande kommen, ist aber minimal. Über eine reflektorische Beeinflussung des Centrum ciliospinale superius wissen wir auch nichts Sicheres, so daß deren Erregung in der Tat wohl zum Teil eine automatische ist. Immerhin ist doch der Sympathicus (Dilatator pupillae und Müllersche Muskeln) von der Rinde, und zwar vom Frontalhirn[1]) zu erregen, so daß eine Beeinflussung von hier in Betracht kommt. Die Änderungen der Pupillenweite durch Rindenoperationen sind aber immer nur vorübergehende.

Es kommt das daher, weil die Hauptrolle bei der Regulierung der Pupillenweite der reflektorischen Beeinflussung des Contractionsgrades des Sphincters von der Retina aus zukommt, d. h. dem Lichtreflex der Pupille, dessen Zentrum im Mittelhirn in der Höhe der vorderen Vierhügel sich befindet, wie schon Mayo feststellte. Die experimentellen Forschungen, die sich

---

[1]) Die anderen Rindenregionen, von denen sich die Pupillenweite auch noch beeinflussen läßt, haben vielleicht mit dem Sympathicus nichts zu tun, sondern nur mit dem Oculomotorius. Bei Reizung des frontalen Zentrums beobachtet man auf dem Höhepunkt der Wirkung eine Lichtstarre der Pupille, die wohl der beim epileptischen Anfall entspricht.

bemühten, im Cervicalmark und in der Medulla oblongata Reflexapparate für den Lichtreflex zu finden (Bach und H. Meyer), erscheinen durch die Nachprüfungen von Bumke und Trendelenburg durchaus widerlegt.

Die Erweiterung der Pupille durch Schmerz beruht nach Braunstein auf einer Hemmung des Sphinctertonus, und ebenso konkurriert bei der Erweiterung der Pupillenweite von der Rinde aus mit der Sympathicuswirkung eine Hemmnng des Oculomotoriustonus.

Von der Rinde aus wird als Mitbewegung bei der Akkommodation durch Erregung des Oculomotorius die Pupille verengert, und von ihr geht wohl auch die in ihrem Mechanismus allerdings noch nicht aufgeklärte Verengerung der Pupille im Schlaf aus.

Karplus und Kreidl erzielten eine maximale doppelseitige Reizwirkung auf die Sympathici zu gleicher Zeit mit Reizwirkungen auf andere Teile des sympathischen Systems (Schweißdrüsen, Blase)] durch Reizung einer Stelle an der Zwischenhirnbasis zwischen Tractus opticus und Oculomotorius, knapp hinter dem Tractus, lateral vom Infundibulum.

Die glatte Muskulatur des Verdauungskanals beginnt im Ösophagus in dessen oberem Teile sie ja noch mit quergestreifter Muskulatur vermischt ist. Die Bewegung des Ösophagus pflanzt sich in Form einer einfachen peristaltischen Welle, einer fortschreitenden Einschnürung des Lumens zum Magen fort. Für die Peristaltik des Ösophagus ist es festgestellt, daß sie jedenfalls nicht allein peripheren, sondern allein oder wenigstens teilweise zentralen Ursprungs ist. Denn wenn man aus dem Ösophagus ein ringförmiges Stück herausschneidet, so überspringt nach Mosso die peristaltische Welle diesen Raum. Reflektorisch kann diese Welle auch gehemmt werden. Es geschieht das nach Kronecker und Meltzer insbesondere dann, wenn mehrere Schlucke schnell aufeinanderfolgen, so daß der Ösophagus schlaff bleibt, bis dann nach dem letzten Schluck der Rest des Inhalts aktiv in den Magen befördert wird.

Der Magen ist nach oben und darmwärts durch Ringmuskeln abgeschlossen. Der Sphincter cardiae muß sich nach dem Ablauf der peristaltischen Welle über den Ösophagus öffnen, sonst ist er tonisch geschlossen. Der Pylorus beginnt sich einige Zeit nach der Nahrungsaufnahme rhythmisch zu öffnen, und der Magen treibt dann durch seine Peristaltik den Chymus in den Darm. Anfüllung des Dünndarms hemmt nach v. Mering die Öffnung des Pylorus. Der Brechakt geht genau umgekehrt vor sich, wie die normale Magenentleerung. An Stelle des Pylorus steht die Kardia, und es kommt dann noch hinzu die reflektorische Mitwirkung der Bauchpresse. Das Zentrum für die Magenbewegungen und auch eins für den Brechakt liegen im verlängerten Mark und abwärts davon. Die Zuleitung der zentrifugalen Impulse erfolgt durch die Vagi und die Splanchnici.

Die Peristaltik des Darmes setzt sich zusammen aus mehreren Bewegungsformen. Es tritt erstens bei lokalem Reiz des Darmes, wie er z. B. durch die Nahrung bedingt wird, eine Verengerung des Darmes oberhalb, eine Erweiterung unterhalb der Reizstelle auf, wodurch also der Inhalt des Darmes kolonwärts weiterbefördert wird (Bayliß und Starling). Zweitens aber bestehen pendelnde Bewegungen durch rhythmische Contraction der Längs- und Ringmuskulatur, welche gleichfalls unter dem Einfluß von Reizen, an beliebiger Stelle entstehend, wiederum hauptsächlich kolonwärts fortgepflanzt werden. Beide Formen der Bewegung können unabhängig von der Cerebrospinalachse zustande kommen. Nach den Versuchen von Goltz und Ewald am Hunde mit verkürztem Rückenmark und nach dem von

Friedenthal, welcher der Rückenmarksverkürzung noch die Vagusdurch-
schneidung hinzufügte, steht es fest, daß der Ablauf der Verdauung jedenfalls ohne die Cerebrospinalachse möglich ist. Daß dem Darme durch Vagus
und Splanchnicus erregende und hemmende Impulse von der Cerebrospinalachse
zugeleitet werden können, ist freilich sicher, indessen ist über die Bedingungen, unter denen das geschieht, noch wenig bekannt. Daß die großen
Bauchganglien einen selbständigen Einfluß auf die Bewegungen des Darmes
haben, ist wie für die anderen sympathischen Ganglien bisher nicht bewiesen.

Der Abschluß des Darmrohrs wird durch den Tonus des Sphincter ani
gesichert. Auch dieser Tonus ist, wie der der anderen Sphincteren, normalerweise ein zentraler, von der Cerebrospinalachse aus ausgehender. Nach Durchschneidung der zuführenden Nerven (N. erigens und hypogastricus) kann sich
aber auch hier eine periphere Selbständigkeit entwickeln, die wiederum nicht
in den Ganglien (Gangl. mesent. inf. und Plex. hypogastricus), sondern in
der Darmwand selbst ihren Sitz hat.

Die Entleerung des Darmes erfolgt unter normalerweise wieder zentraler, sei es willkürlicher, sei es reflektorischer Hemmung des Sphinctertonus
durch die peristaltische Contraction der Darmwand, meist unter Beteiligung
der Bauchpresse. Aber auch der Vorgang der Defäkation kann beim Tier
— natürlich abgesehen von der Beteiligung der Bauchpresse — noch nach
Vernichtung des Rückenmarks und der zugehörigen sympathischen Ganglien,
also in der Peripherie zustande kommen. Das spinale Zentrum für die Kotentleerung befindet sich beim Hunde im Lumbosakralmark. Die corticalen
Zentren für die Darmbewegung sind von Bochefontaine, v. Bechterew
u. Mislawski, v. Frankl-Hochwart u. Froehlich, und von v. Pfungen
untersucht und wesentlich in das Gebiet hinter dem Gyrus sigmoideus beim
Hunde lokalisiert worden.

Die normale Harnentleerung findet ganz analog der Kotentleerung
statt. In der Ruhe wird die Blase durch den Sphinctertonus verschlossen,
der in der Norm mindestens zum allergrößten Teil ein zentraler und im
wesentlichen ein reflektorischer ist. Die Harnentleerung geschieht durch
eine Erschlaffung des Sphincter vesicae mittels zentraler Hemmung des
Sphinctertonus — nicht, wie v. Zeißl annahm, durch periphere „aktive“
Hemmung des Sphincter selbst —, worauf dann die aktive Ausstoßung
durch Contraction des Detrusor erfolgt. Dieser ganze Vorgang kann, wie
bekannt, auch bei einigen Tierarten schon willkürlich eingeleitet und auch
willkürlich gehemmt werden, kann aber auch rein reflektorisch ablaufen,
und tut das immer dann, wenn das Rückenmarkszentrum der Blasenentleerung von den höheren Zentralorganen abgeschnitten ist. Über den
Grad der Selbständigkeit der Peripherie ist man sich bei der Blase noch
nicht im klaren. Nach Durchschneidung aller Blasennerven haben P. Schultz
und ich beim Hunde eine wirkliche Inkontinenz und nur in einem Falle daneben noch die Ausstoßung größerer Mengen von Urin in unregelmäßigen
Zwischenräumen gesehen. Wir können uns also der von L. R. Müller vertretenen Anschauung, daß die geregelte Blasenentleerung nicht in der Cerebrospinalachse zustande komme, nicht anschließen, und jedenfalls haben wir festgestellt, daß die Erhaltung oder Nichterhaltung der Ganglien (Gangl. mesent.
inf. und Plex. hypogastr.) keinen Einfluß auf die Funktion hat. Und auch
das scheint ganz sicher, daß die normale Innervation der Blase, sowohl
des Blasenschlusses, wie der Blasenentleerung immer von der Cerebrospinalachse
ausgeht.

Die Innervation der männlichen Genitalien zeigt einfache Verhältnisse. Das Zentrum der Erektion und der Ejaculation liegt im Lumbosakralmark.

Der Uterus und insbesondere der Geburtsvorgang ist vielleicht schon in der Norm von der Cerebrospinalachse nicht unabhängig. Daß nach Rückenmarksausschaltung die Geburt beim Tiere noch vor sich gehen kann, hat Goltz festgestellt.

Was die glatten Muskeln des Atmungsapparates betrifft, so ist hier wenig mehr als die Tatsache bekannt, daß sie vom Vagus innerviert werden.

Am Gefäßapparat finden sich besonders schwierige Verhältnisse. Daß sie, speziell die Arterien, unter nervösem Einfluß stehen, wurde von Stilling und Cl. Bernard bewiesen. Die nervöse Regulierung der Venen erwies Goltz, nervöse Einflüsse auf die Weite des Capillaren Steinach und Kahn. Es gibt Vasoconstrictoren und Vasodilatatoren; die letzteren können wohl nicht anders als durch eine aktive Hemmung der Ringmuskulatur der Gefäße zustande kommen. Die Gefäßweite und damit der Blutdruck wird bestimmt von dem Vasomotorenzentrum in der Medulla oblongata. Es ist aber irrig, anzunehmen, daß alle Gefäße von hier gleichmäßig innerviert würden. Nicht nur die Eingeweidegefäße, das „Splanchnicusgebiet", nehmen eine Sonderstellung ein, sondern es können sich auch Gefäßprovinzen der Körperperipherie zu gleicher Zeit in entgegengesetztem Zustande befinden. E. Weber hat das vor allem für die Gefäße der äußeren Kopfteile gezeigt, die gewöhnlich umgekehrt reagieren, wie die der Extremitäten. Das Vasomotorenzentrum der Medulla oblongata kann von überallher reflektorisch beeinflußt werden. Eine besondere Bedeutung spielt dabei der N. depressor (Ludwig und Cyon), der nach Tschermak und Köster durch Drucksteigerung in der Aorta erregt wird, so daß also von hier aus einer zu großen Blutdrucksteigerung reflektorisch vorgebeugt wird.

Nach Rückenmarksdurchschneidung, also Abtrennung des Vasomotorenzentrums der Medulla oblongata, tritt zuerst eine erhebliche Blutdruckverminderung durch Erweiterung der peripheren Gefäße ein. Wie Goltz gezeigt hat, stellt sich aber sehr bald ein Tonus der Gefäße, und zwar unter dem Einfluß des Rückenmarks wieder her. Nach Heidenhain würde das Verhältnis dieser Rückenmarkszentren zu dem Zentrum in der Medulla oblongata so zu denken sein, daß das Rückenmark lokal begrenzten Funktionen diene, während das Zentrum der allgemeinen Blutdruckschwankungen in der Medulla oblongata zu suchen sei.

Was die Gefäßnerven anlangt, so scheint ein Teil derselben, und zwar die Vasodilatatoren, durch die hinteren Wurzeln zu gehen (Stricker). Darauf gründet sich die Annahme einer antidromen Erregung (vgl. oben).

Nach Durchschneidung der peripheren Nerven, bzw. Ausschneidung des Rückenmarks tritt wiederum zunächst eine Erschlaffung der Gefäße, nach kurzer Zeit aber ein bleibender und nun peripherer Tonus auf. Inwieweit auch in der Norm etwa sich periphere Einflüsse auf die Gefäße geltend machen können, ist schwer festzustellen, die Hauptrolle dürfte auch hier die Cerebrospinalachse spielen.

Was die Abhängigkeit der Körpergefäße von der Hirnrinde betrifft, so ist mehrfach eine vesomotorische Vertretung der Körperperipherie in der Rinde behauptet worden, die sich mit der motorischen decke. Die experimentellen Beweise dafür sind indes noch recht unvollständig. Dagegen haben

Lewandowsky und Weber im Stirnhirn der Katze eine Stelle gefunden, von der aus eine Erregung des Splanchnicusgebietes mit allen Folgen einer solchen (Blutdrucksteigung) hervorgerufen werden kann (vgl. das Kapitel über körperliche Begleiterscheinungen psychischer Vorgänge).

Ob die Hirngefäße überhaupt unter nervösem Einfluß stehen, hat man lange bezweifelt, besonders weil die histologischen Befunde hier nicht sicher genug waren. Indessen ist die Frage durch die physiologischen Untersuchungen von Hürthle und Wiechowski, sowie von E. Weber wohl zweifellos in positivem Sinne entschieden. Weber fand im Halssympathicus sowohl verengernde als erweiternde Fasern für die Hirngefäße, die aber keinen Tonus besitzen. Durch Nicotinisierung des Ganglion supremum machte Weber es wahrscheinlich, daß die verengernden Fasern echte sympathische Fasern sind, weil nämlich ihre Wirkung nach diesem Eingriff ausfällt. Die Gefäßerweiterung konnte aber noch nach Nicotinisierung des Ganglion suprememum und noch nach Zerstörung der Medulla oblongata erhalten werden, so daß Weber diese Wirkung erstens für reflektorisch hält und zweitens ein besonderes Zentrum für die Hirngefäße oral von der Medulla oblongata annimmt. Auch von den sensiblen Nerven und vom Halsmark aus fand Weber eine Beeinflussung der Gehirngefäße. Immer beteiligten sich die Gefäße beider Hemisphären gleichmäßig an dem Erfolg, so daß wohl durch weitgehende Kommunikationen der Nerven an der Hirnbasis ein völliger Austausch der Wirkung auch bei einseitiger Reizung herbeigeführt werden muß. Sehr merkwürdig ist die weiter von Weber erhobene Tatsache, daß nach Zerstörung der Medulla oblongata Reizung eines beliebigen Punktes der Hirnrinde eine auf beiden Seiten gleichmäßig starke aktive Erweiterung der Hirngefäße beider Hemisphären bewirkt. Er bezieht das auf die Erregung des hypothetischen besonderen Vasomotoren-, bzw. Vasodilatatorenzentrums für das Gehirn.

Beim Herzen ist die Selbständigkeit der Peripherie besonders sinnfällig. Drum sei es, daß die „Automatie" dem Herzmuskel oder den Herzganglien zukommt, jedenfalls trägt das Herz diese Automatie in sich selbst. Trotzdem wird in mannigfacher Weise die Schlagfolge des Herzens von der Cerebrospinalachse aus durch die im wesentlichen antagonistisch wirkenden Vagi und Accelerantes beeinflußt. Durch eine große Reihe von reflektorischen Einflüssen kann das Herzhemmungszentrum in der Medulla oblongata in Erregung versetzt werden. Das klassische Experiment hierfür ist der Klopfversuch von Goltz, in welchem durch einen Schlag auf den Bauch (beim Frosch) völliger diastolischer Stillstand des Herzens ausgelöst wird. Daß durch Affekte sowohl eine Verlangsamung wie eine Beschleunigung des Herzschlages herbeigeführt werden kann, ist bekannt. Dabei unterscheiden wir im einzelnen jetzt nach Engelmann chronotrope, inotrope, dromotrope und bathmotrope Wirkungen, d. h. Einflüsse auf die Frequenz, die Kraft des Herzschlages, den Erregungsablauf (z. B. den Block), sowie auf die Erregungsschwelle, und zwar von jeder Art positive wie negative. Der Herzvagus besitzt einen Tonus.

Die Innervation der Drüsen ist ganz analog der der Muskeln des sympathischen Systems. Zwischen Cerebrospinalachse und Peripherie ist auch hier nach Langley immer ein Ganglion eingeschaltet.

Die territoriale Versorgung der Hautdrüsen folgt der der Gefäße, wie z. B. der Schweißnerv des Gesichts der Sympathicus ist. Daß die Schweißsekretion unter dem Einfluß psychischer Phänomene steht, ist durch den

Einfluß der Angst am meisten bekannt. Es scheint sich ja aber das „psycho-galvanische Reflexphänomen", die Verminderung des Leitungswiderstandes der Haut durch einen Einfluß psychischer Prozesse auf die Schweißsekretion zu erklären, so daß also die Schweißdrüsen sogar sehr fein auf die psychischen Vorgänge zu reagieren scheinen. Daß die Schweißdrüsen beim Tier auch noch nach Sympathicusdurchschneidung in Tätigkeit geraten können, hat Dupuy gezeigt; und auch durch den peripheren Angriffspunkt des Pilocarpin wird für die Drüsen ebenso wie die Muskeln wieder die Selbständigkeit der Peripherie angedeutet. Die normale Erregung, insbesondere durch Temperaturreize, ist aber wohl eine reflektorische, von der Cerebrospinalachse aus ausgelöste.

Die Speicheldrüsen werden entweder reflektorisch oder durch psychische Einflüsse in Tätigkeit gesetzt. Beim Hunde ist die Messung des psychischen Einflusses auf die Speichelsekretion von Pavlow zu einer besonderen Methode ausgebildet worden. Wenn er das Zeigen der Speise, welche die Speichelabsonderung auslöst, mit einem Sinneseindruck assoziierte, so löste schließlich der Sinneseindruck allein die Speichelabsonderung aus, und dadurch ließ sich eine Prüfung der psychischen Tätigkeit des Hundes, insbesondere eine Prüfung der Feinheit seines Unterscheidungsvermögens auf dem Gebiete der verschiedenen Sinne anbahnen. Die doppelte Versorgung der Speicheldrüsen durch Sympathicus und Chorda hat die Drüsenphysiologie viel beschäftigt.

Auch die Tränendrüse kann reflektorisch durch Reizung der Conjunctiva oder unter dem Einfluß von Affekten in Tätigkeit gesetzt werden. Des letzteren Modus, des „Weinens", scheinen aber von allen Tieren nur der Elefant, und der Mensch fähig zu sein. Das Zentrum dürfte in der Gegend des Facialiskerns liegen, von dem aus die Tränendrüse mindestens hauptsächlich innerviert wird.

Die Erforschung der Sekretion der Drüsen des Verdauungskanals ist von Pawlow in neue Bahnen gelenkt worden. Er hat die Vorstellung begründet, daß die Natur der Nahrungsstoffe auf reflektorischem Wege die Absonderung der spezifischen Fermente ihrer Verdauung auslöse.

Daß überhaupt das Nervensystem auf die Produktion von Fermenten Einfluß hat, dafür scheint auch der Zuckerstich der Medulla oblongata ein Beispiel zu sein, wenn es richtig ist, daß die Zuckerausscheidung auf einer Vermehrung des diastatischen Ferments in der Leber beruhe.

Fast gar nichts wissen wir über die Existenz spezifischer Nerven der Nieren, abgesehen von den auf dem Wege der Blutgefäße wirkenden.

Ein Problem von besonderem Interesse ist endlich die Sensibilität der Organe des sympathischen Systems. Hier steht eine Tatsache ganz fest, daß die Wege dieser Sensibilität mit denen der Körpersensibilität identisch sind, d. h. auf dem Wege der hinteren Wurzeln das zentrale Nervensystem erreichen und mit den zentrifugalen Wegen der Erregungen zu den sympathischen Organen gar nichts zu tun haben. Die Streitfrage ist aber die, inwieweit überhaupt den Organen des sympathischen Systems Sensibilität zukomme, und zwar handelt es sich hier allerdings in erster Linie um die bewußte Sensibilität, speziell um die Schmerzempfindung, von der wir beim Tier nicht viel wissen können. Für den Menschen hat Lennander speziell dem Darme und auch dem viszeralen Peritoneum jede Sensibilität abgesprochen, sondern alle schmerzhaften Empfindungen, die von hier aus entstehen können, durch Zerrung des parietalen Peritoneums erklärt. Für einwandfrei halten wir diese Auffassung nicht. Denn sicherlich werden von den Organen des sympathischen Systems doch nicht zum Bewußtsein kommende reflektorische Impulse zum Rückenmark abgegeben. Es ist sehr wohl möglich, daß bei einer gewissen Stärke der Reizung fast plötzlich diese zweifellos schon normalerweise mindestens bis zum Rückenmark gelangenden Reize weiter fortgepflanzt werden und dann als Schmerz zur Perception kommen. Viel spricht dafür, daß insbesondere den Muskeln des sympathischen Systems selbst eine solche Sensibilität zukommt, wie auch Nothnagel annahm; auch von den quergestreiften Muskeln empfangen wir ja für gewöhnlich keine bewußten sensiblen Impulse, während wir bei abnorm starker Contraction doch sehr starke Schmerzen in ihnen verspüren, wie z. B. beim Wadenkrampf. So könnte sich also vielleicht auch der Kolikschmerz des Darmes erklären, und ähnlich vielleicht der Wehenschmerz, der Blendungsschmerz am Auge (durch zu starke Contraction der Iris), Schmerzen im Bereiche des Herzens, ja möglicherweise auch gewisse Formen des Kopfschmerzes. Darauf wird dann in dem Kapitel der Pathologie mehrfach zurückzukommen sein.

Literatur.

Anderson, H. K., On the Part Played by the Dilatator in Reflex Pupil Dilatation. Brain, **25.** 1902. S. 545.

Anderson, H. K., Reflex Pupil-Dilatation by Way of the Cervical Sympathetic-Nerve. Journ. of Physiol. **30.** 1903 S. 15.

Anderson, H. K., On Paralysis of the Sphincter of the Pupil with Special Reference to Paradoxical Constriction. Journ. of Physiol. **33.** 1905. S. 156.

Bayliß, W. M., Researches on Antidromic Nerve Impulses. Journ. of Physiol. **28.** 1902. S. 276.

Braunstein, Zur Lehre von der Innervation der Pupillenbewegung. Wiesbaden 1894.

Budge, Über die Bewegungen der Iris. Braunschweig 1855.

Cyon, E., Über die Innervation der Gebärmutter. Pflügers Arch. **8.** 1874. S. 349.

Cyon, E., Zur Lehre von der reflektorischen Erregung der Gefäßnerven. Pflügers Arch. **8.** 1874. S. 340.

Engelmann, Th. W., Über die Wirkungen der Nerven auf das Herz. Arch. f. Physiol. 1900. S. 315.

Fagge, C. H., On the Innervation of the Urinary Passages. Journ. of Physiol. **28.** S. 304.

Heidenhain, Über bisher unbeachtete Einwirkungen des Nervensystems auf die Körpertemperatur und den Blutkreislauf. Pflügers Arch. **3.** 1870. S. 504.

Heidenhain und **Colberg,** Versuche über den Tonus des Blasenschließmuskels. Arch. f. Anat. u. Physiol. 1858. S. 457.

Hofmann, F. B., Die Innervation des Herzens und der Blutgefäße, in Nagels Handb. d. Physiol. Braunschweig 1905.

Jensen, P., Über die Innervation der Hirngefäße. Pflügers Arch. **103.** 1904. S. 196.

Köster, G., und **Tschermak, A.,** Nervus depressor als Reflexnerv der Aorta. Pflügers Arch. **93.** 1902. S. 24.

Langley, J. N., On Axon-Reflexes in the Pre-Ganglionic Fibres. Journ. of Physiol. **25.** 1900. S. 364.

Langley, J. N., On the Sympathic System of Birds. Journ. of Physiol. **30.** S. 221.

Langley, J. N., The Autonomic Nervous Systems. Brain 1903. Spring.

Langley, J. N., On the Reaction of Cells and of Nerves endings to Certain Poisons. chiefly as regard the Reaction of Striated Muscle to Nicotine and to Curari. Journ. of Physiol. **33.** 1905. S 374.

Lennander, Leibschmerzen, ein Versuch, einige von ihnen zu erklären. Mitt. a. d. Grenzgeb. d. Med. u. Chir. 1906. S. 24.

Lewandowsky, M., Die Automatie des sympathischen Systems nach am Auge angestellten Beobachtungen. Ber. d. Berl. Akad. 1900. Nr. 52.

Lewandowsky, M., und **Schultz, P.,** Über Durchschneidung der Blasennerven. Zentralbl. f. Physiol. 1903. Heft 16.

May, Innervation of the Sphincters and Musculature of the Stomach. Journ. of Physiol. **31.** 1904. S. 260.

Müller, L. R., Klinische und experimentelle Studien über die Innervation der Blase. des Mastdarms und des Genitalapparates. Deutsche Zeitschr. f. Nervenheilk. **21.** 1902. S. 86.

Nagel, W. A., Über den Blendungsschmerz. Klin. Monatsbl. f. Augenheilk. **91.** 1901 u. 1903.

Pavlow, J. P., Die Arbeit der Verdauungsdrüsen. Wiesbaden 1898.

Pflüger, E., Über das Hemmungs-Nervensystem für die peristaltischen Bewegungen der Gedärme. Berlin 1857.

Popielsky, L., Zur Physiologie des Plexus coeliacus. Arch. f. Physiol. 1903. S. 338.

Rehfisch, Innervation der Harnblase. Virchows Arch. **161.** 1900. S. 529.

Starling, E. H., Innervation des Verdauungskanals. Ergebn. d. Physiol. 1. 2. 1902. S. 446.

Wiechowski, W., Über experimentelle Beeinflussung des Contractionszustandes der Gefäße des Schädelinneren. Arch. f. exper. Path. u. Physiol. **102.** 5. 1905. S. 389.

v. Zeißl, Die entnervte Blase. Wiener klin. Wochenschr. 1896.

Physiologische Begleiterscheinungen psychischer Vorgänge.[1]

Von

Ernst Weber-Berlin.

I. Die physiologischen Untersuchungsmethoden.

Während die grob sinnlich wahrnehmbaren körperlichen Äußerungen der psychischen Vorgänge schon in den ältesten Aufzeichnungen der Menschen eine große Rolle spielen, stammt die wissenschaftliche physiologische Untersuchung dieser Erscheinungen erst aus der neuesten Zeit. Als physiologische Begleiterscheinungen der psychischen Vorgänge sind alle körperlichen Veränderungen zu verstehen, die unter normalen Verhältnissen bei denselben psychischen Vorgängen bei allen Menschen und bei demselben Menschen immer wieder eintreten.

Die Bedeutung dieser Erscheinungen wird klarer hervortreten, und sie werden vor Irrtümern sicherer bewahrt bleiben, wenn sie fixierbar sind, d. h. durch physiologische Methoden registriert und gemessen werden können, und wenn sie ferner von dem Willen der untersuchten Person nicht beeinflußt werden können.

Es kommen dafür acht verschiedene physiologische Methoden in Frage, von denen drei die Forderung nicht erfüllen, daß sie der Beeinflussung durch den Willen der untersuchten Person entzogen sind, und also schon deshalb von geringerem Werte sind.

Es ist das die von R. Sommer ausgebildete Methode der Registrierung feinerer Bewegungen willkürlicher Muskeln, ferner die Messung der unwillkürlichen Änderung der Arbeitsleistung willkürlicher Muskeln am Ergographen bei bestimmten psychischen Reizen und endlich die Registrierung von Änderungen der Atmung bei bestimmten psychischen Vorgängen.

Alle wissenschaftlichen Anforderungen erfüllen dagegen fünf andere Methoden, durch die die Bewegungsänderungen unwillkürlicher Muskeln aufgezeichnet werden.

Am unergiebigsten davon war die Untersuchung der Änderung der Pupillenweite, denn wenn ein Einfluß eines psychischen Vorgangs darauf vorhanden ist, so ist er immer der gleiche und besteht in einer Erweiterung der Pupille.

---

[1] Eine ausführliche Darstellung der in diesem Aufsatz behandelten Untersuchungen findet sich in dem Buche des Verfassers „Der Einfluß psychischer Vorgänge auf den Körper, insbesondere auf die Blutverteilung". Berlin 1910.

Auch die Registrierung der Bewegungen der Harnblase durch Mosso und Pellacani ergab wenig Interessantes, denn daß die Harnblase ebenso wie die Darmperistaltik durch psychische Vorgänge alteriert wird, ist allgemein bekannt.

In gewisser Beziehung ist Pavlows Methode der Registrierung der Tätigkeit der Speicheldrüsen sehr wichtig geworden.

Diese Methode besteht darin, daß bei Hunden der innere Ausführungsgang einer Speicheldrüse operativ nach außen verlegt wird, so daß die dort abfließenden Speicheltropfen durch einen Schlauch auf einen Apparat geleitet werden können, der den Fall jedes Tropfens auf einer rotierenden Trommel verzeichnet. Da der Speichel beim Hund nur dann stärker fließt, wenn er frißt, oder wenn durch Erkennung irgendeines Gegenstands oder Vorgangs, der mit seiner Nahrungsaufnahme in Verbindung steht, die Erinnerung an die Speise in ihm geweckt wird, so kann man mit dieser Methode viel über das Unterscheidungsvermögen des Hundes erfahren, für unsere Zwecke ist die Methode aber unergiebig, das es sich immer nur um die Begleiterscheinung eines einzigen psychischen Vorgangs handelt, nämlich um die Vorstellung und den Wunsch der Nahrungsaufnahme.

Viel Aufsehen hat in neuester Zeit das sogenannte psycho-galvanische Reflexphänomen gemacht. Der erste, der die Messung von elektrischen Vorgängen an der Haut bei psychischen Vorgängen eingehender wissenschaftlich behandelte, war Tarchanoff.

Wie bei allen späteren Experimentatoren, so bestand auch bei ihm der Hauptteil der Methode darin, daß die Haut des menschlichen Körpers an zwei Stellen mit einem Galvanometer in Verbindung gebracht wurde, durch den das elektrische Verhalten der Haut registriert wurde. Tarchanoff verhütete Polarisationsströme durch Benutzung unpolarisierbarer Elektroden und erklärte die Verstärkung des gemessenen elektrischen Stromes, die er bei Muskelbewegungen und psychischen Vorgängen, wie bei Erinnerungen an Affekte und bei gesteigerter Aufmerksamkeit eintreten sah, durch den Sekretionsstrom, der bei stärkerer Sekretion der Schweißdrüsen bei allen diesen Vorgängen entsteht. Für die Richtigkeit dieser Ansicht sprach auch, daß eine Hautstelle mit mehr Schweißdrüsen sich immer negativ elektrisch verhielt zu einer mit weniger Drüsen. Sticker bestätigte die Versuche Tarchanoffs.

Die komplizierte und unsichere Methode von Sommer und Fürstenau kann hier nicht besprochen werden. In neuerer Zeit wurde aber meist die Modifikation der Versuchsanordnung durch Veraguth benutzt, die darin besteht, daß der körperfremde Strom eines Elements eingeführt wird, der durch den menschlichen Körper und das Galvanometer geht, und dessen Abschwächung oder Verstärkung beobachtet wird.

Es soll auf diese Weise der jeweilige Feuchtigkeitsgrad der Haut bestimmt werden, durch den die Leitungsfähigkeit der Haut für den Strom verändert wird. Es wird aber dabei gar nicht berücksichtigt, daß natürlich ein entstehender Sekretionsstrom zu dem körperfremden Strome noch hinzukommen kann und ferner Polarisationsströme entstehen müssen, da bei dieser Methode die Ableitung von der Haut der untersuchten Person durch Metallelektroden hergestellt wird. Das Hinzukommen des Sekretionsstroms würde allerdings den Ausfall der Versuche nicht wesentlich ändern, da ja eine stärkere Hautfeuchtigkeit mit der Entstehung des Sekretionsstroms einhergeht.

Störender können die Polarisationsströme sein.

Nun haben aber trotz aller technischen Verschiedenheiten die Untersuchungsmethoden nach Tarchanoff und die nach Veraguth im allgemeinen gleiche Resultate ergeben, und auch das spricht dafür, daß durch beide Methoden derselbe physiologische Vorgang gemessen wird.

Als körperliche Veränderungen, die die Schwankungen der elektrischen

Stromstärke herbeiführen könnten, kommen aber außer den genannten noch andere in Frage.

Den Einfluß einer mehr oder weniger innigen Berührung der Elektroden mit der Haut lasse ich hier beiseite. Man könnte aber daran denken, daß, wie Sticker meint, auch der wechselnde Contractionszustand der peripheren Gefäßmuskulatur elektrische Veränderungen herbeiführen könnte, und ferner, daß der so wichtige Feuchtigkeitsgrad der Haut auch durch die wechselnde Blutfülle der kleinsten Hautgefäße verändert werden könnte.

Schon vor den Untersuchungen Tarchanoffs war einiges darüber bekannt geworden, daß bei bestimmten psychischen Vorgängen sich die kleinsten Blutgefäße der Haut, z. B. des Arms, zusammenziehen, so daß die Haut blutleerer und vielleicht infolgedessen auch schlechter leitend für den elektrischen Strom wird.

Aber schon Tarchanoff hob hervor, daß man die Vermehrung der Schweißsekretion, die er mit seiner Methode maß, nicht durch die gleichzeitige Veränderung der Blutfülle der Haut erklären könne, da ja bei Reizung der Sinnesorgane und bei geistiger Arbeit gerade eine Contraction der Blutgefäße der Haut beobachtet wurde. Die wechselnde Blutfülle der kleinsten Hautgefäße hat also keinen starken Einfluß auf die Stärke des im Galvanometer gemessenen Stroms, denn bei den erwähnten Vorgängen könnte sie nur einen abschwächenden Einfluß auf den Strom haben, es wird aber eine Stromverstärknng dabei beobachtet.

Auch eine Wirkung der Muskelcontraction der Blutgefäße im Sinne Stickers auf die Stromstärke als Erregungsstrom ist unwahrscheinlich. Bei den oben erwähnten Vorgängen ist die Stromverstärkung zwar von einer Gefäßcontraction begleitet, aber, wie ich fand, tritt bei Ausführung auch nur lokalisierter Bewegungen und auch bei den von Tarchanoff erwähnten Bewegungsvorstellungen eine Erweiterung der Blutgefäße der äußeren Körperteile ein, es fehlt also dann die von Sticker als Stromquelle betrachtete Contraction der Gefäßmuskulatur, obwohl immer Stromverstärkung dabei eintritt.

Wenn aber die Erweiterung der kleinsten Hautgefäße gar keinen Einfluß auf die Leitungsfähigkeit der Haut hat, so ist unwahrscheinlich, daß die Durchfeuchtung der Haut infolge stärkerer Schweißsekretion allein die starken Änderungen der Stromstärke bei Veraguth verursacht und nicht der gleichzeitig entstehende Sekretionsstrom, der bei Tarchanoff sicherlich die einzige Ursache war, da bei seiner Versuchsanordnung eine stärkere Durchfeuchtung der Haut keine Rolle spielen konnte.

Tarchanoffs Methode ist sicherlich die eindeutigste und deshalb beste, denn es ist ganz gleichgültig, ob man den Sekretionsstrom oder die stetige Folge dieses Vorgangs, die stärkere Durchfeuchtung der Haut nach dem Schweißerguß mißt, beides sind zwei verschiedene Erscheinungen desselben physiologischen Vorgangs.

Bei Veraguth kommen schädigend nur noch die Polarisationsströme an den Metallelektroden hinzu. Die Einführung einer körperfremden Stromquelle durch Veraguth ist also nur eine schädliche Komplizierung der einfachen Versuchsanordnung nach Tarchanoff.

Daß die Versuchsergebnisse im großen und ganzen die gleichen waren, deutet offenbar darauf hin, daß die durch den Sekretionsstrom bewirkten Stromänderungen, die sicher auch von Veraguth mit gemessen wurden, obwohl sie von ihm gar nicht berücksichtigt wurden, so groß sind, daß sie die schädigenden Nebenwirkungen der Methode überwinden, aber anders kann dies bei der Entstehung schwächerer Sekretionsströme sein, und das dürfte die abweichenden Resultate z. B. bei psychischer Arbeit erklären.

Es scheint durch diese Methode also nur die Tätigkeit der unzähligen in der Haut verstreuten Schweißdrüsen gemessen zu werden, die bei den wirksamen psychischen Einflüssen immer in einer Verstärkung der Sekretion zu bestehen scheint. Andere gleichzeitige physiologische Änderungen, besonders die an den Blutgefäßen, scheinen für diese Untersuchungsmethode bedeutungslos zu sein.

Die Resultate der Anwendung dieser Methode für die Untersuchung der Begleiterscheinungen psychischer Vorgänge können daher nur recht beschränkte sein, indem sie immer nur die gradweise Verschiedenheit des Entstehens derselben körperlichen Veränderung feststellen können, deren physiologische Bedeutung eine verhältnismäßig sehr geringe ist.

Im Gegensatz dazu wird im folgenden eine Art der Untersuchung beschrieben werden, bei der nicht nur eine große Zahl von deutlichen Modifikationen der gemessenen physiologischen Veränderung bei den einzelnen psychischen Vorgängen festgestellt werden wird, sondern wobei auch die physiologische Bedeutung des Vorgangs selbst von der größten Bedeutung für die Lebensvorgänge, ja für die Fortdauer des psychischen Vorgangs selbst sein kann.

Es ist dies die Feststellung der **Blutverschiebungen, die im Körper bei den verschiedenen psychischen Vorgängen eintreten** und die von Veränderungen der Herztätigkeit oder des Contractionszustands der Blutgefäße herbeigeführt werden können.

Früher wurde auf die Änderungen der Herztätigkeit bei diesen Vorgängen ganz besonderer Wert gelegt, diese sind aber für diese Blutverschiebungen deshalb von viel geringerer Bedeutung, als die gleichzeitigen Gefäßänderungen, weil eine Steigerung oder Erniedrigung des Blutdrucks allein vom Herzen aus ihre Wirkung nach allen Körperteilen in gleicher Weise geltend macht, während das Wesen der hier in Frage kommenden Blutverschiebungen gerade darin besteht, daß gewissen Körperteilen eine größere Menge von Blut entzogen wird, die andern zugute kommt.

Der bisher am meisten zur Pulsuntersuchung benutzte Apparat, der Sphygmograph, ist deshalb für diese Untersuchungen ziemlich wertlos. Er gibt nur genaue Auskunft über die Geschwindigkeit des Herzschlags, alles andere, was er angibt, ist unsicher, da z. B. bei einer Contraction der Hautgefäße des Arms der Druck in der Radialarterie steigen kann, während der Sphygmograph verkleinerte Pulse anzeigt, da er infolge der Volumabnahme des Arms, an dem er mittels eines unnachgiebigen Gurtes befestigt ist, der Arterie nicht mehr so fest angedrückt wird wie vorher.

Das beste, aber nur mit Kenntnis aller dabei möglichen Fehler mit Sicherheit anzuwendende Instrument zur Messung der Gefäßänderungen ist der Plethysmograph, und zwar zur Volummessung am Arm in der Form nach Mosso-Lehmann, die in Abb. 114 abgebildet ist.

Der Arm kommt dabei gar nicht mit dem Wasser selbst in Berührung, wodurch die Gummibinde zum wasserdichten Abschluß unnötig wird, sondern wird in den in die Röhre D eingestülpten Gummisack P hineingelegt, der durch den Druck des durch den Schlauch eingelassenen Wassers sich fest an den Arm anlegt, so daß dessen Volumänderungen deutlich registrierbar sind. Durch die verschiebbare Ellbogenstütze S wird der Arm in seiner Lage völlig fixiert. Einen ähnlichen Apparat gibt es für das Bein, während das Hirnvolumen und Ohrvolumen (für die Gefäße des Gesichts, die sich anders verhalten können, wie die der übrigen Haut) durch einfache, luftdicht aufgesetzte Kapseln gemessen werden, deren Luftraum mit einer Registrierkapsel in Verbindung steht. Die Methoden zur Messung des Volums der Bauchorgane werden später bei den betreffenden Versuchen behandelt.

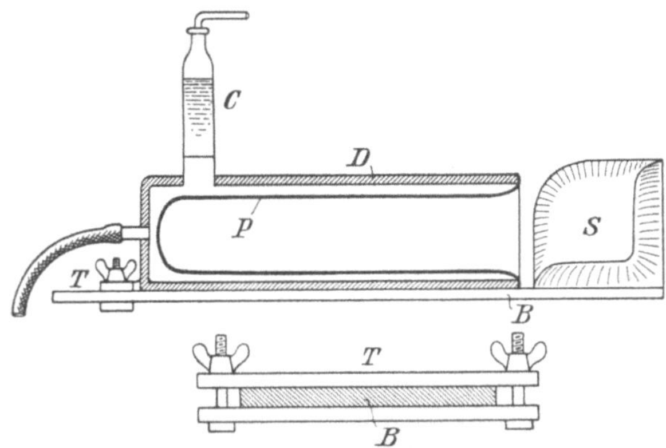

Abb. 114. Mossos Arm-Plethysmograph, verbessert nach A. Lehmann.
(Aus Lehmann, Körperliche Äußerungen psychischer Zustände, Bd. I.)

Erste Vorbedingung zur Messung ist ruhige Haltung des gemessenen Glieds, z. B. des Arms, im Apparat. Daß geringere zufällige Bewegungen der Finger keine Volumänderungen herbeiführen, und daß man jede Bewegung des Arms an den Volumkurven sofort erkennt, zeigt Abb. 115a, b. In 115a wurden von + bis — absichtlich starke Fingerbewegungen im Apparat ausgeführt, die man an der Kurve deutlich erkennt, obwohl das Volumen nach Aufhören der Bewegung fast unverändert ist. Die andere Kurve ist die einer Registrierkapsel, die so an die Muskeln nahe des Ellbogens herangebracht war, daß sie jede Fingerbewegung im Apparat angab, also die Bewegungen kontrollierte.

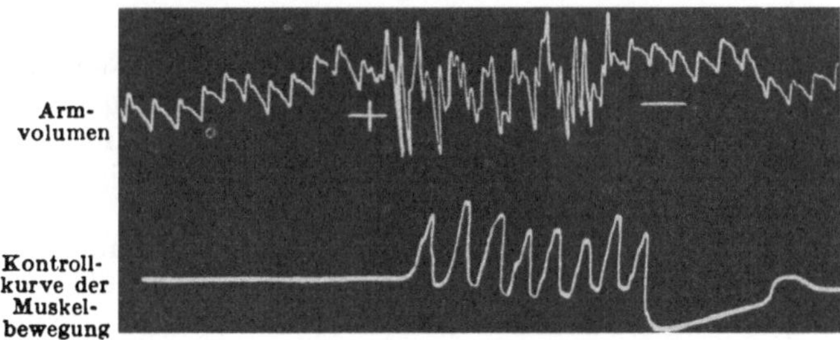

Abb. 115a. Von + bis — absichtliche Bewegungen an der untersuchten Hand unter Anwendung des Kontrollapparates für Bewegungen.

In Abb. 115b wird durch eine psychische Einwirkung eine Erweiterung der Armgefäße, also Volumzunahme von + bis —, herbeigeführt, und man erkennt an beiden Kurven, daß diese eintrat, ohne daß irgendwie der gemessene Arm bewegt wurde.

Bei allen Volummessungen muß ferner eine Atmungskurve aufgenommen werden, da die Änderungen der Atmung starken Einfluß auf die Schwankungen der Volumkurven haben. Endlich müssen meist die Volumkurven mehrerer Körperteile gleichzeitig aufgenommen werden, um Sicherheit über die vorliegende Blutverschiebung im Körper zu erhalten.

Durch die kombinierte Volummessung kommt man zu Klarheit über alle vasomotorischen Vorgänge. Um ein Beispiel herauszugreifen: es kann

-eine Volumzunahme des Arms, die bei einem bestimmten psychischen Vorgange unter gleichzeitiger Vergrößerung der einzelnen Volumpulse eintritt, von einer Verstärkung der Herztätigkeit herrühren, oder von einer aktiven Gefäßerweiterung im gemessenen Arm, oder von der Gefäßverengerung in einem andern großen Gefäßgebiete.

Die Feststellung des gleichzeitigen Volumverhaltens der andern Körperteile (meist genügt schon die Messung eines andern Gliedes und der Bauchorgane) entscheidet darüber.

War eine Veränderung des Herzschlags die Ursache, so muß die gleiche Volumzunahme sich an allen andern Körperteilen zeigen. War eine Gefäßcontraction die Ursache, so muß sich in einem andern Körperteile, in diesem Falle höchst wahrscheinlich den Bauchorganen, eine Volumabnahme zeigen; ist dies nicht der Fall, so lag aktive Erweiterung der gemessenen Gefäße vor.

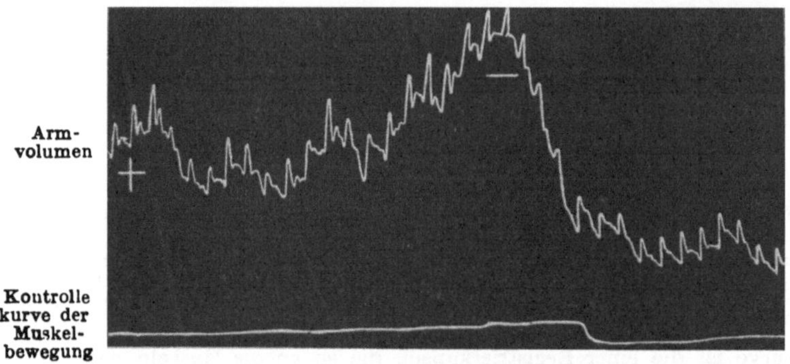

Abb. 115b. Von + bis — experimentell herbeigeführte Volumzunahme des bewegungslosen Armes unter Anwendung des Kontrollapparates.

Alle Volummessungen sind natürlich beim Tier weit einfacher zu erreichen, als beim Menschen, besonders auch die Messung des Blutdrucks, die beim Menschen in fortlaufender Kurve nur mit Hilfe von Mossos Sphygmomanometer möglich ist, aber auch durch gleichzeitige Volummessung mehrerer Körperteile ersetzt werden kann.

Die Messung der verschiedenen Körperteile kann natürlich auch in mehreren aufeinanderfolgenden Versuchen unter völlig gleichen Bedingungen geschehen, nur muß dann mindestens die Kurve eines bestimmten Körperteils zum Vergleiche bei allen einzelnen Versuchen aufgenommen werden.

Die Bedeutung dieser Methode der Messung der Blutverschiebungen bei psychischen Vorgängen liegt darin, daß die Blutverschiebungen nicht verhältnismäßig unwichtige Begleiterscheinungen der psychischen Vorgänge darstellen, wie etwa die Schweißsekretion, die nur als Kennzeichen für das Eintreten eines gewissen psychischen Vorgangs von Interesse sind, sondern daß durch sie die Ernährung und damit die Funktionsfähigkeit gewisser Organe beeinflußt wird, z. B. auch die des Gehirns, durch dessen Beeinflussung diese Begleiterscheinungen auf die Andauer und Intensität der psychischen Vorgänge selbst einwirken können.

II. Die Blutverschiebungen im Körper bei verschiedenen psychischen Vorgängen.

Wie zuerst Mosso, Lehmann, Berger u. a. gefunden haben, nimmt das Volumen der Glieder bei gesteigerter Aufmerksamkeit, wie z. B. bei geistiger Arbeit, ab, während das Hirnvolumen zunimmt. Man glaubte bisher, daß diese Blutverschiebung in der Weise ein zweckmäßiger Vorgang sei, daß durch die Verengerung der äußeren Gefäße das Blut zum Gehirn gedrängt werde, wie ja alle Organe bei ihrer Tätigkeit eine größere Blutzufuhr erhalten. Daß die Verhältnisse nicht so einfach liegen, konnte ich durch den Nachweis zeigen, daß bei diesem Vorgange die bis dahin nicht berücksichtigten Gefäße der Bauchorgane sich erweitern, so daß das von den äußeren Körperteilen abfließende Blut hierbei fast gänzlich nur den Bauchorganen zugute kommt. Würde durch diese Blutverschiebung nur eine bessere Blutversorgung

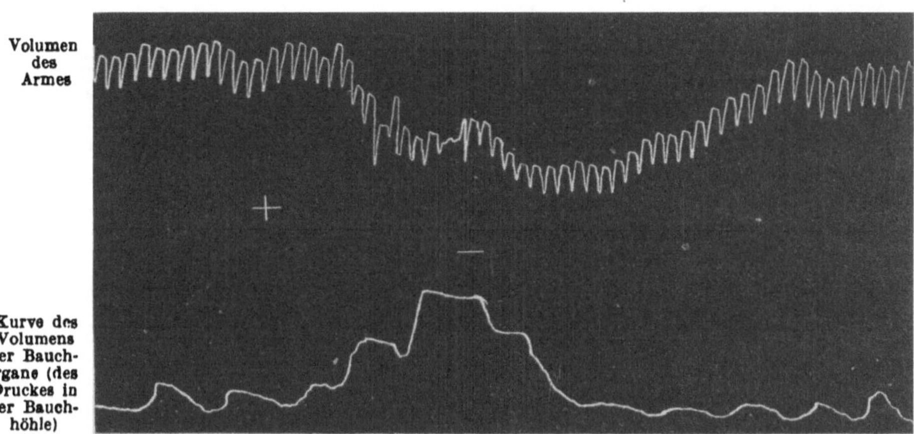

Abb. 116. Von + bis — wird eine geistige Arbeit ausgeführt (Rechnen).

des Gehirns bezweckt, so würde dies viel besser durch eine Contraction der Bauchgefäße erreicht werden, und durch ihre Erweiterung wird eine derartige Wirkung der Contraction der äußeren Gefäße völlig illusorisch.

Ich maß das Verhalten der Bauchgefäße bei diesem und andern psychischen Vorgängen mit zwei voneinander gänzlich verschiedenen physikalischen Methoden, deren Ergebnisse bei diesen Versuchen völlig übereinstimmten.

Die eine Methode bestand in einer Nachahmung der Volummessung der Bauchorgane am Tier, nur daß an Stelle der Eröffnung der Bauchhöhle der Anus als Eingangsweg des Apparates zu den Bauchorganen benutzt wurde.

Ich wendete eine hohle Magensonde an, deren Spitze kappenförmig ein dünner Gummisack aufgebunden war, so daß er durch die Magensonde hindurch aufgeblasen werden konnte. Im schlaffen Zustande um die Sonde gewickelt und etwas eingefettet, konnte er leicht ziemlich tief in den Mastdarm eingeführt werden, und wenn er dann leicht aufgeblasen und in diesem Zustande mit einer starken Registrierkapsel verbunden wurde, konnte man genau die Schwankungen des Drucks in der Bauchhöhle registrieren. Größere Druckschwankungen, die durch diesen Gummisack angegeben werden, können herrühren:

1. von der Darmperistaltik, die man aber dadurch ausschalten kann, daß man

die Untersuchungen zu geeigneten Tageszeiten vornimmt, oder daß man vorher Opium
gibt, was aber kaum nötig wird;

2. von Atmungsänderungen, und zwar sowohl von verstärkter Inspiration (Zwerchfell), als von verstärkter Exspiration (Bauchmuskeln), die aber alle durch gleichzeitig
aufgenommene Atmungskurven erkannt und ausgeschieden werden können;

3. von Bewegungen der Bauchmuskeln, die gleichfalls durch den dort aufgesetzten
Pneumographen oder durch besondere Kontrollapparate registriert werden und so ausgeschieden werden können;

4. von der Volumzunahme der den aufgeblasenen Ballon umgebenden Bauchorgane, und daß dieser Einfluß wirksam ist, geht auch schon daraus hervor, daß auf
vielen derartig gewonnenen Kurven sogar die einzelnen Pulse der Gefäße der Bauchorgane deutlich erkennbar sind.

Eine derartig bei der Ausführung von geistiger Arbeit gewonnene Kurve
ist in Abb. 116 abgebildet. Von $+$ bis $-$ wurde dabei von der Versuchsperson eine Rechenaufgabe gelöst. Der Volumabnahme des Arms entspricht
genau dabei eine Volumzunahme der Bauchorgane, deren Gefäße sich also
im Gegensatz zu den Gefäßen der äußeren Körperteile erweitern.

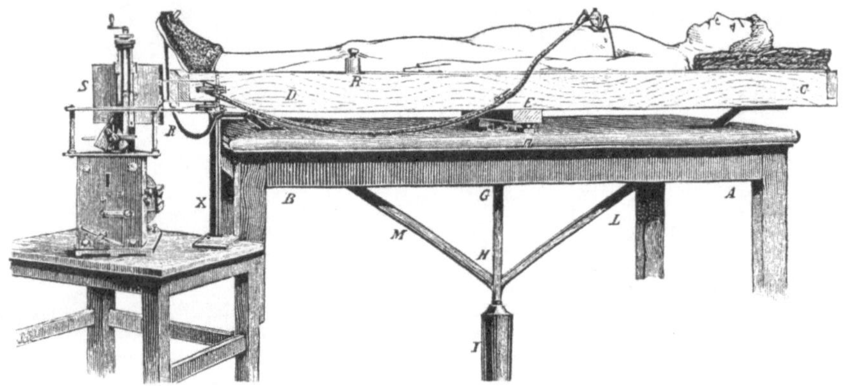

Abb. 117. Mossos Menschenwage. (Aus Mosso, Die Furcht.)

Die Blutverschiebung bei gesteigerter Aufmerksamkeit besteht also einmal in einer Blutströmung von allen äußeren Körperteilen zu den Bauchorganen (die Brustorgane kommen hierbei nicht in Frage) und außerdem
noch aus einer geringen Zunahme der Blutfülle des Gehirns. Diese Ergebnisse konnte ich noch durch eine zweite Methode der Messung des vasomotorischen Verhaltens der Bauchorgane bestätigen. Diese Methode bestand
in der Registrierung der Verschiebung des Schwerpunkts der horizontal
liegenden Versuchsperson infolge der eintretenden Blutverschiebung im Körper.

Ich benutzte dazu die von Mosso angegebene Menschenwage, deren
Untersuchungsergebnisse Mosso aber falsch deutete, wie wir gleich sehen
werden. In Abb. 117 ist diese Wage abgebildet.

Die Versuchsperson mußte sich bei Mosso in der Weise auf das Brett CD legen,
daß das Brett, das sich um die Achse E drehte, sich gerade im Gleichgewicht befand.
Damit die Wage nicht bei jeder geringen Gewichtsveränderung zu tief aufschlägt,
wurde von Mosso der Schwerpunkt durch das Gewicht J tiefer verlegt, das an dem
Schaft GH höher oder tiefer verstellt werden kann. Der Schaft GH ist in der Mitte
des Brettes CD senkrecht eingelassen und wird durch die Querstangen M und L un-
beweglich mit dem Brett verbunden. Zur weiteren Regulierung der Gleichgewichtslage
dient das kleine Gewicht R. Mosso ließ den Ausschlägen der Wage einen solchen
Grad von Empfindlichkeit, daß sich das Wagebrett im Rhythmus der Respiration

gerade noch etwas bewegte. Bei Inspiration sank die Fußseite des Brettes und stieg bei Exspiration.

Die Ursache dieser Erscheinung ist nun zweifellos die, daß bei Inspiration trotz der gegenseitigen Ansicht Mossos die Bauchorgane infolge der Abflachung der Wölbung des Zwerchfells fußwärts gedrängt werden, und deshalb das Gewicht auf dieser Seite der Wageachse ein größeres wird. Bei Exspiration steigt das Zwerchfell wieder nach oben, und die Bauchorgane kehren in ihre frühere Lage zurück.

Auf der Abb. 116 ist ferner noch die Anbringung der andern Untersuchungsapparate durch Mosso zu sehen, eines Kardiographen und Fuß-Plethysmographen, die, durch Schläuche mit den Registrierkapseln verbunden, durch die Schreibstifte a und b die Kurven des Herzstoßes und des Fußvolums auf der rotierenden Trommel S verzeichnen, während die Schwankungen des Fußendes des Wagebrettes sich ohne Vermittlung selbst mit dem Schreibstift c auf der Trommel registrieren.

Das Ergebnis der Untersuchungen Mossos war, daß, wenn er eine im Gleichgewicht auf der Wage ruhende Versuchsperson ansprach, sich jedesmal die Kopfseite der Wage senkte, obwohl die Versuchsperson völlig bewegungslos blieb und die Atmungsform nicht zu verändern suchte. Dasselbe trat ein, wenn eine auf der Wage schlafende Person durch ein Geräusch erweckt wurde oder irgendeine geistige Arbeit ausführte.

Es war nun von vornherein nicht einleuchtend, daß bei erhöhter psychischer Tätigkeit die Blutfülle des Gehirns und dadurch das Gewicht des Kopfes derartig vermehrt sein soll, daß sogar die Wirkung, die die respiratorische Verschiebung der Bauchorgane hat, davon weit übertroffen wird. Es ist zu berücksichtigen, daß das Gehirn von der knöchernen, unnachgiebigen Schädelkapsel umschlossen ist, daß diese Kapsel dauernd völlig ausgefüllt und die Hirnmasse selbst inkompressibel ist, so daß eine Vermehrung der Blutfülle des Gehirns nur dadurch zustande kommen kann, daß eine der hinzukommenden Blutmenge gleiche Menge von Lymphflüssigkeit aus dem Gehirn hinausgedrängt wird. Je mehr also die Blutgefäße des Gehirns anschwellen, um so saftärmer müssen die andern Hirnteile werden, die Menge der Gesamtflüssigkeit bleibt im Gehirn immer dieselbe. Nun ist aber das Gewicht der Cerebrospinalflüssigkeit von dem des Blutes keineswegs so verschieden, daß man aus dem Ersatz eines Teils dieser Flüssigkeit durch Blut einen verhältnismäßig so enormen Gewichtszuwachs der Kopfseite des Wagbrettes, wie ihn Mosso fand, damit erklären könnte. Wir müssen also diese Deutung der Ergebnisse der Versuche Mossos zurückweisen.

Dagegen lag es nahe, die Ergebnisse der oben beschriebenen Versuche über die Veränderung der Blutfülle der Bauchorgane bei verschiedenen psychischen Zuständen damit in Verbindung zu bringen. Es war mit Hilfe des inneren (Darm-)Plethysmographen gezeigt worden, daß die bei geistiger Arbeit eintretende Volumverminderung des Arms von einer genau entsprechenden Volumvermehrung der Bauchorgane begleitet wird. Diese Veränderungen müssen auch bei den Versuchspersonen Mossos eingetreten sein, wenn sie zu erhöhter geistiger Tätigkeit veranlaßt wurden oder im Schlafe durch Geräusche erschreckt wurden.

Betrachten wir nun die Lage der Bauchorgane der Versuchspersonen Mossos während seiner Versuche auf dieser Wage etwas genauer. Er ließ die Versuchspersonen sich derart auf das Bett legen, daß sie möglichst ohne Zuhilfenahme von Gewichten im Gleichgewicht lagen. Der Schwerpunkt des Körpers lag also gerade über der Achse. Nun liegt gewöhnlich der Schwerpunkt des ganzen Körpers, der übrigens auch mit einer solchen Wage am Lebenden bestimmt werden kann, $4^1/_2$ cm unterhalb des Promontoriums, und es ist dadurch ohne weiteres klar, daß in dieser Lage bei weitem der größere Teil der Bauchorgane kopfwärts der Achse der Wage zu liegen kommt. Es konnte also sehr wohl ein Strömen des Blutes von den äußeren Körperteilen zu den Bauchorganen während der Versuche Mossos, die mehr oder weniger den Einfluß der gesteigerten Aufmerksamkeit behandelten, die Senkung der Kopfseite des Wagebrettes herbeiführen und Mosso zu der irrigen Vorstellung verleiten, das von den äußeren Teilen abfließende Blut habe dadurch das Steigen der Kopfseite des Wagebrettes bewirkt, daß es dem Gehirn zugute gekommen sei. Möglicherweise hat dabei auch ein vermehrter Blutzufluß zum Gehirn stattgefunden, wo es dann eine entsprechende Menge von Lymphe verdrängte; sicherlich ist aber dies nicht das Maßgebende für die Verschiebung des Schwerpunkts des Körpers gewesen, sondern der sehr viele Male stärkere

Blutzufluß zu den Bauchorganen, die ja einen unverhältnismäßig großen Teil des ganzen Körperblutes in sich fassen können.

Die Richtigkeit dieser Anschauung konnte offenbar sehr leicht durch das Experiment bewiesen werden. Es brauchte nur die auf der Wage liegende Versuchsperson so weit nach der Fußseite des Wagebrettes zu verschoben zu werden, bis der größte Teil der Bauchorgane nicht mehr kopfwärts der Achse des Wagebrettes lag, sondern fußwärts. Wenn dann das Gleichgewicht des Wagebrettes durch Aufstellung genügender Gewichte auf der Kopfseite des Wagebrettes wiederhergestellt sein würde, so müßte dann bei den Zuständen der erhöhten Aufmerksamkeit nicht mehr die Kopfseite des Wagebrettes sinken, wie bei Mosso, sondern die Fußseite, da ja die Bauchorgane jetzt auf dieser Seite liegen. Wie wir sehen werden, bestätigten die Untersuchungen diese Erwartung.

Diese Überlegungen führten weiter zu dem Plan, mit dieser Methode nicht nur die Unrichtigkeit der Folgerungen Mossos nachzuweisen, sondern die Untersuchungen auch auf die andern psychischen Zustände auszudehnen, die schon früher mit Hilfe des inneren (Darm-)Plethysmographen untersucht worden waren. Man mußte dann jeden psychischen Zustand erst in derjenigen Lage der Versuchsperson auf dem Wagebrett herbeiführen, bei der die Bauchorgane kopfwärts der Achse der Wage und dann in der, bei der sie fußwärts von ihr liegen. Wenn wirklich Blutverschiebungen von ausschlaggebender Größe zwischen den Bauchorganen einerseits und den andern Körperteilen andererseits mit dem Eintritt der verschiedenen psychischen Vorgänge verknüpft sind, so muß der Ausschlag des Wagebrettes beim zweiten Versuch der entgegengesetzte von dem beim ersten sein; wenn bei jenem die Kopfseite gesunken war, mußte bei diesem die Fußseite des Brettes sinken.

Eine so gewonnene Kurve ist in Abb. 120 unten wiedergegeben.

Bei der Untersuchung der vasomotorischen Begleiterscheinung der verschiedenen Gefühle und Affekte tritt hindernd bisweilen ein schon vorher bestehendes Spannungsgefühl auf, oder vielmehr das Aufhören der vasomotorischen Begleiterscheinungen dieser gesteigerten Aufmerksamkeit beim Eintreten eines neuen Gefühlsreizes. Lehmann hat meisterlich festgestellt, daß die dann entstehende Volumkurve die Resultante darstellt aus dem Verschwinden der Begleiterscheinungen des einen und dem Hinzukommen der des anderen Zustands. Ich schloß Spannungsgefühle dadurch aus, daß ich die verschiedenen Gefühle bei meinen tief hypnotisierten Versuchspersonen oft durch Suggestion erzeugte, durch die ich auch bei ihnen mit Sicherheit starke Affekte jeder Art herbeizuführen vermochte, deren vasomotorischen Begleiterscheinungen ich dann untersuchen konnte, während die bisher geübte Methode, nach der sich die untersuchten Personen durch willkürliche Erinnerungen in affektive Stimmungen zu versetzen suchten, eine äußerst unsichere war.

Es war schon bekannt, daß bei Unlustgefühlen das Volumen der Gliedmaßen ebenso abnimmt wie bei geistiger Arbeit, daß aber die Gefäße der Hirnrinde sich dabei kontrahieren (wie Berger fälschlich annahm unter Volumzunahme des Gehirns in seiner Gesamtheit, wie ich feststellte, unter Volumabnahme des Gehirns).

Bei Lustgefühl traten die entgegengesetzten Erscheinungen ein.

Ich fand mit Hilfe der beiden oben beschriebenen Methoden bei Unlustgefühlen eine Erweiterung der Blutgefäße der Bauchorgane und bei Lustgefühlen eine Verengerung, also bei Lustgefühlen eine Blutverschiebung von innen nach außen und bei Unlustgefühlen eine von außen nach innen, wie sie durch Abb. 118 illustriert ist, auf der die oberste Kurve mit Hilfe des in den Mastdarm eingeschobenen aufblasbaren Gummisackes gewonnen wurde, während von + bis — der tief hypnotisierten Person ein erschreckendes Ereignis suggeriert wurde. (Erschrecken ist ein stark unlustbetonter Zustand der gesteigerten Aufmerksamkeit.) Die Atmungsänderung hierbei ist bedeutungslos, da sie für sich allein eine entgegengesetzte Veränderung der Kurven herbeiführen müßte. Die vasomotorischen Begleiterscheinungen des Schlafes sind besonders von K. Brodmann ausführlich untersucht worden, der besonders auch den Unterschied hervorhob, der zwischen sanftem und rauhem Erwecken aus Schlaf besteht, da bei letzterem zugleich mit dem Aufhören des Schlafs Schreck verursacht wird, der an sich schon besondere vasomotorische Begleiterscheinungen hat und aus gesteigerter Aufmerksamkeit und Unlust gemischt ist.

Bei Schlaf nimmt das Volumen der Glieder etwas zu und ebenso das Volumen des Gehirns, während ich feststellte, daß das Volumen der Bauchorgane dabei etwas abnimmt.

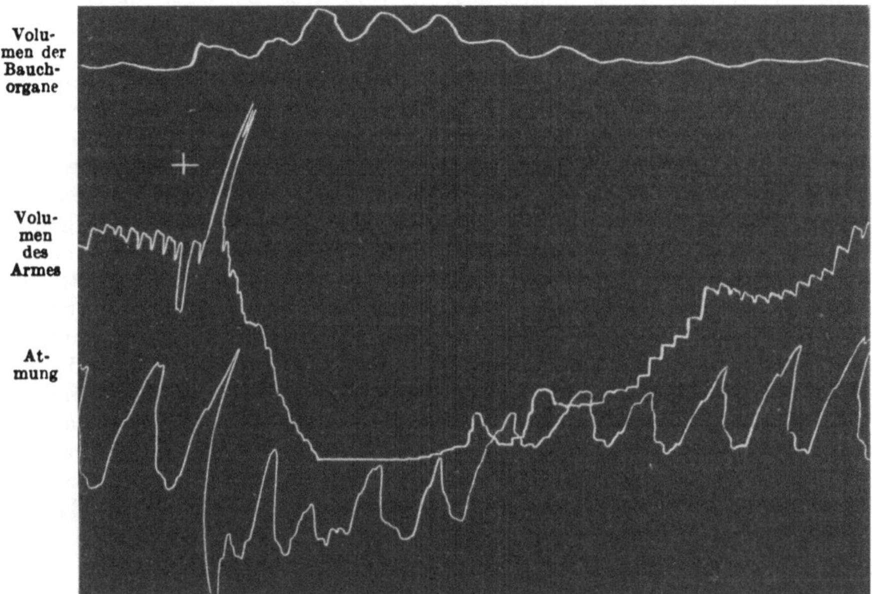

Abb. 118. Durch entsprechende hypnotische Suggestion wird bei + heftiges Erschrecken der Versuchsperson herbeigeführt.

Eigentümlich sind starke spontane Volumschwankungen, die bisweilen während des tiefen Schlafes eintreten.

Äußere Reize während des Schlafes können vasomotorische Veränderungen herbeiführen, ohne daß Erwachen eintritt. Dies spricht neben anderen Gründen gegen die Ansicht Lehmanns, daß äußere Reize nur dann vasomotorische Wirkungen haben, wenn sie bis zum Bewußtsein vordringen.

Ein Physiologe muß dabei sofort daran denken, daß beim Tiere auch nach Ausschaltung des Großhirns von peripheren Nerven aus noch sehr wohl vasomotorische Reflexe herbeigeführt werden können.

Endlich untersuchte ich die vasomotorischen Begleiterscheinungen der Entstehung von Bewegungsvorstellungen beim Menschen, zu denen ich durch die Ergebnisse von elektrischen Reizungen der Hirnrinde bei Tieren hingeleitet wurde.

Es war schon bekannt, daß bei Reizung der motorischen Rindenzone für Beine beim kurarisierten Hund Blutdrucksteigerung eintrat. Mit M. Lewandowsky, von dem die erste Anregung zu diesen Reizungs-Versuchen an der Hirnrinde ausging, fand ich, daß die Lage dieser Zone bei der Katze eine andere wie beim Hunde ist, daß eine solche Zone nämlich da nur in der Gegend des Stirnhirns festzustellen ist. Ich untersuchte ferner möglichst in ihrer Lebensweise verschiedene wilde und zahme Tierarten daraufhin und fand, daß die Lage dieser Stelle auf der Hirnrinde der verschiedenen Tierarten immer der Lage desjenigen Teils der motorischen Rindenzone der Tierart entsprach, die zu der Bewegungsform in besonders enger Beziehung steht, die von der betreffenden Tierart am meisten ausgeübt und für sie am wichtigsten ist.

Gleichzeitig mit dieser Blutdrucksteigerung trat bei allen untersuchten Tieren ein: Volumabnahme der Bauchorgane infolge aktiver Kontraktion ihrer Gefäße, Volumzunahme der Extremitäten, wahrscheinlich unter aktiver Erweiterung ihrer kleineren Blutgefäße, Volumabnahme der äußeren Teile des Kopfes infolge von Gefäßkontraktion und von Volumzunahme des Herzens, der Lunge und des Gehirns. Da bei allen Tieren infolge dieser Hirnrindenreizung alle aufgezählten einzelnen Erscheinungen auftreten, muß man annehmen, daß es sich immer um denselben Vorgang handelt, trotz der verschiedenen Lage der wirksamen Zonen auf der Hirnrinde. Der Vorgang stellte im ganzen nur eine durch die Veränderung des Kontraktionszustandes der verschiedenen Gefäßgebiete zustande kommende Verschiebung einer größeren Blutmenge von den Bauchorganen zu den muskulären Teilen des Rumpfes und der Glieder dar, und sein Nutzen schien der zu sein, daß gleichzeitig mit der Intendierung bestimmter, anstrengender Bewegungen von der Hirnrinde aus, durch Zuführung einer größeren Blutmenge zu den betreffenden Muskelgruppen deren Funktionsfähigkeit gesteigert und ihre Ermüdung durch den schnelleren Ersatz der bei der Bewegung verbrauchten Stoffe hinausgeschoben wird. Durch diese Annahme schien sich auch das Sonderverhalten der äußeren Kopfteile bei diesem Vorgange zu erklären, da diese Muskeln bei den in Frage kommenden Bewegungen des Körpers (besonders Laufen) keine Rolle spielen.

Wenn wir nun beim Menschen versuchen wollen, dieselbe Blutverschiebung experimentell herbeizuführen, die durch elektrische Reizung bestimmter motorischer Zonen der Hirnrinde bei Tieren zu erreichen war, so haben wir beim Versuch am Menschen, im Gegensatz zu dem am Tier, die Möglichkeit, bestimmte Bewegungen von bestimmter Stärke und Beschränkung zu jeder Zeit ausführen zu lassen, und besonders können bei der Versuchsperson, entweder durch ihr Zutun oder durch Anwendung der hypnotischen Suggestion, zu bestimmter Zeit bestimmte psychische Vorgänge hervorgerufen werden. Diese beiden Vorteile sollten zum Ersatz der elektrischen Reizung der Rinde des freigelegten Gehirns benutzt werden.

Wir sind durch unsere physiologischen und pathologischen Erfahrungen zu der Annahme genötigt, daß die natürliche Erregung der verschiedenen Hirnrindenteile im Leben mit der Entstehung bestimmter Vorstellungen zusammenhängt. Solche Vorstellungen können bei den Versuchspersonen durch ihr eigenes Bemühen oder durch hypnotische Suggestion herbeigeführt werden. Die Vorstellungsart, die hier für uns allein in Betracht kommen kann, sind Bewegungsvorstellungen, die dann einen besonderen Grad von Lebhaftigkeit erreichen werden, wenn der Wille zur Ausführung der betreffenden Bewegung vorhanden ist, oder die Bewegung wirklich ausgeführt wird.

Allerdings darf man nicht zu der Meinung kommen, daß bei der Entstehung von Bewegungsvorstellungen im menschlichen Gehirn ausschließlich in den sogenannten motorischen Rindenzonen an der Zentralfissur Erregungsvorgänge auftreten, so daß wir einen völligen Parallelversuch am Menschen zu dem Tierversuch mit elektrischer Reizung eines bestimmten Teils der motorischen Zonen vor uns hätten.

Zu der Entstehung von Bewegungsvorstellungen müssen sicherlich auch noch gleichzeitige Erregungsvorgänge in anderen Teilen der Hirnrinde beitragen, wie z. B. in denen, die in besonderer Beziehung zu den Gesichtseindrücken stehen, die bei der Entstehung von Bewegungsvorstellungen sicher eine Rolle spielen. Deshalb ist es auch verständlich, daß umgekehrt durch elektrische Reizung einiger Stellen der motorischen Zonen des Menschen keine Bewegungsvorstellungen erzeugt werden können.

In letzter Zeit sind derartige Versuche in Amerika von H. Cushing an zwei Patienten vorgenommen worden, bei denen die motorische Zone der Hirnrinde elektrisch gereizt wurde, nachdem die Patienten wieder aus der Narkose erwacht waren und genaue Auskunft über ihre Empfindungen geben konnten. Beide Patienten gaben an, daß sie während der Reizungen und der dadurch hervorgerufenen lokalen Bewegungen ihrer Glieder keine Vorstellungen oder Empfindungen hatten, außer denen, die durch die Lageänderungen der Glieder infolge der durch die Reizung bewirkten Bewegungen bedingt waren. Es ist dies Ergebnis, wie gesagt, völlig verständlich, da ja bei diesen Versuchen nur kleine Teile der motorischen Zonen künstlich erregt wurden, und zur Entstehung von Bewegungsvorstellungen sicherlich außerdem noch die gleichzeitige Erregung einer Reihe von anderen Hirnrindengebieten nötig wäre. Wohl aber ist zu erwarten, daß man das Eintreten der hier untersuchten Blutverschiebung infolge der Rindenreizung bei diesen beiden Patienten hätte eintreten sehen, wenn man entsprechende Untersuchungen gleichzeitig mit der Rindenreizung vorgenommen hätte. So können wir also wohl nicht durch Reizung der motorischen Rindenzonen beim Menschen Bewegungsvorstellungen bei diesem Menschen herbeiführen, wohl aber dürfen wir umgekehrt annehmen, daß bei der Entstehung von Bewegungsvorstellungen außer in einer Reihe von anderen Hirnrindenteilen, auch in der eigentlichen motorischen Zone Erregungsvorgänge eintreten werden und deshalb auch die Blutverschiebung eintreten wird, deren Analogon wir beim Tiere bei künstlicher Erregung des entsprechenden Rindengebietes eintreten sahen.

Am einfachsten sind Bewegungsvorstellungen natürlich so herbeizuführen, daß man die Versuchsperson kräftige willkürliche Bewegungen ausführen läßt. Die Schwierigkeit, während solcher Bewegungen Volummessungen am Menschen vorzunehmen, läßt sich, wie wir später sehen werden, überwinden. Blutdrucksteigerung war bei Ausführung von Bewegungen schon früher festgestellt worden.

Ich stellte ferner bei Ausführung einer bestimmten kräftigen, aber völlig lokalisierten Fußbewegung, die die Messungen anderer Körperteile durchaus nicht störte, Volumzunahme des Armes, Volumabnahme des Ohres und Volumabnahme der Bauchorgane (letzteres mit Hilfe des in den Darm eingeschobenen Gummiballons) fest, also in allen Einzelheiten die gleiche

Blutverschiebung, die bei Reizung der motorischen Hirnrindenteile beim
Tiere eintrat.

Der Tierversuch hatte aber den großen Vorzug, daß infolge der Kura-
risierung des Tieres jede Bewegung des Tieres ausbliebe, so daß es sicher
war, daß die Blutverschiebung nur die Folge der Hirnrindenerregung war,
während beim Menschen die Blutverschiebung bei obigen Versuchen sowohl
durch den Hirnrindenvorgang bei Entstehung der Bewegungsvorstellungen
herbeigeführt sein konnte, als auch durch die Ausführung der Bewegung
selbst.

Um dies zu entscheiden, machte ich den Parallelversuch am Menschen
zu dem erwähnten Tierversuche dadurch zu einem noch vollständigeren, daß

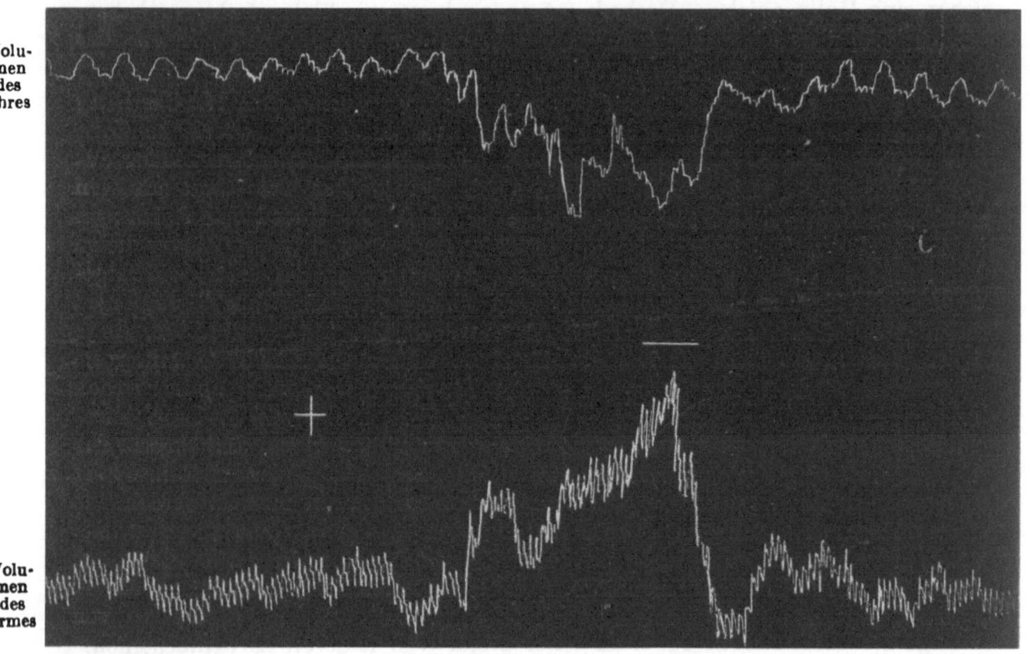

Abb. 119. Von + bis — wird der tief hypnotisierten und bewegungslos bleibenden Versuchsperson
eine lebhafte Bewegungsvorstellung suggeriert.

ich die Versuchspersonen tief hypnotisierte, ihnen Befehl zur absoluten Bewegungslosigkeit während des folgenden Versuchs gab und ihnen dann die
Vorstellung einer kräftigen Bewegung suggerierte.

Betreffs der Einzelheiten und der zu beobachtenden Vorsichtsmaßregeln
muß ich auf mein eingangs erwähntes Buch verweisen. Es trat dann bei
völliger, durch Apparate kontrollierter Bewegungslosigkeit der Versuchspersonen jedesmal dieselbe Blutverschiebung ein wie in den beiden oben
erwähnten Versuchsreihen.

In Abb. 119 ist die Wirkung einer solchen suggerierten Bewegungsvorstellung am Armvolumen und Ohrvolumen abgebildet. Gerade das Eintreten des eigenartigen Ausnahmeverhaltens der äußeren Teile des Kopfes
bei diesen vasomotorischen Veränderungen, die wir bei der elektrischen Hirn-

rindenreizung beim Tier auch fanden, spricht sehr dafür, daß es sich bei
beiden Versuchen um einander entsprechende Vorgänge handelt. Daß gleichzeitig mit diesen Volumänderungen auch beim Menschen eine Volumabnahme
der Bauchorgane eintrat, zeigt Abb. 120.

Bei diesem Versuch wurde auch der auf
der oben beschriebenen Menschenwage
liegenden hypnotisierten Versuchsperson
gleichzeitig noch das Armvolumen aufgenommen, so daß man hier deutlich
erkennen kann, wie auch zeitlich genau
dem Abfließen des Blutes aus den
Bauchorganen die Zunahme des Arm-
volumens entspricht. Durch den Versuch mit Anwendung der Hypnose war
bewiesen, daß die Ursache der Blutverschiebung wirklich nur in dem gleichzeitigen Hinrindenvorgang zu suchen ist.
Das konnte ich ferner auch dadurch
zeigen, daß eine Reihe von Personen
dazu imstande waren, sich im normalen
Wachzustand so lebhafte Bewegungsvorstellungen absichtlich zu bilden, ohne
daß dabei irgend eine Bewegung wirklich ausgeführt wurde, daß dadurch allein
schon die in Frage stehende Blutver-

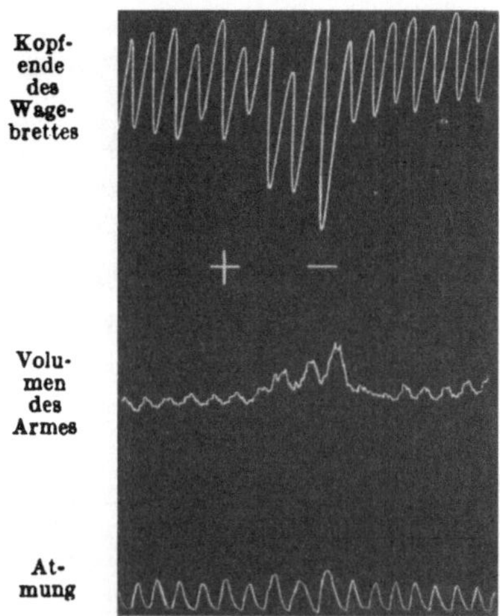

Abb. 120. Von + bis — Suggestion
einer Bewegungsvorstellung.
Lage: Bauch fußwärts der Achse.

schiebung herbeigeführt wurde, obwohl die Veränderungen dann natürlich
nicht die Stärke erreichen wie bei hypnotischer Suggestion der Bewegungsvorstellungen.

　　Es blieb endlich noch eine letzte Versuchsreihe übrig, deren Ergebnis
die Richtigkeit der bisherigen Befunde und ihrer Deutung noch weiter bestätigen mußte.

　　Wenn das Eintreten der hier untersuchten Blutverschiebung im Körper
allein von der Tätigkeit der Hirnrinde abhängt, wie es ja durch das Auftreten der Blutverschiebung infolge von willkürlichen oder in Hypnose
suggerierten Bewegungsvorstellungen, bei Ausbleiben der Ausführung der intendierten Bewegung bewiesen zu sein scheint, so darf nach Ausschaltung
dieser Tätigkeit der Hirnrinde bei passiver Ausführung derselben Bewegung
keine Blutverschiebung eintreten, wenn nicht durch mechanische Einflüsse,
wie Druck auf den Bauch, Änderungen anderer Art in der Blutverteilung
im Körper herbeigeführt wurden. Die Versuche darüber wurden in der
Weise angestellt, daß die Versuchspersonen tief hypnotisiert wurden, und
ihnen die energische Suggestion gegeben wurde, daß sie nichts von allem,
was um sie herum vorginge, bemerken und nichts denken sollen. Wurde
dann das Bein durch eine Unterlage am Oberschenkel so unterstützt, daß
es frei herabhing, so konnte der Fuß passiv ziemlich stark von mir abwechselnd gebeugt und gestreckt werden, ohne daß der Arm im Apparat
oder der Bauch merklich bewegt wurde. Subjektiv gaben die Versuchspersonen vor Beginn der Hypnose bei Anstellung derselben Versuche
an, daß diese passive Bewegung des Fußes ebenso kräftig sein konnte wie
ihre eigenen willkürlichen Bewegungen des Fußes, die in den Versuchen
der ersten Reihe regelmäßig die Volumsteigerung im Arm usw. herbeiführten.

Es wurde dann mit der möglichst kräftigen passiven Bewegung des Fußes begonnen, während die Suggestionen, die es dem Hypnotisierten verboten, sich um irgendwelche Vorgänge der Außenwelt zu kümmern, oder sie zu bemerken, immer weiter fortgesetzt wurden. Bei allen diesen zahlreichen Versuchen fand sich, trotz der kräftigen Bewegung des Fußes, keine Volumvermehrung, die auch nur im geringsten der Steigung, wie sie in den ersten drei Versuchsreihen beobachtet wurde, entsprochen hätte, nur die normalen Oszillationen und niedrigen Undulationen zeigten sich. Mit dem Resultate dieser Versuche zusammen bilden die der anderen Versuche am Menschen ein geschlossenes Ganzes.

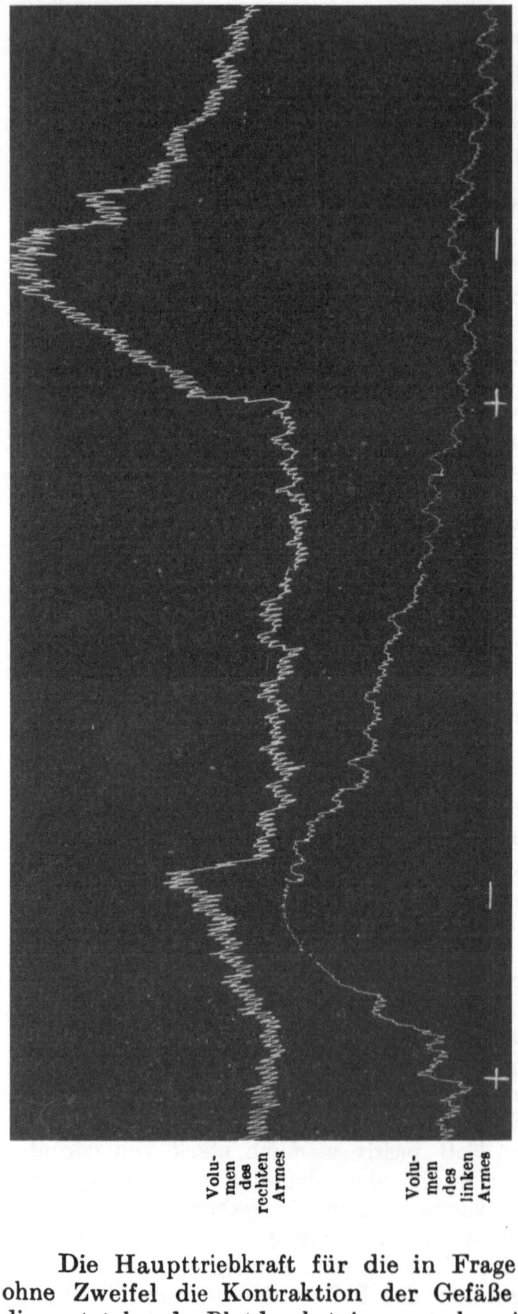

Es ist nur die Tätigkeit der Hirnrinde, die auch bei wirklicher Ausführung von körperlicher Arbeit die dann entstehende Blutverschiebung herbeiführt. Das würde auch die öfter angegebene Beobachtung erklären, daß die Blutdrucksteigerung z. B. bei geübten Bergsteigern oder Radfahrern geringer ist als bei ungeübten bei Leistung derselben Arbeit, denn es ist eine Folge der Übung, daß eine Arbeit mehr mechanisch und unter geringerer Mitwirkung der Hirnrindentätigkeit geleistet wird. Der Vergleich der Größe der Blutdrucksteigerung würde also dann eine objektive Feststellung des Trainingsgrades bei einer bestimmten Person ermöglichen.

Volumen des rechten Armes

Volumen des linken Armes

Abb. 121. Beim ersten + -Zeichen wirkte die hypnotische Suggestion der lebhaften Vorstellung einer Bewegung des linken, beim zweiten + -Zeichen aber der des rechten Armes ein.

Die Haupttriebkraft für die in Frage stehende Blutverschiebung stellt ohne Zweifel die Kontraktion der Gefäße der Bauchorgane dar, wie schon die entstehende Blutdrucksteigerung beweist. Doch konnte ich durch eine

Versuchsreihe nachweisen, daß die Erweiterung der Gefäße an den äußeren Körperteilen keine völlig passive ist, sondern daß sie durch aktive Erweiterung das Eintreten der Blutverschiebung unterstützen.

Ich nahm bei diesen Versuchen das Volumen jedes der beiden Arme der hypnotisierten Versuchsperson durch einen besonderen Plethysmographen auf, die unter normalen Verhältnissen bei allen besprochenen Blutverschiebungen genau einander entsprechende Volumänderungen auf beiden Körperseiten zeigen. Suggerierte ich aber der Versuchsperson die Vorstellung einer Bewegung, die nur mit einem bestimmten Arm ausgeführt werden sollte, so wurde die Volumzunahme des in Frage stehenden Armes immer eine bedeutend größere als die des andern, wie aus Abb. 121 zu ersehen, bei der zuerst der eine, dann der andere Arm allein die Bewegung in der Vorstellung ausführte. Suggeriert man ausdrücklich, daß der andere Arm nicht im geringsten an der vorgestellten Bewegung beteiligt sein solle, so tritt an Stelle der Volumzunahme bei diesem Arm oft sogar eine Volumabnahme ein.

Es gelangen also sicher besondere nervöse Impulse bei Entstehung von Bewegungsvorstellungen, und auch bei den anderen psychischen Vorgängen zu den Blutgefäßen der äußeren Körperteile, ja es können offenbar vom Zentralorgan aus völlig lokalisierte Innervationsimpulse für einen Teil dieser Gefäße ausgehen, oder wenn man will, lokalisierte Hemmungen von allgemeinen Innervationsimpulsen.

Es werfen diese Untersuchungen auch ein neues Licht auf die Möglichkeit der suggestiven Herbeiführung von Blasen und Stigmata und auf manche pathologischen Erscheinungen.

III. Abnormitäten und Bedeutung der Blutverschiebungen bei psychischen Vorgängen.

Zur besseren Übersicht seien zunächst alle einzelnen Ergebnisse der Untersuchung der normalen Blutverschiebungen bei psychichen Vorgängen in einem Schema zusammengestellt.

+ bedeutet Zunahme, — Abnahme der Blutfülle des betreffenden Körperteiles.

	Gehirn	Äußere Kopfteile	Bauchorgane	Glieder und äußere Teile des Rumpfes
Bei Entstehung von Bewegungsvorstellung (mit oder ohne Ausführung der Bewegung) .	+	—	—	+
Bei geistiger Arbeit	+	—	+	—
Bei Schreck	+	—	+	—
Bei Lustgefühlen	+	+	—	+
Bei Unlustgefühlen	—	—	+	—
Im Schlaf	+		—	+

Wie am Anfang dieser Abhandlung hervorgehoben wurde, dürfen als physiologische Begleiterscheinungen psychischer Vorgänge nur solche körperliche Veränderungen bezeichnet werden, die bei allen Personen unter gleichen Versuchsbedingungen und bei derselben Person bei demselben psychischen Vorgange immer wieder eintreten.

Es ist aber unumgänglich notwendig, daß bei derartigen Versuchen die gleichen Versuchsbedingungen auch bei den Versuchspersonen vorhanden sind, daß diese sich in normalem und frischem Gesundheitszustand befinden. Nur wenn die verschiedenen Personen völlig gesund, ausgeschlafen und nicht ermüdet waren, gelangen die besprochenen Versuche mit Sicherheit, und die Versuche wurden von mir deshalb meist in bestimmten Vormittagsstunden angestellt, und nur dann, wenn die Versuchspersonen angaben, sich völlig frisch zu fühlen.

Es sollen nun die Bedingungen näher untersucht werden, unter denen die an sehr zahlreichen gesunden Personen festgestellten und deshalb als normal anzusehenden vasomotorischen Veränderungen beim Eintritt der verschiedenen psychischen Vorgänge ausbleiben und was für Veränderungen dann eintreten.

Wenn von den Fällen abgesehen wird, bei denen die Versuchspersonen in der Periode des Übergangs vom normalen Befinden zu dem der Erschöpfung zur Beobachtung kamen, so stellt sich dann die vasomotorische Verbindung beim Eintreten eines psychischen Vorgangs meist als eine Veränderung der Gefäße in der entgegengesetzten Richtung dar, wie sie im normalen Zustand auftritt.

Es tritt also eine völlige Umkehrung der normalen Volumschwankung ein. Da ich bisweilen beobachtete, daß Personen, die bei der Untersuchung am Morgen normale Gefäßreaktionen bei den verschiedenen psychischen Einwirkungen gezeigt hatten, am Abend desselben Tages umgekehrte Reaktionen zeigten, lag es nahe, das ursächliche Moment dieser Umkehrungen in körperlicher oder geistiger Ermüdung der betr. Personen zu suchen.

Bei Aufnahme des Hirnvolumens an einem Knaben, der bei Ausübung einer psychischen Arbeit sehr leicht ermüdete, konnte ich beobachten, daß innerhalb einer Stunde die Umkehrung der anfangs normalen Veränderung des Hirnvolumens eintrat.

Um den Einfluß der Ermüdung in dieser Hinsicht weiter festzustellen, stellte ich Versuche mit völlig gesunden Studenten an, die unmittelbar vor und nach einer ausgiebigen körperlichen oder geistigen Arbeit bezüglich ihrer vasomotorischen Reaktion auf psychische Einflüsse untersucht wurden. Es zeigte sich, daß sehr leicht auf diese Weise experimentell eine Umkehrung der normalen Reaktionen herbeigeführt werden kann; daß also sicherlich auch bei den andern Fällen, in denen z. B. nach Schlaflosigkeit usw. die Umkehrung gefunden wurde, Ermüdung die Ursache war.

Auffallend war, daß im allgemeinen die Ermüdung infolge von körperlicher Arbeit leichter zu der Umkehrung zu führen schien als geistige Arbeit, ferner, daß bei geringerer Ermüdung zunächst die äußeren Kopfteile betroffen wurden und daß endlich am leichtesten es zu Umkehrungen bei den Gefäßreaktionen der Ausübung von psychischer Arbeit kommt, und am spätesten zu Umkehrung der Volumänderungen bei Lust- und Unlustgefühlen. Auf die Möglichkeit der Erklärung dieser Erscheinung einzugehen ist hier nicht Raum, und es sei diesbezüglich auf mein Buch verwiesen. In Abb. 122 sind die drei Phasen eines solchen Versuchs mit experimenteller Herbeiführung von Ermüdung abgebildet, an denen man auch erkennen kann, daß es sich augenscheinlich bei dem Übergang von der normalen Volumabnahme bei geistiger Arbeit zur anormalen Volumzunahme um das Hinzukommen eines neuen vasomotorischen Erregungsvorgangs zu dem immer noch

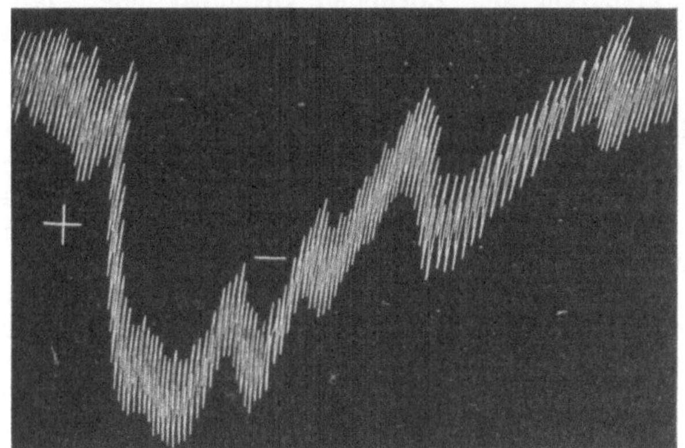

Abb. 122 a.

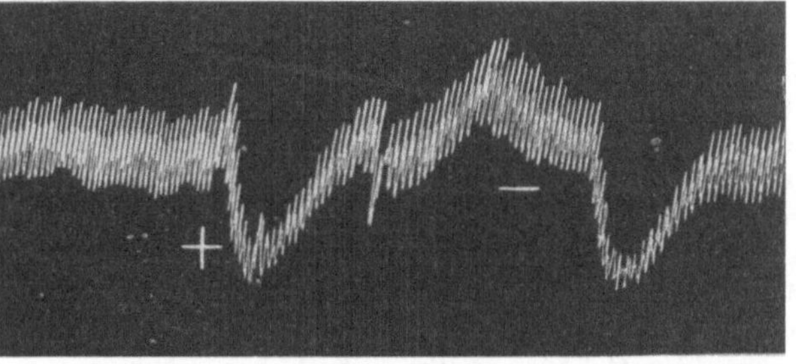

Abb. 122 b.

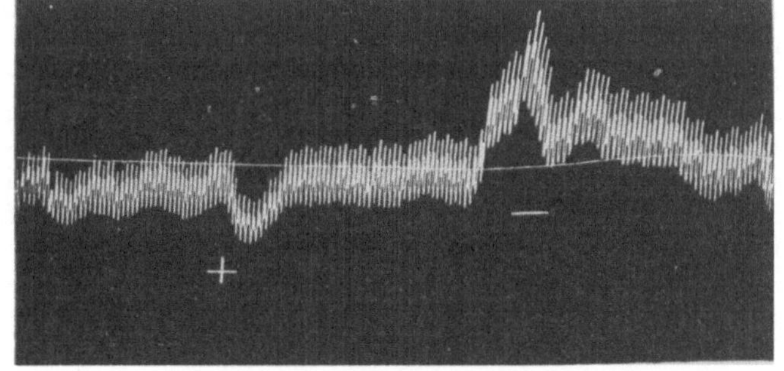

Abb. 122 c.

Von + bis — wird von einer Versuchsperson jedesmal eine
gleichwertige geistige Arbeit ausgeübt.

a) in frischem Zustand; b) nach 3 stündigem Marschieren;
c) nach 3 stündigem Marschieren und $^1/_2$ stündiger geistiger Arbeit.

weiter wirkenden früheren, der aber durch den hinzukommenden verdeckt
wird, handelt.

Diese Umkehrung der normalen Gefäßreaktionen fand ich nun aber
nicht nur bei Ermüdung, sondern auch bei Unwohlsein und endlich bei
gewissen Krankheiten dauernd, so daß man also bei solchen Kranken auch
des Morgens und bei relativ oder subjektiv gutem Befinden, also dauernd
die anormalen Gefäßreaktionen bei psychischen Einflüssen findet. Bei diesen
Krankheiten (z. B. bei Neurasthenie) betrifft die Umkehrung auch meist
die Reaktionen auf Unlustgefühl, das sich ja bei allen Kranken leicht durch
Eingabe einer schlecht schmeckenden Substanz herbeiführen läßt.

Ausführliche Untersuchungen, die jetzt von anderer Seite in der II. med.
Klinik der Charité vorgenommen werden, werden später veröffentlicht.
Jedenfalls handelt es sich bei diesen Krankheiten um pathologische und
deshalb dauernde Ermüdungszustände der verschiedenen Zentren des vasomotorischen Apparates gegen die Erregungsimpulse, die bei psychischen
Vorgängen im normalen Zustande von einem einzigen dieser Zentren aufgenommen und verarbeitet werden.

In der Feststellung der Blutverschiebungen bei psychischen Vorgängen
haben wir also ein Mittel zum objektiven Nachweis von physiologischen
oder pathologischen Ermüdungszuständen.

Es mögen endlich noch einige Worte über die Vorstellungen folgen,
die man sich von der physiologischen Bedeutung der normalen Blutverschiebungen bei psychischen Vorgängen machen kann.

Wie schon oben erwähnt, ist die bisher gültige Ansicht sicher falsch,
nach der die Blutverschiebungen, die z. B. am Arm bei geistiger Arbeit und
Lust-Unlust beobachtet wurden, die Bedeutung haben, den Blutzufluß zum
Gehirn zweckmäßig zu regulieren, denn ich stellte fest, daß die Gefäße der
Bauchorgane sich bei diesen Vorgängen in umgekehrter Weise verhalten
wie die äußeren Gefäße, sich also z. B. bei geistiger Arbeit erweitern, so
daß der Nutzen der Verengerung der äußeren Gefäße dabei für die bessere
Blutversorgung des Gehirns völlig aufgehoben wird.

Wir müssen die Bedeutung der Blutverschiebung im Gehirn völlig
trennen von der im übrigen Körper und uns von der Vorstellung frei
machen, daß die eine von der andern herbeigeführt oder unterstützt wird.

Die Grundlage zu dieser Anschauung lieferten mir sehr zahlreiche
Tierversuche, durch die ich nachweisen konnte, daß die Gefäßnerven für
das Gehirn eine Ausnahmestellung unter den Gefäßnerven des Körpers einnehmen, indem sie allein nicht vom allgemeinen Vasomotorenzentrum in
der Medulla abhängig sind, sondern einem besonderen Vasomotorenzentrum
unterstellt sind, das hirnwärts von der Medulla gelegen sein muß. Auf
diese Weise erklärt es sich auch, daß die Kurven des Arm- und Hirnvolums
weder im gleichen noch im antagonistischen Sinne bei den fraglichen Blutverschiebungen immer genau übereinstimmen.

Daß trotzdem die Blutverschiebung außerhalb des Gehirns mit den
psychischen Vorgängen in Beziehung stehen muß, folgt aus dem gleichmäßigen Eintreten derselben Blutverschiebungen bei denselben psychischen
Vorgängen. Durch Versuche, die auf meine Anregung von Frankfurther
und Hirschfeldt hin angestellt wurden, wurde ferner bewiesen, daß die
Größe auch der extracerebralen Blutverschiebung in einem bestimmten Verhältnis zur Intensität des psychischen Vorgangs steht. Die Versuche wurden
so angestellt, daß von derselben Versuchsperson erst eine leichtere und

unmittelbar darauf eine schwierigere Art von psychischer Arbeit ausgüefhrt
wurde, zu der sicherlich eine stärkere Konzentration der Aufmerksamkeit
nötig war. Immer trat dann bei der schwierigeren Arbeit eine stärkere
Volumabnahme des Armes ein wie bei der anderen, während bei einer
längeren Dauer einer gleich schwierigen Arbeit das nicht der Fall war.

Dies Verhältnis war so konstant, daß die stärkeren vasomotorischen
Erregungsimpulse bei stärkerer Arbeitsintensität sogar dann noch sichtbar
wurden, wenn infolge eines Ermüdungszustandes der Versuchsperson die
umgekehrte Gefäßreaktion in der Weise eintrat, wie das eben beschrieben
wurde.

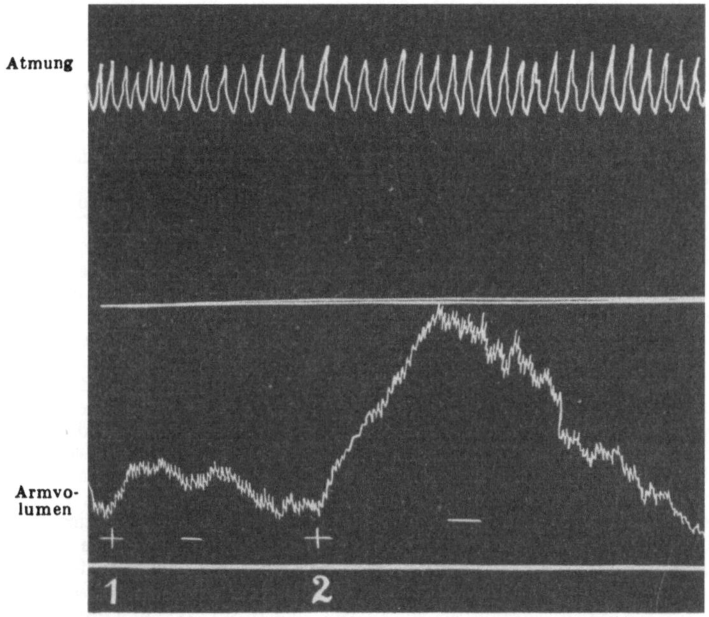

Abb. 123. Vom ersten +- Zeichen bis — wurde eine einfachere, vom zweiten + -Zeichen
bis — eine bedeutend schwierigere Art von geistiger Arbeit ausgeführt.

In Abb. 123 ist ein derartiges Versuchsergebnis an einer neurasthenischen
Versuchsperson abgebildet, die erst eine einfache, dann eine weit schwierigere
Art von Rechnung im Kopfe ausführte. Eine Beziehung zwischen den
extracerebralen Blutverschiebungen und den einzelnen psychischen Vorgängen
muß also sicher vorhanden sein.

Der Nutzen der Blutverschiebung bei der Entstehung von Bewegungsvorstellungen
oder Ausführung von Bewegung ist am offenkundigsten und wurde schon oben erörtert.
Die gleichzeitig im Gehirn eintretende Gefäßerweiterung und Volumzunahme verbessert
die Ernährung des Gehirns während seiner gesteigerten Tätigkeit.

Schwieriger ist die Erklärung der physiologischen Bedeutung der Blutverschiebung
bei Lust und Uulust. Man könnte zur Erklärung hierbei die Feststellungen Verworns
über den Einfluß einer größeren oder geringeren Zufuhr von Sauerstoff zu den Biogenen
der Nervensubstanz auf deren Reizbarkeit heranziehen, nach denen die Reizbarkeit der
nervösen Substanz durch Abschließung von Sauerstoffzufuhr vermindert und durch
stärkere Zufuhr gesteigert wird. Bei Unlust, die ursprünglich nur durch schmerzhafte
äußere Reize verursacht wurde, verengen sich alle äußeren Gefäße, besonders die der

Haut; es wird also dadurch die Sauerstoffzufuhr zu den Endigungen der peripheren
sensiblen Nerven und dadurch ihre Reizbarkeit herabgesetzt. Nach dem ersten schmerzhaften Eindruck, der als Warnungssignal notwendig war und schon auf seinem Wege
zur Hirnrinde in der Medulla die Kontraktion der äußeren und Erweiterung der Bauchgefäße einleitete, setzt die Haut weiteren unlusterregenden Reizen den Panzer der
herabgesetzten Reizfähigkeit entgegen, und die empfindlichen Biogene der Hirnrinde
werden vor zu starken Einwirkungen bewahrt, denn je stärker die äußeren Reize sind,
um so stärker kontrahieren sich die äußeren Gefäße, natürlich aber nur bis zu einer
gewissen Grenze.

Außerdem bildet aber einen zweiten Schutzapparat für die Hirnrinden-Biogene
offenbar die gleichzeitig bei Unlustgefühlen eintretende Kontraktion der Hirnrindengefäße, die die Empfindungsfähigkeit der Biogene der Hirnrinde selbst herabsetzt und
die Wirkung der noch weiter einwirkenden äußeren Reize noch mehr herabsetzt, als
es schon die Kontraktion der Hautgefäße tut. Bei Lustgefühlen kehren sich alle diese
Verhältnisse um, die Erweiterung der Hautgefäße führt mehr Sauerstoff zu den Endigungen der sensiblen Nerven, und die angenehmen Reize werden voll aufgenommen,
und die Erweiterung der Hirnrindengefäße verstärkt die Aufnahmefähigkeit der
Hirnrinde.

Bei gesteigerter Aufmerksamkeit wie bei geistiger Arbeit erklärt sich die vermehrte Blutzufuhr zum Gehirn von selbst. Es sei hier erwähnt, daß aus den Beziehungen zwischen den Tierversuchen, die ich anstellte, und den Menschenversuchen
es höchst wahrscheinlich wird, daß schon bei Entstehung irgend eines Vorstellungs-
komplexes sich sämtliche Gefäße der Hirnrinde in völlig gleichmäßiger Weise erweitern,
und daß dieser Vorgang durch einen Reflex vermittelt wird, der durch Erregungsvorgänge auf irgend einem Teile der Hirnrinde von dem speziellen Gefäßnervenzentrum
der Hirngefäße ausgelöst wird.

Die Verengerung der äußeren und Erweiterung der Bauchgefäße bei psychischer
Arbeit dürfte kaum eine andere physiologische Bedeutung haben als die gleiche Blutverschiebung bei Unlust, nämlich die einer Abschließung gegen äußere Reize. Natürlich
können es aber nicht schmerzhafte Reize sein, gegen die ein Schutz geboten werden
muß, sondern es sind die geringen, dauernd von außen im Wachzustande einwirkenden
Reize, die bei der gleichzeitigen stärkeren Blutfülle der Hirnrinde, deren Reizbarkeit
dadurch stark erhöht ist, in viel stärkerer Weise auf die Hirnrinde wirken müßten
als im Normalzustand, also die Aufmerksamkeit sehr leicht von der Leistung der
psychischen Arbeit ablenken würde, die im Gange ist und eine möglichste Konzentration der
Gedanken der Versuchsperson erfordert. Ausführlich auf die einzenen Punkte einzugehen,
die für diese Vorstellungen sprechen, ist hier kein Raum. Es seien nur noch einige
Worte über die Blutverschiebung beim Schlafe gesagt. Alle vasomotorischen Erscheinungen beim Schlafe sprechen dafür, daß der Tonus aller Blutgefäße des Körpers im
Schlafe aufgehoben ist. Daß der Schlaf nicht an das Vorhandensein der Großhirnrinde
gebunden ist, zeigte schon der Goltzsche Hund ohne Großhirn. Es müssen andere
Zentralteile im Schlafe ausgeschaltet sein, von denen im Wachzustand dauernde Erregungsimpulse zu den vasomotorischen Zentren gelangen, die im Wachen den Gefäß-
tonus bewirken. Das Nachlassen dieses Tonus bewirkt die Volumzunahme der äußeren
Teile des Körpers beim Eintreten des Schlafes, während die Blutfülle der Bauchorgane
deshalb etwas abnimmt, weil die Lage der Person gewöhnlich horizontal ist und die
Bauchgefäße sich vor dem Einschlafen schon in einem stärker erweiterten Zustande
befanden als die äußeren Gefäße, da der Zustand vor dem Schlafengehen einen
Zustand der gesteigerten Aufmerksamkeit gegenüber dem Schlaf bedeutet. Die starken
Volumschwankungen während des Schlafes könnten sehr wohl von dem Einfluß der
inneren Organreize auf die vasomotorischen Zentren herrühren, denn nach Aufhören der
dauernden Erregungsimpulse, die auf diese Zentren im Wachzustand einwirkten und
den Gefäßtonus bewirkten, ist ein Einfluß von sonst unwirksamen, schwachen Reizen
sehr wohl denkbar.

Literatur.[1]

Berger, Körperliche Äußerungen psychischer Zustände. **1, 2.** Jena 1904, 1907.

Binet et **Courtier,** Circulation capillaire de la main. L'année psychol. **2.** 1895.

Binet et **Courtier,** Influence de la vie émotionelle. L'année psychol. **3.** 1897.

Binswanger, L., Journ. f. Psychol. u. Neurol. 1907.

Brodmann, K., Plethysmographische Studien am Menschen. I. Teil. Untersuchungen über das Volumen des Gehirns und Vorderarmes im Schlafe. Journ. f. Psychol. u. Neurol. **1.** 1902. Heft 1, 2.

Féré, Sensation et mouvement. 2. éd., Paris 1900.

Frankfurther, W., und **Hirschfeldt, A.,** Das Verhältnis der Arbeitsintensität zu der Größe der Blutverschiebung bei psychischer Arbeit. Erscheint im Arch. f. Physiol. 1909.

Gärtner und **Wagner,** Über den Hirnkreislauf. Wiener med. Wochenschr. 1887.

Hallion et **Comte,** La pression artérielle pendant l'effort. Compt. rend. Soc. biol. à Paris. 1896.

Hill, L., The Physiology and Pathology of the Cerebral Circulation. London 1896.

Irons, Prof. James, Theorie of Emotion. Mind. 1894.

Isenberg und **Vogt,** Zur Kenntnis des Einflusses einiger psychischer Zustände auf die Atmung. Zeitschr. f. Hypnotismus. **10.**

Jensen, Die Innervation der Hirngefäße. Pflügers Arch. **103.** 1904.

Lehmann, A., Die Hauptgesetze des Gefühlslebens. 1892.

Lehmann, A., Körperliche Äußerungen psychischer Zustände. **1.—3.** Leipzig 1899—1905.

Mosso, A., Diagnostik des Pulses. Leipzig 1879.

Mosso, A., Die Furcht. Leipzig 1889.

Mosso, A., Kreislauf des Blutes im Gehirn. Leipzig 1881.

Pavlow, Psychische Erregung der Speicheldrüsen. Ergebn. d. Physiol. III. 1.

Schiff, La pupille considérée comme esthésiomètre. Virchows Arch. **27.** 1863.

Sommer, Die dreidimensionale Analyse der Ausdrucksbewegungen. Zeitschr. f. Psychol. **16.** 1898.

Sommer und **Fürstenau,** Klinik. f. psych. u. nerv. Krankh., 1906, und frühere Arbeiten.

Sticker, Wiener klin. Rundschau. 1897. Nr. 30, 31.

Tarchanoff, Über die galvanischen Erscheinungen in der Haut des Menschen bei Reiz der Sinnesorgane und bei verschiedenen Formen der psychischen Tätigkeit. Pflügers Arch. **46.** 1890.

Veraguth, Das psycho-galvanische Reflexphänomen. Monatsh. f. Psych. u. Neurol. 1907, 1908.

Zoneff und **Meumann,** Über Begleiterscheinungen psychischer Vorgänge in Atem und Puls. Wundt, Philos. Studien. **18.** 1903.

---

[1] Ausführliche Literaturangaben finden sich in dem Buche des Verfassers „Der Einfluß psychischer Vorgänge auf den Körper, insbesondere auf die Blutverteilung." Berlin 1910.

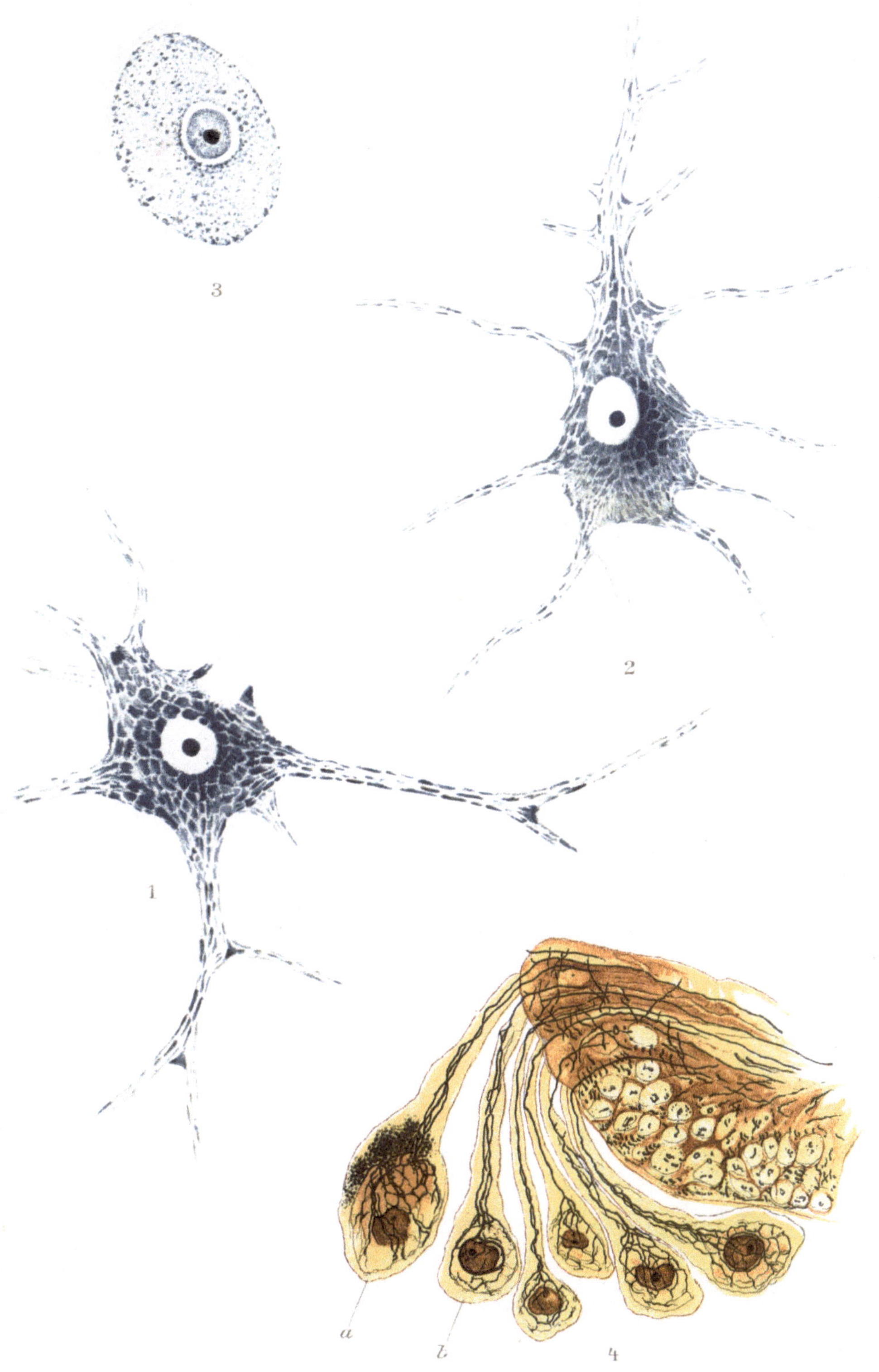

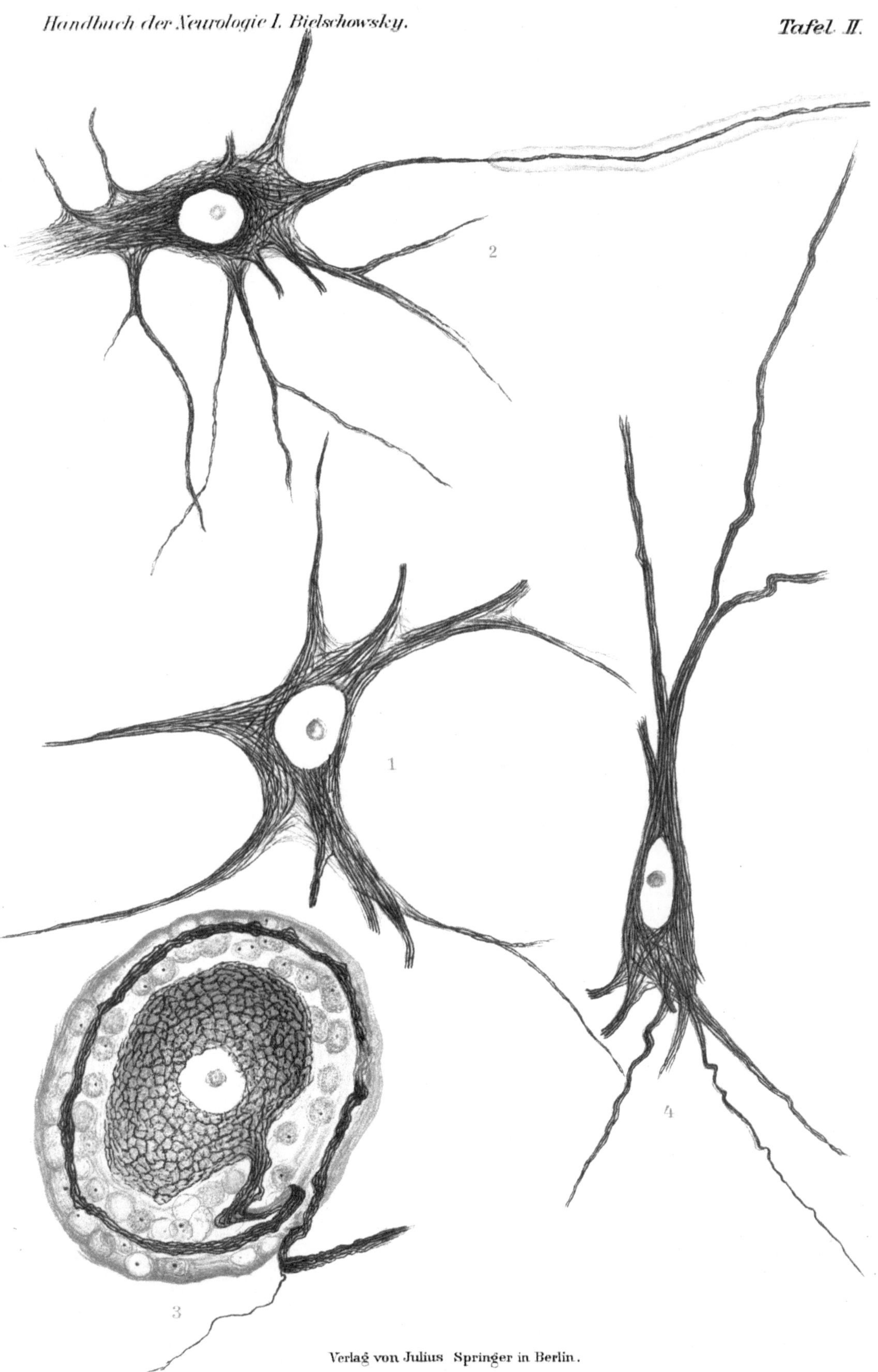

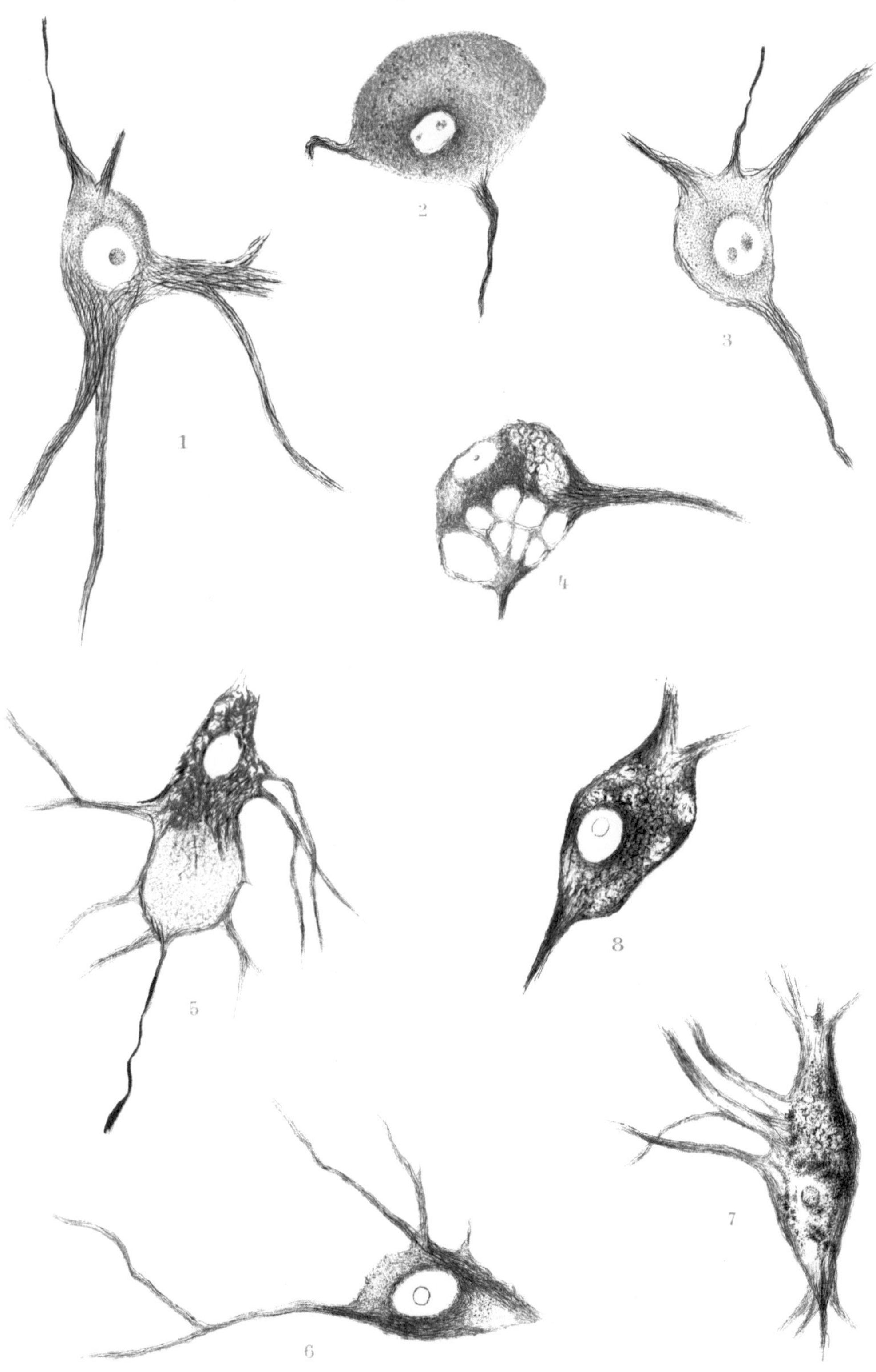

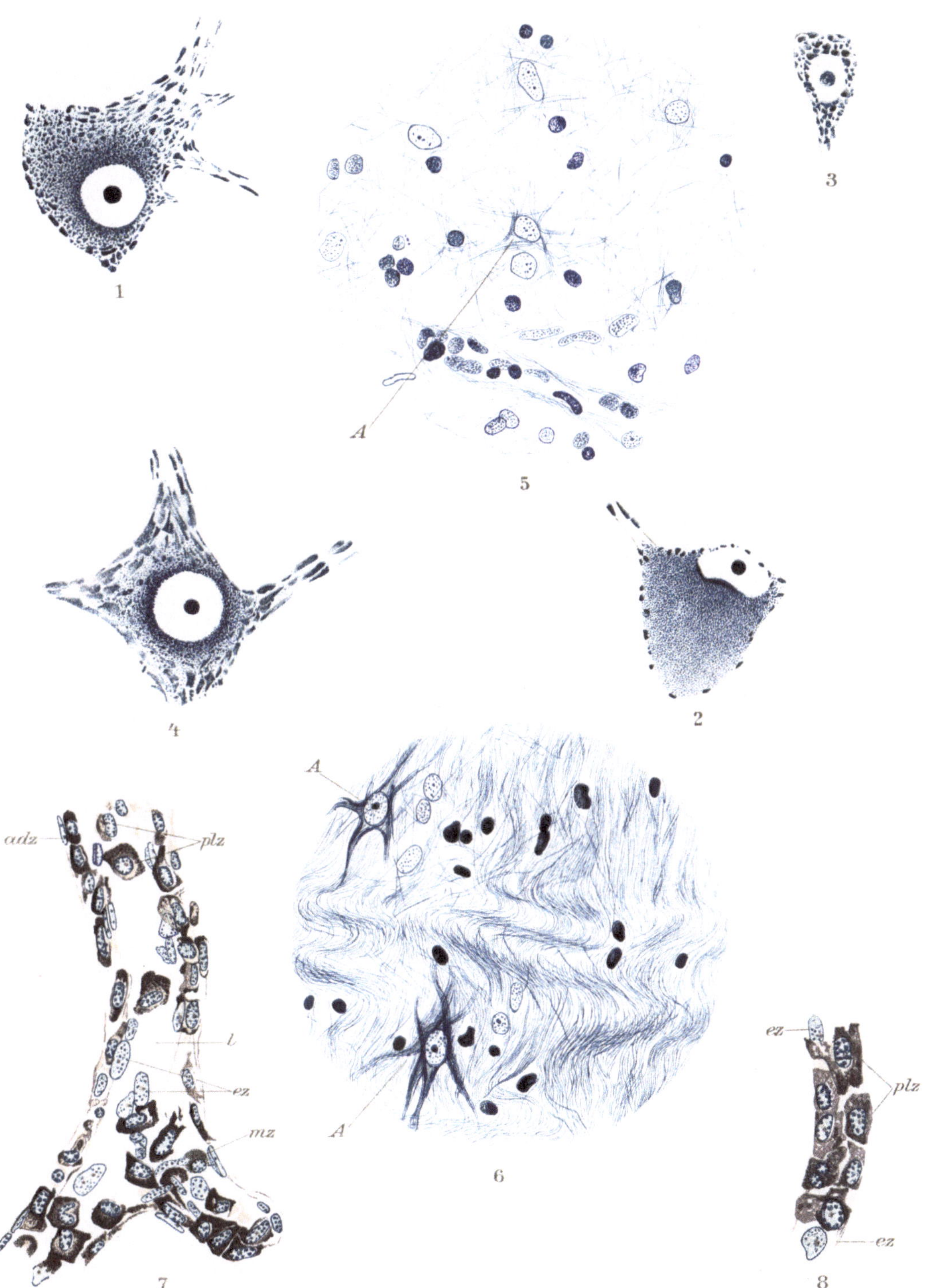

Verlag von Julius Springer in Berlin.

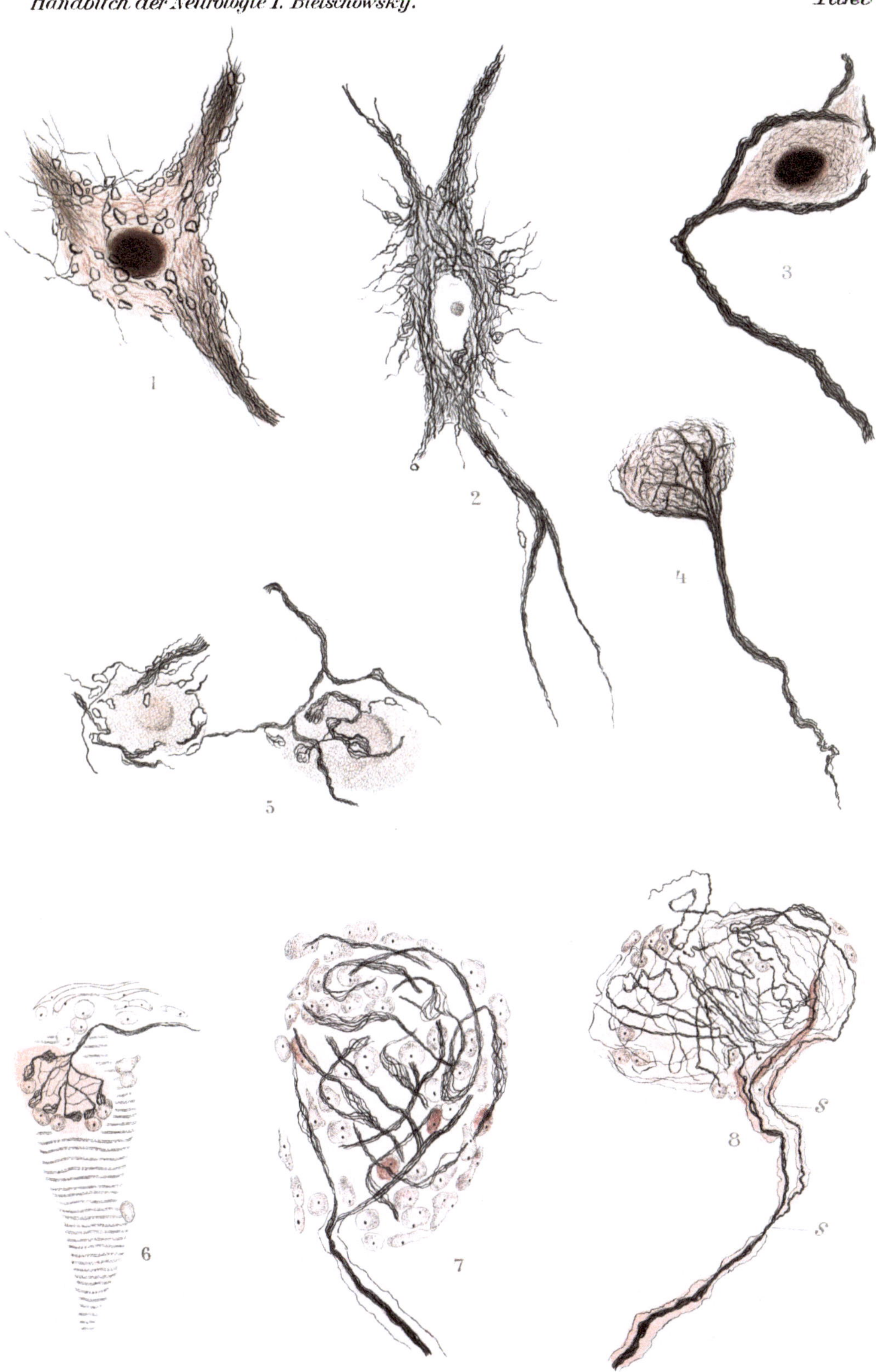

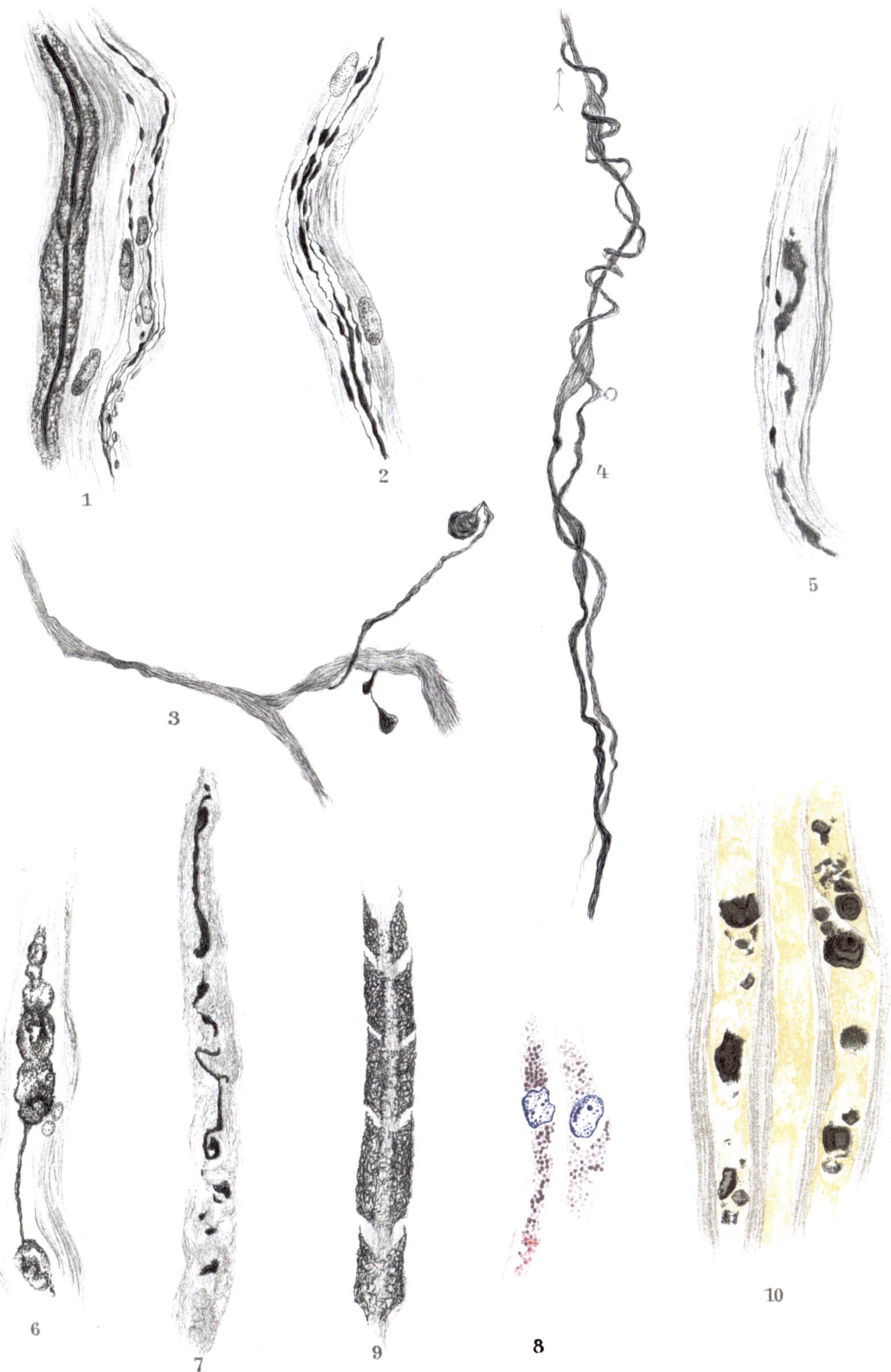

Spezielle Pathologie des Cochlear- und Vestibularapparates. Seekrankheit. Von Privatdozent Dr. R. Bárány-Wien.

Spezielle Pathologie des Sehapparates. Von Prof. Dr. S. E. Henschen-Stockholm.

Chorea minor. Von Prof. Dr. H. Vogt-Frankfurt a. M.

Sklerotische Kleinhirnerkrankungen. Von Privatdozent Dr. R. Cassirer-Berlin.

Paralysis agitans. Von Privatdozent Dr. E. Forster-Berlin.

Alkoholismus, Saturnismus, Urämie, Cholämie, Eklampsie etc. Von Prof. Dr. O. Bumke-Freiburg i. Br.

Tetanie. Von Dr. E. Phleps-Graz.

Tetanus. Von Dirig. Arzt Dr. W. Braun-Berlin und Prof. Dr. M. Lewandowsky-Berlin.

Basedow und Myxoedem. Von Privatdozent Dr. O. Marburg-Wien.

Cretinismus. Von Prof. Dr. H. Vogt-Frankfurt a. M.

Akromegalie.
Paget'sche Krankheit. } Von Prof. Dr. P. Marie-Paris und Dr. Léri-Paris.

Insuffisance pluriglandulaire, Dystrophia adiposo-genitalis etc. Von Privatdozent Dr. A. Schüller-Wien.

Vasomotorisch-trophische Neurosen.
Intermittierendes Hinken. } Von Privatdozent Dr. R. Cassirer-Berlin.

Herpes zoster. Von Dr. Bielschowsky-Berlin.

Organneurosen. Von Dr. W. Vorkastner-Greifswald.

Migräne und period. Oculomotoriuslähmung. Von Dr. E. Flatau-Warschau.

Beschäftigungsneurosen.
Tics. } Von Dr. Fr. Mohr-Coblenz.
Idiopathische Krämpfe.

Funktionelle Sprachstörungen. Von Prof. Dr. H. Gutzmann-Berlin.

Die Neurasthenie. Von Prof. Dr. A. Cramer-Göttingen.

Die Hysterie. Von Prof. Dr. M. Lewandowsky-Berlin.

Die Epilepsie. Von Prof. Dr. Fr. Hartmann-Graz.

Psychopathische Konstitution. Von Privatdozent Dr. K. Wilmanns-Heidelberg.

Pathologie der Sexualität. Von Dr. G. Flatau-Berlin.

Progressive Paralyse. Von Privatdozent Dr. W. Spielmeyer-Freiburg i. Br.

Unfall und Nervenkrankheiten. Von Prof. Dr. P. Schuster-Berlin.